全国中医药行业高等教育"十三五"规划教材

全国高等中医药院校规划教材（第十版）

中医药统计学与软件应用

（新世纪第二版）

（供中医药院校研究生和长学制本科生用）

主　审

刘明芝（湖南中医药大学）

主　编

史周华（山东中医药大学）　　　　　　　何　雁（江西中医药大学）

副主编

刘仁权（北京中医药大学）　　　　　　　魏高文（湖南中医药大学）

李秀昌（长春中医药大学）　　　　　　　蔡　晶（福建中医药大学）

黄品贤（上海中医药大学）　　　　　　　王世钦（甘肃中医药大学）

曹治清（成都中医药大学）　　　　　　　步怀恩（天津中医药大学）

编　委（以姓氏笔画为序）

孔丽娅（浙江中医药大学）　　　　　　　朱继民（安徽中医药大学）

闫国立（河南中医药大学）　　　　　　　李　新（辽宁中医药大学）

李志勇（中央民族大学）　　　　　　　　李国正（上海交通大学）

李国春（南京中医药大学）　　　　　　　陈新林（广州中医药大学）

周　丽（江西中医药大学）　　　　　　　胡灵芝（陕西中医药大学）

姚　政（云南中医学院）　　　　　　　　崔　宁（山东中医药大学）

谢国梁（黑龙江中医药大学）　　　　　　谢海林（山西中医药大学）

魏　沙（湖北中医药大学）

学术秘书

徐　刚（江西中医药大学）　　　　　　　王成岗（山东中医药大学）

中国中医药出版社

·北　京·

图书在版编目（CIP）数据

中医药统计学与软件应用/史周华，何雁主编．—2 版．—北京：中国中医药出版社，2017. 12
（2023.5重印）

全国中医药行业高等教育"十三五"规划教材

ISBN 978-7-5132-4624-8

Ⅰ. ①中…　Ⅱ. ①史…　②何…　Ⅲ. ①中国医药学-医学统计-应用软件-中医学院-教材
Ⅳ. ①R2-32

中国版本图书馆 CIP 数据核字（2017）第 292147 号

中国中医药出版社出版

北京经济技术开发区科创十三街 31 号院二区 8 号楼
邮政编码　100176
传真　010-64405721
保定市西城胶印有限公司印刷
各地新华书店经销

开本 850×1168　1/16　印张 35.5　字数 908 千字
2017 年 12 月第 2 版　2023 年 5 月第 5 次印刷
书号　ISBN 978-7-5132-4624-8

定价　99. 00 元
网址　www. cptcm. com

服 务 热 线　010-64405510
购 书 热 线　010-89535836
维 权 打 假　010-64405753

微信服务号　**zgzyycbs**
微商城网址　**https：//kdt. im/LIdUGr**
官 方 微 博　**http：//e. weibo. com/cptcm**
天猫旗舰店网址　**https：//zgzyycbs. tmall. com**

如有印装质量问题请与本社出版部联系（010-64405510）

全国中医药行业高等教育"十三五"规划教材

全国高等中医药院校规划教材（第十版）

专家指导委员会

许二平（河南中医药大学校长）

孙忠人（黑龙江中医药大学校长）

孙振霖（陕西中医药大学校长）

严世芸（上海中医药大学教授）

李灿东（福建中医药大学校长）

李金田（甘肃中医药大学校长）

余曙光（成都中医药大学校长）

宋柏林（长春中医药大学校长）

张欣霞（国家中医药管理局人事教育司师承继教处处长）

陈可冀（中国中医科学院研究员　中国科学院院士　国医大师）

范吉平（中国中医药出版社社长）

周仲瑛（南京中医药大学教授　国医大师）

周景玉（国家中医药管理局人事教育司综合协调处处长）

胡　刚（南京中医药大学校长）

徐安龙（北京中医药大学校长）

徐建光（上海中医药大学校长）

高树中（山东中医药大学校长）

高维娟（河北中医学院院长）

唐　农（广西中医药大学校长）

彭代银（安徽中医药大学校长）

路志正（中国中医科学院研究员　国医大师）

熊　磊（云南中医药大学校长）

戴爱国（湖南中医药大学校长）

秘　书　长

卢国慧（国家中医药管理局人事教育司司长）

范吉平（中国中医药出版社社长）

办公室主任

周景玉（国家中医药管理局人事教育司综合协调处处长）

李秀明（中国中医药出版社副社长）

李占永（中国中医药出版社副总编辑）

全国中医药行业高等教育"十三五"规划教材

编审专家组

前　言

为落实《国家中长期教育改革和发展规划纲要（2010–2020 年）》《关于医教协同深化临床医学人才培养改革的意见》，适应新形势下我国中医药行业高等教育教学改革和中医药人才培养的需要，国家中医药管理局教材建设工作委员会办公室（以下简称"教材办"）、中国中医药出版社在国家中医药管理局领导下，在全国中医药行业高等教育规划教材专家指导委员会指导下，总结全国中医药行业历版教材特别是新世纪以来全国高等中医药院校规划教材建设的经验，制定了"'十三五'中医药教材改革工作方案"和"'十三五'中医药行业本科规划教材建设工作总体方案"，全面组织和规划了全国中医药行业高等教育"十三五"规划教材。鉴于由全国中医药行业主管部门主持编写的全国高等中医药院校规划教材目前已出版九版，为体现其系统性和传承性，本套教材在中国中医药教育史上称为第十版。

本套教材规划过程中，教材办认真听取了教育部中医学、中药学等专业教学指导委员会相关专家的意见，结合中医药教育教学一线教师的反馈意见，加强顶层设计和组织管理，在新世纪以来三版优秀教材的基础上，进一步明确了"正本清源，突出中医药特色，弘扬中医药优势，优化知识结构，做好基础课程和专业核心课程衔接"的建设目标，旨在适应新时期中医药教育事业发展和教学手段变革的需要，彰显现代中医药教育理念，在继承中创新，在发展中提高，打造符合中医药教育教学规律的经典教材。

本套教材建设过程中，教材办还聘请中医学、中药学、针灸推拿学三个专业德高望重的专家组成编审专家组，请他们参与主编确定，列席编写会议和定稿会议，对编写过程中遇到的问题提出指导性意见，参加教材间内容统筹、审读稿件等。

本套教材具有以下特点：

1. 加强顶层设计，强化中医经典地位

针对中医药人才成长的规律，正本清源，突出中医思维方式，体现中医药学科的人文特色和"读经典，做临床"的实践特点，突出中医理论在中医药教育教学和实践工作中的核心地位，与执业中医（药）师资格考试、中医住院医师规范化培训等工作对接，更具有针对性和实践性。

2. 精选编写队伍，汇集权威专家智慧

主编遴选严格按照程序进行，经过院校推荐、国家中医药管理局教材建设专家指导委员会专家评审、编审专家组认可后确定，确保公开、公平、公正。编委优先吸纳教学名师、学科带头人和一线优秀教师，集中了全国范围内各高等中医药院校的权威专家，确保了编写队伍的水平，体现了中医药行业规划教材的整体优势。

3. 突出精品意识，完善学科知识体系

结合教学实践环节的反馈意见，精心组织编写队伍进行编写大纲和样稿的讨论，要求每门教材立足专业需求，在保持内容稳定性、先进性、适用性的基础上，根据其在整个中医知识体系中的地位、学生知识结构和课程开设时间，突出本学科的教学重点，努力处理好继承与创新、理论与实践、基础与临床的关系。

4. 尝试形式创新，注重实践技能培养

为提升对学生实践技能的培养，配合高等中医药院校数字化教学的发展，更好地服务于中医药教学改革，本套教材在传承历版教材基本知识、基本理论、基本技能主体框架的基础上，将数字化作为重点建设目标，在中医药行业教育云平台的总体构架下，借助网络信息技术，为广大师生提供了丰富的教学资源和广阔的互动空间。

本套教材的建设，得到国家中医药管理局领导的指导与大力支持，凝聚了全国中医药行业高等教育工作者的集体智慧，体现了全国中医药行业齐心协力、求真务实的工作作风，代表了全国中医药行业为"十三五"期间中医药事业发展和人才培养所做的共同努力，谨向有关单位和个人致以衷心的感谢！希望本套教材的出版，能够对全国中医药行业高等教育教学的发展和中医药人才的培养产生积极的推动作用。

需要说明的是，尽管所有组织者与编写者竭尽心智，精益求精，本套教材仍有一定的提升空间，敬请各高等中医药院校广大师生提出宝贵意见和建议，以便今后修订和提高。

国家中医药管理局教材建设工作委员会办公室

中国中医药出版社

2016 年 6 月

编写说明

中医药统计学是运用数理统计学的基本原理与方法，结合中医药实践，阐述中医药领域研究统计设计、资料收集、资料整理、资料分析、结果报告与结论表达的一门应用统计学。在大数据时代，统计无处不在，无时不有，统计思维与方法已渗透到中医药研究与临床实践的方方面面，统计学对提升中医药科研水平日益发挥重要的作用。统计软件助力统计知识的传播与应用，《中医药统计学与软件应用》将统计知识与软件应用有机结合，对高等中医药院校研究生和长学制本科生树立统计思想、建立统计思维、拥有统计技能、提高科研能力具有良好的支撑与促进作用。

本教材是面向全国高等中医药院校研究生和长学制本科生中医药统计学教育的"全国中医药行业高等教育'十三五'规划教材"，是在传承刘明芝教授、周仁郁教授主编的"新世纪全国高等中医药院校创新教材"《中医药统计学与软件应用》的基础上，汇聚全国高等中医药院校从事中医药统计学教学与科研的一线专家学者的集体智慧编写而成的。全书坚持三基（基本理论、基本知识、基本技能）和五性（思想性、科学性、先进性、启发性、适用性）的原则，具有以下特色与创新：

1. 基于统计思想、统计思维，以统计步骤为主线安排章节顺序与内容，充分体现统计研究与应用的整体性。第一章绪论概述统计基本概念，基本思想，基本内容；第二章强调"设计优先"的原则；第三章简要介绍智能化的数据收集与管理；第四章至第二十七章系统介绍统计分析方法和常用研究统计设计方法；第二十八章总结统计方法的选择与结果表达。

2. 结合中医药研究实际，注重统计方法简捷实用。全书将统计学理论与方法紧密结合，兼收并蓄，吸收同类教材的优点，引入新观点、新方法，反映中医药统计学的新进展。圆分布资料的统计分析、均匀设计与二次回归组合设计资料的统计分析、常用多元统计分析（包括协方差分析、多重线性回归分析、logistic 回归分析、生存分析、聚类与判别分析、主成分分析与因子分析、典型相关分析等）、诊断试验的 ROC 分析、Meta 分析、模糊综合评判、大数据统计分析方法等在中医药研究中越来越得到广泛的应用。这些内容的阐述详略得体，层次分明，有理论知识铺垫，有案例分析示范，总体体现化繁为简，注重实用。

3. 深入浅出，由简单到复杂较完整地介绍了统计方法在中医药科研中的应用。着重阐述统计公式的意义、用途和应用条件以及统计原理的来龙去脉，重点介绍选择适宜的统计分析方法，借助统计软件实现统计分析，合理解释统计结果、正确表达结论等知识点，使中医药研究者"知其然，知其所以然"，便于其理解统计学，用好统计学。

4. 统计学理论和方法与统计电脑实验优化衔接，兼具教材和工具书的功能。本书主要应用 SPSS21.0，个别章节采用了 RevMan 和 Design expert 7.0。统计软件应用侧重数据文件的管理、主要操作步骤和结果的解释。应用统计理论指导电脑统计实验，统计电脑实验有助于更好地理解和掌握统计理论与方法，两者有机结合能不断提高研究生和长学制本科生统计理论与统计技能的水平。

5. 全书每章设置"学习小结"模块，突出关键知识点。学习小结高度概括了章节内容，提炼了关键知识点。学好中医药统计学，理解统计原理与方法、抓住关键知识点尤为重要。

6. 兼顾传承与创新、普及与提高，具有良好的应用性。本教材内容新颖翔实，囊括中医药基础统计与经典多元统计分析方法，可作为高等中医药院校研究生和长学制本科生的统计课程教材，也可作为中医药科研人员统计设计与统计分析的自学用书与工具用书。

本书编写得到了全国高等中医药教材建设研究会和各高等中医药院校的大力支持，由衷表示感谢！云南中医学院和山东中医药大学对教材编委会、定稿会给予了热情接待与周到安排，在此也深表感谢！

本书编写得到了刘明芝教授的鼎力支持和无私帮助，在此我们谨代表编委会向刘明芝教授表示崇高的敬意与诚挚的感谢！

本书编写过程中，吸收和借鉴了国内外相关文献和科研资料。审稿期间，山东中医药大学崔宁、王成岗老师，研究生王玉杰、张荣、马翠翠、梁丹、张炎、祁艳霞、王鲔、张成成、刘海龙等同学在编辑、校对等方面做了大量细致而富有建设性的工作。在此，我们谨代表编委会对他们的帮助和贡献表示真诚的感谢！

鉴于我们的经验能力水平有限，书中难免存在不妥之处，恳请各位同仁、广大师生及中医药工作者提出宝贵意见，以便再版时修订提高。

史周华　何雁

2017 年 10 月 30 日

目　录

第一章 绪 论

自然和社会的各种现象，可概括为确定现象与不确定现象（包括随机现象）。确定现象是指在一定的条件下，必然能发生的现象。例如，种瓜得瓜，种豆得豆；春生夏长秋收冬藏等。随机现象不同于确定现象，它在一定条件下可能出现也可能不出现，或可能出现这样也可能出现那样的一类现象。例如，足球世界杯比赛每届冠军不同或不全相同；某降压药对高血压患者的疗效存在有效与无效之别等。随机现象一般是无法绝对精确测量的，但是可以运用统计学方法探索其数值规律性。中医药领域遍布着众多的随机现象，认识其数值规律性需要具有统计学的思维、知识与技能。注重中医药统计学的学习与运用，对中医药工作者做好科研工作与临床实践具有重要作用。

第一节 概 述

一、统计学与中医药统计学的定义

统计学（statistics）是探索设计和数据的学问，是一门从数据中提取信息知识的科学与艺术，它包括研究设计、搜集资料、整理资料、分析资料、结果报告与结论表达等步骤。它分为理论统计学和应用统计学两大类。

理论统计学（theoretical statistics）即数理统计学（mathematical statistics），主要探讨统计学的数学原理和统计公式的来源。它把研究对象一般化、抽象化，以概率论为基础，从纯理论的角度对统计方法加以推导论证。中心内容是统计推断问题，实质是以归纳方法研究随机变量的一般规律。理论统计学是统计方法的理论基础，它包括概率理论、抽样理论、实验设计、估计理论、假设检验理论、决策理论、非参数统计、序列分析、随机过程等。

应用统计学（applied statistics）是数理统计学的原理方法在不同学科领域中的具体应用。如数理统计学在生物学中的应用形成了生物统计学（biostatistics）；在医学中的应用形成医学统计学（medicinal statistics）、卫生统计学（health statistics）和中医药统计学（statistics for traditional chinese medicine）。应用统计学着重阐述统计方法的统计思想和具体应用，而不是统计方法数学原理的推导和证明。

中医药统计学是运用数理统计学的基本原理与方法，结合中医药实践，阐述中医药领域研究设计、资料或信息的收集、整理、分析、结果报告和结论表达的一门应用统计学。

二、统计学的研究对象

统计学所研究的对象是具有变异的事物，其变异为同质基础上的变异。如果研究对象内每个个体都相同，没有什么变异，就不是统计研究的对象。如水的分子结构或某一药物的化学结构等，只要分析一个个体，便可以了解其总体。

医药事物（现象）大多数是具有变异的事物（现象），概率论称具有变异的事物（现象）为随机事件。随机事件是指一次试验结果不确定而在一定数量重复条件下呈现出某种规律性的事件。中医药统计学将医药随机事件通过一定数量的观察、对比、分析与推断，由偶然性（不确定性）现象的剖析，发现事物内在的必然性（确定性）规律。统计学是处理变异数据的科学，没有变异就无需统计学。

三、统计学中的几个基本概念

（一）同质与变异

1. 同质（homogeneity） 指观察单位间被研究指标的影响因素相同。由于被研究指标的影响因素往往难以完全控制，甚至未知，因此在实际工作中观察单位的同质是指对被研究指标影响较大的、可以控制的主要因素相同或基本相同。如研究某地区儿童的身高，则要求影响身高这一指标的主要因素（如年龄、性别、民族）要相同，而不能控制的因素（如遗传、营养等）可不要求相同。同质是相对的，对于身高指标，成年男女有别不同质；对于脉搏指标，成年男女则是无别同质。

2. 变异（variation） 指在同质基础上各观察单位间某观察指标的差异。医学研究，在同类的对象中往往存在着变异，如同为健康人，即使是性别与年龄相同，他们的身高、体重、脉搏、血压、体温、肺活量等生理生化指标数值都会有所不同；同为某病的病人，其病情、病程也各自有所差异；对病情相同的患者，用同一种疗法治疗，有的治愈，有的显效，有的无效。同质下的变异才具有可比性。

（二）总体与样本

1. 总体（population） 是根据研究目的所确定的同质观察单位的全体。观察单位是指被研究的总体中的某个单位，即个体。例如，描述某地 40 岁以上男性血脂水平，则该地所有 40 岁以上的男性居民的血脂测量值就构成所描述的总体，该地每个 40 岁以上的男性血脂测量值就是一个观察单位，即个体。

根据研究目的，有些总体观察单位数是有限或可知的，称为有限总体；有些总体的观察单位数是无限或不可知的，称为无限总体。对无限总体中每个个体一一考核是做不到的；对观察对象具有危害与损伤的总体每个个体一一考核是不允许的；对个体数量很大的有限总体一一考核则需花费较多的人力、物力、财力和时间。所以，对总体特征与性质的认识一般情况下不是采用逐一考核的方法，而常常是采用抽样研究。

2. 样本（sample） 是从总体中随机抽取的具有代表性个体的集合。抽样研究（sampling study）是从总体中抽取样本，通过对样本的定量或定性测量结果来推断总体。抽样研究的目的是用样本的特征正确可靠地推断总体的特征，因此样本必须具有良好的代表性。抽样研究应注意如下几点：

（1）样本含量足够大。样本含量指样本所包含的观察单位数（样本例数），常用 n 表示。研究资料的变异程度大小、研究方法、研究结果精确性等条件决定样本含量。

（2）遵循随机抽样原则。随机抽样是指从研究总体中按一定的概率抽取部分观察单位的方法。随机不是随便或随意，而是指研究总体中每个观察单位被抽到样本中的机会均等。统计学中常用的随机抽样方法有单纯随机抽样、系统抽样、分层抽样和整群抽样等，在进行大规模的调查研究时，可结合使用以上四种抽样方法将抽样过程分为不同阶段进行，称多阶段抽样。实现随机化的方法有多种，如抓阄、抽签、查随机数字表和利用计算机产生的伪随机数等，利用 SPSS 软件可实现多种统计设计的随机抽样。

（3）样本的构成分布应基本上与总体构成分布保持一致。

（三）　参数与统计量

1. 参数（parameter）　反映总体的统计指标称为参数，用希腊字母表示，如 μ（总体算术均数）、σ（总体标准差）、π（总体率）等。

2. 统计量（statistics）　反映样本的统计指标称为统计量，用拉丁字母或英文字母表示，如 $\overline{X}$（样本均数）、S（样本标准差）、P（样本率）等。

对某一事物而言，总体参数是该事物本身固有的、不变的，而统计量则随着实验不同而不同，其分布是有规律的，如小样本均数服从 t 分布，大样本均数服从正态分布等，这些规律是统计推断的理论基础。

（四）　误差

误差（error）泛指观测值与真实值之差以及样本统计量与总体参数之差，主要分为非随机误差与随机误差。非随机误差包括系统误差和过失误差，随机误差包括随机测量误差和随机抽样误差。

1. 系统误差（systematic error）　是指在实际观测过程中，由受试对象、研究者、仪器设备、研究方法、非实验因素等原因造成的有一定倾向性或规律性的误差。如仪器初始状态未调整到零、标准试剂未经校正所致误差。其特点为：观察值有系统性、方向性、周期性的偏离真值。这类错误可以通过严格的实验设计和技术措施消除。

2. 过失误差（gross error）　是由于观察过程中不仔细造成的错误判断或记录。应认真检查核对，否则将会影响研究结果的准确性。

3. 随机测量误差（random measurement error）　是指各种偶然因素（如电压、环境温度等）的影响造成对同一对象多次测定的结果不完全一样，或同一样品不同观察者之间的差异。该误差不可避免，但要控制在容许范围内。提高研究者熟练程度可以减少这种误差。

4. 随机抽样误差（random sampling error）　简称抽样误差（sampling error），是由于随机抽样所引起的样本统计量与总体参数间的差异以及各样本统计量之间的差异。医学现象的变异是客观存在的，因而在抽样研究中，抽样误差是不可避免的。抽样误差虽无方向性，但有一定的分布规律，是可估计、可控制的，其大小可通过计算标准误间接地反映出来。样本对总体的代表性越好，抽样误差越小；反之，抽样误差越大。抽样误差揭示样本距总体的实际值可能有多远。

（五）　概率

若在相同条件控制下对某试验进行 n 次重复，一个事件出现的次数 m 和总的试验次数 n 之比，称为这个事件在这 n 次试验中出现的频率（frequency）。随着试验次数 n 的无限增大，该频率将趋近于一个较稳定的常数，这个常数即该事件发生的概率。在概率论上称频率收敛于概率。

1. 概率（probability）　是反映随机事件发生的可能性大小的度量，用 P 表示，取值范围为 $0 \leqslant P \leqslant 1$。随机事件的概率为 $0 < P < 1$；必然事件的概率等于 1；不可能事件的概率等于 0。某事件发生的概率愈接近于 1，表示该事件发生的可能性越大；反之，愈接近于 0，表示该事件发生的可能性越小。

2. 小概率原理　是指小概率事件在一次试验中是不大可能发生的，它是统计推断的重要原理。通常把 $P \leqslant 0.05$ 或 $P \leqslant 0.01$ 的随机事件称为小概率事件。对于小概率原理需要有以下两个方面的认识：一是这里的"不大可能发生"是针对"一次试验"而言，因为试验次数多了，该事件是很有可能发生的；二是运用这个原理进行统计推断时有 5% 或 1% 犯错误的可能。

四、统计学的特点、思想与思维

（一）统计学的特点

统计学认识事物现象有数量性、群体性、具体性和概率性等特点。

1. 数量性　统计学从客观事物数量特征和数量关系入手反映其质量，经过分析研究探索客观现象的本质和规律。统计学不研究抽象的数量，它是在质的规定下研究数量。如通过对测量一定数量个体的血压、脉搏等指标的资料（数量）分析，了解某老年群体的健康状况（质）。

2. 群体性　统计从整体而不是从个体水平上反映和分析事物数量特征。例如，以治疗足够数量的肺癌患者疗效情况的数据为前提来归纳推断反映其整体的疗效水平。

3. 具体性　统计学通过研究在一定时间、地点等条件的客观现象具体的数量特征来反映抽象的数量关系。如以某一时间、地点、人群等条件的病死率、生存率评价医疗质量。

4. 概率性　统计学研究非确定性（随机）现象的规律，一般采用随机抽样方法，用样本的特征指标估计或推测总体的特征指标，估计正确与否是以概率大小来确定的，所以统计学结论具有概率性。例如，一种新的降压药有效率为 90%，较有效率为 80% 的某种常用降压药好，是在 95% 的可信度得出统计结论的基础上结合临床医学实践推断出来的专业结论。

（二）统计学思想

统计学的基本思想可归纳为变异思想、随机抽样研究思想和概率思想。正是由于客观事物的变异性和复杂性才需要统计学，统计学强调同质下的变异才具有可比性。随机抽样研究可节省人力、物力、财力和时间，通过研究样本特征估计或推测总体特征，但为了得出正确的结论，在抽样时必须有效地控制各种误差。由于统计学主要采用抽样研究方法探求总体的规律性，抽样研究总是存在抽样误差，所以统计结论具有概率性。统计结论中没有绝对的"证明"，只有在一定概率水平上的推论。

（三）统计学思维

抽样研究的目的是通过计算样本的指标认识样本的特征来推测其总体的指标与特征。抽样研究通常存在抽样误差，不能把样本的指标和特征直接看做总体的指标和特征，需要进行统计推断。统计推断体现概率归纳推论的思维方法，包括参数估计和假设检验。统计研究随机现象的数值规律是从样本到总体，正如科学研究从局部到整体、哲学研究从特殊到一般的思维方法，这与数学研究所采用的纯粹的演绎推理不同。数学家可以坐在屋里，凭借聪明的大脑从假设命题出发推导出结果，而统计学家则需要深入实际收集资料，并与具体实际问题相结合，经过科学的归纳才能得出可信的结论。统计思维是归纳思维，要使统计结论科学可信，就必须保证研究的样本代表性比较好。

五、统计学的研究方法与主要内容

统计学的基本研究方法是由观察到的样本个体特征归纳推断其总体某种特征的归纳推理法。人们在统计实践经验的基础上不断地概括和总结，逐步形成了统计方法体系。统计方法体系囊括研究设计方法、搜集资料方法、整理资料方法、统计分析方法。研究设计方法有随机、对照、重复、均衡等；搜集资料方法有大量观测法、统计实验法、统计调查法等；整理资料方法有统计审核法、统计分组法、统计汇总法等；统计分析方法有统计描述法、统计推断法等。

中医药统计学以研究统计设计、统计描述、统计推断和关系分析为主要内容。在中医药卫生服务的实践与研究中，统计设计包括：实验设计、临床试验设计以及调查设计等。统计描述、统计推断和关系分析可归纳为中医药统计方法，包括基础统计方法和多元统计分析方法，涉及统计概念、指标计算、参数估计、假设检验、指标间关系分析及结果解释、表达与报告等。

六、统计学的发展简史

人类最初利用手指、石子、贝壳、小木棍以及绳索等工具进行的计数活动中蕴藏着统计萌芽。但人类由统计实践上升到统计学，却只有 300 多年的历史。统计学的发展大 致可以分为：①政治算术学派：最早的统计学源于 17 世纪英国的政治算术。其代表人物是威廉·配第（William Patty，1623—1687）。他主张"不用比较级、最高级进行思辨或议论，而是用数字来表达自己想说的问题借以考察在自然中有可见的有根据的原因"。②国势学派：最早使用"statistics（统计学）"这一术语的是德国国势学派的阿亨瓦尔（G. Achenwall，1719—1772）。国势学派主要使用文字记述的方法对国情国力进行研究。③社会统计学派：1850 年，德国的统计学家克尼斯（K. G. A. knies）发表了题为《独立科学的统计学》的论文，提出统计学是一门独立的社会科学，是一门对社会经济现象进行数量对比分析的科学，他主张以"国家论"作为国势学的科学命名，而以"统计学"作为"政治算术"的科学命名。④数理统计学派：创始人是比利时统计学家凯特勒（Adolphe Quetelet，1796—1874）。凯特勒认为统计学是一门既研究社会现象又研究自然现象的方法论科学。19 世纪中叶到 20 世纪中叶，数理统计学得到迅速发展。英国生物学家高尔顿提出并阐述了相关的概念；皮尔逊提出了计算复相关和偏相关的方法；戈塞特建立了"小样本理论"，即所谓的"t 分布"；费歇尔在样本相关系数的分布、方差分析、实验设计等方面的研究中做出了重要贡献。到 20 世中期，数理统计学的基本框架已经形成。正是由于古典统计学时期的政治算术学派和国势派，以及近代统计学时期的数理统计学派和社会统计学派之间的相互争论，相互渗透，使数理统计学与社会统计学最后融合成为统一的现代统计学。

统计学的发展有 4 个明显趋势：①随着数学的发展，统计学依赖和吸收的数学方法越来越多；②统计方法与计算机技术相结合，已渗透到了所有学科部门，以统计学为基础的边缘学科不断形成；③统计与实质性学科、统计软件、现代信息学相结合，所发挥的功效日益增强；④统计学的作用与功能已从描述事物现状、反映事物规律，向抽样推断、预测未来变化方向发展，已成为具有方法论性质的综合性学科。

第二节　资料类型

统计学中需要处理的数据统称为资料（data）。资料由变量及其变量值组成，资料类型与变量类型相对应。

变量（variable）为随机变量（random variable）的简称，表示随机现象的某种特征或属性，即研究的项目或指标。例如，病人的呼吸、脉搏、体温、血压、脉象等症状体征指标就是变量。变量值（value of variable）又称观察值（observed value），是指变量的测定结果。如对研究确定的每个病人进行上述指标观察或测定，得到的结果就是相应变量的变量值。

统计资料按观察指标即变量的性质分为计量资料、计数资料和等级资料。

1. 计量资料（measurement data）　又称定量资料（quantitative data）或数值资料（numerical data），是由仪器、工具或其他定量方法测定的某项指标量的大小所得到的资料。例如测量 100 名男大学生的身高所获得的资料就是计量资料。

2. 计数资料（enumeration data）　又称定性资料（qualitative data）或无序分类资料（unordered categorical data），是将事物按不同的属性归类，清点每一类的数量多少所得到的资料。根据类别数的不同，计数资料分为二分类资料（binary data）和无序多分类资料（unordered categorical data）。例如将 100 名大学生按性别分组：男 37 例，女 63 例，此资料就是二分类资料；按 ABO 血型分组：A 型 39 例、B 型 22 例、O 型 15 例、AB 型 24 例，此资料就是无序多分类资料。

3. 等级资料（ordinal data）　又称半定量资料（semi-quantitative data）或有序多分类资料（ordered categorical data），是将事物属性按组别之间程度或等级差别进行归类所得到的资料。例如用某中药治疗某种疾病患者 50 名，按临床疗效等级分为痊愈 23 例、显效 15 例、好转 7 例、无效 5 例，此资料为等级资料或有序多分类资料。

根据分析的需要，资料间可进行相互转化。可将计量资料转化为计数资料或等级资料；反过来，计数资料和等级资料可通过数字编码即数值化方式，转化为计量资料。需要注意的是，计量资料变为计数资料或等级资料时信息量将减少，因此在收集数据阶段应尽量收集计量数据，并用原始计量资料建立数据集。

对资料作统计处理的许多方法是来自对随机变量的研究。随机变量有连续型随机变量（continuous random variable）和离散型随机变量（discrete random variable）。连续型随机变量是指在某一区间内可取任意值的变量，如身高（cm）、体重（kg）、血压（kPa）等；离散型随机变量是指在某一区间只可取有限的几个值的变量，如家庭人口数、脉搏（次/分）等。

计量资料对应的变量可以是连续型随机变量，也可以是离散型随机变量；计数资料和等级资料对应的计数变量和等级变量只能是离散型随机变量。

另外，计数变量又称名义变量（nominal variable），是指各种被命名的分类，在各种分类中没有隐含的顺序，这与等级变量不同。但是，等级变量中各分类之间的差异不能被认为是相等的。

统计资料除上述类型外，还有圆分布资料（呈周期性变化规律或表示在圆周位置上的资料）和随访资料（随访观察对象远期效果常用未达到预定观察终点的不完全数据的资料）等。

第三节　统计工作的基本步骤

中医药研究中的统计工作步骤包括研究设计、收集资料、整理资料、分析资料、结果报告与结论表达等。这几个步骤是密切联系不可分割的，任何一个环节发生缺陷都会影响研究结果的质量和认证。

一、研究设计

研究设计（research design）就是制定完成科研目标的技术路线和实施方案，是对包括研究目的、意义，观察指标，资料收集、整理、分析等全过程总的安排。根据对研究对象是否施加干预措施，可将研究分为观察研究和实验研究两大类。观察研究对研究对象不施加任何干预措施，主要通过现场调查获取数据，其对应的设计称为调查设计（survey design）；实验研究包括动物实验研究和临床试验研究（后者研究对象为人），实验研究需要对研究对象施加一定的干预措施，其相应的设计称为实验设计（experimental design）。无论是调查设计还是实验设计，均涉及专业设计与统计设计。

1. 专业设计（specialized design）　是指用什么方式、方法验证假说或回答有关专业问题。目的在于保证成果的实用性、可行性和创新性。做好专业设计一般需要具有过硬的专业知识、较强的查阅文献能力和多学科交流与合作的能力。

2. 统计设计（statistical design）　是指如何合理地安排实验内容、选择实验对象、计算样本含量、对实验结果进行有效的分析等。目的在于保证结果的经济性、重复性、可靠性和科学性。实验统计设计应遵循随机、对照、重复和均衡四个基本原则。中医药课题申报书和论文中的统计学处理应明确说明应用的统计设计类型与统计分析方法。

研究者一定要树立起"设计优先"的思想，只有研究设计的缜密完善，才能获得真实可靠的研究结果。中医药统计学用于中医药科学研究，应从研究设计阶段开始，而不是在需要处理数据时。实验完成后再找统计学家无异于请统计学家为实验进行"尸体解剖"，统计学家或许只能告诉你失败的原因。中医药研究设计概述见第二章。

二、收集资料

收集资料（data collection）是指根据研究目的按照设计要求去准确、及时和完整地收集原始资料，是统计分析的前提与基础。医药研究资料来源大致有：日常医疗工作记录和报告卡、统计报表、专题调查与实验或试验研究资料、公共或共享的其他资料。收集资料的过程实际上是具体调查或实验实施的过程，要有科学的态度，实事求是的精神，如实收集资料，防止误差及偏倚影响观察结果的准确性。

NOTE

三、整理资料

整理资料（sorting data）是把收集到的原始资料，有目的、有计划地进行科学的加工（如分组或汇总），使其系统化、条理化，以便更好地揭示所研究事物的规律性，有利于统计分析。整理资料包括资料核查和设计分组与汇总等。首先检查原始记录，及时纠错补漏；其次是标记可疑值，必要时对可疑值重新观测。根据资料的性质或数量特征，对资料进行分组，需要时按不同组段对原始资料进行归纳计数。

四、分析资料

分析资料（analysis data）就是对资料进行统计分析，主要包括统计描述（statistical description）与统计推断（statistical inference）。统计描述是指用适合资料性质的统计指标、统计图表等对资料的数量特征及其分布规律进行表达，反映变量值的水平、频率、联系强度等。统计推断是通过抽样研究，根据样本资料所提供的信息对未知总体做出具有一定概率性的估计和推断，它包括参数估计和假设检验两方面。

五、结果报告与结论表达

在信息时代，医学科研设计、资料数据库的建立与管理、统计分析的大多数任务可以交给计算机完成，故正确领悟统计思想以及统计软件所输出的结果，并在研究报告和论文中做出适当的解释与表达显得越来越重要。

统计学既是一门科学又是一门艺术，其艺术性是通过表达来体现的。医学研究性论文主要由摘要、引言、材料与方法、结果和讨论五个部分组成，每一部分或多或少都涉及统计表达，需要明确指出所使用的统计设计与分析方法，观察对象的纳入与剔除标准，是否随机抽样与随机分组，使用何种统计软件及其版本，样本统计量与总体参数可信区间，检验统计量与 P 值等，并结合各学科专业知识对统计分析结果做出合理的解释，进而得出可信赖的专业结论。另外，可借助统计图表直观、形象表达统计结果。统计结果的规范化报告和结论的正确表达，能提高研究的认证度，也便于各层次的学术交流与研究。

第四节　中医药统计学的作用与学习方法

一、中医药统计学的作用

中医药统计学是中医药科学研究的重要工具和手段，它为中医药科学研究提供统计思维、统计设计和统计分析方法。其思维和方法已渗透到中医药研究和管理决策的方方面面。

统计无时不有，无处不在，无论从推动中医走向国际化的角度，还是从总结中医药学应用的客观规律方面，统计学都发挥十分重要的作用，现略举例如下：①中医学基础研究：气、血、营、卫研究，经络研究指标的选择与比较，证指标的客观化。②中医临床方面：临床经验的总结，药物的配伍和最佳剂量等用药规律的探索，各种致病因素对某疾病的影响程度比较分析。③中药新药的开发研制：动物实验、有效成分确定、质量标准制定、工艺筛选等。我国《药品注册管理办法》规定，新药临床试验必须自始至终有统计学人员参与，生物医药实验室研究、临床研究、流行病学探索和医药公共事业管理均需统计学的支持。④研究论文发表：在医药杂志上发表科研论文涉及数据分析都需要统计学处理。医药领域的抽样研究数据不经过统计学分析处理而得出的结论是不科学的，是不可信的。现在，人们已逐步认识到了统计学在中医药研究中的重要作用，越来越多的中医临床医师和实验室研究者主动寻求与统计学家合作，许多医药专业期刊邀请统计学家审稿，医学科研基金评审邀请统计学家参加，基金申请要求有统计学家合作等。

中医药统计学在同质的基础上对医药样本信息进行比较、分析、概括，并依据概率通过逻辑推理做出结论，属于从个别到一般的归纳推理型思维。统计学上得出的结论具有概率性，它不能证明什么，但可以得出某一结论的可信程度或所冒风险，从而提高研究者的分辨能力，为中医药科学决策提供依据。中医药统计可以分析数据，并从分析中得到某种结论，但对统计结论的进一步解释则需要相应的中医药专业知识。比如，吸烟会使患肺癌的概率增加，这是一个统计结论，但要阐明吸烟是如何引起肺癌则需要应用更多的医学知识才行。

当然，统计不是万能的，在进行研究之前由于缺乏科学的研究设计，收集了一些不准确、不可靠或不完全的资料，希望用统计方法来弥补的做法是不可取的。中医药统计学的全部功能仅在于帮助我们认识医学研究客观上存在的规律而不能"创造"规律。重视原始资料的完整性和准确性，对数据处理持严肃、认真、实事求是的科学态度，反对伪造和篡改统计数据，防止利用统计软件进行资料分析"垃圾进，垃圾出"的现象发生。

二、中医药统计学的学习方法

本课程没有任何内容需要背诵，理解概念与动手实践才是学习的根本。统计学不是数学，不像数学那样着重讲证明和推导，也不用像学数学那样单纯钻理论、做习题；统计学也不是医学，不像医学那样要求记忆许多细节，也不能像学医学那样事事眼见为实。医学生学习中医药统计学的目的并非要使自己成为统计专业人员，而是使自己树立统计思想，学会统计思维，从不确定性和概率的角度去考虑问题，能结合中医药研究的问题合理设计，认真观察，准确收集资料，有效整理资料，正确运用统计方法分析资料，恰如其分地解释统计结果，得出可信赖的结论，写出具有一定学术水平的研究报告或科学论文，从而提高自身科学素养和研究能力。

在学习中医药统计学的过程中，医学生要重视对统计基本概念、基本原理、基本方法的理解，对统计公式主要了解其意义、用途和应用条件，不必深究其数学推导，也不需要死记硬背。统计工作贯穿中医药研究的全过程，要本着"设计优先"的原则，弄清资料来自何种统计设计，资料的属性是什么，是否满足参数检验的条件，用何种统计方法分析比较适宜等。要理论联系实践，重视理论学习与上机练习的有机统一。应用统计理论指导计算机统计实验，通过计算机统计实验更好地理解和掌握统计理论和方法，通过反复的学习过程，使自身统计理论与统计技能得到不断提高。

当代社会，随着信息技术的快速发展，人类已经步入大数据时代，"用数据来说话、用数据来管理、用数据来决策、用数据来创新"的文化氛围越来越浓厚，统计学是关于"设计与数据"的科学，高等中医药院校的研究生和长学制本科生只要认识到统计知识在中医药研究中的重要作用，树立统计思想，建立统计思维，讲究学习方法，理论与实践相结合，学以致用，就一定能够学好中医药统计学。

第五节　常用统计软件简介

中医药科研资料的数据库建立与管理及统计分析工作（包括统计图表制作等）均可在计算机上借助某种统计软件来完成。工欲善其事必先利其器，目前较常用的统计软件有 SPSS、SAS 和 R 等。

一、SPSS 统计软件

SPSS（Statistical Product and Service Solutions）即"统计产品与服务解决方案"软件，是世界上最早采用图形菜单驱动界面的统计软件，由美国斯坦福大学的三位研究生 Norman H. Nie、C. Hadlai（Tex）Hull 和 Dale H. Bent 于 1968 年研发成功，现归属 IBM 公司。它最突出的特点就是操作界面极为友好。它将几乎所有的功能都以统一、规范的界面展现出来。使用 SPSS 操作界面 Windows 的窗口方式展示各种管理和分析数据方法的功能，对话框展示出各种功能选择项。SPSS 采用类似 Excel 表格的方式输入与管理数据，数据接口较为通用，能方便地从其他数据库中读入数据。用户只要掌握一定的 Windows 操作技能，粗通统计分析原理，就可以使用该软件为特定的科研工作服务。它是非统计专业人员适宜选用的数据管理与统计分析软件。

二、SAS 统计软件

SAS（Statistical Analysis System）是由美国 North Carolina 州立大学的两位生物统计学研究生 1966 年开发的统计分析软件。目前，SAS 成为了一套大型集成应用软件系统，具有完备的数据存取、数据管理、数据分析和数据展现功能。

在数据处理和统计分析领域，SAS 系统被誉为国际上的标准软件系统。SAS 以编程为主，模块及其命令选项多，不易掌握，在我国为统计专业或信息分析领域人士所青睐。

三、R 统计软件

R 是一个自由免费源代码开放的软件，诞生于 1980 年，最初由新西兰奥克兰大学的 Ross Ihaka 和 Robert Gentleman 开发，现在由"R 开发核心团队"负责开发。功能包括：数据存储和处理系统；数组运算工具（其向量、矩阵运算功能尤其强大）；完整连贯的统计分析工具；优秀的统计制图功能。CRAN 为 Comprehensive R Archive Network（R 综合典藏网）的简称，收藏了 R 的可执行文件下载版、源代码和说明文件，以及各种用户撰写的软件包。R 软件及相关软件包免费下载网站：http://www.r-project.org。

本书主要应用 SPSS21.0 统计软件（SPSS17.0 以上版本在 Edit→Optins 菜单出现的视窗中可实现输出语言与用户界面语言英汉切换）实现统计描述与分析。

学习小结

1. 学习内容

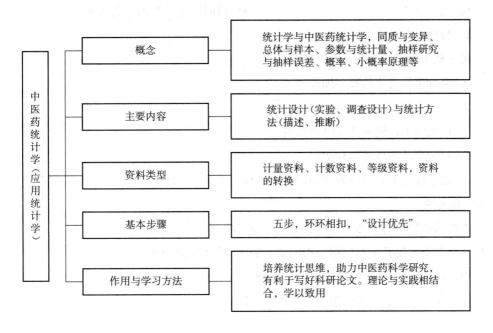

2. 学习方法　从中医药统计学的全局角度去理解与把握本章内容。对统计基本概念、统计思想、统计思维、统计研究的对象与内容、统计步骤、资料类型、统计作用、统计的学习方法和常用的统计软件有一个基本的认识和整体的了解。

练习题

一、最佳选择题

1. 中医药统计学研究的对象是（　　　）

　　A. 医药领域的某种小概率事件　　　　B. 疾病的预防与治疗

　　C. 有变异的医药事件　　　　　　　　D. 各种类型的数据

　　E. 医药中的必然事件

2. 从总体中抽取样本的目的是（　　　）

　　A. 研究样本统计量　　　　　　　　　B. 研究典型案例

　　C. 由样本统计量推断总体参数　　　　D. 计算统计指标

　　E. 研究总体统计量

3. 用样本推断总体，具有代表性的样本是指（　　　）

　　A. 在总体中随意抽取任意个体　　　　B. 剔除总体中偏大或偏小后的部分个体

　　C. 总体中最容易获得的部分个体　　　D. 依照随机原则抽取总体中的部分个体

　　E. 挑选总体中的有代表性的部分个体

4. 下列资料属于等级资料的是（　　　）

　　A. 红细胞计数　　　　　　　　　　　B. 门诊就诊人数

　　C. 患者的病情分级　　　　　　　　　D. ABO 血型

E. 成年男性的体重资料

5. 关于随机抽样误差，下列不正确的是（　　　）

　　A. 不可避免　　　　　　　　　　　B. 可尽量减小

　　C. 无方向性　　　　　　　　　　　D. 可间接地计算出它的大小

　　E. 与样本含量大小无关

6. 关于概率的说法，下列不正确的是（　　　）

　　A. 某种事件发生的频率即概率

　　B. 大小在 $0 \leqslant P \leqslant 1$

　　C. 在实际中，概率是难以获得的

　　D. 随机事件的概率为 $0 < P < 1$

　　E. 某事件发生的概率为 $P \leqslant 0.05$ 时，称为小概率事件

二、简答题

1. 中医药统计学与数理统计学有什么区别与联系？

2. 资料类型有哪几类？根据分析需要，如何将其相互转换？

3. 中医药统计工作包括哪几个基本步骤？

4. 统计学的特点、基本思想、基本思维是什么？

（史周华）

第二章 中医药研究设计概述

中医药研究是指以中医药学的理论和实践为出发点，探讨中医药学术知识的科学实践。近几十年来，中医药科学研究发展较快，取得了一系列重大成果，在防治疾病和卫生保健方面发挥了重要作用。中医药研究，一方面坚持中医药的特色，对传统的中医药学理论和实践进行系统的整理；另一方面结合现代科学知识，在研究设计中遵循科学原则，探索生命和疾病的发展规律，提高中医药防治疾病的疗效。

第一节 中医药研究设计特点与分类

一、中医药研究的特点

中医药研究是在中医药理论指导下，主要以人〔病人和（或）健康者〕为研究对象，探讨疾病的病因、认识疾病演变规律、寻找疾病新的有效诊断方法和防治措施，最终以提高人群健康水平为目的的过程。中医药研究既有其他医学研究的共同特点，又存在自身的特点。

1. 中医药研究和其他医学研究的共同特点

（1）**必须严格遵守医学研究中的伦理要求** 医学研究，特别是临床研究，其研究对象是"人"。在研究过程中应优先考虑到人的利益以及相关的伦理道德问题，任何违背这一原则所开展的研究都是不道德的。有些诊断、治疗或预防措施对人体可能会产生某些未知的损害或具有可能的、潜在的危险。因此在研究设计和具体实施的过程中，必须把科学性与伦理性的要求结合起来，充分认识到各种可能发生的情况，并预先采取相应的防治措施，以保障研究对象的安全和权益。

（2）**注意医学研究中的复杂性** 医学研究对象的特殊性决定了医学研究过程的复杂性和难度。主要表现在：①个体变异大。生物的变异比起物理的、化学的变异要大得多，而人又是变异最大的生物体。医学研究除了考虑生物因素外，还应考虑到自然环境、心理、社会因素对人体可能产生的影响。无论医学发展到怎样高级的阶段，都不可能把这种生命体高度抽象、概括、演绎成为一个健康、完备、无任何疾病发生的生命体系。生命还是一种远离平衡态的耗散结构系统，它通过自催化、超循环的方式不断与外界进行着物质、能量、信息的交换。外界环境中各种影响因子与自身遗传因素的交互作用使不同生命体内部处处存在随机涨落，表现出强烈的个体差异。例如根据个体基因型的差异可利用基因探针制备"基因指纹"，为每个人的身份提供无可辩驳的证据。因为两个人具有相同"指纹"的概率只有三百万亿分之一。②主观干扰大。这种干扰既有来自受试者的，也有研究者本身的；既有主观的，也有客观的。主观性将会严重影响研究的顺利进行，干扰对结果的正确判断，导致研究结果错误。若没有足够的认识和严格的控制，出现偏倚或错误则很难被发现。

2. 中医药研究自身的特点

（1）中医药理论的指导作用　中医药研究离不开中医药理论的指导。中医药理论中占主导地位的概念，如脏腑、气血、阴阳等，多是从古代哲学中移植而来，概念的分化程度较低，数量偏少；而且每一个概念，尤其是其中的属性概念，信息占有量却十分丰富，在使用中易于泛化，使研究工作难以具体化。这给中医药研究工作带来了一定的困难。但中医药理论体系包含了对人体生理病理现象一系列独到的观察和发现，如经络理论、命门学说、药物的升降沉浮和归经等。中医药理论还包含了几千年积累的丰富的临床经验，这些经验都是在人体试验的基础上，花费了极大的代价换取的，其中一些比较成熟的经验，用现代标准来衡量，同样具有重要的科学价值。因此，中医药研究不能脱离中医药理论的指导，其主导的概念、独特的发现和重要的命题也成为我们不能忽视的一个重要的研究内容。

（2）中医药研究的更加复杂性　中医药学对人和疾病的认识是全方位的，故复杂性是必然的。中医学认为，人具有生物和社会双重属性，人类的生命活动既具有生物属性，又具有社会属性；人的生命活动受到精神心理、社会环境以及自然环境等多种因素的影响。中医药研究的对象包括：健康及患病的人群和个体；自然环境和社会环境对健康的影响；致病因素及其变化规律；物质性（动、植、矿物药及其制剂，针灸，推拿等）、心理性和社会性的防治疾病手段和经验。中医药研究的复杂性还突出表现在研究思维和研究语言方面。中医药有其完整的理论体系，其思维方式偏于思辨性。如何用现代科学的研究方法研究中医药理论？如何用客观指标阐释中医药学的观点？这都是中医药研究较现代医学研究复杂困难之处。

中医药研究是以人为本的研究，中医药学实践中的新发现、遇到的新问题为科学研究提出了新的假说和新的研究目标。无论是来源于动物实验还是观察性研究中的发现，都必须通过临床研究加以验证，从而进一步评价其应用价值。虽然中医药研究具有自身特点，但必须强调的是：严谨的科学态度、严密的研究设计对于所有医学研究都是至关重要的。只有应用科学严谨的研究设计方案，才能在最大程度上减少和控制研究过程中的混杂因素干扰，提高研究结果的可靠性和真实性。

二、中医药研究分类

根据不同的分类标准，中医药研究分为不同类型：从研究的目的可分为验证性研究与探索性研究；从研究的形式可分为实验性研究与观察性研究；从研究的指标可分为单因素研究与多因素研究；从研究的时限来看，可以分为前瞻性研究、回顾性研究和横断面研究；从研究的对象可分为以一般人群为基础的社区研究、以病人为基础的临床试验和以动物、标本或其他生物材料为基础的实验研究。本章主要概述实验性研究和观察性研究。

1. 实验性研究（experiment research）　包括以动物、细胞或其他实验材料为研究对象的基础实验研究和以病人为研究对象的临床试验研究，通常对研究对象施加一定的干预措施。

基础实验研究是实验性研究中的常见类型。无论是传统的药理学、毒理学、微生物学、寄生虫学和遗传学，还是近代的分子生物学、分子遗传学等学科，以及新药的临床前试验等无不需要动物实验、细胞实验。基础实验研究的优点之一是许多因素可以由实验者人为控制。因此，可以设计得更严谨一些，在比较实验中可以要求对比各组间可比性更强一些。概括起来其特点有：①研究者可以主动对实验对象设置处理因素；②受试对象接受何种处理因素或水平是经随机分配而定的，可较好控制处理因素；③实验设计能使多种实验因素包括在较少次数的实验中，更有效地控制误差。

但必须清醒地认识到，动物、细胞和人对同一处理因素的反应既有共同性又存在差异性。只有清醒地认识这种共同性和差异性，才能正确评价基础实验研究结果对人类的作用和意义。例如动物实验的结果不能直接用来解释人类的现象。动物常常存在代谢途径的缺陷，大鼠有烃胺 N 羟基缺陷、猪有硫酸酯形成障碍、狗有芳香胺乙酰化缺陷、豚鼠有硫醚氨酸形成障碍等。另外有些代谢反应仅存在于人和某些灵长类动物。此外，动物实验中还存在实验动物意外死亡的现象，应尽量防止这种情况的发生，一旦有动物死亡，要分清是实验药物中毒还是其他原因所致。要根据研究工作的实际情况决定是否放弃死亡动物的实验数据，决不能一律弃之。

临床试验研究是实验性研究的重要组成部分。临床情况的复杂性，要求研究方案设计更加严谨周密，要注意以下几个方面：①严格设立合理的对照。研究对象是病人，如何设立对照组必须慎重考虑。决不允许研究工作由于设立对照组而对病人的健康有所危害。②严格遵照随机分组。临床试验中的受试对象进入哪个处理组必须十分严格、科学，以保证各处理组间非处理因素的均衡性。③避免研究者的主观偏见，注意病人反应的真实性。医生总是有"所救治的患者病情好转"的愿望。临床试验中尽可能采用双盲，甚至三盲方法，以尽量避免研究者（医生、护士、统计分析人员等参与临床试验的观察者）和受试者方（受试者、家属等）的主观偏倚。但即使是在随机、对照、盲法的研究中，仍然会有偏倚出现，如病人依据他对医生及治疗措施的信任程度可能会有某些不自觉的不真实的反应存在。因此，临床试验研究中要求研究者尽可能选择客观指标作为评价疗效的依据，谨慎使用主观性较大的指标。具体的实验性研究统计设计见第十三章。

2. 观察性研究（observational study） 又称调查研究（survey research），是对观察对象不施加处理因素，客观地调查接触不同因素人群的结果事件发生状况的一大类研究的统称。常用的方法有横断面研究（cross-sectional study）、病例-对照研究（case-control study）、队列研究（cohort study）等。

观察性研究中应特别注意：事先明确研究对象总体，以及选择样本的方法。所选样本需具有代表性，因此选择样本时应遵循"随机抽样"的原则，避免偏倚。在确定调查目的、范围、对象的基础上拟定一套既要方便记录，又要方便数据管理和数据的计算机录入且完整的调查表，同时编写相应的"调查须知""填表须知"等，以便随时参照。正式调查前应做一次小规模预调查，以取得经验，并对调查表进行必要的修改和完善；若调查涉及范围广，参与人员多，则应事先对调查员进行统一培训，对调查中所用仪器设备统一标准、统一要求，进行统一调试。具体的观察性研究统计设计见第十四章。

第二节　实验性研究统计设计

一、实验设计的基本要素

中医药实验包括三个基本组成部分，即实验对象、处理因素和实验效应，称为实验研究的"三要素"。例如观察某降压药的效果，高血压患者为实验对象，某降压药是处理因素，其变化的血压值为实验效应，三部分内容构成了实验基本要素，缺一不可。因此任何一项实验研究在进行设计时，首先应明确这三个要素，再根据它来制订详细的研究计划。

1. 实验对象　实验对象是处理因素作用的客体，是接受处理因素的基本单位，亦称受试对象（subject）。根据研究目的不同，实验对象可以是人、动物或植物，也可以是某个器官、组织、细胞、亚细胞或血清等生物材料。

根据实验对象的不同，实验常分为以下三类：①动物实验（animal experiment），其实验对象为动物；②临床试验（clinical trial），其受试对象通常为患者；③现场试验（field trial），其受试对象通常为自然人。医学科研一般不允许在人体上直接进行试验，需要先进行动物实验，在确定无害的条件下再应用于人体。

在中医药科研中，受试对象必须满足三个基本条件：①敏感性：对被试因素敏感，容易显示效应。②特异性：不易受非处理因素干扰。③稳定性：反应稳定。例如，临床上研究某药物对高血压病的疗效试验，宜选用Ⅱ期高血压病患者作为研究对象。因Ⅰ期高血压病患者血压波动范围较大，而Ⅲ期高血压病患者对药物不够敏感。

动物实验中动物的选择应注意种类、品系、年龄、性别、体重、窝别和营养状况等。临床试验大多数受试对象是病人，选择患者应诊断明确、依从性好，还应注意性别、年龄、病情和病程等因素基本一致。预防医学的人群试验大多受试对象是正常人，应注意其性别、年龄、民族、职业、文化程度和经济状况等。临床试验病例的症状、体征、客观检查要具有典型性与代表性。如研究某药对某病的疗效，选择受试对象除了诊断应采用客观、定量、统一的标准外，还应注意病人的代表性问题，证型、病情、年龄、经济等方面与发病人群要一致。

2. 处理因素　处理因素（study factor）又称被试因素（treatment factor）、实验因素。处理因素必须是实验中的主因素，必须能表明进行研究的目的与意义，是研究者根据研究目的所决定欲施加或欲观察的，能作用于受试对象并引起直接或间接效应的因素；可以是从外部施加的干预因素，如诊断方法、治疗的药物、手术、检查、咨询、健康教育、心理危机干预等；也可以是客观存在的或固有的因素，如与受试对象本身相关的特征如性别、年龄、职业、遗传、心理等内因，以及季节等外因。如研究某种疫苗对某病的预防保健作用，用胃炎冲剂治疗慢性胃炎等，这里的疫苗、胃炎冲剂均为处理因素，如研究吸烟与肺癌是否有联系，作为危险因素的烟草与吸烟的历史、数量都是处理因素。调查性研究，虽然未加处理因素，实际上仍有处理因素存在，这种处理因素称固有因素。固有因素构成调查性研究的重要内容。例如冠心病的流行病学调查，饮食习惯就是一个固有因素。处理因素在整个实验中应保持一致和稳定。处理因素一经确立，其性质、剂量批号、剂型与用药途径，都应标准化和明确规定，手术者操作熟练程度等也应一致。否则将影响实验结果的准确性。

实验研究中，对实验指标产生影响的各种原因，都称为因素（factor），因素变化的各种状态称为水平（level）。处理因素的数目与水平组合的基本类型有：①单因素单水平：如夏枯草提取物对原发性高血压患者降压作用的观察。②单因素多水平：如比较不同强度针刺某穴位对痹证治疗效果；比较不同剂量的某药对某病的疗效。③多因素单水平：如同一复方中不同单味中药，或同一单味中药中不同有效成分的疗效观察。④多因素多水平：如研究六味地黄丸诸成分和不同剂量对降低胰腺切除狗血糖的影响。被试因素的数目与水平须科学选定。

与"处理因素"同时出现，也能使受试对象产生效应的因素属于"非处理因素"或称"区组因素"。非处理因素虽然不是研究因素，但由于其中某些因素会影响实验结果，产生混杂效应，所以非处理因素又称混杂因素（confounding factor）；由于它会干扰实验结果，又称干扰因素。例如，分析不同疗法对治愈某病所需时间，非处理因素有年龄、病程等，不同的年龄、病程治愈所需时间不一样，当两组病人的年龄构成或病程不同时，则影响不同疗法对治愈某病所需时间比较的可比性。因此，在确定被试因素的同时，还要根据专业知识和实验条件，找出重要的非处理因素，有意识地控制或消除其干扰作用。

3. 实验效应 实验效应（experimental effect）是指处理因素作用于受试对象后所表现出来的效果。这种结果常以观察指标为载体客观地表现出来，有定量指标和定性指标。

选择效应指标要考虑以下要求：①关联性：指标必须与实验所要回答的问题密切相关。②客观性：选用客观性较强的指标。③敏感度与特异度：兼顾指标的敏感度和特异度。④准确度与精密度：准确度（accuracy）又称效度（validity），指测定值与真值接近的程度，主要受系统误差影响。精密度（precision）又称信度（reliability），指各次测定值集中的程度，主要受随机因素的影响。准确度是最根本的。理想的指标是既准确又精密。⑤标准统一：严格掌握指标测试条件，避免干扰因素的影响。实验设计具体实施中，从标本采集取样方法、部位、时间到实验方法均应统一，如统一方法，统一试剂，统一实验条件及设备、时间、人员等。⑥先进性：从实际出发，尽量采用先进指标。

对不便用一个指标全面评价的实验效应，可将其分解为一系列子问题，每个子问题用一个指标就实验对象的某一个方面进行评价，然后综合成一个复合指标（composite variable）。例如，量表（rating scale）评价的最终目的只有一项指标，就是一种复合指标。

中医的反应指标，如望、闻、问、切等，常来自患者的回答和医生的主观判断，如舌质、脉象等，易受感官误差的影响，指标波动比较大。中医研究选择反应指标须兼顾中医理论和现代医学研究的进展。例如，研究厚朴理中汤，其主证为脾胃虚寒所致的脘腹胀满，还应从胃肠道运动、消化液分泌、物质吸收、血液循环、胃肠道激素、肝功能以及自主神经系统功能等方面选择指标，尽量使"虚""寒""胀""满"的量度更加确切。

此外，对指标的观察或测量应避免偏性。指标的观察或测量中若带有偏性，则会影响结果的比较和分析。如研究者的心理常偏向于阳性结果；医生常偏于新疗法组，而病人则对新疗法持怀疑态度等，都会影响研究结论。为消除或最大限度地减少这种偏性，在设计时常采用盲法（blind method）。

二、实验设计的基本原则

实验结果是处理因素和非处理因素共同作用而产生的效应。如何控制和排除非处理因素的干扰，正确评价处理因素的效应，是实验设计的基本任务。如在比较几种饲料对动物体重增加量作用的动物实验中，动物体重增加量是处理因素（饲料）和非处理因素（动物种属、窝别、年龄、雌雄、体重和营养状况与进食量等）共同作用的结果。因此，如何控制和排除动物种属、窝别、年龄、雌雄、体重和营养状况与进食量等非处理因素的干扰，正确评价各种饲料的效应，是该实验应当解决的基本问题，也是该实验设计的基本任务。又如在临床药物试验中，药物的疗效是处理因素（药物）和非处理因素（给药途径、病情、给药时间、病人体质及可能的来自病人及医生的心理因素等）共同作用的结果。因此，如何控制和排除给药途径、给药时间、病情、病人体质及可能的来自病人及医生的心理等非处理因素的干扰，正确评价药物的效应，是该试验中应当解决的基本问题，也是该试验设计的基本任务。

为了使实验能够较好地控制随机误差，避免系统误差，以较少的实验对象取得较可靠的信息，达到经济高效的目的，实验设计时必须遵循随机（randomization）、对照（control）、重复（replication）、均衡（balance）的统计学基本原则。

（一）随机原则

随机原则是指在实验中采用每个受试单位概率均等的原则，使每一个受试单位都有一定的机会被抽中，并被随机分配到实验组与对照组，从而排除主观上有意识地抽取、安排受试单位的可能性。随机原则在具体科研应用中包括随机抽样、随机分组与实验顺序的随机。

随机抽样是指总体中每一个对象都有已知的、非零的概率被选入作为研究的对象，是一种完全依照机会均等的原则进行的抽样，即保证总体中每个单位都有同等机会被抽中作为样本，以保证抽取样本对总体的代表性。随机分组是指每个实验对象分配到不同处理组的机会相同，是在大量未知或不可控非处理因素存在的情况下，保证实验组与对照组均衡性的手段。只有通过随机分组，才能避免由于各种客观因素与主观因素可能引起的偏倚，减少系统误差，并可使其产生的总效应归于总的实验随机误差之中。实验顺序随机是指每个受试对象接受处理的先后顺序机会相等。实验顺序随机使实验顺序对实验结果的影响也达到均衡。

此外，随机原则也是对资料进行统计推断的前提，只有满足随机原则的资料才能应用各种统计推断方法。

（二）对照原则

在确定接受处理因素的实验组时，应同时设立对照组。只有设立了对照，才能消除非处理因素对实验结果的影响，从而把处理因素的效应分离出来，这是控制各种已知的非处理因素产生的系统误差的基本措施。

1. 对照设置的原则　设立对照，应满足"均衡性"原则，即在设立对照时除处理因素不同外，其他对实验结果有影响的因素（常为已知可控制的非处理因素）尽量一致，这是实验成败的关键。例如，在动物实验中，动物的来源、种属、性别、原始体重，健康状态应尽量相同或相近，给药途径、饲料条件、麻醉程度、消毒情况、术后护理等也应一致。又如临床观察中，患者的诊断必须准确可靠，年龄、性别、体质、病情等应力求一致或相近。对于对照是否满足均衡性可采用适当的假设检验方法对基线资料作均衡性检验。

2. 常用的对照形式

（1）空白对照（blank control）　指对对照组不施加干预，即对对照组的处理因素为"空白"。例如，在某种可疑致癌物的动物诱癌实验中，设立与实验组动物种属、窝别、性别、体重相同或相近的动物空白对照组，以排除动物本身可能自发肿瘤的影响。空白对照主要用于无损伤、无刺激的实验研究。例如，观察维生素 A 预防肺癌的作用，试验组的石棉矿工每天口服一定剂量的维生素 A，对照组的石棉矿工不服维生素 A，追踪观察一定时期后，比较两组工人肺癌的发生率。在临床试验中，因涉及伦理道德问题，不宜用空白对照。

（2）实验对照（experimental control）　是对对照组不施加干预，但施加某种与处理因素有关的实验因素。例如，在赖氨酸添加实验中，实验组儿童的课间餐为加赖氨酸的面包，对照组为不加赖氨酸的面包。这里面包是与处理有关的实验因素，两组儿童除是否添加赖氨酸外，其他条件一致，这样才能显示和分析赖氨酸的作用。由此可见，当处理因素的施加需伴随其他因素（如添加面包），而这些因素又可能影响实验结果时，应设立实验对照，以保证实验组与对照组的均衡。

（3）标准对照（standard control）　是指对对照组的干预采用现有标准方法或常规方法。例如，在研究饲料中核黄素缺乏对尿中氨基氮排出量影响的动物实验中，对照组白鼠以正常饲料喂养，实验组白鼠以缺乏核黄素饲料喂养，这里的正常饲料组就是标准对照组；在临床试验某种新药或治疗方法中，对照组患者采用目前疗效确定的某种药物或治疗方法，试验组患者采用某种新药或治疗方法，前者就是标准对照组。

（4）相互对照（mutual control）　是不专门设立对照组，各实验组间互为对照。例如，比较几种药物对某种疾病的疗效时，若研究的目的是比较其疗效差别，可不必另设对照组，各实验组可以互为对照。

（5）潜在对照（potential control）　是不专门设立对照组，而是以过去的研究结果作为对照，又称历史对照（historical control）。例如断手再植第一次成功的报告，公认是一项了不起的医学成就。它之所以有意义就在于许多人过去所作的众多病例中无一成功，这些众多失败手术就成为这一例成功手术的潜在对照。又如假若现在有一种药物确实能治疗艾滋病，那么过去未治疗而死亡的成千上万的艾滋病患者，就是这种药物服用者的潜在对照。潜在对照形式，除公认的难治性疾病如恶性肿瘤、狂犬病等以外，一般不宜使用。因为，随着时间的推移，医学的进步，历史资料往往不具有可比性。

（三）重复原则

重复（replication）是指研究的实验组和对照组应有一定数量的重复观测，即实验单位要达到一定的数量。重复的意义在于：①它避免了把个别情况误认为普遍情况，把偶然性或巧合的现象当成必然规律，以致将实验结果错误地推广到群体；②只有在同一实验条件下对同一观测指标进行多次重复观测，才能根据重复观测结果，估计实验单位的变异情况，描述观测结果的统计分布规律。

随机误差是客观存在的，只有在同一实验条件下对同一观测指标进行多次重复测定，才能估计出随机误差的大小；只有实验单位足够多时才能获得随机误差比较小的统计量。因此，重复在统计学上的主要作用是在于控制和估计实验中的随机误差。

研究样本中包含的实验单位数称为样本含量。重复原则的应用就是样本含量的估计，详见第十三章。

（四）均衡原则

均衡（balance）是指除处理因素不同之外，其他对实验结果可能有影响的非处理因素在各对比组之间应分布均衡，保持基本一致。

实验对象的特征基本一致，如年龄、性别、病情轻重、社会地位、文化、收入等。

实验条件保持一致，如实验过程、药品性状、仪器、护理、辅助治疗等。

测定结果和疗效评定确保一致，如调查的地点、询问的方式、疗效的评判标准、指标的测量过程等。

均衡的目的是使实验因素在各个对比组中的受试对象受到的非实验因素的影响完全平衡，确保实验因素不受其他实验因素或重要的非实验因素的不平衡的干扰和影响，以便使所考察的实验因素对观测结果的影响真实地显露出来。

NOTE

三、实验设计的随机化分组

在实际工作中,随机化分组主要通过随机数(random number)来实现。获得随机数的常用方法有两种:随机数字表(table of random number)和计算机(或计算器)随机数发生器。随机数字表是统计学家根据随机抽样原理编制的。随机数发生器能够产生介于0和1之间均匀分布的随机数,且可使产生的随机数有很好的随机性和均匀性。常见的科学型计算器、各种统计软件和编程语言均有随机数发生器。如果每次将随机数发生器的种子数(seed number)设为一样,产生的随机数便具有重复性。随着计算机及统计软件的普及,目前普遍推荐的方法是用计算机进行随机化,它具有使用方便和可重现的优点。

下面分别介绍实验设计中常用的两种随机化分组方法:完全随机化和分层随机化。

1. 完全随机化(complete randomization) 是直接对实验单位进行随机化分组,分组后各组实验单位的个数可以相同亦可不同。其具体步骤如下:①编号:将 n 个实验单位进行编号。动物可按体重大小编号,患者可按就诊顺序编号。②取随机数:从随机数字表或随机数发生器获得随机数。每个实验单位获得的随机数可是1位数,也可是2位数或3位数,一般要求与 n 的位数相同。③排序:对随机数从小到大排序。④分组:从排序后的随机数中,规定前 n_1 个随机数对应的编号为第1组,第 (n_1+1) 个随机数对应的编号至第 (n_1+n_2) 个随机数对应的编号为第2组,依此类推。

【例2-1】 研究某复方中药对小白鼠抗疲劳作用的效果,试将10只小白鼠按完全随机分组方法等分到A、B两组,分别接受复方中药和对照药治疗。

完全随机分组方法如下:

(1)将10只小白鼠从1开始到10编号,见表2-1第一行;

(2)从随机数字表(附表21)中的任意行任意列开始,如第16行第1列开始,依次读取2位数作为一个随机数录于编号下,见表2-1第二行;

(3)将全部随机数从小到大编序号,将每个随机数对应的序号记在表2-1第三行;

(4)规定序号1~5为A组,序号6~10为B组,见表2-1第四行。

完全随机分组结果如下:

A组:包括编号为第3、4、6、7、10号的共5只小白鼠,接受甲复方中药。

B组:包括编号为第1、2、5、8、9号的共5只小白鼠,接受乙复方中药。

表2-1 10只小白鼠完全随机分组结果

动物编号	1	2	3	4	5	6	7	8	9	10
随机数	88	56	53	27	59	3	35	72	67	47
排序序号	10	6	5	1	7	2	3	9	8	4
分组结果	B	B	A	A	B	A	A	B	B	A

2. 分层随机化 完全随机化虽然在一定程度上保证了各处理组的均衡性,但并不能保证各处理组间一定达到良好的均衡性。此时可先按可能影响结果的混杂因素进行分层,然后在每一层内进行完全随机化,即进行分层随机化(stratified randomization)。配对随机化(paired randomization)和区组随机化(block randomization)可看成是分层随机化的实际应用。分层随

机化的具体步骤如下：①编号：将每层的实验单位编号。同时规定每个处理的序号，如处理A对应序号为1，处理B对应序号为2，处理C对应序号为3，以此类推。②取随机数：从随机数字表或随机数发生器获得随机数。③排序：按层对随机数从小到大排序。④分组：根据每层实验单位获得的随机数的大小顺序决定受试对象在哪一组。

【例2-2】研究3种复方中药对小白鼠肉瘤抑瘤效果，将小白鼠体重作为分层（区组）因素，试将15只小白鼠按区组随机化分组方法分到A、B、C三组，分别接受甲、乙、丙三种复方中药。

区组随机化方法如下：

（1）先将小白鼠的体重从轻到重编号，体重相近的3只小白鼠配成一个区组，见表2-2第一行和第二行；

（2）从随机数字表（附表21）中的任意行任意列开始，如第8行第3列开始，依次读取2位数作为一个随机数录于编号下，见表2-2第三行；

（3）在每个区组内将随机数按大小排序，见表2-2第四行；

（4）各区组内序号为1的为A组，接受甲药；序号为2的为B组，接受乙药；序号为3的为C组，接受丙药，见表2-2第五行、第六行。

表2-2　15个小白鼠区组随机分组结果

区组号	1			2			3			4			5		
动物编号	1	2	3	4	5	6	7	8	9	10	11	12	13	14	15
随机号	68	35	26	0	99	53	93	61	28	52	70	5	48	34	56
序号	3	2	1	1	3	2	3	2	1	2	3	1	2	1	3
分组结果	C	B	A	A	C	B	C	B	A	B	C	A	B	A	C
处理	丙	乙	甲	甲	丙	乙	丙	乙	甲	乙	丙	甲	乙	甲	丙

区组随机化分组结果如下：

A组：包括编号为第3、4、9、12、14号的共5只小白鼠，接受甲复方中药。

B组：包括编号为第2、6、8、10、13号的共5只小白鼠，接受乙复方中药。

C组：包括编号为第1、5、7、11、15的号共5只小白鼠，接受丙复方中药。

第三节　观察性研究统计设计

一、观察性研究的分类

观察性研究按观察对象的范围，可分为普查（census）和非全面调查两大类，后者以抽样调查（sample survey）和典型调查（typical survey）最为常见；按研究的目的和方法，则可分为描述性研究和分析性研究两大类。

普查：又叫全面调查，是将组成总体的所有观察单位全部加以调查，如我国的人口普查。理论上只有普查才能取得总体参数，没有抽样误差。普查一般用于了解总体某一特定时点的情况，如年中人口数、该时点患病率等。普查动用的人力、物力较大，多由国家层面组织实施。

抽样调查：是一种非全面调查，是从总体中抽取一定数量的观察单位组成样本，然后用样本推论总体，用样本指标来估计总体参数。抽样调查比普查的观察单位少，能节省人力、财力和时间，并可获得较为深入细致和准确的资料，是许多医学问题必用的调查方法，如药物疗效观察等。抽样调查还可以用于检查普查的质量。为了保证抽样调查的准确性，抽样调查的抽样、实施和分析都有严格的要求，应事先进行严密的设计。

典型调查：又叫案例调查，是在对事物全面分析的基础上，有目的地选定典型的人、典型的单位进行调查。如调查个别典型患者，研究其病理损害等情况，以利于对疾病做深入的了解。典型调查可与普查结合，分别从深度和广度说明问题。由于典型调查没有遵循随机抽样的原则，不能用于估计总体参数。

由于研究者更关心研究目的，且描述性研究和分析性研究的方法同样适用于抽样调查，故本章重点概述描述性研究和分析性研究。

（一）描述性研究

描述性研究（descriptive study），是对研究对象外部表现特征的观察性研究，在研究对象中收集与研究目的有关的信息资料，并根据观察的时间、地区和对象特征描述观察结果，阐明生命或疾病的自然现象，揭示自然规律。描述性研究是医学研究的起步阶段，特别是当我们研究新问题时，必须从描述性研究开始。

1. 研究类型 常见的描述性研究类型有现况研究和生态学研究。

（1）现况研究（cross sectional study） 是在特定人群中研究某健康问题现在状况的一种方法，又称为横断面研究，例如对某种疾病现在的症状、体征、流行状况、危害程度等的研究。

（2）生态学研究（ecological study） 是以群体为观察和分析单位进行的描述性研究，群体可以是国家、城市、学校等，也可以是具有某种特征的人群，例如观察城市空气污染程度对居民健康的影响，观察不同烟草消耗量人群之间肺癌死亡率的差异等。

2. 研究目的与作用

（1）描述疾病特征 认识疾病特征是疾病防治工作的基础，然而在自然状态下疾病的一些特征存在短期波动或长期变异的特点，例如疾病的临床表现、危害程度、人群的易感性、分布状态、影响因素等在不同时期会出现差异，因此需要人们不断地进行观察研究，及时发现疾病的各种变化，方能正确指导疾病的防治工作。

（2）探索病因线索 在现况研究中，可以通过比较某些因素的存在与否或存在的程度，疾病或健康问题发生的频率，来反映这些因素与疾病之间的关系。通常情况下，如果疾病或健康问题发生的频率，随某个因素的存在状态变化而变化，则认为该因素与疾病或健康问题有关，否则就认为无关。但这种关系是在一个特定的短时间内发现的，"因"与"果"同时观察到，不能证明先因后果的关系，因此只能作为形成病因假说的线索。

（3）确定高危人群 高危人群是指特别容易受到某种疾病威胁的人群，通常是具有发生某种疾病危险因素的人群。确定高危人群有利于疾病的预防控制，是早发现、早诊断、早治疗的关键步骤。例如高血压是脑卒中的危险因素，现况研究可以发现人群中的高血压患者，从而确定为疾病脑卒中的高危人群。

（二）分析性研究

分析性研究（analytical study），是在描述性研究的基础上，继续收集有关研究事件（例如吸烟与肺癌）之间存在联系的证据，通过分析确定事件之间的关系。分析性研究是对描述性研究中形成的假说进行检验，是描述性研究的深入和发展。

1. 研究类型　分析性研究包括队列研究（cohort study）和病例对照研究（case control study）。

（1）队列研究　队列是指同时期出生或具有共同经历的特定人群。队列研究是根据研究人群中某因素的暴露程度进行分组，然后追踪观察各组的结局（疾病或其他健康问题），通过比较各组结局频率的差异，判断研究因素与结局之间的关系。队列研究是从因素开始，追踪结局，需要经过一个随访期，因此是一种前瞻性的研究，故又称为前瞻性研究（prospective study）或随访研究（follow-up study）。

（2）病例对照研究　病例对照研究是在目标人群中选择已经发生所研究事件（疾病等）的个体作为病例，选择没有发生该事件（患该病）的个体作为对照，通过收集和比较他们过去各种可能的危险因素的暴露史，判断研究因素与研究事件间是否存在统计学差异及联系的程度。病例对照研究是从疾病开始，追溯原因，是一种回顾性研究方法，故又称为回顾性研究（retrospective study）。病例对照研究方法由于具有可行性好、成本低、出结果快、特别适用于罕见疾病的研究等优点，而被广泛采用，是目前病因学研究及因果关系推论中使用较多的一种方法。但病例对照研究结果缺乏"因""果"的时序关系，因此不能做出肯定的结论，只是表明有可能是因果的关系。

2. 研究目的与作用

（1）检验因果关系假设　队列研究和病例对照研究的主要用途是检验事物之间因果关系的假设是否成立。由于队列研究的设计及实施具有一定难度，因此，通常是先进行病例对照研究，如果支持假设，再进行队列研究。

（2）研究疾病的自然史　因为队列研究是从人群角度观察疾病发生、发展的全过程，包括人群开始暴露危险因素直至出现结局，使我们比较全面地认识疾病的自然史，为疾病防治策略与措施的制订奠定了科学的基础。

（3）新药监测　许多药物的不良反应需要经过较长时间的观察方能表现出来，队列研究可以弥补新药研发过程中时间短、样本小的缺陷。

二、常用的抽样方法

抽样方法有概率抽样和非概率抽样两类。概率抽样（probability sampling），又叫随机抽样，是指在总体中，每个研究对象都有被抽中的可能，任何一个对象被抽中的概率是已知的或可计算的。概率抽样方法有统计的理论依据，可计算抽样误差，能客观地评价调查结果的精度，在抽样设计时还能对调查误差加以控制，是最常用的抽样调查方法。非概率抽样（non-probability sampling）是指每个个体被抽样抽中的概率是未知的和无法计算的。一些非概率抽样方法，尽管不能按照常规的理论来计算抽样误差和推断总体，但是在特定条件下，还是有应用价值的。

（一）概率抽样方法

1. 单纯随机抽样　又称简单随机抽样。单纯随机抽样（simple random sampling）是按等概率原则直接从含有 N 个观察单位的总体中抽取 n 个观察单位组成样本。常采用随机数字表来抽样。优点是均数（或率）及标准误的计算简便；缺点是当总体观察单位数较多时，要对观察单位一一编号，工作量大，实际工作中有时难以办到。

2. 系统抽样　又称机械抽样。系统抽样（systematic sampling）是把总体的所有观察单位进行编号排序后，再计算出某种间隔，然后按这一固定的间隔抽取相应号码的观察单位来组成样本的方法。

系统抽样的优点是：①易于理解，简便易行；②容易得到一个按比例分配的样本，其抽样误差小于单纯随机抽样。

系统抽样的缺点是：①当总体的观察单位按顺序有周期趋势或单调增（或减）趋势，则系统抽样将产生明显的偏性，也缺乏代表性；②实际工作中一般按单纯随机抽样方法估计系统抽样的抽样误差，但系统抽样抽取各个观察单位并不是彼此独立的，因此对抽样误差的精度估计比较困难。

3. 分层抽样　又称分类抽样或类型抽样。分层抽样（stratified sampling）是先将总体中的所有观察单位按某种特征或标志（如性别、年龄、职业或地域等）划分成若干类型或层次，然后再在各个类型或层次中采用单纯随机抽样或系统抽样的办法抽取一个子样本，最后将这些子样本合起来构成样本。

当样本含量确定后，确定各层观察单位数的方法一般有：①按比例分配（proportional allocation），即按总体各层观察单位数的比例分配各层样本观察单位数；②最优分配（optimum allocation），即同时按总体各层观察单位数的多少和标准差的大小分配各层样本观察单位数。

分层抽样的优点是：①减少抽样误差：分层后增加了层内的同质性，因而可导致观察值的变异度减小，各层的抽样误差减小，其标准误一般均小于（样本含量相同时）单纯随机抽样、系统抽样和整群抽样的标准误；②便于对不同的层采用不同的抽样方法，有利于调查组织工作的实施；③可对不同层独立进行分析。

4. 整群抽样　是从总体中随机抽取一些小的群体，然后由所抽出的若干个小群体内的所有观察单位构成调查的样本。整群抽样中对小群体的抽取可采用简单随机抽样、系统抽样或分层抽样的方法。整群抽样（cluster sampling）与前几种抽样的最大差别在于，它的抽样单位不是单个的个体，而是成群的个体。"群"的大小是一个相对的概念，可以是自然的区划，也可以是人为的区划。每个群内的观察单位数可以相等，也可以不等，但相差不应太大。

整群抽样的优点是便于组织，节省经费，容易控制调查质量；缺点是当样本含量一定时，其抽样误差一般大于单纯随机抽样的误差。群间差异越小，抽取的"群"越多，精度越高。因而在样本含量确定后，宜增加抽样的"群"数而相应地减少群内的观察单位数。

5. 多阶段抽样　前述的四种基本抽样方法都是通过一次抽样产生一个完整的样本，称为单阶段抽样。但在现场调查中，往往面临的总体非常庞大，情况复杂，观察单位很多，而且分布面广，很难通过一次抽样产生完整的样本，而是根据实际情况将整个抽样过程分为若干阶段来进行，称为多阶段抽样（multistage sampling）。它是按抽样单位的隶属关系或层次关系，把抽样过程分为几个阶段进行。不同的阶段，可采用相同或不同的抽样方法。

当总体的规模特别大，或者总体分布的范围特别广时，研究者一般采取多阶段抽样的方法来获取样本。

（二）非概率抽样方法

1. 偶遇抽样　又称便利抽样（convenience sampling）。偶遇抽样（accidental sampling）是指研究者根据现实情况，以自己方便的形式抽取偶然遇到的人作为调查对象，或者仅仅选择那些离得最近的、最容易找到的人作为调查对象。例如在车站或街头对来往行人进行调查等。

2. 判断抽样　又称立意抽样（purpose sampling）。判断抽样（judgmental sampling）是调查者根据研究目标和自己主观的分析来选择和确定调查对象的方法。例如要调查吸毒者的吸毒过程和原因，就必须对一定的吸毒者进行访谈。由于吸毒是极其隐蔽的行为，不知道其总体有多大，不可能采用随机抽样的方法，只能找到符合条件的就调查，在样本数量达到一定数量的时候再进行分析。

3. 定额抽样　又称配额抽样。进行定额抽样（quota sampling）时，研究者应尽可能地依据那些有可能影响研究变量的各种因素来对总体进行分层，并找出具有各种不同特征的成员在总体中所占的比例。它是一种比偶遇抽样要复杂些的非概率抽样方法。

4. 雪球抽样　当无法了解总体情况时，可以从总体中少数成员入手，对他们进行调查，向他们询问还知道哪些符合条件的人，再去找那些人并再询问他们知道的人，这种方法称为雪球抽样（snowball sampling）。如同滚雪球一样，可以找到越来越多具有相同性质的群体成员，直到达到所需的样本含量。

【例 2-3】因科研工作需要，请在 20 例某病患者（基本信息见表 2-3）中随机抽取 10 名患者作为研究观察对象。

表 2-3　某病 20 例患者基本信息

编号	1	2	3	4	5	6	7	8	9	10
性别	男	女	男	男	女	男	女	女	女	男
年龄	60	64	47	35	42	51	63	45	58	26
编号	11	12	13	14	15	16	17	18	19	20
性别	男	男	女	男	女	女	女	男	女	男
年龄	48	53	23	37	55	43	39	40	59	67

简单随机抽样方法：从随机数字表（附表 21）中任意位置（例如第 5 行第 3 列），横向（或纵向）依次获取 10 个两位随机数字，有相同的或者超出 20 的跳过，获得随机数字：08，04，05，16，09，07，10，03，13，19。编号为这 10 个数字的患者被抽中，作为试验对象。

随机分组与随机抽样的统计电脑实验

统计软件产生的随机数是用数学方法计算出来的，严格来讲，它不是真正意义上的随机数，因而称为伪随机数（pseudo random number）。伪随机数具有随机数的性质，即等可能性，无序性。同一软件用相同种子数所产生的伪随机数是一样的，统计学上称为重现性，这一特点使得科学研究中使用伪随机数进行随机化更严谨更科学，也经得起他人的核查或验证。另外，采用计算机随机程序产生的随机数字，随机数字序号、分组与随机数字表法不太相同，但都遵循随机的原则，结果也都正确，方法皆可用。

【实验 2-1】对例 2-1 进行随机化分组。

1. 数据文件　如图 2-1 所示，以"编号"为变量名，建立 1 列 10 行的数据集 E0201.sav。

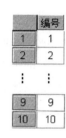

图 2-1　数据集

E0201. sav

2. 操作步骤

（1）产生随机数之前的设置　Transform（转换）→Random Number Generators（随机数发生器）→在随即出现的视窗中选 Set Starting Point，点击 Fixed Value（固定种子数），在 Value 框内输入 1000→OK→回到数据编辑窗口。

注：本步是固定种子数，为实现重现性而设置，即在新的数据视窗里，如此设置，得出的伪随机数是一样的。若不考虑重现性，本步可省略。不过一般情况下有此步为好。

（2）产生随机数　Transform（转换）→Compute Variable（计算），在 Target Variable（目标变量）框中输入"随机数"；在 Function group（函数类别）列表框中选择 Random Numbers（随机数），然后在 Functions and Special Variables（函数和专用变量）列表框中选择 Rv. uniform（随机变量函数）送入 Numeric expression（数学表达式）框中，将 RV. UNIFORM（?,?）（产生指定值间均匀分布的随机数）中的（?,?）改为（0, 1）→OK。

（3）随机数排序　Transform（转换）→Rank Cases（编秩次）→将"随机数"变量移入 Variable(s) 框内→OK。

在数据集里增加了一列名为"R 随机"变量的秩次。

（4）分组　Transform（转换）→Rcode into Different Variables→"R 随机"变量→Numeric Variable 框内→Output Variable 框，在 Name 框中键入"组别"→Change→点击 Old and new Values，选中 Old Value 栏内的 Range 选项，在框中输入"1"，在 through 框中输入"5"；在 New Value 栏内，选中 Value，在其框内输入"1"→Add，这样就在 Old→New 框中增加了"1 thru 5-→1"为第 1 组，同理，设置"6 thru 10-→2"为第 2 组→Continue→OK。

如此建立了新变量"组别"，并增加到原始数据集中。

（5）组别排序与优化　Data→Sort Cases→将"组别"变量移入 Sort by 框内→OK。

在变量视窗（Variable View），将"编号、组别"变量的小数位数（Decimals）都设置为 0。组别变量赋值：1 = "A"，2 = "B"。

3. 主要结果　在数据视窗（Data View）出现的变量"编号"与"组别"对应的数字即为随机分组的结果。编号为 2、6、7、8、9 的小鼠为 A 组，1、3、4、5、10 号的小鼠为 B 组。

【实验 2-2】对例 2-2 进行分层随机化分组。（配对相当 2 层，区组配伍相当多层）

1. 数据文件　如图 2-2 所示，以"编号"和"区组"为变量名，建立 2 列 15 行的数据集 E0202. sav。

2. 操作步骤

（1）至（2）步骤　同实验 2-1。

（3）随机数排序　Transform（转换）→ Rank Cases（编秩次）→ 将"随机数"变量移入 Variable(s) 框内，"区组"变量移到 by 框内→OK。

图 2-2　数据集

E0202. sav

（4）变量重新命名　在变量视窗（Variable View），将"R 随机数"变量改为"处理组别"。

（5）变量排序与优化　Data→Sort Cases→将"区组"与"Rank of 随机数 by 区组（处理组别）"变量依次移入 Sort by 框内→OK。

在变量视窗（Variable View），将"编号、区组、处理组别"变量的小数位数（Decimals）都设置为0。处理组别变量赋值：1="A"，2="B"，3="C"。

3. 主要结果　在数据视窗（Data View）出现的变量"编号""区组"与"处理组别"对应的数字即为分层随机分组的结果。

编号为2、6、7、11、14号的5只小白鼠，接受甲复方中药，为A组；编号为1、2、9、12、13号的5只小白鼠，接受乙复方中药，为B组；编号为3、5、8、10、15号的小白鼠，接受丙复方中药，为C组。

【实验2-3】对例2-3进行单纯随机抽样。

1. 数据文件　如图2-3所示，以"编号""性别"与"年龄"为变量名，建立3列20行的数据集E0203. sav。

2. 操作步骤

（1）产生随机数之前的设置　同实验2-1。

（2）单纯随机抽样　Data→Select Cases→点击 Random sample of cases 下的 Exactly 按钮，在其对应的前后两个空白框内分别输入10与20→Continue→OK。

	编号	性别	年龄
1	1	0	60
2	2	1	64
⋮	⋮	⋮	⋮
19	19	1	59
20	20	0	67

图2-3　数据集 E0203. sav

上述为定量抽样，点击 Approximately，可进行比例抽样。

这样在原数据集中增加了一列系统命名为"filter_ ＄"的变量，其数值1为抽到的观察值，0为未抽到的观察值且用斜杠在左面系统默认的标号中标出。

（3）优化　Data→Sort Cases→移"filter_ ＄"变量入 Sort by 框内→选 Descending→OK。

可根据需要，进一步对数据集加工、存储与分析。

3. 主要结果　编号为2、4、6、7、8、9、11、14、16、20的10名患者被抽到。

注：SPSS软件编程实现随机抽样与随机分组更为简捷，读者可参考有关书籍或上网搜索而得。

学习小结

1. 学习内容

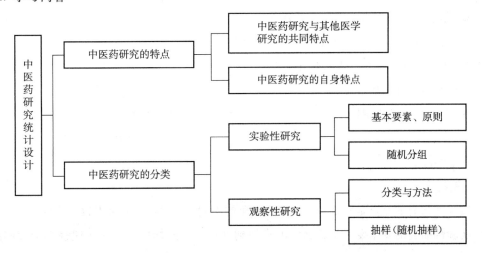

2. 学习方法　结合科研实践理解和应用本章介绍的中医药研究设计的基本原则和基本方

NOTE

法，树立"设计优先"的意识，建立"同质均衡可比"的理念，做好中医药研究统计设计，更好地完成科研任务。

练习题

一、最佳选择题

1. 为观察饲料中核黄素缺乏对尿中氨基氮排出量的影响，一组白鼠喂以核黄素缺乏饲料，另一组喂以正常饲料，1周后测定两组白鼠尿中氨基氮三天排出量并进行比较。这种对照在实验设计中称为（　　　）

 A. 实验对照   B. 空白对照

 C. 安慰剂对照   D. 标准对照

 E. 历史对照

2. 实验设计的三个基本要素是（　　　）

 A. 受试对象、实验效应、观察指标 B. 随机化、重复、设置对照

 C. 齐同对比、均衡性、随机化 D. 处理因素、受试对象、实验效应

 E. 设置对照、重复、盲法

3. 以下抽样调查方法中不属于概率抽样的是（　　　）

 A. 简单随机抽样   B. 多阶段抽样

 C. 雪球抽样   D. 整群抽样

 E. 分层抽样

4. 实验研究与观察性研究的根本区别在于（　　　）

 A. 设立对照组   B. 盲法

 C. 是否人为控制实验条件 D. 随机抽样

 E. 假设检验

5. 按调查对象的范围，调查研究可分为（　　　）

 A. 普查、横断面调查、病例-对照调查

 B. 全面调查、典型调查、队列调查

 C. 非全面调查、抽样调查、案例调查

 D. 普查（全面调查）、抽样调查、典型调查

 E. 普查、抽样调查、队列调查

6. 进行整群抽样时要求（　　　）

 A. 群间差异越大越好   B. 群间差异越小越好

 C. 各群内差异相同   D. 各群内差异越小越好

 E. 无要求

二、简答题

1. 实验性研究的特点是什么？根据研究对象的不同，实验性研究可大致分为哪些？

2. 实验性研究的基本要素是什么？怎样做到处理因素的标准化？如何理解实验效应的特异性和灵敏性？如何理解实验效应的准确性？

3. 实验设计的基本原则是什么？对照设置的原则是什么？常用的对照形式有哪些？随机

化原则的目的是什么？重复原则的意义是什么？各组间为什么要保持均衡？

三、应用题

1. 某新药临床前试验中，有 28 名符合条件的志愿者，现需从中随机抽取 10 人作为该药的受试者。请说明抽样方法。

2. 为研究三种药物对过敏性紫癜患者血小板数的影响，请：①按完全随机分组方法将 30 位过敏性紫癜患者随机分为三组。②考虑年龄这个因素，以 10 岁为间隔，对这 30 位患者重新做随机区组分配。

（蔡 晶）

第三章　资料收集与整理

做好中医药研究设计，接下来的工作就是实施研究。研究产生数据，为有效分析与挖掘数据，揭示事物的特征与规律性，需要及时、准确、客观地收集资料并将资料进行系统化、条理化的整理，即资料的收集与整理。

第一节　资料收集

一、资料收集的概念

资料收集（data collection）是指根据研究目的，按照设计去收集原始资料的过程。资料收集实际上是具体调查或实验实施的过程，应坚持科学的态度和实事求是的精神。保证原始资料完整、准确和及时地收集起来，是正确做出统计结论的前提与基础。

二、资料来源

所有的统计资料从其最初始的来源讲，主要为日常医疗卫生工作记录和报告单、统计报表、专题调查与实验或试验研究资料、公共或共享的其他资料等。主要来源于调查、实验与文献等。

调查资料是通过调查、观测而得到的资料，这类资料是在没有对研究对象进行人为控制和人为干预的条件下得到的，只需要到现场对已经显示的结果、客观存在的状况进行被动的观察、调查、记录即可。医学调查研究主要包括：横断面研究、病例对照研究、队列研究等。

实验资料是通过人为干预和人为控制进行实验而得到的资料。例如：观察某种药物对高血压的治疗作用，对研究对象实施的干预措施为服用某种降压药物，然后测量血压值，通过这种方式收集的资料为实验资料。

文献资料是记录知识的载体，包括图书、报刊、各种文件、论文、科技报告，以及音像视听资料等。文献资料在科学研究中占有非常重要的地位。

三、资料收集的基本要求

1. 调查资料的基本要求

（1）一次性或周期性　由于调查涉及面广、调查单位多，需要耗费大量的人力、物力和财力，通常需要间隔较长的时间才开展一次。如我国的人口普查从 1953 年至 2010 年共进行了 6 次，基本上每隔 10 年开展一次人口普查。近年来，我国的普查工作更加规范化、制度化，每逢末尾数字为"0"的年份进行人口普查，每逢"3"的年份进行第三产业普查，每逢"5"的年份进行工业普查，每逢"7"的年份进行农业普查，每逢"1"或"6"的年份进行统计基本单位普查。

（2）统一的标准时点　标准时点是指对被调查对象登记时所依据的统一时点。调查资料必须反映调查对象在这一时点上的状况，以避免调查时因情况变动而产生重复登记或遗漏现象。例如，我国第五次人口普查的标准时点为2000年11月1日0时，就是要反映这一时点上我国人口的实际状况；农业普查的标准时点定为普查年份的1月1日0时。

（3）统一的普查期限　在普查范围内各调查单位尽可能同时进行登记，并在最短的期限内完成，以便在方法和步调上保持一致，保证资料的准确性和时效性，特别是针对人的各类调查。由于人口具有可流动性，如果不能在统一的期限内完成调查，就会出现同一个人在不同的地方都接受了调查，或者都没有被调查的情况，导致重复或漏报的情况，因而使得数据不准确。

（4）统一的调查项目和指标　普查时必须按照统一规定的项目和指标进行登记，不准任意改变或增减，以免影响汇总和综合。同一种普查，每次调查的项目和指标应力求一致，保证统计口径的一致，以便于进行历次调查资料的对比分析和观察社会经济现象发展动态。普查涉及的指标数量要适度，不宜过多，也不宜过少。如果指标太多，花费的人力物力和财力巨大；如果指标太少，反映研究问题有遗漏、不全面。

2. 实验资料的基本要求

（1）客观性　观察指标有主观指标和客观指标之分，主观指标是被观察者的主观感觉、记忆、陈述或观察者的主观判断结果，例如，头痛、胸闷、愉快等；而客观指标则是借助测量仪器或实验室检验等手段获得的结果，例如，白细胞、转氨酶、血压、血糖等。主观指标易受观察者和被观察者心理因素的影响，具有随意性和偶然性，而客观指标具有较好的真实性和可靠性。但现代医学愈来愈重视主观指标的应用，如进行生存质量分析时，采用公认的量表来测量某些主观感受，反映处理因素的效应。

（2）精确性　包括准确度（accuracy）和精密度（precision）两层涵义。准确度指观察值与真值的接近程度，主要受系统误差的影响。精密度指相同条件下对同一对象的同一指标进行重复观察时，观察值与其均数的接近程度，其差值受随机误差的影响。观察指标应当既准确又精密，在实际工作中，应根据研究目的来权衡两者的重要性。

（3）灵敏度（sensitivity）　是指某处理因素存在时所选的指标能反映出一定的效应，反映该指标检出真阳性的能力。灵敏度高的指标能将处理因素的效应更好地显示出来。例如研究某药治疗缺铁性贫血的效果，既可选用临床症状、体征，也可选用血红蛋白含量等作为观察指标，但这些指标只有在缺铁比较明显的情况下才有较大变动，不够灵敏。而选用血清铁蛋白作为观察指标，则可灵敏地反映出处理因素的效应。在临床诊断试验中，用公认的诊断标准（金标准）来确定患病的人群（患病组），该人群中用该诊断试验诊断为"患病"的比例称为"灵敏度"。

（4）特异度（specificity）　是指某处理因素不存在时所选的指标不显示处理效应，反映该指标鉴别真阴性的能力。特异度高的指标易于揭示事物的本质而不易受混杂因素的干扰。在临床诊断试验中，用公认的诊断标准（金标准）来确定非患病的人群（非患病组），该人群中用

NOTE

该诊断试验诊断为"非患病"的比例称为"特异度"。

3. 文献资料的基本要求

（1）要素齐全　一篇文献应该包含基本的要素，如研究目的、研究方法、研究结论等。如果一篇文献有明显的缺项，将直接影响其参考价值。

（2）研究目的清楚　文献中论述的研究目的是否进行了清楚的表达，这是判断一篇文献是否优良的关键。如果研究目的不清楚，无法确定该文献是否值得参考。

（3）研究方法合理　研究方法的科学性和合理性直接关系到研究成果质量的优劣，决定了一篇文献的参考价值。

（4）文献引用率高　一篇好的文献往往会引起同行的认可和重视，被引用率相对较高，这也是文献学术影响力的世界通用指标。现实中，研究者可以通过"参考文献"检索的方式查看被引用情况，许多数据库都会提供被引用查检。

四、资料收集的注意事项

1. 分清处理因素和非处理因素　处理因素通常是研究者根据研究目的确定的因素，是实验中需要阐明的因素。非处理因素是对实验结果有影响的其他因素，主要指不能人为改变的，可能对实验结果产生影响的因素，如实验动物的性别、体重或患者的年龄、病情轻重等。在确定处理因素的同时，还需根据专业知识和实验条件，找出重要的非处理因素，以便进行控制，消除其干扰作用。

2. 处理因素应当标准化　在实验过程中，处理因素应始终保持不变，不能中途改变，包括处理因素的施加方法、强度、频率和持续时间等。如在临床试验中，药物的性质、成分、批号、剂型、剂量、使用方法等应完全相同，手术或其他操作的熟练程度应当自始至终保持恒定，否则将会影响结果的稳定性。

3. 文献资料应该明确检索方向和要求　这是根据研究者的需求所确定的，包括文献的主题、时间、类型等。检索方向越明确，要求越具体，检索的针对性越强，效率就越高。确定检索工具和信息源，包括目录、索引、文摘，以及期刊、网络数据库、报纸等。确定检索途径、方法与内容，包括作者名、作者单位、标题、主题词、摘要等。

第二节　资料整理

资料整理是对资料进行"去伪存真、去粗取精"的加工过程，是从资料收集阶段到资料分析阶段的过渡环节。

一、资料整理的概念

资料整理（data sorting）是把收集到的原始资料，有目的、有计划地进行科学的加工整理，使其系统化、条理化，以便更好地揭示研究事物的规律性，便于统计分析。资料整理的过程包括资料审核、分组、整理和归纳汇总等。

二、资料整理的方法

1. 资料预处理 在对查阅文献、现场调查、组织实验等途径收集到的原始资料进行统计分析之前，需要对其进行处理，使之系统化、条理化。资料的预处理直接决定了分析资料的质量，影响统计分析结果的可靠性和最终决策的科学性。一般来讲，资料的预处理包括数据的审核、筛选和整理，审核原始资料的完整性、真实性、准确性、及时性、可比性以及筛选数据、纠错或剔除、变量设置、离群值的处理、缺失值的处理、数据分组、数据排序等。

2. 绘制统计表与统计图 进行统计描述时，统计表（statistical table）和统计图（statistical graph）可以揭示资料的特征和分布规律，是展示资料分析结果的重要工具。

统计表是按照一定的要求和顺序将研究指标及其取值排列起来所制成的特定表格。统计表是研究报告和科研论文中表达统计分析结果的常用方式，不仅简明扼要、层次清楚，而且便于进一步的计算、分析和比较。

统计图是用"点、线、面、体"等几何图形来形象表达资料的数量特征、数量关系或动态变化。统计图主要用于揭示各种现象间的数量差别和相互关系，说明研究对象的内部构成和动态变化等，具有形象直观、易于理解等优点。但统计图一般只能提供资料的概略情况，并不能获得确切数值，因此不能完全取代统计表，常需同时列出统计表作为统计图的数值依据。

好的统计表可代替冗长的文字叙述，简明扼要地表达分析结果。而合适的统计图能够直观形象地展示资料特征，给读者留下深刻印象。统计图表的选择应根据研究目的而定，若强调数值的精确，往往采用表格形式；若强调数据的分布特征或变化趋势，则采用图示方法。在实际应用中可将二者结合起来使用。

三、资料收集与资料整理紧密结合

资料整理过程可以与收集过程同步。在这种情况下，通过把资料与研究目的不断对照，对刚刚收集到的资料进行各方面考核。在这个过程中，研究者可及时发现资料存在的缺陷，并采取有效措施加以补救。

资料整理也可以在资料收集以后的一段时间内集中进行。在这种情况下，研究者面对的资料比较全面，进行的活动比较单一，能够提高整理的效率和水平。

在现实的研究中，两种做法不矛盾，经常结合在一起使用。

第三节 数据管理

数据管理可称为智能化收集与整理资料，是利用计算机硬件和软件技术对数据进行有效的收集、存储、处理和应用的过程，其目的在于充分有效地发挥数据的作用。随着计算机技术的发展，数据管理经历了人工管理、文件系统、数据库系统三个发展阶段。实现数据有效管理的关键是数据组织。

一、质量控制步骤

1. 探查数据内容、结构和异常。

2. 建立数据质量度量并明确目标。

3. 设计和实施数据质量业务规则。

4. 将数据质量规则构建到数据集成过程中。

5. 检查异常并完善规则。

6. 对照目标，监测数据质量。

二、主要内容

1. 原始数据的人工检查、核对　在资料的收集过程中，可能出现漏项、记录差错等。在数据资料输入计算机前，应该进行仔细检查、核对，以保证资料正确无误。

2. 输入计算机，建立数据库　数据资料经编码分类后，将其输入计算机，建立数据库。可以直接在统计分析软件中建立数据库。

3. 对数据资料进行计算机检查　可以利用数据库软件或统计分析软件对资料进行专业检查和逻辑关系检查。

三、常用数据管理软件

1. 常用数据录入与管理软件

（1）EpiData　是录入数据的最常用软件，具有简单、好用、实用的特点与自核查功能，是完全免费的软件，已基本实现汉化。开发者是丹麦欧登（Odense·Denmark）的一个非营利组织。EpiData 可以用于数据录入和简单的数据分析，如果需要对数据做复杂的分析可以将录入的数据导入其他专业统计分析软件处理。

（2）Epi Info　是由美国疾病控制与预防中心所开发的统计软件，因免费且拥有基本常用的统计分析功能常被各国第一线公共卫生人员用来做调查取样、资料登录与后续统计分析之用。

（3）其他　数据库软件 Oracle、SQL、Hadoop 等适宜数据库专业人员建立与管理大型数据库。若研究资料指标少，观察量小，可用 Excel 建立数据集。

2. 国际著名统计分析软件　一般也具有数据管理功能，参见第一章绪论第五节。

第四节　SPSS 数据管理简介

SPSS 的数据管理是借助于数据管理窗口和主窗口的 File、Data、Transform 等菜单完成的。

一、建立数据文件

（一）7种数据变量类型

1. 数值型（Numeric）　定义数值的宽度、小数位数，默认为 8 位、2 位。

2. 其他　字符型、加显逗号的数值型、科学记数型、日期型、货币型等。

（二）缺失值处理

在 Define Variable 对话框中点击 Missing Value... 选项实现。

（三）　增加新的变量列与观察单位行

（1）增加一个新的变量列　选 Data 菜单的 Add Variable 命令项。

（2）增加一个新的观察单位　选 Data 菜单的 Add Case 命令项。

（3）增加一个新的观察值　选 Edit 菜单的 Cut 命令项，选中的数据被剪切入剪贴板；插入要增加的观察值，选 Edit 菜单的 Paste 命令项粘贴。

（四）　删除某个变量列与观察单位行

点击某列变量或某行观察单位，按 Delete 键即可删除该列或行；选 Edit 菜单的 Cut 命令项，选中的数据被剪切入剪贴板，再激活要删除的单元格，Delete 键删除该单元格的数值，选 Edit 菜单的 Paste 命令项粘贴，删除一个观察值。

（五）　数据的排序

选 Data 菜单的 Sort Cases... 命令项，弹出 Sort Cases... 对话框，在变量名列框中选 1 个或多个变量按升序（或降序）排序。

（六）　频数加权

选 Data 菜单的 Weight cases，点击 Weight cases by，将频数变量送入 Frequency Variable，点击 OK 钮。

（七）　数据的行列互换

选 Data 菜单的 Transpose... 命令项，弹出 Transpose... 对话框，在变量名列框中选 1 个或多个需要转换的变量，进入 Variable(s) 框，再点击 OK 钮即可。

（八）　数据的分组汇总

对数据按指定变量的数值进行归类分组汇总，汇总的形式有 Mean of values（求该组的平均值）和 Standard deviation（求该组的标准差等 16 种指标）。

（九）　数据的分割

选 Data 菜单的 Split File... 命令项，弹出 Split File 对话框，选拆分变量。若在数据分割之后要取消这种分组，可选 Analyze all cases... 项，则系统恢复如初。

（十）　数据的选择

选 Data 菜单的 Select Cases... 命令项，弹出 Select Cases 对话框，系统提供如全选择、条件选择、随机抽样、顺序抽样、变量过滤等选择方法。

（十一）　观察单位排秩次

选 Transform 菜单的 Rank Cases... 命令项，弹出 Rank Cases 对话框，从变量名列框中选 1 个或多个变量进入 Variable(s) 框作为按该变量值大小排序的依据。

二、数据文件的管理

（一）　调入数据文件

选 File 菜单的 Open 命令项，再选 Data... 项，弹出 Open Data 对话框，确定盘符、路径、文件名后点击 OK 钮，即可调入数据文件。包括 Excel 在内 8 种。

（二）　数据文件的连接

1. 纵向连接——观察单位的追加　选 Data 菜单的 Merge Files 命令项，选 Add Cases... 项，弹出 Add Cases：Read File 对话框，确定盘符、路径、文件名后点击 OK 钮，即完成连接。

2. 横向连接——变量值的合并　选 Data 菜单的 Merge Files 命令项，选 Add Variables...项，弹出 Add Variables：Read File 对话框，确定盘符、路径、文件名后点击 OK 钮，即完成连接。

（三）　变量转换与赋值产生新的数据文件

在有些情况下原始数据难以满足数据分析的要求，需要对原始数据进行适当的转换。SPSS 软件提供了多种函数，在 Transform 的菜单里，包含一些对数据进行编辑转换的命令菜单项。这些命令菜单具有独立的数据编辑功能。包括由已存变量赋值新变量，变量值重新编码，变量分类、排秩、生成时间序列变量等。

（四）　数据文件的保存

选 File 菜单的 Save As 命令项，弹出 Newdata：Save Data As 对话框，确定盘符、路径、文件名以及文件格式保存数据文件，包括 Excel 在内有 13 种。

（五）　其他方面

1. 数据校检与核查　Data Validation 过程可依据变量的测度水平，套用相应的规则对数据进行检验。对于数据核查功能，Epi Data 软件较 SPSS 操作更加简单，应用更加广泛。

2. 常用函数　了解 SPSS 常用函数，对数据管理和数据分析极为重要。

（1）几个基本函数符号　加、减、乘、除、平方、开方、绝对值分别用" + "" – "" * ""/""**""sqrt""abs"表示。

（2）累积概率分布函数和密度函数

表 3-1　SPSS 常见的累积概率分布函数和密度函数

函数形式	函数说明
累积分布函数（Cumulative distribution functions, CDF）	
CDFNORM（zvalue）	返回标准正态分布的累计概率值
CDF. NORMAL（quant, mean, stddev）	返回任意给定的正态分布的累计概率值
CDF. BINOM（quant, n, prob）	返回任意给定的二项分布的累计概率值
CDF. POISSON（quant, mean）	返回任意给定 POISSON 分布的累计概率值
CDF. T（quant, df）	返回任意给定自由度的 t 分布的累计概率值
CDF. CHISQ（quant, df）	返回任意给定自由度的 χ^2 分布的累计概率值
CDF. F（quant, df1, df2）	返回任意给定自由度的 F 分布的累计概率值
CDF. UNIFORM（quant, min, max）	返回任意给定参数的均匀分布的累计概率值
概率密度函数（Probability density functions, PDF）	
PDF. NORMAL（quant, mean, stddev）	返回任意给定的正态分布的概率密度值
PDF. BINOM（quant, n, prob）	返回任意给定的二项分布的概率密度值
PDF. POISSON（quant, mean）	返回任意给定 POISSON 分布的概率密度值
NPDF. T（quant, df, nc）	返回任意给定自由度的 t 分布的概率密度值
PDF. CHISQ（quant, df）	返回任意给定自由度的 χ^2 分布的概率密度值
PDF. F（quant, df1, df2）	返回任意给定自由度的 F 分布的概率密度值

（3）分布函数的逆函数

表3-2　SPSS常见的分布函数的逆函数（Inverse distribution functions，IDF）

函数名	功能	结果
IDF.NORMAL(p，a，b)	返回满足函数 CDF.NORMAL(q，a，b)=p(0<p<1，b>0) when a=0，b=1，alias PROBIT(p) 的随机变量 q 值	数值型
IDF.T(p，a)	返回满足函数 CDF.T(q，a)=p(0<p<1，a>0) 的随机变量 q 值	数值型
IDF.F(p，a，b)	返回满足函数 CDF.F(q，a，b)=p(0≤p<1，a>0，b>0) 随机变量 q 值	数值型
IDF.CHISQ(p，a)	返回满足函数 CDF.CHISQ(q，a)=p(0≤p<1，a>0) 的随机变量 q 值	数值型

【例3-1】某高校大三35名学生一般状况及课程成绩资料如表3-3所示，试对此资料建立SPSS数据集并对其进行数据管理：建立数据集，审核并描述年龄分布，产生新变量：体重指数，按男女分类将成绩排序。

表3-3　35名学生一般状况及成绩

编号	性别	年龄（岁）	身高（cm）	体重（kg）	成绩
1	男	21	172	80	72
2	男	20	173	62	89
3	男	20	183	67	81
4	女	22	163	49	85
5	女	21	158	49	82
6	女	22	159	45	69
7	女	21	166	51	85
8	男	20	174	74	76
9	女	22	165	52	74
10	女	20	163	54	73
11	女	21	160	50	89
12	男	22	168	55	85
13	男	21	174	65	91
14	男	20	175	60	95
15	女	21	165	52	75
16	男	20	170	53	79
17	男	35	169	60	80
18	女	21	158	52	64
19	女	20	163	48	67
20	女	21	159	53	75
21	男	21	175	78	71
22	男	20	168	63	79
23	男	21	164	59	70
24	男	22	162	53	85
25	女	20	162	51	87
26	女	21	158	49	86
27	女	23	165	55	71

续表

编号	性别	年龄（岁）	身高（cm）	体重（kg）	成绩
28	男	21	169	50	76
29	男	22	180	75	79
30	男	20	171	75	89
31	男	21	168	62	94
32	女	22	166	50	72
33	男	23	168	70	71
34	男	20	179	65	70
35	男	21	165	62	86

具体实验步骤见本章统计电脑实验。

数据管理的统计电脑实验

	性别	年龄	身高	体重	成绩
1	0	21	1.72	80	72
2	0	20	1.73	62	89
⋮	⋮	⋮	⋮	⋮	⋮
34	0	20	1.79	65	70
35	0	21	1.65	62	86

图 3-1　数据集 E0301. sav

【实验3-1】将例 3-1 资料建立 SPSS 数据集对其进行数据管理。

1. 建立数据集

（1）直接建立数据集　如图 3-1 所示，在 Data Editor（数据编辑）窗口中直接录入数据建立数据文件（sav 文件）。在 Variable View（变量视图）窗口，将 VAR00001 改为"性别"，该变量数点保留 0 位数，且赋值 0 ="男生"、1 ="女生"，点击 Value Labels→Value 输入"0"，Label 中输入"男生"→Add；Value 输入"1"，Label 中输入"女生"→Add→OK 完成赋值；VAR00002 改为"年龄"，该变量数点保留 2 位数；依次将 VAR00003、VAR00004、VAR00005 改为"身高""体重""成绩"，建立 4 列 35 行的数据集 E0301. sav。回到数据编辑窗口，点击 File→Save→数据集命名为 E0301. sav，存于设定的目录文件夹里。

（2）间接建立数据集　调入数据集：SPSS 要求第一行为变量名的 Excel 数据集才能导入成 SPSS 数据集。步骤如下：File→Open→Data→在随即出现的视窗里的 Files of type 右边下拉选项中点击 Excel（＊xls，＊xlsx，＊xlsm），在 Look in 右边下拉选项中找到所要导入的 Excel 数据集点击之→Open，即在其数据编辑窗口打开 Excel 数据集。有必要时，可点击 File→Save As 另存为 SPSS 形式的数据集。

（3）导出数据集　将 SPSS 数据集 E0301. sav 转为 Excel 数据集。File→Save As→在随即出现的视窗里的文件名框内键入 E0301，保存类型选 Excel 97 throung 2003（＊. xls），存于设定的目录文件夹里。

2. 数据管理

（1）分析年龄构成，找出其最大值与最小值，并核查有无异常值。步骤如下：Analyze→Descriptive Statistics→Frequencies，"年龄"→Variable（s）框中，→Statistics，在 Frequencies：

Statistics 视窗中点击相应描述指标，→Continue→OK，即可得到有关年龄主要统计指标的分析结果，结果见图 3-2。

可见年龄构成中，最大值 35 岁，最小值 20 岁，平均年龄为 21.4 岁，因为本资料为某高校全日制大三学生，那么 35 岁对应的观察值可能为异常值，有必要进一步核查。

（2）产生新变量，计算体重指数 BMI。步骤如下：Transform→Compute Variable→Target Variable 框中输入"BMI"，→Numeric Expression 框中移入或输入"体重/（身高＊身高）"→OK，产生新的变量：体重指数 BMI。

在数据编辑窗口增加变量名为"BMI"的一列数值。

（3）男女分类将成绩排序。步骤如下：Data→Sort Cases，在 Sort Cases 视窗中将"性别""成绩"移入 Sort by 框中，在 Sort Order 框中一般默认为 Ascending（数据升序），根据需要也可选择 Descending（数据降序）→OK。

Statistics

年龄

N	Valid	35
	Missing	0
Mean		21.40
Std. Error of Mean		.426
Median		21.00
Mode		21
Std. Deviation		2.523
Variance		6.365
Range		15
Minimum		20
Maximum		35
Sum		749
Percentiles	25	20.00
	50	21.00
	75	22.00

图 3-2　统计指标的分析结果

学习小结

1. 学习内容

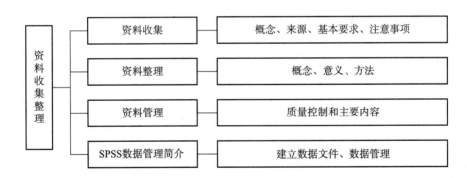

2. 学习方法　明确资料属性类别，及时、准确、全面收集资料，建立原始数据集或数据库。合理整理资料，应用数据库软件或统计分析软件（如 SPSS 软件）进行基本的数据管理。

练习题

一、最佳选择题

1. 120 名 10 岁男孩身高资料是（　　　）

　A. 离散型定量资料　　　　　　　　B. 连续型定性资料

　C. 二分类定性资料　　　　　　　　D. 连续型定量资料

　E. 等级资料

2. 不是实验资料的基本要求为（　　　）

　A. 灵敏性　　　　　　　　　　　　B. 准确性

　C. 特异性　　　　　　　　　　　　D. 重复性

E. 客观性

3. SPSS 软件中录入数据的界面是（　　　　）

　　A. Script Editor　　　　　　　　　　　B. Output Viewer

　　C. Data View　　　　　　　　　　　　D. Variable View

　　E. Syntax Editor

4. SPSS 软件不能直接导入的数据有（　　　　）

　　A. Excel（＊.xls，＊.xlsx，＊.xlsm）　　B. dBase（＊.dbf）

　　C. Text（＊.txt，＊.dat，＊.csv）　　　D. SQL

　　E. SAS（＊.sas7bdat）

二、简答题

1. 如何进行资料的预处理？

2. 常用数据库软件与统计分析软件用哪些？各有什么特点？

三、应用题

请按照以下居民一般健康状况调查表随机抽样调查您所在社区 100 名居民，并将所获得的资料进行整理，建立 SPSS 数据集，对数据集进行管理。

表 3-4　居民一般健康状况调查简表

姓名		性别	0＝男，1＝女	民族	0＝汉族；1＝其他民族
出生年月	＿＿＿＿年＿＿＿＿月	居住地	0＝本地；1＝外地		联系方式：
您的婚姻状况	（1）未婚　　（2）已婚　　（3）离婚　　（4）丧偶				
您享受的社会医疗保障制度是： 　（1）新型农村合作医疗　　（2）城镇职工基本医疗保险　　（3）城镇居民基本医疗保险 　（4）无任何社会医疗保险　　　　　　　（5）其他 您有没有购买商业保险？ 　（1）有　　（2）没有　　（3）不清楚 您所从事的职业？ 　（1）机关、事业单位、国有企业职工　　（2）专业技术人员　　（3）个体工商户 　（4）服务类员工　　（5）农牧渔劳动者　　（6）公认　　　　　　（7）城镇农民工 　（8）学生　　　　（9）离退休　　　　（10）无业 您最近两周去卫生院或是卫生服务中心就诊过吗？ 　0＝有　　2＝没有　　3＝不记得 与同龄人相比，您自觉您的健康状况如何？ 　（1）很好　　（2）较好　　（3）一般　　（4）较差　　（5）很差 调查前 6 个月内，您是否患有经医生诊断的慢性疾病？ 　（1）是　　（2）否 您每天的平均睡眠时间是多久？ 　（1）9 小时　　（2）7~8 小时　　（3）5~6 小时　　（4）小于 5 小时					

（谢海林）

第四章　统计描述

统计描述（statistical description）是统计分析的主要内容之一，其工作主要是整理、归纳原始数据，并选用合适的统计指标、统计图和统计表简明准确地表达研究事物的数据特征、分布规律及事物变量之间的关系。

第一节　频数分布

频数分布（frequency distribution）即观测值按大小分组，各个组段内观测值个数（频数）的分布，它是了解数据分布形态特征与规律的基础。中医药研究中得到的原始数据资料往往都是庞杂无序的，可以通过分组整理，制作频数分布表或频数分布图，显示数据的分布规律，以便对资料进一步进行统计分析。

一、频数分布表

频数分布表（frequency distribution table）简称频数表（frequency table），指将一组数据按观察值大小或类别分为不同组段或组别，然后将各观察值归纳到各组段或组别中，最后清点各组段或组别的观察值个数所形成的列表。

在频数分布表中，通常包括各组段或组别及其相应的频数、频率、累计频数和累计频率。频数（frequency）指各组段或组别中观测值的个数。频率表示该组段或组别的频数在总例数中所占的比例，各组的频率之和为100%。某组段或组别的累计频数为该组及其之前各组的频数之和。累计频率则为各组累计频数在总例数中所占的比例，最后一个组段或组别的累计频率为100%。

（一）连续型计量资料的频数分布表

【例4-1】某年在某地开展了居民健康状况调查，共抽样调查获得120名正常成年人血清铜含量数据（表4-1），请绘制血清铜含量频数分布表。

编制频数表的步骤：

1. 求全距（range）　全距又称极差，为一组资料最大值与最小值之差，用R表示，其计算公式为：

$$R = X_{max} - X_{min} \qquad (4-1)$$

本例$R = 19.84 - 9.23 = 10.61$（μmol/L）。

表 4-1　某地 120 名正常成年人血清铜含量（μmol/L）

12.53	13.84	13.25	13.99	17.53	13.19	12.67	16.78	11.23	14.56
14.10	17.44	13.90	14.73	12.29	12.61	14.78	14.40	9.93	11.32
14.59	14.71	18.62	19.04	10.95	13.81	10.53	18.06	16.18	15.60
13.56	11.48	13.07	16.88	17.04	17.98	18.82	10.62	16.43	14.26
14.09	9.23	15.04	11.03	14.21	11.48	14.64	17.24	15.43	13.37
13.64	14.39	15.74	11.88	11.31	17.61	16.26	10.15	17.88	15.18
13.53	11.68	13.70	14.89	15.90	15.21	15.29	16.63	12.87	15.93
13.70	14.45	11.23	19.84	13.11	15.15	11.70	15.37	12.35	14.51
18.22	14.09	15.73	13.74	14.94	16.54	15.19	12.06	16.67	17.09
16.48	13.20	14.34	12.29	12.09	14.83	15.66	14.50	16.43	15.57
12.81	12.89	17.34	16.04	13.41	17.13	12.32	11.92	18.42	14.17
15.33	16.19	16.85	15.48	11.98	17.28	12.95	9.29	15.47	14.35

2. 确定组段数（k）　根据样本含量多少确定组段数，一般设 8～15 个组段，不宜过粗或过细，当样本含量较小时，组段数可适当减少，样本含量较大时，组段数可适当增加，其原则是充分反映数据的分布特征。

3. 求组距（class interval）　各组的起点数值称为下限（lower limit），符号为 L，各组的终点数值称为上限（upper limit），符号为 U。组距即各组的上限与下限之差，符号为 i。根据资料的分布类型，组距分为相等与不等两种：采用相等组距分组时，其组距大小可按式 4-2 确定。

$$i = R/k \tag{4-2}$$

式中　i 为组距；R 为全距；k 为组段数。

本例用等距分组，k 取 11，则组距约 0.96，实际取 1。

4. 确定组限　组限（class limit）是上、下限的统称，一般取整数值或便于计算的数字，以利于分组。数据分组的组限一定要清楚明确，组间的衔接必须严密，不遗漏，也不重复：即要求第一个组段应包括资料中的最小值，最后一个组段应包括最大值；此外，应遵循"上限不在本组"的规则。规范的表示方法是采用半开半闭区间（右开左闭区间）的形式，即各组段只写明下限值，而不标出上限值，如 0～，15～，30～，但是最后一个组段必须采用闭区间。

5. 列频数表　统计各组段频数，在此基础上计算频率、累计频数和累计频率。频率（percent）即各组段频数与总观察值个数之比，一般用百分数表示；累计频数（cumulative frequency）指将频数自上而下依次累加；累计频率（cumulative percent）指频率自上而下依次累加。参见表 4-2。

仅从表 4-1 来看，并不能判断这 120 人的血清铜含量分布有何规律性。通过绘制该例的频数表（表 4-2）可知，该地 120 名正常成年人血清铜含量分布在"14～"组段的频数最多，共 22 名，占样本观察者的 18.33%，且以该组段为中心，两侧频数逐渐减少，基本对称，呈现出中间多两边少的分布趋势。

表 4-2 某地 120 名正常成年人血清铜含量（μmol/L）频数表

组段 ①	频数 f ②	频率 P（%） ③	累计频数 f_C ④	累计频率 P_C（%） ⑤
9.00 ~	3	2.50	3	2.50
10.00 ~	4	3.33	7	5.83
11.00 ~	12	10.00	19	15.83
12.00 ~	13	10.83	32	26.66
13.00 ~	17	14.17	49	40.83
14.00 ~	22	18.33	71	59.16
15.00 ~	18	15.00	89	74.16
16.00 ~	13	10.83	102	84.99
17.00 ~	11	9.17	113	94.16
18.00 ~	5	4.17	118	98.33
19.00 ~ 20.00	2	1.67	120	100.00
合计	120	100.00	—	—

（二）离散型计量资料的频数分布表

【例 4-2】某妇幼保健院对 2013 年住院分娩的 100 名产妇调查了产前检查次数，数据如表 4-3，试对产前检查次数编制频数分布表。

表 4-3 2013 年某妇幼保健院 100 名产妇产前检查次数

5	7	3	2	7	6	4	3	7	8
8	0	7	6	3	2	1	4	7	6
1	1	2	3	5	4	7	6	5	9
7	4	8	10	3	4	6	8	9	8
5	5	7	8	4	7	10	9	8	5
2	6	6	7	5	9	6	10	9	3
0	2	8	4	9	5	5	7	8	1
6	6	7	8	10	5	6	8	7	0
6	4	10	4	7	9	9	5	5	10
7	5	3	2	6	7	9	6	3	7

离散型计量变量的取值不连续，可直接清点各变量值及相同变量值出现的频数并列于表 4-4 的①、②列，在此基础上计算相应的频率、累计频数和累计频率，分别列于表 4-4 的③、④、⑤列。

表 4-4 2013 年某妇幼保健院 100 名产妇产前检查次数频数分布

产前检查次数 ①	频数 ②	频率（%） ③	累计频数 ④	累计频率（%） ⑤
0	3	3.0	3	3.0
1	4	4.0	7	7.0
2	6	6.0	13	13.0
3	8	8.0	21	21.0

产前检查次数 ①	频数 ②	频率（%） ③	累计频数 ④	累计频率（%） ⑤
4	9	9.0	30	30.0
5	11	11.0	41	41.0
6	14	14.0	55	55.0
7	17	17.0	72	72.0
8	13	13.0	85	85.0
9	9	9.0	94	94.0
10	6	6.0	100	100.0
合计	100	100.0	—	—

从表4-4可看出，产前检查数为5～8次的产妇最多，不检查或检查次数少的孕妇人数较少，产前检查次数>8次的孕妇也不多。

二、频数图

频数图（frequency graph）亦称直方图（histogram），是在频数表的基础上，以直方的面积大小表示频数的多少，或以直方面积在总面积中的比例表示频率大小的图形。主要用于描述或探察数据的分布类型特征。图4-1为以表4-2资料绘制的直方图。

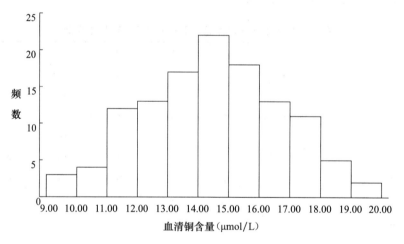

图4-1　某地120名正常成年人血清铜含量的分布

频数分布可分为对称分布（symmetric distribution）和偏态分布（skew distribution）两种类型。

1. 对称分布　指集中位置居中、左右两侧的频数分布基本对称的频数分布。如图4-1所示，120名正常成年人血清铜含量分布基本为对称分布。对称分布又分为正态分布（normal distribution）和非正态分布（non-normal distribution）两种类型。正态分布是以集中性、对称性和均匀变动性为特征的分布，偏度和峰度是其两个特征，医药研究中所得资料，绝大多数是近似于正态分布的。若分布的峰态尖峭而尾部伸展，两尾部曲线在正态曲线之下，称为尖峭峰；如果峰顶平阔而尾部短促，两尾部曲线在正态曲线之上，则称平阔峰。无论峰态尖峭或平阔，均为非正态分布。

2. 非对称分布　指集中位置偏倚、两侧频数不对称的频数分布，亦称偏态分布（skew distribution）。偏态分布又可分为正偏态（positive skewness）和负偏态（negative skewness）。正偏态分布也称为右偏态分布（skewed to the right distribution），特点是峰偏左（偏向观察值小的一侧），尾部向数轴右侧（观测值较大一端）伸延的频数分布，如图4-2所示；负偏态分布也称为左偏态分布（skewed to the left distribution），特点为峰偏右（偏向观察值大的一侧），长尾数轴向左侧（即观测值较小一端）伸延的频数分布，如图4-3所示。

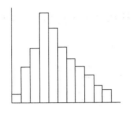　　　　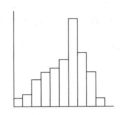

图4-2 正偏态分布示意图　　　　图4-3 负偏态分布示意图

此外，分布只有一个峰者称为单峰分布，出现两个或多个高峰者称为双峰分布或多峰分布。

三、频数分布的用途

1. 描述频数分布的集中趋势与离散趋势，直观地揭示数据的分布特征和分布类型，为选择适当的统计方法提供依据。

2. 利于发现某些特大或特小的可疑值。如果在频数表的两端，连续出现几个组段的频数为0后，又出现一个特大值或特小值，这种数值称为可疑值。需要进一步检查和核对，必要时通过统计方法判断，决定取舍。

3. 在样本含量足够大时，频率可以作为概率的估计值，利于进一步计算统计指标和统计分析。

第二节　计量资料的统计描述

一、集中趋势的统计描述

统计学用平均数（average）这一指标体系来描述一组变量值的集中位置或平均水平。主要作用为：①作为一组观测值的代表值，表明该组观测值集中趋势的特征；②便于对同类研究对象进行对比分析。常用的平均数有算术均数、几何均数和中位数。

（一）算术均数

算术均数（arithmetic mean）简称均数（mean），表示一组性质相同的观察值在数量上的平均水平。总体均数的符号为μ，样本均数的符号为$\bar{X}$。

1. 算术均数的计算

（1）直接法　参见公式4-3。

$$\bar{X} = \frac{X_1 + X_2 + \cdots + X_n}{n} = \frac{\sum X}{n} \tag{4-3}$$

NOTE

式中　X_1，X_2，$\cdots$，X_n 为样本观察值，n 为样本含量，Σ（希腊字母，读 sigma）为求和符号。

【例 4-3】利用例 4-1 的数据，计算算术均数。

$$\bar{X} = \frac{19.84 + 19.04 + \cdots + 9.23}{120} = 14.46(\mu mol/L)$$

（2）加权法　参见公式 4-4。

对于频数分布表资料，计算算术均数时要考虑各组频数的权重，即计算加权算术均数（weight arithmetic mean）。

$$\bar{X} = \frac{m_1 f_1 + m_2 f_2 + \cdots + m_k f_k}{\sum f_i} = \frac{\sum m_i f_i}{\sum f_i} \tag{4-4}$$

式中　m_1，m_2，$\cdots$，m_k 为所有观察组段的组中值，组中值为两个相邻组段的下限值之和除以 2 得到；f_1，f_2，$\cdots$，f_k 为对应组段的频数。

加权即权重（频数权重为频率，均数等于各组段组中值乘对应频率之和）或折中（每组频数对应的观察值折中为组中值，均数等于各组段组中值乘对应频数之和除以频数之和）之意。

【例 4-4】根据表 4-2 资料，计算 120 名正常成年人血清铜平均含量。

$$\bar{X} = \frac{9.5 \times 3 + 10.5 \times 4 + \cdots + 19.5 \times 2}{120} = 14.45(\mu mol/L)$$

2. 算术均数的应用　对于对称分布资料，特别是正态分布或近似正态分布资料，均数位于分布的中心，最能反映分布的集中趋势。因此，均数常用于这类数据资料集中趋势的描述。对于偏态分布资料，均数则不能较好地描述分布的集中趋势，这时需要利用几何均数或中位数来描述。

（二）几何均数

几何均数（geometric mean）是 n 个变量值乘积的 n 次方根，记为 G。适用于各观察值之间呈倍比关系的偏态分布资料或对数对称分布的资料，如抗体滴度资料、细胞分裂资料等。这种情况下，几何均数可以较好地反映它们变化的集中趋势或平均水平。

1. 几何均数的计算

（1）直接法　参见公式 4-5。

$$G = \sqrt[n]{\Pi X} \qquad 或 \qquad G = \lg^{-1}\left[\frac{\sum \lg X}{n}\right] \tag{4-5}$$

式中　X 为样本观察值，n 为样本含量，Π（希腊字母，读 pai）为连乘符号。

（2）加权法　参见公式 4-6。

$$G = \lg^{-1}\left[\frac{\sum f \lg X_i}{\sum f}\right] \tag{4-6}$$

【例 4-5】在某医院传染科病人中随机抽样获得 10 例慢性乙型肝炎患者，测得其血清相关抗原滴度分别为 1：8、1：16、1：32、1：32、1：64、1：64、1：128、1：512、1：512、1：1024。求平均抗原滴度。

$$G = \sqrt[10]{8 \times 16 \times 32 \times 32 \times 64 \times 64 \times 128 \times 512 \times 512 \times 1024} = 84.45$$

故该 10 例慢性乙型肝炎患者的血清相关抗原平均滴度为 1 ∶ 84。

【例 4-6】某医院测得 69 例风湿性关节炎患者血清 EBV-VCA-lgG 抗体滴度如下表 4-5，求其平均滴度。

表 4-5　某医院 69 例风湿性关节炎患者血清 EBV-VCA-lgG 抗体滴度测定结果

滴度倒数（X）	人数（f）	$\lg X$	$f\lg X$
10	4	1.0000	4.0000
20	3	1.3010	3.9030
40	10	1.6021	16.0210
80	10	1.9031	19.0310
160	11	2.2041	24.2451
320	15	2.5051	37.5765
640	14	2.8062	39.2868
1280	2	3.1072	6.2144
合计	69	—	150.2778

计算：$\sum f = 69$　　　　$\sum f\lg X = 150.2778$

$$G = \lg^{-1}\left[\frac{\sum f\lg X_i}{\sum f}\right] = \lg^{-1}\left[\frac{150.2778}{69}\right] = \lg^{-1}(2.1779) = 150.6$$

故该 69 例风湿性关节炎患者血清 EBV-VCA-lgG 平均抗体滴度为 1 ∶ 150.6。

2. 几何均数的应用　变量值呈倍数关系或呈对数正态分布，如抗体效价或抗体滴度，某些传染病的潜伏期、投资风险、回报率等，宜采用几何均数表示其平均水平。

3. 应用几何均数的注意事项　①观察值不能有 0。因为 0 不能取对数，不能与任何其他数呈倍比关系。②观察值不能同时有正有负。因为同时有正有负，相乘后，积可能为负，负数不能开 n 次方。③观察值若同为负数，计算时，可以先舍去负号计算，得到结果后再加上负号。

（三）中位数和百分位数

中位数（median）指将 n 个数据从小至大按顺序排列，位次居中的观察值或位次居中两个观察值的均数，记为 M。中位数是一位置指标，在全部观察值中大于和小于 M 的观察值的个数相等，它反映了一批观察值在位次上的平均水平。

1. 中位数的计算

（1）直接计算法　先排序，再找出位次居中的观察值或计算出位次居中两个观察值的均数。

（2）百分位数法　百分位数（percentile）也是一位置指标，用符号 P_X 表示，读为第 X 百分位数，意指将 n 个观察值从小到大依次排列，再分成 100 等份，对应于位的数值。P_X 将全部观察值分为两部分，理论上有 $nX\%$ 观察值比它小，有 $n(1-X\%)$ 的观察值比它大。P_{50} 百分位数即 M，可通过求 P_{50} 求中位数，适用于观察值较多的频数分布资料。P_X 的计算步骤为：

① 编频数分布表，并计算各组段累计频数和累计频率；

② 确定 P_X 所在的组段：为累计频率略大于 $X\%$ 的那一组段；

③ 按公式 4-7 计算 M 或其他 P_X。

$$P_X = L + \frac{i}{f_X}(nX\% - \sum f_L) \qquad (4-7)$$

式中 L 为欲求的 P_X 所在组段的下限值，i 为该组段的组距，f_X 为该组段的频数，n 为总频数，$\sum f_L$ 为该组段之前的累计频数。

【例4-7】 某市 120 名肺癌患者中西医结合治疗后的生存年数资料如表4-6，试求平均生存时间（月份）。

表4-6　某市 120 名肝癌患者中西医结合治疗后的生存月数

生存期（月）	频数	累计频数	累计频率（%）	生存期（月）	频数	累计频数	累计频率（%）
2 ~	10	10	8.3	12 ~	4	114	95.0
4 ~	15	25	20.8	14 ~	2	116	96.7
6 ~	22	47	39.2	16 ~	2	118	98.3
8 ~	35	82	68.3	18 ~	1	119	99.2
10 ~	28	110	91.7	20 ~ 22	1	120	100.0

据表4-6 可知，第四组段累计频率为 68.3% 略大于 50%，该组段即为 P_{50} 所在组段，按式4-7 求解如下。

$$P_{50} = 8 + \frac{2}{35} \times (120 \times 50\% - 47) = 8.74$$

某市 120 名肝癌患者中西医结合治疗后的平均生存年数为 8.74 月。

2. 中位数的应用　中位数可用于各种分布的定量资料，但对于正态或近似正态分布资料，更适宜采用算术均数描述集中趋势。因此，实际工作中，中位数常用于描述偏态分布资料的集中趋势，反映位次居中的观察值的水平。此外，中位数还用于"开口资料"以及分布不明资料的集中趋势的描述。

3. 中位数与算术均数在正态与偏态分布中的关系　算术均数是数值平均数，受极端值影响最大；中位数不受极端值影响而引起位置变动。正态分布时，$\bar{X} = M$；右偏态分布时，$\bar{X} > M$；左偏态分布时，$\bar{X} < M$。

二、离散趋势的统计描述

对计量资料特征的描述，除了描述集中趋势外，还必须描述离散趋势（dispersion）。离散趋势指标亦称变异性指标，是描述一组同质观测值的变异程度大小的综合指标。他们不但反映研究指标数值的稳定性和均匀性，而且反映集中性指标的代表性。常用描述离散趋势的指标有极差（range）、四分位数间距（quartile range）、方差（variance）、标准差（standard deviation）以及变异系数（coefficient of variation）等。

（一）极差

极差反映了全部数据的变化范围，记为 R，$R = X_{max} - X_{min}$。一般来讲，样本量相近的同类资料比较，极差越大，意味着数据间变异越大。反之，说明变异越小。极差反映离散趋势的大小，简单明了。但其缺陷是：①除最大值与最小值外，不能反映其他观察值的变异；②受样本量 n 大小的影响，一般来说，样本量 n 越大，抽到较大或较小的观察值的可能性越大，极差就有可能很大；③即使样本量 n 不变，极差的抽样误差也较大，即极差反映离散趋势不稳定。

（二） 四分位数间距

四分位数（quartile）是将所有数值按大小顺序排列并分成四等份，处于三个分割点位置的百分位数，即 P_{25}、P_{50}、P_{75}。P_{50} 为中位数。对 P_{75} 而言，有 25%（即四分之一）的观察值比它大，故称为上四分位数；对于 P_{25} 而言，有 25%（即四分之一）的观察值比它小，故称为下四分位数。四分位数间距指上四分位数与下四分位数之差，即中间一半观察值的分布范围，符号为 Q（公式 4-8）。其作用与极差相似，数值大，说明变异度大；反之，说明变异度小。

$$Q = P_{75} - P_{25} \tag{4-8}$$

【例4-8】利用例4-7数据计算四分位数间距。

按百分位数的计算步骤求解，分别求 P_{75} 与 P_{25}

$$P_{75} = 10 + \frac{2}{28} \times (120 \times 75\% - 82) = 10.75$$

$$P_{25} = 6 + \frac{2}{22} \times (120 \times 25\% - 25) = 6.45$$

$$Q = P_{75} - P_{25} = 10.75 - 6.45 = 4.3$$

四分位数间距反映离散程度的大小，受极端值的影响相对小，因此比极差稳定，但它仍没有利用所有数据的信息。实际工作中，四分位数间距和前面所述的中位数一样，常用于大样本偏态分布的资料、两端有不确定数值的开口资料及分布不明的资料的离散趋势描述，但不适合正态或近似正态分布资料离散趋势的描述。通常，四分位数间距和中位数结合，反映偏态计量资料的整体特征。

（三） 方差

极差和四分位数间距由于没有充分利用所有观察值的信息，在应用时，可能会出现两组数据的极差或四分位数间距相同，但他们分布不一样的情况。因此，描述对称分布，尤其正态分布资料的离散趋势时，需要利用所有观察值的信息来考察其离散度。对总体而言，即考察总体中每一观察值 X 与总体均数 μ 的离散度，可用 $X-\mu$ 表示，称离均差。但是，$X-\mu$ 有正有负，对于对称分布资料来说，其和 $\sum(X-\mu)$ 恒为 0，不能真正反映一组数据的离散度。为此，将 $X-\mu$ 平方后再相加，得 $\sum(X-\mu)^2$，即离均差平方和，全面反映一组数据的离散度。但 $\sum(X-\mu)^2$ 的大小除与变异度大小有关外，还受观察例数 N 大小的影响，N 越大，$\sum(X-\mu)^2$ 就会越大，为消除这一影响，进一步将 $\sum(X-\mu)^2$ 除以 N 得总体方差，用符号 σ^2 表示。

$$\sigma^2 = \frac{\sum(X-\mu)^2}{N} \tag{4-9}$$

式中，μ 为总体均数，常常是未知的，需用样本量为 n 的样本均数 $\bar{X}$ 代替，N 以样本含量 n 代替，这样计算的方差为样本方差。

数理统计证明，以 n 代替 N 计算的样本方差总比实际的 σ^2 小，以此样本方差估计总体方差总是有偏估计。后来，英国统计学家 W. S. Gosset 证明用 $(n-1)$ 代替 n 校正所得的样本方差估计总体方差为无偏估计。因此，样本方差的分母是 $(n-1)$ 而不是 n。样本方差用符号 S^2 表示，即：

$$S^2 = \frac{\sum(X-\bar{X})^2}{n-1} = \frac{\sum X^2 - (\sum X)^2/n}{n-1} \tag{4-10}$$

NOTE

式中 $n-1$ 是自由度（degree of freedom，df），记为 ν，读作［nju:］。自由度是在 N 维或 N 度空间中能够自由选择的维数或度数。

自由度是数学名词，在统计学中，n 个数据如不受任何条件的限制，则 n 个数据可取任意值，称为有 n 个自由度。若受到 k 个条件的限制，就只有（$n-k$）个自由度了。计算方差时，n 个变量值本身有 n 个自由度，但受到样本均数的限制，任何一个"离均差"均可以用另外的 $n-1$ 个"离均差"表示，所以只有 $n-1$ 个独立的"离均差"，因此只有 $n-1$ 个自由度。

如果是分组数据，计算方差时需要用组中值 m_i 代替原始数值，并且要考虑每一组的频数。

$$S^2 = \frac{\sum f_i(m_i - \bar{X})^2}{\sum f_i - 1} = \frac{\sum f_i m_i^2 - \left(\sum f_i m_i\right)^2 / \sum f_i}{\sum f_i - 1} \tag{4-11}$$

【例4-9】利用例4-1的数据，计算方差。

已知120名正常成年人血清铜平均含量为 14.46μmol/L

1. 直接计算样本方差

$$S^2 = \frac{(12.53 - 14.46)^2 + (14.10 - 14.46)^2 + \cdots + (14.35 - 14.46)^2}{120 - 1} = 5.121$$

2. 加权法计算样本方差

$$S^2 = \frac{(9.5 - 14.46)^2 \times 3 + (10.5 - 14.46)^2 \times 4 + \cdots + (19.5 - 14.46)^2 \times 2}{3 + 4 + \cdots + 2 - 1} = 5.167$$

（四）标准差

方差的度量单位是原度量单位的平方，给实际应用带来不便。为此，将方差开平方得标准差。总体标准差用 σ 表示，样本标准差用 S 表示。

$$\sigma = \sqrt{\frac{\sum(X - \mu)^2}{N}} \tag{4-12}$$

$$S = \sqrt{\frac{\sum(X - \bar{X})^2}{n - 1}} \tag{4-13}$$

同样，如果是分组数据，计算标准差也要考虑组中值和频数。

$$S = \sqrt{\frac{\sum f_i(m_i - \bar{X})^2}{\sum f_i - 1}} \tag{4-14}$$

标准差是统计学中应用最广泛的一个离散度指标，除了可以反映一组数据的变异度外，还可以：①说明均数的代表性，标准差大，说明均数的代表性较差，反之，说明均数的代表性较好；②和均数一起，用于医学参考值范围的制定；③用于计算 t 值和变异系数等。标准差及方差也有其适用的资料类型，为对称分布资料，尤其是正态分布或近似正态分布资料。通常，S 和 $\bar{X}$ 结合，分别描述正态分布资料的整体特征。

【例4-10】利用例4-1的数据，计算标准差。

已知120名正常成年人血清铜平均含量为 14.46μmol/L

（1）直接法 按式4-13计算，$S = \sqrt{S^2} = 2.2693$（μmol/L）

（2）加权法 按式4-14计算，$S = \sqrt{S^2} = 2.27320$（μmol/L）

（五） 变异系数

变异系数也称离散系数，是一组数据的标准差与其平均数之比，是对数据离散程度的相对度量代表值。前述的极差、四分位数间距及标准差都是有单位的，这不适合不同度量单位的资料之间离散度的比较。另外，方差和标准差都是反映数据分散程度的绝对值，因为离散程度受到数值本身水平高低（平均数）的影响，当比较两组或两组以上均数相差悬殊资料之间离散度时，方差或标准差就不能完全反映离散程度，变异系数则可克服这一缺点，它是一相对离散度指标，主要用于：①度量单位不同资料之间离散度的比较；②均数相差悬殊的资料之间离散度的比较。

变异系数记为 CV，是标准差与均数之比，常用百分数表示，计算公式为：

$$CV = \frac{S}{\bar{X}} \times 100\% \qquad (4-15)$$

【例4-11】 某研究收集了 100 名 7 岁男孩的身高和体重的资料，身高均数为 123.10cm，标准差为 4.71cm；体重均数为 22.92kg，标准差为 2.26kg，比较这 100 例 7 岁男孩的身高和体重的变异度。

$$身高\ CV = \frac{4.71}{123.10} \times 100\% = 3.83\%$$

$$体重\ CV = \frac{2.26}{22.29} \times 100\% = 10.14\%$$

可见，这 100 名 7 岁男孩的身高的变异度小于体重的变异度。

第三节　计数资料的统计描述

绝对数（absolute number）是指计数资料各类别的频数，反映事物在某时某地出现的实际水平，是实际工作和科研中不可缺少的基本数据。但绝对数不便于相互比较和寻找事物之间的联系。计数资料的统计描述常使用相对数（relative number）以进一步分析现象间的关系。相对数是指两个及以上有联系的指标之比，常用的相对数指标有率、构成比和相对比。

一、常用相对数指标

（一） 率

率（rate）表示某现象发生的频率或强度，是频率指标。常以百分率、千分率、万分率或十万分率来表示。计算通式为：

$$率 = \frac{某现象实际发生例数}{可能发生该现象的总例数} \times K \qquad (4-16)$$

式中　K 为比例基数，可取 100%、1000‰、10000/万或 100000/10 万。

选择 K 的依据为：①习惯用法，如恶性肿瘤死亡率多选用十万分率，婴儿死亡率多选用千分率等。②计算结果一般保留 1~2 位整数，便于读、写和计算。如 0.078% 可用 7.8/万表示。

在医药研究中，常用的率有发病率、患病率、病死率、死亡率、生存率等指标。

1. 发病率（incidence rate，IR） 表示某时期（如某一年）内某疾病新发生的频率。

$$发病率 = \frac{同时期内新发生某疾病的例数}{某时期可能发生该疾病的平均人口数} \times K \qquad (4-17)$$

2. 患病率（prevalence rate，PR） 又称现患率，表示某一时点/时期某人群中某疾病存在的频率，分为时点患病率（point prevalence rate）和期间患病率（period prevalence rate）。

$$时点患病率 = \frac{某地某时点现患某疾病的人数}{该地该时点人口数} \times K \qquad (4-18)$$

$$时期患病率 = \frac{某地某观察期间内现患某疾病的例数}{该地同期平均人口数} \times K \qquad (4-19)$$

3. 病死率（cause fatality rate，CFR） 表示某时间内，某疾病患者中因该病死亡的频率。

$$病死率 = \frac{某期间因某病死亡人数}{同期该病的患病人数} \times 100\% \qquad (4-20)$$

4. 死亡率（death rate） 表示某地某年每1000人中的死亡数。

$$死亡率 = \frac{某年死亡人口总数}{同年年平均人口数} \times 1000‰ \qquad (4-21)$$

5. 生存率（survival rate） 指观察对象从某个规定时刻（如发病、确诊等）开始，随访到一定时间的生存百分比。

$$n\,年生存率 = \frac{随访满\,n\,年存活的患者数}{随访满\,n\,年的患者数} \times 100\% \qquad (4-22)$$

（二）构成比

构成比（constituent ratio）用于表示事物内部各组成部分所占整体的比重或分布，常用百分数表示。其特点为：某一事物各组成部分构成比的总和一定等于 1 或 100%；某一部分构成比发生变化，其他部分随之变化。

$$构成比 = \frac{某组成部分的观察单位数}{同一事物内部的观察单位数} \times 100\% \qquad (4-23)$$

【例4-12】 某医院健康体检进行中医证候分型情况见表4-7第（1）列、第（2）列，求构成比。

表4-7　某医院健康体检中医证候分型情况表

证候（1）	频数（2）	构成比（%）（3）
肝气郁结证	25	26.3
肝肾阴虚证	26	27.4
心脾两虚证	27	28.4
其他	17	17.9
合计	95	100.0

（三）相对比

相对比（relative ratio）是指 A、B 两个有关联的指标之比，说明两者的对比水平。对比的数值可以是绝对数、相对数或平均数等，可以性质相同，也可以性质不相同。计算公式为：

$$相对比 = \frac{A\,指标}{B\,指标} \times 100\% \qquad (4-24)$$

【例4-13】 某年某医院出生婴儿中，男性婴儿为370人，女性婴儿为358人，求其男女婴儿性别之比。

该男女婴儿性别比$=\frac{370}{358}\times100\%=103\%$，即男性婴儿是女性婴儿的1.03倍。

（四） 应用相对数的注意事项

1. 分母不宜过小 当观察单位足够多时，计算的相对数才比较稳定，能够正确反映实际情况。而观察例数很少（$n<30$例）时，相对数波动较大，可靠性差，最好采用绝对数表示。如果观察例数较少，又必须用相对数表示时，应同时列出其可信区间。但在动物实验中，由于设计周密，并严格控制实验条件，即使分母不大，也可计算相对数。

2. 正确计算合计率 当各组观察单位数不等时，应将各组的分子、分母分别相加求其合计率。

3. 注意资料的可比性 在进行两个或多个率（或构成比）比较时，用以比较的资料应该是同质的，即除了被研究的因素之外，其余可能影响指标的重要因素应控制在"齐同对比"的条件下。若资料内部构成（如性别、年龄、病程及病情等）不同，缺乏齐同性，则总率不能直接进行比较，只宜比较各分组率，如要作总率比较，可计算标准化率。

4. 不能以构成比代替率 构成比说明事物内部各组成成分的比重或分布，不能说明某现象发生的频率或强度。

5. 应考虑存在抽样误差 比较两个或多个样本率（或构成比）时，由于抽样误差的存在，不能仅凭数字表面相差的大小作结论，对总体推断时需进行假设检验。

二、率的标准化

在比较两组或多组率时，若资料之间的年龄、性别等内部构成比有明显差别，不能直接比较总率，应先消除这种内部构成上的差异，才能进行比较。统计学上将这种方法称为率的标准化（standardization method of rate），即采用统一的标准对内部构成不同的各组率进行调整和对比的方法，经采用统一的标准调整后的率称为标准化率（standardized rate），简称标化率（standard rate）。

（一） 标准的选择

进行标准化率计算时，首先要选定一个"标准"，选择标准的原则如下：

1. 通用标准 采用全国、全省或全地区的对象，将其作为标准构成，国际间比较时需要采用世界通用的标准构成。

2. 大样本组 从比较的两组样本中选一组样本例数较大的内部构成作为标准构成。

3. 合并组 比较的两组资料内部各相应部分观察单位数合并，作为共同的标准构成。

（二） 标准化率的计算

率的标准化因已有资料的条件不同而分为直接法、间接法等。已有观察对象中各内部结构组的率资料，可采用直接法；缺乏各组的率，仅有各组的观察单位数和总率资料，则可采用间接法。无论是直接法还是间接法，关键是要选择一个统一的标准来调整内部构成以达到可比的目的。

【例4-14】某年甲、乙两医院治疗某种疾病不同类型患者人数和最终治愈人数资料如表4-8所示。试进行甲乙两医院治疗效果的比较。

表 4-8　某年甲、乙两医院某病治愈率比较

类型（1）	甲医院			乙医院		
	治疗人数（2）	治愈人数（3）	治愈率（%）（4）	治疗人数（5）	治愈人数（6）	治愈率（%）（7）
普通型	300	180	60	100	65	65
重型	100	40	40	300	135	45
爆发型	100	20	20	100	25	25
合计	500	240	48	500	225	45

从表 4-8 中第（2）、（5）栏可见，甲乙两医院该种疾病不同类型的病人构成不同，甲医院该病普通型病人较多，占病人总数的 60%，乙医院该病重型病人较多，占病人总数的 60%；同时从第（4）、（7）栏，即两医院该病各类型治愈率看，两医院该病普通型治愈率均高于重型治愈率，因此出现甲医院各类型疾病治愈率均低于乙医院而总治愈率高于乙医院的现象。这时两医院的总治愈率是不可比的，要进行比较，可以采取分层比较法对各类型疾病治愈率分别比较，也可以在消除两医院该病不同类型构成上的差别后对标准化总治愈率进行比较。

1. 直接法

【例 4-15】对【例 4-14】资料利用直接法计算标准化率。

（1）已知标准患者治疗人数时，标准化率的计算公式为：

$$p' = \frac{n_1 p_1 + n_2 p_2 + \cdots + n_k p_k}{n} = \frac{\sum n_i p_i}{n} \qquad (4-25)$$

式中　p' 为标化率，n_1，n_2，$\cdots$，n_k 为每层标准治疗人数，p_1，$p_2 \cdots$，p_k 为原始数据每层的治愈率，n 为标准治疗人数的合计。

本例标准治疗人数为甲、乙两医院该病患者人数的合并值，计算后数据如表 4-9。

表 4-9　标准化后甲、乙两医院某病治愈率比较

类型（1）	标准治疗人数（2）	甲医院		乙医院	
		原治愈率（%）（3）	预期治愈数（4）=（2）×（3）	原治愈率（%）（5）	预期治愈数（6）=（2）×（5）
普通型	400	60.0	240	65.0	260
重型	400	40.0	160	45.0	180
爆发型	200	20.0	40	25.0	50
合计	1000	—	440	—	490

先把不同类型的标准治疗人数分别乘以两医院原治愈率得到甲、乙两医院不同类型该病患者预期治愈数，再用甲、乙两医院预期治愈总数分别除以标准治疗总人数即得：

$$甲医院标准化治愈率 = \frac{440}{1000} \times 100\% = 44.0\%$$

$$乙医院标准化治愈率 = \frac{490}{1000} \times 100\% = 49.0\%$$

甲医院治愈率低于乙医院，与分类别比较治愈率的结果一致。

（2）已知标准组不同类别患者人数构成比时，标准化率的计算公式为：

$$p' = c_1 p_1 + c_2 p_2 + \cdots + c_i p_i = \sum c_i p_i \qquad (4-26)$$

式中 c_1, c_2, $\cdots$, c_i 为每层标准构成比，$c_i = \dfrac{n_i}{n}$，p_1, p_2, $\cdots$, p_i 为原始数据每层的治愈率。例4-12资料经计算后数据见表4-10。

表4-10 标准化后甲、乙两医院某病治愈率比较

类别（1）	标准构成比（%）（2）	甲医院		乙医院	
		原治愈率（%）（3）	预期治愈率（%）(4)=(2)×(3)	原治愈率（%）（5）	预期治愈率（%）(6)=(2)×(5)
普通型	40.0	60.0	24.0	65.0	26.0
重型	40.0	40.0	16.0	45.0	18.0
爆发型	20.0	20.0	4.0	25.0	5.0
合计	100.0	—	44.0	—	49.0

由表4-10可知：

$$甲医院标准化治愈率 = 24.0\% + 16.0\% + 4.0\% = 44.0\%$$
$$乙医院标准化治愈率 = 26.0\% + 18.0\% + 5.0\% = 49.0\%$$

仍然是甲医院治愈率低于乙医院，与上述结果相同。

2. 间接法

【例4-16】某人调查了某年甲、乙两县食管癌的死亡情况，甲县食管癌死亡数为1090人，乙县食管癌死亡数为981人，两县的人口资料如表4-11所示，比较甲乙两县食管癌死亡率。

表4-11 某年甲、乙两县人口资料

年龄组（岁）	甲县人口数	构成比（%）	乙县人口数	构成比（%）
0 ~	1620786	64.10	1619708	65.16
30 ~	229031	9.06	282987	11.38
40 ~	240567	9.52	249379	10.03
50 ~	205836	8.14	180193	7.25
60 ~	142782	5.65	103244	4.15
70 ~	9169	3.53	50569	2.03
合计	2528471	100.00	2485780	100.00

由上表可知甲县中50岁以上人口所占比重为17.32%，乙县中50岁以上人口所占比重为13.43%，又因为50岁以上人口食管癌死亡率较高，这就造成甲县的食管癌死亡率（43.11/10万）高于乙县（39.46/10万）。这时甲乙两县食管癌死亡率是不可比的，必须消除了年龄构成上的差别后才能比较。根据已有资料，采用间接法进行率的标准化。

标准化率的计算公式为：

$$p' = p \frac{r_j}{\sum_i n_{ij} p_i} \tag{4-27}$$

式中 p_i 为选定的标准组的各类别中的发生率，p 为标准组的合计发生率，$\sum_i n_{ij} p_i$ 为每个类别中发生某事件的预期人数之和，$\dfrac{r_j}{\sum_i n_{ij} p_i}$ 为某事件实际发生的总人数与预期发生总人数之比。

若上述"某事件"为死亡，那么实际死亡人数与预期死亡人数之比称为标准化死亡比

（standardized mortality ratio，SMR）。若$SMR>1$，表示被标化组的死亡率高于标准组；若$SMR<1$，表示被标化组的死亡率低于标准组。

本例选另一地区食管癌各年龄组的死亡率p_i作为标准死亡率（见表4-12第2列）；然后，分别计算甲乙两县食管癌预期死亡人数（见表4-12第4、6列）；最后分别计算甲乙两县食管癌实际死亡人数与预期死亡人数之比和标准化死亡率。

$$甲县食管癌标准化死亡率 = 14.59/10\ 万 \times \frac{1090}{447} = 35.58/10\ 万$$

$$乙县食管癌标准化死亡率 = 14.59/10\ 万 \times \frac{981}{393} = 36.38/10\ 万$$

甲县食管癌标准化死亡比 $SMR = 1090/447 = 2.44$

乙县食管癌标准化死亡比 $SMR = 981/393 = 2.50$

可见，经间接标准化后，乙县的食管癌死亡率高于甲县，甲、乙两县的食管癌死亡率均高于标准组。

表4-12　用间接法计算甲、乙两县食管癌标准化死亡率

年龄组（岁）(1)	标准死亡率（1/10 万）P_i (2)	甲县		乙县	
		人口 n_i (3)	预期死亡人 n_iP_i (4) = (2)(3)	人口数 n_i (5)	预期死亡人 n_iP_i (6) = (2)(5)
0 ~	0.09	1620786	1	1619708	1
30 ~	2.18	229031	5	282987	6
40 ~	13.11	240567	31	249379	33
50 ~	44.20	205836	91	180193	80
60 ~	113.20	142782	162	103244	117
70 ~	175.58	89169	157	50569	156
合计	14.59	2528471	447	2485780	393

（三）应用标准化法的注意事项

1. 标准化法的应用范围广，适用于各比较组的内部构成（如病情、年龄、性别或职业等）不同，并可能影响各组总率（如发病率、死亡率或治愈率等）比较的情况。但对于其他条件不同产生的可比性问题，标准化法不能解决。

2. 标准化的目的是为了进行合理的比较。标准化率不反映具体的实际水平，只表示相互比较的资料间的相对水平。要反映实际情况，需用未标化前的率。选择不同的标准时，所得出的标准化率是不同的。

3. 样本标准化率仍是样本统计量，存在抽样误差，如需比较两个或多个样本标准化率，须进行假设检验，特别是当样本含量较小时。

第四节　统计表和统计图

统计表和统计图不但是统计描述的重要方法，而且是展示数据统计分析结果的重要工具。图形的优点是简明、直观地表达统计数据，表格则可以展示统计数据或资料。图表的选择应根

据数据需要而定，若强调精确的数值，可采用表格形式；若强调数据的分布特征或变化趋势，则采用图示方法。因此，正确绘制统计图/表有助于提高统计分析质量。

一、统计表

统计表（statistical table）指将相互关联的数据按照一定的要求进行整理归类，并按一定的顺序排列起来制成的表格。统计表是表达统计资料的常见方式。统计表能将大量统计数字资料加以综合组织安排，使资料更加系统化、标准化，更加紧凑、简明、醒目和有条理，便于人们阅读、对照、比较。利用统计表还便于资料的汇总和审查，便于计算和分析。其作用主要体现为：①用数字展示研究对象之间的相互关系和变化规律，便于发现问题。②用数字呈现研究对象之间的差别，便于分析和研究问题。

（一）统计表的制表原则和结构

统计表一般为三线表（即开放式统计表），通常只有顶线、底线和纵标目下的横线。

1. 制表原则

（1）重点突出，简单明了　文字、数字和线条都尽量从简，使人一目了然。要求每张表都要有自明性（self-evident），即表格应有相对的独立性，单看表格即可了解相应的内容与意义。自明性是衡量统计图表质量的重要指标。

（2）主谓分明，层次清楚　表的内容要按照逻辑顺序合理安排，主语、谓语划分清楚，由左向右阅读表格时能构成一个完整的语句。

2. 统计表的结构　统计表通常由标题、标目、线条、数字和备注等构成。

（1）标题　位于顶线上方，简明扼要地说明表的内容（因素、对象、效应），流行病学研究必须注明时间和地点。

（2）标目　横标目是统计表的主语，用以表示被说明事物的主要标志（被观察的对象）。纵标目是统计表的谓语，说明主语的各项指标。对标目的要求是：文字简明，层次清楚，一张表内不要安排过多的标目。有单位的标目应注明单位，如有效率（%）、发病率（1/10 万）、血压（mmHg/kPa）。

（3）线条　顶线、底线应加粗（1.5 磅）；标目线采用默认值（0.5 磅）。组合表可在标目线上出现小标目线，参见表 4-13。

（4）数字　一律采用阿拉伯数字，同一指标的小数位数应一致，位次对齐。表内不留空格，暂缺或未记录用"…"表示，无数字时用"—"表示。

（5）备注　一般不列入表内，必要时可用"＊"等符号标出，写在表的下面。

（二）统计表的格式与种类

1. 统计表的基本格式　可归纳为三条线（顶线、标目线、底线）、三部分（标题、标目、数字），见表 4-13。

表 4-13　标题

横标目的总标目	纵标目
横标目	数字

顶线　标目线　底线

2. 统计表的种类

（1）简单表（simple table）　指按一个标志/特征分组的统计表。如表 4-14 按干预措施分为治疗组和对照组。

表 4-14　咽舒康对某医院咽喉炎患者的治疗效果

组别	例数	无效	好转	显效	痊愈	治愈率（%）
对照	36	2	4	7	23	63.88
治疗	109	1	2	4	102	93.58

$\chi^2 = 20.0853$，$\nu = 3$，$P = 0.0002 < 0.05$

（2）组合表（combinative table）　亦称复合表，指按两个或两个以上标志/特征结合分组，以表达他们之间关系的统计表。表 4-15 是按性别、病程、年龄、突出部位、外伤史和直腿抬高试验等 6 个标志（纵标目）分为治疗组和对照组，进行治疗前的组间基线资料分析。

表 4-15　乌头汤加减对 58 例腰椎间盘突出症患者临床试验的基线资料

组别	例数	性别		平均病程（年）	平均年龄（岁）	突出部位		外伤史		直腿抬高试验	
		男	女			单间隙	多间隙	有	无	阳性	阴性
对照	58	41	17	3.1±1.8	41±8.2	39	19	35	23	52	6
治疗	58	45	13	3.3±1.5	42±9.7	36	22	37	21	49	9

$\chi^2_{性别} = 0.7194$，$\nu = 1$，$P = 0.3963$；$\chi^2_{突出部位} = 0.3395$，$\nu = 1$，$P = 0.5601$；$\chi^2_{外伤史} = 0.1465$，$\nu = 1$，$P = 0.7019$；$\chi^2_{直腿抬高试验} = 0.6891$，$\nu = 1$，$P = 0.4065$；$t_{病程} = 0.6501$；$\nu = 106$，$P = 0.5170$；$t_{年龄} = 0.0600$，$\nu = 106$，$P = 0.9523$

二、统计图

统计图（statistical graph）是根据统计数字，用点、线、面或立体图形的形式来形象地表达统计资料的数量特征、数量关系或动态变化的图形。主要用于揭示各种现象间的数量差别和相互关系，说明研究对象内部构成和动态变化等，具有简明清晰、形象直观、易理解等优点。一图胜千文，统计图在统计资料整理、分析与结果表达中占有重要地位，并得到广泛应用。

（一）绘制统计图的基本要求

医学研究工作中常用的统计图有线图、半对数线图、条图、圆图、百分条图、直方图、散点图和统计地图等（表 4-16）。绘制统计图的基本要求如下：

1. 图形　根据资料的性质和分析目的选择适宜的统计图形。图不宜过大，一般双栏不超过 7.5cm，通栏不超过 15.5cm，长宽比例以 5∶7 或者 7∶5 为宜。

2. 标题　位于图的下方中央。要求简明扼要地说明资料的时间、地点和内容，并标出图的序号。

3. 内容　具有"自明性"，即只看图、图题和图例，不阅读正文就可理解图意。

4. 坐标　纵、横轴应有标目、刻度、单位，标注的量的符号和缩略词必须与正文中一致。横轴尺度自左而右、纵轴尺度自下而上，数量由小到大，标值线朝向图内，必须等距或有一定的规律，并注明数值和单位。条图与直方图纵坐标应从 0 开始，要标明 0 点。纵、横轴应有标目并注明单位，横轴标目一般表示主语，对应统计表中的横标目；纵轴标目表示谓语，对应统计表中的纵标目。

5. 图例 比较不同的事物时，应用不同线条或颜色表示，并附图例说明。图例通常置于图的右上角或四个角中空间较大的位置。

表 4-16 常用统计图的适用资料性质和分析目的

资料的性质和分析目的	宜选用的统计图
1. 比较分类资料各类别数值大小（率）	直条图
2. 分析事物内部各组成部分所占比重（构成比）	圆图或百分条图
3. 描述事物随时间变化趋势或描述两现象相互变化趋势	线图、半对数线图
4. 描述双变量资料的相互关系的密切程度或相互关系的方向	散点图
5. 描述连续性变量的频数分布	直方图
6. 描述某现象的数量在地域上的分布	统计地图

（二）常用统计图

各种统计图的适用条件和绘制要点不全相同，现分别加以说明。

1. 线图（line graph） 用线段的上升和下降来表示事物在时间上的变化，或某现象随另一现象变化的情况，适用于连续性资料。根据纵轴尺度的不同，可分为普通线图和半对数线图（semilogarithmic line graph）。普通线图的纵横轴均为算术尺度，表示时间变化趋势和变化幅度（图 4-4）；半对数线图的纵轴为对数尺度，横轴为算术尺度，表示消长趋势或变化速度（图 4-5）。根据线条的数量不同，可分为单式线图和复式线图。前者表示某一事物或现象的动态；后者表示两种或两种以上事物或现象的动态。普通线图制图注意事项如下：

（1）横轴表示某一连续变量（时间或年龄等），纵轴表示某种率或频数，其尺度必须等距（或具有规律性），纵轴尺度一般自 0 开始，也可不从 0 开始。可按时间先后或年龄大小等顺序确定各个坐标点，然后用短线依次连接各点即可。

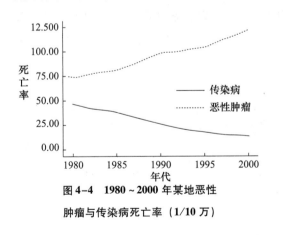
图 4-4 1980～2000 年某地恶性肿瘤与传染病死亡率（1/10 万）

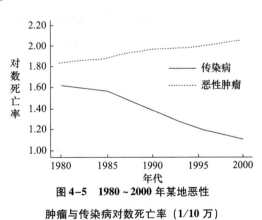
图 4-5 1980～2000 年某地恶性肿瘤与传染病对数死亡率（1/10 万）

（2）同一图内不应有太多的曲线，通常≤5 条，以免观察不清。

（3）如有几条线，可用不同的图线（实线、虚线或颜色等）来表示，并用图例说明。

（4）图线应按实际数字绘制成折线，不能任意改为光滑曲线。

2. 条图（bar graph） 用等宽直条的长短来表示相互独立的若干事物的某项指标数值大小，适用于无连续性关系的各个独立的资料，用以反映各相互独立事物之间的数量对比关系。所比较的数值可以是绝对数，也可是相对数。直条图有单式条图和复式条图两种。若仅涉及一个标志分组，可采用单式条图（图 4-6）；若涉及两个以上标志分组，则采用复式条图（图 4-

7）。制图方法如下：

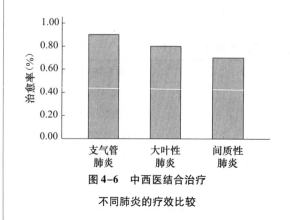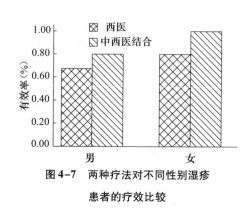

图4-6　中西医结合治疗
不同肺炎的疗效比较

图4-7　两种疗法对不同性别湿疹
患者的疗效比较

（1）一般以横轴为基线，表示各个类别；纵轴表示其数值大小。

（2）纵轴尺度必须从零开始，标明所表示指标的尺度及单位。纵轴尺度不宜折断，以免改变长条间的比例关系。

（3）各直条宽度应相等，各直条之间的间隙也应相等，间隙的宽度与直条的宽度相等或为直条宽度的1/2。

（4）横轴上直条的排列应按事物习惯顺序或直条长短顺序排列。

（5）复式条图是以组为单位，每组包括两个或多个直条，各长条所表示的指标用图例说明，同一组的各长条间不留间隔。

3. 圆图（pie graph）　适用于百分构成比资料，表示事物各组成部分所占的比重或分布。以圆形的总面积代表100%，一般以相当时钟12点为起点，顺时针方向排列，将各构成比分别乘以3.6度，把面积分成若干部分，以扇形面积大小来表示各部分所占的比重（图4-8）。

4. 百分条图（percent bar graph）　亦称构成条图，是以直条总长度作为100%，直条中各段表示事物各组成部分构成情况（图4-9）。其意义及适用资料与圆形图相同，仅表现形式不同。

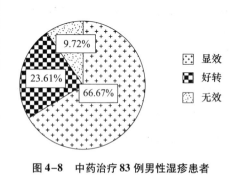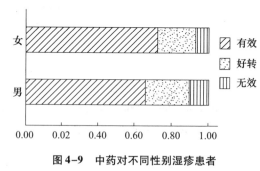

图4-8　中药治疗83例男性湿疹患者
的疗效构成（%）

图4-9　中药对不同性别湿疹患者
的疗效构成（%）

5. 直方图（histogram）　以长方形面积代表数量，各直方形面积与各组的数量成正比关系，用于表示连续性计量资料的频数分布情况。通常在编制频数分布表的基础上绘制频数分布图即成直方图（图4-1）。绘制方法和要求如下：

（1）一般横轴表示连续变量，纵轴表示频数或频率，以各矩形（宽为组距）的面积表示各组段频数或频率，纵轴尺度一般应从0开始。

（2）直方图的各直条间不留空隙；各直条间可用直线分隔，也可不用直线分隔。

（3）组距不等时，横轴仍表示连续变量，但纵轴是每个横轴单位的频数。

6. 散点图（scatter diagram） 以直角坐标系中各点的密集程度和趋势来表示两现象间的关系（图4-10）。根据点的散布情况，推测2种事物或现象有无相关，故常在对资料进行相关分析之前使用。纵轴和横轴尺度的起点不一定从0开始，具体根据资料情况而定。

7. 箱式图（box plot） 以箱子上端为 P_{75}，下端为 P_{25}，中间以横线示 P_{50}，除掉特别异常值后的最大值、最小值为"箱子"的上下两个柄。其作用在于各组数据的直观比较，可呈现资料的分布特征是否对称，有无异常值等。（图4-11）。

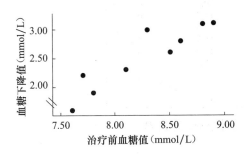

图4-10 某地2型糖尿病患者治疗前
血糖值与治疗后下降值的关系

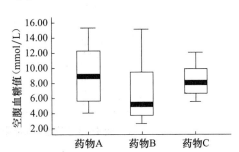

图4-11 2型糖尿病患者3种药物
治疗后空腹血糖值的分布

统计描述的统计电脑实验

一、SPSS 实现计量资料描述性指标的计算

SPSS 统计分析软件在 Analyze 子菜单 Descriptive Statistics 给出计量资料三个基本统计分析过程：Frequencies、Descriptives 和 Explore。

【实验4-1】 用例4-1资料编制血清铜含量的频数表。

1. 数据文件 如图4-12录入数据，以"血清铜含量"为变量名，建立1列120行的数据集 E0401. sav。

2. 操作步骤

（1）找出最大值与最小值 Analyze→Descriptive Statistics→Descriptives，"血清铜含量"→Variable(s) 框→OK，即可得到其最大值（Maximum）19.84μmol/L 及最小值（Minimum）9.23μmol/L。

	血清铜含量	组段
1	12.53	12
2	14.10	14
⋮	⋮	⋮
119	14.17	14
120	14.35	14

图4-12 数据集 E0401. sav

（2）分组段 Transform→Recode into Different Variables，"血清铜含量"→Numeric Variable→Output 框，在 Name 框中键入"组段"→Change→Old and new Values，选中 Old Value 栏内的 Range 选项，在框中输入"9"，在 through 框中输入"10"；在 New Value 栏内，选中 Value，在其框内输入"9"→Add，这样就在 Old-New 框中增加了"9 thru 10-9"，同理，设置其他组段区间，直到"18 thru19-18"，最后增加"19 thru 20-19"，Continue→OK，如此建立了新变量

"组段"，并增加到原始数据集中。

（3）呈现频数表 Analyze→Descriptive Statistics→Frequencies，"组段"→Variable（s）框中，选中 Display frequency tables→OK，即可得到频数表。

3. 主要结果 见图 4-13。

组段

		Frequency	Percent	Valid Percent	Cumulative Percent
Valid	9.00	3	2.5	2.5	2.5
	10.00	4	3.3	3.3	5.8
	11.00	12	10.0	10.0	15.8
	12.00	13	10.8	10.8	26.7
	13.00	17	14.2	14.2	40.8
	14.00	22	18.3	18.3	59.2
	15.00	18	15.0	15.0	74.2
	16.00	13	10.8	10.8	85.0
	17.00	11	9.2	9.2	94.2
	18.00	5	4.2	4.2	98.3
	19.00	2	1.7	1.7	100.0
	Total	120	100.0	100.0	

图 4-13　某地 120 名正常成年人血清铜含量的频数表

【实验 4-2】用例 4-1 的资料求其均数。

操作步骤同实验 4-1 中（1），得均数（mean）为 14.46μmol/L。

【实验 4-3】用加权法计算表 4-2（频数表）数据的均数。

1. 数据文件 如图 4-14 录入数据，以"组中值""频数"为变量名，建立 2 列 11 行的数据集 E0402.sav。

2. 操作步骤

（1）频数加权。Data→Weight Cases，选中 Weight Cases by，"频数"→frequency 框→OK。

（2）Analyze→Description Statistics→Descriptives，"组中值"→Variables 框→OK。

	组中值	频数
1	9.50	3
2	10.50	4
⋮	⋮	⋮
10	18.50	5
11	19.50	2

图 4-14　数据集 E0402.sav

3. 主要结果 均数（mean）为 14.475μmol/L

注：计算加权法和直接法标准差的 SPSS 操作步骤与求均数相同。

【实验 4-4】计算例 4-5 的几何均数。

1. 数据文件 如图 4-15 录入数据，以"抗原滴度倒数"为变量名，建立 1 列 10 行的数据集 E0403.sav。

2. 操作步骤 Analyze→Report→Case Summaries，"抗原滴度倒数"→Variables 框→Statistics，Geometric mean→Cell Statistics 框→continue→OK。

	抗原滴度倒数
1	8
2	16
⋮	⋮
9	512
10	1024

图 4-15　数据集 E0403.sav

3. 主要结果 几何均数（Geometric mean）为 84.45。

【实验 4-5】计算例 4-6 的几何均数。

1. 数据文件　如图 4-16 录入数据，以"抗体滴度倒数"为变量名，建立 2 列 8 行的数据集 E0404. sav。

2. 操作步骤

（1）频数加权　Data→Weight Cases，选中 Weight Cases by，"频数"→frequency 框→OK。

（2）Analyze→Report→Case Summaries，"抗体滴度倒数"→Variables 框→Statistics，Geometric mean→Cell Statistics 框，→continue→OK。

	抗原滴度倒数	频数
1	10	4
2	20	3
⋮	⋮	⋮
7	640	14
8	1280	2

图 4-16　数据集 E0404. sav

3. 主要结果　几何均数（Geometric mean）为 150.64。

【实验 4-6】用例 4-7 的资料求其中位数。

1. 数据文件　如图 4-17 录入数据，以生存月数的"组中值""频数"为变量名，建立 2 列 10 行的数据集 E0405. sav。

2. 操作步骤

（1）频数加权。Data→Weight Cases，选中 Weight Cases by，"频数"→frequency 框→OK。

（2）Analyze → Descriptive Statistics → Frequencies，"组中值"→Variables 框，→Statistics，在 Frequencies：Statistics 视窗中点击 Median→Continue→OK。

	组中值	频数
1	3	10
2	5	15
⋮	⋮	⋮
9	19	1
10	21	1

图 4-17　数据集 E0405. sav

3. 主要结果　中位数（Median）为 9 月。

【实验 4-7】用例 4-7 的资料求其平均生存年龄及生存时间的 P_{25} 及 P_{75}。

1. 数据文件　如图 4-18 录入数据，以"下限值""频数"为变量名，建立 2 列 10 行的数据集 E0406. sav。

2. 操作步骤

（1）Transform→Compute Variable→Compute Variable 框中，Target Variable 中输入"组中值"，Numeric Expression：下限值+1→OK。

（2）频数加权　Data→Weight Cases，选中 Weight Cases by，"频数"→frequency 框→OK。

（3）Analyze → Descriptive Statistics → Frequencies，"组中值"→Variable(s) 框中，→Statistics，在 Frequencies：Statistics 视窗中点击 Median、Percentile(s) 输入"25"→Add→Percentile(s) 输入 "75"→Add→Continue→OK。

	下限值	频数
1	2	10
2	4	15
⋮	⋮	⋮
9	18	1
10	20	1

图 4-18　数据集 E0406. sav

3. 主要结果　见图 4-19。

【实验 4-8】用例 4-1 的资料求其极差、方差和标准差。

1. 数据文件　利用数据集 E0401. sav 和 E0402. sav。

2. 操作步骤

（1）直接法　打开数据集 E0401. sav，Analyze → Descriptive Statistics → Frequencies，"血清铜含量"→

N	Valid	120
	Missing	0
Median		9.0000
Percentiles	25	7.0000
	75	11.0000

图 4-19　120 名肝癌患者治疗后生存月数

Variable(s) 框→Statistics，在 Frequencies：Statistics 视窗中点击 Range、Variance、Std Deviation →Continue→OK，可得其极差、方差和标准差。

（2）加权法　打开数据集 E0402.sav，先加权频数，在 Analyze 步中，将"组中值"移入 Variable(s) 框。其他步骤同（1）。

3. 主要结果　如图 4-20。

N	Valid	120
	Missing	0
Std.Deviation		2.25991
Variance		5.107
Range		10.61

（1）直接法

N	Valid	120
	Missing	0
Std.Deviation		2.27320
Variance		5.167

（2）加权法

图 4-20　血清铜含量分析结果

【实验 4-9】用例 4-11 的资料计算其变异系数。

利用 SPSS 编程实现统计分析，需数据视窗有数据才能执行，实验 4-9 事先输入任意一个数，通过 file→new→syntax 视窗录入程序→run→all，结果在数据集中输出。

COMPUTE CV1 = 4.71/123.10 * 100.

COMPUTE CV2 = 2.26/22.29 * 100.

EXECUTE.

二、SPSS 绘制统计图

SPSS 绘图功能很强，能绘制许多种统计图形，这些图形可以由各种统计分析过程产生，也可以直接从"Graphs"图形菜单中所包含的一系列图形选项直接产生。在 SPSS 中，除了生存分析所用的生存曲线图被整合到 Analyze 菜单中外，其他的统计绘图功能均放置在 Graphs 菜单中。图 4-21 为常用的普通统计图图标。

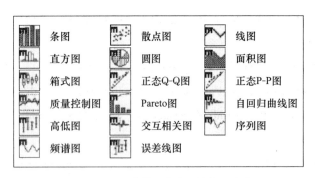

条图		散点图		线图	
直方图		圆图		面积图	
箱式图		正态Q-Q图		正态P-P图	
质量控制图		Pareto图		自回归曲线图	
高低图		交互相关图		序列图	
频谱图		误差线图			

图 4-21　SPSS 菜单项中常用的普通统计图

【实验 4-10】利用 SPSS 数据集，绘制线图。

1. 数据文件　打开 SPSS 数据集"实验 4-10 线图数据文件.sav"。

2. 操作步骤　Graphs→Legacy Dialogs→line→Multiple，在"Data in Chart Are"选项下选中"Summarizes for groups of cases"→Define，在"Define Multiple line"视窗中，在"Line represents"选项下选择"other statistic（e.g.，mean）"，将变量"死亡率"选入"Variable"

变量框中，将变量"年代"选入"Category Axis"变量框中，将变量"疾病种类"选入"Define lines by"变量框中→OK。

3. 主要结果 可以在 SPSS 的 Output Viewer 窗口看到此普通线图的初稿，然后用鼠标双击该图，对该草图的标题、线条的颜色和图案、纵轴的尺度等进行编辑修改（图4-22）。

【实验4-11】利用 SPSS 数据集线图.sav，绘制半对数图线图。

1. 数据文件 打开 SPSS 数据集"实验4-11 半对数线图数据文件.sav"。

2. 操作步骤 绘制半对数图线图的操作步骤与绘制线图的步骤是相同的，只不过将纵坐标所对应的变量进行对数转换。打开 Data 菜单中的 Compute 窗口，运用 Lg10（ ）函数对该变量进行对数转换，之后再做线图。

3. 主要结果 可以在 SPSS 的 Output Viewer 窗口看到半对数图线图的初稿，然后用鼠标双击该图，对该草图的标题、线条的颜色和图案、纵轴的尺度等进行编辑修改（图4-23）。

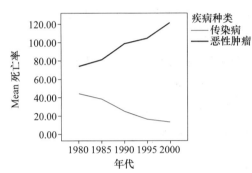

图4-22 1980～2000 年某地恶性肿瘤
与传染病死亡率（¹⁄₁₀万）

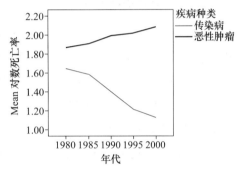

图4-23 1980～2000 年某地恶性肿瘤
与传染病对数死亡率（¹⁄₁₀万）

【实验4-12】利用 SPSS 数据集，绘制单式条图。

1. 数据文件 打开数据集"实验4-12 单式直条图数据文件.sav"。

2. 操作步骤 Graphs→Legacy Dialogs→Bar→Simple，在"Data in Chart Are"选项下选中"Summarizes for groups of cases"→Define，在"Define Simple Bar"视窗中，在"Bars Represents"选项下选择"other statistic（e.g.，mean）"，将变量"疗效"选入"Variable"变量框中，将变量"肺炎种类"选入"Category Axis"变量框中→OK。

3. 主要结果 在 SPSS 的 Output Viewer 窗口看到此直条图的初稿，然后用鼠标双击该图，对该草图的标题、直条的颜色、纵轴的尺度等进行编辑修改（图4-24）。

【实验4-13】利用 SPSS 数据集，绘制复式条图。

1. 数据文件 打开数据集"实验4-13 复式直条图数据文件.sav"。

2. 操作步骤 Graphs→Legacy Dialogs→Bar→Clustered，在"Data in Chart Are"选项下选中"Summarizes for groups of cases"→Define，在"Define Clustered Bar"视窗中，在"Bars Represents"选项

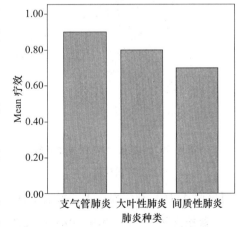

图4-24 中西医结合治疗
不同肺炎的疗效比较

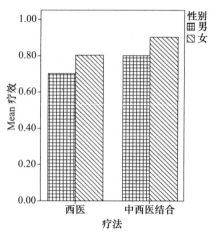

图 4-25　两种疗法对不同性别
湿疹患者的疗效比较

下选择"other statistic（e. g. , mean）"，将变量"疗效"选入"Variable"变量框中，将变量"疗法"选入"Category Axis"变量框中，将变量"性别"选入"Define Clusters by"变量框中→OK。

3. 主要结果　可以在 SPSS 的 Output Viewer 窗口看到此复式直条图的初稿，然后用鼠标双击该图，对该草图的标题、直条的颜色和图案、纵轴的尺度等进行编辑修改（图 4-25）。

【实验 4-14】利用 SPSS 数据集，绘制圆图。

1. 数据文件　打开数据集"实验 4-14 圆图数据文件 . sav"。

2. 操作步骤　Graphs→Legacy Dialogs→pie，在"Data in Chart Are"选项下选中"Summarizes for groups of cases"→Define，在"Define Pie"视窗中，在"Slices represents"选项下选择"Sum of variable"。将变量"人数"选入"Variable"变量框中，将变量"疗效"选入"Define Slices by"变量框中→OK。

3. 主要结果　可以在 SPSS 的 Output Viewer 窗口看到此圆图的初稿，然后用鼠标双击该图，对该草图的标题、扇形的颜色和图案等进行编辑修改（图 4-26）。

【实验 4-15】利用 SPSS 数据集，绘制百分条图。

1. 数据文件　打开 SPSS 数据集"实验 4-15 百分条图数据文件 . sav"。

2. 操作步骤　Graphs→Legacy Dialogs→bar→Stacked，在"Data in Chart Are"选项下选中"Summarizes for groups of cases"→Define，在"Define Stacked Bar"视窗中，在"Bars represents"选项下选择"other statistic（e. g. , mean）"，将变量"数值"选入"Variable"变量框中，将变量"性别"选入"Category Axis"变量框中，将变量"疗效"选入"Define Clusters by"变量框中→OK。

3. 主要结果　可以在 SPSS 的 Output Viewer 窗口看到此百分条图的初稿，然后用鼠标双击该图，对该草图的标题、直条的颜色和图案、纵轴的尺度等进行编辑修改（图 4-27）。

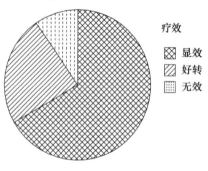

图 4-26　中药治疗 83 例男性湿疹
患者的疗效构成（%）

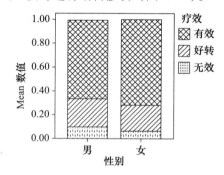

图 4-27　中药对不同性别湿疹
患者的疗效构成（%）

【实验 4-16】利用表 4-1 资料绘制直方图。

1. 数据文件　File→Open→Data→文件路径→E0401. sav→Open。

2. 操作步骤　Graphs→Legacy Dialogs→Histogram→Histogram 对话框：从该对话框左侧的变量列表中将"血清铜"变量放入 Variable 下的空白框→OK。

3. 主要结果　可以在 SPSS 的 Output Viewer 窗口看到此直方图的初稿，然后用鼠标双击该图，进入 SPSS Chart Editor 窗口，在此窗口下双击直方图的横轴上的数值，此时马上会弹出一个如下左图的 Interval Axis 对话框（图 4-28），在 Intervals 选择 Custom，鼠标点击 Define，继续弹出图 4-29 对话框，设置此直方图区间最小值"9"、最大值"20"和频数分布的组段数"11"，再用鼠标点击右上角的 Continue，回到 Interval Axis 对话框，鼠标点击右上角 OK，然后对该草图的标题、矩形的颜色和图案、纵轴的尺度等进行编辑修改（图 4-30）。

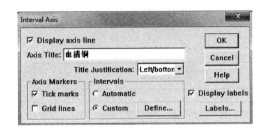

图 4-28　Interval Axis 对话框

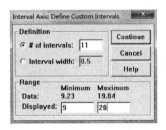

图 4-29　Interval Axis Define Custom Intervals 对话框

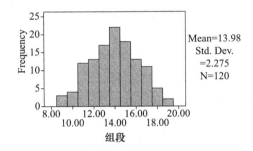

图 4-30　某地 120 例正常成年人血清铜含量的分布

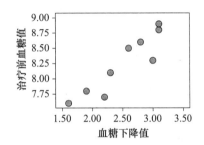

图 4-31　某地 2 型糖尿病患者治疗前血糖值与治疗后血糖下降值的关系

【实验 4-17】 利用 SPSS 数据集，绘制散点图。

1. 数据文件　打开 SPSS 数据集"实验 4-17 散点图数据文件.sav"。

2. 操作步骤　Graphs→Legacy Dialogs→Scatter/Dot→Simple Scatter→Define，在"Simple Scatterplot"视窗中，将变量"治疗前血糖值"选入 Y Axis 变量框中，变量"血糖下降值"选入 X Axis 变量框中，→OK。

3. 主要结果　可以在 SPSS 的 Output Viewer 窗口看到此散点图的初稿，然后用鼠标双击该图，对该草图的标题、点的颜色和图案、横轴和纵轴的尺度等进行编辑修改（图 4-31）。

【实验 4-18】 利用 SPSS 数据集，绘制箱式图。

1. 数据文件　打开 SPSS 数据集"实验 4-18 箱式图数据文件.sav"。

2. 操作步骤　Graphs→Legacy Dialogs→Boxplot→Simple，在"Data in Chart Are"选项下选中"Summarizes for groups of cases"→Define，在"Define Simple Boxplot"视窗中，将变量"x_1"选入"Variable"变量框中，变量"x_2"选入"Category Axis"变量框中→OK。

3. 主要结果　可以在 Output Viewer 窗口看到此箱式图的初稿，然后用鼠标双击该图，对该草图的标题、点的颜色和图案、横轴和纵轴的尺度等进行编辑修改（图 4-32）。

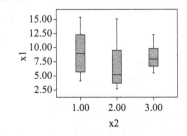

图 4-32　2 型糖尿病患者 3 种药物治疗后空腹血糖值的分布

注意：①同一资料，实验中的统计图与正文的不完全相同，源于应用者对 SPSS 原本给出的统计图编辑修改的不同。另外，图 4-31 与图 4-10 是同一资料的相关散点图，双变量相关没有自变量与因变量之分，那个变量设置在 x 轴还是 y 轴均可，但双变量回归通常需将自变量设置在 x 轴而因变量设置在 y 轴来作散点图。②实验 4-10 至实验 4-18 的相应 SPSS 数据集可从下载的辅助资料中获取。

学习小结

1. 学习内容

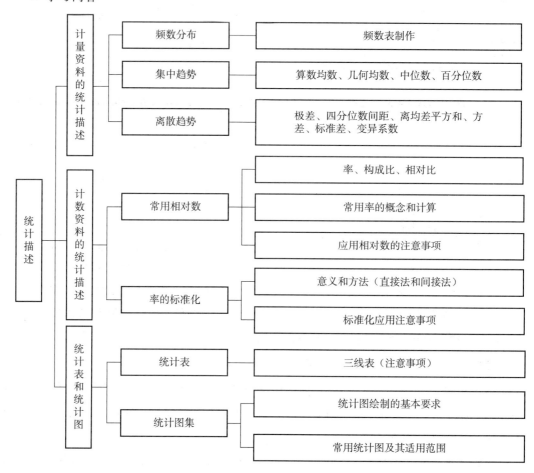

2. 学习方法　采用模拟学习方法，将研究目的与资料类型相结合，针对性地应用统计描述指标。掌握计量资料统计描述指标的意义和用途，频数表的制作，频数分布的类型、特征及其应用；熟悉常用相对数指标类型与意义，率的标准化；熟练绘制常用的统计表和图。

练习题

一、最佳选择题

1. 某项调查获得某高校大学新生中男生腹部皮下脂肪厚度（cm）和身高（cm）资料，现比较这两个变量的离散趋势，最佳的指标是（　　　）

　　A. 变异系数　　　　　　　　　　　　B. 全距

　　C. 方差或标准差　　　　　　　　　　D. 偏度系数

E. 四分位数间距

2. 要评价某市一名 5 岁男孩的身高是否偏高或偏矮，其统计方法是（　　　）

　　A. 用该市五岁男孩的身高的 95% 或 99% 参考值范围来评价

　　B. 用身高差别的假设检验来评价

　　C. 用身高均数的 95% 或 99% 的可信区间来评价

　　D. 用经验法则来判断

　　E. 不能作评价

3. 以下指标中可用来描述正态分布资料离散程度的是（　　　）

　　A. 算术均数　　　　　　　　　　B. 几何均数

　　C. 中位数　　　　　　　　　　　D. 标准差

　　E. 四分位数

4. 描述偏态分布资料集中趋势的指标是（　　　）

　　A. 算术均数　　　　　　　　　　B. 标准差

　　C. 中位数　　　　　　　　　　　D. 四分位数间距

　　E. 方差

5. 最小组段无下限或最大组段无上限的频数分布资料，描述其集中趋势可用（　　　）

　　A. 均数　　　　　　　　　　　　B. 标准差

　　C. 中位数　　　　　　　　　　　D. 四分位数间距

　　E. 方差

6. 变异系数越大说明（　　　）

　　A. 标准差越大　　　　　　　　　B. 平均数越大

　　C. 标准差、平均数越大　　　　　D. 平均数小

　　E. 以均数为基准变异程度大

7. 构成比重要特点之一是（　　　）

　　A. 百分比总和必等于 100%　　　　B. 百分比总和必小于 100%

　　C. 百分比总和必大于 100%　　　　D. 百分比总和必小于等于 100%

　　E. 百分比总和必大于等于 100%

8. 男性人口数/女性人口数，这一指标为（　　　）

　　A. 率　　　　　　　　　　　　　B. 构成比

　　C. 相对比　　　　　　　　　　　D. 动态数列

　　E. 非相对数

9. 标准化后的总死亡率（　　　）

　　A. 随标准选择的变化而变化，反映了相比较事物相对水平

　　B. 随标准选择的变化而变化，反映了相比较事物实际水平

　　C. 不随标准选择的变化而变化，反映了相比较事物相对水平

　　D. 不随标准选择的变化而变化，反映了相比较事物实际水平

　　E. 反映了事物实际发生的强度

10. 随机抽取某地男 200 人、女 100 人为某寄生虫病研究的调查对象，测得其感染阳性率

NOTE

分别为 20% 和 15% ，则合并阳性率为 （　　　　）

    A. 35%   B. 16.7%

    C. 18.3%   D. 17.5%

    E. 30%

11. 对两地胃癌死亡率比较进行率的标准化，其目的是 （　　　　）

    A. 为了能更好地反映人群实际死亡水平

    B. 消除两地总人数不同的影响

    C. 消除各年龄组死亡率不同的影响

    D. 消除两地人口年龄构成不同的影响

    E. 消除各年龄组死亡人数不同的影响

12. . 相对数应用时要注意以下几点，其中不正确的是 （　　　　）

    A. 统计量比较时应做假设检验   B. 离散程度和变异程度

    C. 不要把构成比当成率分析   D. 分母不宜过小

    E. 二者之间的可比性

13. 关于相对数，下列说法错误的是 （　　　　）

    A. 相对数是两个有联系的指标之比

    B. 常用相对数包括率、构成比和相对比

    C. 计算相对数时要求分母要足够大

    D. 率与构成比虽然意义不同，但性质相近，经常可以混用

    E. 相对数是描述定性资料的指标

14. 观察意外死亡在不同年份的变化趋势，宜选择的图形为 （　　　　）

    A. 直条图   B. 普通线图

    C. 圆图   D. 半对数线图

    E. 直方图

15. 观察甲型肝炎患者的年龄分布，宜选择的图形为 （　　　　）

    A. 直方图   B. 直条图

    C. 圆图   D. 普通线图

    E. 半对数线图

16. 观察各种死因构成，宜选择的图形为 （　　　　）

    A. 直方图   B. 直条图

    C. 圆图   D. 普通线图

    E. 半对数线图

17. 观察儿童智力与家庭收入的关系，宜选择的图形为 （　　　　）

    A. 直方图   B. 直条图

    C. 圆图   D. 散点图

    E. 普通线图

18. 比较不同性别高血压患病率，宜选择的图形为 （　　　　）

    A. 直方图   B. 直条图

　　C. 圆图　　　　　　　　　　　　　　D. 普通线图

　　E. 箱图

19. 观察某地 1990 年至 2000 年意外伤害发生率和摩托车数量的关系，宜选择的图形为（　　）

　　A. 直方图　　　　　　　　　　　　　B. 直条图

　　C. 散点图　　　　　　　　　　　　　D. 线图

　　E. 箱图

20. 描述各年龄组（青年组、中年组、老年组）某病疗效（治愈、显效、好转、无效）构成，应绘制（　　）

　　A. 线图　　　　　　　　　　　　　　B. 圆图

　　C. 直方图　　　　　　　　　　　　　D. 百分条图

　　E. 箱图

21. 直方图可用于（　　）

　　A. 2001 年 5 种疾病发病率比较　　　　B. 某地 10 个年龄组患病率比较

　　C. 描述身高和患病率的关系分析　　　　D. 描述 O 型血者血红蛋白含量分布

　　E. 不同性别的血型构成

22. 不同性质的统计资料，一般来讲（　　）

　　A. 连续性资料宜用直条图　　　　　　B. 连续性资料宜用圆图或百分条图

　　C. 各部分的比重的资料宜用直条图　　　D. 连续变量的频数分布可用直方图

　　E. 某变量随时间的变化速度可用线图

23. 关于制作统计表下列叙述错误的是（　　）

　　A. 标题应能概括说明统计表的内容

　　B. 线条只能有顶线和底线

　　C. 表内数字一律用阿拉伯数字

　　D. 统计表的标题应位于表的上方中间

　　E. 制作统计表的原则是重点突出，简单明了

二、简答题

1. 简述计量资料频数分布表的编制方法及其用途。

2. 集中趋势与离散趋势指标各有哪些？

3. 变异系数在什么条件下适用？

4. 简述率的标准化法的作用。

5. 简述应用相对数时的注意事项。

6. 如何选择统计图？

7. 统计表的基本结构及要求有哪些？

三、应用题

1. 12 名健康成年男性的血清总胆固醇（mg/dL）如下：222、142、136、212、129、207、172、150、161、216、174、186，求均数和标准差。

2. 测得某地 11 人某种疫苗接种后的抗体滴度如下：1∶20、1∶20、1∶40、1∶40、1∶40、

1∶80、1∶80、1∶160、1∶160、1∶160、1∶320，请计算平均抗体滴度。

3. 测得某地282名正常成年男性的尿汞含量如下表4-17，试制定该地正常成年男性尿汞值的95%的医学参考值范围。

表4-17   某年某地282名正常成年男性尿汞值（ug/L）测量结果

尿汞值	频数 f	累计频数 $\sum f$	累计频率（%）
0 ~	**45**	**45**	**16.0**
8 ~	64	109	38.6
16 ~	96	205	72.7
24 ~	38	243	86.2
32 ~	20	263	93.3
40 ~	11	274	97.2
48 ~	5	279	98.9
56 ~	2	281	99.6
64 ~ 72	1	282	100.0

4. 已知某三甲医院与某乡镇卫生院急性心肌梗死患者治疗人数和治愈人数见表4-18，试对这两所医院心肌梗死治愈率进行正确比较。

表4-18   某三甲医院与某乡镇医院急性心肌梗死治疗人数和治愈人数

严重程度	某三甲医院			某乡镇卫生院		
	治愈人数	治疗人数	治愈率（%）	治愈人数	治疗人数	治愈率（%）
轻度	16	20	80	56	80	70
重度	48	80	60	8	20	40
合计	64	100	64	64	100	64

5. 欲表达某中药治疗不同性别慢性便秘患者的临床疗效情况，试指出表4-19的缺陷，并改正。

表4-19   疗效比较

项目	男	女	共计	百分比（%）
显效	48	44	92	69.2
有效	17	13	30	22.5
无效	7	4	11	8.3
总有效率				91.7

6. 根据表4-17内容，试绘制适宜的统计图描述该资料。

（徐　刚）

第五章 概率分布

医药领域存在着大量的变异现象，主要表现在具体指标数据的千变万化。为了探讨其特征与规律，就要进行观察或试验，通常称这类试验为随机试验。随机试验各种可能结果的数值表示所形成的变量为随机变量，记为 X，其特点是试验之前不能确定取什么数值，进行大量的重复试验才能发现其取值的规律。随机变量所取到的值与其对应的概率值称为变量的概率分布；通过随机抽样得到的样本统计量的分布称为抽样分布。医学研究中，变量值的常见分布有正态分布、二项分布和 Poisson 分布等，常见的抽样分布有 χ^2 分布、t 分布和 F 分布等。分布理论是统计学的基础理论，也是选择统计学方法的理论依据。

第一节 正态分布

正态分布是统计学分布中最重要的一种分布。在实践中有许多变量，如人体的一些生理与生化指标、测量与加工误差、学生成绩等，都服从正态或近似正态分布。在理论方面，正态分布可以导出其他一些分布，而其他一些分布在一定条件下又可用正态分布来近似。

一、正态分布的概念

正态分布的图形也称正态曲线，是呈对称的钟形曲线，它是一条两端低，中间高的有对称轴的曲线，最早由德国数学家 Gauss 在描述误差分布时所发现。如频数分布图 5-1 所示，当样本量不断增大时，分组就会越来越多，组距就会越来越小，图中的直方逐渐变窄，整个图形将逐渐形成一条高峰位于中央，两侧逐渐降低且左右对称接近光滑的曲线，近似于数学上的正态分布曲线。可以想象，当样本量增加至总体数量时，变量的频率分布曲线即为正态分布曲线，变量的分布称为正态分布。正态分布也称 Gauss 分布、"钟形"分布。

二、正态分布的特征

在数学上，每一条曲线都对应着一个函数，正态分布曲线所对应的函数形式为：

$$f(X) = \frac{1}{\sigma\sqrt{2\pi}}e^{-\frac{(X-\mu)^2}{2\sigma^2}} \qquad x \in (-\infty, +\infty) \qquad (5-1)$$

此函数称为正态分布的概率密度函数，式中 μ 为总体均数，σ 为总体标准差，π 为圆周率，e 为自然对数的底，X 为变量，表示图形上横轴的数值，$f(X)$ 为纵轴数值。μ 和 σ 是正态分布的两个参数，不同的 μ 和 σ 对应不同的正态分布曲线。因此正态分布曲线是一簇曲线，通

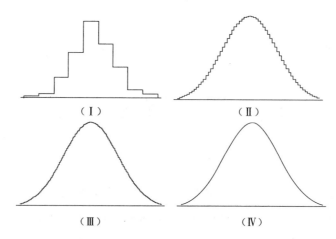

图5-1   直方图随着样本量增加逐渐变为正态曲线

常正态分布表示为 $X \sim N(\mu, \sigma^2)$，读为变量 X 服从于参数为 μ 和 σ^2 的正态分布。当 $\mu = 0$，$\sigma = 1$ 时，称其为标准正态分布，即 $X \sim N(0, 1)$。实际上，任何一个正态分布变量 X 都可以通过下式变换为标准正态分布，标准正态分布曲线是一条曲线。

$$z = \frac{X - \mu}{\sigma} \qquad\qquad (5-2)$$

标准正态分布的概率密度函数为：

$$\varphi(z) = \frac{1}{\sqrt{2\pi}} e^{-\frac{z^2}{2}} \qquad z \in (-\infty, +\infty) \qquad\qquad (5-3)$$

以 X 为横轴，$f(X)$ 为纵轴，当 μ 和 σ 均已知时，按式5-1即可绘制出正态分布曲线的图形，如图5-2所示。正态分布有下列特征：

（1）正态曲线是单峰、对称、钟形曲线，在均数 $X = \mu$ 处，曲线达到最高峰位置，最大值为：

$$f(X) = \frac{1}{\sqrt{2\pi}\,\sigma}$$

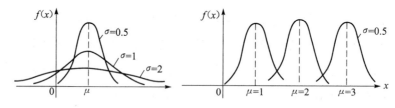

图5-2   正态分布曲线

（2）正态曲线有两个参数，即总体均数 μ 和总体标准差 σ。如果固定 μ，σ 变化：σ 越小曲线越"瘦高"，σ 越大曲线越"矮胖"，σ 为形状参数，表示数据的离散（分散）程度。如果固定 σ，μ 变化：μ 越大曲线右移，μ 越小曲线左移，但曲线的形状不变，μ 叫位置参数，表示数据的集中位置。

（3）正态分布曲线下的面积分布具有一定的规律。

对于服从正态分布的变量 X，只要知道总体均数 μ 和总体标准差 σ，就可用公式计算面积：

$$F(X) = \frac{1}{\sigma\sqrt{2\pi}} \int_{-\infty}^{x} e^{-\frac{(X-\mu)^2}{2\sigma^2}} \mathrm{d}X \tag{5-4}$$

式中 $F(X)$ 表示横轴自 $-\infty$ 至 x 间曲线下面积，即下侧累计面积（概率），如图 5-3 所示，函数 $F(X)$ 也称为正态分布 $N(\mu, \sigma^2)$ 的分布函数。

数学积分证明，无论 μ 和 σ 取什么值，正态分布曲线下面积具有如下规律：

① 正态分布曲线下与横轴间的面积为 1；

② 区间 $(\mu-\sigma, \mu+\sigma)$ 内的面积或概率为 0.683，区间外为 0.317，左右两侧各为 0.1585，如图 5-4 所示；

③ 区间 $(\mu-1.96\sigma, \mu+1.96\sigma)$ 内的面积或概率为 0.95，区间外为 0.05，左右两侧各为 0.025，如图 5-4 所示；

④ 区间在 $(\mu-2.58\sigma, \mu+2.58\sigma)$ 内的面积或概率为 0.99，此区间外为 0.01，左右两侧各为 0.005，如图 5-4 所示。

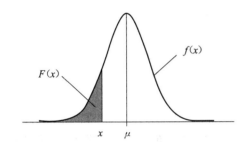

图 5-3 正态分布的分布函数

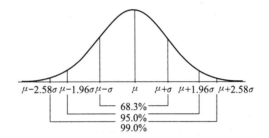

图 5-4 正态分布曲线下面积的规律

对于标准正态分布，由于 $\mu=0$ 和 $\sigma=1$，其面积可由分布函数通过积分求得：

$$\Phi(z) = \frac{1}{\sqrt{2\pi}} \int_{-\infty}^{z} e^{-\frac{z^2}{2}} \mathrm{d}z \tag{5-5}$$

式中 $\Phi(z)$ 为标准正态变量 z 的分布函数。由于手工直接计算较困难，很多的统计书中将不同 z 值的积分值 $\Phi(z)$ 编制成表，称为标准正态分布函数 $\Phi(z)$ 表，也可以通过统计软件 CDF 函数计算不用查表来实现。

【例 5-1】 若 $z \sim N(0, 1)$，求 $z=1.96$ 值所对应的分布函数值 $\Phi(z)$；若面积值 $\Phi(z)=0.95$，求面积值所对应的 z 值。

用统计软件 SPSS 中的函数算得：$\Phi(1.96) = \mathrm{CDF.NORMAL}(1.96, 0, 1) = 0.975$；$z = \mathrm{IDF.NORMAL}(0.95, 0, 1) = 1.644854$，具体操作步骤见本章统计电脑实验。

三、正态分布的应用

正态分布是自然界中最常见的一种分布，许多的连续型变量大都服从或近似服从正态分布。如人的生理特征——身高、体重、血糖、血压等；心理特征——智商、心理状态等。有些变量虽为偏态分布，但经数据变换后可成为正态或近似正态分布，故可按正态分布规律处理，如抗体滴度、细菌密度等。一般来说，若影响某一数量指标的随机因素很多，而每个因素所起的作用不太大，则这个指标很可能服从正态分布，如测量误差、炮弹落点等，这一特点在概率论中可以用极限定理加以证明。另一方面，正态分布具有很多好的性质，许多分布可用正态分布近似，一些分布可以通过正态分布导出（如 t 分布、F 分布、χ^2 分布等都是由正态随机变量构造而成）。因此，正态分布有着非常广泛的应用。

1. 质量控制   一般情况下，质量检测误差服从正态分布。根据正态分布的理论，正态曲线下区间 $(\mu - 2\sigma, \mu + 2\sigma)$ 内的面积为 95.45%，区间 $(\mu - 3\sigma, \mu + 3\sigma)$ 内的面积为99.73%。落在两区间外的观测值的概率不到 5‰ 和 3‰。所以一般以 $\bar{X}$ 为中心线，$\bar{X} \pm 2S$ 为警戒线，$\bar{X} \pm 3S$ 为控制线，根据以上的规定还可以绘制出质量控制图。

2. 正态分布是统计学的理论基础   很多种统计方法的基础是正态分布。变量中最重要、最基础的分布是正态分布，有些变量的分布在大样本的情况下也近似于正态分布。抽样分布中的 t 分布、χ^2 分布、F 分布其抽样的基础也是正态分布，在此基础上推导出了若干种统计方法。对于非正态分布，只要进行合适的变量变换，使之服从正态分布，然后按正态分布的方法作统计学处理。值得注意的是，根据中心极限定理，很多统计量的分布在样本含量足够大时也近似服从正态分布，因此也可以采用正态分布进行统计推断，如第十一章介绍的秩和检验等。

3. 制定医学参考值范围   详见本章第四节。

第二节　二项分布和 Poisson 分布

变量分为计量变量和计数变量，正态分布是计量变量的一种分布，下面介绍计数变量中两种重要分布：二项分布和 Poisson 分布。

一、二项分布的概念、特征及其应用

（一）二项分布概念

医药学中许多试验只有两个对立的试验结果，且每次试验都是独立的。如患者的治疗结果——有效或无效；生化的检验结果——阳性或阴性；毒性实验的结果——存活或死亡。为了研究试验的规律，常常在相同条件下进行大量重复、独立的试验，这种结果对立且相互独立的试验就是 n 重伯努利试验，简称伯努利试验。

下面通过伯努利试验例子来研究二项分布。

【例 5-2】 用某药治疗慢性支气管炎，若该药的有效率为 70%，用该药试治 5 例慢性支气管炎患者，问 4 例有效的概率是多少？

每个人服药结果是有效或无效，是对立的；5 个人间是否有效是互不影响的即独立，因此是伯努利试验。根据概率的乘法定理，5 个人中有 4 个人有效的概率为：$(0.7)^4 (1 - 0.7)^{5-4}$。4个人有效可能是 5 个人中的任意 4 人，共有 C_5^4 种组合结果。所求的概率为：

$$P(X = 4) = C_5^4 (0.7)^4 (0.3)^1 = 0.3601$$

一般地，若阳性率用 π 表示，则 n 次试验中有 k 个阳性时的概率计算公式为：

$$P(X = k) = C_n^k \pi^k (1 - \pi)^{n-k} \qquad k = 0, 1, 2, \cdots, n \qquad (5-6)$$

$$C_n^k = \frac{n!}{k! \, (n-k)!}$$

这种求概率的式子恰好是二项式定理展开式中的各项，因此称这种分布为二项分布，最早由统计学家伯努利提出。记为 $X \sim B(k, n, \pi)$，表示 X 服从参数为 n 和 π 的二项分布，其中 k 代表阳性发生次数，n 代表总的试验次数，π 代表阳性发生概率。

可见，一个事物，每次试验出现的结果为两种互斥的情况之一，这种事物总体阳性率为 π，总体阴性率为 $1-\pi$，观察 n 例（作 n 次试验），出现阳性数（次数）为 0，1，2，$\cdots$，n 事件的概率分布则称为二项分布。

注意二项分布下"刚好""至多"与"至少"三种情况的概率计算方法。

n 次试验中刚好发生阳性数为 k 的概率 $P(X=k)$ 计算公式为式 5-6。

n 次试验中至多发生阳性数为 k 的累积概率 $P(X \le k)$ 计算公式则为式 5-7。

$$P(X \le k) = P(0) + P(1) + P(2) + \cdots + P(k)$$

$$= \sum_{X=0}^{k} P(X) = 1 - \sum_{X=k}^{n} P(X+1) \qquad (5-7)$$

$$X = 0, 1, \cdots, k-1, k, k+1, \cdots, n$$

n 次试验中至少发生阳性数为 k 的累积概率 $P(X \ge k)$ 计算公式则为式 5-8。

$$P(X \ge k) = P(k) + P(k+1) + \cdots + P(n) = \sum_{X=k}^{n} P(X)$$

$$= 1 - (P(0) + P(1) + \cdots + P(k-1))$$

$$= 1 - P(X \le k-1) = 1 - \sum_{X=0}^{k-1} P(X) \qquad (5-8)$$

对例 5-2 若问至多 4 例有效的累积概率，记作 $P(X \le 4)$，则：

$$P(X \le 4) = P(0) + P(1) + P(2) + P(3) + P(4) = 1 - P(5) = 0.8319$$

对例 5-2 若问至少 4 例有效的累积概率，记作 $P(X \ge 4)$，则：

$$P(X \ge 4) = P(4) + P(5) = 1 - \sum_{X=0}^{3} P(X) = 0.5282$$

（二）二项分布的特征

1. 二项分布的均数与标准差　设 $X \sim B(k, n, \pi)$，则阳性数 X 的总体均数 μ 为：

$$\mu = n\pi \qquad (5-9)$$

总体方差为：

$$\sigma^2 = n\pi(1-\pi) \qquad (5-10)$$

总体标准差为：

$$\sigma = \sqrt{n\pi(1-\pi)} \qquad (5-11)$$

2. 二项分布的图形和正态近似

（1）二项分布的图形　根据二项分布概率公式，对于公式中 n 和 π，给不同值，算出不同 X 值时的概率，以变量值 X 为横轴，概率值 P 为纵轴，可绘出二项分布的图形（如图 5-5、图 5-6）。二项分布图形的形状与两个参数 n 和 π 有关，当 $\pi = 0.5$ 时，图形对称；当 $\pi \neq 0.5$ 时，图形呈偏态，随着样本量 n 的增大，图形逐渐趋于对称。

（2）二项分布的正态近似　由统计学中的中心极限定理（大样本的统计量服从正态分布），当 $n \to +\infty$ 时，二项分布近似于正态分布，二项分布 $X \sim B(k, n, \pi)$ 的极限分布就是正态分布 $X \sim N(n\pi, n\pi(1-\pi))$。这样，对于二项分布概率的计算，当 n 较大时，就可以用正态分布的计算来替代，使得计算更简化。

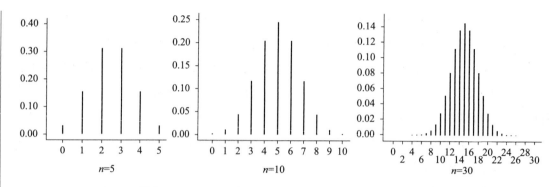

图5-5　$\pi=0.5$，n 为 5、10、30 时二项分布的概率分布图

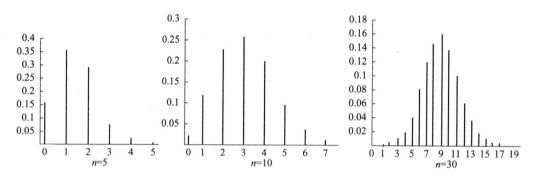

图5-6　$\pi=0.3$，n 为 5、10、30 时二项分布的概率分布图

（三）二项分布的应用

二项分布是伯努利概率模型，必须满足其试验条件：

1. 对立性　试验结果是对立的。

2. 独立性　观察单位之间的结果互相没有影响。

3. 重复性　观察单位之间可以看成是 n 重试验。

【**例5-3**】某地区流行某种非家庭聚集性疾病，人们患该病的概率为20%，在该地区某单位共有30人，问：①该单位患该病人数的平均值、标准差；②现对该单位人员实施一种健康干预措施，采取措施后至多有1人患该病，试推断该措施是否真的有效。

这是一个伯努利试验的问题，则患该病的人数 $X \sim B(k, 30, 0.20)$。

① 平均数　　　　　　　　　$\mu = n\pi = 30 \times 0.20 = 6$

标准差　　　　　　　$\sigma = \sqrt{n\pi(1-\pi)} = \sqrt{30 \times 0.2 \times 0.8} = 2.19$

② 假设该措施无效，人们患该病的概率为0.20，不患该病的概率为0.80，30人中至多有1人患该病的概率也就是至少29人不患该病的概率为：

$$P(X \leq 1) = P(X=0) + P(X=1) = C_{30}^{0} 0.2^{0} 0.8^{30} + C_{30}^{1} 0.2^{1} 0.8^{29} = 0.01052$$

显然这个概率0.01052是非常小的，说明在正常情况下，如果措施无效，至多有1人患该病或至少29人不患该病的可能性是非常小的，是很难发生的，现在发生了，在0.05的水准下，该措施无效的假设是不成立的，样本患病率为1/30，低于20%是总体不同所致，可认为该措施是有效的。

二、Poisson 分布的概念、特征及其应用

（一） Poisson 分布的概念

二项分布中，如果设 $\lambda = n\pi$，则 $\pi = \lambda/n$，代入二项分布概率计算公式得：

$$P(X = x) = C_n^x \left(1 - \frac{\lambda}{n}\right)^{n-x} \left(\frac{\lambda}{n}\right)^x \qquad x = 0, 1, 2, \cdots, n$$

数学上可以证明，当 $n \to +\infty$ 时，上式极限收敛于：

$$P(X = x) = \frac{\lambda^x}{x!} e^{-\lambda} \qquad x = 0, 1, 2, 3, \cdots \qquad (5-12)$$

式 5-12 即为 Poisson 分布的概率计算公式，λ 是大于 0 的常数，即 $\lambda = n\pi$，为事件的平均发生数，是 Poisson 分布的唯一参数。X 服从参数为 λ 的 Poisson 分布，记为 $X \sim P(k, \lambda)$。

Poisson 分布（Poisson Distribution）是描述单位时间、空间、面积、人群内某稀有事件发生次数的概率分布。它可用于分析每毫升水中的大肠杆菌数、每升空气中的可吸入颗粒数、单位面积内的菌落数的分布等，也可以用于研究医学上诸如人群中出现多胞胎、遗传缺陷、癌症等发病率很低的非传染性疾病的发病或患病人数的分布等。

Poisson 分布需满足两个必要条件：①事件发生的概率 π 不变；②每个事件的发生是相互独立的。相反，如果 n 次观察互不独立、发生的概率不等，则不能看作 Poisson 分布。比如，一些具有传染性的罕见疾病的发生率，由于首例发生后可成为传染源，而影响后续病例的发生，不符合事件发生具有独立性的条件，所以不呈 Poisson 分布。另外，观察的事物由于某些原因分布不随机时，如污染的牛奶中细菌成集落存在，钉螺在繁殖期成窝状散布等，也不能利用 Poisson 分布的理论模型进行处理。

Poisson 分布下也有"刚好""至多"与"至少"三种情况，其概率的计算方法同二项分布，只需将二项分布函数改为 Poisson 分布函数即可。

（二） Poisson 分布的特征

1. Poisson 分布的均数与标准差 Poisson 分布的总体均数 μ 为：

$$\mu = \lambda \qquad (5-13)$$

表示单位时间（单位面积、空间）内某随机事件的平均发生数。

Poisson 分布的总体方差 σ^2 与总体均数 λ 相等，即：

$$\sigma^2 = \lambda \qquad (5-14)$$

2. Poisson 分布的图形和正态近似 Poisson 分布中，给定参数 λ，可以计算出 Poisson 分布的概率分布值，可绘制出 Poisson 分布的图形（图 5-7）。

由图 5-7 可知，当 λ 增大时，Poisson 分布越来越趋向于对称，也近似于 $N(\lambda, \lambda)$ 的正态分布。一般在实际计算中，当 λ 大于或等于 20 时，就可以用正态分布来近似处理 Poisson 分布的问题。

（三） Poisson 分布的应用

Poisson 分布为二项分布的极限形式。在二项分布 n 比较大，π 比较小的情况下，用 Poisson 分布来近似计算；在研究单位时间、单位空间上某稀有事件的发生数时，Poisson 分布有其独特优势。

【例 5-4】 假如生三胞胎的概率为 0.0001，求在 100000 次生育中至少有一次生三胞胎的概率。

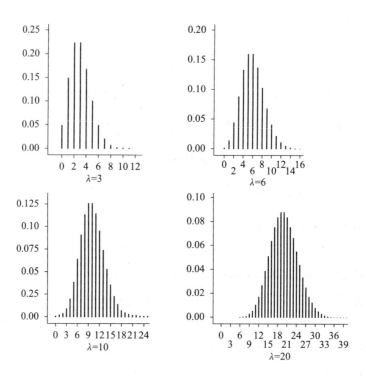

图 5-7　Poisson 分布的示意图

　　这可看作是 $n = 100000$，$\pi = 0.0001$ 时的伯努利试验，设 X 表示 100000 次生育中生三胞胎的次数，则 $X \sim B(k, 100000, 0.0001)$ 二项分布，由于 n 很大，π 很小，采用 Poisson 分布（泊松分布）来近似计算，得 $\lambda = n\pi = 10$。

$$P(X \geqslant 1) = 1 - P(X = 0) = 1 - \frac{10^0}{0!}e^{-10} = 0.999955。$$

　　结果表明，尽管生三胞胎的概率非常小，但在 100000 次生育中至少有一次生三胞胎的概率还是非常大的。

　　【例 5-5】在 200mL 当归浸液里含某种颗粒 300 个，求：1mL 浸液中含 2 个颗粒的概率；超过 2 个颗粒的概率。

　　观察 1mL 浸液就是一次伯努利试验，总共观察 200mL，当成 200 次伯努利试验，发现颗粒是稀有事件，则在 1mL 中出现颗粒数为 X 可认为服从 $\lambda = \dfrac{300}{200} = 1.5$ 的 Poisson 分布（泊松分布），即 $X \sim P(k, 1.5)$。

$$P(X = 2) = \frac{1.5^2}{2!}e^{-1.5} = 0.25102$$

$$P(X > 2) = 1 - \left(\frac{1.5^0}{0!}e^{-1.5} + \frac{1.5^1}{1!}e^{-1.5} + \frac{1.5^2}{2!}e^{-1.5} \right) = 0.19115$$

第三节　抽样分布

　　前面介绍的分布都是指总体或变量的分布，而要对总体进行研究常常是通过样本来进行的，从总体中得到样本的过程称为抽样。抽取样本之后，一般并不直接利用样本进行推断，而是针对不同问题构造样本统计量的函数，利用这些样本统计量的函数进行统计推断，样本统计量的分布即抽样分布不同，统计推断方法就不同。下面介绍几种常见的抽样分布：χ^2 分布、t 分布和 F 分布。

一、χ^2 分布的概念、特征

设 X_1，X_2，$\cdots$，X_n 是相互独立且都服从 $N(0，1)$ 的随机变量，则称随机变量服从自由度为 ν 的 χ^2 分布，记为 $\chi^2 \sim \chi^2(\nu)$。

$$\chi^2 = X_1^2 + X_2^2 + \cdots X_n^2 \tag{5-15}$$

$\chi^2(\nu)$ 分布概率密度函数为：

$$f(\chi^2) = \begin{cases} \dfrac{1}{2^{\frac{\nu}{2}}\Gamma(\nu/2)}(\chi^2)^{\frac{\nu}{2}-1}e^{-\frac{\chi^2}{2}}, & \chi^2 > 0 \\ 0, & \chi^2 \leqslant 0 \end{cases} \tag{5-16}$$

式中，$\Gamma(\cdot)$ 为伽玛函数符号，它是一个已知函数。由 $\chi^2(\nu)$ 分布概率密度函数可以绘出 χ^2 分布的概率密度曲线图（如图5-8）。

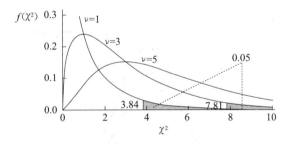

图 5-8　χ^2 分布概率密度函数图

χ^2 分布具有如下特征：

（1）从 χ^2 分布图可知，χ^2 分布为一簇单峰不对称正偏态分布曲线。

（2）χ^2 分布曲线下的面积计算。给定 χ^2 值及其自由度，利用统计软件具有的 χ^2 分布的累计分布函数，即可求出 χ^2 分布的右侧尾部面积（如图5-8），作为统计推断的 P 值。

（3）χ^2 分布的重要结论。设总体 $X \sim N(\mu，\sigma^2)$，X_1，X_2，$\cdots X_n$ 是来自总体的一个随机样本，其样本方差为 S^2，则统计量：

$$\chi^2 = \frac{(n-1)S^2}{\sigma^2} = \frac{\sum\limits_{i=1}^{n}(X_i - \bar{X})^2}{\sigma^2} \sim \chi^2(n-1) \tag{5-17}$$

χ^2 值服从自由度为 $\nu = n-1$ 的 χ^2 分布。

χ^2 分布是 χ^2 检验的理论基础，χ^2 检验应用于计数资料的假设检验、拟合优度检验以及方差齐性检验等。

二、t 分布的概念、特征

设随机变量 $X \sim N(0, 1)$，$Y \sim \chi^2(\nu)$，且 X 与 Y 相互独立，则称随机变量服从自由度为 ν 的 t 分布，记为 $t \sim t(\nu)$。

$$t = \frac{X}{\sqrt{Y/\nu}} \tag{5-18}$$

t 分布的概率密度函数为：

$$f(t) = \frac{\Gamma\left(\frac{\nu+1}{2}\right)}{\sqrt{\nu\pi}\,\Gamma\left(\frac{\nu}{2}\right)}\left(1 + \frac{t^2}{\nu}\right)^{-\frac{\nu+1}{2}}, \qquad -\infty < t < +\infty \tag{5-19}$$

其图形如图 5-9 所示。

t 分布的特征：

（1）t 分布的对称性　随着自由度的变化，t 分布为一簇单峰分布曲线，以 y 轴为中心称轴对称。

（2）t 分布与正态分布　t 分布中唯一参数是自由度，自由度越小，t 分布的峰越低，而两侧尾部翘得越高；自由度越大，t 分布越来越逼近标准正态分布；当自由度为无穷大时，t 分布就是标准正态分布 $N(0, 1)$。一般地，当 $\nu \geq 50$ 时，t 分布可用标准正态分布近似，如图 5-9 所示。

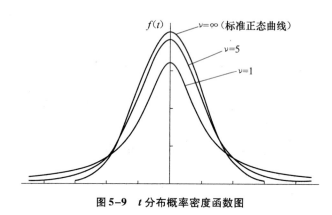

图 5-9　t 分布概率密度函数图

（3）t 分布曲线下的面积　给定 t 值和自由度 ν，在统计软件中，利用 t 分布的累计概率分布函数，直接求得 t 分布的单侧或双侧尾部面积即精确概率值，作为统计推断的 P 值。

（4）t 分布的重要结论　设总体 $X \sim N(\mu, \sigma^2)$，$X_1, X_2, \cdots X_n$ 是来自总体的一个随机样本，$\bar{X}$，S^2 分别是样本均数和样本方差，则有：

$$t = \frac{\bar{X} - \mu}{S/\sqrt{n}} \sim t(n-1) \tag{5-20}$$

t 分布应用于对呈正态分布的总体均数进行估计，也是两个样本均数差异比较的 t 检验的理论基础。

三、F 分布的概念、特征

设随机变量 $X \sim \chi^2(\nu_1)$，$Y \sim \chi^2(\nu_2)$，且 X，Y 相互独立，则称随机变量服从自由度为（ν_1，

ν_2）的 F 分布，记为 $F \sim F(\nu_1, \nu_2)$，其中 ν_1、ν_2 分别称为 F 分布的第一自由度和第二自由度。

$$F = \frac{X/\nu_1}{Y/\nu_2} \tag{5-21}$$

F 分布的概率密度函数为：

$$f(F) = \frac{\Gamma(\nu_1 + \nu_2)/2}{\Gamma(\nu_1/2)\Gamma(\nu_2/2)} \left(\frac{\nu_1}{\nu_2}\right)^{\frac{\nu_1}{2}} F^{\frac{\nu_1}{2}} - 1 \left(1 + \frac{\nu_1}{\nu_2}F\right)^{-\frac{\nu_1+\nu_2}{2}} \tag{5-22}$$

其图形如图 5-10。

F 分布的特征：

（1）F 分布曲线　对于不同的自由度 ν_1、ν_2，F 分布曲线是一簇单峰正偏态分布曲线。随着 ν_1 和 ν_2 的变大，F 分布图形趋向于对称。

（2）F 分布曲线下的面积计算　给定 F 值及其两个自由度，在统计软件中，利用 F 分布的累计分布函数，可以求得 F 分布的单侧或双侧尾部面积即精确概率值，作为统计推断的 P 值。

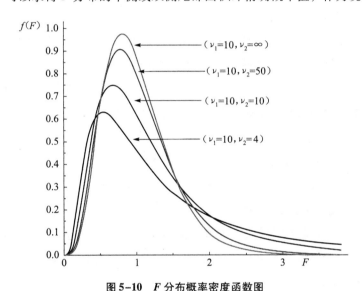

图 5-10　F 分布概率密度函数图

（3）F 分布重要结论　设 X_1，X_2，$\cdots$，X_{n_1} 与 Y_1，Y_2，$\cdots$，Y_{n_2} 分别是来自正态总体 $N(\mu_1, \sigma_1^2)$ 和 $N(\mu_2, \sigma_2^2)$ 的样本，且这两个样本相互独立，设 $\bar{X}$、$\bar{Y}$ 分别是这两个样本的样本均数；S_1^2、S_2^2 分别是这两个样本的样本方差，则有：

①
$$F = \frac{S_1^2/\sigma_1^2}{S_2^2/\sigma_2^2} \sim F(n_1 - 1, n_2 - 1) \tag{5-23}$$

② 当 $\sigma_1^2 = \sigma_2^2 = \sigma^2$ 时，

$$t = \frac{(\bar{X} - \bar{Y}) - (\mu_1 - \mu_2)}{\sqrt{S_\omega^2\left(\frac{1}{n_1} + \frac{1}{n_2}\right)}} \sim t(n_1 + n_2 - 2) \tag{5-24}$$

其中
$$S_\omega = \sqrt{\frac{(n_1-1)S_1^2+(n_2-1)S_2^2}{n_1+n_2-2}}$$

这是一个重要的公式，在统计推断中有广泛的应用。

在实际应用中，F 分布常用于方差齐性检验（homogeneity of variance）和方差分析（analysis of variance）。进行两个方差齐性检验时，需求 F 分布的双侧尾部面积，作为统计推断

的 P 值；进行方差分析时，只求 F 分布的右侧尾部面积，作为统计推断的 P 值。

第四节　医学参考值范围的制定

参考值是具有明确背景资料的参考人群某项指标的测定值。由于医学所面对对象的复杂性，所表现的医学指标往往是变异的。因此应该用一个范围来表示其正常值，以往称之为正常值范围，考虑该范围不是确诊指标，所以称之为医学参考值范围比较恰当。医学参考值范围指绝大多数正常人的人体形态、功能或代谢产物等各种解剖、生理生化指标观察值的波动范围，一般在临床上作为判断某个指标正常与异常的参考标准，在医学各领域有着广泛的应用。

制定医学参考值范围的步骤和方法：

1. 确定一批观察对象和抽取样本量足够大的"正常人"　抽取样本人群之前，须制定纳入标准和排除标准，保证研究对象的同质性；所谓"正常人"不是指没有任何疾病的人，而是指在同质的前提下，排除了影响所测指标的因素的个体；"足够大的样本"一般要求 100 例以上。

2. 决定是否分组制定参考值范围　对于指标在性别、年龄、民族、地区、职业之间的分布有较大差异时，应分组制定参考值范围。例如红细胞数应分性别和/或年龄制定范围。

3. 选择统一的测量方法准确测量样本人群相应指标的值　测量的过程中要严格控制各种误差。

4. 根据指标特点决定单双侧　若某指标过高或过低均为异常，则相应的参考值范围既有上限又有下限，即取双侧界值，如血糖值等；若某指标仅过高为异常，应采用单侧参考值范围制定上侧界值，即上限界值，如尿铅、发汞等指标；若某指标仅过低为异常，则应对此指标制定单侧下限，作为参考值范围，如肺活量等。因此单双侧的选取，取决于专业知识和专业需要。

5. 选择适宜的百分界值　医学参考值范围一般以 95% 参考值范围为常见，也可根据需要确定 90% 或 99% 为参考值范围。

6. 选择适宜的方法进行正常值估计　根据资料的分布类型选择常用的计算方法：正态分布法或百分位数法。如果资料服从正态分布，则用正态分布法计算；若资料不服从正态分布，可通过适当的变量转换（如对数变换、倒数变换、平方根变换等）使资料服从正态分布，按变换后的新指标计算参考值范围，然后再用反变换返回原变量值；若经变换后很难成正态分布，可以采用百分位数法。具体计算可参考表 5-1。

表 5-1　参考值范围的制定

百分数（%）	正态分布法			百分位数法		
	双侧	单侧		双侧	单侧	
		下限	上限		下限	上限
90	$\bar{X}\pm1.64S$	$\bar{X}-1.28S$	$\bar{X}+1.28S$	$P_5 \sim P_{95}$	P_{10}	P_{90}
95	$\bar{X}\pm1.96S$	$\bar{X}-1.64S$	$\bar{X}+1.64S$	$P_{2.5} \sim P_{97.5}$	P_5	P_{95}
99	$\bar{X}\pm2.58S$	$\bar{X}-2.33S$	$\bar{X}+2.33S$	$P_{0.5} \sim P_{99.5}$	P_1	P_{99}

【例 5-6】某地调查正常成年男子 200 人，红细胞数的均数 $\bar{X}=4.801\times10^{12}/L$，标准差 $S=0.363\times10^{12}/L$，试估计该地正常成年男子红细胞数的 95% 参考值范围。

由于红细胞指标过高过低都属异常，故其参考值范围取双侧范围。又因为该指标服从正态分布，可采用正态分布法求其95%参考值范围。

下限为： $\bar{X}-1.96S = 4.801 - 1.96 \times 0.363 = 4.090$ （$10^{12}/L$）

上限为： $\bar{X}+1.96S = 4.801 + 1.96 \times 0.363 = 5.512$ （$10^{12}/L$）

即该地正常成年男子红细胞数的95%参考值范围是 （4.090，5.512）$10^{12}/L$。

【例5-7】测得某年某地282名正常人的尿汞值（μg/L），结果见表5-2，试制定正常人尿汞值的95%参考值范围。

表5-2 某年某地282名正常人尿汞值测量结果

尿汞值	频数 f	累计频数 $\sum f$	累计频率（%）
0.0 ~	45	45	16.0
8.0 ~	64	109	38.6
16.0 ~	96	205	72.7
24.0 ~	38	243	86.2
32.0 ~	20	263	93.3
40.0 ~	11	274	97.2
48.0 ~	5	279	98.9
56.0 ~	2	281	99.6
64.0 ~ 72.0	1	282	100.0

正常人的尿汞值为偏态分布，且过高为异常，应采用百分位数法单侧，计算第95百分位数。

$$P_{95} = L + \frac{i}{f_{95}}\left(n \times 95\% - \sum f_L\right) = 40.0 + \frac{8.0}{11} \times (282 \times 95\% - 263) = 43.6 (\mu g/L)$$

故该地正常人的尿汞值的95%参考值范围为<43.6μg/L。

学习小结

1. 学习内容

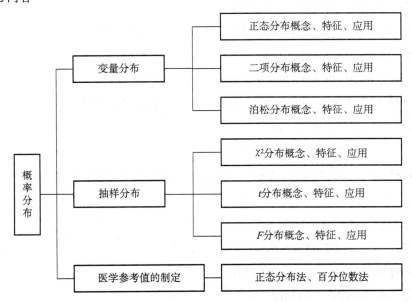

2. 学习方法 概率分布是学习的重点也是难点，它是统计推断的基础。对于概率分布要

掌握相应的概率模型与特征；对于三个抽样分布，基础均为正态分布，应用有其不同。医学参考值的制定，学以致用，感受统计学的作用。

概率分布的统计电脑实验

SPSS 提供了许多概率分布函数及其分位（界值）函数，利用 IDF 分位函数可计算相应分布的界值，利用 CDF 和 1-CDF 函数可计正态分布的累计概率和 P 值，利用 PDF、CDF 和 1-CDF(X-1) 函数可计算二项分布与 Poisson 分布"刚好""至多"和"至少"三种情况的概率。

【实验5-1】 对例 5-1 资料用 SPSS 计算标准正态分布的分布函数值 $\Phi(z)$ 和 z 值。

1. 数据文件　在 data 编辑窗口输入任意一个数值，如：输入 12。（程序的运行是在数据集基础上实现的）

2. 编辑程序

（1）File→New→Syntax，在弹出的 Syntax Editor 编辑框中输入以下程序：

COMPUTE p=CDF. NORMAL(1.96，0，1).

COMPUTE z=IDF. NORMAL(0.95，0，1).

EXECUTE.

（其中，CDF. NORMAL 表示正态分布累计概率分布函数即正态分布曲线下的面积值，IDF. NORMAL 表示分位或界值函数，为 CDF. NORMAL 的反函数。）

（2）输出结果 Run→All，在数据集里直接输出结果。

3. 主要结果　p=0.975，z=1.644854。

【实验5-2】 对例 5-2 资料用 SPSS 计算二项分布的概率值。

其他同前，只需将程序中语句改为：

COMPUTE　p=PDF. BINOM(4，5，0.7).

【实验5-3】 对例 5-3 资料用 SPSS 计算二项分布的累积概率值。

其他同前，只需将程序中语句改为：

COMPUTE　p=CDF. BINOM(1，30，0.2).

【实验5-4】 对例 5-4 资料用 SPSS 计算 Poisson 分布的累积概率值。

其他同前，只需将程序中语句改为：

COMPUTE　p=1-CDF. POISSON(0，10).

【实验5-5】 对例 5-5 资料用 SPSS 计算 Poisson 分布的概率值和累积概率值。

其他同前，只需将程序中语句改为：

COMPUTE　p1=PDF. POISSON(2，1.5).

COMPUTE　p2=1-CDF. POISSON(2，1.5).

【实验5-6】 对例 5-6 资料用 SPSS 计算。

其他同前，只需将程序中语句改为：

COMPUTE　z1=4.801-1.96＊0.363.

COMPUTE   z2＝4.801＋1.96＊0.363.

【实验5-7】对例5-7资料用SPSS计算。

其他同前，只需将程序中语句改为：

COMPUTE   z1＝40.0＋8.0/11＊（282＊0.95－263）.

练习题

一、单项选择题

1. 某项指标95%医学参考值范围表示的是（   ）

    A. 检验指标在此范围，判断"异常"正确的概率大于或等于95%

    B. 检验指标在此范围，判断"正常"正确的概率大于或等于95%

    C. 在"异常"总体中有95%的人在此范围之外

    D. 在"正常"总体中有95%的人在此范围

    E. 落在范围外的一定是不正常的

2. 应用百分位数法估计参考值范围的条件是（   ）

    A. 数据服从正态分布　　　　　　　B. 数据服从偏态分布

    C. 有大样本数据　　　　　　　　　D. 数据服从对称分布

    E. 二项分布

3. 理论上，二项分布是一种（   ）

    A. 连续性分布　　　　　　　　　　B. 离散性分布

    C. 均匀分布　　　　　　　　　　　D. 标准正态分布

    E. 泊松分布

4. 在样本例数不变的情况下，下列何种情况时，二项分布越接近对称分布（   ）

    A. 阳性率 π 越大　　　　　　　　B. 样本率 P 越大

    C. 阳性率 π 越接近0.5　　　　　D. 阳性率 π 越小

    E. 样本率 P 越小

5. 标准正态分布曲线下，中间95%的面积所对应的横轴的范围是（   ）

    A. $-\infty$ 到＋1.96　　　　　　　B. －1.96 到＋1.96

    C. $-\infty$ 到＋2.58　　　　　　　D. －2.58 到＋2.58

    E. $-\infty$ 到－1.96

6. 正态分布有两个参数 μ 与 σ，μ 不变时，正态曲线的形状越扁平，则相应的（   ）

    A. μ 越大　　　　　　　　　　　B. μ 越小

    C. σ 越大　　　　　　　　　　D. σ 越小

    E. μ 越大或 σ 越大

二、简答题

1. 简述医学参考值范围的涵义及制定参考值范围的一般步骤。

2. 简述二项分布应用的条件。

三、应用题

1. 某地 200 名正常成年女子血清总胆固醇均数 $\bar{X}=4.06$ mmol/L，标准差 $S=0.654$ mmol/L。试估计该地区正常成年女子血清总胆固醇在 4.00mmol/L 以下者及 5.00mmol/L 以上者各占正常女子总人数的百分比。

2. 某地区 20 岁男学生 200 人的脉搏数（次/分钟），经检验服从正态分布。求得均数 $\bar{X}=$ 76.10，标准差 $S=9.32$。试估计脉搏数的 95% 的参考值范围。

3. 将测得的 238 例正常人的发汞值（$\mu g/g$）从小到大排列，最后 14 个发汞值及顺序如下，求 95% 单侧上限。

表 5-3　最后 14 个发汞值数据

发汞值	2.6	2.6	2.6	2.6	2.7	2.7	2.7	2.8	2.8	3.0	3.3	4.0	4.1	4.3
秩次	225	226	227	228	229	230	231	232	233	234	235	236	237	238

4. 炮击命中目标的概率为 0.2，共发射了 14 发炮弹。已知至少要 2 发炮弹命中目标才能摧毁之，试求摧毁目标的概率。

5. 按国家规定平均每毫升饮用水的细菌总数不得超过 100 个，现从某水源地随机抽取 2mL 水，测得细菌 215 个。问该水源是否符合饮用水的条件。

（李秀昌）

第六章　参数估计与假设检验

在研究医药现象的总体特征时通常采用抽样研究，即从总体中随机抽取部分观察单位作为样本进行研究，根据得到的样本信息对未知总体的分布和数量特征做出以概率形式表述的非确定性估计和判断，这种研究方法称为统计推断。统计推断是现代统计学的核心内容，包括两个重要方面：参数估计和假设检验。

第一节　参数估计

一、抽样误差与标准误

在抽样研究中样本是随机抽取得到的，因此根据样本资料计算的统计量也是一个随机变量，存在特定的概率分布，我们把样本统计量的分布称为抽样分布。在同一总体中反复多次随机抽取样本含量相同的若干样本，计算每个样本的均数或频率等统计量，其对应的概率分布称为均数的抽样分布或频率的抽样分布，抽样分布是统计推断的理论基础。

由于总体中观察对象之间存在着个体变异，因此得到的样本统计量不一定恰好等于相应的总体参数，同时若干样本统计量之间也不一定相等。这种由于个体变异的存在，在抽样过程中产生的样本统计量与相应总体参数之间的差异或来自同一总体的若干样本统计量之间的差异，称为抽样误差（sampling error）。

根据资料的性质和指标种类的不同可分为多种抽样误差，主要包括均数的抽样误差和率的抽样误差。此外，样本方差和相应的总体方差也存在抽样误差，后面章节介绍的相关系数和回归系数也有抽样误差的问题。

1. 均数的抽样误差与标准误　在抽样研究中抽样误差是不可避免的，其根本原因是生物间存在的个体变异，但是抽样误差具有一定的规律性，下面我们用模拟抽样分布实验说明其规律。

【例6-1】根据普查资料我国大学生男性身高 X 服从均数 $\mu=171.5$ cm、标准差 $\sigma=6.38$ cm 的正态分布，使用 SPSS 软件进行模拟抽样实验，从该正态分布总体中重复多次随机抽取样本含量 $n=5$ 的 100 个样本，分别计算每个样本的均数 $\bar{X}_i$ 和标准差 S_i，如图 6-1 所示。

将每个样本计算出的样本均数 $\bar{X}_i$ 看成一组新的随机变

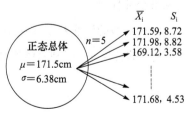

图6-1　模拟抽样实验示意图

量，研究样本均数抽样分布的集中趋势和离散趋势，可计算 100 个样本均数的均数为 171.30cm、标准差为 2.811cm，绘制直方图如图 6-2 所示。

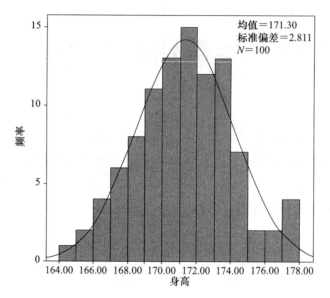

图6-2 100 个样本身高均数分布的直方图

从图中可以看出样本均数的抽样分布具有以下特点：①各样本均数不一定等于总体均数，各样本均数之间也不一定相等；②各样本均数围绕总体均数呈现近似正态分布，样本均数的均数与总体均数相差无几；③样本均数 $\bar{X}$ 的变异程度远远小于原变量 X 的变异程度。同理，在偏态总体中也可以进行类似的抽样研究。

中心极限定理证明，如果随机变量 X 服从正态分布 $N(\mu, \sigma^2)$，则样本均数 $\bar{X}$ 的分布服从正态分布 $N(\mu, \sigma^2/n)$；即使 X 不服从正态分布，只要样本含量 n 足够大，样本均数 $\bar{X}$ 的分布也近似服从正态分布 $N(\mu, \sigma^2/n)$。即在抽样分布中，样本均数的总体均数仍为原变量的总体均数 μ，样本均数 $\bar{X}$ 的标准差是原变量 X 的标准差的 $1/\sqrt{n}$ 倍。为区别两者，统计学中将样本均数的标准差称为标准误（standard error，SE），其理论值用符号 $\sigma_{\bar{X}}$ 表示，计算公式为：

$$\sigma_{\bar{X}} = \sigma / \sqrt{n} \tag{6-1}$$

由式 6-1 可知，标准误与总体中个体值的变异程度 σ 成正比，与抽样样本量 n 的平方根成反比。均数的标准误是反映样本均数在抽样分布中变异程度大小的指标，标准误越小，说明抽样误差越小，用样本均数来估计总体均数时的可靠程度越大；反之，标准误越大，说明抽样误差越大，用样本均数来估计总体均数时越不可靠。因此，在实际工作中可通过适当增加样本含量来减少抽样误差。

总体均数的标准差 σ 往往是未知的，通常抽取一个样本含量为 n 的样本，计算样本标准差 S 来近似的替代 σ，得到总体均数标准误的估计值 $S_{\bar{X}}$。计算公式为：

$$S_{\bar{X}} = S / \sqrt{n} \tag{6-2}$$

【例6-2】计算例 4-1 资料样本均数的标准误 $S_{\bar{X}}$。

由例 4-1 得 $n = 120$，均数 $\bar{X} = 14.46\mu mol/L$，标准差 $S = 2.27\mu mol/L$ 带入式 6-2 得：

$$S_{\bar{X}} = \frac{2.27}{\sqrt{120}} = 0.207(\mu mol/L)$$

2. 率的标准误　从总体率为 π 的总体中反复多次随机抽取样本含量固定为 n 的样本，所得的样本率 p 与总体率 π 往往不相等，各样本率 p 之间也不相等，这种由于个体变异和随机抽样造成的样本率与总体率或各样本率之间的差异称为率的抽样误差，其大小用率的标准误来表示。其理论值 σ_P 的计算公式为：

$$\sigma_P = \sqrt{\frac{\pi(1-\pi)}{n}} \qquad (6-3)$$

率的标准误反映了在频率的抽样分布中样本率与样本率之间、样本率与总体率之间的离散程度。σ_P 越大，率的抽样误差越大；反之，σ_P 越小，率的抽样误差越小。

在实际应用中，总体概率 π 通常是未知的，可用样本频率 p 近似的替代 π，计算频率标准误的估计值 S_P。计算公式为：

$$S_P = \sqrt{\frac{p(1-p)}{n}} \qquad (6-4)$$

【例6-3】 调查某地乙肝病毒感染情况，随机抽样调查了429人，感染人数为103。试计算该地乙肝病毒感染率的标准误。

本例 $n = 429$，感染人数 $X = 103$，感染率 $p = 0.2401$，代入式6-4 得：

$$S_p = \sqrt{\frac{p(1-p)}{n}} = \sqrt{\frac{24.01\% \times (1-24.01\%)}{429}} = 0.0206。$$

二、总体均数的估计

总体参数一般是未知的，通常使用样本资料得到的统计量去估计总体参数的取值或可能存在的范围，这种方法称为参数估计（parameter estimation）。参数估计包括点估计和区间估计两种方法。

点估计（point estimation）是用样本计算的统计量直接作为未知总体参数的估计值。点估计虽然方法简单，但未考虑抽样误差的大小，并且无法评价其估计的精确程度。

区间估计（interval estimation）是按预先设定的可信度（$1-\alpha$）估计未知总体参数可能存在的范围，该范围称为参数的 $1-\alpha$ 可信区间或置信区间（confidence interval，CI）。可信区间是由两个端点值即可信限（confidence limit，CL）构成的开区间，其中较小值称为可信下限（lower limit），较大值称为可信上限（upper limit）。

预先设定的包含总体参数的概率 $1-\alpha$ 称为可信度或置信度，常取 95% 或 99%。95% 可信区间的涵义可理解为：从总体中随机抽取100个样本，可算得100个可信区间，平均有95个可信区间包含被估计的总体参数，有5个可信区间不包含总体参数，即有95%的可能性能够包含未知的总体参数，有5%犯错误的风险。因为5%是小概率，所以在实际应用中就认为待估计的总体参数在算得的95%可信区间内。

1. 总体均数的区间估计　根据样本均数是以总体均数为中心的正态分布规律，以及样本资料的具体条件选择不同的计算方法。

（1）总体标准差 σ 已知，根据标准正态分布原理，曲线下有（$1-\alpha$）的 Z 值在 $\pm Z_{\alpha/2}$ 之间，即 $P(-Z_{\alpha/2} \leq Z \leq +Z_{\alpha/2}) = 1-\alpha$，将 Z 分布公式代入可得 $P(-Z_{\alpha/2} \leq (\bar{X}-\mu)/\sigma_{\bar{X}} \leq +Z_{\alpha/2}) = 1-\alpha$，移项后整理得 $P(\bar{X}-Z_{\alpha/2}\sigma_{\bar{X}} \leq \mu \leq \bar{X}+Z_{\alpha/2}\sigma_{\bar{X}}) = 1-\alpha$，故总体均数的 $1-\alpha$ 可信区间的计算公式为：

$$(\bar{X} - Z_{\alpha/2}\sigma_{\bar{X}},\ \bar{X} + Z_{\alpha/2}\sigma_{\bar{X}}) \tag{6-5}$$

（2）总体标准差 σ 未知，但样本量 n 足够大时，t 分布近似服从于 Z 分布，总体标准差 σ 可用样本标准差 S 代替，因此式6-5改为：

$$(\bar{X} - Z_{\alpha/2}S_{\bar{X}},\ \bar{X} + Z_{\alpha/2}S_{\bar{X}}) \tag{6-6}$$

（3）总体标准差 σ 未知，根据 t 分布原理，可得 $P(-t_{\alpha/2,v} \leq t \leq +t_{\alpha/2,v}) = 1-\alpha$，将 t 分布公式代入可得总体均数的 $1-\alpha$ 可信区间的计算公式为：

$$(\bar{X} - t_{\alpha/2,\,v}S_{\bar{X}},\ \bar{X} + t_{\alpha/2,\,v}S_{\bar{X}}) \tag{6-7}$$

【例6-4】 计算例4-1资料总体均数的95%可信区间。

由例4-1得 $n=120$，样本均数 $\bar{X}=14.46\mu mol/L$，查表插入法（或者用 SPSS 的 IDF.T 函数）计算得 $t_{0.05/2,119}=1.98$，标准误 $S_{\bar{X}}=0.207\mu mol/L$，代入式6-7得：

$$(\bar{X} - t_{\alpha/2,\,v}S_{\bar{X}},\ \bar{X} + t_{\alpha/2,\,v}S_{\bar{X}}) = (14.05,\ 14.87)\mu mol/L$$

利用频数表4-2算得的结果与之有稍许差异，是直接法与加权法求得的均数和标准差不同所致。

2. 模拟实验　在例6-1模拟抽样分布实验中，得到100个样本的均数 $\bar{X}_i$ 和标准差 S_i，分别计算其95%可信区间，并绘制抽样分布实验的95%可信区间示意图6-3。从表中数据可以看出，绝大多数可信区间包含总体参数 $\mu=171.5cm$，只有4个可信区间没有包含总体参数（第5号、9号、52号和72号样本），在图6-3中用黑粗线标记。

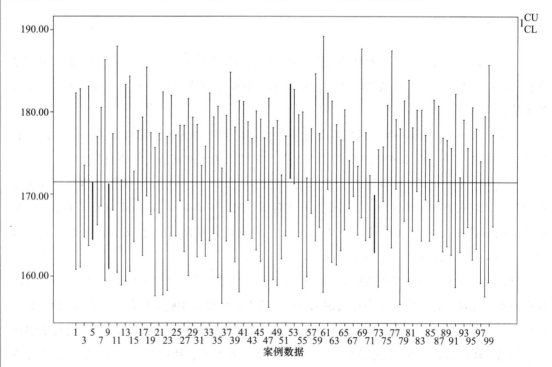

图6-3　模拟重复抽样分布实验的95%可信区间示意

3. 可信区间的两个要素

（1）准确度（accuracy）　反映可信区间包含总体参数的可信度大小，用 $1-\alpha$ 表示。可信度越接近 1，准确度越高，如 99% 可信区间比 95% 可信区间的准确度高。

（2）精密度（precision）　反映可信区间的宽窄或宽度。可信区间的范围越小，其估计的精密度越高，即 95% 可信区间比 99% 可信区间的精密度高。

当样本含量 n 为定值时，上述两者相互对立。如果为提高准确度而减小 α，可信区间势必变得更宽，导致精密度下降。所以不能笼统地认为 99% 可信区间一定比 95% 可信区间好，需要兼顾准确度和精密度，一般来说 95% 可信区间更为常用。在可信度（$1-\alpha$）确定的情况下，可以通过增加 n 来减小 $S_{\bar{x}}$，使得可信区间的宽度减小，从而提高精密度。

4. 总体均数可信区间与参考值范围的区别　总体均数可信区间与参考值范围在涵义、计算公式、与 n 的关系及用途等方面均有区别，参见表 6-1。

表 6-1　总体均数可信区间与参考值范围的区别

区别	总体均数的可信区间	参考值范围
涵义	按预先规定的概率给出估计总体均数可能存在的范围	绝大多数观察个体某项解剖、生理、生化指标可能波动的范围
计算公式	σ 已知：$(\bar{X}-Z_{\alpha/2}\sigma_{\bar{x}},\ \bar{X}+Z_{\alpha/2}\sigma_{\bar{x}})$ σ 未知：$(\bar{X}-t_{\alpha/2,v}S_{\bar{x}},\ \bar{X}+t_{\alpha/2,v}S_{\bar{x}})$	正态分布：$\bar{X}\pm Z_{\alpha/2}S$（双侧） 非正态分布：$P_X \sim P_{(100-X)}$（双侧）
与 n 的关系	n 越大，CI 的宽度越小	n 越大，参考值范围越稳定
用途	总体均数的区间估计，为推断统计	估计绝大多数观察对象某项指标的分布范围，为描述统计

三、总体率的估计

总体率的估计也分点估计和区间估计，点估计就是直接用样本率 p 作为总体率 π 的估计值，区间估计就是按预先给定的概率估计总体率 π 可能存在的范围。下面根据样本含量 n 和样本率 p 的大小分别介绍总体率可信区间的计算方法。

1. 查表法　当 $n \leqslant 50$ 时，可根据样本阳性例数 X 及样本含量 n，直接查二项分布百分率的 $1-\alpha$ 可信区间，见附表 9。

【例 6-5】 某医生欲了解某新药治疗老年慢性支气管炎合并肺气肿的疗效，共治疗患者 40 例，其中 18 人有效，试估计该药有效率的 95% 可信区间。

本例 $n=40$，有效人数 $X=18$，查附表 9 百分率的可信区间，$\alpha=0.05$，$n=40$ 与 $X=18$ 的交叉处数值为 $29\sim62$，故该药有效率的 95% 可信区间为（29%，62%）。

2. 正态近似法　根据中心极限定理，当 n 足够大，且 p 和 $1-p$ 均不太小时，如 np 和 $n(1-p)$ 均大于 5 时，样本率 p 的分布近似服从正态分布，可按正态分布原理估计总体率 π 的 $1-\alpha$ 可信区间，计算公式为：

$$(p - Z_{\alpha/2}S_p,\ p + Z_{\alpha/2}S_p) \tag{6-8}$$

【例 6-6】 计算例 6-3 资料中乙肝病毒感染率的 95% 可信区间。

本例 $n=429$，感染人数 $X=103$，感染率 $p=0.2401$，$S_p=0.0206$，代入式 6-8 得：

$(24.01\% - 1.96 \times 2.06\%,\ 24.01\% + 1.96 \times 2.06\%) = (19.97\%,\ 28.05\%)$。

第二节 假设检验

参数估计可以用于推断某个未知总体参数取值的可能范围，在实际工作中还会遇到这样的问题：某种药物中有效成分含量是否符合国家规定的标准值？两种药物治疗某种疾病的有效率是否存在差异？某个变量的分布是否服从某种理论分布等等。要回答这类问题，需要使用统计推断的另一类重要方法——假设检验（hypothesis test）来解决。

一、原理与方法

假设检验（hypothesis testing）亦称显著性检验（significance test），是指对未知的总体参数或分布提出某种假设，然后根据样本得到的信息及抽样误差理论，利用小概率反证法的逻辑思维做出是否拒绝此种假设的统计推断方法。假设检验通过随机样本认识未知总体的特征，其结论有助于在专业领域做出正确的判断。下面我们使用单样本均数的差异性检验为例说明其具体应用方法。

【例6-7】已知某校男性大学生身高均数 $\mu = 171.5$cm。现随机抽取 20 名男性体育特长生，计算得身高均数 $\bar{X} = 175.3$cm，标准差 $S = 5.25$cm。问一般男性大学生身高均数 μ 和男性体育特长生身高均数 μ_1 有无差别？

在抽样研究中，已知总体 μ 和来自未知总体 μ_1 的样本 $\bar{X}$ 之间（或两个样本之间）存在差异，其原因有两种可能：

1. $\mu = \mu_1$ 即一般男性大学生身高均数和男性体育特长生身高均数没有差别，样本 $\bar{X} = 175.3$cm 是从总体 $\mu = 171.5$cm 中随机抽取得到，即 $\bar{X}$ 和 μ 的差异是由抽样误差所致。

2. $\mu \neq \mu_1$ 即两总体均数存在差别，$\bar{X}$ 和 μ 的差异不仅仅是抽样误差所致，更重要的是由一般大学生和体育特长生之间的本质差异不同所致。

本例问题的实质是确认样本均数 $\bar{X}$ 和已知总体均数 μ 之间的关系，即 $\bar{X}$ 是来自 μ（$\mu = \mu_1$），还是来自与 μ 存在本质差异的 μ_1（$\mu \neq \mu_1$）。假设检验利用反证法思想，首先假设第一种情况成立（即两个总体均数之间没有差别，$\bar{X}$ 和 μ 的差异是由抽样误差所致），如果检验中出现不合理的结论时，则表明假设是错误的，因此有理由拒绝该假设。那么怎么判断"不合理"呢？统计学采用的方法是在该假设成立的前提下计算随机抽取得到现有样本以及更极端情况发生可能性的概率大小：如果概率较大时，没有理由拒绝原先建立的假设；如果概率较小时，表明一个概率很小的事件在一次实验中发生了，而根据"小概率事件"原理通常认为其不会发生，也就是说在原假设成立的条件下导出了一个违背小概率原理的结论，因此拒绝原假设成立而接受第二种情况。

"小概率事件"原理："发生概率很小的随机事件，在一次抽样试验中几乎是不可能发生的"。概率 P 的取值范围介于 $0 \sim 1$ 之间，小概率是接近 0 的概率。著名的英国统计学家 Ronald Fisher 把 $1/20$ 作为标准，即 0.05，其实这也是人们的共识。比如一个质地均匀的硬币，每次投到桌面上正反面的概率均为 0.5，那么连续四次正面朝上，概率为 $0.5^4 = 0.0625$，许多人会开始怀疑这种情况的发生；连续五次正面朝上，概率为 $0.5^5 = 0.03125$，几乎人人怀疑它发生的可能了。0.05 介于 0.0625 与 0.03125 之间，习惯上将 $P \leqslant 0.05$ 称为小概率事件，而 $P \leqslant 0.01$ 称为极小概率事件。

二、基本步骤

（一）　建立检验假设

1. 无效假设（null hypothesis）　即检验假设，又称为原假设或零假设。用符号 H_0 表示，如假设两总体均数相等。假设检验通过检验无效假设 H_0 从而做出是否拒绝此种假设的统计推断，其目的是排除差异是由抽样误差所致的可能性。

2. 备择假设（alternative hypothesis）　用符号 H_1 表示，即两总体均数不相等。

无效假设 H_0 和备择假设 H_1 相互对立，两者有且只有一个正确，一旦推断结论拒绝无效假设 H_0，那么只能接受备择假设 H_1。

备择假设 H_1 还有双侧与单侧之分，需要根据研究目的和专业知识而定。若假设检验的目的是推断两总体均数有无差别，即 $\mu > \mu_1$ 或 $\mu < \mu_1$ 均有可能，则应使用双侧检验；若从专业知识已知 μ 不会大于 μ_1（或 μ 不会小于 μ_1），则用单侧检验；若专业知识无法确定时，通常使用双侧检验。

本例是一个已知总体均数 μ 和一个未知总体均数 μ_1 的比较，建立的无效假设为 H_0：$\mu = \mu_1$。根据专业知识，一般男性大学生身高均数 μ 不会大于男性体育特长生身高均数 μ_1，因此备择假设可用单侧检验 H_1：$\mu < \mu_1$。

（二）　确定检验水准

检验水准（size of a test）也称显著性水准（significance level），用符号 α 表示，表示预先设定的小概率事件标准，在实际工作中常取 $\alpha = 0.05$ 或 $\alpha = 0.01$，可根据不同研究目的设置不同的小概率事件界值。由于假设检验必须预先确定显著性水准 α，因此假设检验又称为显著性检验。

（三）　选定检验方法，计算检验统计量

根据分析的目的、设计的类型、资料性质选用适当的检验方法，计算相应的检验统计量。本例属于单样本设计的两总体均数比较，计算公式为：

$$t = \frac{|\bar{X} - \mu|}{S_{\bar{X}}} = \frac{|175.3 - 171.5|}{5.25/\sqrt{20}} = 3.237 \qquad \nu = n - 1 = 20 - 1 = 19$$

（四）　确定 P 值，做出统计推断

P 值是在无效假设 H_0 规定的总体中随机抽样，获得大于及等于和（或）小于及等于现有样本统计量的概率，即当 H_0 成立时得到现有样本以及更极端情况样本（更不利于 H_0）的概率之和。在没有统计软件的情况下，不便计算确切的 P 值，可将检验统计量与检验水准 α 对应统计量的临界值比较，从而判断 P 值的大小范围。

当 $P > \alpha$，表示在 H_0 规定的总体中随机抽样得到现有样本统计量不是小概率事件，没有充足的理由对 H_0 提出怀疑，因此不能拒绝 H_0，表述为差异没有统计学意义（no statistical significance）；当 $P \leqslant \alpha$，意味着在 H_0 成立的前提下发生了小概率事件，根据"小概率事件在一次随机试验中不大可能发生"的原理怀疑 H_0 成立的真实性，从而拒绝 H_0，接受 H_1，表述为差异有统计学意义（statistical significance）。

本例自由度 $\nu=19$，查 t 界值表（附表 2）得到单侧临界值 $t_{0.05,19}=1.729$，根据样本数据计算得到 $t=3.237>1.729$，$P<0.05$，按 $\alpha=0.05$ 水准，拒绝 H_0，差异有统计学意义，即从现有样本资料得到的信息认为两总体均数存在本质差别，该校一般男性大学生身高均数 μ 小于男性体育特长生身高均数 μ_1。

注：使用统计软件（如 IBM SPSS Statistics）进行假设检验时，输出结果中一般都给出检验统计量的值以及对应的精确 P 值（P 值计算方法参照本章后实验 6-5），因此不用查界值表即可直接判断 P 值是否大于检验水准 α 而做出统计推断结论。

三、两类错误

假设检验的依据是小概率原理，然而小概率事件并非不可能事件，拒绝 H_0 不等于 H_0 一定不成立，不拒绝 H_0 也不等于 H_0 一定成立，其结论是一种概率性的推断，无论做出何种统计推断都有可能发生错误。

假设检验中做出的统计推断结论有以下四种情况，见表 6-2。

表 6-2　假设检验的两类错误

实际情况	统计推断	
	拒绝 H_0，接受 H_1	不拒绝 H_0
H_0 成立	Ⅰ 型错误（α）	推断正确（$1-\alpha$）
H_0 不成立	推断正确（$1-\beta$）	Ⅱ 型错误（β）

1. Ⅰ 型错误（type Ⅰ error）　拒绝了实际上成立的 H_0（弃真），即样本均数 $\bar{X}$ 原本来自 $\mu=\mu_1$ 的总体，由于抽样的偶然性得到了较大的检验统计量值（如 t 值 $\geqslant t_{\alpha,\nu}$，$P\leqslant\alpha$），从而拒绝 H_0，接受 H_1（$\mu\neq\mu_1$），其概率用符号 α 表示，又称为第一类错误。前面讲到的显著性水准就是预先规定的允许犯第一类错误的最大概率。根据备择假设 H_1 的设定，α 可取单侧也可取双侧。当 α 设定为 0.05 时，表示如果 H_0 成立，在 100 次假设检验中最多允许犯 5 次拒绝 H_0 的错误。

2. Ⅱ 型错误（type Ⅱ error）　不拒绝实际上不成立的 H_0（存伪），即样本 $\bar{X}$ 原本来自与总体 μ 有本质差别的总体 μ_1，即 $\mu\neq\mu_1$，但由于抽样的偶然性得到了较小的检验统计量值（如 t 值 $<t_{\alpha,\nu}$，$P>\alpha$），因此不拒绝 H_0，其概率用符号 β 表示，又称为第二类错误。β 只取单侧，其大小一般通过计算得到。

在给定样本含量的情况下，两类错误的大小是相互对立的，即 α 越小，β 越大，反之 α 越大，β 越小，图 6-4 说明了两类错误此消彼长的关系。假设检验的目的是针对原假设 H_0 做出是否拒绝的推断，首先控制犯第一类错误的概率大小不超过 α，然后根据实际情况通过增加样本含量等方法使 β 尽可能减小。因此在建立假设时，通常将有把握的、不能轻易否定的结论或拒绝时导致后果更严重、危害更大的假设作为原假设 H_0，即 H_0 应是受保护的，在检验过程中如果找不到充分的理由和证据就不能拒绝原假设。

检验效能（power of a test）又称为把握度，用符号 $1-\beta$ 表示，其意义为当总体间确有差别时，按 α 检验水准能发现这种差别的能力。例如 $1-\beta=0.9$，表示若两总体确有差别，理论上 100 次抽样研究中平均有 90 次能得出差别有统计学意义的结论。检验效能一般不得低于 0.8，否则可能出现错误的阴性结果，小样本资料需更加注意这一点。当假设检验的结论为不拒绝原假设 H_0 时，可能是总体间确实没有差别，也有可能是总体间存在差别但犯第二类错误的概率 β 过大导致检验效能 $1-\beta$ 降低，因此无法发现差别（即假阴性），此时可以通过增加样本含量提高检验效能。

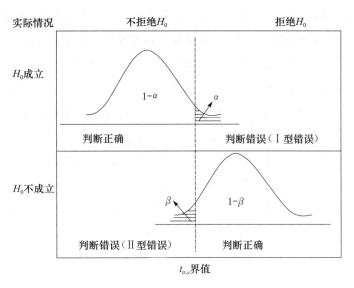

图 6-4 两类错误关系示意图

四、假设检验注意事项

1. 要有严密的研究设计 这是假设检验的前提。每一种假设检验方法都是与相应的研究设计相联系的，应严格按照研究设计方案，遵循随机原则，从同质总体中抽取样本，尽量消除混杂因素的影响，保证组间的均衡性和资料的可比性，从而得到客观准确的数据。只有在这样的基础之上，假设检验的结论才是有意义的。

2. 选择假设检验方法应符合其适用条件 每一种假设检验方法都有相应的适用条件。在实际应用中，应根据研究目的、设计方案、变量类型、样本含量等因素选择合适的检验方法。如成组设计的两样本（或多样本）比较，如果资料正态分布且总体方差齐同，则可采用成组设计的 t 检验（或方差分析）；如果资料正态分布但总体方差不齐，则宜用 t' 检验或秩和检验；属于配对设计的资料宜应用配对比较的检验方法。

3. 假设检验的结论不能绝对化 任何假设检验的推断结论都存在着犯错误的风险，对差别有无统计学意义的判断不能绝对化。检验水准 α 只是人为规定的小概率界限，当 $P \leq \alpha$ 推断差别有统计学意义时，是指无效假设 H_0 成立的可能性只有 5% 或不到 5%，甚至不到 1%，根据小概率事件在一次实验中不大可能发生而拒绝 H_0，但不能排除有 5% 或 1% 出现的可能，所以可能产生第一类错误；同样，若不拒绝 H_0，可能产生第二类错误。

4. 正确理解 P 值的涵义 P 值是指在无效假设 H_0 规定的总体中抽样，获得现有样本以及更极端情况样本的概率。统计软件中英语单词为"significant"，正确意义应当是"有意义的、显著的"，但 P 值的"显著"并不表示实际差别的"显著"，不能根据 P 值的大小判断总体间实际差别的大小。$P \leq 0.01$ 比 $P \leq 0.05$ 更有理由拒绝 H_0，不要把 P 值越小误解为总体参数间差异越大，组间差别的实际大小应该通过差值的可信区间来反映。因此在报告检验推断结论时，

如果 $P \leq \alpha$，宜表述为"差异有统计学意义"而不是"显著差异"或"高度显著差异"。

5. 作假设检验应注意样本含量是否合理　合理的样本含量是依据一定条件（设计类型、两类错误、变异程度以及容许误差的大小等）按照相应的公式推算的。过小的样本含量会增加犯 Ⅱ 类错误的概率；而过大的样本含量不仅增加研究的投入，延长研究时间，而且即使被推断参数间差异不大也会出现较小的 P 值，导致虽有统计学意义但是缺乏实际意义的结论。

6. 正确理解"有统计学意义"与"有实际专业意义"　统计学有意义与实际临床意义是有区别的，例如应用某药治疗高血压，平均降低舒张压 0.5kPa，经统计学检验 $P \leq \alpha$，差别有统计学意义，即从统计学角度说明该药有降压作用，但实际上只有血压降低 1.0kPa 才有临床治疗价值，故最终结论无实际专业意义。$P > \alpha$ 只能说明有无统计学意义，不能说明实际疗效有无专业意义。当临床疗效显著时，如果观察例数很少会导致 P 值很大（没有统计学意义）；反之当临床疗效不显著时，如果观察例数很多也会导致 P 值很小（有统计学意义）。因此统计推断结论不能代替专业结论，在实际运用中必须结合专业知识和经验才能做出合理的判断。若统计结论和专业结论一致，则最终结论与这两者均一致；若统计结论和专业结论不一致，则最终结论需根据实际情况加以考虑。

五、假设检验与可信区间的关系

统计推断中的假设检验与可信区间估计的具体涵义、思路和作用各有不同，但目的一致，相互补充，尤其在统计检验方面有异曲同工或相互验证的功效。

1. 可信区间兼具参数估计和假设检验双重功效　用可信区间作假设检验的方法是看所估计的总体参数是否在可信区间之内，如在 $1-\alpha$ 可信区间之内，则按 α 水准接受 H_0 不能认为两总体不同；如不在 $1-\alpha$ 可信区间之内，则可按 α 水准拒绝 H_0，接受 H_1，认为两总体不同。

2. 可信区间比假设检验有可能提供更多信息　可信区间不但能回答差别有无统计学意义，在已知有实际意义的界值时，还能提示差别有无实际意义。如图 6-5：① ~ ③均有统计学意义，其中：①提示既有统计学意义又有实际意义；②提示有统计学意义，也可能有实际意义；③提示仅有统计学意义，而无实际意义。有时 $\bar{x}$ 与 μ 之差不大，因样本例数较多而使其有统计学意义。④、⑤均无统计学意义，其中：④可信区间包含有实际意义的界值和 H_0，提示可能样本太小，抽样误差太大，尚难做出结论；⑤可信区间的上限在有实际意义的界值以下但包含（H_0），提示既无统计学意义，也无实际意义。

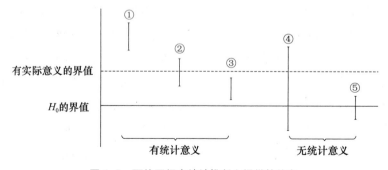

图 6-5　可信区间在统计推断上提供的信息

3. 可信区间不能完全取代假设检验。可信区间用作假设检验只能在规定的 α 水准上揭示差异有无统计学意义。而不能像假设检验那样得到精确的概率 P 及估计假阴性率 β。所以，把假设检验与可信区间结合起来，互相补充，才是完整的分析。因此在结果报告时，同时显示假设检验的检验统计量值、P 值和可信区间的信息为宜。

第三节　正态性检验与数据转换

一、正态性检验

正态性检验（normality test）的目的是检验总体分布是否服从正态分布，很多统计分析方法只适用于正态分布或近似正态分布资料，如使用均数和标准差描述计量资料的集中或离散趋势，使用正态分布法计算正常值范围，以及 t 检验和方差分析等假设检验方法。因此在使用这些方法前，需考虑资料是否服从正态分布，必要时还需对资料进行数据转换，以使资料满足统计方法的应用条件。

正态分布具有两大特征：对称和正态峰，如图 6-6。描述对称的统计量常用偏度系数 s（coefficient of skewness）表示，描述正态峰的统计量常用峰度系数 k（coefficient of kurtosis）表示，计算公式为：

$$偏度系数\ s = \frac{n}{(n-1)(n-2)s^3} \sum_{i=1}^{n} (x_i - \bar{x})^3 \qquad (6-9)$$

$$峰度系数\ k = \frac{n(n+1)}{(n-1)(n-2)(n-3)s^4} \sum_{i=1}^{n} (x_i - \bar{x})^4 - \frac{3(n-1)^2}{(n-2)(n-3)} \qquad (6-10)$$

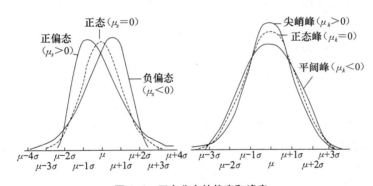

图 6-6　正态分布的偏度和峰度

偏度系数 $s=0$ 表示数据分布与正态分布的对称性相同；偏度系数 $s>0$，表示数据分布有长尾拖在右边，为正偏态；偏度系数 $s<0$ 表示数据分布有长尾拖在左边，为负偏态。偏度系数的绝对值愈大，表示数据分布形态的偏斜程度愈大。

峰度系数 $k=0$，表示数据分布与正态分布的陡缓程度相同；峰度系数 $k>0$，表示比正态分布高峰陡峭，为尖峭峰；峰度系数 $k<0$ 表示比正态分布高峰平坦，为平阔峰。

总体是否服从正态分布，可通过经验、图示法或假设检验来判断。

1. 经验　在医学研究的资料中，许多变量总体上服从正态分布，如：成年人的身高、体重、脉搏、血压、红细胞和白细胞计数等；呈倍数关系的资料，如细胞增长资料、正常人血清抗体滴度，经对数转换，一般呈对数正态分布。还可以将均数与中位数或标准差进行比较，如果均数与中位数不等且差别较大，表示分布不对称；当统计量均为正数时，如果标准差大于均数，表示数据离散程度大，可以判定为不服从正态分布。

以经验来决定资料是否服从正态分布，尤其对小样本资料（$n \leq 20$）有着重要的作用。因为正态性检验好多方法是建立在大样本资料的基础上，如果用小样本资料作正态性检验，易犯第二类错误（接受了实际上是不成立的 H_0）。即用小样本资料作正态性检验，易得出所要检验的资料总体服从正态分布，而实际上该资料总体不服从正态分布。

2. 图示法　包括概率图（Probability-probability Polt，P-P 图）与去势的正态 P-P 图、分位数图（Quantile-quantile Polt，Q-Q 图）与去势的正态 Q-Q 图、直方图（Histogram Polt）、箱图（Box Plot）和茎叶图（Stem-and-Leaf Polt）等。其中 Q-Q 图法的效率较高。

P-P 图是以样本的累计频率为横坐标，以按照正态分布计算的相应累计概率为纵坐标，把样本数值表现为直角坐标系中的散点；去势的正态 P-P 图，即累计概率的残差图。如果资料服从正态分布，则 P-P 图呈现样本点围绕第一象限的对角线分布，去势的正态 P-P 图呈现残差基本在 $Y=0$ 上下均匀分布。

Q-Q 图则是以样本的分位数（P_X）为横坐标，以按照正态分布计算的相应分位数为纵坐标，把样本数值表现为直角坐标系中的散点；去势的正态 Q-Q 图，即分位数的残差图。如果资料服从正态分布，则 Q-Q 图样呈现本点围绕第一象限的对角线分布，去势的正态 Q-Q 图呈现残差基本在 $Y=0$ 上下均匀分布。

3. 假设检验法　分为两大类：

（1）对偏度（skewness）和峰度（kurtosis）各用一个指标检验，其中以矩法（method of moment，又称动差法）效率最高。矩法既能用于小样本资料，亦可用于大样本资料的正态性检验。本法运用数学上三级动差和四组动差分别组成偏度系数与峰度系数，然后检验资料是否服从正态分布。当频数分布为正态时，偏度系数与峰度系数分别等于 0，但从正态分布总体中抽出的随机样本，由于存在抽样误差，其样本偏度系数 s 与样本峰度系数 k 不一定为 0，为此，需检验 s、k 与 0 的相差是否有显著性。其检验假设为：①偏度系数等于 0，即频数分布对称；②峰度系数等于 0，即为正态峰。

（2）对偏度、峰度只用一个指标综合检验，有 W 法、D 法等。

Shapiro-Wilk 检验　统计量为 W，又称为 W 检验。该方法是基于次序统计量对它们期望值的回归而构成，检验统计量为样本次序统计量线性组合的平方与方差估计量的比值。此法宜用于小样本资料的正态性检验，尤其是 $n \leq 50$ 时。

Kolmogorov-Smirnov 检验　统计量为 D，又称为 D 检验。该方法是研究由样本资料算得的第 i 个点和第 $i-1$ 个点上的经验累计分布函数与正态分布的累计分布函数之间的最大偏差，进而根据最大偏差的分布规律做出统计推断。此法宜用于大样本资料的正态性检验。

此外拟合优度 χ^2 检验也可以用于正态性检验。正态性检验涉及的公式和计算复杂，一般通过统计软件来实现，将在后面电脑实验（D06）中介绍该检验的 SPSS 操作步骤。

二、数据转换

数据转换（data conversion）是将数据从一种表现形式变为另一种表现形式的过程，目的都是为了使数据符合统计检验方法的应用条件。常用的数据转换方法如下。

1. 对数变换（logarithmic transformation）　将原始数据 x 的对数值作为新的分析数据，适用于对数正态分布资料。常用于：①使服从对数正态分布的资料正态化；②使资料达到方差齐性要求，特别是各样本的变异系数比较接近时；③使曲线直线化。变换公式为

$$x' = \log_{10}(x) \tag{6-11}$$

若原始数据有 0 或负数，为使原始数据大于 0，可采用 $x' = \log_{10}(x+a)$，a 为任意常数。

2. 平方根变换（square root transformation）　将数据 x 的平方根作为新的分析数据。常用于：①轻度偏态资料正态化；②观测值服从 Poisson 分布的计数资料。当各样本的方差与均数呈正相关时，均数大，方差也大，用此变换可使资料达到方差齐的要求。平方根变换公式为

$$x' = \sqrt{x} \tag{6-12}$$

式中：x 为原始数据，x' 为变换后的数据。

若原始数据较小，如 $x \leqslant 10$，甚至 $x=0$ 时，可用 $x' = \sqrt{x+1}$ 或 $x' = \sqrt{x+1/2}$ 做变换。

3. 平方根反正弦变换（square root and inverse sine transformation）　将数据 x 的平方根反正弦值作为新的分析数据：适用于二项分布的资料。当样本平均值在 0.5 左右时，可以采用平方根反正弦变换，使其达到正态性和方差齐性。用角度表示的变换方法参见公式 6-13，用弧度表示的变换方法参见公式 6-14。需要注意的是，平方根反正弦变换要求计算每个百分数的原基数相同，如都是计数 100 个白细胞得出的中性粒细胞百分数等。

$$x' = \sin^{-1}\sqrt{x} \tag{6-13}$$

$$x' = (\pi/180)\,\sin^{-1}\sqrt{x} \tag{6-14}$$

4. 倒数变换（reciprocal transformation）　将数据 x 的倒数作为新的分析数据。倒数变换常用于数据两端波动较大的资料，可使极端值的影响减小。变换公式为

$$x' = 1/x \tag{6-15}$$

参数估计的统计电脑实验

【实验 6-1】据例 6-1 题意编写模拟抽样程序，保存为文件 SPSS 随机模拟抽样 . sps。

INPUT PROGRAM.

SET SEED＝RANDOM.

LOOP #No＝1 to 100.

COMPUTE NUMB＝RND(#No).

COMPUTE x1＝RV. NORMAL(171.5,6.38).

COMPUTE x2＝RV. NORMAL(171.5,6.38).

COMPUTE x3＝RV. NORMAL(171.5,6.38).

COMPUTE x4＝RV. NORMAL(171.5,6.38).

COMPUTE x5＝RV. NORMAL(171.5,6.38).

COMPUTE M＝MEAN(x1,x2,x3,x4,x5).

```
COMPUTE S = SD(x1,x2,x3,x4,x5).
COMPUTE CL = M-2.776 * S/SQRT(5).
COMPUTE CU = M+2.776 * S/SQRT(5).
END CASE.
END LOOP.
END FILE.
END INPUT PROGRAM.
EXECUTE.
GRAPH /HISTOGRAM(NORMAL) = M.
GRAPH /HILO(SIMPLE) = VALUE(CU CL).
```

程序解释

第 1 行到第 4 行是通过 LOOP 和 END LOOP 语句产生记录数为 100 的一组数据，第 5 行至第 9 行产生来自正态总体 $N(171.5, 6.38^2)$ 且样本含量为 5 的 100 个样本，10 ~ 13 行计算各样本均数、标准差、95% 可信区间的可信下限和可信上限，最后两行绘制直方图（histogram）和 95% 可信区间示意图。

1. 操作步骤　打开程序文件 SPSS 随机模拟抽样.sps，选择 Run→All 运行程序。

2. 主要统计分析结果　见图 6-2 与图 6-3。另外，在数据视窗还输出 NUMBER、X1 ~ X5、M、S、CL、CU 为变量名的数据集，该数据集命名为 SPSS 随机模拟抽样.sav。

【实验 6-2】利用例 4-1 的资料求均数的标准误及总体均数 95% 的可信区间。

1. 操作步骤　打开数据集文件 E0401.sav，Analyze→Descriptive Statistics→Explore，在 Explore 视窗中，将变量"血清铜含量"选入 Dependent List 变量框中，点击 Statistics 标签，在 Explore：Statistics 视窗中，选中 Descriptive→Continue→OK。

2. 主要统计分析结果见图 6-7。

Descriptives

			Statistic	Std. Error
血清铜含量	Mean		14.4618	.20630
	95% Confidence Interval for Mean	Lower Bound	14.0533	
		Upper Bound	14.8703	
	5% Trimmed Mean		14.4695	
	Median		14.4750	
	Variance		5.107	
	Std.Deviation		2.25991	
	Minimum		9.23	
	Maximum		19.84	
	Range		10.61	
	Interquartile Range		3.27	
	Skewness		−.041	.221
	Kurtosis		−.458	.438

图 6-7　例 4-1 资料均数的标准误及总体均数 95% 的可信区间

【实验6-3】 对例6-3资料进行计算。

用 Transform→Compute Variable 直接计算或由计算器求得。

【实验6-4】 计算例6-3资料中乙肝病毒感染率的95%可信区间。

用 Transform→Compute Variable 直接计算或由计算器求得。

【实验6-5】 对例6-7资料进行假设检验。

用 Transform→Compute Variable 直接计算求得 P 值,

$P=1-CDF.T(3.237, 19)=0.002$。结论同正文。

学习小结

1. 学习内容

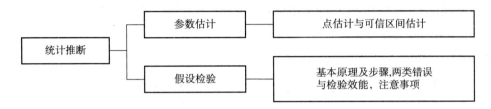

2. 学习方法　抽样研究存在抽样误差,不能把样本指标直接作为总体指标,需进行统计推断。统计推断包括参数估计和假设检验,两者异曲同工,又相互补充。统计结论是概率性的,为抽样研究的专业结论提供科学依据,但统计结论有两类错误,要结合专业知识下专业结论,这就是统计学的核心思想。

练习题

一、最佳选择题

1. (　　) 小,表示用该样本均数估计总体均数的可靠性大

    A. CV B. S

    C. $\sigma_{\bar{x}}$ D. R

    E. 四分位数间距

2. 两样本均数比较的 t 检验,差别有统计学意义时,P 越小,说明 (　　)

    A. 两样本均数差别越大   B. 两总体均数差别越大

    C. 越有理由认为两总体均数不同   D. 越有理由认为两样本均数不同

    E. 越有理由认为两总体均数相同

3. 由两个独立样本计算得两个总体均数的可信区间,下列说法不正确的是 (　　)

    A. 如果两个可信区间有重叠,可认为两样本均数差别无统计意义

    B. 如果两个可信区间有重叠,可认为两样本均数差别有统计意义

    C. 如果两样本均数差别无统计意义,两个总体均数之差的可信区间包含0

    D. 如果两样本均数差别有统计意义,两个总体均数之差的可信区间不包含0

    E. 如果两样本均数差别有统计意义,两个可信区间一定不会重叠

4. 在参数未知的正态总体中随机抽样,$|\bar{X}-\mu| \geqslant (　　)$ 的概率为5%

    A. 1.96σ B. 1.96

C. 2. 58   D. $t_{0.05/2, \nu} S$

E. $t_{0.05/2, \nu} S_{\bar{x}}$

5. 关于 t 分布，下列描述错误的是 （   ）

    A. t 分布图是一簇曲线　　　　　　　　B. t 分布图是单峰分布

    C. 当 $\nu \to \infty$ 时，$t \to Z$　　　　　　　　D. t 分布图以 0 为中心，左右对称

    E. 相同 ν 时，$|t|$ 越大，P 越大

6. 关于假设检验，下列（   ）项说法是正确的

    A. 单侧检验优于双侧检验

    B. 无效假设与备择假设均应分单、双侧检验两种形式

    C. 检验结果若 P 值大于 0.05，则接受 H_0 犯第一类错误的可能性很小

    D. 同一检验水准下，单侧检验比双侧检验更易得到接受 H_0 的结论

    E. 结果有统计学意义则说明其有实际意义

7. 两样本比较时，分别取以下检验水准，下列（   ）所取第二类错误最小

    A. $\alpha = 0.05$　　　　　　　　　　　　　B. $\alpha = 0.01$

    C. $\alpha = 0.10$　　　　　　　　　　　　　D. $\alpha = 0.20$

    E. $\alpha = 0.25$

二、简答题

1. 假设检验时，当 $P \leqslant 0.05$，则拒绝 H_0，理论依据是什么？

2. 假设检验中 α 与 P 的区别何在？

3. 为什么假设检验的结论不能绝对化？

4. 假设检验时应注意的问题有哪些？

5. 如何恰当地应用单侧与双侧检验？

三、应用题

1. 测得某地 90 名正常成年女性红细胞数（$10^{12}/L$）的均值为 4.18，标准差为 0.29。试求该地 95% 的正常成年女性红细胞数所在的范围及红细胞总体均数的 95% 可信区间。

2. 通过以往大量资料得知某地 20 岁男子平均身高为 1.68m，今随机测量当地 16 名 20 岁男子，得其平均身高为 1.72m，标准差为 0.14m。问当地现在 20 岁男子是否比以前高？

（魏　沙）

第七章　t 检验

t 检验是英国统计学家 Gosset 在 1908 年以笔名"Student"发表，亦称 Student t 检验（Student's t test）。t 检验以 t 分布为基础，主要用于样本含量较小（如 $n<50$），总体标准差 σ 未知，呈正态分布的计量资料。但随着计算机统计分析软件性能的增强，无论小样本还是大样本，均可采用 t 检验进行统计分析。

t 检验是用 t 分布理论来推断差异发生的概率，从而判定两总体均数是否相同。根据比较对象的不同，t 检验可分为配对 t 检验、单样本 t 检验和两独立样本 t 检验。t 检验的适用条件：①独立性；②样本来自正态总体或近似正态总体；③两样本总体方差相等。

第一节　配对 t 检验

配对 t 检验也称成对 t 检验（paired t test），适用于配对设计计量资料均数的比较。

配对设计（paired design）是将受试对象按照某些重要特征相近的原则配成对子，每个对子间除了处理因素外，其他因素基本齐同，每对中的两个个体随机给予两种处理。按一些重要特征或可能影响研究指标的因素进行同质配对，可将这些特征在相互配对的两组之间均衡，其目的是消除混杂因素的影响，从而提高统计检验效能。

配对设计资料主要有 3 种情况：①两种同质受试对象分别接受两种不同处理，如把性别、体重、月龄、窝别相近的动物配成一对，或把同性别，年龄、体重、病情程度相同的患者配成一对。②同一受试对象或同一样本的两个部分，分别接受两种不同处理。③自身对比（self-contrast），即将同一受试对象接受某种处理前后的结果进行比较，如对患者服用某降糖药前后的空腹血糖值进行比较，眼科实验散瞳药效果比较时，每个受试对象两眼之一用散瞳药，另一眼作对照。

配对 t 检验的基本原理是假设两种处理的效应相同，$\mu_1-\mu_2=0$，即配对对子的差值均数 $\bar{d}$ 的总体均数 $\mu_d=0$。这就将配对设计计量资料的 t 检验变成了单样本 t 检验，应用条件是研究变量的差值 d 总体服从正态分布。

配对 t 检验的检验统计量公式为：

$$t = \frac{|\bar{d}-\mu_d|}{S_{\bar{d}}} = \frac{|\bar{d}-0|}{S_d/\sqrt{n}} = \frac{|\bar{d}|}{S_d/\sqrt{n}} \qquad \nu = n-1 \qquad (7-1)$$

式中 n 为对子数，$\bar{d}$ 为差值的均数，S_d 为差值的标准差，$S_{\bar{d}}$ 为差值的标准误。

【例 7-1】某研究者为比较耳垂血和手指血的白细胞数，调查 9 名成年人，同时采取耳垂血和手指血见表 7-1，试比较两者的白细胞数有无不同？

NOTE

表 7-1 9 名成人耳垂血和手指血白细胞数（10^9 个/L）比较

编号	1	2	3	4	5	6	7	8	9
耳垂血	9.7	6.6	7.0	5.3	8.4	9.8	4.9	5.6	7.9
手指血	6.9	5.4	5.7	5.0	7.5	8.3	4.5	4.1	7.5
差值 d	2.8	1.2	1.3	0.3	0.9	1.5	0.4	1.5	0.4

1. 正态性检验

（1）建立假设，确定检验水准

H_0：差值的总体服从正态分布

H_1：差值的总体不服从正态分布

$\alpha = 0.10$

（2）选择检验方法，计算检验统计量 因为 $n = 9$（$8 < n < 50$），所以采用 Shapiro-Wilk 检验，通过 SPSS 软件得检验统计量 $W = 0.886$，$P = 0.183 > 0.10$。

（3）确定 P 值，做出统计推断 $P > 0.10$，按 $\alpha > 0.10$ 检验水准，不拒绝 H_0，可以认为差值数据总体服从正态分布。

2. 配对 t 检验

（1）建立假设，确定检验水准

H_0：$\mu_d = 0$，耳垂血和手指血的白细胞数相同

H_1：$\mu_d \neq 0$，耳垂血和手指血的白细胞数不同

$\alpha = 0.05$

（2）选择检验方法，计算检验统计量

本例 $n = 9$，$\bar{d} = 1.144 \times 10^9$ 个/L，$S_d = 0.783 \times 10^9$ 个/L，代入式 7-1 得：

$$t = \frac{\bar{d}}{S_d} = \frac{|\bar{d}|}{S/\sqrt{n}} = \frac{|1.144|}{0.783/\sqrt{9}} = 4.39 \quad \nu = n - 1 = 9 - 1 = 8$$

（3）确定 P 值，做出统计推断 查 t 界值表（附表 2）得 $t_{0.05/2(8)} = 2.306$，$t > t_{0.05/2(8)}$，$P < 0.05$（应用 SPSS 直接给出 $P = 0.002$）。按 $\alpha = 0.05$ 检验水准，拒绝 H_0，接受 H_1，差别有统计学意义，可认为耳垂血和手指血的白细胞数不同，耳垂血的白细胞数高于手指血。

第二节 单样本 t 检验

单样本 t 检验（one sample t test），即样本均数与总体均数比较的 t 检验，是利用来自某总体的样本数据，推断该总体均数与指定的检验值之间差异是否有统计学意义，是针对完全随机设计单样本均数进行的假设检验。

单样本 t 检验是将样本均数 $\bar{X}$ 代表的未知总体均数 μ 与已知的总体均数 μ_0（一般为标准值、理论值或经过大量观察得到的稳定值等）进行比较，应用条件是样本所代表的总体资料服从正态分布或近似正态分布。

单样本 t 检验统计量公式为：

$$t = \frac{|\bar{X} - \mu_0|}{S_{\bar{X}}} \frac{|\bar{X} - \mu_0|}{S/\sqrt{n}} \qquad \nu = n - 1 \qquad (7-2)$$

若样本含量 n 较大,或 n 虽小但总体方差 σ^2 已知,用 z 检验。z 检验以 z 分布为基础,z 分布是 t 分布的极限分布,当样本含量 n 较大时(如 $n \geq 50$),t 分布近似 z 分布,t 检验等同 z 检验。z 分布和 z 检验也称 u 分布和 u 检验。z 检验统计量公式为:

$$z = \frac{|\bar{X} - \mu_0|}{\sigma_{\bar{x}}} = \frac{|\bar{X} - \mu_0|}{\sigma/\sqrt{n}} \qquad (7-3)$$

上两式中,$\bar{X}$ 为样本均数,μ_0 为已知总体均数,n 为样本含量,$S_{\bar{x}} = S/\sqrt{n}$ 为标准误的估计值,$\sigma_{\bar{x}} = \sigma/\sqrt{n}$ 为标准误的理论值。

【例 7-2】已知用常规水提法粗提人参须根总皂苷得率为 9.23(%),现用碱水提取法粗提人参须根总皂苷 10 次,其得率(%)分别为 9.54,9.61,9.25,9.47,9.56,9.42,9.58,9.59,9.48,9.65。问用两种方法粗提人参须根总皂苷得率有无差别?

1. 正态性检验　方法步骤同例 7-1,通过 SPSS 软件计算得到统计量 $W = 0.895$,$P = 0.193$,$P > 0.10$,可以认为总皂苷得率数据服从正态分布。

2. 单样本 t 检验

(1)建立假设,确定检验水准

H_0:$\mu = \mu_0$($\mu_0 = 9.23\%$),两种方法粗提人参须根总皂苷得率均数相同

H_1:$\mu \neq \mu_0$($\mu_0 = 9.23\%$),两种方法粗提人参须根总皂苷得率均数不同

$\alpha = 0.05$

(2)选择检验方法,计算检验统计量　因为资料总体服从正态分布,σ 未知,故采用 t 检验,$\bar{X} = 9.515\%$,$S = 0.117\%$,代入式 7-2 得:

$$t = \frac{|\bar{X} - \mu_0|}{S/\sqrt{n}} = \frac{|9.515 - 9.23|}{0.117/\sqrt{10}} = 7.703$$

$$\nu = n - 1 = 10 - 1 = 9$$

(3)确定 P 值,做出统计推断　查 t 界值表(附表 2)得 $t_{0.05/2(9)} = 2.262$,$t > t_{0.05/2(9)}$,$P < 0.05$(应用 SPSS 直接给出 $P = 0.000$)。按 $\alpha = 0.05$ 检验水准,拒绝 H_0,接受 H_1,差别有统计学意义,可认为碱水提取法粗提人参须根总皂苷得率高于常规水提法。

【例 7-3】已知正常成年男子血红蛋白均值为 140g/L,标准差为 15g/L,今随机调查某厂成年男子 60 人,测其血红蛋白均值为 125g/L。问该厂成年男子血红蛋白均值与一般成年男子是否不同?

(1)建立假设,确定检验水准

H_0:$\mu = \mu_0$,该厂成年男子血红蛋白均值与正常成年男子相同

H_1:$\mu < \mu_0$,该厂成年男子血红蛋白均值低于正常成年男子

$\alpha = 0.05$

(2)选择检验方法,计算检验统计量　本例样本含量 $n > 50$,可用 z 检验。将已知条件代入式 7-3 得:

$$z = \frac{\mid \bar{X} - \mu_0 \mid}{\sigma / \sqrt{n}} = \frac{\mid 125 - 140 \mid}{15 / \sqrt{60}} = 7.75$$

（3）确定 P 值，做出统计推断　$z>2.58$，$P<0.01$（应用 SPSS 直接给出单侧 $P=0.000$）。按 $\alpha=0.05$ 的水准，拒绝 H_0，接受 H_1，可认为该厂成年男子血红蛋白均值低于正常成年男子。

第三节　两独立样本 t 检验

两独立样本 t 检验（two independent samples t test）又称成组 t 检验或完全随机设计两样本均数比较的 t 检验，其目的是检验两独立样本均数各自所代表的未知总体均数是否相等。

两独立样本 t 检验的应用条件是：①独立性：两个样本是从各自总体中随机抽取的，即相互独立。②正态性：两个样本所代表的总体分别服从 $N(\mu_1, \sigma_1^2)$ 和 $N(\mu_2, \sigma_2^2)$ 正态分布。③方差齐性（homogeneity of variance）：即总体方差相等（$\sigma_1^2 = \sigma_2^2$）。

两独立样本 t 检验两样本含量可以相等或不等，但在总例数不变的条件下，当两样本含量相等时，统计检验效率较高。其检验统计量公式为式 7-4 至式 7-6。

$$t = \frac{\mid \bar{X}_1 - \bar{X}_2 \mid}{S_{\bar{X}_1 - \bar{X}_2}} \qquad \nu = (n_1 - 1) + (n_2 - 1) = n_1 + n_2 - 2 \qquad (7-4)$$

$$S_{\bar{X}_1 - \bar{X}_2} = \sqrt{S_c^2 \left(\frac{1}{n_1} + \frac{1}{n_2} \right)} \qquad (7-5)$$

$$S_c^2 = \frac{\sum (X_1 - \bar{X}_1)^2 + \sum (X_2 - \bar{X}_2)^2}{n_1 + n_2 - 2} = \frac{(n_1 - 1)S_1^2 + (n_2 - 1)S_2^2}{n_1 + n_2 - 2} \qquad (7-6)$$

其中，$S_{\bar{X}_1 - \bar{X}_2}$ 为两样本均数之差的联合标准误，S_c^2 为两样本的联合方差。

【例 7-4】用含高蛋白和低蛋白的两种饲料饲养一月龄大鼠，在三个月时测得两组大鼠的体重增加量（g）如表 7-2，比较两种饲料饲养的大鼠增重是否有差别。

表 7-2　高蛋白组和低蛋白组大鼠增重（g）情况比较

组别	编号									
	1	2	3	4	5	6	7	8	9	10
高蛋白组	146	119	135	161	97	123	105	116	129	113
低蛋白组	85	134	72	107	118	103	94			

1. 独立性考究与正态性检验　两组实验在设计与测量上均是相互独立进行的，因而满足独立性。

对两组数据总体进行正态性检验，方法步骤同例 7-1，通过 SPSS 软件计算得到两组检验统计量和 P 值分别为：高蛋白组，$W=0.947$，$P=0.925$；低蛋白组，$W=0.995$，$P=0.999$。两组 P 值均大于 0.10，两组数据均来自正态分布的总体。

2. 方差齐性检验　详见第四节例 7-5。本例方差齐。

3. 两独立样本 t 检验

（1）建立假设，确定检验水准

H_0：$\mu_1 = \mu_2$，高蛋白组与低蛋白组大鼠增重量的总体均数相同

H_1：$\mu_1 \neq \mu_2$，高蛋白组与低蛋白组大鼠增重量的总体均数不同

$\alpha = 0.05$

（2）选择检验方法，计算检验统计量

$$n_1 = 10, \quad \bar{x}_1 = 124.400, \quad s_1 = 19.114; \quad n_2 = 7, \quad \bar{x}_2 = 101.860, \quad s_2 = 20.651$$

代入式 7-4 至式 7-6 得：$t = 2.315$　　$\nu = 10 + 7 - 2 = 15$

（3）确定 P 值，做出统计推论　查 t 界值表（附表 2）得 $t_{0.05/2(15)} = 2.131$，$t > t_{0.05/2(15)}$，$P < 0.05$（应用 SPSS 直接给出 $P = 0.035$）。按照 $\alpha = 0.05$ 的检验水准，拒绝 H_0，接受 H_1，差别有统计学意义，可认为两组大鼠增重不同，高蛋白组大鼠的增重高于低蛋白组的。

第四节　两独立样本校正 t 检验

若两独立样本所代表的总体满足正态性，但方差不齐，则需采用校正 t 检验，即 t' 检验，对两独立样本均数进行比较。

一、两独立样本的方差齐性检验

由于存在抽样误差，即使两总体方差相等，即方差齐，两样本方差也可能不齐。通过方差齐性检验，可判断样本方差不齐是否是由于对应的两总体方差不齐所致。两独立样本方差齐性检验常用的是 F 检验和 Levene 检验。

1. F 检验　要求样本均来自正态分布的总体，检验统计量 F 等于两样本方差之比，通常是用较大的方差 S_1^2 比较小的方差 S_2^2，其检验统计量公式为：

$$F = \frac{S_1^2}{S_2^2}, \quad \nu_1 = n_1 - 1, \quad \nu_2 = n_2 - 1 \tag{7-7}$$

2. Levene 检验　对资料不要求正态性，既可以用于正态分布的资料，又可用于非正态分布的资料或分布不明的资料，用于检验两个或两个以上样本间的方差是否齐。

SPSS 统计软件在进行两独立样本 t 检验时自带基于均数（正态资料）的 Levene 法的方差齐性检验。

若样本含量较大，n_1 和 n_2 均大于 50，可不必做方差齐性检验。未进行方差检验时也可简单判断两样本的方差齐性，当一个样本的方差是另一个样本方差的 3 倍以上时，可认为两总体方差不齐。

【例 7-5】应用例 7-4 数据，两种饲料饲养的大鼠增重量是否方差齐？

由例 7-4 结果已知两种饲料饲养的大鼠增重量均服从正态分布，方差齐性检验可用 F 检验或 Levene 检验。

1. 建立假设，确定检验水准

H_0：$\sigma_1^2 = \sigma_2^2$，两样本总体方差相等

H_1：$\sigma_1^2 \neq \sigma_2^2$，两样本总体方差不等

$\alpha = 0.05$

2. 选择检验方法，计算检验统计量

F 检验：低蛋白组 $S_1^2 = 20.651^2$，高蛋白组 $S_2^2 = 19.114^2$

$$F = \frac{S_1^2}{S_2^2} = \left(\frac{20.651}{19.114}\right)^2 = 1.167, \quad \nu_1 = n_1 - 1 = 7 - 1 = 6, \quad \nu_2 = n_2 - 1 = 10 - 1 = 9$$

3. 确定 P 值，做出统计推论　查 F 界值表（方差齐性检验，用双侧检验）（附表 3）得 $F_{0.05/2(9,6)} = 4.32$，$F < F_{0.05/2(9,6)}$，$P > 0.05$。或基于均数的 Levene 检验：SPSS 软件结果输出 $F = 0.026$，$P = 0.875$。在 $\alpha = 0.05$ 检验水准下，不拒绝 H_0，可认为高蛋白组与低蛋白组大鼠增重量的总体方差齐。

二、两独立样本 t' 检验

t' 检验有 3 种方法可以选择，即 Satterthwaite 法近似 t 检验、Welch 法近似 t 检验和 Cochran & Cox 法近似 t 检验。前两种方法都是对自由度进行校正，后一种方法是对临界值进行校正，这里介绍 Satterthwaite 法 t' 检验，其检验统计量公式为：

$$t' = \frac{|\bar{X}_1 - \bar{X}_2|}{\sqrt{\dfrac{S_1^2}{n_1} + \dfrac{S_2^2}{n_2}}} \quad \nu_1 = n_1 - 1, \quad \nu_2 = n_2 - 1 \tag{7-8}$$

自由度校正公式为：

$$\nu = \frac{(S_1^2/n_1 + S_2^2/n_2)^2}{\dfrac{(S_1^2/n_1)^2}{n_1 - 1} + \dfrac{(S_2^2/n_2)^2}{n_2 - 1}} \tag{7-9}$$

【例 7-6】 用两种方法测定某中药中朱砂（按 HgS 计算）的含量，每次取 25mg，各测定 10 次，所得数据如表 7-3，两种测定方法测得的朱砂含量是否有差异？

表 7-3　两种测定方法测定某中药中朱砂含量（mg）比较

	1	2	3	4	5	6	7	8	9	10
方法一	3.28	3.21	3.25	3.29	3.26	3.24	3.33	3.35	3.19	3.27
方法二	3.14	3.01	3.22	3.17	3.11	3.29	3.53	3.31	3.23	3.02

1. 正态性检验　对两组数据总体进行正态性检验，方法步骤同例 7-1，通过 SPSS 软件计算得到两组检验统计量和 P 值分别为：方法一组，$W = 0.978$，$P = 0.956$；方法二组，$W = 0.938$，$P = 0.534$。两组 P 值均大于 0.10，故不拒绝 H_0，可认为两种测定方法测得的朱砂含量数据均服从正态分布。

2. 方差齐性检验　方法步骤同例 7-5，F 检验：

$$F = 5.660 \quad \nu_1 = n_1 - 1 = 10 - 1 = 9 \quad \nu_2 = n_2 - 1 = 10 - 1 = 9$$

查 F 界值表（附表3）得 $F_{0.05/2(9,9)}=4.03$，$F>F_{0.05/2(9,9)}$，$P<0.05$。

基于均数的 Levene 检验：SPSS 软件结果输出 $F=5.660$，$P=0.029<0.05$。

在 $\alpha=0.05$ 的检验水准下，拒绝 H_0，接受 H_1，差别有统计学意义，可认为两种测定方法测得的朱砂含量的总体方差不齐。

3. t' 检验

（1）建立检验假设，确定检验水准

H_0：$\mu_1=\mu_2$，两种测定方法测得的朱砂含量的总体均数相同

H_1：$\mu_1\neq\mu_2$，两种测定方法测得的朱砂含量的总体均数不同

$\alpha=0.05$

（2）选择检验方法，计算检验统计量　两组满足正态性但方差不齐，故两组之间的均数比较采用 t' 检验。

根据式7-8，计算得：

$$t'=\frac{|\bar{X}_1-\bar{X}_2|}{\sqrt{\dfrac{S_1^2}{n_1}+\dfrac{S_2^2}{n_2}}}=\frac{|3.267-3.203|}{\sqrt{\dfrac{0.049^2}{10}+\dfrac{0.153^2}{10}}}=1.257$$

（3）确定 P 值，做出统计推断

$$\nu=\frac{(S_1^2/n_1+S_2^2/n_2)^2}{\dfrac{(S_1^2/n_1)^2}{n_1-1}+\dfrac{(S_2^2/n_2)^2}{n_2-1}}=\frac{(0.049^2/10+0.153^2/10)^2}{\dfrac{(0.049^2/10)^2}{10-1}+\dfrac{(0.153^2/10)^2}{10-1}}=10.837\approx11$$

查 t 界值表（附表2）得 $t'<t_{0.05/2(11)}=2.201$，$P>0.05$。SPSS 软件结果输出 $t'=1.257$，$P=0.235$。按照 $\alpha=0.05$ 的检验水准，不拒绝 H_0，差别无统计学意义，尚不能认为两种方法测定某中药中朱砂含量有差异。

第五节　两独立样本几何均数的比较

两独立样本几何均数比较，目的是推断它们分别代表的总体几何均数是否相同。医药研究中常会碰到等比资料或对数正态分布资料，其平均水平适宜用几何均数表示，如抗体滴度、药物效价等。这些资料通常不服从正态分布，两样本所代表的总体方差也可能不齐。对该类数据几何均数的差异进行检验，通常是先将原始数据全部取对数值，再来进行检验分析。若对数值满足正态分布和方差齐性，按两独立样本对数均数（算术均数）比较的 t 检验进行分析；若满足正态分布但不满足方差齐性，则用对数数据进行 t' 检验。t 检验的检验统计量公式为：

$$t=\frac{\bar{X}_{\lg G_1}-\bar{X}_{\lg G_2}}{S_{\lg G_1-\lg G_2}}=\frac{\bar{X}_{\lg G_1}-\bar{X}_{\lg G_2}}{\sqrt{S_c^2\left(\dfrac{1}{n_1}+\dfrac{1}{n_2}\right)}},\quad \nu=n_1+n_2-2 \tag{7-10}$$

$$S_c^2=\frac{\displaystyle\sum_{i=1}^{n_1}f_i(\lg X_1-\lg G_1)^2+\sum_{i=1}^{n_2}f_i(\lg X_2-\lg G_2)^2}{n_1+n_2-2} \tag{7-11}$$

或

$$S_c^2=\frac{(n_1-1)S_{\lg G_1}^2+(n_2-1)S_{\lg G_2}^2}{n_1+n_2-2} \tag{7-12}$$

NOTE

其中式7-11用于原始数据已经整理成频数表数据时使用。

【例7-7】测得10名肝癌患者与10名正常人的血清乙型肝炎表面抗原（HBsAg）滴度如表7-4，问肝癌患者与正常人的血清乙型肝炎表面抗原平均滴度有无差别？

表7-4　肝癌患者与正常人血清乙型肝炎表面抗原（HBsAg）滴度比较

	1	2	3	4	5	6	7	8	9	10
肝癌患者	8	16	16	32	32	32	64	64	128	256
正常人	8	8	8	16	16	16	16	32	32	64

首先将两组数据取对数（以下都称为两组对数数据），然后进行如下检验。

1. 正态性检验　对两组对数数据总体进行正态性检验，方法步骤同例7-1，通过 SPSS 软件计算得到两组检验统计量和 P 值分别为：肝癌患者，$W = 0.966$，$P = 0.854$；正常人，$W = 0.866$，$P = 0.152$。两组 P 值均大于0.10，可认为两组对数数据均来自正态分布的总体。

2. 方差齐性检验　对对数数据进行方差齐性检验，方法步骤同例7-5。F 检验：$F = 1.577$，$\nu_1 = 10-1 = 9$，$\nu_2 = 10-1 = 9$。查 F 界值表（附表3）得 $F_{0.05/2(9,9)} = 4.03$，$F < F_{0.05/2(9,9)}$，$P > 0.05$。或基于均数的 Levene 检验：SPSS 软件结果输出 $F = 1.577$，$P = 0.225$。在 $\alpha = 0.05$ 检验水准下，肝癌患者与正常人血清 HBsAg 滴度数据取对数后总体方差齐。

3. 两独立样本 t 检验

（1）建立假设，确定检验水准

H_0：肝癌患者与正常人血清 HBsAg 滴度总体几何均数相同

H_1：肝癌患者与正常人血清 HBsAg 滴度总体几何均数不同

$\alpha = 0.05$

（2）选择检验方法，计算检验统计量　$n_1 = 10$，$\bar{X}_{\lg G_1} = 1.5955$，$S_{\lg G_1} = 0.14226$，$n_2 = 10$，$\bar{X}_{\lg G_2} = 1.2342$，$S_{\lg G_2} = 0.09466$；

代入式7-10至式7-12得：$t = 2.114$；

将 $\bar{X}_{\lg G_1}$ 和 $\bar{X}_{\lg G_2}$ 取指数得 $G_1 = 39.40$，$G_2 = 17.15$

（3）确定 P 值，做出推论　查 t 界值表（附表2），得 $t_{0.05/2(18)} = 2.101$，$t > t_{0.05/2(18)}$，$P < 0.05$（应用 SPSS 直接给出 $P = 0.049$）。按照 $\alpha = 0.05$ 的检验水准，拒绝 H_0，接受 H_1，差别有统计学意义，可认为肝癌患者与正常人血清 HBsAg 滴度有差别，肝癌患者高于正常人。

t 检验注意事项：

1. 应用 t 检验务必注意设计类型和其前提条件　无论是何种 t 检验，都是以正态分布为理论基础，因此要求样本来自正态分布总体，在这样的前提下所计算出的 t 检验统计量才服从 t 分布。配对 t 检验：每对数据的差值必须服从正态分布；单样本 t 检验：该样本资料总体必须服从正态分布；两独立样本 t 检验：个体之间相互独立，两组资料均取自正态分布的总体，并满足方差齐性。

若资料为非正态分布，可将其转换成正态分布资料或近似正态分布资料后进行分析，如对数据进行对数转换、平方根转换等。若数据转换后仍为非正态分布，则可选用非参数检验。

2. t 检验和 z 检验有单侧检验与双侧检验之分　单侧检验与双侧检验计算统计量 t 或 z 的过

程是一样的，但确定概率时的临界值是不同的。由于单侧检验的临界值比双侧检验小，因此做单侧检验统计量更易达到临界值水平。需根据研究目的和专业知识决定是否进行单侧检验，且应在统计分析工作开始前就作好决定。否则，一般选用双侧检验。

3. t 检验和方差分析的 F 检验（见第八章）的应用条件均涉及正态性和方差齐性问题　为此说明如下：

正态性问题：①当样本例数较大时（$n \geqslant 50$），可认为样本均数的分布呈正态（中心极限定理）不必作正态性检验。②当样本例数在 8 至 50 时（$8 \leqslant n < 50$），用图表直观法和计算法综合评判为佳，有时用 $\bar{X} \pm 3S$ 范围囊括给定的样本数据来判断正态性也十分简捷有效，当然，以矩法判断总体峰度系数与偏度系数为零的计算法更为准确，本节介绍的 Shapiro-Wilk 检验也行。③当样本例数在 8 以下时（$n < 8$），只有靠经验来决定。

方差齐性问题：一般根据样本方差来判断，如果样本方差相差不大，一般不用做方差齐性检验。如果样本方差相差比较大（比如相差 3 倍以上）时，则要怀疑方差不齐，需要进行总体方差齐性检验。另外，各组样本含量相等时，方差不齐对 t 检验和方差分析的影响可忽略。本书采用基于均数的 Levene 法的方差齐性检验，与 SPSS 统计软件对两独立样本 t 检验和完全随机设计单因素方差分析时自带的方差齐性检验一致。

4. 假设检验的结论需慎重　因小样本资料易犯第二类错误，所以 t 检验的结论一定要慎重，不宜用"肯定""一定""必定"等词语。在报告结论时，最好给出检验统计量及概率 P 的确切数值，同时注明单侧还是双侧检验。特别当 P 值接近检验水准时，必须要考虑样本含量大小下结论，必要时给出把握度。对于两几何均数资料的比较可以先经对数变换，判断满足 t 或 t′ 检验的条件后再用 t 或 t′ 检验进行统计推断。

t 检验的统计电脑实验

【实验 7-1】 对例 7-1 资料数据进行配对设计数值变量 t 检验。

1. 数据文件　如图 7-1 录入数据，以"耳垂血""手指血"为变量名，建立 9 行 2 列的数据集 E0701. sav。

d = 耳垂血 - 手指血，可通过 SPSS 软件计算得到。

2. 操作步骤

（1）用 Explore 过程进行正态性检验　Analyze→Descriptive Statistics→Explore，弹出 Explore 主对话框，将变量"差值"送入右边的 Dependent List（因变量）框内。单击 Plots 按钮，在弹出的 Plots 对话框中选中 Normality plots with tests，单击 Continue；单击 OK。结果为检验统计量 $W = 0.886$，$P = 0.183 > 0.10$，可以认为差值数据总体服从正态分布。

	耳垂血	手指血
1	9.7	6.9
2	6.6	5.4
⋮	⋮	⋮
8	5.6	4.1
9	7.9	7.5

图 7-1　数据集 E0701. sav

（2）用 Paired-Sample T Test 过程进行配对 t 检验　Analyze→Compare Means→Paired-Sample T Test，在弹出的 Paired-Sample T Test 对话框中选中"耳垂血"和"手指血"送入右侧上面的 Paired Variables 框中，单击 OK。

3. 主要结果　配对 t 检验结果得 $t = 4.386$，$P = 0.002 < 0.05$，故有统计学意义，可认为耳

垂血和手指血的白细胞数不同。

【实验7-2】对例7-2资料进行单样本 t 检验。

	皂苷得率
1	9.54
2	9.61
⋮	⋮
9	9.48
10	9.65

图7-2　数据集 E0702. sav

1. 数据文件　如图7-2录入数据，以"皂苷得率"为变量名，建立 10 行 1 列的数据集 E0702. sav。

2. 操作步骤

（1）用 Explore 过程进行正态性检验　操作步骤同例7-1的正态性检验过程。结果为检验统计量 $W = 0.895$，$P = 0.193 > 0.10$，可以认为数据来自的总体服从正态分布。

（2）用 One-Sample T Test 过程进行单样本 t 检验　Analyze→Compare Means→One-Sample T Test，在弹出的 One-Sample T Test 对话框中，将"皂苷得率"送入右侧上面的 Test Variable(s) 框中，在下面的 Test Value 框中修改系统默认值 0 为 9.23，单击 OK。

3. 主要结果　单样本 t 检验的结果，$t = 7.733$（由于前面对应例题中取小数点位数的原因，所以与 $t = 7.703$ 值不同），故差别有统计学意义，可认为碱水提取法粗提人参须根总皂苷得率高于常规水提法。

【实验7-3】对例7-3资料分析采用 SPSS 程序实现。

1. 输入数据　在 Data 编辑窗口输入任意一个数值，如：输入 12。

2. 编辑程序

（1）File→New→Syntax，在弹出的 Syntax Editor 编辑框中输入以下程序：

```
COMPUTE   z=ABS(140-125)/(15/SQRT(60)).
COMPUTE   p=1-CDF.NORMAL(z,0,1).
EXECUTE.
```

（其中函数 ABS 表示取绝对值，函数 SQRT 表示开平方，CDF. NORMAL 表示正态分布累计概率密度函数）

（2）输出结果 Run→All，在数据集里直接输出结果。

3. 主要结果　$z = 7.75$，$P = 0.0000$，故差别有高度统计学意义，可认为该厂成年男子血红蛋白均值低于正常成年男子。

	饲养情况	组别
1	146	1
2	119	1
⋮	⋮	⋮
16	103	2
17	94	2

图7-3　数据集 E0704. sav

【实验7-4】对例7-4资料进行正态性检验。

1. 数据文件　如图7-3录入数据，以"饲养情况""组别"（1=高蛋白组，2=低蛋白组）为变量名，建立 17 行 2 列的数据集 E0704. sav。

2. 操作步骤　Analyze→Descriptive Statistics→Explore，弹出 Explore 主对话框，将变量"饲养情况"送入右边的 Dependent List（因变量）框内，将"组别"送入右边的 Factor List（因素列表）框内，Label Cases by（记录标签）框中应选入对观察进行标记的变量，本例无。右下角的 Display 下有 3 个选项，Both：统计量与统计图形都输出，是系统默认选项；Statistics：只输出统计量；Plots：只输出统计图形。

单击主对话框中的 Statistics 按钮，弹出 Statistics 对话框。默认选项是第一项，要求给出统计量的 95% 可信区间。单击 Continue。

单击主对话框中的 Plots 按钮，弹出 Plots 对话框。Boxplots 和 Descriptive 都使用默认项。选择 Normality Plots with tests，SPSS 将给出正态性检验，单击 Continue。最后单击主对话框的 "OK" 按钮。

3. 主要结果　Shapiro-Wilk W 统计量分别为：高蛋白组：$W=0.947$，$P=0.925$；低蛋白组：$W=0.995$，$P=0.999$；P 值均大于 0.10，可以认为两组数据总体均服从正态分布。

【实验 7-5】 对例 7-4 资料进行方差齐性检验和 *t* 检验。

1. 操作步骤　Explore 过程可以同时完成例 7-4 数据的正态性检验和方差齐性检验，在 plots 对话框中，如果在 Spread vs. Level with Levene Test 勾选 Untransformed，可以对原始数据进行 Levene 方差齐性检验。

用 Independent-Samples T Test 进行两独立样本 *t* 检验　Analyze → Compare Means → Independent-Samples T Test，在弹出的 Independent-Samples T Test 对话框中，将 "饲养情况" 选入 Test Variable(s) 框中，将 "组别" 选入 grouping Variable 框中；单击 Define Groups，在两个框中分别键入 "1" 和 "2"，单击 Continue；单击 OK。

2. 主要结果　Levene 方差齐性检验结果，会给出计算 Levene 统计量的 4 种算法。本例数据服从正态分布，所以选择基于均数（Based on Mean）的结果，$P=0.875>0.05$，可以认为两组的总体方差齐。*t* 检验，$t=2.315$，$P=0.035$，结论同正文。

【实验 7-6】 对例 7-6 资料数据进行两独立样本 *t*′ 检验。

1. 数据文件　如图 7-4 录入数据，以 "朱砂含量" "组别"（1＝方法一组，2＝方法二组）为变量名，建立 20 行 2 列的数据集 E0706. sav。

2. 操作步骤

（1）用 Explore 过程进行正态性检验　操作过程同实验 7-4。结果为：方法一组，$W=0.978$，$P=0.956$；方法二组，$W=0.938$，$P=0.534$。两组 P 值均大于 0.10，可认为两组数据来自的总体均服从正态分布。

	朱砂含量	组别
1	3.28	1
2	3.21	1
⋮	⋮	⋮
19	3.23	2
20	3.02	2

图 7-4　数据集 E0706. sav

（2）用 Levene 进行方差齐性检验　操作过程同实验 7-5，结果显示 $F=5.660$，$P=0.029<0.05$，可以认为两组方差不齐。两组满足正态性但方差不齐，故两组之间的均数比较采用 *t*′ 检验。

（3）用 Independent-Samples T Test 进行两独立样本 *t*′ 检验　步骤同实验 7-5 的 *t* 检验。

3. 主要结果　两独立样本 *t*′ 检验的结果，$t'=1.257$，$P=0.235>0.05$，差别无统计学意义，还不能认为两种方法测定某中药中朱砂含量有差异。

【实验 7-7】 对例 7-7 资料数据进行两样本几何均数比较的 *t* 检验。

1. 数据文件　如图 7-5 录入数据，以 "HBsAg 滴度" 和 "组别"（1＝肝癌患者，2＝正常人）为变量名，建立 22 行 2 列的数据集 E0707. sav。

	HBsAg滴度	组别
1	8	1
2	16	1
⋮	⋮	⋮
19	32	2
20	64	2

图 7-5　数据集 E0707. sav

2. 操作步骤

（1）每组资料取对数后用 Explore 过程进行正态性检验。

计算 HBsAg 滴度的对数：Transform → Compute Variable，在 Target

Variable 框中输入"滴度对数"，选中 LG10（HBsAg 滴度）→Numeric Expression 框→OK。结果数据文件中增加了新变量"滴度对数"。

正态性检验：操作过程同实验 7-4，Shapiro-Wilk W 统计量分别为：肝癌患者：$W=0.966$，$P=0.854$；正常人：$W=0.886$，$P=0.152$；P 值均大于 0.10，可以认为两组数据总体均服从正态分布。

方差齐性检验：操作过程同实验 7-5，Levene's Test for Equality of Variance 的统计量 $F=1.577$，$P=0.225>0.05$，认为两组的方差齐。

（2）用 Independent-Samples T Test 进行两独立样本 t 检验，操作过程同实验 7-6。注意，此时送入 Test 框中的是"滴度对数"变量。

3. 主要结果　两独立样本 t 检验的结果，$t=2.114$，$P=0.049<0.05$，差别有统计学意义，提示肝癌患者与正常人血清 HBsAg 滴度有差别，肝癌患者高于正常人。

学习小结

1. 学习内容

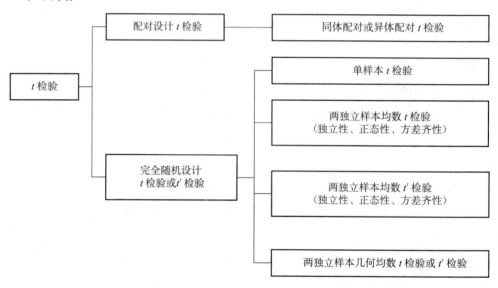

2. 学习方法　本章介绍了两个设计、五个处理的 t 检验或 t' 检验。明确设计类型和资料满足的条件，选用适宜的 t 检验或 t' 检验；t 检验开创了两小样本均数比较的统计推断方法，当自由度无穷大时，t 分布即为正态分布，t 检验即为 z 检验（u 检验）。

练习题

一、最佳选择题

1. 由两样本均数的差别推断两总体均数的差别，其差别有统计学意义是指（　　）

　　A. 两样本均数的差别具有实际意义　　　　B. 两总体均数的差别具有实际意义

　　C. 有理由认为两样本均数有差别　　　　　D. 有理由认为两总体均数有差别

　　E. 两样本和两总体均数的差别都具有实际意义

2. 两样本均数比较作 t 检验，差别有统计学意义时，P 值越小说明（　　）

　　A. 两样本均数差别越大　　　　　　　　　B. 两总体均数差别越大

C. 越有理由认为两总体均数不同　　　　D. 越有理由认为两样本均数不同

E. 越有理由认为两总体均数相同

3. 两样本均数比较的 t 检验和 z 检验的主要差别是（　　）

A. t 检验只能用于小样本资料　　　　B. z 检验要求大样本资料

C. t 检验要求数据方差相同　　　　D. t 检验的检验效能更高

E. z 检验能用于两大样本均数比较

4. 从 8 窝大鼠的每窝中选出同性别、体重相近的 2 只，分别喂以高糖饲料和高脂饲料，一月后测定其体重增加量，比较两种饲料对大鼠体重的增加有无差别，宜用（　　）

A. 成组 t 检验　　　　B. 成组 t' 检验

C. 配对 t 检验　　　　D. F 检验

E. z 检验

5. 测得 10 名正常人和 10 名病毒性肝炎患者血清转铁蛋白的含量（g/L），欲比较患者和正常人的转铁蛋白是否有差别，用（　　）

A. z 检验　　　　B. 单个样本的 t 检验

C. 成组 t 检验　　　　D. 配对 t 检验

E. 先作方差齐性检验，再决定检验方法

6. 在假设检验时，本应作双侧检验的问题误用了单侧检验，可导致（　　）

A. 统计结论更准确　　　　B. 增加了第一类错误

C. 增加了第二类错误　　　　D. 减小了第一类错误

E. 减小了第二类错误

二、简答题

1. 各种类型的 t 检验的适用条件是什么？

2. t 检验与 z 检验之间的联系与区别是什么？

3. 配对 t 检验与两独立样本的 t 检验有何区别？

三、应用题

1. 已知正常人乙酰胆碱酯酶活力的平均数为 1.44U，现测得 10 例慢性气管炎患者乙酰胆碱酯酶活力（U）分别为：1.50，2.19，2.32，2.41，2.11，2.54，2.20，2.22，1.42，2.17。试比较慢性气管炎患者乙酰胆碱酯酶活力的总体均数与正常人有无差别？

2. 从 9 窝大鼠的每窝中选出同性别、体重相近的 2 只，分别喂以水解蛋白和酪蛋白饲料，4 周后测定其体重增加量（g），结果如下，试比较两种饲料对大鼠体重的增加有无差别？

表 7-5　两种饲料饲养大鼠体重增加情况

	1	2	3	4	5	6	7	8	9
水解蛋白组	82	74	66	82	78	76	73	90	92
酪蛋白组	15	28	29	28	38	24	22	37	35

3. 分别测得 12 名健康人和 11 名Ⅲ度肺气肿患者痰中 α_1 抗胰蛋白酶含量（g/L）如下表，问健康人与Ⅲ度肺气肿病人 α_1 抗胰蛋白酶含量是否不同？

表7-6 健康人和Ⅲ度肺气肿患者 α_1 抗胰蛋白酶含量（g/L）

| 健康人 | 2.2 | 2.8 | 2.1 | 4.1 | 4.3 | 1.9 | 0.6 | 1.5 | 1.7 | 1.9 | 2.7 | 1.3 |
| 患者 | 4.7 | 3.7 | 3.4 | 6.8 | 3.6 | 5.4 | 2.9 | 4.3 | 5.2 | 4.8 | 3.3 | |

4. 某地对241例正常成年男性面部上颌间隙进行了测定，得其结果如下表，问不同身高正常男性其上颌间隙是否不同？

表7-7 某地241名正常男性上颌间隙（cm）

身高（cm）	例数	均数	标准差
161 ~	116	0.2189	0.2351
172 ~	125	0.2280	0.2561

5. 应用免疫酶法对鼻咽癌患者和非癌患者分别测定11人的血清病毒 VCA-LOG 抗体滴度，其倒数如下，比较两组患者血清病毒的 VCA-LOGA 抗体滴度倒数平均水平之间有无差别？

表7-8 钩端螺旋体病患者凝溶试验的稀释倍数

| 鼻咽癌患者 | 5 | 20 | 40 | 80 | 80 | 80 | 160 | 160 | 320 | 320 | 640 |
| 非癌患者 | 5 | 10 | 10 | 20 | 20 | 20 | 40 | 40 | 80 | 80 | 80 |

（姚 政）

第八章　方差分析

t 检验与 z 检验，适用于两个样本均数的比较，对于多个样本均数的比较，若反复采用 t 检验将会增大犯 I 类错误（即假阳性错误）的概率，这违背小概率原理，是不妥的。例如 4 个样本均数比较若采用 t 检验，需进行 $C_4^2 = 4 \times 3/2 = 6$ 次，若每次比较时 $\alpha = 0.05$，则每次比较不犯第一类错误的概率为 $(1-0.05)$，6 次比较均不犯第一类错误的概率为 $(1-0.05)^6$，至少一次犯第一类错误的概率为 $1-(1-0.05)^6 = 0.265$，远大于 0.05。多个样本均数的比较需用方差分析。方差分析（analysis of variance，ANOVA）由英国著名统计学家 R. A. Fisher 创立，以 F 命名为检验统计量，亦称 F 检验（F test）。

第一节　方差分析概述

一、方差分析的思想方法

方差（variance）又称均方（mean square deviation，MS），反映一组数据的平均变异大小，$MS = SS/\nu$，其中，SS 为离均差平方和（sum of squares of deviations from mean），ν 为自由度。方差分析的基本思路是分析变异，即将数据的总变异分解为各种原因引起的变异和随机误差引起的变异，通过比较不同来源的变异推断均数有无差别。下面以完全随机设计（completely randomized design）资料为例说明方差分析的基本思想。

【例 8-1】观察参苓降脂片对高脂血症模型大鼠甘油三酯（TG）的影响，将高脂血症大鼠随机分为 4 组，每组 9 只，对照组不给予任何处理，低剂量组、中剂量组和高剂量组分别灌服参苓降脂片 0.41g/kg 体重、0.82g/kg 体重、1.23g/kg 体重，连续给药 20 天后，测定各组大鼠 TG 水平，结果如表 8-1，分析不同剂量的参苓降脂片降脂效果是否相同。

表 8-1　各组大鼠 TG 测定结果表（mmol/L）

	对照组	低剂量组	中剂量组	高剂量组	合计
	0.81	0.50	0.34	0.27	
	0.92	0.54	0.33	0.23	
	0.82	0.48	0.32	0.30	
	0.87	0.49	0.40	0.25	
	0.91	0.47	0.42	0.24	
	0.83	0.55	0.37	0.19	
	0.86	0.45	0.31	0.24	

NOTE

续表

	对照组	低剂量组	中剂量组	高剂量组	合计
	0.92	0.52	0.32	0.23	
	0.90	0.52	0.40	0.26	
$\sum_{j=1}^{n_i} X_{ij}$	7.84	4.52	3.21	2.21	$17.78(\sum X_{ij})$
n_i	9	9	9	9	$36(N)$
$\bar{X}_i$	0.87	0.50	0.36	0.25	$0.49(\bar{X})$
$\sum_{j=1}^{n_i} X_{ij}^2$	6.8448	2.2788	1.1587	0.5501	$10.8324(\sum X_{ij}^2)$

（一）变异的分解

1. 总变异（total variation）　如表 8-1，36 只大鼠 TG 水平不同，存在变异，称为总变异。总变异的大小可用每个观测值 X_{ij} 与总均数 $\bar{X}$ 差值的平方和来表示，记为 $SS_{总}$。$SS_{总}$ 反映了所有观测值之间总的变异程度。计算公式如下：

$$SS_{总} = \sum_{i=1}^{k} \sum_{j=1}^{n_i} (X_{ij} - \bar{X})^2 = \sum_{i=1}^{k} \sum_{j=1}^{n_i} X_{ij}^2 - C \tag{8-1}$$

$$C = \left(\sum_{i=1}^{k} \sum_{j=1}^{n_i} X_{ij} \right)^2 / N \tag{8-2}$$

式中 X_{ij} 为第 i 组的第 j 个观测值，$\bar{X}$ 为全部观测值的均数，N 为总例数，n_i 为第 i 组的样本含量，k 为处理因素的水平数，即处理组数。

2. 组间变异（variation among groups）　如表 8-1，对照组、低剂量组、中剂量组和高剂量组 4 组样本均数 $\bar{X}_i$ 不同，这种变异称为组间变异。组间变异大小用各组均数 $\bar{X}_i$ 与总均数 $\bar{X}$ 差值的平方和来表示，记为 $SS_{组间}$。$SS_{组间}$ 反映了各 $\bar{X}_i$ 间的变异程度。造成组间变异的原因有：①处理因素的效应（如果确实存在的话）；②随机误差（包括个体变异和测量误差）。计算公式如下：

$$SS_{组间} = \sum_{i=1}^{k} n_i (\bar{X}_i - \bar{X})^2 = \sum_{i=1}^{k} \frac{\left(\sum_{j=1}^{n_i} X_{ij} \right)^2}{n_i} - C \tag{8-3}$$

3. 组内变异（variation within groups）　如表 8-1，同一个组内，尽管接受的处理相同，但大鼠 TG 水平不同，这种变异称为组内变异（或误差变异）。组内变异大小用组内各观测值 X_{ij} 与其所在组均数 $\bar{X}_i$ 的差值平方和来表示，记为 $SS_{组内}$，组内变异反映随机误差（包括个体变异和测量误差）的影响，计算公式如下：

$$SS_{组内} = \sum_{i=1}^{k} \sum_{j=1}^{n_i} (X_{ij} - \bar{X}_i)^2 \tag{8-4}$$

总变异、组间变异和组内变异的自由度分别为：

$$\nu_{总} = N - 1, \quad \nu_{组间} = k - 1, \quad \nu_{组内} = \sum_{i=1}^{k} (n_i - 1) \tag{8-5}$$

数理统计证明：总变异、组间变异和组内变异三者有如下关系：

$$SS_{总} = SS_{组间} + SS_{组内} \tag{8-6}$$

$$\nu_{总} = \nu_{组间} + \nu_{组内} \tag{8-7}$$

（二） 变异的比较

各部分的离均差平方和反映了变异的绝对大小，为了能够比较，将各部分离均差平方和除以相应的自由度，其比值即为均方。组间均方和组内均方计算公式如下：

$$MS_{组间} = \frac{SS_{组间}}{\nu_{组间}}, \qquad MS_{组内} = \frac{SS_{组内}}{\nu_{组内}} \tag{8-8}$$

组间均方与组内均方的比值为 F 值，计算公式如下：

$$F = \frac{MS_{组间}}{MS_{组内}} = \frac{SS_{组间}/\nu_{组间}}{SS_{组内}/\nu_{组内}} = \frac{处理效应的估计 + 误差方差的组间估计}{误差方差的组内估计} \tag{8-9}$$

方差分析假设 H_0：各样本代表的总体均数相等（$\mu_1 = \mu_2 = \cdots \mu_k$），$H_1$：各总体均数不等或不全相等。若各组总体均数相等，各处理组的样本来自相同的总体，即处理因素不起作用（无处理效应），则组间变异与组内变异都仅反映随机误差的大小。此时 F 值理论上等于1，但由于抽样误差的影响，一般不会正好等于1，而是近似于1。反之，若处理因素起作用（存在处理效应），则组间变异是处理因素和随机误差共同作用的结果，而组内变异只反映随机误差的作用，F 值将明显大于1。因此，若 F 值接近于1，则没有理由拒绝 H_0；反之，F 值越大，拒绝 H_0 的理由越充分。F 值服从 F 分布，从而确定 P 值，做出统计推断。

（三） 基本思想

通过上述变异的分解，可以看出，方差分析的基本思想是根据研究目的和设计类型，将反映所有观测值总变异程度的总离均差平方和及总自由度按影响因素分别分解成若干部分，然后求各部分的变异（即均方），通过比较不同变异来源的均方，得到检验统计量 F 值，根据 F 值确定 P 值，最后做出统计推断。方差分析与研究设计类型有关，不同的研究设计总变异的分解有所不同，在应用方差分析时，应结合具体情况进行分析。

方差分析的基本公式总结如下：

$$SS_{总} = SS_A + SS_B + \cdots + SS_e \tag{8-10}$$

$$\nu_{总} = \nu_A + \nu_B + \cdots + \nu_e \tag{8-11}$$

$$SS_{某研究因素} = \sum_{i=1}^{k} \frac{\left(\sum_{j=1}^{n_i} X_{ij}\right)^2}{n_i} - C, \qquad \nu_{某研究因素} = k - 1 \tag{8-12}$$

$$MS = \frac{SS}{\nu} \tag{8-13}$$

$$F = \frac{MS_{某研究因素}}{MS_{误差}} = \frac{SS_{某研究因素}/\nu_{某研究因素}}{SS_{误差}/\nu_{误差}} \tag{8-14}$$

式8-10中 SS_A、SS_B…为处理、配伍等研究因素的离均差平方和，SS_e 为误差（或组内）的离均差平方和；式8-11中 $\nu_{总}$ 为总自由度，ν_A、ν_B…为处理、配伍等研究因素的自由度，ν_e 为误差（或组内）自由度；式8-12中 X_{ij} 为某研究因素第 i 水平的第 j 个观测值，n_i 为某研究因素第 i 水平的样本含量，k 为该因素的水平数，C 为校正数。

二、方差分析的应用条件

F 值服从基于正态分布理论的 F 分布，因此方差分析需要资料满足一定的条件。

（一） 方差分析的应用条件

1. 各样本是相互独立的随机样本且来自正态分布总体。

2. 各总体方差相等，即方差齐（homogeneity of variances）。

通过做好研究设计和实验观察来确保各样本是相互独立的随机样本，资料是否服从正态分布通过正态性检验判断，方差是否相等通过方差齐性检验判断，常用 Levene 检验。但需注意，小样本资料假设检验功效不高，在实践中要结合专业知识和工作经验判断正态性和方差齐性。

若资料不满足上述条件，可进行数据转换，对转换后的数据进行正态性和方差齐性检验，满足条件后，进行方差分析；或采用非参数检验方法进行分析。

（二） 方差齐性检验 （Levene 检验）

Levene 检验不依赖于总体分布形式，适合于任意分布资料，能够对两组或多组资料进行方差齐性检验。Levene 检验被认为是方差齐性检验的标准方法，结论比较保守，其实质是对原始数据进行一种变量转换，然后对转换后的数据进行单因素方差分析，统计软件 SPSS 采用 Levene 法进行方差齐性检验。

Levene 检验的检验统计量公式为：

$$F = \frac{(N-k)\sum_{i=1}^{k} n_i (\bar{Z}_i - \bar{Z})^2}{(k-1)\sum_{i=1}^{k}\sum_{j=1}^{n_i} (Z_{ij} - \bar{Z}_i)^2} \tag{8-15}$$

Z_{ij}可根据资料选择下列三种计算方法：

（1） $Z_{ij} = |X_{ij} - \bar{X}_i|$，其中 $\bar{X}_i$ 为第 i 个样本的均数。

（2） $Z_{ij} = |X_{ij} - M_{di}|$，其中 M_{di} 为第 i 个样本的中位数。

（3） $Z_{ij} = |X_{ij} - \bar{X}_i'|$，其中 $\bar{X}_i'$ 为第 i 个样本截除样本含量 10% 后的均数。

注：X_{ij} 为第 i 组的第 j 个观测值；$i=1, 2, \cdots, k$；$j=1, 2, \cdots, n_i$；n_i 为第 i 组的样本含量；k 为比较组数。

（三） 方差分析的应用

方差分析的应用很广，常用于以下几个方面：

1. 两个或多个样本均数的比较。方差分析除了可以用于多组均数比较外，还可以用于两均数比较。两均数比较时，对同一资料方差分析与 t 检验是等价的，且有 $t = \sqrt{F}$。

2. 分析两个或多个因素间的交互作用。

3. 两样本的方差齐性检验（即 F 检验）。具体见第六章。

4. 回归方程的线性假设检验。

第二节　单因素和双因素方差分析

一、完全随机设计资料的单因素方差分析

研究设计中，处理因素是指施加于实验对象的措施或方法，或者受试对象本身所具有的某种属性或特征。水平是指处理因素的不同状态。完全随机设计是按随机化的原则将受试对象随机分配到处理因素的不同水平组（处理组），各组分别接受不同的处理，通过比较处理因素各

个水平组间均数差异有无统计学意义来分析处理因素的效应。这种设计仅涉及一个处理因素，但该因素可以有两个或多个水平，因此又称为单因素方差分析（one-way ANOVA）。各个水平组的实验例数可以相等也可以不等，相等时各组均衡可比性较好。根据方差分析的基本思想，完全随机设计方差分析总离均差平方和总自由度分解为组间（处理组间）和组内（随机误差）两部分：

$$SS_{总} = SS_{组间} + SS_{组内} = SS_{处理} + SS_{误差} \qquad \nu_{总} = \nu_{组间} + \nu_{组内} = \nu_{处理} + \nu_{误差}$$

对例 8-1 资料进行完全随机设计的单因素方差分析。

首先判断方差分析应用条件是否满足，根据研究设计和实验观察可知，本资料满足独立性。正态性检验：对照组 $W = 0.893$，$P = 0.214$，低剂量组 $W = 0.974$，$P = 0.927$，中剂量组 $W = 0.882$，$P = 0.167$，高剂量组 $W = 0.965$，$P = 0.846$，各组 $P > 0.05$，可以认为各组总体服从正态分布。Levene 方差齐性检验 $P = 0.234 > 0.05$，方差齐。分析过程见本章统计电脑实验。完全随机设计方差分析的分析步骤如下：

1. 建立假设、确定检验水准

H_0：$\mu_1 = \mu_2 = \mu_3 = \mu_4$（各组大鼠 TG 水平总体均数相等）

H_1：μ_1、μ_2、μ_3、μ_4 不等或不全相等

$\alpha = 0.05$

2. 选择检验方法、计算检验统计量

（1）变异的分解。X_{ij} 为第 i 组第 j 个观测值，n_i 为第 i 组样本含量，k 为处理组数。

$$C = \left(\sum_{i=1}^{k} \sum_{j=1}^{n_i} X_{ij} \right)^2 / N = (17.78)^2 / 36 = 8.7813$$

总变异：

$$SS_{总} = \sum_{i=1}^{k} \sum_{j=1}^{n_i} X_{ij}^2 - C = 10.8324 - 8.7813 = 2.0511, \qquad \nu_{总} = N - 1 = 36 - 1 = 35$$

组间变异：

$$SS_{组间} = \sum_{i=1}^{k} \frac{\left(\sum_{j=1}^{n_i} X_{ij} \right)^2}{n_i} - C = \frac{7.84^2}{9} + \frac{4.52^2}{9} + \frac{3.21^2}{9} + \frac{2.21^2}{9} - 8.7813 = 2.006$$

$$\nu_{组间} = k - 1 = 4 - 1 = 3$$

组内变异：

$$SS_{组内} = SS_{总} - SS_{组间} = 2.0511 - 2.006 = 0.0451$$

$$\nu_{组内} = \sum_{i=1}^{k} (n_i - 1) = (9 - 1) + (9 - 1) + (9 - 1) + (9 - 1) = 32$$

（2）计算各组均方和检验统计量 F 值。

$$MS_{组间} = \frac{SS_{组间}}{\nu_{组间}} = \frac{2.006}{3} = 0.6687$$

$$MS_{组内} = \frac{SS_{组内}}{\nu_{组内}} = \frac{0.0451}{32} = 0.0014$$

$$F = MS_{组间} / MS_{组内} = 0.6687 / 0.0014 = 477.6429$$

（3）方差分析表，将上述结果整理成表 8-2 方差分析表。

NOTE

表 8-2 方差分析表

变异来源	SS	ν	MS	F	P
总变异	2.0511	35			
组间（处理间）变异	2.0060	3	0.6687	477.6429	0.000
组内（误差）变异	0.0451	32	0.0014		

3. 确定 P 值、做出推论 $F = 477.6429$，$P = 0.000$，按 $\alpha = 0.05$ 检验水准，拒绝 H_0，接受 H_1，可认为各组大鼠 TG 总体均数不等或不全相等。

注意：若方差分析的结论为拒绝 H_0，接受 H_1，只能说明各组总体均数总的有差别，要进一步分析，可采用均数间的多重比较。

二、随机区组设计资料的双因素方差分析

随机区组设计（randomized block design）又称为配伍组设计，是配对设计的扩展。随机区组设计先将全部受试对象按影响实验结果的非处理因素（如动物的性别、体重，或病人的年龄、职业、病情等）分为若干个区组（block），再将各区组中的受试对象随机分配到不同的处理组中，比较各处理组之间的差别有无统计学意义，各个处理组受试对象数量相等，生物学特性均衡。与完全随机设计相比，随机区组设计在进行统计分析时，将区组变异从组内变异中分离出来，减少了误差均方，更容易检验出处理因素间的差别，提高了检验效率。随机区组设计的方差分析能对处理因素和区组因素同时进行分析，也称为双因素方差分析（two-way ANOVA）。

随机区组设计资料方差分析总离均差平方和与总自由度可以分解为以下三部分：$SS_{总} = SS_{处理} + SS_{区组} + SS_{误差}$，$\nu_{总} = \nu_{处理} + \nu_{区组} + \nu_{误差}$。

【例 8-2】慢性应激肝郁模型大鼠的实验研究，慢性应激肝郁模型大鼠 32 只，将体重接近的大鼠配成一个区组，共 8 个区组，然后将各区组的 4 只大鼠随机分配到各处理组：对照组不给予药物，其余三组分别为四逆散组、逍遥散组和四君子汤组，给予相应的药物，21 天后，观察大鼠 1% 蔗糖水摄取率，如表 8-3，分析 4 组大鼠 1% 蔗糖水摄取率是否相同？体重对大鼠 1% 蔗糖水摄取率是否有影响？

表 8-3 4 组大鼠 1% 蔗糖水摄取率（%）结果表

区组	对照组	四逆散组	逍遥散组	四君子汤组	$\sum_{i=1}^{k} X_{ij}$
1	32	60	67	45	204
2	30	62	64	46	202
3	39	69	69	49	226
4	34	61	61	40	196
5	35	68	62	40	205
6	31	67	64	49	211
7	37	65	62	43	207
8	38	63	65	41	207

续表

区组	对照组	四逆散组	逍遥散组	四君子汤组	$\sum_{i=1}^{k} X_{ij}$
$\sum_{j=1}^{b} X_{ij}$	276	515	514	353	1658 ($\sum X$)
$\bar{X}_i$	34.5	64.375	64.25	44.125	51.8125 ($\bar{X}$)
$\sum_{j=1}^{b} X_{ij}^2$	9600	33233	33076	15673	91582 ($\sum X^2$)

1. 建立假设、确定检验水准

处理因素：H_0：$\mu_1 = \mu_2 = \mu_3 = \mu_4$（各处理组 1% 蔗糖水摄取率总体均数相等）；

H_1：μ_1、μ_2、μ_3、μ_4 不等或不全相等。

区组因素：H_0：各区组 1% 蔗糖水摄取率总体均数相等；

H_1：各区组 1% 蔗糖水摄取率总体均数不等或不全相等

$\alpha = 0.05$

2. 选择检验方法、计算检验统计量

（1）变异的分解 k 为处理组数，b 为区组数，X_{ij} 为第 i 组的第 j 个观测值

$$C = \left(\sum_{i=1}^{k} \sum_{j=1}^{n_i} X_{ij} \right)^2 / N = (1658)^2 / 32 = 85905.125$$

$$SS_{总} = \sum_{i=1}^{k} \sum_{j=1}^{b} X_{ij}^2 - C = 91582 - 85905.125 = 5676.875$$

$$\nu_{总} = N - 1 = 32 - 1 = 31$$

$$SS_{处理} = \frac{1}{b} \sum_{i=1}^{k} \left(\sum_{j=1}^{b} X_{ij} \right)^2 - C = \frac{276^2}{8} + \frac{515^2}{8} + \frac{514^2}{8} + \frac{353^2}{8} - 85905.125 = 5370.635$$

$$\nu_{处理} = k - 1 = 4 - 1 = 3$$

$$SS_{区组} = \frac{1}{k} \sum_{j=1}^{b} \left(\sum_{i=1}^{k} X_{ij} \right)^2 - C = \frac{204^2}{4} + \frac{202^2}{4} + \cdots + \frac{207^2}{4} - 85905.125 = 133.875$$

$$\nu_{区组} = b - 1 = 8 - 1 = 7$$

$$SS_{误差} = SS_{总} - SS_{处理} - SS_{区组} = 172.375$$

$$\nu_{误差} = (k - 1)(b - 1) = (4 - 1)(8 - 1) = 21$$

（2）方差分析表 将上述结果整理成表 8-4 方差分析表。

表 8-4 方差分析表

变异来源	SS	ν	MS	F	P
总变异	5676.875	31			
处理组变异	5370.625	3	1790.208	218.0964	0.000
区组间变异	133.875	7	19.125	2.3299	0.063
误差	172.375	21	8.208		

3. 确定 P 值、做出推论 处理因素 $F = 218.0964$，$P = 0.000$，按 $\alpha = 0.05$ 检验水准，拒绝 H_0，接受 H_1，可认为各处理组 1% 蔗糖水摄取率总体均数不等或不全相等；区组因素 $F = 2.3299$，$P = 0.063$，按 $\alpha = 0.05$ 检验水准，不拒绝 H_0，尚不能认为各区组 1% 蔗糖水摄取率总体均数不同。

三、多重比较

多个样本均数比较经方差分析，若结论拒绝 H_0，接受 H_1，则各总体均数不全相等，需进行多个样本均数间的两两比较或多个实验组与对照组的比较，即多重比较（multiple comparisons）。多重比较常用的方法有 SNK-q 检验、Dunnett-t 检验和 LSD-t 检验。

（一）SNK-q 检验

SNK-q 检验是一种缩小步长法，适用于多个样本均数间任意两组的比较，如对 k 个样本均数作两两比较，需进行 $C_k^2 = \dfrac{k(k-1)}{2}$ 次。本法的检验统计量为 q 值，计算公式：

$$q = \frac{|\bar{X}_A - \bar{X}_B|}{\sqrt{\dfrac{MS_{误差}}{2}\left(\dfrac{1}{n_A} + \dfrac{1}{n_B}\right)}}, \quad \nu = \nu_{误差} \qquad (8-16)$$

注：$\bar{X}_A$ 和 $\bar{X}_B$ 为两个对比组的样本均数，$MS_{误差}$ 为方差分析中误差（或组内）的均方，n_A 和 n_B 分别为两对比组的样本含量。

【例 8-3】对例 8-1 资料进行 SNK-q 检验。

1. 建立假设、确定检验水准

H_0：$\mu_A = \mu_B$，即任两对比组的总体均数相等；

H_1：$\mu_A \neq \mu_B$，即任两对比组的总体均数不等。

$\alpha = 0.05$

2. 计算检验统计量 q 值

（1）将所有样本均数按从大到小排序，并编组号，见表 8-5。

表 8-5　各样本均数排列表

组别	对照组	低剂量组	中剂量组	高剂量组
均数	0.87	0.50	0.36	0.25
组号	1	2	3	4

（2）计算 q 值，见表 8-6。

表 8-6　各组大鼠 TG 水平的两两比较（SNK-q 检验）

对比组（A 与 B）	均数差值（$\bar{x}_A - \bar{x}_B$）	步长（a）	q 值	P
1 与 2	0.37	2	29.67	<0.01
1 与 3	0.51	3	40.89	<0.01
1 与 4	0.62	4	49.71	<0.01
2 与 3	0.14	2	11.22	<0.01
2 与 4	0.25	3	20.04	<0.01
3 与 4	0.11	2	8.82	<0.01

3. 确定 P 值，做出统计推断　计算检验统计量 q 值后，与 q 界值（$q_{\alpha(\nu,a)}$）比较，确定 P 值并做出统计推断。q 界值与自由度 ν 和步长 a 有关，a 又称跨度，$a = |$两对比组组号之差$| + 1$，$\nu = \nu_{误差（或组内）}$。本例自由度 $\nu = \nu_{误差（或组内）} = 32$，当对比组 1 与 2 比较时，$q = 29.67$，$a = 2$，由 q

界值表（见附表5）可查 $3.82<q_{0.01(32,2)}<3.89$，$q>q_{0.01(32,2)}$，$P<0.01$，拒绝 H_0，接受 H_1，低剂量组与对照组的 TG 总体均数不等，低剂量组低于对照组。如表 8-6，各组之间总体均数均不相等，两两之间有差别。

（二）Dunnett-t 检验（q' 检验）

Dunnett-t 检验适用于多个实验组与一个对照组均数的两两比较，也称 q' 检验。各实验组与对照组比较需比较 $k-1$ 次（k 为处理组数）。计算公式：

$$q' = \frac{|\bar{X}_T - \bar{X}_C|}{\sqrt{MS_{误差}(\frac{1}{n_T} + \frac{1}{n_C})}}, \quad \nu = \nu_{误差} \quad (8-17)$$

注：$\bar{X}_T$ 和 $\bar{X}_C$ 分别为实验组和对照组样本均数，$MS_{误差}$ 为方差分析中误差（或组内）的均方，n_T 和 n_C 分别为实验组和对照组的样本含量。

【例 8-4】 对例 8-1 资料进行 Dunnett-t 检验。

1. 建立假设、确定检验水准

H_0：$\mu_T = \mu_C$，即任一实验组与对照组的总体均数相等；

H_1：$\mu_T \neq \mu_C$，即任一实验组与对照组的总体均数不等。

$\alpha = 0.05$

2. 计算检验统计量 q' 值 见表 8-7。

计算检验统计量 q' 值后，与 q' 界值比较，确定 P 值并做出统计推断。q' 界值与自由度 ν 和处理组数 T 有关，$\nu = \nu_{误差(或组内)}$，均数如表 8-5 从大到小排序后，T 为对照组与实验组组号之差的绝对值。本例自由度 $\nu = \nu_{误差(或组内)} = 32$，当低剂量组与对照组比较时，$T=1$，由 q' 界值表（见附表6）可得 $2.70<q'_{0.01(32,1)}<2.75$，$q'=20.98$，$q'>q'_{0.01(32,1)}$，则 $P<0.01$，拒绝 H_0，接受 H_1，低剂量组与对照组的 TG 总体均数不等，低剂量组低于对照组。同理可知，中剂量组与对照组，高剂量组与对照组 TG 总体均数也不等。

表 8-7　实验组与对照组比较的 q' 检验

对比组（T 与 C）	均数差值（$\bar{X}_T - \bar{X}_C$）	q' 值	P
低剂量组与对照组	0.37	20.98	<0.01
中剂量组与对照组	0.51	28.91	<0.01
高剂量组与对照组	0.62	35.15	<0.01

（三）LSD-t 检验

LSD-t 检验即最小显著差异（Least significant difference）t 检验，适用于一对或几对在专业上有特殊意义的样本均数间的比较，即使方差分析不足以认为多组间差异有统计学意义时，仍适用。

检验统计量为 t 值，计算公式：

$$t = \frac{|\bar{X}_A - \bar{X}_B|}{\sqrt{MS_{误差}(\frac{1}{n_A} + \frac{1}{n_B})}}, \quad \nu = \nu_{误差} \quad (8-18)$$

注：$\bar{X}_A$ 和 $\bar{X}_B$ 为两个对比组的样本均数，$MS_{误差}$ 为方差分析中误差（或组内）的均方，n_A

和 n_B 分别为两对比组的样本含量。

【例8-5】 对例8-1资料进行 LSD-t 检验。

1. 建立假设、确定检验水准

H_0：$\mu_A = \mu_B$，即任两对比组总体均数相等；

H_1：$\mu_A \neq \mu_B$，即任两对比组总体均数不等。

$\alpha = 0.05$

2. 计算检验统计量 LSD-t 值　见表8-8。

表8-8　各组大 LSD-t 检验

对比组	均数差值（$\bar{x}_A - \bar{x}_B$）	LSD-t 值	p
低剂量组与对照组	0.37	20.98	<0.01
中剂量组与对照组	0.51	28.91	<0.01
高剂量组与对照组	0.62	35.15	<0.01
中剂量组与低剂量组	0.14	7.94	>0.05
高剂量组与低剂量组	0.25	14.17	<0.01
高剂量组与中剂量组	0.11	6.24	<0.01

3. 确定 P 值，做出统计推断　LSD-t 检验依据的界值表即 t 界值表（见附表2），自由度 $\nu = \nu_{误差}$。本例中 $\nu = \nu_{误差} = 32$，查 t 界值表，$t_{0.01/2,32} = 2.037$。低剂量组与对照组比较时，LSD-$t = 20.98 > 2.037$，$P < 0.01$，拒绝 H_0，接受 H_1，低剂量组与对照组的 TG 总体均数不等，低剂量组低于对照组。如表8-8，各组之间总体均数均不相等，两两之间有差别。

注意事项：①对资料是作两两比较的 q 检验还是实验组与对照组比较的 q' 检验，由课题研究决定。②样本均数间的多重比较方法很多，如 Scheffé 检验、Duncan 检验（亦称 Duncan 新法）、Tukey 检验等，详情可参考其他有关书籍选择适当的方法进行分析。

第三节　多因素方差分析

一、拉丁方设计资料的三因素方差分析

拉丁方（latin square）是由 γ 个拉丁字母排列成 γ 行 γ 列的方阵，称为 γ 阶拉丁方或称 $\gamma \times \gamma$ 拉丁方，其中每行或每列中的字母只出现一次。拉丁方设计按拉丁方的字母、行和列安排处理因素以及影响因素，是在随机区组设计的基础上发展的适合于分析三因素的实验设计，三个因素中一个为处理因素，是主要的研究因素，另外两个是需要加以控制的非处理因素。

拉丁方设计资料方差分析总离均差平方和与总自由度可分解为以下四部分：

$$SS_{总} = SS_{列间} + SS_{行间} + SS_{字母间} + SS_{误差}, \qquad \nu_{总} = \nu_{列间} + \nu_{行间} + \nu_{字母间} + \nu_{误差}$$

【例8-6】 观察微米大黄炭对大鼠局部胃黏膜组织的止血作用，采用4×4拉丁方设计，记录大鼠4个不同的胃黏膜部位局部出血后喷洒生理盐水（A）、云南白药（B）、去甲肾上腺素（C）和微米大黄炭（D）的止血时间，16只大鼠，按窝别不同分为4个区组。结果如表8-9所示，分析微米大黄炭是否对大鼠胃黏膜组织具有局部止血作用。

表8-9　不同药物对大鼠胃黏膜局部出血时间的影响（出血时间，min）

区组	胃黏膜部位								区组合计
	I		II		III		IV		
1	D	2.33	B	3.19	C	2.78	A	5.21	13.51
2	B	3.17	D	2.28	A	5.23	C	2.70	13.38
3	A	5.17	C	2.80	D	2.35	B	3.12	13.44
4	C	2.75	A	5.19	B	3.15	D	2.37	13.46
胃黏膜部位合计		13.42		13.46		13.51		13.4	53.79
药物合计	A	20.80	B	12.63	C	11.03	D	9.33	

1. 建立假设、确定检验水准

处理因素（药物间）：H_0：不同药物局部止血时间相等；

$\qquad\qquad\qquad$ H_1：不同药物局部止血时间不等或不全相等。

区组因素（窝别间）：H_0：不同窝别局部止血时间相等；

$\qquad\qquad\qquad$ H_1：不同窝别局部止血时间不等或不全相等。

序列因素（胃黏膜部位）：H_0：不同胃黏膜部位局部止血时间相同；

$\qquad\qquad\qquad$ H_1：不同胃黏膜部位局部止血时间不等或不全相等。

$\qquad\qquad$ $\alpha = 0.05$

2. 选择检验方法、计算检验统计量

（1）变异的分解　γ 为水平数，本例 $\gamma = 4$

$$C = \left(\sum X\right)^2 / N = (53.79)^2 / 16 = 180.8353$$

$$SS_{总} = \sum X^2 - C = 200.2315 - 180.8353 = 19.3962, \quad \nu_{总} = N - 1 = 16 - 1 = 15$$

药物间：$SS_{字母间} = \dfrac{20.80^2}{4} + \dfrac{12.63^2}{4} + \dfrac{11.03^2}{4} + \dfrac{9.33^2}{4} - 180.8353 = 19.3814$

$\qquad\quad \nu_{字母间} = \gamma - 1 = 4 - 1 = 3$

窝别间：$SS_{行间} = \dfrac{13.51^2}{4} + \dfrac{13.38^2}{4} + \dfrac{13.44^2}{4} + \dfrac{13.46^2}{4} - 180.8353 = 0.0022$

$\qquad\quad \nu_{行间} = \gamma - 1 = 4 - 1 = 3$

胃黏膜部位间：$SS_{列间} = \dfrac{13.42^2}{4} + \dfrac{13.46^2}{4} + \dfrac{13.51^2}{4} + \dfrac{13.40^2}{4} - 180.8353 = 0.0018$

$\qquad\quad \nu_{列间} = \gamma - 1 = 4 - 1 = 3$

误差：$SS_{误差} = SS_{总} - SS_{列间} - SS_{行间} - SS_{字母间} = 0.0109$

$\qquad\quad \nu_{误差} = \nu_{总} - \nu_{列间} - \nu_{行间} - \nu_{字母间} = 6$

（2）方差分析表　将上述结果整理成表8-10方差分析表。

表8-10　方差分析结果表

变异来源	SS	ν	MS	F	P
总变异	19.3962	15			
药物	19.3814	3	6.4605	3560.3065	0.000
窝别	0.0022	3	0.0007	0.3984	0.759
胃黏膜部位	0.0018	3	0.0006	0.3249	0.808
误差	0.0109	6	0.0018		

3. 确定 P 值、做出推论 药物 $F=3560.3065$，$P=0.000$，可认为不同药物局部止血时间不等或不全相等。窝别 $F=0.3984$，$P=0.759$，胃黏膜部位 $F=0.3249$，$P=0.808$，均为 $P>0.05$，尚不能认为不同窝别、不同胃黏膜部位局部止血时间不同。

二、交叉设计资料的方差分析

交叉设计（cross-over design，COD）是在自身配对设计基础上发展起来的，整个设计分为两个或多个阶段，按事先设计好的实验次序，在各个实验阶段对研究对象先后实施各种处理，比较各阶段各处理效应间的差异有无统计学意义。最常见的是两阶段交叉设计又称 2×2 交叉设计，如例 8-7。

2×2 交叉设计方差分析总离均差平方和与总自由度分解为处理间、阶段间、个体间和误差四部分：$SS_{总} = SS_{处理} + SS_{阶段} + SS_{个体} + SS_{误差}$，$\nu_{总} = \nu_{处理} + \nu_{阶段} + \nu_{个体} + \nu_{误差}$

【例 8-7】 研究治疗高血压和心绞痛的常用药苯磺酸氨氯地平片（A 药）在健康人体的药代动力学特征，以络活喜片（B 药）作为对照。采用 2×2 交叉设计，将 20 名健康男性志愿者随机分为两组，实验第一阶段第一组口服苯磺酸氨氯地平片 10mg，第二组口服络活喜片 10mg。经 2 周清洗期后，两组交换服药品种进行第二阶段实验，抽血检测药代动力学指标达峰时间（T_{max}），结果如表 8-11。试对资料进行方差分析。

表 8-11 两种药物的药代动力学实验结果表（T_{max}，h）

志愿者编号	随机数	第一阶段 I		第二阶段 II	
1	5	A	8.7	B	8.2
2		B	8.3	A	8.9
3	10	B	8.2	A	8.8
4		A	8.9	B	8.0
5	9	A	8.9	B	8.2
6		B	8.1	A	9.0
7	8	B	8.6	A	8.9
8		A	8.0	B	8.1
9	6	B	8.7	A	8.6
10		A	8.9	B	8.0
11	3	A	8.2	B	8.7
12		B	8.1	A	8.9
13	2	B	8.7	A	8.2
14		A	8.9	B	8.1
15	1	A	8.8	B	8.7
16		B	8.1	A	8.9
17	4	B	8.1	A	8.8
18		A	9.0	B	8.1
19	7	A	8.7	B	8.1
20		B	8.4	A	9.0

1. 建立假设、确定检验水准

药物间：H_0：$\mu_A = \mu_B$（A、B 两药的总体达峰时间相等）；

H_1：$\mu_A \neq \mu_B$（A、B 两药的总体达峰时间不等）。

阶段间：H_0：$\mu_I = \mu_{II}$（两阶段的总体达峰时间相等）；

H_1：$\mu_1 \neq \mu_{\text{II}}$（两阶段的总体达峰时间不等）。

个体间：H_0：各志愿者的总体达峰时间相等；

H_1：各志愿者的总体达峰时间不等或不全相等。

$\alpha = 0.05$

2. 选择检验方法、计算检验统计量

（1）变异的分解　本例药物与阶段水平数=2，志愿者水平数=20。

$$C = \left(\sum X \right)^2 / N = (340.5)^2 / 40 = 2898.506$$

$$SS_{\text{总}} = \sum X^2 - C = 2903.59 - 2898.506 = 5.0838, \quad \nu_{\text{总}} = N - 1 = 40 - 1 = 39$$

药物间：$SS_{\text{药物间}} = \dfrac{175.0^2}{20} + \dfrac{165.5^2}{20} - 2898.506 = 2.2563$

$\nu_{\text{药物间}} = $ 水平数 $-1 = 2-1 = 1$

阶段间：$SS_{\text{阶段间}} = \dfrac{170.3^2}{20} + \dfrac{170.2^2}{20} - 2898.506 = 0.0003$

$\nu_{\text{阶段间}} = $ 水平数 $-1 = 2-1 = 1$

志愿者间：$SS_{\text{个体间}} = \dfrac{16.9^2}{2} + \dfrac{17.2^2}{2} + \cdots + \dfrac{17.4^2}{2} - 2898.506 = 0.8588$

$\nu_{\text{个体间}} = $ 水平数 $-1 = 20-1 = 19$

误差：$SS_{\text{误差}} = SS_{\text{总}} - SS_{\text{个体}} - SS_{\text{阶段}} - SS_{\text{处理}} = 1.9685$

$\nu_{\text{误差}} = \nu_{\text{总}} - \nu_{\text{个体}} - \nu_{\text{阶段}} - \nu_{\text{处理}} = 18$

（2）方差分析表　将上述结果整理成表8-12方差分析表。

表8-12　方差分析结果表

变异来源	SS	ν	MS	F	P
总变异	5.0838	39			
处理间（药物间）	2.2563	1	2.2563	20.6312	0.000
阶段间	0.0003	1	0.0003	0.0023	0.962
个体间	0.8588	19	0.0452	0.4133	0.968
误差	1.9685	18	0.1094		

3. 确定 P 值、做出推论　药物 $F = 20.6312$，$P = 0.000$，可认为 A、B 两药总体达峰时间不等。阶段间 $F = 0.0023$，$P = 0.962$，个体间 $F = 0.4133$，$P = 0.968$，均为 $P > 0.05$，尚不能认为不同阶段、不同志愿者总体达峰时间不等。

三、析因设计资料的方差分析

析因设计（factorial design）是将多个因素的各个水平交叉组合，进行全面实验的设计方法。析因设计不仅可检验每个因素各水平间的差异，而且可检验各因素间的交互作用。析因设计的方差分析包含主效应分析和交互效应分析。主效应（main effect）指某一因素各水平间的平均差别。单独效应（simple effect）指其他因素的水平固定时，同一因素不同水平间的差别。交互作用（interaction）指当某因素的各个单独效应随另一因素变化而变化时，则称这两个因素间存在交互作用。不同的析因设计，方差分析总变异分解不同，下面介绍 2×2 和 2×2×2 析

NOTE

因设计资料的方差分析。

（一）2×2析因设计资料的方差分析

2×2析因设计资料的方差分析，将总离均差平方和与总自由度分解为处理间和误差两部分，其中处理间又可分为因素A、因素B及两因素交互作用（A×B），即：

$$SS_{总} = SS_{处理} + SS_{误差} = SS_A + SS_B + SS_{A \times B} + SS_{误差}$$

$$\nu_{总} = \nu_{处理} + \nu_{误差} = \nu_A + \nu_B + \nu_{A \times B} + \nu_{误差}$$

【例8-8】评价中药A和中药B治疗慢性紧张型头痛（CTTH）的效果。采用2×2析因设计，将44例CTTH患者随机分组，分别给予中药A和中药B不同剂量进行联合治疗，实验方案为：A_1B_1（A药小剂量+B药小剂量），A_1B_2（A药小剂量+B药大剂量），A_2B_1（A药大剂量+B药小剂量），A_2B_2（A药大剂量+B药大剂量）。治疗结束后采用症状评分评价对患者的治疗效果，如表8-13，评分越低越好。分析A药、B药不同剂量治疗效果有无差异？A药、B药有无交互作用？

表8-13　不同治疗方案治疗慢性紧张型头痛（CTTH）患者症状评分表

	A_1B_1	A_1B_2	A_2B_1	A_2B_2	
	38	30	30	24	
	39	30	31	23	
	42	32	29	25	
	44	31	30	25	
	41	28	32	26	
	40	29	32	29	
	46	30	29	25	
	44	33	32	26	
	39	32	32	23	
	38	28	29	25	
	42	29	31	27	
$\sum X_i$	453	332	337	278	1400（$\sum X$）

1. 建立假设、确定检验水准

中药A：H_0：$\mu_{A_1} = \mu_{A_2}$；H_1：$\mu_{A_1} \neq \mu_{A_2}$。

中药B：H_0：$\mu_{B_1} = \mu_{B_2}$；H_1：$\mu_{B_1} \neq \mu_{B_2}$。

交互作用：H_0：A药、B药无交互作用；

$\qquad\qquad H_1$：A药、B药有交互作用。

$\qquad\qquad \alpha = 0.05$

2. 选择检验方法、计算检验统计量

（1）变异的分解　k为处理组数，γ为各因素的水平数，本例$k=4$，$\gamma=2$。

$$C = \left(\sum X \right)^2 / N = (1400)^2 / 44 = 44545.45$$

$$SS_{总} = \sum X^2 - C = 46172 - 44545.45 = 1626.545, \quad \nu_{总} = N - 1 = 44 - 1 = 43$$

处理：$SS_{处理} = \dfrac{453^2}{11} + \dfrac{337^2}{11} + \dfrac{332^2}{11} + \dfrac{278^2}{11} - 44545.45 = 1480.545$

$$\nu_{处理} = k - 1 = 4 - 1 = 3$$

中药 A：$SS_A = \dfrac{(453+332)^2}{22} + \dfrac{(337+278)^2}{22} - 44545.45 = 656.8182$

$$\nu_A = \gamma - 1 = 2 - 1 = 1$$

中药 B：$SS_B = \dfrac{(453+337)^2}{22} + \dfrac{(332+278)^2}{22} - 44545.45 = 736.3636$

$$\nu_B = \gamma - 1 = 2 - 1 = 1$$

中药 A 与中药 B 交互作用（A×B）：

$$SS_{A\times B} = SS_{处理} - SS_A - SS_B = 1480.545 - 656.8182 - 736.3636 = 87.36364$$

$$\nu_{A\times B} = \nu_{处理} - \nu_A - \nu_B = 3 - 1 - 1 = 1$$

$$或\ \nu_{A\times B} = \nu_A \times \nu_B = (2-1)(2-1) = 1$$

误差：$SS_{误差} = SS_{总} - SS_{处理} = 1626.545 - 1480.545 = 146$

$$\nu_{误差} = \nu_{总} - \nu_{处理} = 43 - 3 = 40$$

（2）列方差分析表　将上述结果整理成表 8-14 方差分析表。

表 8-14　方差分析表

变异来源	SS	ν	MS	F	P
总变异	1626.545	43			
A 药	656.8182	1	656.8182	179.9502	0.000
B 药	736.3636	1	736.3636	201.7435	0.000
A×B	87.3636	1	87.3636	23.9352	0.000
误差	146	40	3.65		

3. 确定 P 值、做出推论　A 药 $F = 179.9502$，$P = 0.000$，B 药 $F = 201.7435$，$P = 0.000$，交互作用 $F = 23.9352$，$P = 0.000$，均为 $P < 0.05$，可认为 A 药、B 药不同剂量治疗效果有差异，A 药、B 药有交互作用。A 药、B 药的交叉组合情况如表 8-15，症状评分越低越好，可认为 A 药大剂量与 B 药大剂量联合治疗效果最好，即最佳实验方案为 A_2B_2。

表 8-15　例 8-8 中各组的样本观测值和/均数

	B_1	B_2
A_1	453/41.18	332/30.18
A_2	337/30.64	278/25.27

（二）2×2×2 析因设计资料的方差分析

2×2×2 析因设计资料的方差分析，将总离均差平方和与总自由度分解为处理间和误差两部分，处理间又可分为因素 A、因素 B、因素 C 及三因素的二级交互作用 1 个（A×B×C）、一级交互作用 3 个（A×B、A×C、B×C），即：

$$SS_{总} = SS_{处理} + SS_{误差} = SS_A + SS_B + SS_C + SS_{A\times B} + SS_{A\times C} + SS_{B\times C} + SS_{A\times B\times C} + SS_{误差}$$

$$\nu_{总} = \nu_{处理} + \nu_{误差} = \nu_A + \nu_B + \nu_C + \nu_{A\times B} + \nu_{A\times C} + \nu_{B\times C} + \nu_{A\times B\times C} + \nu_{误差}$$

【例 8-9】 观察中药药浴治疗小儿外感发热的临床疗效，探讨影响中药药浴疗法退热疗效的关键因素。采用 2×2×2 析因设计，将 40 例风热型外感发热患儿按药液温度（A）38℃ 和 40℃ 2 个水平，药液浓度（B）2g/100mL、4g/100mL 2 个水平，药浴时间（C）15min、25min

NOTE

2 个水平，随机分为 8 组，每组 5 名患儿，观察入组后 3 天内患儿的体温变化，绘制体温曲线图，以 3 天体温曲线下面积为观察指标，比较不同药液温度、药液浓度、药浴时间的退热效果。结果如表 8-16，试进行方差分析。

表 8-16　风热型外感发热患儿药浴治疗 3 天体温曲线下面积结果表

	药液温度 38℃（A_1）		药液温度 40℃（A_2）	
	浓度 2g/100mL（B_1）	浓度 4g/100mL（B_2）	浓度 2g/100mL（B_1）	浓度 4g/100mL（B_2）
15min（C_1）	15.21	10.35	11.71	7.80
	15.34	10.50	11.67	7.79
	15.45	10.53	11.75	7.71
	15.12	10.45	11.87	7.67
	15.26	10.61	11.64	7.75
25min（C_2）	12.69	8.43	6.79	6.30
	12.34	8.87	6.67	6.32
	12.45	8.64	6.75	6.45
	12.12	8.53	6.45	6.25
	12.26	8.45	6.67	6.50

1. 建立假设、确定检验水准

药液温度：$H_0: \mu_{A_1} = \mu_{A_2}$；$H_1: \mu_{A_1} \neq \mu_{A_2}$。

药液浓度：$H_0: \mu_{B_1} = \mu_{B_2}$；$H_1: \mu_{B_1} \neq \mu_{B_2}$。

药浴时间：$H_0: \mu_{C_1} = \mu_{C_2}$；$H_1: \mu_{C_1} \neq \mu_{C_2}$。

交互作用：H_0：A、B 间无交互作用；H_1：A、B 间有交互作用。

　　　　　H_0：A、C 间无交互作用；H_1：A、C 间有交互作用。

　　　　　H_0：B、C 间无交互作用；H_1：B、C 间有交互作用。

　　　　　H_0：A、B、C 间无交互作用；H_1：A、B、C 间有交互作用。

　　　　　$\alpha = 0.05$

2. 选择检验方法、计算检验统计量

（1）变异的分解：k 为处理组数，γ 为各因素的水平数。

$$C = \left(\sum X \right)^2 / N = (396.11)^2 / 40 = 3922.587$$

$$SS_{总} = \sum X^2 - C = 4263.359 - 3922.578 = 340.7808$$

$$\nu_{总} = N - 1 = 40 - 1 = 39$$

处理：$SS_{处理} = \dfrac{76.38^2}{5} + \dfrac{337^2}{5} + \cdots + \dfrac{33.33^2}{5} + \dfrac{31.82^2}{5} - 3922.578 = 340.2084$

$$\nu_{处理} = k - 1 = 8 - 1 = 7$$

药液温度（A）：$SS_A = \dfrac{(233.6)^2}{20} + \dfrac{(162.51)^2}{20} - 3922.578 = 126.3447$

$$\nu_A = \gamma - 1 = 2 - 1 = 1$$

药液浓度（B）：$SS_B = \dfrac{(230.21)^2}{20} + \dfrac{(165.9)^2}{20} - 3922.578 = 103.3944$

$$\nu_B = \gamma - 1 = 2 - 1 = 1$$

药浴时间（C）：$SS_C = \dfrac{(226.18)^2}{20} + \dfrac{(169.93)^2}{20} - 3922.578 = 79.10156$

$$\nu_C = \gamma - 1 = 2 - 1 = 1$$

A 与 B 交互作用（A×B）：

$$SS_{A \times B} = SS_{AB处理} - SS_A - SS_B$$

$$= \left(\dfrac{138.24^2}{2 \times 5} + \dfrac{95.36^2}{2 \times 5} + \dfrac{91.97^2}{2 \times 5} + \dfrac{70.54^2}{2 \times 5} - 3922.578 \right) - SS_A - SS_B = 11.5026$$

$$\nu_{A \times B} = \nu_A \times \nu_B = (2-1) \times (2-1) = 1$$

A 与 C 交互作用（A×C）：

$$SS_{A \times C} = SS_{AC处理} - SS_A - SS_C$$

$$= \left(\dfrac{128.82^2}{2 \times 5} + \dfrac{97.36^2}{2 \times 5} + \dfrac{104.78^2}{2 \times 5} + \dfrac{65.15^2}{2 \times 5} - 3922.578 \right) - SS_A - SS_C = 1.6687$$

$$\nu_{A \times C} = \nu_A \times \nu_C = (2-1) \times (2-1) = 1$$

B 与 C 交互作用（B×C）：

$$SS_{B \times C} = SS_{BC处理} - SS_B - SS_C$$

$$= \left(\dfrac{135.02^2}{2 \times 5} + \dfrac{91.16^2}{2 \times 5} + \dfrac{95.19^2}{2 \times 5} + \dfrac{74.74^2}{2 \times 5} - 3922.578 \right) - SS_B - SS_C = 13.7007$$

$$\nu_{B \times C} = \nu_B \times \nu_C = (2-1) \times (2-1) = 1$$

A、B、C 交互作用（A×B×C）：

$$SS_{A \times B \times C} = SS_{处理} - (SS_A + SS_B + SS_C + SS_{A \times B} + SS_{A \times C} + SS_{B \times C}) = 4.4957$$

$$\nu_{A \times B \times C} = \nu_A \times \nu_B \times \nu_C = (2-1) \times (2-1) \times (2-1) = 1$$

误差：$SS_{误差} = SS_{总} - SS_{处理} = 340.7808 - 340.2084 = 0.5724$

$$\nu_{误差} = \nu_{总} - \nu_{处理} = 39 - 7 = 32$$

（2）方差分析表　将上述结果整理成表 8-17 方差分析表。

表 8-17　方差分析结果表

变异来源	SS	ν	MS	F	P
总变异	340.781	39			
A	126.345	1	126.345	7062.802	0.000
B	103.394	1	103.394	5779.856	0.000
C	79.102	1	79.102	4421.861	0.000
A×B	11.503	1	11.503	643.005	0.000
A×C	1.669	1	1.669	93.283	0.000
B×C	13.701	1	13.701	765.884	0.000
A×B×C	4.496	1	4.496	251.315	0.000
误差	0.572	32	0.018		

3. 确定 P 值、做出推论　药液温度、浓度和药浴时间 $P = 0.000$，可认为不同药液温度、不同药液浓度和不同药浴时间退热效果有差别。A 与 B 间、A 与 C 间、B 与 C 间以及 A、B 与 C 间交互作用均为 $P = 0.000$，可认为 A 与 B 间、A 与 C 间、B 与 C 间以及 A、B 与 C 间有交互

作用。A、B 与 C 间的交叉组合情况如表 8-18。根据专业知识，3 天体温曲线下面积越小退热效果越好，结合表 8-17 结果，最佳实验组合为 $A_2B_2C_2$，即药液温度为 40℃，浓度为 4g/100mL，药浴 25min 退热效果最好。

表 8-18　例 8-9 中各组的样本均数

	A_1		A_2	
	B_1	B_2	B_1	B_2
C_1	15.276	10.488	11.728	7.744
C_2	12.372	8.584	6.666	6.364

四、正交设计资料的方差分析

析因设计若研究因素较多，所需样本量太大时，可以采用正交设计，从多因素多水平的全面组合中，选择一部分有代表性的进行实验。正交设计（orthogonal design）按照正交表进行实验，具有高效、快速、经济的特点。例如一个涉及三因素三水平的研究，若采用 3×3×3 析因设计，全面组合共需进行 $3^3 = 27$ 种组合的实验，若按 $L_9(3^4)$ 正交表进行正交设计，只需进行 9 种组合的实验，大大减少了工作量。

下面以例 8-10 和例 8-11 为例，分别介绍无重复实验和有重复实验正交设计资料的方差分析。

（一）无重复实验正交设计资料的方差分析

【例 8-10】探讨柴胡-黄芩水煎液中分离出的 4 类主要化学成分群的不同配伍与解热作用的相关性。选用 $L_8(2^7)$ 正交设计模型，柴胡-黄芩水煎液中分离出的 4 类主要化学成分群分别为：挥发油（A）、多糖（B）、皂苷（C）、黄酮（D），同时研究挥发油（A）与多糖（B）的交互作用。方法：LPS（脂多糖）诱导的发热模型大鼠，根据实验方案，分别接受不同的成分群配伍，观察大鼠体温下降值，结果如表 8-19 所示。试进行方差分析。

表 8-19　柴胡-黄芩水煎液中分离成分配伍 $L_8(2^7)$ 正交设计表

实验号	1	2	3	4	5	6	7	实验方案	实验结果 Y
	A	B	A×B	C			D		
1	1	1	1	1	1	1	1	$A_1B_1C_1D_1$	2.09
2	1	1	1	2	2	2	2	$A_1B_1C_2D_2$	2.14
3	1	2	2	1	1	2	2	$A_1B_2C_1D_2$	1.54
4	1	2	2	2	2	1	1	$A_1B_2C_2D_1$	1.43
5	2	1	2	1	2	1	2	$A_2B_1C_1D_2$	0.81
6	2	1	2	2	1	2	1	$A_2B_1C_2D_1$	0.72
7	2	2	1	1	2	2	1	$A_2B_2C_1D_1$	0.61
8	2	2	1	2	1	1	2	$A_2B_2C_2D_2$	0.72
I	7.2	5.76	5.56	5.05			4.85		
II	2.86	4.3	4.5	5.01			5.21		

注：水平"1"代表配伍该化学成分群；水平"2"表示不配伍该化学成分群。

1. 建立假设、确定检验水准

挥发油（A）：$H_0: \mu_{A_1} = \mu_{A_2}$；$H_1: \mu_{A_1} \neq \mu_{A_2}$。

多糖（B）：$H_0: \mu_{B_1} = \mu_{B_2}$；$H_1: \mu_{B_1} \neq \mu_{B_2}$。

皂苷（C）：$H_0: \mu_{C_1} = \mu_{C_2}$；$H_1: \mu_{C_1} \neq \mu_{C_2}$。

黄酮（D）：$H_0: \mu_{D_1} = \mu_{D_2}$；$H_1: \mu_{D_1} \neq \mu_{D_2}$。

交互作用：H_0：A、B 因素间无交互作用；H_1：A、B 因素间有交互作用。

$$\alpha = 0.05$$

2. 选择检验方法、计算检验统计量 本题总离均差平方和与总自由度可分解为如下几部分：

$$SS_{总} = SS_A + SS_B + SS_{A \times B} + SS_C + SS_D + SS_e, \quad \nu_{总} = \nu_A + \nu_B + \nu_{A \times B} + \nu_C + \nu_D + \nu_e$$

（1）变异的分解：γ 为各因素水平数，本例 $\gamma = 2$。

$$C = \left(\sum X \right)^2 / N = (10.06)^2 / 8 = 12.6505$$

$$SS_{总} = \sum X^2 - C = 15.4292 - 12.6505 = 2.7788, \quad \nu_{总} = N - 1 = 8 - 1 = 7$$

挥发油（A）：$SS_A = \dfrac{7.2^2}{4} + \dfrac{2.86^2}{4} - 12.6505 = 2.3545$，$\nu_A = \gamma - 1 = 2 - 1 = 1$

多糖（B）：$SS_B = \dfrac{5.76^2}{4} + \dfrac{4.3^2}{4} - 12.6505 = 0.2665$，$\nu_B = \gamma - 1 = 2 - 1 = 1$

皂苷（C）：$SS_C = \dfrac{5.05^2}{4} + \dfrac{5.01^2}{4} - 12.6505 = 0.0002$，$\nu_C = \gamma - 1 = 2 - 1 = 1$

黄酮（D）：$SS_D = \dfrac{4.85^2}{4} + \dfrac{5.21^2}{4} - 12.6505 = 0.0162$，$\nu_D = \gamma - 1 = 2 - 1 = 1$

挥发油（A）与多糖（B）的交互作用（A×B）：

$$SS_{A \times B} = \frac{5.56^2}{4} + \frac{4.5^2}{4} - 12.6505 = 0.1405, \quad \nu_{A \times B} = \nu_A \times \nu_B = 1 \times 1 = 1$$

误差：$SS_{误差} = SS_{总} - (SS_A + SS_B + SS_{A \times B} + SS_C + SS_D) = 0.001$

$$\nu_{误差} = \nu_{总} - (\nu_A + \nu_B + \nu_{A \times B} + \nu_C + \nu_D) = 7 - 5 = 2$$

（2）方差分析表 将上述结果整理成表 8-20 方差分析表。

表 8-20 方差分析结果表

变异来源	SS	ν	MS	F	P
总变异	2.77875	7			
挥发油（A）	2.35445	1	2.35445	4708.9	0.000
多糖（B）	0.26645	1	0.26645	532.9	0.002
A×B	0.14045	1	0.14045	280.9	0.004
皂苷（C）	0.0002	1	0.0002	0.4	0.592
黄酮（D）	0.0162	1	0.0162	32.4	0.030
误差	0.001	2	0.0005		

3. 确定 P 值、做出推论 挥发油（A）$F = 4708.9$，$P = 0.000$，多糖（B）$F = 532.9$，$P = 0.002$，黄酮（D）$F = 32.4$，$P = 0.030$，均为 $P < 0.05$，可认为挥发油（A）、多糖（B）、黄酮（D）的各水平间总体均数不等。皂苷（C）$F = 0.4$，$P = 0.592$，尚不能认为皂苷（C）各水平间

总体均数不等。挥发油（A）与多糖（B）的交互作用（A×B）$F = 280.9$，$P = 0.004$，挥发油（A）与多糖（B）有交互作用。根据专业知识，初步认为最佳解热配伍方案为 $A_1B_1C_{1(或2)}D_2$。

（二）有重复实验正交设计资料的方差分析

【例8-11】 某研究拟采用正交设计探索补血中药治疗缺铁性贫血的作用。实验因素及其水平如表8-21所示，缺铁性贫血大鼠27只按实验方案灌服中药后，观察大鼠血红蛋白含量。选用正交表 $L_9(3^4)$。实验方案及结果如表8-22所示，进行方差分析，确定最优组合。

表8-21　实验药物及其水平

水平	当归A	黄芪B	白术C	党参D
1	10g	30g	15g	15g
2	6g	20g	10	10
3	2g	10g	5	5

表8-22　正交表头设计与实验结果

实验号	A	B	C	D	实验方案	血红蛋白（g/L）			合计
1	1	1	1	1	$A_1B_1C_1D_1$	124	122	126	372
2	1	2	2	2	$A_1B_2C_2D_2$	124	107	140	371
3	1	3	3	3	$A_1B_3C_3D_3$	118	97	98	313
4	2	1	2	3	$A_2B_1C_2D_3$	110	86	88	284
5	2	2	3	1	$A_2B_2C_3D_1$	100	105	118	323
6	2	3	1	2	$A_2B_3C_1D_2$	92	88	90	270
7	3	1	3	2	$A_3B_1C_3D_2$	92	78	98	268
8	3	2	1	3	$A_3B_2C_1D_3$	105	110	112	327
9	3	3	2	1	$A_3B_3C_2D_1$	104	118	106	328
I	1056	924	969	1023					
II	877	1021	983	909					
III	923	911	904	924					

1. 建立假设、确定检验水准

当归（A）：$H_0: \mu_{A_1} = \mu_{A_2} = \mu_{A_3}$；$H_1: \mu_{A_1}、\mu_{A_2}、\mu_{A_3}$ 不等或不全相等。

黄芪（B）：$H_0: \mu_{B_1} = \mu_{B_2} = \mu_{B_3}$；$H_1: \mu_{B_1}、\mu_{B_2}、\mu_{B_3}$ 不等或不全相等。

白术（C）：$H_0: \mu_{C_1} = \mu_{C_2} = \mu_{C_3}$；$H_1: \mu_{C_1}、\mu_{C_2}、\mu_{C_3}$ 不等或不全相等。

党参（D）：$H_0: \mu_{D_1} = \mu_{D_2} = \mu_{D_3}$；$H_1: \mu_{D_1}、\mu_{D_2}、\mu_{D_3}$ 不等或不全相等。

$\alpha = 0.05$

2. 选择检验方法、计算检验统计量　本题总离均差平方和与总自由度可分解为如下几部分：

$$SS_总 = SS_A + SS_B + SS_C + SS_D + SS_e, \quad \nu_总 = \nu_A + \nu_B + \nu_C + \nu_D + \nu_e$$

（1）变异的分解　γ 为各因素水平数，本例 $\gamma = 3$。

$$C = \left(\sum X \right)^2 / N = (2856)^2 / 27 = 302101.3$$

$$SS_总 = \sum X^2 - C = 307792 - 302101.3 = 5690.667, \quad \nu_总 = N - 1 = 27 - 1 = 26$$

当归（A）：$SS_A = \dfrac{1056^2}{3 \times 3} + \dfrac{877^2}{3 \times 3} + \dfrac{923^2}{3 \times 3} - 302101.3 = 1920.222$，$\nu_A = \gamma - 1 = 3 - 1 = 2$

黄芪（B）：$SS_B = \dfrac{924^2}{3 \times 3} + \dfrac{1021^2}{3 \times 3} + \dfrac{911^2}{3 \times 3} - 302101.3 = 802.8889$，$\nu_B = \gamma - 1 = 3 - 1 = 2$

白术（C）：$SS_C = \dfrac{969^2}{3 \times 3} + \dfrac{983^2}{3 \times 3} + \dfrac{904^2}{3 \times 3} - 302101.3 = 394.8889$，$\nu_C = \gamma - 1 = 3 - 1 = 2$

党参（D）：$SS_D = \dfrac{1023^2}{3 \times 3} + \dfrac{909^2}{3 \times 3} + \dfrac{924^2}{3 \times 3} - 302101.3 = 852.6667$，$\nu_D = \gamma - 1 = 3 - 1 = 2$

误差：$SS_{误差} = SS_{总} - (SS_A + SS_B + SS_C + SS_D) = 1720$

$\qquad \nu_{误差} = \nu_{总} - (\nu_A + \nu_B + \nu_C + \nu_D) = 18$

（2）方差分析表　将上述结果整理成表8-23方差分析表。

表8-23　方差分析结果表

变异来源	SS	ν	MS	F	P
总变异	5690.667	26			
当归（A）	1920.222	2	960.1111	10.0477	0.001
黄芪（B）	802.8889	2	401.4444	4.2012	0.032
白术（C）	394.8889	2	197.4444	2.0663	0.156
党参（D）	852.6667	2	426.3333	4.4616	0.027
误差	1720	18	95.5556		

3. 确定 P 值、做出推论　当归（A）$F = 10.0477$，$P = 0.001$；黄芪（B）$F = 4.2012$，$P = 0.032$；党参（D）$F = 4.4616$，$P = 0.027$；均为 $P < 0.05$，可认为当归（A）、黄芪（B）、党参（D）各水平间总体均数不等。白术（C）$F = 2.0663$，$P = 0.156$，尚不能认为白术（C）各水平间总体均数不等。结合专业知识，最佳搭配为 $A_1 B_2 C_{1(2,3)} D_1$。

第四节　重复测量资料的方差分析

重复测量资料（repeated measure data）是指对同一观察对象（如人、动物等）的同一观察指标在不同时间点上进行多次测量所得的资料，常用于分析该观察指标的变化规律。重复测量资料中同一观察对象在不同时间的观测值之间彼此往往不独立，存在一定的相关性，通常越是相邻的时间点，数据之间的相关性越大。重复测量资料的统计分析方法很多，这里主要介绍重复测量资料的一元方差分析。

一、重复测量资料方差分析的基本原理

根据方差分析的基本思想，两因素重复测量资料的总变异包括两部分，一部分为受试对象间的变异，另一部分为受试对象内的变异。受试对象间的变异可分为处理因素和个体间误差两部分。而受试对象内的变异则可分为时间因素、处理和时间的交互作用以及个体内误差三部分，其中个体内误差与重复测量有关。

重复测量资料各种变异的关系如下：

$$SS_\text{总} = SS_\text{受试对象间} + SS_\text{受试对象内} \tag{8-19}$$

$$SS_\text{受试对象间} = SS_\text{处理} + SS_\text{个体间误差} \tag{8-20}$$

$$SS_\text{受试对象内} = SS_\text{时间} + SS_\text{处理×时间} + SS_\text{个体内误差} \tag{8-21}$$

即： $$SS_\text{总} = SS_\text{处理} + SS_\text{个体间误差} + SS_\text{时间} + SS_\text{处理×时间} + SS_\text{个体内误差} \tag{8-22}$$

$$\nu_\text{总} = \nu_\text{处理} + \nu_\text{个体间误差} + \nu_\text{时间} + \nu_\text{处理×时间} + \nu_\text{个体内误差} \tag{8-23}$$

【例8-12】探讨耳穴疗法治疗原发性高血压的疗效。12名患者随机分组，对照组6例，接受常规护理；治疗组6例，常规护理基础上接受耳穴贴压治疗，分别于治疗前、治疗3个月和治疗6个月测量各组患者收缩压血压（mmHg），结果如表8-24，分析耳穴疗法治疗原发性高血压的疗效。

表8-24　两组患者在不同时间的收缩压情况表（X_{ijk}，mmHg）

组别（i）	患者（k）	监测时间（j）			X_{ik}
		治疗前	治疗3个月	治疗6个月	
对照组 $i=1$	1	148.7	137.2	135.1	421
	2	145.7	135.4	134.2	415.3
	3	148.5	138.5	130.5	417.5
	4	150.0	130.1	132.4	412.5
	5	145.5	135.5	130.5	411.5
	6	142.8	132.8	130.8	406.4
	X_{1j}	881.2	809.5	793.5	2484.2
治疗组 $i=2$	1	147.6	130.5	124.5	402.6
	2	146.7	128.7	118.5	393.9
	3	148.2	135.7	115.2	399.1
	4	150.5	128.5	118.5	397.5
	5	145.7	130.0	120.6	396.3
	6	143.8	135.5	115.5	394.8
	X_{2j}	882.5	788.9	712.8	2384.2
	X_j	1763.7	1598.4	1506.3	4868.4

注：X_{ijk}表示第 i 处理组第 j 测量时间点第 k 个受试对象的收缩压情况。

两组患者收缩压时间变化趋势，如图8-1，可见治疗组与对照组患者的收缩压都有随着时间下降的趋势。

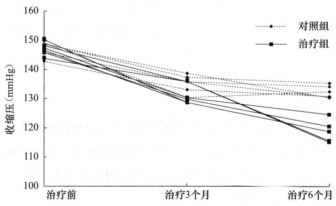

图8-1　两组患者不同时间收缩压变化趋势图

1. 建立假设、确定检验水准

处理因素：H_0：$\mu_1 = \mu_2$（两组患者收缩压总体均数相等）

$\qquad\qquad H_1$：$\mu_1 \neq \mu_2$（两组患者收缩压总体均数不等）

时间因素：H_0：各时间点患者收缩压总体均数相等

$\qquad\qquad H_1$：各时间点患者收缩压总体均数不等或不全相等

交互作用：H_0：处理因素与时间因素无交互作用

$\qquad\qquad H_1$：处理因素与时间因素有交互作用

$\qquad\qquad \alpha = 0.05$

2. 选择检验方法、计算检验统计量

（1）变异的分解

$$C = \left(\sum X \right)^2 / N = (4868.4)^2 / 36 = 658370$$

总变异：$SS_{总} = \sum X^2 - C = (148.7^2 + 137.2^2 + \cdots + 115.5^2) - 658370 = 3654.86$

$$\nu_{总} = N - 1 = 36 - 1 = 35$$

受试对象间变异：

$$SS_{受试对象间} = \frac{1}{p} \sum_{i=1}^{g} \sum_{k=1}^{n} \left(\sum_{j=1}^{p} X_{ijk} \right)^2 - C$$

$$= \frac{1}{3} \times (421^2 + 415.3^2 + \cdots + 394.8^2) - 658370 = 337.56$$

$$\nu_{受试对象间} = gn - 1 = 2 \times 6 - 1 = 11$$

$$SS_{处理} = \frac{1}{pn} \sum_{i=1}^{g} \left(\sum_{j=1}^{p} \sum_{k=1}^{n} X_{ijk} \right)^2 - C = \frac{1}{3 \times 6} \times (2484.2^2 + 2384.2^2) - 658370 = 277.7778$$

$$\nu_{处理} = g - 1 = 2 - 1 = 1$$

$$SS_{个体间误差} = SS_{受试对象间} - SS_{处理} = 337.56 - 277.7778 = 59.78222$$

$$\nu_{个体间误差} = \nu_{受试对象间} - \nu_{处理} = 10$$

受试对象内变异：

$$SS_{受试对象内} = SS_{总} - SS_{受试对象间} = 3654.86 - 337.56 = 3317.3$$

$$\nu_{受试对象内} = \nu_{总} - \nu_{受试对象间} = 35 - 11 = 24$$

$$SS_{时间} = \frac{1}{gn} \sum_{j=1}^{p} \left(\sum_{i=1}^{g} \sum_{k=1}^{n} X_{ijk} \right)^2 - C$$

$$= \frac{1}{12} \times (1763.7^2 + 1598.4^2 + 1506.3^2) - 658370 = 2835.035$$

$$\nu_{时间} = p - 1 = 3 - 1 = 2$$

$$SS_{处理 \times 时间} = \frac{1}{n} \sum_{i=1}^{g} \sum_{j=1}^{p} \left(\sum_{k=1}^{n} X_{ijk} \right)^2 - C - SS_{处理} - SS_{时间}$$

$$= \frac{1}{6} \times (881.2^2 + 809.5^2 + \cdots + 712.8^2) - 658370 - 277.7778 - 2835.035$$

$$= 300.4339$$

$$\nu_{处理 \times 时间} = gp - 1 - \nu_{处理} - \nu_{时间} = 6 - 1 - 1 - 2 = 2$$

$$SS_{个体内误差} = SS_{受试对象内} - SS_{时间} - SS_{处理 \times 时间} = 181.8311$$

$$\nu_{个体内误差} = \nu_{受试对象内} - \nu_{时间} - \nu_{处理 \times 时间} = 24 - 2 - 2 = 20$$

注：p 为重复测量的次数，n 为每组患者的人数，g 为处理组数，本题 $p=3$，$n=6$，$g=2$。

（2）计算各组均方和检验统计量 F 值

$$MS_{处理} = \frac{SS_{处理}}{\nu_{处理}} = \frac{277.7778}{1} = 277.7778$$

$$MS_{时间} = \frac{SS_{时间}}{\nu_{时间}} = \frac{2835.035}{2} = 1417.517$$

$$MS_{处理 \times 时间} = \frac{SS_{处理 \times 时间}}{\nu_{处理 \times 时间}} = \frac{300.4339}{2} = 150.2169$$

$$MS_{个体间误差} = \frac{SS_{个体间误差}}{\nu_{个体间误差}} = \frac{59.7822}{10} = 5.9782$$

$$MS_{个体内误差} = \frac{SS_{个体内误差}}{\nu_{个体内误差}} = \frac{181.8311}{20} = 9.0916$$

$$F_{处理} = \frac{MS_{处理}}{MS_{个体间误差}} = 46.465$$

$$F_{时间} = \frac{MS_{时间}}{MS_{个体内误差}} = 155.9158$$

$$F_{处理 \times 时间} = \frac{MS_{处理 \times 时间}}{MS_{个体内误差}} = 16.5227$$

（3）方差分析表 将上述结果整理成表 8-25 方差分析表。

表 8-25 方差分析结果表

变异来源	SS	ν	MS	F	P
处理	277.7778	1	277.7778	46.465	0.000
个体间误差	59.7822	10	5.9782		
时间	2835.035	2	1417.517	155.9158	0.000
处理×时间	300.4339	2	150.2169	16.5227	0.000
个体内误差	181.8311	20	9.0916		

3. 确定 P 值、做出推论 处理因素 $F=46.465$，$P=0.000$，时间因素 $F=155.9158$，$P=0.000$，均为 $P<0.01$，可认为两组患者收缩压不等，各时间点患者收缩压不等或不全相等。时间与处理因素的交互作用 $F=16.5227$，$P=0.000$，可认为处理因素与时间因素有交互作用。

二、重复测量资料方差分析的前提条件

1. 正态性与独立性 处理因素各水平的样本个体之间是相互独立的随机样本，且其总体服从正态分布。

2. 方差齐 相互比较的各处理水平的总体方差相等。

3. 球对称性条件 重复测量资料的方差分析需满足"球对称"假设，各时间点组成的协方差阵（covariance matrix）具有球形性（sphericity）特征，即所有两两时间点间差值对应的方差相等。球对称性通常采用 Mauchly 检验来判断，借助 SPSS 等软件完成。Mauchly 检验假设 H_0：资料满足球对称要求；H_1：资料不满足球对称要求。当 $P>\alpha$ 时，不拒绝 H_0，说明满足球对称性。

若资料不满足"球对称性",有两种解决方法:①对受试对象内所有变异的自由度(即 $\nu_{时间}$、$\nu_{处理×时间}$、$\nu_{个体内误差}$)进行调整,常用 Geenhouse-Geisser(G-G)法、Huynh-Feldt(H-F)法和 Lower-bound(L-B)法等,可借助 SPSS 统计软件完成;②选用其他的分析方法如多变量方差分析、拟合生长曲线模型、混合效应模型、轮廓分析等。其中,多变量方差分析是将每个时间点的测量值当作一个变量的多元分析方法,可分析时间因素、处理因素×时间因素的效应,但不能直接分析处理因素的效应。多变量方差分析没有"球对称性"的限制,常通过 Wilks' λ、Pillai's 迹、Hotelling-Lawley 迹和 Roy's 最大根四种统计量进行分析,计算繁琐,通常借助统计软件完成,详见本章统计电脑实验。

三、重复测量资料方差分析的注意事项

1. 设立平行对照 由于实验结果即使不施加干预也会随时间的推移产生自然的变化,如疾病的自愈或症状减轻,因此重复测量设计应设立平行对照。

2. 重复测量资料与随机区组设计资料的区别 重复测量资料中每个受试对象在不同时点的观测值顺序固定,且存在一定的相关性。而随机区组设计要求每个区组内的受试对象随机分组,接受不同的处理,彼此之间相互独立。

3. 重复测量资料统计分析也不能用重复进行各时间点的 t 检验来进行分析 重复测量资料中每个受试对象的多次重复测量值间具有相关性,若重复采用各时间点比较的 t 检验,将增大犯第一类错误的概率。

方差分析的统计电脑实验

【实验 8-1】对例 8-1 资料进行完全随机设计资料的方差分析。

1. 数据文件 如图 8-2 录入数据,以"TG""组别(1=对照组,2=低剂量组,3=中剂量组,4=高剂量组)"为变量名,建立 2 列 36 行的数据集 E0801.sav。

2. 操作步骤

(1)用 Explore 过程进行正态性检验 Analyze→Descriptive Statistics→Explore,弹出 Explore 主对话框,将变量"TG"送入右边的 Dependent(因变量列表)框内,将变量"组别"送入右边的 Factor List(因子列表)框内。单击 Plots 按钮,在弹出的 Plots 对话框中选中 Normality plots with test,单击 Continue;单击 OK。结果参见正文。

	TG	组别
1	.81	1
2	.92	1
⋮	⋮	⋮
35	.23	4
36	.26	4

图 8-2 数据集 E0801.sav

(2)用 One-Way ANOVA 过程进行完全随机设计方差分析 Analyze→Compare Means→One-Way ANOVA,弹出 One-Way ANOVA 主对话框,将变量"TG"送入右边的 Dependent List(因变量列表)框内,将变量"组别"送入右边的 Factor(因子列表)框内。单击 Post Hoc 按钮,在弹出的 Post Hoc 对话框中选中 LSD,S-N-K,选中 Dunnett,在 Control Category 下拉式列表框中选择 First,单击 Continue;单击 Options 按钮,在弹出的 Options 对话框中选中 Homogeneity of variance test,单击 Continue;单击 OK。

NOTE

3. 主要结果

（1）方差齐性检验 见图 8-3。Levene 方差齐性检验 $P=0.234>0.05$，方差齐。

Test of Homogeneity of Variances

TG

Levene Statistic	df1	df2	Sig.
1.495	3	32	.234

图 8-3 Levene 方差齐性检验结果

（2）单因素方差分析 见图 8-4。$F=472.645$（与正文不同，是 F 值计算过程中小数点保留位数不同所致），$P=0.000$，可认为各组 TG 总体均数不等或不全相等。

ANOVA

TG

	Sum of Squares	df	Mean Square	F	Sig.
Between Groups	2.006	3	.669	472.645	.000
Within Groups	.045	32	.001		
Total	2.051	35			

图 8-4 单因素方差分析 SPSS 结果

（3）均数的两两比较

LSD-t 检验结果 如图 8-5，各组两两比较均为 $P=0.000$，可认为各组之间 TG 总体均数均不相等，两两之间有差别。

Multiple Comparisons

Dependent Variable: TG

	(I) 剂组	(J) 组别	Mean Difference (I-J)	Std.Error	Sig.	95% Confidence Interval	
						Lower Bound	Upper Bound
LSD	对照组	低剂量组	.36889*	.01773	.000	.3328	.4050
		中剂量组	.51444*	.01773	.000	.4783	.5506
		高剂量组	.62556*	.01773	.000	.5894	.6617
	低剂量组	对照组	−.36889*	.01773	.000	−.4050	−.3328
		中剂量组	.14556*	.01773	.000	.1094	.1817
		高剂量组	.25667*	.01773	.000	.2206	.2928
	中剂量组	对照组	−.51444*	.01773	.000	−.5506	−.4783
		低剂量组	−.14556*	.01773	.000	−.1817	−.1094
		高剂量组	.11111*	.01773	.000	.0750	.1472
	高剂量组	对照组	−.62556*	.01773	.000	−.6617	−.5894
		低剂量组	−.25667*	.01773	.000	−.2928	−.2206
		中剂量组	−.11111*	.01773	.000	−.1472	−.0750

*.The mean difference is significant at the 0.05 lvevel.

图 8-5 均数两两比较 LSD-t 检验结果

SNK-q 检验结果 如图 8-6，各组的均数分别为 0.2456、0.3567、0.5022、0.8711。SPSS 中 SNK-q 检验结果为无差别显示，即样本均数显示在同一列时表示两组总体均数没有差别，不在一列则有差别。本题所有组别的均数均不在一列，各组之间 TG 总体均数均不相等，两两之间有差别。

TG

组别	N	Subset for alpha=0.05			
		1	2	3	4
Student-Newman-Keuls[a] 高剂量组	9	.2456			
中剂量组	9		.3567		
低剂量组	9			.5022	
对照组	9				.8711
Sig.		1.000	1.000	1.000	1.000

Means for groups in homogeneous subsets are displayed.

a.Uses Harmonic Mean Sample Size=9.000.

图 8-6 均数两两比较 SNK-q 检验结果

Dunnett-t 检验结果 如图 8-7，与对照组相比，低剂量组、中剂量组、高剂量组均为 $P = 0.000$，可认为低剂量组、中剂量组、高剂量组与对照组相比 TG 总体均数不相等。

Multiple Comparisons

Dependent Variable: TG

Dunnett t (2-sided)[a]

(I) 剧组	(J) 组别	Mean Difference (I-J)	Std.Error	Sig.	95% Confidence Interval	
					Lower Bound	Upper Bound
低剂量组	对照组	-.36889*	.01773	.000	-.4126	-.3252
中剂量组	对照组	-.51444*	.01773	.000	-.5582	-.4707
高剂量组	对照组	-.62556*	.01773	.000	-.6693	-.5818

*.The mean difference is significant at the 0.05 lvevel.

a.Dunnett t-tests treat one group as a control, and compare all other groups against it.

图 8-7 Dunnett-t 检验 SPSS 结果

【实验 8-2】对例 8-2 资料进行双因素方差分析

1. 数据文件 如图 8-8 录入数据，以"蔗糖水摄取率""处理组别（1 = 对照组，2 = 四逆散组，3 = 逍遥散组，4 = 四君子汤组）""区组"为变量名，建立 32 行 3 列的数据集 E0802. sav。

	蔗糖水摄取率	处理组别	区组
1	32	1	1
2	30	1	2
⋮	⋮	⋮	⋮
31	43	4	7
32	41	4	8

图 8-8 数据集 E0802. sav

2. 操作步骤 Analyze→General Linear Model→Univariate，弹出 Univariate 主对话框，将变量"蔗糖水摄取率"送入右边的 Dependent Variable 框内，将变量"处理组别""区组"送入右边的 Fixed Factor(s) 框内。单击 Model 按钮，在弹出的 Model 对话框中选中 Custom，将变量"处理组别""区组"分别送入右边的 Model 框，单击 Continue；单击 Post Hoc 按钮，将 Factor(s) 框内的变量"处理组别"送入右边的 Post Hoc Test for 框，选中 LSD 检验，单击 Continue；单击 Options 按钮，将"处理组别"送入右边的 Display Means for 框，选中 Descriptive statistics，单击 Continue；单击 OK。

3. 主要结果 见图 8-9，"处理组别"（处理因素）$F = 218.096$，$P = 0.000$，可认为各处理组大鼠 1% 蔗糖水摄取率总体均数不等或不全相等；"区组"（区组因素）$F = 2.330$，$P = 0.063$，尚不能认为各区组大鼠 1% 蔗糖水摄取率总体均数不同。

【实验 8-3】对例 8-6 资料进行拉丁方设计的方差分析。

Tests of Betweem-Sibjects Effects

Dependent Variable: 蔗糖水摄取率

Source	Type III Sum of Squares	df	Mean Square	F	Sig.
Corrected Model	5504.500ᵃ	10	550.450	67.060	.000
Intercept	85905.125	1	85905.125	10465.599	.000
处理组别	5370.625	3	1790.208	218.096	.000
区组	133.875	7	19.125	2.330	.063
Error	172.375	21	8.208		
Total	91582.000	32			
Corrected Total	5676.875	31			

a.R Squared=.970（Adjusted R Squared=.955）

图 8-9　例 8-2 方差分析结果

1. 数据文件　建立"药物（1＝生理盐水、2＝云南白药、3＝去甲肾上腺素和4＝微米大黄炭）""胃黏膜部位""区组""局部出血时间"四个变量，如图 8-10 录入数据，建立 16 行 4 列的数据集 E0806. sav。

2. 操作步骤　Analyze→General Linear Model→Univariate，弹出 Univariate 主对话框，将变量"局部出血时间"送入右边的 Dependent Variable 框内，将变量"药物""胃黏膜部位""区组"送入右边的 Fixed Factor(s) 框内。单击 Model 按钮，在弹出的 Model 对话框中选中 Custom，将变量"药物""胃黏膜部位""区组"分别送入右边的 Model 框，单击 Continue；单击 Post Hoc 按钮，将 Factor(s) 框内的变量"药物"送入右边的 Post Hoc Test for 框，选中 LSD 检验，单击 Continue；单击 Options 按钮，将"药物"送入右边的 Display Means for 框，选中 Descriptive statistics，单击 Continue；单击 OK。结果见正文。

【实验 8-4】对例 8-7 资料进行交叉设计的方差分析。

1. 数据文件　建立"药物""阶段""志愿者""达峰时间"四个变量，如图 8-11 录入数据，建立 40 行 4 列的数据集 E0807. sav。

	药物	胃黏膜部位	区组	局部出血时间
1	4	1	1	2.33
2	2	1	2	3.17
⋮	⋮	⋮	⋮	⋮
15	2	4	3	3.12
16	4	4	4	2.37

图 8-10　数据集 E0806. sav

	药物	阶段	志愿者	达峰时间
1	1	1	1	8.7
2	2	1	2	8.3
⋮	⋮	⋮	⋮	⋮
39	2	2	19	8.1
40	1	2	20	9.0

图 8-11　数据集 E0807. sav

2. 操作步骤　Analyze→General Linear Model→Univariate，弹出 Univariate 主对话框，将变量"达峰时间"送入右边的 Dependent Variable 框内，将变量"药物""阶段""志愿者"送入右边的 Fixed Factor(s) 框内。单击 Model 按钮，在弹出的 Model 对话框中选中 Custom，将变量"药物""阶段""志愿者"分别送入右边的 Model 框，单击 Continue；单击 Options 按钮，将"药物"送入右边的 Display Means for 框，选中 Descriptive statistics，单击 Continue；单击 OK。结果见正文。

【实验 8-5】对例 8-8 资料进行 2×2 析因设计的方差分析。

1. 数据文件　建立"患者评分""A 药""B 药"三个变量，如图 8-12 录入数据，建立 44 行 3 列的数据集 E0808. sav。

2. 操作步骤 Analyze→General Linear Model→Univariate，弹出 Univariate 主对话框，将变量"患者评分"送入右边的 Dependent Variable 框内，将变量"A""B"送入右边的 Fixed Factor(s) 框内。单击 Options 按钮，将"A""B""A＊B"，送入右边的 Display Means for 框，选中 Descriptive statistics，单击 Continue；单击 OK。结果见正文。

【实验8-6】对例8-9资料进行2×2×2析因设计的方差分析。

1. 数据文件 建立"体温曲线下面积""药液温度A""药液浓度B""药浴时间C"四个变量，如图8-13录入数据，建立40行4列的数据集 E0809. sav。

	患者评分	A药	B药
1	38	1	1
2	39	1	1
⋮	⋮	⋮	⋮
43	25	2	2
44	27	2	2

图 8-12　数据集 E0808. sav

	体温曲线下面积	药液温度A	药液浓度B	药浴时间C
1	15.21	1	1	1
2	15.34	1	1	1
⋮	⋮	⋮	⋮	⋮
39	6.25	2	2	2
40	6.50	2	2	2

图 8-13　数据集 E0809. sav

2. 操作步骤 Analyze→General Linear Model→Univariate，弹出 Univariate 主对话框，将变量"体温曲线下面积"送入右边的 Dependent Variable 框内，将变量"药液温度A""药液浓度B""药浴时间C"送入右边的 Fixed Factor(s) 框内。单击 Options 按钮，将"药液温度 A＊药液浓度 B＊药浴时间 C"送入右边的 Display Means for 框，选中 Descriptive statistics，单击 Continue；单击 OK。结果见正文。

【实验8-7】对例8-10资料进行分析。

1. 数据文件 建立"A""B""AB""C""var1""var2""D""Y"八个变量，如图8-14录入数据，建立8行8列的数据集 E08010. sav。

2. 操作步骤 Analyze→General Linear Model→Univariate，弹出 Univariate 主对话框，将变量"Y"送入右边的 Dependent Variable 框内，将变量"A""B""AB""C""var1""var2""D"送入右边的 Fixed Factor(s) 框内。单击 Model 按钮，在弹出的 Model 对话框中选中 Custom，将变量"A""B""AB""C""D"送入右边的 Model 框，单击 Continue；单击 OK。结果见正文。

	A	B	AB	C	VAR1	VAR2	D	Y
1	1	1	1	1	1	1	1	2.09
2	1	1	1	2	2	2	2	2.14
⋮	⋮	⋮	⋮	⋮	⋮	⋮	⋮	⋮
7	2	2	1	1	2	2	1	.61
8	2	2	1	2	1	1	2	.72

图 8-14　数据集 E0810. sav

【实验8-8】对例8-11资料进行分析。

1. 数据文件 建立"A""B""C""D""Y"五个变量，如图8-15录入数据，建立27行5列的数据集 E08011. sav。

2. 操作步骤 Analyze→General Linear Model→Univariate，弹出 Univariate 主对话框，将变量"Y"送入右边的 Dependent Variable 框内，将变量"A""B""C""D"送入右边的 Fixed Factor(s) 框内。单击 Model 按钮，在弹出的 Model 对话框中选中 Custom，将变量"A""B""C""D"分别送入右边的 Model 框，单击 Continue；单击 Post Hoc 按钮，将 Factor(s) 框

	A	B	C	D	Y
1	1	1	1	1	124
2	1	2	2	2	124
⋮	⋮	⋮	⋮	⋮	⋮
26	3	2	1	3	112
27	3	3	2	1	106

图 8-15　数据集 E0811. sav

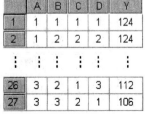

内的变量"A""B""C""D"送入右边的 Post Hoc Test for 框，选中 S-N-K，单击 Continue；单击 Options 按钮，将"A""B""C""D"送入右边的 Display Means for 框，选中 Descriptive statistics，单击 Continue；单击 OK。结果见正文。

	治疗前	治疗3个月	治疗6个月	组别
1	148.7	137.2	135.1	1
2	145.7	135.4	134.2	1
⋮	⋮	⋮	⋮	⋮
11	145.7	130.0	120.6	2
12	143.8	135.5	115.5	2

图 8-16 数据集 E0812.sav

【实验 8-9】对例 8-12 资料进行分析。

1. 数据文件 建立"治疗前""治疗 3 个月""治疗 6 个月""组别（1=对照组，2=治疗组）"四个变量，如图 8-16 录入数据，建立 12 行 4 列的数据集 E08012.sav。

2. 操作步骤 Analyze → General Linear Model → Repeated Measures，弹出 Repeated Measures 主对话框，在 Number of Levels 框中输入 3（重复测量的次数），单击 Add，单击 Define，将"治疗前""治疗 3 个""治疗 6 个月"选中移置到右框 Within-Subjects Varibales 中，将"组别"移到右框 Between-Subjects Factor(s) 中，单击 Model 按钮，在弹出的 Model 对话框中选中 Custom，将 factor1 移置到右框 Within-Subjects Model 中，将"组别"移到右框 Between-Subjects Model 中，单击 Continue；单击 OK。结果见正文。

3. 主要结果

（1）Mauchly 球性检验　参见图 8-17。$P=0.405>0.05$，所以资料满足球对称性条件。

Mauchly's Test of Sphericity[a]

Measure: MEASURE_1

Within Subjects Effect	Mauchly's W	Approx.Chi-Square	df	Sig.	Epsilon[b]		
					Greenhouse-Geisser	Huynh-Feldt	Lower-bound
factor1	.818	1.810	2	.405	.846	1.000	.500

Tests the null hypothesis that the error covariance matrix of the orthonormalized transformed dependent variables is proportional to an identity matrix.

图 8-17　Mauchly 球性检验

（2）单变量方差分析结果　如图 8-18，factor1 即时间因素 $P=0.000$，各时间点患者收缩压不等或不全相等。时间与处理因素的交互作用 $P=0.000$，处理因素与时间因素有交互作用。如图 8-19，组别即处理因素 $P=0.000$，可认为两组患者收缩压不等。

Tests of Within-Subjects Effects

Measure: MEASURE_1

Source		Type III Sum of Squares	df	Mean Square	F	Sig.
factor1	Sphericity Assumed	2835.035	2	1417.517	155.916	.000
	Greenhouse-Geisser	2835.035	1.692	1675.698	155.916	.000
	Huynh-Feldt	2835.035	2.000	1417.517	155.916	.000
	Lower-bound	2835.035	1.000	2835.035	155.916	.000
factor1*组别	Sphericity Assumed	300.434	2	150.217	16.523	.000
	Greenhouse-Geisser	300.434	1.692	177.577	16.523	.000
	Huynh-Feldt	300.434	2.000	150.217	16.523	.000
	Lower-bound	300.434	1.000	300.434	16.523	.002
Error(factor1)	Sphericity Assumed	181.831	20	9.092		
	Greenhouse-Geisser	181.831	16.919	10.747		
	Huynh-Feldt	181.831	20.000	9.092		
	Lower-bound	181.831	10.000	18.183		

图 8-18　受试对象内变异 SPSS 结果

Tests of Between-Subjects Effects

Measure: MEASURE_1

Transformed Variable: Average

Source	Type Ⅲ Sum of Squares	df	Mean Square	F	Sig.
Intercept	658369.960	1	658369.960	110128.051	.000
组别	277.778	1	277.778	46.465	.000
Error	59.782	10	5.978		

图8-19 受试对象间变异 SPSS 结果

（3）多变量方差分析结果 如图8-20，4种多元方差分析的结果，Wilks'λ、Pillai's迹、Hotelling-Lawley迹和Roy's最大根的结果一致，factor1即时间因素$P=0.000$，时间与处理因素的交互作用$P=0.000$。组别即处理因素见图8-19，$P=0.000$，可认为两组患者收缩压不等。结论与单变量方差分析一致。

Multivariate Tests[a]

Effect		Value	F	Hypothesis df	Error df	Sig.
factor1	Pillai's Trace	.982	244.430[b]	2.000	9.000	.000
	Wilks' Lambda	.018	244.430[b]	2.000	9.000	.000
	Hotelling's Trace	54.318	244.430[b]	2.000	9.000	.000
	Roy's Largest Root	54.318	244.430[b]	2.000	9.000	.000
factor1*组别	Rillai's Trace	.834	22.688[b]	2.000	9.000	.000
	Wilks' Lambda	.166	22.688[b]	2.000	9.000	.000
	Hotelling's Trace	5.042	22.688[b]	2.000	9.000	.000
	Roy's Largest Root	5.042	22.688[b]	2.000	9.000	.000

图8-20 多变量方差分析 SPSS 结果

学习小结

1. 学习内容

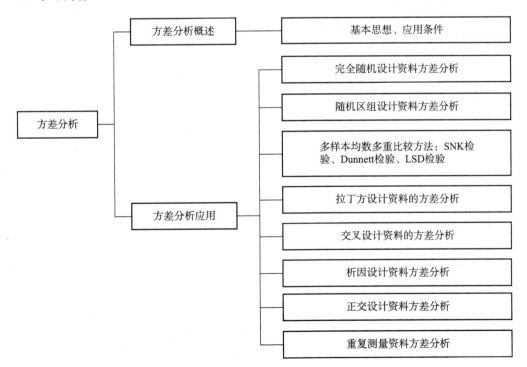

NOTE

2. 学习方法　方差分析应用广泛。理解方差分析的基本思想，明确各种设计类型及其因素间的关系（独立作用与交互作用），正确进行总变异与总自由度的分解，注意满足应用条件与多重比较的针对性分析。析因设计为全模型，其他设计不是全模型，需应用者自己定制模型。

练习题

一、最佳选择题

1. 完全随机设计方差分析的 H_0 检验假设是（　　）

    A. 各处理组样本均数相等　　　　　　B. 各处理组总体均数相等

    C. 各处理组样本均数不相等　　　　　D. 各处理组总体均数不相等

    E. 以上均不对

2. 随机区组资料方差分析的变异分解为（　　）

    A. $SS_{总}=SS_{组间}+SS_{组内}$　　　　　　B. $MS_{总}=MS_{组间}+MS_{组内}$

    C. $SS_{总}=SS_{处理}+SS_{配伍}+SS_{误差}$　　D. $MS_{总}=MS_{处理}+MS_{配伍}+MS_{误差}$

    E. $SS_{总}=SS_A+SS_B+SS_{A\times B}+SS_{误差}$

3. 方差分析的条件是（　　）

    A. 各样本是相互独立的随机样本　　　B. 各样本来自正态分布总体

    C. 各总体方差相等　　　　　　　　　D. 以上都是

    E. 以上都不是

4. 完全随机设计方差分析中，组间均方是（　　）

    A. 表示全部观测值的变异大小

    B. 仅表示随机误差大小

    C. 仅表示处理因素作用的大小

    D. 表示处理因素和随机误差作用的大小

    E. 以上都不是

5. 2×2 析因设计的变异分解为（　　）

    A. $SS_{总}=SS_{组间}+SS_{组内}$　　　　　　B. $MS_{总}=MS_{组间}+MS_{组内}$

    C. $SS_{总}=SS_{处理}+SS_{配伍}+SS_{误差}$　　D. $MS_{总}=MS_{处理}+MS_{配伍}+MS_{误差}$

    E. $SS_{总}=SS_A+SS_B+SS_{A\times B}+SS_{误差}$

6. 正交设计 $L_{18}(3^7)$ 表示实验安排（　　）

    A. 实验次数 18 次，实验因素最多可安排 3 个

    B. 实验次数 18 次，实验因素水平为 3 水平

    C. 实验次数 18 次，实验因素水平为 7 水平

    D. 实验次数 7 次，实验因素水平为 3 水平

    E. 实验次数 7 次，实验因素水平为 18 水平

7. 重复测量资料单变量方差分析的条件为（　　）

    A. 正态性　　　　　　　　　　　　　B. 独立性

    C. 方差齐　　　　　　　　　　　　　D. 球对称性条件

    E. 以上都是

8. 2×2 交叉设计资料方差分析中，处理因素的自由度为（　　）

    A. 1　　　　　　　　　　　　　　　　B. 2

    C. 4　　　　　　　　　　　　　　　　D. 3

    E. 5

9. 多样本均数比较经方差分析后，$P<0.05$，为进一步弄清四个总体均数彼此之间是否相等，可采用以下哪种分析（　　）

    A. 卡方检验　　　　　　　　　　　　B. t 检验

    C. SNK 检验　　　　　　　　　　　　D. 秩和检验

    E. z 检验

10. 2×2 析因设计的方差分析中，交互作用的自由度为（　　）

    A. 1　　　　　　　　　　　　　　　　B. 2

    C. 4　　　　　　　　　　　　　　　　D. 3

    E. 5

二、简答题

1. 方差分析的基本思想是什么？

2. 方差分析的条件是什么？

3. 简述随机区组设计的主要设计要点及其变异度分解方法。

4. 简述重复测量数据方差分析的应用条件。

5. 正交设计与析因设计有何不同？

三、应用题

1. 有 3 组进食高脂饮食的家兔，接受不同处理后，测定其血清肾素血管紧张素转化酶（ACE）浓度，试比较三组家兔的血清 ACE 浓度。

表 8-26　对照组及各实验组家兔血清 ACE 浓度（u/mL）

对照组	61.24	58.65	46.79	37.43	66.54	59.27
A 降脂药	82.35	56.47	61.57	48.79	62.54	60.87
B 降脂药	26.23	46.87	24.36	38.54	42.16	30.33

2. 观察 AB 两种镇痛药物联合运用在产妇分娩时的镇痛效果，A 药取 3 个剂量 1mg、2.5mg、5.0mg，B 药取 3 个剂量 5mg、15mg、30mg，将 18 名产妇随机分为 9 组，记录每名产妇分娩时的镇痛时间，试分析 A、B 两药及其交互作用的镇痛效果。

表 8-27　AB 两种镇痛药物联合运用在产妇分娩时的镇痛效果

A 药	B 药					
	5mg		15mg		30mg	
1mg	105	80	115	105	75	95
2.5mg	75	115	125	130	135	120
5.0mg	85	120	65	120	180	190

3. 为研究注射不同剂量植物雌激素大豆异黄酮单体对大白鼠子宫重量的影响，取5窝不同种系的大白鼠，每窝3只，随机地分配到3个组内接受不同剂量大豆异黄酮单体的注射，然后测定其子宫重量，结果见下表。问注射不同剂量的大豆异黄酮单体对大白鼠子宫重量是否有差别？

表8-28　大白鼠注射不同剂量大豆异黄酮单体后的子宫重量（g）

大白鼠种系	大豆异黄酮单体剂量（μg/100g）		
	0	0.5	1
1	102	117	145
2	56	68	118
3	67	96	136
4	73	89	124
5	53	68	102

4. 研究A、B、C、D四种食品，以及甲乙丙丁四种加工方法对大鼠增加体重的影响，用四窝大鼠，每窝4只，每只鼠随机喂养一种食品，随机采用一种加工方法，8周后观察大鼠体重增加的情况，结果如表。问：食品种类是否影响大鼠体重增加？食品加工方法是否影响大鼠体重增加？不同窝别的大鼠体重增加是否相同？

表8-29　大鼠体重增加情况表（g）

分类	1窝	2窝	3窝	4窝
甲	D 80	A 47	B 48	C 46
乙	B 70	C 75	D 80	A 81
丙	C 51	D 78	A 47	B 49
丁	A 48	B 45	C 52	D 77

5. 在儿童哮喘病治疗中，将8名患者随机分成两组，分别在两个时期中按次序A、B和B、A服用两种药物，服药后5小时测PEF值（peak expiration flow），单位为L/min，数据见表8-30，试对结果进行方差分析。

表8-30　8名患者PEF值表

患者	时期1	时期2	患者	时期1	时期2
1	A（310）	B（270）	5	B（370）	A（385）
2	A（310）	B（260）	6	B（310）	A（400）
3	A（370）	B（300）	7	B（380）	A（410）
4	A（410）	B（390）	8	B（290）	A（320）

6. 为了观察补阳还五汤治疗冠心病心绞痛的疗效，12名患者分为治疗组和对照组，治疗组给予补阳还五汤治疗，对照组给予西药治疗，以中医证候积分的改善为观察指标，观察16周，结果见下表8-31，分析补阳还五汤的治疗效果。

表 8–31 两组治疗后证候积分改善情况

受试者		第 4 周	第 8 周	第 12 周	第 16 周
对照组	1	4	7	9	13
	2	5	6	10	15
	3	3	6	8	16
	4	4	5	10	17
	5	6	7	9	14
	6	3	5	9	13
治疗组	1	6	8	12	15
	2	7	7	10	14
	3	7	9	9	13
	4	6	8	11	15
	5	5	7	9	16
	6	7	8	10	14

（崔 宁）

第九章 双变量相关与回归

世界上万事万物是相互联系的，相互联系着的事物（变量）间的关系有确定性关系和非确定性关系。确定性关系即变量间的函数关系，是指一个变量的每个可能取值，另外的变量都有完全确定的值与之对应，如路程速度时间的关系为 $s=vt$；非确定性关系是指变量在宏观上存在关系，但并未精确到可以用函数关系来表达，也称随机性关系。在医药研究中，常常要分析变量间的非确定性关系，如糖尿病患者的血糖与胰岛素水平、降糖药剂量与疗效的关系等。本章介绍研究变量间的非确定性关系的统计分析方法——相关（correlation）与回归（regression）。

第一节 直线相关

相关分析是研究事物或现象之间有无相关、相关的方向和密切程度如何，一般不区别自变量或因变量。

一、直线相关的概念

直线相关（linear correlation）又称简单线性相关（simple linear correlation），是反映两变量间是否具有线性关系以及线性关系的方向和密切程度的统计分析方法。

直线相关用于双变量正态分布资料。两变量间的直线相关关系用相关系数（correlation coefficient）来描述。样本与总体相关系数分别用 r 和 ρ 表示。

研究两个变量 X 和 Y 的相关关系，最简单直观的方法是将通过试验或观察所得的 n 对样本数据 (x_i, y_i) $(i=1, 2, \cdots, n)$ 作为点的坐标描绘在直角坐标系中，由此得到的图形称为散点图，散点图示意见图 9-1。

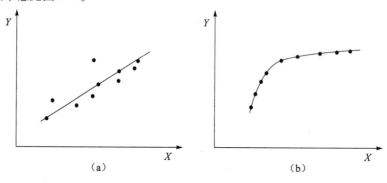

图 9-1 散点图示意

图 9-1（a）中的点排布接近一条直线，表明两变量间的直线相关关系较好，称为线性关系；图 9-1（b）中点分布呈曲线形状，说明两变量间的线性相关性不好，但可能存在某种曲线相关关系。

二、Pearson 样本相关系数

设 (X_i, Y_i) $(i=1, 2, \cdots, n)$ 是成对出现的变量 X 和 Y 的 n 对样本数据，X 和 Y 的皮尔逊（Pearson）样本相关系数简称相关系数，计算公式为：

$$r = \frac{l_{XY}}{\sqrt{l_{XX}l_{YY}}} \tag{9-1}$$

其中：

$$l_{XY} = \sum_{i=1}^{n} (X_i - \bar{X})(Y_i - \bar{Y}) = \sum_{i=1}^{n} X_i Y_i - \frac{1}{n} \left(\sum_{i=1}^{n} X_i \right) \left(\sum_{i=1}^{n} Y_i \right) \tag{9-2}$$

$$l_{XX} = \sum_{i=1}^{n} (X_i - \bar{X})^2 = \sum_{i=1}^{n} X_i^2 - \frac{1}{n} \left(\sum_{i=1}^{n} X_i \right)^2 \tag{9-3}$$

$$l_{YY} = \sum_{i=1}^{n} (Y_i - \bar{Y})^2 = \sum_{i=1}^{n} Y_i^2 - \frac{1}{n} \left(\sum_{i=1}^{n} Y_i \right)^2 \tag{9-4}$$

以上式中，$\bar{X}$、$\bar{Y}$ 分别为 X、Y 的均数，l_{XY} 为两变量离均差积和，l_{XX} 与 l_{YY} 分别为变量 X 和 Y 的离均差平方和。样本相关系数 r 无量纲，且 $|r| \leq 1$。$|r|$ 表示变量 X 和 Y 之间线性关系的密切程度。若 $|r|$ 的值越接近 1，则相关性越强；若 $|r|$ 的值越接近 0，则线性相关性越弱。r 的符号表示相关方向，$r>0$ 称为正相关，$r<0$ 称为负相关。当 $|r|=1$ 称为完全相关，此时散点 (x_i, y_i) 都在同一条直线上；$r=0$ 称为非线性相关（或零相关），此时散点 (x_i, y_i) 的分布或无规则，或呈曲线状。如图 9-2 所示。

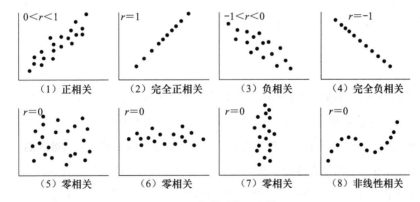

图 9-2 相关系数示意图

三、总体相关系数的检验

$$\rho = \frac{\mathrm{cov}(X, Y)}{\sqrt{D(X)D(Y)}} \tag{9-5}$$

其中，$\mathrm{cov}(X,Y) = E[(X-E(X))(Y-E(Y))]$ 是 X 和 Y 的总体协方差。

随着样本的变化，样本相关系数值也会变化。实际上，两个变量 X 和 Y 的样本相关系数 r 只是总体相关系数的估计量。

总体相关系数是衡量两个随机变量间是否存在直线相关关系的总体特征值，它是一个理论值，在实际问题中一般无法获知，通常根据具体抽样的相关系数 r 作为总体相关系数 ρ 的估计值。事实上，如果从一个 $\rho=0$ 的总体做随机抽样，由于抽样误差的影响，所得 r 值也常不等于零。因此，若要判断变量 X 和 Y 是否真的存在直线相关关系，就需做 ρ 是否为零的假设检验。

在变量 X 和 Y 都服从正态分布的前提下，通常使用的检验方法有两种：

1. $H_0: \rho=0$ 的 t 检验　可以证明，在 H_0 为真的条件下，统计量

$$t = \frac{r}{\sqrt{\dfrac{1-r^2}{n-2}}} \tag{9-6}$$

服从自由度为 $\nu=n-2$ 的 t 分布。

2. $H_0: \rho=0$ 的 r 检验　若将式 9-6 等价变形为 $r = \dfrac{t}{\sqrt{n-2+t^2}}$，同时将 t 分布的临界值 $t_{\alpha/2(n-2)}$ 换算成 r 分布的临界值 $r_{\alpha(n-2)}$，则可做成样本相关系数临界值表（附表7）。

若 $|r| \geq r_{\alpha(n-2)}$，则拒绝原假设 H_0，即可以认为变量 X 和 Y 存在直线相关关系；反之，则不能拒绝原假设 H_0，即不能认为变量 X 和 Y 存在直线相关关系。

四、直线相关分析的步骤

直线相关分析的条件是双变量正态性，两变量有直线趋势。另外，还要注意异常值的影响。其步骤如下：

1. 考察资料是否满足双变量正态性。
2. 作散点图（scatter plot），考察两变量间有无直线趋势。
3. 计算相关系数 r。
4. 相关系数的假设检验与下结论。

五、直线相关分析的注意事项

1. 并非任何有联系的两个变量都属线性联系　在计算相关系数之前首先利用散点图判断两变量间是否具有线性联系，曲线联系时不能直接用直线相关分析。

2. 有些研究中，一个变量的数值随机变动，另一个变量的数值却是人为选定的　如研究药物的剂量–反应关系时，一般是先选定 n 种剂量，然后观察每种剂量下动物的反应，此时得到的观察值就不是随机样本，算得的相关系数 r 会因剂量的选择方案不同而不同。故一个变量的数值是人为选定时不宜作直线相关分析。

3. 作相关分析时，必须剔除异常点　异常点即一些特大特小的离群值，对正确评价两变量直线相关有较大影响。所以，应及时复核检查，对由于测定、记录或计算机录入的错误数据，应予以修正或剔除。

4. 相关分析要有实际意义，两变量相关并不代表两变量间一定存在内在联系　如根据儿童身高与小树树高资料算得的相关系数，是由于时间变量与二者的潜在联系，造成了儿童身高与树高相关的假象。

5. 分层资料不要盲目合并做直线相关分析　否则可能得出错误结论。

【例9-1】随机抽取某地 10 名 20 岁男青年，测得身高与前臂长的数据见表9-1，试分析该

地 20 岁男子身高与前臂长之间是否存在直线相关关系？

表 9-1　身高与前臂长

编号	身高 x（cm）	前臂长 y（cm）	$x_i y_i$	x_i^2	y_i^2
1	170	45	7650	28900	2025
2	173	42	7266	29929	1764
3	160	44	7040	25600	1936
4	155	41	6355	24025	1681
5	173	47	8131	29929	2209
6	188	50	9400	35344	2500
7	178	47	8366	31684	2209
8	183	46	8418	33489	2116
9	180	49	8820	32400	2401
10	165	43	7095	27225	1849
合计	1725	454	78541	298525	20690

（1）双正态性　由专业经验知成年男子身高与前臂长总体服从正态分布。

（2）作散点图　以身高为 X 轴，前臂长为 Y 轴绘制散点图，见图 9-3，可见两变量间有直线趋势。

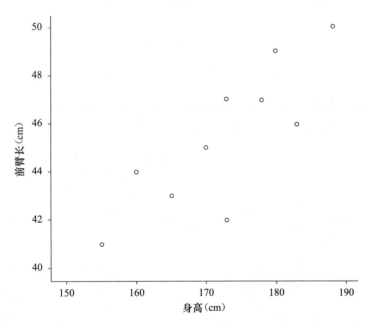

图 9-3　身高与前臂长的关系

（3）计算相关系数　将表 9-1 的有关结果代入式 9-2、式 9-3 和式 9-4 得

$$l_{XY} = \sum_{i=1}^{n} X_i Y_i - \frac{1}{n} \left(\sum_{i=1}^{n} X_i \right) \left(\sum_{i=1}^{n} Y_i \right) = 78541 - \frac{1}{10} \times 1725 \times 454 = 226$$

$$l_{XX} = \sum_{i=1}^{n} X_i^2 - \frac{1}{n} \left(\sum_{i=1}^{n} X_i \right)^2 = 298525 - \frac{1}{10} \times 1725^2 = 962.5$$

$$l_{YY} = \sum_{i=1}^{n} Y_i^2 - \frac{1}{n} \left(\sum_{i=1}^{n} Y_i \right)^2 = 20690 - \frac{1}{10} \times 454^2 = 78.4$$

由式 9-1 得样本相关系数：

NOTE

$$r = \frac{l_{XY}}{\sqrt{l_{XX}l_{YY}}} = \frac{226}{\sqrt{962.5 \times 78.4}} = 0.8227$$

（4）相关系数的假设检验

假设 $H_0: \rho = 0$，$H_1: \rho \neq 0$

取 $\alpha = 0.05$，$\nu = n-2 = 8$，查附表 7，得 $r_{0.05(8)} = 0.6319$，$r = 0.8227$，$|r| > r_{0.05(8)}$，$P < 0.05$，拒绝 H_0，可认为身高与前臂长之间存在正相关关系。

或者采用式 9-6 的 t 检验，$t = 4.093$，$p < 0.05$，结论同上。

第二节　秩相关

Pearson 相关用于两变量正态分布的资料，若不满足双变量正态分布，或总体分布类型未知，或等级资料，则进行等级相关分析，等级相关分析主要有斯皮尔曼（Spearman）法和肯德尔（Kendall's tau-u）法，本节介绍常用的 Spearman 法。

Spearman 等级相关即秩相关（rank correlation），是一种非参数统计方法。

设 (X_i, Y_i) $(i = 1, 2, \cdots, n)$ 是变量 X 和 Y 的 n 对样本数据，分别对变量 X 和 Y 由小到大编秩，P_i 表示 X_i 的秩，Q_i 表示 Y_i 的秩，令 $d_i = P_i - Q_i$，定义

$$r_s = 1 - \frac{6\sum_{i=1}^{n} d_i^2}{n(n^2 - 1)} \tag{9-7}$$

为 X 和 Y 的斯皮尔曼（Spearman）等级相关系数，或称秩相关系数。

当 X 或 Y 中相同秩次较多时，宜用 r_s 的校正值 r_s'：

$$r_s' = \frac{(n^3 - n)/6 - (T_X + T_Y) - \sum_{i=1}^{n} d_i^2}{\sqrt{(n^3 - n)/6 - 2T_X}\sqrt{(n^3 - n)/6 - 2T_Y}} \tag{9-8}$$

式 9-8 中 T_X（或 T_Y）$= \sum (t_i^3 - t_i)/12$；t_i 为 X（或 Y）中第 i 个相同秩次的个数。当 $T_X = T_Y = 0$ 时，式 9-8 与式 9-7 相同。

秩相关系数 r_s 无量纲，且 $|r_s| \leq 1$。$|r_s|$ 表示变量 X 和 Y 之间的相关程度。r_s 的符号表示相关方向，$r_s > 0$ 称为正相关，$r_s < 0$ 称为负相关。若 $|r_s|$ 的值越接近 1，则相关性越强；若 $|r_s|$ 的值越接近 0，则相关性越弱；当 $r_s = 0$ 称为零相关；$|r_s| = 1$ 称为完全相关。

与 Pearson 相关系数 r 作为度量变量间的线性相关关系不同，秩相关系数 r_s 是作为双变量之间单调关系强弱的统计指标。因此，不管变量之间的关系是不是线性的，只要变量之间具有严格的单调增加（或减少）的关系，变量之间的秩相关系数 r_s 就是 1（或 -1），即完全相关。如图 9-4 所示。

样本秩相关系数 r_s 仅是总体秩相关系数 ρ_s 的估计量，对 ρ_s 的假设检验步骤如下：

1. 建立假设，确定检验水准

$H_0: \rho_s = 0$（变量 X 和 Y 无相关关系）

$H_1: \rho_s \neq 0$（变量 X 和 Y 有相关关系）　　$\alpha = 0.05$

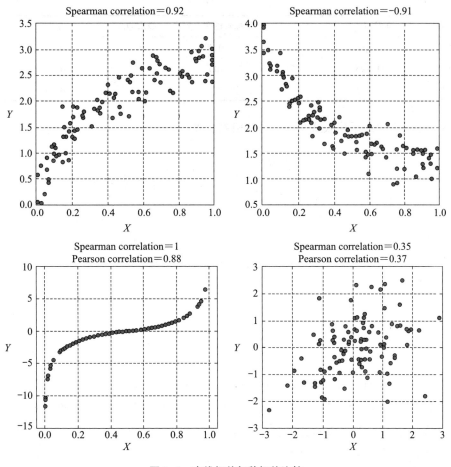

图 9-4　直线相关与秩相关比较

2. 计算检验统计量　样本秩相关系数 r_s。

3. 确定 P 值，做出统计推论　对给定的显著性水平 α，查 Spearman 等级相关系数临界值表（附表 8），得临界值 $r_{s(\alpha, n)}$。若 $| r_s | \geqslant r_{s(\alpha, n)}$，则拒绝原假设 H_0，即可以认为变量 X 和 Y 有相关关系；反之，则接受原假设 H_0，即两变量无相关关系。

另外，当样本容量 n 足够大时（$n \geqslant 50$），秩相关临界值 $r_{s(\alpha, n)}$ 与线性相关临界值 $r_{\alpha(n-2)}$ 近似。且在原假设成立的前提下，由中心极限定理知：r_s 服从 $N(0, 1/(n-1))$，采用 z 检验法，这时检验统计量公式为：

$$z = \frac{r_s}{\sqrt{1/(n-1)}} \tag{9-9}$$

【例 9-2】 调查正常成年人脉象，记录各年龄组弦脉阳性率，资料见表 9-2，试讨论年龄与弦脉阳性率之间是否存在秩相关关系？

表 9-2　年龄与弦脉阳性率

编　号	年龄（x_i）	秩次 P_i	弦脉阳性率（y_i）	秩次 Q_i	d_i	d_i^2
1	18～20	1	16.7	2	-1	1
2	21～30	2	12.2	1	1	1
3	31～40	3	35.2	3	0	0
4	41～50	4	74.4	4	0	0

续表

编　号	年龄（x_i）	秩次 P_i	弦脉阳性率（y_i）	秩次 Q_i	d_i	d_i^2
5	51~60	5	91.7	5	0	0
6	61~93	6	100	6	0	0
合计					0	2

将表9-2的有关结果代入式9-7，得秩相关系数：

$$r_s = 1 - \frac{6\sum_{i=1}^{n} d_i^2}{n(n^2-1)} = 1 - \frac{6 \times 2}{6 \times (36-1)} = 0.9429$$

假设 H_0：$\rho_s = 0$，H_1：$\rho_s \neq 0$

取 $\alpha = 0.05$，$n = 6$，查附表8，得 $r_{s(0.05,6)} = 0.886$，$r_s = 0.9429$，$|r_s| > r_{s(0.05,6)}$，$P < 0.05$，故拒绝 H_0，可以认为年龄与弦脉阳性率之间呈现正的秩相关关系。

第三节　直线回归

"回归"一词最早由英国统计学家弗朗西斯·高尔顿（Francis Galton，1822—1911，达尔文的表兄弟）爵士和他的学生、现代统计学的奠基者之一卡尔·皮尔逊（Karl·Pearson，1856—1936）在研究父母身高与其子女身高的遗传问题时提出的。他们研究发现，身材高的父亲，他们的孩子也高，但这些孩子平均起来并不像他们的父亲那样高。对于比较矮的父亲情形也类似，他们的孩子比较矮，但这些孩子的平均身高要比他们的父亲的平均身高高。高尔顿和皮尔逊把这种孩子的身高向中间值靠近的趋势称之为一种回归效应，而他们创立的研究计量变量依存关系的方法称为回归分析。

一、概念

直线回归（linear regression）又称简单线性回归（simple linear regression），是反映两变量间的线性依存关系，它采用最小二乘法原理找出最能描述变量间非确定性关系的一条直线，此直线为回归直线或经验直线，相应的方程为直线回归方程或经验方程。直线回归分析中两个变量的地位不同，其中一个变量是依赖另一个变量而变化的，因此分别称为因变量（dependent variable）和自变量（independent variable），习惯上分别用 Y 和 X 来表示。直线回归分 I 型回归与 II 型回归两种，Y 依存于 X 为 I 型回归，Y 与 X 相互依存为 II 型回归。

二、应用条件

线性回归模型成立需要满足4个前提条件，即线性（linearity）、独立（independency）、正态（normal）和等方差性（equal variance），简记为 Line。

1. 线性是指因变量 Y 的总体平均值与自变量 X 具有线性关系　通常绘制（X_i，Y_i）的散点图或残差分析图，通过观察散点的分布来判断有无线性趋势。

2. 独立是指各例观测值 Y_i（$i = 1, 2, \cdots, n$）相互独立　通常利用专业知识或残差分析来判断这项假定是否满足。

3. 正态是指因变量 Y 值服从正态分布 即要求线性模型的随机误差项 ε 服从正态分布。如果该条件不成立，在正态分布假设下对总体回归系数的假设检验和可信区间估计的结论均无效。可通过专业知识，对 Y 变量进行正态性检验或利用残差分析来考察这一条件是否满足。

4. 等方差性是指对任意一组自变量 X_1，X_2，$\cdots$，X_m 值，因变量 Y 具有相同方差 如果该条件不成立，总体回归系数的估计有偏性，可信区间估计及假设检验的结论均无效。通常可利用 $(X_i，Y_i)$ 散点图或残差分析判断等方差性。

上述 4 个条件，可用图 9-5 示意。

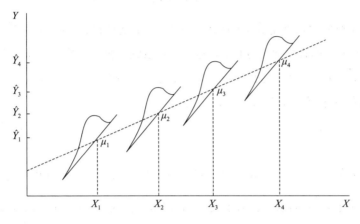

图 9-5 直线回归应用条件示意

资料不满足这四个条件时，常用的处理方法有：修改模型或者采用曲线拟合，也可变量转换。常用的变量转换有对数转换、平方根转换、倒数转换等。变量转换对自变量或（和）因变量均适宜；如果方差不齐，可采用加权最小二乘法估计回归系数。

三、一般步骤

1. 绘制散点图，看有无直线趋势，有无异常点。有直线趋势无异常点方可考虑直线回归分析，否则，查找异常点的缘故，剔除过失误差所致的异常点，保留客观存在的异常点进行曲线回归。

2. 考察资料是否满足直线回归分析的条件。除线性外，可通过残差分析结果来考察资料是否满足其应用条件。

3. 求回归系数 b 和常数项 a。

4. 写出回归方程，$\hat{Y}=a+bX$。

5. 对回归方程和回归系数进行假设检验。

6. 绘制回归直线。

7. 残差分析。

8. 统计预测，有必要时还可进行统计控制。

9. 回归分析效果评价。

四、直线回归模型

若随机变量 Y 和确定性变量 X（其值是可以精确测量或控制的）存在直线依存关系，则可设其回归模型为：

$$\hat{Y} = \alpha + \beta X + \varepsilon \qquad (9-10)$$

其中，α、β 为待估参数，ε 为随机误差，$\varepsilon \sim N(0, \sigma^2)$。

通常，实际中仅能获取有限的样本数据，用直线方程建立 Y 关于 X 的近似表达式：

$$\hat{Y} = a + bX \qquad (9-11)$$

其中，$\hat{Y}$ 是 X 对应的随机变量 Y 的总体均值的一个估计值，a、b 分别是 α、β 的估计值。称式 9-11 为 Y 关于 X 的直线回归方程，b 称为回归系数。回归系数表示 X 每改变一个单位时，Y 平均变化值的估计值。$b>0$，表示 Y 随 X 增大而增大；$b<0$，表示 Y 随 X 增大而减小；$b=0$，表示回归直线与 X 轴平行，即 X 与 Y 无直线关系。

五、直线回归方程的建立

根据样本实测值 (X_i, Y_i) 计算 a 和 b 的过程就是求回归方程的过程。回归直线在直角坐标系中的位置取决于 a、b 的取值，为了使 $\hat{Y}=a+bX$ 能最好地反映 Y 和 X 两变量间的数量关系，应该使各实测点到回归直线纵向距离的平方和 $Q = \sum (Y - \hat{Y})^2$ 最小，这就是最小二乘法（least square method）原理，根据这一原理，数学上通过求偏导数，可导出 a、b 的计算公式如下：

$$b = \frac{l_{XY}}{l_{XX}} = \frac{\sum (X - \bar{X})(Y - \bar{Y})}{\sum (X - \bar{X})^2} \qquad (9-12)$$

$$a = \bar{Y} - b\bar{X} \qquad (9-13)$$

六、回归模型的假设检验

（一）回归方程的假设检验

用样本资料建立的直线回归方程是否能反映总体上两个变量之间存在直线回归关系，即直线回归方程在总体中是否成立，这就需要进行直线回归方程的假设检验。回归方程的假设检验常采用方差分析。

方差分析的基本思想是将因变量 Y 的总变异 $SS_{总}$ 分解为 $SS_{回归}$ 和 $SS_{剩余}$，然后利用 F 检验来判断回归方程是否成立。

如图 9-6 所示，$P(X, Y)$ 代表散点图中任取的一点，P 点的纵坐标被回归直线、均数 $\bar{Y}$ 截成三段，这三段的代数和为 $Y=\bar{Y}+(Y-\hat{Y})+(\hat{Y}-\bar{Y})$，移项得 $Y-\bar{Y}=(Y-\hat{Y})+(\hat{Y}-\bar{Y})$，将所有点都按上法处理，并将等式两端平方后再求和，可证明 $\sum (Y - \hat{Y})(\hat{Y} - \bar{Y}) = 0$，则有

$$\sum (Y - \bar{Y})^2 = \sum [(Y - \hat{Y}) + (\hat{Y} - \bar{Y})]^2 = \sum (Y - \hat{Y})^2 + \sum (\hat{Y} - \bar{Y})^2$$

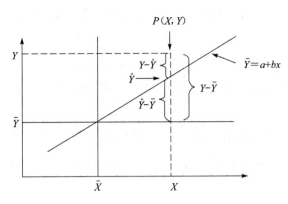

图 9-6　因变量 Y 分解图

上式用符号表示为

$$SS_{总} = SS_{回归} + SS_{剩余} \qquad (9-14)$$

其中 $SS_{总} = \sum (Y - \bar{Y})^2 = l_{YY}$ 称为 Y 的总离均差平方和（total sum of squares），它反映了 Y 的总变异；$SS_{回归} = \sum (\hat{Y} - \bar{Y})^2$ 称为回归平方和（regression sum of squares），它反映在 Y 的总变异中由于 X 与 Y 的直线关系而使 Y 变异减小的部分，也就是在 Y 的总变异中可以用 X 解释的部分。$SS_{回归}$ 越大，说明回归效果越好。$SS_{剩余} = \sum (Y - \hat{Y})^2$ 称为剩余平方和（residual sum of squares），它反映 X 对 Y 的线性影响之外的其他一切因素对 Y 的变异的影响，也就是在总平方和中无法用 X 解释的部分。在散点图中，各实测点离回归直线越近，$SS_{剩余}$ 也就越小，说明直线回归的估计误差越小。

上述三个平方和所对应的自由度也有如下关系：

$$\nu_{总} = \nu_{回归} + \nu_{剩余} \qquad (9-15)$$

其中　　　　　　　　　$\nu_{总} = n-1 \quad \nu_{回归} = 1 \quad \nu_{剩余} = n-2$

回归均方、剩余均方分别为：

$$MS_{回归} = \frac{SS_{回归}}{\nu_{回归}} \qquad MS_{剩余} = \frac{SS_{剩余}}{\nu_{剩余}} \qquad (9-16)$$

$$F = \frac{MS_{回归}}{MS_{剩余}} \qquad \nu_{回归} = 1 \qquad \nu_{剩余} = n-2 \qquad (9-17)$$

（二）回归系数的假设检验

由于抽样误差的原因，即使 X、Y 的总体回归系数 β 为零，其样本回归系数 b 也不一定为零，因此需要进行 β 是否为零的假设检验。回归系数的假设检验常采用 t 检验，步骤如下：

假设 H_0：$\beta = 0$，自变量 X 与因变量 Y 不存在依存关系

　　　H_1：$\beta \neq 0$，自变量 X 与因变量 Y 存在依存关系

　　　$\alpha = 0.05$

t 检验的计算公式为：

$$t = \frac{b}{S_b} \quad \nu_{剩余} = n-2 \qquad (9-18)$$

$$S_b = \frac{S_{Y \cdot X}}{\sqrt{l_{XX}}}, \qquad S_{Y \cdot X} = \sqrt{\frac{\sum (Y - \hat{Y})^2}{n-2}} = \sqrt{\frac{SS_{剩余}}{n-2}} \qquad (9-19)$$

式中　S_b 为样本回归系数的标准误；$S_{Y \cdot X}$ 为回归的剩余标准差（residual standard deviation）。

按 $\alpha = 0.05$ 检验水准，若 $t \geq t_{0.05/2, \nu}$，则 $P \leq 0.05$，拒绝 H_0，接受 H_1，可认为自变量 X 与因变量 Y 存在直线回归关系；若 $t < t_{0.05/2, \nu}$，则 $P > 0.05$，不拒绝 H_0，尚不能认为自变量 X 与因变量 Y 存在直线回归关系。

在直线回归方程中，由于只有一个自变量，所以回归模型的方差分析等价于对回归系数进行的 t 检验，且 $t = \sqrt{F}$。但在多重线性回归分析中回归模型的方差分析与（偏）回归系数的 t 检验是有区别的。

（三）　总体回归系数的可信区间估计

回归系数 b 是总体回归系数 β 的点估计，由于存在抽样误差，需要进行 β 的 $(1-\alpha)$ 可信区间估计，公式为：

$$(b - t_{\alpha/2, \nu} S_b, \ b + t_{\alpha/2, \nu} S_b) \tag{9 - 20}$$

S_b 为样本回归系数标准误，$t_{\alpha/2, \nu}$ 为对应于残差自由度 $(n-2)$ 的 t 界值。

（四）　回归方程的拟合优度

1. 决定系数（determining coefficient，R^2）　就是相关系数的平方 r^2，是回归平方和在总的离均差平方和中所占的比例，反映因变量 Y 的总变异中可由回归因素解释的部分。

$$R^2 = \frac{SS_{回归}}{SS_{总}} = \frac{SS_{总} - SS_{剩余}}{SS_{总}} = 1 - \frac{SS_{剩余}}{SS_{总}} \tag{9 - 21}$$

$0 \leq R^2 \leq 1$，R^2 值越接近于 1，表示回归平方和在 Y 的总离均差平方和中所占的比重越大，模型对数据的拟合程度越好，表明利用回归方程进行预测也越有意义。反之，R^2 值越接近于 0，表示回归平方和在 Y 的总离均差平方和中所占的比重越小，模型对数据的拟合程度越差。所以，R^2 是评价回归效果的一个重要指标。

2. 估计标准误差（standard error of emtimate）　是残差平方和的均方根，即回归的剩余标准差，用 s_e 来表示，其计算公式为：

$$s_e = S_{Y \cdot X} = \sqrt{\frac{\sum (y_i - \hat{y}_i)^2}{n - 2}} = \sqrt{\frac{SSE}{n - 2}} \tag{9 - 22}$$

s_e 是指扣除了 X 对 Y 的线性影响后，Y 的变异，可用于说明估计值 $\hat{Y}$ 的精确性。s_e 越小，表示回归方程的估计精度越高。若各观察点都落在回归直线上，则 $s_e = 0$，此时用自变量来预测因变量是没有误差的。可见，s_e 也是考究回归直线拟合优度的一个统计量。

七、绘制回归直线

可在坐标轴上任意取相距较远且易读的两 X 值，根据所求直线回归方程算得对应 $\hat{Y}$ 值，用直线连接两点。应注意的是，回归直线可适当延长，但不应超过 X 的实测值范围；另外，所绘回归直线必然通过 $(\bar{X}, \bar{Y})$，据此可判断所绘图形是否正确。

八、残差分析与异常值的诊断

残差（residual）是因变量的观测值 Y_i 与根据回归方程求出的预测值 $\hat{Y}_i$ 之差，它反映了用

回归方程去预测 Y_i 而引起的误差，其表达式为：$e_i = Y_i - \hat{Y}_i$。残差分析（residual analysis）旨在通过残差深入了解数据与回归方程之间的关系，考察资料是否满足独立性、正态性和等方差性，检测有无异常值等。

残差分析的指标有很多，不过最常用的是标准化残差与标准化残差图。标准化残差（standardized residual）是残差除以剩余均方的算术平方根（$\sqrt{MSe}$）后得到的数值，也称 Pearson 残差。以自变量取值 X_i 为横轴，以标准化残差为纵坐标，就可绘制标准化残差图。资料满足独立性、正态性和等方差性，也无异常值，则 95% 的标准化残差应在（-1.96, 1.96）之间。因此，通常以（-2, 2）区间为界限来证实模型的假定条件是否得到满足，判断有无异常值。

如果标准化残差大于 2 的观测值比较多，则资料不满足独立性、正态性和等方差性；当标准化残差大于 2 时，该条观测可能就是异常值，大于 3（3-σ 原则）时几乎可以肯定该条观测为异常值（离群点）。

九、直线回归方程的应用

1. 定量描述两变量之间的线性依存关系　对回归系数 b 进行假设检验时，若 $P \leqslant \alpha$，可认为两变量间存在直线回归关系，则直线回归方程即为两个变量间依存关系的定量表达式。

2. 统计预测

（1）根据直线回归方程由已知（或易测）变量值，估计未知（或难测）变量值。

（2）因变量个体值的预测区间估计。医药上常用在给定 X 值（预报因子）时，计算因变量个体值的预测区间。因变量个体值的预测区间是指总体中 X 为某定值 X_0 时，个体 Y_0 值的波动范围，计算公式为：

$$\hat{Y}_0 \pm t_{\alpha/2,\ n-2} S_{Y_0} \qquad (9-23)$$

其中，S_{Y_0} 为 $X = X_0$ 时，Y_0 值的标准差，计算公式为：

$$S_{Y_0} = S_{Y \cdot X} \sqrt{1 + \frac{1}{n} + \frac{(X_0 - \bar{X})^2}{\sum (X - \bar{X})^2}} \qquad (9-24)$$

（3）因变量总体均数的置信区间。$\hat{Y}_0$ 是因变量总体均数 μ_{Y_0} 的点估计值，考虑抽样误差，因变量总体均数 μ_{Y_0} 的置信区间为：

$$\hat{Y}_0 \pm t_{\alpha/2,\ n-2} S_{\hat{Y}_0} \qquad (9-25)$$

其中，$S_{\hat{Y}_0}$ 为 $X = X_0$ 时，对应 $\hat{Y}_0$ 值的标准误，计算公式为：

$$S_{\hat{Y}_0} = S_{Y \cdot X} \sqrt{\frac{1}{n} + \frac{(X_0 - \bar{X})^2}{\sum (X - \bar{X})^2}} \qquad \nu = n - 2 \qquad (9-26)$$

SPSS 软件可将预测区间与置信区间输出到原数据集中，还可绘制到散点图上。

3. 利用回归方程进行统计控制　规定 Y 值的变化，通过控制 X 的范围来实现统计控制的目标。所以，统计控制是利用回归方程进行的逆估计。Y 在给定的区间（Y_1, Y_2）内取值时，求 X 的控制区间，也就是以置信度 $1-\alpha$，求出相应的 X，使得 $X_1 < X < X_2$ 时，X 所对应的 Y 值落在（Y_1, Y_2）内。

为此，解方程组

$$\begin{cases} Y_1 = a + bX_1 - t_{\alpha/2,\,\nu}S_{Y_1} \\ Y_2 = a + bX_2 + t_{\alpha/2,\,\nu}S_{Y_2} \end{cases} \tag{9-27}$$

可求得控制下限 X_1 和控制上限 X_2。

注意：无论预测还是控制都是对随机变量 Y 而言的。

4. 与方差分析结合进行协方差分析　详见第十七章。

十、回归分析效果的评价

从资料是否满足直线回归分析条件，有无异常值，回归模型是否成立，回归系数是否有统计学意义，决定系数是否在 0.7 以上，有无标准化残差大于 2 的观察值等几个方面，评价模型拟合的好坏，另外，结合专业知识，与之吻合还是相悖，综合评价回归分析效果。

【例 9-3】16 名糖尿病人的胰岛素水平（mU/L）与血糖水平（mmol/L）的测定值列于表 9-3，试进行直线回归分析。

表 9-3　16 名糖尿病人胰岛素与血糖测定值

病历号	胰岛素 X	血糖 Y	病历号	胰岛素 X	血糖 Y
1	15.2	12.21	9	25.1	6.02
2	11.9	12.27	10	16.4	9.49
3	14.0	12.04	11	22.0	10.16
4	19.8	7.88	12	23.1	8.38
5	17.0	10.43	13	23.2	8.49
6	10.3	13.32	14	25.0	7.71
7	11.6	12.93	15	11.2	10.82
8	18.7	9.05	16	13.7	12.49

（1）考察资料是否满足直线回归分析的条件　本研究血糖（Y）值经正态性检验服从正态分布；胰岛素（X）为精确测定值。

（2）绘制散点图　以胰岛素水平为 X 轴，血糖水平为 Y 轴绘制散点图，二者有直线趋势。详情略。

（3）求直线回归方程

$$b = -0.380,\quad a = 16.838$$

回归方程为：$\hat{Y} = 16.838 - 0.380X$

（4）回归方程的假设检验

假设 H_0：胰岛素与血糖之间的回归方程无统计学意义

　　　H_1：胰岛素与血糖之间的回归方程有统计学意义

　　　$\alpha = 0.05$

方差分析结果见表 9-4。

表9-4 方差分析表

变异来源	SS	ν	MS	F	P
回归	57.147	1	57.147	55.035	0.000
剩余	14.537	14	1.038		
总	71.684	15			

方差分析得 $F=55.035$，$P=0.000$。按 $\alpha=0.05$ 水准拒绝 H_0，接受 H_1，可认为胰岛素水平与血糖水平之间的直线回归方程成立。

（5）回归系数的检验

假设 H_0：$\beta=0$，胰岛素与血糖之间无直线回归关系

H_1：$\beta\neq0$，胰岛素与血糖之间有直线回归关系

$\alpha=0.05$

$$t=\frac{b}{S_b}=\frac{-0.380}{0.051}=-7.419$$

$$\nu=n-2=16-2=14$$

查 t 界值表（附表2）得 $t_{0.01/2,14}=2.977$，$|t|>t_{0.01/2}$，$P<0.01$，按 $\alpha=0.05$ 水准拒绝 H_0，接受 H_1，可认为胰岛素水平与血糖水平之间有直线回归关系。

（6）模型的评价

决定系数为
$$R^2=\frac{SS_{回归}}{SS_{总}}=\frac{57.147}{71.684}=0.797$$

（7）绘制回归直线 取 $X_1=12.5$，$\hat{Y}_1=12.088$；$X_2=24.5$，$\hat{Y}_2=7.528$。在以自变量 X 为横轴，因变量 Y 总体均数的估计值 $\hat{Y}$ 为纵轴的直角坐标系中确定（12.5，12.088）和（24.5，7.528）两点，用直线连接，延长至 X 的实测值范围即可。

（8）残差分析 实现计算过程见实验9-3。从原数据集 E0903.sav 增加的 ZRE_1 变量中可以看到观测值的标准化残差均小于2，结合散点图，可认为不存在异常值，且资料满足直线回归分析的条件。

（9）模型的应用

1）总体回归系数的95%可信区间为：

$$(b-t_{0.05/2,14}S_b,\ b+t_{0.05/2,14}S_b)$$

$$=(-0.380-2.145\times0.051,\ -0.380+2.145\times0.051)=(-0.490,\ -0.270)$$

其中 $t_{0.05/2,14}=2.145$

2）统计预测：现有一位糖尿病人的胰岛素水平为 $X=17.8$（mU/L），求其个体血糖水平的95%预测区间和总体血糖的95%置信区间是多少？

将 $X=17.8$ 代入 $\hat{Y}=16.838-0.380X$，求得 $\hat{Y}=10.07$ mmol/L。

由式9-23与式9-24求得 $X=17.8$ 时个体血糖95%的预测区间为：（7.82，12.33）mmol/L。

由式9-25与式9-26求得 $X=17.8$ 时总体血糖的95%置信区间为：（9.53，10.62）mmol/L。

NOTE

同理，可将自变量 X 已有的观测值代入回归方程，求得对应的预测值 $\hat{Y}$、个体血糖95%的预测区间和总体血糖的95%置信区间。详见实验9-3。

（10）估计标准误差 $s_e = S_{Y.X} = 1.019$

（11）统计控制   假如个体血糖水平控制在（7，13）mmol/L，由上述回归方程和式9-27得：

$$7 = 16.838 - 0.380X_1 - t_{(0.05/2,\ 14)} \cdot S_{Y\cdot X} \cdot \sqrt{1 + \frac{1}{16} + \frac{(X_1 - \bar{X})^2}{\sum (X - \bar{X})^2}}$$

$$13 = 16.838 - 0.380X_2 + t_{(0.05/2,\ 14)} \cdot S_{Y\cdot X} \cdot \sqrt{1 + \frac{1}{16} + \frac{(X_2 - \bar{X})^2}{\sum (X - \bar{X})^2}}$$

$\bar{X}$ 与 $\sum (X - \bar{X})^2 = (n - 1)s_X^2 = 15s_X^2$，可由自变量 X 的均数与方差得到。

求得 $X_1 = 20$，$X_2 = 16$ 即如将一位糖尿病患者血糖控制在（7，13）mmol/L 范围内，该患者胰岛素应在（20，16）mU/L 范围内。

求 X_1 与 X_2 是比较麻烦的，可借助原始资料绘制的回归直线和个体观察值95%的波动范围上下线直观表达出来，由此也能体现经验方程与经验直线的作用。本例见图9-7。

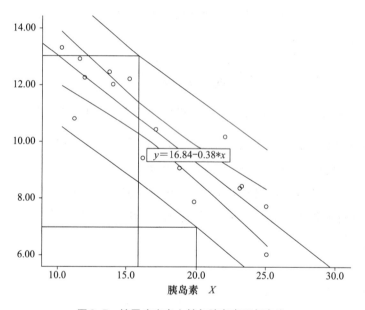

$y = 16.84 - 0.38*x$

图9-7　糖尿病患者血糖与胰岛素回归直线

（12）回归分析效果的评价   由于资料满足直线回归分析条件，没有异常值，回归模型成立，回归系数有统计学意义，决定系数在0.7以上，估计标准误差也较小，观察值的标准化残差均小于2，所以可以认为模型拟合良好，结合专业知识，可认为该模型反映了胰岛素水平与血糖水平之间有直线回归关系。

十一、应用直线回归的注意事项

1. 作回归分析要有实际意义，不能把毫无关联的两种现象，随意进行回归分析，忽视事物现象间的内在联系和规律。另外，即使两个变量间存在回归关系时，也不一定是因果关系，必须结合专业知识做出合理解释，得出正确的结论。

2. 直线回归分析的资料，一般要求因变量 Y 是来自正态总体的随机变量，自变量 X 可以是正态随机变量，也可以是精确测量和严密控制的值。若稍偏离要求时，一般对回归方程中参数的估计影响不大，但可能影响到标准差的估计，也会影响假设检验时 P 值的真实性。

3. 进行回归分析时，应先绘制散点图。若提示有直线趋势存在时，可作直线回归分析；若提示无明显线性趋势，则应根据散点分布类型，选择合适的曲线模型（curvilinear model），经数据转换后，化为线性回归来解决。一般来说，不满足线性条件的情形下进行直线回归毫无意义，最好采用非线性回归方程的方法进行分析。

4. 绘制散点图后，若出现一些特大特小的离群值（异常点），则应及时复核检查，对由于测定、记录或计算机录入的错误数据，应予以修正或剔除。否则，异常点的存在会对回归方程中的系数 a、b 的估计产生较大影响。

5. 回归直线不要外延。直线回归的适用范围一般以自变量取值范围为限，在此范围内求出的估计值 $\hat{Y}$ 称为内插（interpolation）；超过自变量取值范围所计算的 $\hat{Y}$ 称为外延（extrapolation）。若无充足理由证明超出自变量取值范围后直线回归关系仍成立时，应该避免随意外延。

6. Ⅱ型回归，两变量均服从正态分布，根据研究目的可求由 X 估计 Y 的回归方程或由 Y 估计 X 的回归方程，但这两个回归方程不是互为反函数的关系，不能相互推导，必须求各自的回归系数和常数项，写出各自的回归方程，二者回归系数的关系为 $r=\sqrt{b_{X,Y} \cdot b_{Y,X}}$ 。一般情况下这两个回归方程不相同，但对其总体回归系数的假设检验是等价的。

十二、直线相关与回归的区别与联系

（一）区别

1. 资料要求不同　相关要求两个变量是双变量正态分布；回归要求因变量 Y 服从正态分布，而自变量 X 服从不服从正态分布均可，但要求 X 是能精确测量和严格控制的变量。

2. 统计意义不同　相关反映两变量间的伴随关系，这种关系是相互的、对等的，不一定有因果关系；回归则反映两变量间的依存关系，有自变量与因变量之分，一般将"因"或较易测定、变异较小者定为自变量，这种依存关系可能是因果关系或从属关系。

3. 分析目的不同　相关分析的目的是把两变量间直线关系的密切程度及方向用一统计指标表示出来；回归分析的目的则是把自变量与因变量间的关系用数学模型定量表达出来。

（二）联系

1. 变量间关系的方向一致　对同一资料，其 r 与 b 的正负号一致。

2. 假设检验等价　对同一样本，$t_r = t_b$，直线相关与直线回归的假设检验是等价的。由于 t_b 计算较复杂，实际中常以 r 的假设检验代替对 b 的检验。

3. r 与 b 值可相互换算

$$r = \frac{l_{XY}}{\sqrt{l_{XX}l_{YY}}} = \frac{l_{XY}}{l_{XX}}\sqrt{\frac{l_{XX}}{l_{YY}}} = b\sqrt{\frac{l_{XX}}{l_{YY}}}$$

$$b = r\sqrt{\frac{l_{YY}}{l_{XX}}}$$

（9 - 28）

4. 相关与回归可以互相解释   相关系数的平方 r^2 称为决定系数，回归平方和越接近总平方和，则 r^2 越接近 1，回归效果越好。反之，应用决定系数，也可从回归的角度对相关程度作进一步的解释。

十三、过定点的直线回归分析

一些医药实验在应用直线回归时，如利用光电比色、荧光分析、火焰光度测定以及同位素测定等来绘制标准直线，经常要求所拟合的直线必须经过某个定点。这时，对于一组观测数据 $(X_i,\ Y_i)$ $(i=1,\ 2,\ \cdots,\ n)$，过定点 $(x_0,\ y_0)$ 的直线回归方程为：

$$\hat{Y} - y_0 = b(X - x_0) \tag{9-29}$$

其中回归系数 b 为：

$$b = \frac{\displaystyle\sum_{i=1}^{n}(X_i - x_0)(Y_i - y_0)}{\displaystyle\sum_{i=1}^{n}(X_i - x_0)^2} \tag{9-30}$$

总体回归系数 β 的假设检验选用 t 检验，自由度为 $n-1$。

$$t = \frac{b}{\sqrt{\dfrac{\displaystyle\sum_{i=1}^{n}(y_i - \hat{y}_i)^2}{(n-1)\displaystyle\sum_{i=1}^{n}(X_i - x_0)^2}}} \tag{9-31}$$

利用 SPSS 进行这类资料的回归分析时，只需将自变量 X_i 转换为 $X_i' = X_i - x_0$，将因变量 Y_i 转换为 $Y_i' = Y_i - y_0$，对 X_i' 和 Y_i' 作无常数项的直线回归分析，得到的回归方程为 $\hat{Y}' = b'X'$，再将 $X_i' = X_i - x_0$ 和 $Y_i' = Y_i - y_0$ 代入该方程就可得到所求直线回归方程 $\hat{Y} - y_0 = b(X - x_0)$。

【例 9-4】在人血浆蛋白的双缩脲呈色反应中，将不同浓度 X（$\mu g/mL$）的血浆蛋白经双缩脲试剂呈色后，在 SP-500Unican 分光光度计上选取波长为 320nm 和 390nm 的波段，测其光密度，结果如表 9-5 所示。Y 为波长为 320nm 与 390nm 时所测光密度的差值，试求 Y 关于 X 的直线回归方程（实验操作规定浓度 $X=0$ 时，必须将 Y 调整为 0）。

表 9-5   不同浓度的血浆蛋白与光密度

血浆蛋白浓度 X（$\mu g/mL$）	0.5	1	1.5	2	2.5
波长 310nm	0.210	0.462	0.639	0.91	1.215
波长 390nm	0.024	0.048	0.064	0.101	0.131
Y（nm）的差值	0.186	0.414	0.575	0.809	1.084

$n=5$，设过定点 $(0,\ 0)$ 的直线回归方程为 $\hat{Y} - 0 = b(X - 0)$

据式 9-30，得 $b = \dfrac{\displaystyle\sum_{i=1}^{n} X_i Y_i}{\displaystyle\sum_{i=1}^{n} X_i^2} = \dfrac{5.6975}{13.75} = 0.4144$，所求 Y 关于 X 的直线回归方程为 $\hat{Y} = 0.4144X$。

据式 9-31，得

$$t = \cfrac{b}{\sqrt{\cfrac{\sum\limits_{i=1}^{n}(y_i - \hat{y}_i)^2}{(n-1)\sum\limits_{i=1}^{n}(X_i - x_0)^2}}}$$

$$= \cfrac{0.4144}{\sqrt{\cfrac{(0.186 - 0.4144 \times 0.5)^2 + \cdots + (1.084 - 0.4144 \times 2.5)^2}{(5-1) \times 13.75}}}$$

$$= \cfrac{0.4144}{\sqrt{\cfrac{0.0052}{4 \times 13.75}}} = \frac{0.4144}{0.0097} = 42.143$$

取 $\alpha = 0.01$，查附表 2，得临界值 $t_{0.01/2(4)} = 4.604$，$t > t_{0.01/2(4)}$，$p < 0.01$，可认为 Y 与 X 之间存在直线相关关系，得到的回归方程有统计学意义。

注：本例是过定点的直线回归分析的特例，省了变量转换的环节。

第四节　曲线拟合

在药学研究中，如药物在体内的浓度与时间的关系，剂量与致死率的关系，放射性同位素随时间衰减的关系等，都不是简单的直线关系，而是曲线关系，直线关系只是曲线关系中的一种特殊情形。

曲线拟合（Curve fitting）就是选用适当的曲线方程来描述变量之间的曲线关系，它是统计分析的一项重要内容。

一、曲线拟合的基本步骤

双变量曲线拟合的基本任务是寻找一个合适的曲线方程来概括全部观测值的信息，以便对两个变量之间的关系作深入分析，曲线拟合的好坏与观测值的准确性以及所选的曲线类型有关。从计算方面考虑，曲线类型可分为可以线性化的和难以线性化的两种，这里主要讨论能够线性化的曲线函数，通常可线性化的曲线方程见表 9-6。

表 9-6　几类可线性化的曲线方程

曲线方程	线性化转换公式	转换后的线性方程
双曲线 $\dfrac{1}{y} = a + \dfrac{b}{x}$	$u = \dfrac{1}{x}$，$\nu = \dfrac{1}{y}$	$\nu = a + bu$
幂函数曲线 $y = k + ax^b$	（$k=0$ 时）$u = \ln x$，$\nu = \ln y$	$\nu = A + bu$ （$A = \ln a$）
指数曲线 $y = k + ae^{bx}$	（$k=0$ 时）$u = x$，$\nu = \ln y$	$\nu = A + bu$ （$A = \ln a$）
倒指数曲线 $y = k + ae^{b/x}$	（$k=0$ 时）$u = \dfrac{1}{x}$，$\nu = \ln y$	$\nu = A + bu$ （$A = \ln a$）
对数曲线 $y = a + b\ln x$	$u = \ln x$，$\nu = y$	$\nu = a + bu$
S 型曲线 $y = \dfrac{1}{a + be^{-x}}$	$u = e^{-x}$，$\nu = \dfrac{1}{y}$	$\nu = a + bu$
多项式曲线 $y = b_0 + b_1 x + b_2 x^2 + \cdots b_p x^p$	$u_1 = x$，$u_2 = x^2$，$\cdots$，$u_p = x^p$，$\nu = y$	$\nu = b_0 + b_1 u_1 + b_2 u_2 + \cdots b_p u_p$

NOTE

曲线拟合的基本步骤为：

1. 利用观测数据在坐标纸上绘制散点图，观察其分布趋势，作一条光滑虚线尽量逼近所有观测点。

2. 根据曲线类型选择适当的曲线方程。

3. 结合观测数据，通常可将曲线线性化后用最小二乘法求解方程中的参数估计值。

4. 在坐标纸上画出拟合曲线（或回归曲线），若曲线拟合欠佳，应考虑另选曲线类型，重新进行拟合。

5. 进行误差分析以判断拟合优度。

二、指数函数拟合

指数曲线的公式为 $y=k+ae^{bx}$，当 $k=0$ 时，利用取对数的方式可使其线性化，即 $\ln y=\ln a+bx$，令 $u=x$，$A=\ln a$，$\nu=\ln y$，则有 $\nu=A+bu$。再利用最小二乘法原理计算 A 及 b，进而得出 $a=e^A$，这样，便可得到拟合的曲线回归方程 $\hat{y}=ae^{bx}$，其中 a 和 b 是回归系数。

【例9-5】给体重20g的小鼠静脉推注西梭霉素，测得若干时刻的血药浓度，结果见表9-7，试求血药浓度 c 与时间 t 的曲线回归方程。

表9-7　血药浓度与时间数据

时间 t（min）	20	40	60	80	100	120	140	160
血药浓度 c（μg/mL）	32.75	16.5	9.2	5	2.82	1.37	0.76	0.53

绘制 (t, c) 散点图9-8，趋势近似于指数曲线 $c=ae^{bt}$，将其线性化，$\ln c=\ln a+bt$，再利用最小二乘法原理得回归系数 $b=-0.030$，$\ln a=4.028$，$a=56.149$，即拟合的指数回归方程为：$c=56.149e^{-0.030t}$。曲线拟合见图9-18。

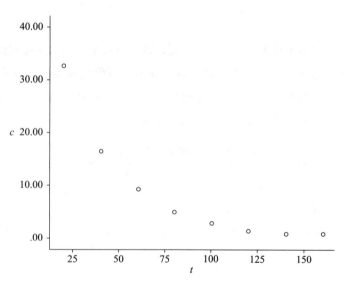

图9-8　血药浓度与时间的关系

双变量相关与回归的统计电脑实验

一、相关分析

若两变量是计量资料且服从正态分布，其相关密切程度可用 *Pearson* 相关系数刻画，而等级资料或不满足正态性的计量资料相关性研究使用 *Spearman* 或 *Kendall* 相关系数。在 *SPSS* 中，先对两变量作正态性检验，再选择菜单 *Analyze→Correlate*（相关）→*Bivariate*（两两相关），进行相关分析。

【实验9-1】对例9-1资料数据进行相关分析。

1. 数据文件　如图9-9录入数据，建立10行2列的数据集 E0901. sav。

2. 操作步骤

（1）经检验两变量均服从正态分布。

（2）作散点图。Graphs（绘图）→Legacy Dialogs→Scatter/Dot（散点图）→Simple Scatter→Define，Y→YAxis（Y轴）框，X→XAxis（X轴）框，→OK。见正文图9-3。有直线趋势，无异常点。

	x	y
1	170	45
2	173	42
⋮	⋮	⋮
9	180	49
10	165	43

图9-9　数据集 E0901. sav

（3）直线相关。选择菜单 Analyze→Correlate→Bivariate，弹出 Bivariate Correlations 对话框，将左边框中的变量 x、y 送入 Variables 框中，在 Correlations Coefficients 下选中 Pearson，在 Test of Significance 下选中 Two-tailed→Ok。

Correlations Coefficients（相关系数）框中，Pearson：皮尔逊积差相关系数，系统默认；Kendall's tau-u：肯德尔等级相关系数；Spearman：斯皮尔曼等级相关系数。若选择 Flag significance（标记显著性），则结果用"＊＊""＊"分别表示 $P \leqslant 0.01$，$0.01 < P \leqslant 0.05$。

3. 主要结果　Pearson 相关系数 $r = 0.823$，$P = 0.003 < 0.05$，可以认为身高与前臂长之间呈现正的线性相关关系。

【实验9-2】对例9-2资料数据进行相关分析。

1. 数据文件　如图9-10录入数据，建立6行2列的数据集 E0902. sav。

2. 操作步骤　仿照实验9-1操作，Bivariate Correlations 对话框中勾选 Spearman 选项。

	X1	X2
1	18	16.7
2	21	12.2
3	31	35.2
4	41	74.4
5	51	91.7
6	61	100.0

图9-10　数据集 E0902. sav

3. 主要结果　散点图无直线趋势。Spearman 相关系数 $r_s = 0.943$，$P = 0.005$，可以认为年龄与弦脉阳性率之间呈现正的相关关系。

二、直线回归

在 SPSS 中，选择菜单 Analyze→Regression（回归）→Linear（线性回归），进行直线回归分析。

【实验9-3】对例9-3资料数据进行回归分析。

1. 数据文件　如图9-11录入数据，建立17行2列的数据集 E0903. sav。

	胰岛素	血糖
1	15.2	12.21
2	11.9	12.27
⋮	⋮	⋮
16	13.7	12.49
17	17.8	.

图 9-11　数据集 E0903. sav

2. 操作步骤

（1）作散点图，同实验 9-1。

（2）正态性检验略。

（3）线性回归。Analyze→Regression→Linear，"血糖"→Dependent 框，"胰岛素"→Independent 框→Statistics，选中 Estimates、Confidence interval 和 Model fit→Continue→Save，在 Predicted Values 下选中 Unstandardized 选项，在 Residuals 下选中 Standardized，在 Prediction Intervals 下选中 Mean 和 Individual→Continue→OK。

3. 主要结果

（1）散点图　同实验 9-1，有直线趋势。

（2）正态性检验　因变量血糖总体服从正态分布。

（3）直线回归　见图 9-12 ~ 图 9-14。

Model Summary[b]

Model	R	R Square	Adjusted R Square	Std.Error of the Estimate
1	.893[a]	.797	.783	1.01900

a.Predictors:（Constant），胰岛素X
b.Dependent Variable: 血糖Y

图 9-12　模型的拟合优度情况

ANOVA[a]

Model	Sum of Squares	df	Mean Square	F	Sig.
Regression	57.147	1	57.147	55.035	.000[b]
Residual	14.537	14	1.038		
Total	71.684	15			

a.Dependent Variable: 血糖Y
b.Predictors:（Constant），胰岛素X

图 9-13　直线回归的方差分析结果

Coefficients[a]

Model	Unstandardized Coefficients		Standardized Coefficients	t	Sig.	95.0% Confidence Interval for B	
	B	Std. Error	Beta			Lower Bound	Upper Bound
(Constant)	16.838	.926		18.177	.000	14.851	18.824
胰岛素X	-.380	.051	-.893	-7.419	.000	-.490	-.270

a.Dependent Variable: 血糖Y

图 9-14　常数与回归系数的估计及假设检验

相关系数 $R = 0.893$，决定系数 $R^2 = 0.797$，校正决定系数 $R_c^2 = 0.783$，Y 的变异有 79.9% 与回归有关，即可由自变量 X 来解释的变异（回归平方和）在 Y 的总变异（总平方和）中占 79.7%。估计标准误为 1.019。

直线回归的方差分析：$F = 55.035$，$P = 0.000$。

直线回归方程的截距 $a = 16.838$，回归系数 $b = -0.380$，t 检验：$t = -7.419$，$P = 0.000$。

（4）数据集增加的新变量　PRE_ 1 为预测值，ZER_ 1 为标准化残差，LMCI_ 1 和 UMCI_ 1 为因变量总体均数95%的可信区间下限值与上限值，LICI_ 1 与 UICI_ 1 为因变量个体值95%的预测区间下限值与上限值。

$X = 17.8$ 对应的血糖预测值为 10.07388，总体血糖的 95% 可信区间为（9.52562，10.62214），个体血糖95%的容许区间为（7.82062，12.32714）。

注：将 $X = 17.8$ 在建立数据集时就键入到胰岛素变量下。

（5）残差分析　作散点图：Graphs→Legacy Dialogs→Scatter/Dot→Simple Scatter→Define，"ZER_ 1"→Y Axis（Y轴）框，"胰岛素"→X Axis（X轴）框→OK。见图9-15。

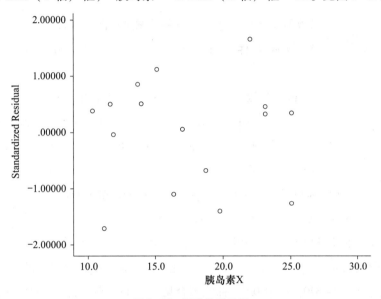

图9-15　标准化残差图

结合 ZER_ 1（标准化残差）和标准化残差图得观测值的标准化残差均小于2，可认为无异常值，且资料满足直线回归分析的条件。

（6）绘制回归直线　双击散点图，在 Chart Editor 视窗中，Elements→Fit Line at Total，在 Properties 视窗中选中 Linear（也为默认选项）→Close→点击空白处，原散点图里就拟合上一条回归直线。

同样在 Properties 视窗中选 Means 或 Individual，原散点图里就拟合上因变量总体均数95%的可信区间带及因变量个体值95%的容许区间带。回归直线及预测区间带，见图9-7（去掉统计控制的两条折线）。

【实验9-4】对例9-4资料数据进行回归分析。

1. 数据文件　如图9-16录入数据，建立 5 行 2 列的数据集 E0904. sav。

2. 操作步骤　选择菜单 Analyze→Regression→Linear，弹出 Linear Regression 对话框，将左边框中的变量 y 送入 Dependent（因变量）框中，将变量 x 送入 Independent(s)（自变量）框中，再单击右边 Options，弹出 Linear Regression：Options 对话框，不勾选 Include constant in equation，单击 Continue，单击 Ok。

	x	y
1	.50	.1860
2	1.00	.4140
3	1.50	.5750
4	2.00	.8090
5	2.50	1.0840

图9-16　数据集 E0904. sav

3. 主要结果   决定系数 $r^2 = 0.998$，剩余标准差 $S = 0.036460$；回归方程的方差分析，$F = 1776.006$，$P = 0.000 < 0.001$，回归方程有高度统计学意义；回归系数 $b = 0.414$，据此得出回归方程：$\hat{Y} = 0.4144X$。回归系数 t 检验，$t = 42.143$，$P = 0.000$。

三、曲线拟合

若因变量与自变量之间不存在直线关系，但可用某类曲线刻画它们之间的关系（即曲线拟合）。在 SPSS 中，选择菜单 Analyze→Regression（回归）→Curve Estimation（曲线估计），进行曲线拟合。亦可选择 Analyze→Regression→Nonlinear Regression（非线性回归），进行非线性回归分析。

	t	c
1	20	32.75
2	40	16.50
⋮	⋮	⋮
7	140	.76
8	160	.53

图 9-17 数据集 E0905. sav

【实验9-5】对例9-5 资料数据进行曲线拟合。

1. 数据文件   如图 9-17 录入数据，建立 8 行 2 列的数据集 E0905. sav。

2. 操作步骤   Curve Estimation（曲线估计）。

选择菜单 Analyze→Regression→Curve Estimation，弹出 Curve Estimation 对话框，见图 9-19，将左边框中的变量 c 送入 Dependent（因变量）框中，将变量 t 送入 Independent（s）（自变量）框中，勾选 Models 中 Exponential，勾选 Display ANOVA table，单击 Ok。

另外，若单击 Save 按钮，可选择保存预测值、残差。

3. 主要结果   回归方程的方差分析，$F = 1968.695$，$P = 0.000 < 0.001$，回归方程有高度统计学意义；回归系数 $b = -0.030$，$a = 56.146$，据此得出拟合的指数回归方程：$\hat{y} = 56.146 e^{-0.030x}$。回归系数 t 检验，$t = -44.370$，$P = 0.000$。曲线拟合见图 9-18。在数据集中增加了预测值 FIT_ 1 和残差 ERR_ 1，见图 9-19。

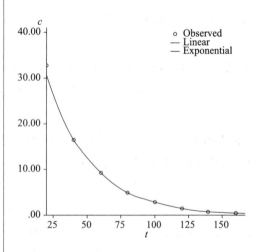

图 9-18 曲线拟合

	t	c	FIT_1	ERR_1	PRED_	RESID
1	20	32.75	30.76203	1.98797	32.53	.22
2	40	16.50	16.85418	-.35418	17.13	-.63
3	60	9.20	9.23422	-.03422	9.02	.18
4	80	5.00	5.05933	-.05933	4.75	.25
5	100	2.82	2.77195	.04805	2.50	.32
6	120	1.37	1.51872	-.14872	1.32	.05
7	140	.76	.83209	-.07209	.69	.07
8	160	.53	.45589	.07411	.37	.16

图 9-19 指数拟合与非线性回归预测值和残差

操作步骤 Nonlinear Regression（非线性回归）：

首先确定初始值，在观测数据中任选两个点，如（20，32.75）和（40，16.5），代入 $y = ae^{bx}$，得到关于 a、b 的方程组，解得 $a = 65.004$，$b = -0.034$。

选择菜单 Analyze → Regression → Nonlinear Regression（非线性回归），弹出 Nonlinear

Regression 对话框，将左边框中的变量 c 送入 Dependent（因变量）框中，在 Model Expression（模型表达式）框中键入所选模型相应的函数表达式，本例键入 a＊EXP（b＊t）；单击 Parameters（参数）按钮，弹出 Nonlinear Regression：Parameters 对话框，设置 a 的初始值为 65.004，b 的初始值为-0.034，单击 Continue，返回主对话框，单击 OK。

另外，若单击 Save 按钮，可选择保存预测值、残差。

主要结果：输出回归方程的方差分析，可根据决定系数 R^2 的大小判断模型拟合的好坏，本例 $R^2=0.999$，说明拟合效果较好；回归系数 $b=-0.032$，$a=61.760$，据此得出拟合的指数回归方程：$\hat{y}=61.760e^{-0.032x}$。在数据集中增加了预测值 PRED_ 和残差 RESID，见图 9-19。

学习小结

1. 学习内容

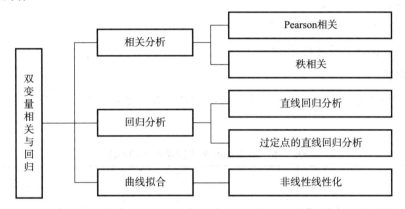

2. 学习方法　明确直线相关、直线回归和秩相关的概念、意义与条件，分析之前，先绘制散点图，看有无直线趋势。线性回归是根据最小二乘法原则进行参数估计，过定点的直线回归分析需要事先进行变量转换。曲线拟合采用非线性线性化处理。

练习题

一、最佳选择题

1. 若变量 X、Y 的总体相关系数 $\rho=0$，则 X、Y（　　）

  A. 相互独立　　　　　　　　　　　B. 线性相关

  C. 非线性相关　　　　　　　　　　D. 曲线相关

  E. 非曲线相关

2. 若分析糖尿病患者的血糖与其胰岛素水平之间的数量关系，拟用胰岛素含量预测血糖值，则采用（　　）

  A. 相关分析　　　　　　　　　　　B. 回归分析

  C. 方差分析　　　　　　　　　　　D. 区间估计

  E. 假设检验

3. 用最小二乘法确定的线性回归方程的原则是各观察点（　　）

  A. 与直线的纵向距离相等　　　　　B. 与直线的纵向距离的平方和最小

  C. 与直线的垂直距离相等　　　　　D. 与直线的垂直距离的平方和最小

E. 与直线的垂直距离的总和最小

4. 一元线性回归方程回归系数的假设检验方法（　　　）

A. 总体相关系数的检验代替　　　　　　B. t 检验

C. 方差分析　　　　　　　　　　　　　D. χ^2 检验

E. 前三项皆可

5. 一组双变量正态分布资料，用最小二乘法建立回归方程：$\hat{y}=a_1+b_1x$；$\hat{x}=a_2+b_2y$，计算得到的相关系数为 r，则（　　　）

A. $b_1=b_2$　　　　　　　　　　　　　B. $|b_1|=|b_2|$

C. $b_1+b_2=0$　　　　　　　　　　　　D. $r^2=b_1b_2$

E. $b_1b_2=1$

二、简答题

1. 相关与回归的联系与区别是什么？

2. 回归分析的前提条件是什么？

三、应用题

1. 研究中国林蛙在不同温度与心率之间的关系，数据见表9-8，试进行相关分析与回归分析。

表 9-8　中国林蛙在不同温度下的心率

温度 x	2	4	6	8	10	12	14	16	18
心率 y	5	11	13	14	22	23	32	29	32

2. 某血吸虫防治站调查10个乡的钉螺密度（只/平方米）与居民血吸虫感染率（%）数据见表9-9，问钉螺密度与居民血吸虫感染率是否有关？

表 9-9　钉螺密度与居民血吸虫感染率

钉螺密度 x	33	52	22	42	35	49
感染率 y	17	24	13	27	19	23

3. 在石杉碱提取工艺中，Hup-A 浓度与盐酸 pH 值数据见表9-10，散点图呈指数函数 $y=ae^{bx}$ 曲线趋势，试建立 Hup-A 浓度 y 关于盐酸 pH 值 x 的回归方程。

表 9-10　Hup-A 浓度与盐酸 pH 值

盐酸 pH 值 x	1	1.5	2	2.5	3	3.5
Hup-A 浓度 y	19.3	19.4	20.1	21.3	23	25.7

4. 在蒙药无味甘露胶囊的提取工艺研究中，测得芦丁对照浓度与吸光度数据见表9-11，散点图呈幂函数 $y=ax^b$ 曲线趋势，试建立芦丁吸光度 y 关于浓度 x 的回归方程。

表 9-11　芦丁对照浓度与吸光度

浓度	0.212	0.424	0.636	0.848	1.06	1.72
吸光度	0.099	0.199	0.293	0.4	0.508	0.615

5. 某研究所研究某种代乳粉的营养价值时，用10只大白鼠做试验，得到大白鼠进食量

（g）和增加体重（g）的数据见表9-12，试计算体重增加量 Y 关于进食量 X 的线性回归方程。

表 9-12 进食量与体重增加量

编号	1	2	3	4	5	6	7	8	9	10
进食量	820	780	720	867	690	787	934	679	639	820
增重	165	158	130	180	134	167	186	145	120	158

（周　丽）

第十章　χ^2 检验

χ^2 检验（Chi-square test）即卡方检验，是现代统计学的创始人之一英国 Karl Pearson（1857—1936）于 1900 年提出的一种以 χ^2 分布为理论基础的统计方法，主要用于研究计数变量的行、列变量间的关联性，比较两个或多个样本率（或构成比）的差异等计数资料的分析。

第一节　χ^2 检验概述

一、χ^2 检验的基本思想

χ^2 检验的基本思想是比较样本实际频数 A（actual frequency）与理论频数 T（theoretical frequency）的差异是否有统计学意义，通过选择适宜的公式计算检验统计量 χ^2 值，按照一定的可信度推断结论。

理论频数又称期望数，其内涵是如果被比较的各总体率（或构成比）的水平相同的话，理论上各组的各种观察结果出现的频数可望达到多少。若以 R 表示行（row）、C 表示列（column），n 表示合计数，n_R 与 n_C 分别表示各单元格所对应的行、列合计数，则理论频数 T 值计算公式为

$$T_{RC} = \frac{n_R n_C}{n} \tag{10-1}$$

二、χ^2 检验的基本公式

在计数变量的统计分析中，最经典的一种分析类型就是比较两组或多组率（或构成比）的差异，数据资料类似于例 10-1 资料。

【例 10-1】某课题组对某地区 60 岁以上男性人群进行现况调查，筛选慢性支气管炎的危险因素，其中吸烟因素的数据如表 10-1 所示，试比较该地慢性支气管炎患者人群（病例组）与非慢性支气管炎患者人群（对照组）的吸烟率有无差异？

对于此类资料的统计分析，χ^2 检验的基本公式为

$$\chi^2 = \sum \frac{(A-T)^2}{T} \tag{10-2}$$

表 10-1 慢性支气管炎病例组与对照组的吸烟率比较（人）

组别	吸烟（C_1）	不吸烟（C_2）	合计	吸烟率（%）
对照组（R_1）	374（565.2）a	1364（1172.8）b	1738（$a+b$）	21.52
病例组（R_2）	344（152.8）c	126（317.2）d	470（$c+d$）	73.19
合计	718（$a+c$）	1490（$b+d$）	2208（n）	32.52

注：a、b、c、d 相应括号内为其理论频数。

从式 10-2 可以看出，x^2 值的大小反映了理论频数与实际频数的吻合程度。当 H_0（两组总体吸烟率相同）成立，两样本率的差别仅是抽样误差所致，则实际频数与理论频数之间的相差应较小，吻合程度高，x^2 值应较小；当 H_0 不成立，实际频数与理论频数之间的相差应较大，吻合程度低，x^2 值应较大。按照 x^2 分布，x^2 值越大，对应 x^2 分布曲线下右侧尾部的面积越小，即 P 越小。当 $P \leq \alpha$，则反过来推断理论频数与实际频数相差较大，超出了抽样误差允许的范围，从而怀疑无效假设 H_0 的正确性，继而拒绝 H_0；若 $P > \alpha$，则还没有理由拒绝 H_0。

从式 10-2 可以看出，x^2 值的大小除了和实际频数、理论频数有关外，同时还和格子数的多少（严格地说是自由度的大小）有关，因为每个格子 $(A-T)^2/T$ 都是正值，格子数越多，x^2 值就会很大。因而考虑 x^2 值大小的意义时要结合格子数的多少。自由度即在计算理论频数时独立计算的格子数，可由下列公式求得：

$$自由度 \nu = (行数 - 1)(列数 - 1) = (R-1)(C-1) \qquad (10-3)$$

x^2 检验的自由度 ν 取决于可以自由取值的格子数目，而不是样本含量 n。对于 2×2 表，表中实际频数 a、b、c、d（常记为▦）是整个表的基本数据，其余的数据均可由其计算出来，故常称这种资料为四格表（fourfold table）资料。用式 10-3 计算四格表资料的自由度为 $\nu = (2-1) \times (2-1) = 1$，因四格表资料只有两行两列，在周边合计值固定的情况下，只要计算出任一格子的理论频数，其余三个格子的理论频数都可用周边合计值减去相应的理论频数求得，所以四格表的自由度 $\nu = 1$。

第二节 完全随机设计四格表资料的 x^2 检验

完全随机设计计数资料两样本率（或构成比）的比较即四格表资料，一般根据以下条件来选择统计方法：

1. 当总例数 $n \geq 40$ 且所有格子的 $T \geq 5$ 时，用 Pearson x^2 检验（包括基本公式法和专用公式法）或 Fisher 确切概率法。

2. 当总例数 $n \geq 40$ 且有格子的 $1 \leq T < 5$ 时，用 Pearson 校正 x^2 检验（包括基本公式校正法和专用公式校正法）或 Fisher 确切概率法。

3. 当 $n < 40$ 或 $T < 1$ 时，只能用 Fisher 确切概率法。

最小理论频数 T_{RC} 的判断：R 行与 C 列中，行合计中的最小值与列合计中的最小值所对应格子的理论频数最小。

一、Pearson-χ^2 检验

（一） 基本公式法

以式 10-2 的 χ^2 检验基本公式来计算 χ^2 值。

以例 10-1 的四格表资料 χ^2 检验为例，基本步骤如下：

1. 建立假设，确定检验水准

H_0：$\pi_1 = \pi_2$，两组总体吸烟率相等

H_0：$\pi_1 \neq \pi_2$，两组总体吸烟率不等

$\alpha = 0.05$

2. 计算检验统计量　先按式 10-1 计算行合计中的最小值与列合计中的最小值所对应格子的理论频数最小的 T_{21}，以确定是否需要校正 χ^2 值，而其他格子的理论频数则可由减法计算出来。

$$T_{21} = \frac{470 \times 718}{2208} = 152.8 \qquad 自由度 \nu = 1$$

因为 $n = 2208$，且每个格子理论数均大于 5，故可按式 10-2 计算 χ^2 值：

$$\chi^2 = \frac{(374 - 565.2)^2}{565.2} + \frac{(1364 - 1172.8)^2}{1172.8} + \frac{(344 - 152.8)^2}{152.8} + \frac{(126 - 317.2)^2}{317.2} = 450.1$$

3. 确定 P 值，推断结论　查 χ^2 界值表（附表 11）可知，$\chi^2 > \chi^2_{0.01,1} = 6.63$，则 $P < 0.01$。按 $\alpha = 0.05$ 水准，拒绝 H_0，接受 H_1，说明两组总体吸烟率不等，即可以认为病例组吸烟率高于对照组，提示吸烟可能是慢性支气管炎的危险因素之一。

（二） 四格表专用公式

对于四格表资料，四个格子的理论频数分别为 T_{11}、T_{12}、T_{21}、T_{22}，由式 10-1 计算得：

$$T_{11} = \frac{(a+b)(a+c)}{n} = \frac{(a+b)(a+c)}{a+b+c+d} \qquad T_{12} = \frac{(a+b)(b+d)}{n} = \frac{(a+b)(b+d)}{a+b+c+d}$$

$$T_{21} = \frac{(c+d)(a+c)}{n} = \frac{(c+d)(a+c)}{a+b+c+d} \qquad T_{22} = \frac{(c+d)(b+d)}{n} = \frac{(c+d)(b+d)}{a+b+c+d}$$

将四格表的实际频数 a、b、c、d 与相应理论频数 T_{11}、T_{12}、T_{21}、T_{22} 代入式 10-2 得四格表资料 χ^2 检验的专用公式 10-4：

$$\chi^2 = \frac{(ad - bc)^2 \cdot n}{(a+b)(c+d)(a+c)(b+d)} \tag{10-4}$$

对于例 10-1，用四格表专用公式计算得：

$$\chi^2 = \frac{(374 \times 126 - 1364 \times 344)^2 \times 2208}{1738 \times 470 \times 718 \times 1490} = 450.1$$

与基本公式计算的结果一致。

二、校正 χ^2 检验

χ^2 分布是一种连续型的分布，而计数变量的原始数据是不连续的，计算的 χ^2 值是离散性分布，在确定 P 值时往往存在偏差，特别是自由度为 1 的四格表资料，当 n 或 T 较小时，会导致 χ^2 值较大，易出现 P 值偏低的假阳性结论。为纠正此类偏差，英国统计学家 Yates 于 1934

年提出了卡方校正公式，校正后的 χ^2 值记为 χ_c^2。

（一） 基本公式校正法

$$\chi_c^2 = \sum \frac{(|A - T| - 0.5)^2}{T} \qquad (10-5)$$

（二） 专用公式校正法

$$\chi_c^2 = \frac{(|ad - bc| - n/2)^2 n}{(a + b)(c + d)(a + c)(b + d)} \qquad (10-6)$$

【例10-2】某课题组研究用中药与针刺治疗坐骨神经痛的疗效，结果如表10-2所示，试分析两组有效率有无差异？

表 10-2　中药与针刺治疗坐骨神经痛的疗效　（人）

疗法	有效	无效	合计	有效率（%）
中药	2（4.95）	11（8.05）	13	15.38
针刺	14（11.05）	15（17.95）	29	48.28
合计	16	26	42	38.10

检验假设：H_0：$\pi_1 = \pi_2$，H_1：$\pi_1 \neq \pi_2$；$\alpha = 0.05$

按式 10-1 计算各观察值的理论频数（表10-2括号中的数值）。可见，最小的理论数 $T_{11} < 5$，$n = 42$，应采用 Yates 校正 χ^2 检验。

用式 10-6 计算校正 χ^2 值：

$$\chi_c^2 = \frac{(|2 \times 15 - 11 \times 14| - 42/2)^2 \times 42}{13 \times 29 \times 16 \times 26} = 2.84$$

查 χ^2 界值表（附表 11）得，$\chi_{0.05,1}^2 = 3.84$，$\chi_c^2 < \chi_{0.05,1}^2$，$P > 0.05$。按 $\alpha = 0.05$ 水准，不拒绝 H_0，差别无统计学意义，尚不能认为两组有效率有差异。

本资料若不校正时，$\chi^2 = 4.12$，$P < 0.05$，结论与之相反。

第三节　完全随机设计四格表资料 Fisher 确切概率法

对于四格表资料的分析，若出现样本量较小（$n < 40$）或理论频数太小（$T < 1$）时，须采用 Fisher 确切概率法（Fisher's exact probability）。Fisher 确切概率法由 R. A. Fisher 于 1934 年提出，是一种直接计算概率的假设检验方法。

一、Fisher 确切概率法的基本思想

Fisher 确切概率法的理论依据是超几何分布（hypergeometric distribution），并非 χ^2 检验的范畴。其基本思想是：假定 H_0 为真，在四格表周边合计数固定不变的条件下，在超几何分布的基础上直接计算所有可能发生的随机事件的确切概率 P_i，确定"出现目前状况或更极端状况的概率"的随机事件为极端事件，将单侧或双侧极端事件的累计概率作为 P 值，依据所取的检验水准 α 做出统计推断。

二、Fisher 确切概率法的计算方法

在周边合计固定不变的情况下各组合的事件概率 P_i，可按照式 10-7 计算：

$$P(i) = \frac{C_{(a+b)}^a C_{(c+d)}^c}{C_{(a+b+c+d)}^{(a+c)}} = \frac{(a+b)!\ (c+d)!\ (a+c)!\ (b+d)!}{a!\ b!\ c!\ d!\ n!} \qquad (10-7)$$

式中 a、b、c、d，为四格表中的 4 个频数，n 为总例数，四格表周边合计固定不变条件下表内 4 个实际频数变动的组合数为：

$i =$ 边缘合计中最小数 $+1$，$\sum P_i = 1$，! 为阶乘符号，$0! = 1$。

以原四格表资料事件对应的概率 $P_{实}$ 或 $|A-T|_{实}$ 为标准，将 k 个事件中 $P_i > P_{实}$ 或 $|A-T|_i <|A-T|_{实}$ 的事件归为常态事件，$P_i \leqslant P_{实}$ 或 $|A-T|_i \geqslant |A-T|_{实}$ 的事件为极端事件，按单侧或双侧检验计算一侧或两侧极端事件的累计概率即为 P 值。

【例 10-3】某医院研究小组将 26 名病情相似的腰椎间盘突出症病人随机分为两组，分别采用甲、乙两种方法给予治疗，结果见表 10-3。问两种方法的疗效是否相同？

表 10-3　两种方法对腰椎间盘突出症的疗效

组别	有效	无效	合计	有效率（%）
甲法	10(a)	3(b)	13	76.9
乙法	4(c)	9(d)	13	30.8
合计	14	12	26	53.8

本例，$n = 26 < 40$，宜用 Fisher 确切概率法。此处的 $i = 12+1 = 13$，即在四格表周边合计固定不变时，表 10-3 内的 4 个实际频数变动的组合数共有 13 个（见表 10-4）。根据式 10-7，可计算各种组合的四格表事件概率见表 10-4。如，实际观察到的四格表资料的事件概率为：

$$P_{实} = \frac{13!\ 13!\ 14!\ 12!}{10!\ 3!\ 4!\ 9!\ 26!} = 0.021174$$

表 10-4　各种组合的四格表计算的事件概率

四格表序号	有效	无效	$|A-T|$	P_i
1	1	12	6	0.000001
	13	0		
2	2	11	5	0.000105
	12	1		
3	3	10	4	0.00231
	11	2		
4	4	9	3	0.021174
	10	3		
5	5	8	2	0.095282
	9	4		
6	6	7	1	0.228677
	8	5		

续表

四格表序号	有效	无效	$|A-T|$	P_i
7	7	6	0	0.304902
	7	6		
8	8	5	1	0.228677
	6	7		
9	9	4	2	0.095282
	5	8		
10 *	10	3	3	0.021174
	4	9		
11	11	2	4	0.00231
	3	10		
12	12	1	5	0.000105
	2	11		
13	13	0	6	0.000001
	1	12		

注：＊为原始四格表资料及其有关计算结果。

三、Fisher 确切概率法的基本步骤

Fisher 确切概率法的基本步骤同一般假设检验，现以例 10-3 说明。

1. 建立检验假设，确定检验水准

H_0：$\pi_1 = \pi_2$，即两种方法治疗腰椎间盘突出症的有效率相同

H_0：$\pi_1 \neq \pi_2$，即两种方法治疗腰椎间盘突出症的有效率不相同

$a = 0.05$

2. 计算概率 当 H_0 为真时，不妨假定 $\pi_1 = \pi_2 = P_c = 53.8\%$，即 26 例中有 14 例有效，将 26 例试验对象一一编号为 1、2、…、13、14、15、…、26，规定 1-13 号为甲法组的试验对象，14-26 号为乙法的试验对象，由数学组合知识可得：

$$C_{26}^{14} = C_{13}^1 C_{13}^{13} + C_{13}^2 C_{13}^{12} + C_{13}^3 C_{13}^{11} + C_{13}^4 C_{13}^{10} + C_{13}^5 C_{13}^9 + C_{13}^6 C_{13}^8 + C_{13}^7 C_{13}^7$$
$$+ C_{13}^8 C_{13}^6 + C_{13}^9 C_{13}^5 + C_{13}^{10} C_{13}^4 + C_{13}^{11} C_{13}^3 + C_{13}^{12} C_{13}^2 + C_{13}^{13} C_{13}^1$$

上边等式两边除以 $C_{26}^{14}(C_{26}^{14} \neq 0)$ 得：

$$1 = \frac{C_{13}^1 C_{13}^{13}}{C_{26}^{14}} + \frac{C_{13}^2 C_{13}^{12}}{C_{26}^{14}} + \cdots + \frac{C_{13}^{12} C_{13}^2}{C_{26}^{14}} + \frac{C_{13}^{13} C_{13}^1}{C_{26}^{14}}$$

这意味着 H_0 为真，四格表周边合计数不变的情况下，可能发生"最小周边合计数+1=12+1=13"个随机事件，各随机事件的概率 P_i 服从超几何分布，其和为 1。依据式 10-7 求得 P_i 见表 10-4。

3. 确定累计概率 P 值，做出推断结论 在四格表周边合计数不变时，a 的理论频数 $T_{11} = \frac{13 \times 14}{26} = 7$ 恒定不变；在实际观察频数 a 为 10 时，$|A-T|_实 = |10-7| = 3$。双侧检验时，先要计算包括 $|A-T| \geqslant 3$ 双侧四格表资料（极端事件）的累计概率 P，然后比较 P 与 a 的大小，

进而做出推断结论；单侧检验时，若有充足的理由认为甲法不会比乙法差，则计算包括 $|A-T|$ ≥ 3 单侧四格表资料（极端事件）的累计概率 P，进而做出推断结论。也可采用 $P_i \leq P_{\text{实}}$ 标准确定极端事件计算 P 值。

本例双侧检验时，极端事件累计概率 P 值为：

$$P = P(1) + P(2) + P(3) + P(4) + P(10) + P(11) + P(12) + P(13)$$
$$= 1 - [P(5) + P(6) + P(7) + P(8) + P(9)] = 0.047$$

按 $\alpha = 0.05$ 的检验水准，拒绝 H_0，接受 H_1，可认为两种方法的疗效不同，甲法的疗效比乙法好。

本例单侧检验时，累计概率 P 值为：

$$P = P(10) + P(11) + P(12) + P(13) = 0.024$$

单侧较双侧更易拒绝 H_0。因此，在资料分析时，用单侧检验还是用双侧检验，应根据研究目的在资料分析前确定；为达到某种主观愿望而临时做出单双侧选择的做法是不合理的。

SPSS 的 Fisher 确切概率法给出双侧 P 值和单侧 P 值，且系统本身根据现有样本随机事件的比率 p_1 与 p_2，自动累加两者偏大一侧的 P_i 值确定单侧 P 值。所以应用 SPSS 进行资料的 Fisher 确切概率法确定 P 值，只需确定是双侧检验还是单侧检验，然后取其对应的 P 值即可。

说明：Fisher 确切概率法属于小样本条件下的统计推断方法。不过，只要计算机性能良好，完全随机设计的四格表资料或 $R \times C$ 表资料均可用 Fisher 确切概率法，且该法结论精确，有时校正 χ^2 检验会校正过度。样本含量大时，三种检验结论一致；样本含量小时，以 Fisher 确切概率法结论为准。

第四节　完全随机设计 $R \times C$ 表资料的 χ^2 检验

完全随机设计多个样本率或构成比比较的资料称为独立样本的 $R \times C$ 表资料，其资料的 χ^2 检验仍可用 Pearson χ^2 基本公式，即用式 10-2 计算检验统计量 χ^2 值。该公式需先计算理论频数，计算较繁琐，可用计算理论频数的式 10-1 计算有关理论频数再代入式 10-2，化简后得到其专用公式：

$$\chi^2 = n\left(\sum \frac{A^2}{n_R n_C} - 1\right) \qquad \nu = (R-1)(C-1) \qquad (10-8)$$

式 10-8 中 n 为总例数，R 和 C 分别为行数和列数，A 为第 R 行第 C 列位置上的实际频数，n_R 为实际频数所在行的行合计，n_C 为实际频数所在列的列合计。

完全随机设计 $R \times C$ 表资料的 χ^2 检验，主要适用于多个样本率或构成比的比较，当用于两组比较时，结果与四格表资料 χ^2 检验一致。

一、多个样本率的比较

【例10-4】某医师研究物理疗法、药物内服和外用药膏三种疗法治疗周围性面神经麻痹的疗效，资料见表 10-5，试比较三种疗法的有效率有无差异？

表 10-5　三种疗法的有效率比较

组别	有效	无效	合计	有效率（%）
物理疗法组	199	7	206	96.6
药物内服组	164	18	182	90.1
外用药膏组	118	26	144	81.9
合计	481	51	532	90.4

1. 建立假设，确定检验水准

H_0：$\pi_1 = \pi_2 = \pi_3$ 各组总体有效率全相等

H_1：π_1、π_2、π_3 各组总体有效率不等或不全等

$\alpha = 0.05$

2. 选择方法，计算检验统计量　按式 10-1 计算各格子的理论频数，其值均大于 5，按式 10-8 计算 χ^2 值：

$$\chi^2 = 532\left(\frac{199^2}{206 \times 481} + \frac{7^2}{206 \times 51} + \cdots\cdots + \frac{26^2}{144 \times 51} - 1\right) = 21.038$$

$$自由度 \nu = (3-1)(2-1) = 2$$

3. 确定 P 值，推断结论　查 χ^2 界值表（附表 11）得 $\chi^2_{0.01,2} = 9.210$，$\chi^2 > \chi^2_{0.01,2}$，$P < 0.01$，按 $\alpha = 0.05$ 检验水准，拒绝 H_0，接受 H_1，可认为 3 种疗法的总有效率不等或者不全相等。

二、多个样本构成比的比较

【例 10-5】某中医院医师用中药、西药和针灸等三种治疗方法治疗 413 例某病患者，资料如表 10-6。为避免中医不同证型对疗效比较的影响，分析三种疗法治疗的病人按三种中医分型的构成比有无差别？

表 10-6　三组糖尿病患者证型的构成

分组	气阴两虚型	阴阳两虚型	气滞血瘀型	合计
中药	34	62	28	124
西药	27	28	20	75
针灸	57	105	52	214
合计	118	195	100	413

H_0：三组的中医证型构成比相同

H_1：三组的中医证型构成比不同或不全相同

$\alpha = 0.05$

按式 10-1 计算各格子的理论频数，其值均大于 5，用式 10-8 计算 χ^2 值：

$$\chi^2 = 413 \times \left(\frac{34^2}{124 \times 118} + \frac{62^2}{124 \times 195} + \cdots\cdots + \frac{52^2}{214 \times 100} - 1\right) = 4.02$$

$$\nu = (3-1) \times (3-1) = 4$$

查 χ^2 界值表（附表 11）得 $\chi^2_{0.05,4} = 9.49$，$\chi^2 < \chi^2_{0.05,4}$，$P > 0.05$，按 $\alpha = 0.05$ 检验水准不拒绝

H_0，即不能认为三组患者中医证型的构成比有差别，说明三组患者在中医证型的构成方面具有可比性。

注意事项：

1. χ^2 检验要求资料的理论频数不宜过小。行×列表中的理论频数一般不应小于 1，且 $1 \leqslant T < 5$ 的格子数不超过总格子数的 1/5，否则应根据情况采用以下四种处理方法：①增加样本含量以增大 T 值。但是有些研究无法增大样本含量，如同一批号试剂已用完等。②相邻组合并以增大 T 值。根据专业知识，如果理论频数太小的行或列与性质相近的邻行或邻列合并仍然具有实际意义，可将相邻的行或列合理合并。③删去理论频数太小的行或列。④改用确切概率法（可用统计软件计算）。

2. 多个样本率或构成比比较，若所得统计推断为不拒绝 H_0 时则检验结束；若所得统计推断为拒绝 H_0 而接受 H_1 时，只能认为各总体率或构成比之间总的来说差别有统计学意义，但不能说明任意两个总体率或构成比之间的差别皆有统计学意义。要进一步推断哪两个总体率或构成比之间有差别，需进一步作多个样本率或构成比的两两比较，或者实验组与对照组比较，即多重比较。

三、多重比较

多个样本率或构成比的比较，经 χ^2 检验，拒绝 H_0 接受 H_1 时，在进行多重比较时，不能用原来的检验水准 $\alpha = 0.05$，否则会增加犯第 I 类错误的概率，可对检验水准采用 Bonferroni 法进行调整。

（一）多个实验组与同一对照组比较

若分析目的是将各实验组与同一个对照组进行比较，各实验组间不必比较，则 $k-1$ 个实验组分别与同一对照组进行比较时，检验水准用式 10-9 进行调整：

$$\alpha' = \alpha / \text{比较次数} = \alpha / (k-1) \tag{10-9}$$

【例 10-6】以例 10-4 资料统计分析结果为例，三种疗法的总体有效率不等或者不全相等，现将药物内服法、外用药膏法分别与物理疗法进行比较。

假设 H_0：药物内服法与物理疗法总体有效率相同

　　　H_1：药物内服法与物理疗法总体有效率不同

调整检验水准为：$\alpha' = 0.05 / (3-1) = 0.025$

1. 药物内服法与物理疗法比较　资料列出见表 10-7。

表 10-7　药物内服法与物理疗法比较

组别	有效	无效	合计	有效率（%）
药物内服组	164	18	182	90.1
物理疗法组	199	7	206	96.6
合计	363	25	388	93.6

按照四格表资料计算得 $\chi^2 = 6.756$，$P = 0.009 < 0.025$，拒绝 H_0，接受 H_1，可认为治疗该病内服药物组有效率低于物理疗法组。

2. 外用药膏法与物理疗法比较　资料列出见表 10-8。

表 10-8　药物内服法与物理疗法比较

组别	有效	无效	合计	有效率（%）
外用药膏组	118	26	144	81.9
物理疗法组	199	7	206	96.6
合计	317	33	350	90.6

按照四格表资料计算得 $\chi^2 = 21.323$，$P = 0.000 < 0.025$，可认为治疗该病外用药膏组有效率也低于物理疗法组。

（二）多个实验组间的两两比较

如果分析目的是将各组进行两两比较，可进行 $\dfrac{k(k-1)}{2}$ 次 χ^2 检验。

调整检验水准为：

$$\alpha' = \alpha / \text{比较次数} = 2\alpha / [k(k-1)] \qquad (10-10)$$

【例 10-7】对例 10-4 资料进行两两比较。

假设 H_0：$\pi_A = \pi_B$

　　　H_1：$\pi_A \neq \pi_B$

该资料两两比较需要进行 3 次 χ^2 检验，其检验水准调整为：

$$\alpha' = 0.05 / 3 \approx 0.017$$

将表 10-4 数据用 χ^2 分割法整理成 3 个独立的四格表进行两两比较。

药物内服法与物理疗法比较：$P = 0.009 < 0.017$，内服药物组有效率低于物理疗法组。

外用药膏法与物理疗法比较：$P = 0.000 < 0.017$，外用药膏组有效率也低于物理疗法组。

药物内服法与外用药膏法比较：资料列出见表 10-9。

表 10-9　药物内服法与外用药膏法比较

组别	有效	无效	合计	有效率（%）
药物内服组	164	18	182	90.1
外用药膏组	118	26	144	81.9
合计	317	33	350	86.5

按照四格表资料计算得 $\chi^2 = 4.591$，$P = 0.032 > 0.017$，不拒绝 H_0，还不能认为药物内服法与物理疗法治疗该病总体有效率不同。

第五节　配对设计分类资料的 χ^2 检验

在医药科研中，常常需要进行配对设计，以观察同一对子内两个体分别接受不同的处理，或同一批样品用两种不同的处理方法，或两个评估者对研究对象进行逐一评估，以评估不同方法的独立性、一致性与优势性。当变量为二分类时构成配对设计四格表资料，当变量为多分类时构成配对设计方表资料。

NOTE

一、配对设计四格表资料的假设检验

配对设计计数资料的变量为二分类，基本数据构成配对设计四格表资料，如同一批样品用甲乙两法检测，检测结果只有阳性、阴性两种类别，资料整理归纳后四种情况的对子数填入四格表，分别用 a、b、c、d 来标记，原始数据可以表示为表 10-9 所示的构成配对设计四格表形式。

对于类似表 10-9 所示的配对设计的四格表资料，两种方法（即行变量和列变量）之间的独立性检验用 Pearson χ^2 检验和列联系数，两种方法的一致性检验用 Kappa 检验，而要分析两种方法间是否存在差别，则应用 McNemar 检验进行优势性检验。

【例10-8】 用两种方法检查 60 名糖尿病患者的尿糖，检查结果见表 10-10，试对两种检查方法进行对比分析。

表 10-10　两种方法检查结果比较

甲方法	乙方法		合计
	阳性	阴性	
阳性	25(a)	14(b)	39(n_{R1})
阴性	4(c)	17(d)	21(n_{R2})
合计	29(n_{C1})	31(n_{C2})	60(n)

（一）独立性检验

1. 建立假设，确定检验水准

H_0：两种检查方法无关联

H_1：两种检查方法有关联

$\alpha = 0.05$

2. 计算检验统计量　表 10-9 的最小理论数为：$T_{21} = 21 \times 29 / 60 = 10.15$。

满足 Pearson χ^2 检验的基本条件，故用四格表资料 χ^2 检验的专用公式：

$$\chi^2 = \frac{(ad - bc)^2 \cdot n}{(a+b)(c+d)(a+c)(b+d)} = \frac{(25 \times 17 - 14 \times 4)^2 \times 60}{39 \times 21 \times 29 \times 31} = 11.10$$

3. 确定 P 值，推断结论　查 χ^2 界值表（附表 11）得 $\chi^2_{0.01,1} = 6.63$，$\chi^2 > \chi^2_{0.01,1}$，$P < 0.01$，按 $\alpha = 0.05$ 水准拒绝 H_0，接受 H_1，可认为两种检查方法之间有关联。

两种检查方法间关系的密切程度，应用 Pearson 列联系数 r_p，其计算公式为：

列联系数　　　　　　　　　$$r_p = \sqrt{\frac{\chi^2}{n + \chi^2}}$$　　　　　　　　　　(10-11)

本例　　　　　　　$$r_p = \sqrt{\frac{\chi^2}{n + \chi^2}} = \sqrt{\frac{11.10}{60 + 11.10}} = 0.3951$$

说明两种检查方法间关系的密切程度为低度相关。

（二）一致性检验

一致性检验（intra-observer agreement test）是分析评价两种检验方法或同一方法两次检测结果的一致性，如量表的信度分析、诊断试验或筛检试验的评价，常用 Kappa 检验（Kappa test）。Kappa 检验用于分析方表资料的两种方法（行、列两变量）检出结果的一致部分是否是由于偶然因素导致的。

Kappa 检验的统计量为 Kappa 值，其计算指标有：

1. 观察一致率 P_0 为实际观察到的一致率。

$$P_0 = 观察一致数 / 总检查数 = \sum A_{ii}/n \qquad (10-12)$$

2. 机遇一致率 P_e（期望一致率，简称期望率）由于偶然机会所致的一致率。

$$P_e = \frac{机遇一致数}{总检查数} = \frac{\sum T_{ii}}{n} = \frac{n_{R1}n_{C1}/n + n_{R2}n_{C2}/n + \cdots + n_{Rk}n_{Ck}/n}{n} = \frac{\sum n_{Ri}n_{ci}}{n^2} \quad (10-13)$$

3. Kappa 值

$$Kappa 值 = (P_0 - P_e)/(1 - P_e) \qquad (10-14)$$

$$z = Kappa/S_k \qquad (10-15)$$

式中 S_k 为 Kappa 值的标准误，计算公式为：

$$S_k = \sqrt{P_e + P_e^2 - \frac{\sum R_i C_i (R_i + C_i)}{n^3}} \Big/ \left[(1 - P_e) \sqrt{n} \right] \qquad (10-16)$$

Kappa 值取值范围是 $-1 \sim +1$ 之间，若观察一致率大于机遇一致率，则 Kappa 值在 $0 \sim 1$ 之间，且 Kappa 值越大，说明一致性越好；相反，如果观察一致率小于机遇一致率，则 Kappa 值在 $-1 \sim 0$ 之间。当两结果完全一致时，$P_0 = 1$，此时 Kappa 值为 1；Kappa 值 $=0$，说明观察一致性完全由机遇因素造成；Kappa 值 $= -1$，说明完全不一致，若 Kappa 值在 $0 \sim 1$ 之间，Landis 和 Koch 建议使用表 10-11 的 Kappa 统计量接受范围，常作为实际研究工作中的参考标准。

表 10-11 Kappa 值的大小等级解释

Kappa 值	一致性程度	Kappa 值	一致性程度
<0.02	差（Poor）	0.40 ~	中等（Moderate）
0.02 ~	轻微（Slight）	0.60 ~	好（Substantial）
0.20 ~	尚可（Fair）	0.80 ~ 1.00	几乎完全一致（Almost Perfect）

H_0：总体 Kappa 值 $=0$，两种检查方法不一致，即一致性是由于随机性所致

H_1：总体 Kappa 值 $\neq 0$，两种检查方法具有一致性

$\alpha = 0.05$

$$P_0 = \sum x_{ii}/n = (a + d)/n = (25 + 17)/60 = 0.7000$$

$$P_e = \left[(39 \times 29) + (31 \times 21) \right]/60^2 = 0.4950$$

$$Kappa 值 = (P_0 - P_e)/(1 - P_e) = (0.7000 - 0.4950)/(1 - 0.4950) = 0.4059$$

$$\frac{\sum R_i C_i (R_i + C_i)}{n^3} = \frac{39 \times 29 \times (39 + 29) + 21 \times 31 \times (21 + 31)}{60^3} = 0.5128$$

$$S_k = \frac{\sqrt{0.4950 + 0.4950^2 - 0.5128}}{(1 - 0.4950) \sqrt{60}} = 0.1219$$

$$z = Kappa 值 / S_k = 0.4059/0.1219 = 3.33$$

$z > 2.58$，$P < 0.01$，按 $\alpha = 0.05$ 水准拒绝 H_0，接受 H_1，可认为两种检查方法具有一致性。

NOTE

（三）　优势性检验

为比较配对四格表资料中两种方法所得结果（行、列两变量）的差别是否有统计学意义，McNemar 在 1947 年提出优势性检验（或称差别性检验）χ^2 统计量计算公式，即 McNemar χ^2 检验法。

由表 10-9 数据可计算出：

甲法的阳性率-乙法的阳性率 $= \dfrac{a+b}{n} - \dfrac{a+c}{n} = \dfrac{b-c}{n} = \dfrac{10}{60} = 16.67\%$。若要分析检验两种方法的阳性率有无差别，$a$ 和 d 是两种方法检查结果一致的情况，对比较阳性率差别没有影响，只需要考虑检查结果不一致的 b 和 c。在这里分别用 A、B、C、D 表示总体中检查结果一致和不一致的对子数。若 H_0 成立，即两种方法的总体检测结果相同时，则结果不一致的两个格子理论频数可用 $(b+c)/2$ 来估计。把配对四格表资料的实际数 b、c 和理论数 $T_{12} = T_{21} = (b+c)/2$ 代入式 10-2 整理得式 10-17，同样代入式 10-5 整理得式 10-18。因此，McNemar 检验的 χ^2 统计量计算公式为：

当 $(b+c) \geqslant 40$ 时，用 McNemar χ^2 检验公式：

$$\chi^2 = \frac{(b-c)^2}{b+c} \tag{10-17}$$

当 $(b+c) < 40$ 时，用校正 McNemar χ^2 检验公式：

$$\chi^2 = \frac{(|b-c|-1)^2}{b+c} \tag{10-18}$$

若分析两种检查方法的阳性率是否有差别，McNemar 检验的基本步骤如下：

1. 建立假设，确定检验水准

H_0：$\pi_{甲} = \pi_{乙}$，即总体 $B = C$，两种方法的总体检测结果相同

H_1：$\pi_{甲} \neq \pi_{乙}$，即总体 $B \neq C$，两种方法的总体检测结果不同

$\alpha = 0.05$

2. 计算检验统计量　　本例，$b+c = 14+4 = 18 < 40$，选用式 10-18

$$\chi^2 = \frac{(|14-4|-1)^2}{14+4} = 4.50$$

3. 确定 P 值，推断结论　　$\chi^2 > \chi^2_{0.05,1} = 3.84$，$P < 0.05$，按 $\alpha = 0.05$ 水准，拒绝 H_0，接受 H_1，两种检验方法总体阳性率差别有统计学意义，结合本例 $b > c$，可认为甲法检查的阳性率高于乙法。

二、配对设计方表资料的假设检验

配对设计计数资料的变量为多分类时，基本数据构成配对设计方表资料，如同一批样品用甲乙两法检测，检测结果分成数个等级，资料整理归纳后可以表达为表 10-11 所示的方表形式。

对于类似表 10-10 所示的配对设计方表资料，两种方法（即行变量和列变量）之间的独立性检验用 Pearson χ^2 检验和 Pearson 列联系数，两种方法的一致性检验用 Kappa 检验，而要分析两种方法间是否存在差别，则应用 Bowker 检验进行优势性检验，再对方表进行分割成配对

四格表进行 McNemar 检验。Bowker 检验又称为方表检验（test of square table）或对称检验（test of symmetry），是一种非参数统计方法，该方法是由 A. H. Bowker 于 1948 年提出，其基本思想是检验方表主对角线上下对称格子中的频数是否相等。Bowker 检验是 McNemar 检验的扩展，其统计量 w 值近似卡方分布，计算结果查 χ^2 界值表确定 P 值。应用 SPSS 统计软件则能方便、快捷地实现 Bowker 检验，SPSS 统计软件也是在 McNemar 选项中实现的，输出结果为"McNemar–Bowker 检验"。

【例 10-9】用膝关节镜（金标准）与 MRI（核磁共振成像）对外侧半月板撕裂进行诊断比较，结果如表 10-12 所示，试对两种诊断方法进行比较分析。

表 10-12 膝关节镜与 MRI 诊断外侧半月板撕裂的结果

MRI	膝关节镜			合计
	阴性	可疑	阳性	
阴性	43	5	10	58
可疑	9	19	13	41
阳性	15	7	76	98
合计	67	31	99	197

（一）独立性检验

对于 $k \times k$ 方表资料独立性检验应用式 10-8 的行列表专用公式计算：

$$\chi^2 = 197 \times \left(\frac{43^2}{58 \times 67} + \frac{5^2}{58 \times 31} + \cdots + \frac{76^2}{98 \times 99} - 1 \right) = 100.08$$

$$\nu = (R-1)(C-1) = (3-1)(3-1) = 4$$

查 χ^2 界值表（附表 11）得 $\chi^2_{(0.05,4)} = 9.49$，$\chi^2 > \chi^2_{(0.05,4)}$，$P < 0.05$，按 $\alpha = 0.05$ 水准拒绝 H_0，接受 H_1，可认为两种诊断方法之间有关联。

两种检查方法间关系的密切程度，应用 Pearson 列联系数，其计算公式为式 10-11。本例

$$r_p = \sqrt{\frac{\chi^2}{n + \chi^2}} = \sqrt{\frac{100.08}{197 + 100.08}} = 0.580$$

说明两种诊断方法间关系的密切程度为中度相关。

（二）一致性分析

同配对四格表一样，方表资料的一致性分析仍然采用 Kappa 检验，以评价两种检验方法或同一方法多次检测结果的一致性，计算公式采用式 10-12 ~ 式 10-16，由例 10-7 资料可计算出：

Kappa 值 = 0.515，$S_k = 0.051$，$z =$ Kappa 值/$S_k = 10.098$，$P = 0.000$，说明两种诊断方法具有中等程度的一致性。

（三）优势性检验（Bowker 检验）

Bowker 检验的 w 统计量计算公式为：

$$w = \sum_{i<j} (X_{ji} - X_{ij})^2 / (X_{ji} + X_{ij}) \quad v = k(k-1)/2 \tag{10-19}$$

式中 X_{ji} 和 X_{ij} 为方表中非一致对角线单元格上的实际数。

H_0：两种诊断方法总体检测结果相同

H_1：两种诊断方法总体检测结果不同

NOTE

$\alpha = 0.05$

用式 10-19 计算得

$$w = \sum_{i<j} (X_{ji} - X_{ij})^2 / (X_{ji} + X_{ij}) = \frac{(9-5)^2}{9+5} + \frac{(15-10)^2}{15+10} + \frac{(7-13)^2}{7+13} = 3.943$$

$$\nu = 3 \times (3-1)/2 = 3$$

查 χ^2 界值表（附表 11）得 $\chi^2_{(0.05,3)} = 7.81$，$\chi^2 < \chi^2_{(0.05,3)}$，$P > 0.05$，按 $\alpha = 0.05$ 水准不拒绝 H_0，还不能认为两种诊断方法总体检测水平不同。

第六节　有序分类资料的线性趋势检验

行×列表资料可分为双向无序、单向有序、双向有序属性相同和双向有序属性不同等 4 种类型，在进行统计学假设检验时，应根据资料的特征选择相应的检验方法。

一、行×列表资料相应的检验方法

（一）双向无序行×列表资料

双向无序行×列表资料的行、列变量均为无序分类变量，其数据统计表类似于前述的表 10-4 和表 10-5。对于该类资料的假设检验方法应根据以下思路选择：

1. 若研究目的为多个样本率或构成比的比较采用行×列表资料的 χ^2 检验。

2. 若研究目的为分析两个分类变量之间有无关联性及其关联的密切程度时采用行×列表资料的 χ^2 检验以及 Pearson 列联系数进行分析。

（二）单向有序行×列表资料

单向有序行×列表资料又可分为行变量（分组变量）有序和列变量（反应变量）有序两种类型，假设检验方法应根据以下思路选择。

1. 分组变量有序行×列表资料　分组变量有序而反应变量无序的行×列表资料，其数据统计表分别类似于表 10-13 所示，其目的通常是分析不同年龄组的疗效有无差别，其假设检验的思路同双向无序行×列表资料。

表 10-13　某疗法三种剂量药物的疗效比较

组别	有效	无效	合计
小剂量	25	13	38
中剂量	32	15	47
大剂量	36	12	48

2. 反应变量有序行×列表资料　反应变量有序而分组变量无序的行×列表资料，其数据统计表分别类似于表 10-14 所示，此类资料属于等级资料，其目的是分析不同疗法的疗效有无差别，假设检验用秩和检验或 Ridit 分析（详见第十一章非参数检验）。

表 10-14　某病三种疗法的疗效比较

组别	痊愈	显效	好转	无效	合计
中药	25	13	25	13	72
西药	32	15	32	15	94
针刺	36	12	18	6	72

（三）双向有序属性相同行×列表资料

双向有序属性相同行×列表资料即为配对设计方表资料，其数据统计表类似于前述的表 10-10，同例 10-9 一样，行变量和列变量之间的独立性检验用 Pearson χ^2 检验和 Pearson 列联系数，一致性检验用 Kappa 检验，优势性检验用 Bowker 检验，再对方表进行分割成配对四格表进行 McNemar 检验。

（四）双向有序属性不同行×列表资料

双向有序属性不同行×列表资料，其数据统计表类似于表 10-15 所示。

表 10-15　眼底动脉硬化与角膜老年环混浊程度

眼底动脉硬化级别	角膜老年环混浊程度				
	−	+	++	+++	合计
正常	7	8	3	4	22
I 级	16	37	21	13	87
II 级	12	30	27	16	85
III 级	4	20	14	21	59
合计	39	95	65	54	253

1. 若研究目的为分析不同眼底动脉硬化级别的角膜老年环混浊程度间有无差别时，可将其视为单向有序行×列表资料，选用秩和检验或 Ridit 分析。（详见第十一章非参数检验）

2. 若研究目的为分析行变量和列变量之间的关系宜用秩相关分析。（详见第九章双变量相关与回归）

3. 若研究目的为分析行变量和列变量之间是否存在线性关系，宜用线性趋势检验（test for linear trend）。

二、有序分类资料的线性趋势检验

有序分类资料即双向有序属性不同行×列表资料进行线性趋势检验，其基本思想是：首先计算行×列表资料的 χ^2 值，然后将总的 χ^2 值分解成线性回归分量与偏离线性回归分量。若两分量均有统计学意义，说明两个分类变量存在相关关系，但这种关系不是简单的直线关系；若线性回归分量有统计学意义，偏离线性回归分量无统计学意义时，说明两个分类变量存在相关关系，而且是直线关系。

线性趋势检验步骤如下：

1. 计算总的 χ^2 值　按式 10-8 与式 10-3 计算 $\chi^2_{总}$ 与自由度 $\nu_{总}$。

2. 计算线性回归分量 $\chi^2_{回归}$　先给行列两个有序变量分别赋值（1，2，3，…），再计算线性回归分量 $\chi^2_{回归}$ 值，有关计算公式为：

$$\chi^2_{回归} = \frac{b^2}{S^2_b} = \frac{(l_{xy}/l_{xx})^2}{l_{yy}/nl_{xx}} = \frac{nl^2_{xy}}{l_{xx}l_{yy}} = nr^2 \qquad \nu_{回归} = 1 \qquad (10-20)$$

$$l_{xx} = \sum fx^2 - \left(\sum fx\right)^2 \Big/ \sum f \qquad (10-21)$$

$$l_{yy} = \sum fy^2 - \left(\sum fy\right)^2 \Big/ \sum f \qquad (10-22)$$

$$l_{xy} = \sum fxy - \left(\sum fx\right)\left(\sum fy\right) \Big/ \sum f \qquad (10-23)$$

3. 计算偏离线性回归分量 $\chi^2_{偏}$

$$\chi^2_{偏} = \chi^2_{总} - \chi^2_{回归} \qquad \nu_{偏} = \nu_{总} - \nu_{回归} \qquad (10-24)$$

【**例10-10**】某眼科医师研究眼底动脉硬化与角膜老年环混浊程度之间的关系，资料见表10-15，试问二者是否存在线性关系？

假设 H_0：眼底动脉硬化与角膜老年环混浊程度之间无线性关系

　　　H_1：眼底动脉硬化与角膜老年环混浊程度之间有线性关系

　　$\alpha = 0.05$

本例有两个格子的理论数小于5，没有一个格子理论数小于1。按式10-8与式10-3计算得：

$$\chi^2_{总} = 18.468, \qquad \nu_{总} = (4-1)(4-1) = 9$$

对眼底动脉硬化级别 x 变量由低到高赋值为1、2、3、4；角膜老年环混浊程度由低到高赋值为1、2、3、4。据表10-14有

$$\sum fx = 22 \times 1 + 87 \times 2 + 85 \times 3 + 59 \times 4 = 687$$

$$\sum fx^2 = 22 \times 1^2 + 87 \times 2^2 + 85 \times 3^2 + 59 \times 4^2 = 2079$$

$$\sum fy = 39 \times 1 + 95 \times 2 + 65 \times 3 + 54 \times 4 = 640$$

$$\sum fy^2 = 39 \times 1^2 + 95 \times 2^2 + 65 \times 3^2 + 54 \times 4^2 = 1868$$

$$\sum fxy = 7 \times 1 \times 1 + 8 \times 1 \times 2 + 3 \times 1 \times 3 + 4 \times 1 \times 4 + \cdots + 21 \times 4 \times 4 = 1789$$

按式10-21、式10-22与式10-23计算得：

$$l_{xx} = 213.51 \quad l_{yy} = 249.03 \quad l_{xy} = 51.13$$

按式10-20计算得：

$$\chi^2_{回归} = \frac{nl^2_{xy}}{l_{xx}l_{yy}} = \frac{253 \times 51.13^2}{213.51 \times 249.03} = 12.4 \quad \nu_{回归} = 1$$

按式10-24计算得：

$$\chi^2_{偏} = \chi^2_{总} - \chi^2_{回归} = 18.468 - 12.4 = 6.068$$

$$\nu_{偏} = \nu_{总} - \nu_{回归} = 9 - 1 = 8$$

列 χ^2 分解表，见表10-16。

表10-16　表10-15资料的分解表

变异来源	χ^2	自由度	P
总变异	18.468	9	0.030
线性回归分量	12.4	1	0.000
偏离线性回归分量	6.068	8	0.639

由表 10-15 看出，线性回归分量有统计学意义，偏离线性回归分量无统计学意义，可认为眼底动脉硬化与角膜老年环混浊程度间有相关关系且是直线关系。结合表 10-15 资料说明角膜老年环混浊程度随着眼底动脉硬化的增强而增高。

第七节　拟合优度的 χ^2 检验

拟合优度的 χ^2 检验是一种非参数检验方法，用于检验样本数据是否与某种概率分布的理论数值相符合，进而推断样本数据是否来自于该分布的总体。

拟合优度的 χ^2 检验的理论依据：先假设样本所属总体的分布与指定的理论分布一致，如果从随机变量 X 中随机抽取若干个样本，这些样本落在 X 的 k 个互不相交的子集中的观察频数服从于一个多项分布，此多项分布在 k 趋近于无穷大时近似服从自由度为 $\nu=n-1-m$（n 为类别数，m 为样本统计量作为参数的个数）的卡方分布。

一、单样本各部分构成比的比较

在进行中医药科研时，有时需要分析一个总体各部分构成是否均匀，即比较各个部分构成比的差异，可以采用拟合优度的 χ^2 检验。

【例 10-11】为探索冠心病心绞痛中医证型的分布规律，选择冠心病心绞痛病人病历 3587 份进行分析，其中医证型构成如表 10-17 所示，试分析冠心病心绞痛各种证型的构成是否相同？

表 10-17　冠心病心绞痛中医证型构成

证型	实际例数 A	构成比（%）	理论频数 T
痰阻心脉	965	26.9	717.4
气阴两虚	794	22.1	717.4
心血瘀阻	535	14.9	717.4
气虚血瘀	932	26	717.4
其他证型	361	10.1	717.4
合计	3587	100	3587

假设 H_0：冠心病心绞痛各种证型是均匀分布的，均为 20%，即各理论频数 T 均为 717.4；H_1：冠心病心绞痛各种证型分布是不均匀的；$\alpha=0.05$。

按式 10-2 计算得 $\chi^2=381.262$，$\nu=5-1-0=4$，查 χ^2 界值表（附表 11）得 $\chi^2_{0.01,4}=13.28$，$\chi^2>\chi^2_{0.01,4}$，$P<0.01$，说明冠心病心绞痛各种证型的构成是不相同的，即各种证型不是均匀分布的。

二、二项分布的拟合优度检验

现实生活中有很多数据的取值只有两类，如生与死、患病与否、阳性与阴性、男性与女性、产品合格与不合格等。从这种二分类总体中抽取的所有可能结果的概率分布为二项分布 B（n，p）。

【例10-12】研究人员为分析某病是否具有家族聚集性，在某地随机抽查了200户3口之家，结果全家都不患病的有150户，家庭中1人患病的有36户，2人患病的有9户，3人全患病有5户，结果见表10-18，问该病在该地是否有家族聚集性？

表10-18　二项分布的拟合优度 χ^2 检验计算表

每户发病人数 X (1)	实际户数 A (2)	理论概率 $P(X)$ (3)	理论户数 T (4)	卡方值 $(A-T)^2/T$ (5)
0	150	0.6932	138.64	0.93
1	36	0.2702	54.04	6.02
2	9	0.0351	7.02	
3	5	0.0015	0.3	
≥2	14	0.0366	7.32	6.1
合计	200	1	200	13.05

注：进行拟合优度 χ^2 检验，要求样本含量足够大，理论频数不小于5，理论频数小于5时，需要合并计算。本例将2与3情况合并为≥2。

H_0：该病分布服从二项分布，H_1：该病分布不服从二项分布；$a=0.05$。

$$\pi = \hat{\pi} = \frac{发病总人数}{调查总人数} = \frac{0 \times 150 + 1 \times 36 + 2 \times 9 + 3 \times 5}{3 \times 200} = \frac{69}{600} = 0.115$$

$$1 - \pi = 1 - 0.115 = 0.885$$

理论概率按二项分布概率公式 $P(X=x) = C_n^x \pi^x (1-\pi)^{n-x}$ 来计算：

$$P(0) = C_3^0 0.115^0 (1 - 0.115)^{3-0} = 0.6932$$

其他理论概率的计算结果见上表，理论户数 $T = 200 \times$ 理论概率。H_0 假设该病的分布为二项分布，待估计参数只有 π，个数为1，故自由度 $\nu = 3-1-1 = 1$。

$$\chi^2 = \sum \frac{(A-T)^2}{T} = 13.05$$

查 χ^2 界值表（附表11）$\chi^2_{0.01,1} = 6.63$，$P<0.01$，按 $\alpha = 0.05$ 水准拒绝 H_0，接受 H_1。如果家庭成员之间的发病与否互不影响，则该病分布应服从二项分布（两种互斥结果、试验条件不变、各次试验独立），表明疾病不具有家族聚集性。本例资料不服从二项分布，可认为该病具有家族聚集性。

第八节　多中心分类资料的 CMH 统计分析

在中药新药临床试验领域，需要采用随机、盲法、对照的形式，并且在各个中心同时开展。统计分析作为新药临床试验的重要组成部分，在整个临床试验的工作中起着至关重要的作用，标准化的统计分析不仅是正确评价药物安全性和有效性的基础和依据，更是规范化高质量临床试验的重要标志。根据国家食品药品监督管理局《药物临床试验质量管理规范》（局令第3号）第九章第五十五条规定："临床试验资料的统计分析过程及其结果的表达必须采用规范的统计学方法。临床试验各阶段均需有生物统计学专业人员参与。临床试验方案中需有统计分析计划，并在正式统计分析前加以确认和细化。"第十二章第六十五条规定："多中心试验是由多位研究者按同一试验方案在不同地点和单位同时进行的临床试验。各中心同期开始与结束试验。多中心试验由一位主要研究者总负责，并作为临床试验各中心间的协调研究者。"第八章第五十一条规定："多中心试验评价疗效，应考虑中心间存在的差异及其影响。"

　　在多中心试验中，由于各中心的软、硬件条件不等，中心混杂因素的影响是不可避免的，所以不能对多中心试验的数据进行简单的汇总分析，必须考虑混杂因素的影响。对于多中心分类资料的统计分析，可根据资料具体情况，选用 CMH（Cochran-Mantel-Haenszel）检验、logistic 回归、对数线性模型、Meta 分析等统计学方法，本节介绍 CMH 检验，其他几种检验方法参见有关章节或其他书籍。

　　CMH 检验是 Mantel 于 1963 年在原有 MH 统计分析方法的基础上提出来的，Koch 等统计学家于 1978~1988 年使之发展和完善，一般习惯称为扩展的 MH 卡方统计（Extended Mantel-Haenszel Statistics），也统称为 MH 检验，可用于多中心试验的 2×2，$2\times r$ 和 $s\times2$ 以及 $s\times r$ 列联表资料的统计处理。本节以多中心试验 2×2 表资料为例，介绍 CMH 统计分析方法的应用。

　　【例10-13】某药品生产企业研发一种治疗 2 型糖尿病的中成药 A，以公认有效的进口药拜糖平（阿卡波糖片）为对照，进行多中心临床试验，结果如表 10-19 所示。问中成药 A 治疗 2 型糖尿病的疗效与拜糖平是否相同（取 $\alpha=0.05$）？

表 10-19　中成药 A 与拜糖平疗效比较的多中心临床试验

中心编号	分组	有效	无效	合计
中心 1	中成药 A	49	7	56
	拜糖平	41	13	54
	合计	90	20	110
中心 2	中成药 A	47	3	50
	拜糖平	40	8	48
	合计	87	11	98
中心 3	中成药 A	50	6	56
	拜糖平	40	10	50
	合计	90	16	106
中心 4	中成药 A	44	8	52
	拜糖平	40	8	48
	合计	84	16	100
合计	—	351	35	414

　　本例是 4 个中心临床试验，属于分层的 2×2 表资料，考虑中心混杂因素的影响，将四个中心数据简单合并作一个四格表进行 Pearson χ^2 检验是不妥的，应该用 CMH 统计分析。CMH 把每层的 2×2 表资料看成是一个独立的超几何分布，分层的 2×2 表资料就是重超几何分布，设有 h 层（或 h 个试验中心），每一层的 2×2 表格式如表 10-20 所示。

NOTE

表 10-20 第 h 层 2×2 列联表

分组	有效	无效	合计
1	n_{h11}	n_{h12}	n_{h1+}
2	n_{h21}	n_{h22}	n_{h2+}
合计	n_{h+1}	n_{h+2}	n_h

在 H_0 成立的前提下（两组各中心总有效率相同），则有：

n_{h11} 的期望期

$$E_{h11} = \frac{n_{h1+} \cdot n_{h+1}}{n_h} = m_{h11} \qquad (10-25)$$

n_{h11} 的方差

$$V_{h11} = \frac{n_{h1+} \cdot n_{h2+} \cdot n_{h+1} \cdot n_{h+2}}{n_h^2 (n_h - 1)} = v_{h11} \qquad (10-26)$$

CMH 卡方统计量为：

$$\chi_{\text{CMH}}^2 = \frac{\left(\sum\limits_{h=1}^{q} n_{h11} - \sum\limits_{h=1}^{q} m_{h11} \right)^2}{\sum\limits_{} v_{h11}} \qquad (10-27)$$

式中 $h = 1, 2, \cdots, q$（q 为层数），自由度 $\nu = 1$。

本例为 4 个试验中心，$q = 4$，则有

$$\sum_{h=1}^{4} m_{h11} = \frac{56 \times 90}{110} + \frac{50 \times 87}{98} + \frac{56 \times 90}{106} + \frac{52 \times 84}{100} = 181.43$$

$$\sum_{h=1}^{4} n_{h11} - \sum_{h=1}^{4} m_{h11} = (49 + 47 + 50 + 44) - 181.43 = 8.57$$

$$\sum_{h=1}^{4} v_{h11} = \frac{56 \times 54 \times 90 \times 20}{110^2(110-1)} + \frac{50 \times 48 \times 87 \times 11}{98^2(98-1)} + \frac{56 \times 50 \times 90 \times 16}{106^2(106-1)}$$

$$+ \frac{52 \times 48 \times 84 \times 16}{100^2(100-1)}$$

$$= 13.40$$

$$\chi_{\text{CMH}}^2 = \frac{8.57^2}{13.40} = 5.48$$

因自由度 $\nu = 1$，$\chi_{(0.05,1)}^2 = 3.84$，则 $P < 0.05$，说明在控制了多中心混杂因素的影响后，两组的总有效率的差别有统计意义，说明中成药 A 治疗 2 型糖尿病的疗效与拜糖平不同，考虑到中成药 A 各中心合并的总有效率为 88.8%，而拜糖平为 80.5%，并且综合 OR 值（可由 SPSS 输出，操作见本章统计电脑实验）为 1.921 > 1，$P = 0.020$，可认为中成药 A 的疗效优于拜糖平。

注意：当各中心两个处理组的有效率之差符号相同时，CMH 检验的效能较高，否则较低。本例 4 个中心两组有效率之差分别为 11.6%（87.5% - 75.9%）、10.7%（94.0% - 83.3%）、9.3%（89.3% - 80.0%）和 8.3%（88.8% - 80.5%）均为正值，符号相同，CMH 检验的效能较高，效果较好。此外，本例 4 个试验中心各自的四格表 Pearson χ^2 检验的 P 值分别为 0.116、0.094、0.182 与 0.861，可见各中心的资料单独分析时均未发现两组疗效差别有统计学意义，这主要是由于各中心样本含量较小所致。而采取多中心试验，在短时间内可收集到足够的样本，从而提高检验的效能，以达到科研的预期目的。

χ^2 检验的统计电脑实验

【实验10-1】 对例10-1四格表资料进行 χ^2 检验。

1. 数据文件 如图10-1录入数据，以"组别"（赋值1表示对照、2表示病例）、"结果"（赋值1表示吸烟、2表示不吸烟）和"例数"为变量名，建立3列4行的数据文件E1001. sav。

2. 操作步骤

① 加权频数：Data→weight case→例数→weight case by。

② χ^2 检验：Analyze→Descriptive statistics→crosstabs→"组别"移到 Rows，"结果"移到 Column→Statistics，选中 Chi-Square、Contingency coefficient→Continue→cells，选中 Observed、选中 Expected、Row、Total→Continue→OK。

3. 主要结果 四格表的四个格子的理论频数（Expected Count）均大于5，总例数 $n=2208$，用不校正的 χ^2 检验（Pearson Chi-Square），$\chi^2=450.148$，$\nu=1$，$P=0.000$，结论见正文。

	组别	结果	例数
1	1	1	374
2	1	2	1364
3	2	1	344
4	2	2	126

图10-1 数据集 E1001. sav

【实验10-2】 对例10-2四格表资料进行校正 χ^2 检验。

1. 数据文件 如图10-2录入数据，以"组别"（赋值1表示中药、2表示针刺）、"结果"（赋值1表示有效、2表示无效）和"例数"为变量名，建立3列4行的数据文件E1002. sav。

2. 操作步骤 同实验10-1。

3. 主要结果 $T_{11}=4.95$，$n=42$，用校正的 χ^2 检验（Continulty Correction），$\chi^2=2.841$，$\nu=1$，$P=0.092$，结论见正文。

	组别	结果	例数
1	1	1	2
2	1	2	11
3	2	1	14
4	2	2	15

图10-2 数据集 E1002. sav

【实验10-3】 对例10-3四格表资料进行 Fisher 确切概率法检验。

1. 数据文件 如图10-3录入数据，以"组别"（赋值1表示甲法、2表示乙法）、"疗效"（赋值1表示有效、2表示无效）和"例数"为变量名，建立3列4行的数据文件E1003. sav。

2. 操作步骤 同实验10-1。

3. 主要结果 $n=26$，用 Fisher 确切概率法（Fisher's Exact Test），双侧 [Exact Sig. (2-sided)]$P=0.047$，结论见正文。

	组别	疗效	例数
1	1	1	10
2	1	2	3
3	2	1	4
4	2	2	9

图10-3 数据集 E1003. sav

【实验10-4】 对例10-4的列联表表资料进行 χ^2 检验。

1. 数据文件 如图10-4录入数据，以"组别"（赋值1表示物理疗法组、2表示药物内服组、3表示外用药膏组）、"疗效"（赋值1表示有效、2表示无效）和"例数"为变量名，建立3列6行的数据文件E1004. sav。

2. 操作步骤 同实验10-1。

3. 主要结果 3×2 列联表6个格子的理论数均大于5，满足此类资料 χ^2 检验条件，$\chi^2=21.038$，$\nu=2$，$P=0.000$，结论见正文。

	组别	疗效	例数
1	1	1	199
2	1	2	9
3	2	1	164
4	2	2	18
5	3	1	118
6	3	2	26

图10-4 数据集 E1004. sav

NOTE

三组总体有效率差异有统计学意义，采用卡方分割法进行多重比较。

【实验 10-5】 对例 10-5 的列联表资料进行 χ^2 检验。

1. 数据文件　如图 10-5 录入数据，以"组别"（赋值 1 表示中药组、2 表示西药组、3 表示针灸组）、"中医分型"（赋值 1 表示气阴两虚型、2 表示阴阳两虚型、3 表示气滞血瘀型）和"例数"为变量名，建立 3 列 9 行的数据文件 E1005. sav。

2. 操作步骤　同实验 10-1。

主要结果，该列联表 9 个格子的理论数均大于 5，满足此类资料 χ^2 检验条件，$\chi^2 = 4.020$，$\nu = 4$，$P = 0.403 > 0.05$，结论见正文。

	组别	中医分型	例数
1	1	1	34
2	1	2	62
3	1	3	28
⋮	⋮	⋮	⋮
7	3	1	57
8	3	2	105
9	3	3	52

图 10-5　数据集 E1005. sav

【实验 10-6】 对例 10-4 的列联表资料进行实验组与对照组的比较分析。

在例 10-4 数据集的数据编辑视窗里，Data→Select Cases→选 if condition is satisfied→点击下面的 if 按钮，在随即出现的视窗里右上框内设置"组别=2 | 组别=1"，即药物内服法与物理疗法比较。其他操作同实验 10-1。得出的 P 值与调整检验水准 $\alpha' = 0.05/(3-1) = 0.025$ 相比较，下结论。

同理，设置"组别=3 | 组别=1"，即进行外用药膏法与物理疗法比较。

【实验 10-7】 对例 10-4 的列联表资料进行两两比较分析。

SPSS 操作步骤类似实验 10-6，增加设置"组别=2 | 组别=3"，药物内服法与外用药膏法比较，得出的 P 值与调整检验水准 $\alpha' = 0.05/3 = 0.017$ 比较来下结论。

	甲方法	乙方法	例数
1	1	1	25
2	1	2	14
3	2	1	4
4	2	2	17

图 10-6　数据集 E1008. sav

【实验 10-8】 对例 10-8 的配对四格表资料进行分析。

1. 数据文件　如图 10-6 录入数据，以"甲方法"（赋值 1 表示阳性、2 表示阴性）、"乙方法"（赋值 1 表示阳性、2 表示阴性）和"例数"为变量名，建立 3 列 4 行的数据文件 E1008. sav。

2. 操作步骤

① 频数加权同实验 10-1。

② Analyze→Descriptive statistics→crosstabs→"甲法"到 Rows，"乙法"到 Column→Statistics，选中 Chi-Square、Contingency coefficient、Kappa、McNema→Continue→cells，选中 Observed、选中 Expected、Row、Total→Continue→OK。

3. 主要结果　$\chi^2 = 11.096$，$\nu = 1$，$P = 0.001$，列联系数 $r_p = 0.395$；Kappa 值为 0.406，$z = 3.331$，$P = 0.001$；McNemar 检验，$P = 0.031$。结论见正文。

	MRI	膝关节镜	例数
1	1	1	43
2	1	2	5
3	1	3	10
⋮	⋮	⋮	⋮
7	3	1	15
8	3	2	7
9	3	3	76

图 10-7　数据集 E1009. sav

【实验 10-9】 对例 10-9 的配对方表资料进行分析。

1. 数据文件　如图 10-7 录入数据，以"MRI"（赋值 1 表示阴性、2 表示可疑、3 表示阳性）、"膝关节镜"（赋值赋值 1 表示阴性、2 表示可疑、3 表示阳性）和"例数"为变量名，建立 3 列 9 行的数据文件 E1009. sav。

2. 操作步骤 同实验 10-8。

3. 主要结果 $\chi^2 = 100.08$，$\nu = 4$，$P = 0.000$，列联系数 $r_p = 0.580$；Kappa 值为 0.515，$z =$ 9.871（该值与正文中的 10.098 不同，是由于 Kappa 值与 S_k 小数点保留位数不同所致），$P = 0.000$；McNemar-Bowker Test：$\chi^2 = 3.943$，$\nu = 3$，$P = 0.268$，结论见正文。

【实验 10-10】 对例 10-10 的资料进行线性趋势检验。

1. 数据文件 如图 10-8 录入数据，以 "x" 为眼底动脉硬化级别（赋值 1 表示正常、2 表示一级、3 表示二级、4 表示三级），以 "y" 为角膜老年环混浊程度（赋值 1 表示阴性、2 表示阳性、3 表示中度阳性级、4 表示重度阳性）、"f" 为实际例数的变量名，建立 3 列 16 行的数据文件 E1010. sav。

	x	y	f
1	1	1	7
2	1	2	8
3	1	3	3
4	1	4	4
⋮	⋮	⋮	⋮
13	4	1	4
14	4	2	20
15	4	3	14
16	4	4	21

图 10-8　数据集

E1010. sav

2. 操作步骤

① 加权例数，略。

② 总 χ^2 与线性回归分量 χ^2 检验同实验 10-1。

③ 偏离线性回归分量 χ^2 检验。利用 Transform→Compute 过程，按 $xx = 18.468 - 12.393$ 赋值求得偏离线性回归分量 χ^2 值，按 $P = 1 - \text{CDF. CHISQ}(xx, 8)$ 求得 P 值。

3. 主要结果 $\chi^2_{总} = 18.468$，$\nu = 9$，$P = 0.030$；$\chi^2_{回归} = 12.393$（与正文 12.4 略有差异是计算过程小数点保留位数不同所致），$\nu = 1$，$P = 0.000$；$\chi^2_{偏} = 6.075$，$\nu = 8$，$P = 0.639$。结论见正文。

【实验 10-11】 对例 10-11 的资料进行均匀分布拟合优度的 χ^2 检验。

1. 数据文件 如图 10-9 录入数据，以 "证型"（赋值 1 表示痰阻心脉、2 表示气阴两虚、3 表示心血瘀阻、4 表示气虚两瘀、5 表示其他证型）、"实际例数" 为变量名，建立 2 列 5 行的数据文件 E1011. sav。

	证型	实际例数
1	1	965
2	2	794
3	3	535
4	4	932
5	5	361

图 10-9　数据集

E1011. sav

2. 操作步骤

① 加权例数：略。

② χ^2 检验：Analyze→Nonparametric tests→leacy dialogs→Chi-square test，将 "证型" 选入 Test Variable List 框→OK。

3. 主要结果 $\chi^2 = 381.262$，$\nu = 4$，$P = 0.000$。结论见正文。

【实验 10-12】 对例 10-12 的资料进行二项分布拟合优度的 χ^2 检验。

1. 数据文件 如图 10-10 录入数据，以 "发病"（赋值 0 表示发病 0 例、1 表示发病 1 例、2 表示发病 2 例及其以上即发病 2 例和 3 例）、"例数" 为变量名，建立 2 列 4 行的数据文件 E1012. sav。

	发病	例数
1	0	150
2	1	36
3	2	9
4	3	5

图 10-10　数据集

E1012. sav

2. 操作步骤

① 加权例数：略。

② 求发病总例数：Analyze→Descriptive Statistics→Descriptives→ "发病" 移到 Variable（s）

NOTE

框内，点击 Options→选 Sum→Continue→OK。

得发病总例数为69人。

③ 求刚好发生阳性数为0、1、2、3事件的概率与理论户数：利用 Transform→Compute 过程，选二项分布 PDF 函数，按 pp＝PDF. BINOM（发病，3，69/(3 * 200)）赋值求得概率。注意原数据集增加一个"pp"变量，调整其保留小数点4位。同样按 T＝200 * pp 赋值求得理论户数，原数据集又增加一个"T"变量。

	发病	例数	pp	T	P
1	0	150	.6932	138.64	.0003
2	1	36	.2702	54.04	.0003
3	2	14	.0366	7.32	.0003

图 10-11　数据集 E1012_ 2. sav

④ 合并数据：由于第4行理论数 T＝0.30 小于5，需合并到第3行，原数据变成图 10-11 数据集 E1012_ 2 形式。注意，此时"发病"变量下的2实为发生阳性数2例和3例，对应的概率之和 pp＝0.0366。

⑤ 求 χ^2 值：Analyze → Nonparametric Tests → Legacy Dialogs→Chi-Square→移"发病"到 Test Vriable List 框内→点击 Values，将变量"pp"的概率一一输入点击 add 追加到下框里→OK。

得 χ^2 值为13.049。由于这里的自由度是1不是2，所以还需求 χ^2 值为13.049 自由度是1的统计推断 P 值。

⑥ 求 P 值：利用 Transform→Compute 过程，按下列赋值求得。

P＝1-CDF. CHISQ(13.049，1)

原数据集又增加一个"P"变量，其值为0.0003（保留小数点4位）。见图 10-11。

	中心	组别	疗效	例数
1	1	1	1	49
2	1	1	2	7
⋮	⋮	⋮	⋮	⋮
15	4	2	1	40
16	4	2	2	8

图 10-12　数据集 E1013. sav

3. 主要结果　$\chi^2＝13.049$，$\nu＝1$，$P＝0.0003$，结论见正文。

【实验 10-13】 对例 10-13 的资料进行 CMH-χ^2 检验。

1. 数据文件　如图 10-12 录入数据，以中心、组别（赋值1表示中成药 A、2表示拜糖平）、疗效（赋值1表示有效、2表示无效）和例数为变量名，建立4列16行数据集 E1013. sav。

2. 操作步骤

① 加权例数：略。

②χ^2 检验：Analyze→Descriptive statistics→crosstabs→组别到 Rows，疗效到 Column，中心到 layer 1 of　1→Statistics，选择 Chi-Square、Cochran's and Mantel-Haenszel statistics→Continue→cells，选择 Expected→Continue→OK。

3. 主要结果　Cochran's$\chi^2＝5.531$（与正文5.48不同，是计算过程小数点保留位数不同所致），$\nu＝1$，$P＝0.019$。OR 及其总体95%的可信区间（Mantel-Haenszel Common Odds Ratio Estimate）为1.921与（1.107，3.334）。结论见正文。

学习小结

1. 学习内容

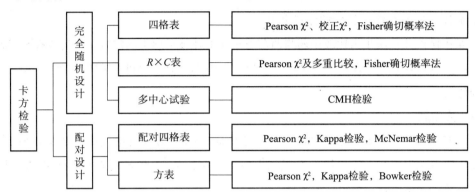

2. 学习方法　理解 χ^2 检验的基本思想，熟悉 χ^2 检验应用条件与注意事项；明确设计类型、资料的性质、样本含量和分析目的；借助统计软件，掌握 χ^2 检验、Fisher 确切概率法、Kappa 检验、McNemar、Bowker 检验和拟合优度的 χ^2 检验、多中心分类资料的 CMH 统计分析方法。

练习题

一、最佳选择题

1. 四格表的自由度（　　）

　　A. 一定为 3　　　　　　　　　　B. 一定为 1

　　C. $R \times C$　　　　　　　　　　D. $n-1$

　　E. $n_1 + n_1 - 2$

2. 四格表卡方检验的基本要求是（　　）

　　A. $n < 40$　　　　　　　　　　B. $n \leq 40$

　　C. $n > 40$　　　　　　　　　　D. $n \geq 40$

　　E. n 不限

3. 四格表中如有一个实际数为 0，则（　　）。

　　A. 不能作校正 χ^2 检验　　　　B. 必须用校正 χ^2 检验

　　C. 还不能确定是否可作 χ^2 检验　　D. 必须用 Fisher 确切概率法

　　E. 必须用 Pearson χ^2 检验

4. 三个样本率比较得到 $P<0.05$，可认为（　　）

　　A. 三个总体率不同或不全相同　　B. 三个总体率都不相同

　　C. 三个样本率不同或不全相同　　D. 三个样本率都不相同

　　E. 三个总体率相同，但三个样本率不同

5. 两个样本率差别的假设检验，其目的是推断（　　）

　　A. 两个样本率有无差别　　　　　B. 两个总体率有无差别

　　C. 两个样本率和两个总体率有无差别　　D. 两个总体分布是否相同

  E. 一个样本率和一个总体率有无差别

二、简答题

1. 简述卡方检验的常见类型及其主要用途。

2. 简述行列表资料 χ^2 检验的注意事项。

3. 某中医院儿科医生为比较中药与西药对小儿上呼吸道感染的疗效，收集该科 5 年的相关病历资料，参照多中心试验模式，视每一年为一个中心，对资料进行 CMH 检验，你认为可行吗？为什么？

三、应用题

1. 1912 年 4 月 15 日，载有 2208 人的豪华巨轮 Titanic 号在首航途中与冰山相撞而沉没，事故发生后幸存 718 人，其中 2099 名成年人中幸存 661 人，109 名儿童中幸存 57 人，结果如表 10-21 所示，试比较幸存率有无年龄差异？

表 10-21　Titanic 号幸存者年龄比较（人）

组别	幸存	死亡	合计
成年	661	1438	2099
儿童	57	52	109
合计	718	1490	2208

2. 某学者将 55 名儿童随机分成两组，其中一组给予某新型补钙剂（试验组），另一组给予普通钙片（对照组），观察结果见表 10-22。问两种药物预防儿童佝偻病的效果是否相同？

表 10-22　两组儿童的佝偻病患病情况

组别	发病数	未发病数	合计
试验组	8	31	39
对照组	6	10	16
合计	14	41	55

3. 某中医院将 80 名中风病人随机分成两组，其中一组给予中药治疗，另一组给西药治疗，观察两组的疗效，结果见表 10-23。问两种疗法的效果是否相同？

表 10-23　两种方法治疗中风的疗效（例）

组别	观察数	死亡数	病死率（%）
中药组	66	3	4.5
西药组	14	2	14.3
合计	80	5	6.3

4. 某中医院医师将失眠患者 323 例随机分成三组，分别用中成药、西药和安慰剂治疗，疗效见表 10-24。问三种方法的疗效是否有差别？

表 10-24 三组患者的疗效比较

组别	有效	无效	合计	有效率（%）
中成药	56	7	63	88.89%
西药	130	20	150	86.67%
安慰剂	78	32	110	70.91%
合计	264	59	323	82.97%

5. 某药品生产企业在进行产品质量管理考核时，将经过权威部门鉴定过的不合格产品 50 件，分别采用经验法和仪器法两种方法进行检查，以阳性表示发现问题，阴性表示未发现问题，结果见表 10-25，试对两种检查方法进行分析。

表 10-25 两种方法检查结果比较（例）

经验法	仪器法		合计
	阳性	阴性	
阳性	23	16	39
阴性	9	2	11
合计	32	18	50

6. 两个专家组对 147 名高血压患者进行等级判定，结果如表 10-26 所示。试分析两个专家组的判定结果是否相同？

表 10-26 两个专家组的判定结果（例）

甲专家组	乙专家组			合计
	一期	二期	三期	
一期	58	2	3	63
二期	1	42	7	50
三期	8	9	17	34
合计	67	53	27	147

7. 某中医院对 2000 名出院患者进行医疗服务满意度调查，结果如下：非常满意 24%，满意 20%，一般 8%，不满意 12%，非常不满意 36%。试分析各种态度的比例有无差异？

8. 某项目组对某种肝病进行多中心临床试验，以某中药为试验组、某西药为对照组，以中医证候改善评分来评定疗效，结果如表 10-27 所示。试分析两组的疗效是否相同？

表 10-27 中药与西药治疗肝病疗效比较的多中心临床试验（例）

中心编号	分组	有效	无效	合计
中心 1	中药	53	3	56
	西药	26	38	64
	小计	79	41	120
中心 2	中药	26	10	36
	西药	54	46	100
	小计	80	56	136

续表

中心编号	分组	有效	无效	合计
中心 3	中药	33	6	39
	西药	12	8	20
	小计	45	14	59
中心 4	中药	41	6	47
	西药	30	7	37
	小计	71	13	84
中心 5	中药	35	5	40
	西药	30	10	40
	小计	65	15	80
小计	—	340	139	479

（魏高文）

第十一章 非参数检验

假设检验分为参数检验（Parametric tests）和非参数检验（Nonparametric tests）。参数检验是在总体分布形式已知的情况下，用样本指标对总体分布的参数进行推断的方法。常用的参数检验方法有 t、z、F 检验等。非参数检验（Nonparametric tests）是在总体分布未知情况下，比较总体分布或分布位置是否相同的统计方法。

第一节 非参数检验简述

在中医药实践中常常会遇到一些资料，如需比较患者和正常人的血铁蛋白、血铅值、不同药物的溶解时间、护理效果评分等，这些资料不具有正态分布的特点，或者某些变量可能无法精确测量等，需采用非参数统计方法。

非参数检验不足之处在于，符合参数检验的资料若用非参数检验，因没有充分利用资料提供的信息，检验效率低于参数检验，一般增大犯第 Ⅱ 类错误的概率，若要降低此概率，需更多的样本例数。参数检验与非参数检验的区别见表 11–1。

表 11–1 参数检验与非参数检验的区别

	参数检验	非参数检验
推断目的	推断总体的参数，如算数均数、方差、率是否相等	推断总体分布，如中位数是否相等，是否符合某种分布
总体分布	已知总体分布：如正态分布、二项分布、Poisson 分布	未知总体分布
检验方法	t 检验、z 检验、F 分析等	T 检验、H 检验、M 检验等
检验效能	高	低

原始资料不满足参数检验的条件，可进行变量转换，变量转换后的资料满足参数检验的条件则用参数检验，变量转换后的资料仍然不满足参数检验的条件，则用非参数检验。故满足参数检验条件的资料，应首选参数检验，否则，非参数检验是适宜的。

非参数检验适用于：①资料的总体分布类型未知或偏态；②方差不齐；③一端或两端开口的资料；④等级资料。其常见的方法有：Pearson χ^2 拟合优度检验、Kolmogorov–Smirnov 检验、符号检验、秩和检验和 Ridit 分析等。本章主要介绍统计理论成熟、简便灵活、检验效能较高的秩和检验和 Ridit 分析。

第二节　秩和检验

秩和检验的基本思想是：将原始数据转化为秩次，计算各组秩次之和，比较各组秩和的不同来推断总体分布有无差异。若比较组之间的秩和接近，则认为各组间没有差别；反之，如果各组间的秩和相差悬殊，则认为各组间存在差别。

秩和检验的关键在于编秩次。秩次（rank）是按照数值大小排序设定的编码，秩和（rank sum）指同组秩次之和。编秩次的方法是：把所有的观察值按从小到大排列并依次编秩次，遇到相同观察值取平均秩次。秩次编得正确与否，可用等差数列求和公式 $T=1+2+3+\cdots+n=n(n+1)/2$（$T$ 为总秩和，n 为参加编秩次的所有观察值的个数）验证。

秩和检验是一种常用的效率较高的非参数检验方法，可用于配对设计、完全随机设计和随机区组设计等样本间的比较。

一、配对设计资料的符号秩和检验

Wilcoxon（1945 年）提出的符号秩和检验（Wilcoxon signed-rank test），用于检验配对设计资料的差值是否来自中位数为 0 的总体或检验总体中位数是否等于指定值。其基本思想与步骤如下：

首先，用配对设计第一组样本的各个观察值减去第二组对应样本的观察值获得差值 d。然后，将差值的绝对值按升序排序，依次编秩次，差值为 0 的不参与编秩次，若差值绝对值相等且在正负号不同的差数中，取平均秩次。最后，分别计算正号秩和 T_+ 和负号秩和 T_-，比较 T_+ 与 T_- 差异有无统计学意义。若检验假设成立，则差值的总体分布应是对称的，正负秩和相差不应悬殊。具体资料分析时，根据样本含量的大小，可采用以下方法：

（一）查表法

当 $5 \leqslant n \leqslant 50$ 时，查 Wilcoxon 配对比较符号秩和检验 T 界值表（附表 12）。以 T_+ 与 T_- 中较小的秩和为检验统计量 T，根据检验水准和不为"0"的对子数 n 查 T 界值表，做出判断。若 T 值落在所查界值区间内，则 $P>\alpha$；若 T 值落在所查界值区间外，则 $P\leqslant\alpha$。

（二）正态近似法

当 $n>50$ 时，T 的分布逐渐逼近均数为 $n(n+1)/4$、方差为 $n(n+1)(2n+1)/24$ 的正态分布，可用秩和分布的正态近似法计算 z 并做出判断，公式为

$$z = \frac{|\,T - n(n+1)/4\,| - 0.5}{\sqrt{\dfrac{n(n+1)(2n+1)}{24}}} \tag{11-1}$$

式 11-1 中，0.5 是连续校正数，因为秩和 T 是不连续的，而 z 分布本身是连续的，n 不很大时，检验统计量 z 需做连续性校正。n 很大时，连续性校正对结果的影响不大，常可省略。

当"差值"绝对值相同的个数较多时，应计算校正的检验统计量 z_c，公式为

$$z_c = \frac{|\,T - n(n+1)/4\,| - 0.5}{\sqrt{\dfrac{n(n+1)(2n+1)}{24} - \dfrac{\sum(t_j^3 - t_j)}{48}}} \tag{11-2}$$

式 11-2 中 t_j 为 j 个相同差值的个数。假若差值绝对值相同的有 3 个 "4"，4 个 "5"，2 个 "15.5"，则 $\sum (t_j^3 - t_j) = (3^3 - 3) + (4^3 - 4) + (2^3 - 2)$。

【例 11-1】 对 12 份糖尿病早期微血管病变患者的血清分别用两种分析仪（仪器一和仪器二）测定内生肌酐浓度，结果见表 11-2，问两种仪器测定的结果有无差异？

表 11-2 两种仪器测定内生肌酐浓度

编号	仪器一	仪器二	差值 d	正秩次	负秩次
1	75.80	72.40	3.4	2	
2	91.50	87.40	4.1	3	
3	82.50	82.50	0	—	—
4	158.80	113.20	45.6	11	
5	53.10	60.40	−7.3		6
6	91.60	105.70	−14.1		9
7	83.40	78.10	5.3	4	
8	156.70	119.30	37.4	10	
9	156.20	150.30	5.9	5	
10	100.30	111.20	−10.9		8
11	51.70	50.40	1.3	1	
12	145.80	154.50	−8.7		7
合计				36	30

该两组样本为配对设计类型，其差值 d 如果呈正态分布，则可采用配对设计的 t 检验，如果不呈正态分布则可采用 Wilcoxon 符号秩和检验（Wilcoxon signed-rank test）。

用 SPSS 软件进行差值 d 正态性检验的结果：K-S 检验：$D = 0.317$，$P = 0.002$。S-W 检验：$W = 0.807$，$P = 0.011$。两种检验方法 P 均小于 0.1，差值 d 不呈正态分布，因此采用 Wilcoxon 符号秩和检验。

本例题假设检验的基本步骤为：

（1）建立假设，确定检验水准

H_0：差值的总体中位数为 0

H_1：差值的总体中位数不为 0

$\alpha = 0.05$

（2）计算检验统计量 算出各对值的代数差；根据差值的绝对值大小编秩；将秩次冠以正负号，计算正、负秩和；本例 $T_+ = 36$，$T_- = 30$，检验统计量 $T = T_- = 30$。

（3）确定 P 值，做出推论 本例 $n = 11$，双侧 $\alpha = 0.05$ 时，查 T 界值表（附表 12）得界值为 10～56，本例 $T = 30$，介于 10 至 56 的范围内，$P > 0.05$，不拒绝 H_0，尚不能认为两种仪器测定的结果有差异。

采用 SPSS 软件进行配对设计资料的 Wilcoxon 符号秩和检验，给出正负秩和及 z 值与 P 值，根据样本含量的大小，决定采用查表法还是正态近似法。此处省略正态近似法举例。

若单组随机样本来自非正态总体或总体分布无法确定，可用 Wilcoxon 符号秩和检验，检验样本所代表的总体中位数是否等于已知数值，其统计学分析思路与配对设计的 Wilcoxon 符号秩和检验基本一致，所求的差值为各观察值与已知数值之差，此处省略举例。

二、完全随机设计两样本比较的秩和检验

对于完全随机设计两样本资料的比较，如果资料服从正态分布且方差相等，两样本均数差异比较可用 t 检验。如果此假定不成立或不能确定是否成立，就应采用 Wilcoxon Mann-Whitney U 秩和检验来分析两样本是否来自同一总体。

Wilcoxon Mann-Whitney U 法的基本思想是：假设待比较的两个样本（样本量分别为 n_1 和 n_2）来自同一个总体或分布相同的两个总体（H_0 成立），将两样本混合编秩后得到各组的秩和 T_1 与 T_2，当 $n_1 = n_2$ 时，T_1 与 T_2 应大致相等；当 $n_1 \neq n_2$ 时，T_1 与 T_2 则应与各样本量成比例。反之，H_0 不成立时，T_1 与 T_2 不等或 T_1 和 T_2 将与 n_1 和 n_2 不成比例。

通常规定，当 $n_1 < n_2$ 时，取较小样本的秩和作为检验统计量 T；当 $n_1 = n_2$ 时，取秩和较小者作为检验统计量 T。具体资料分析时，根据样本含量的大小，可采用以下方法：

（一）查表法

当样本含量较小（$2 \leq n_1 \leq 20$，$n_2 - n_1 \leq 10$）时，查两样本比较的秩和检验用 T 界值表（附表 13），若 T 值落在所查界值区间内，则 $P > \alpha$，若 T 值落在所查界值区间外，则 $P \leq \alpha$。

（二）正态近似法

当样本含量较大（$n_1 \geq 20$，$n_2 - n_1 \geq 10$）时，可利用秩和分布的正态近似法计算 z 并做出判断。将选定的秩和 T 代入如下公式：

$$z = \frac{|T - n_1(n+1)/2| - 0.5}{\sqrt{n_1 n_2 (n+1)/12}} \tag{11-3}$$

当"相同观察值"较多时，应计算校正的检验统计量 z_c，计算公式为

$$z_c = z/\sqrt{c}, \qquad c = 1 - \sum (t_j^3 - t_j)/(n^3 - n) \tag{11-4}$$

式中 0.5 为连续校正数；$n = n_1 + n_2$。

1. 两样本计量资料的秩和检验

【例 11-2】某医院某医生对 28 例糖尿病早期微血管病变的患者，按年龄、性别、病程、中医证候评分、生存质量量表评分、饮食控制等情况，随机分为两组，试验组采用西药加中药联合治疗方法，对照组采用西药加安慰剂治疗方法，治疗 4 周，测定 24 小时尿蛋白改变量，结果见表 11-3，问该中药对糖尿病患者早期微血管病变有无疗效？

表 11-3　糖尿病早期微血管病变患者疗效

编号	试验组	秩次	编号	对照组	秩次
1	22.0	6.5	1	6.0	1
2	25.0	9	2	6.0	2
3	45.0	12	3	8.0	3
4	52.0	14	4	9.1	4
5	52.0	14	5	19.0	5

续表

编号	试验组	秩次	编号	对照组	秩次
6	77.0	15	6	22.0	6.5
7	85.0	17	7	24.0	8
8	122.9	19	8	37.0	10
9	213.0	21	9	43.0	11
10	268.0	22	10	52.0	14
11			11	82.0	16
12			12	122.0	18
13			13	124.0	20
合计	$n_1=10$	$T_1=154.5$		$n_2=13$	$T_2=121.5$

用 SPSS 软件进行试验组与对照组正态性检验的结果：试验组 $W=0.822$，$P=0.027$，对照组 $W=0.813$，$P=0.010$，不呈正态分布，宜采用 Wilcoxon 两独立样本的秩和检验方法。

本例题假设检验的基本步骤为：

（1）建立假设，确定检验水准

H_0：两组总体中位数相等

H_1：两组总体中位数不相等

$\alpha=0.05$

（2）计算检验统计量 两样本观察值从小到大混合编秩，分别计算两样本的秩次之和，本例 $n_1=10$，$T_1=154.5$；$n_2=13$，$T_2=121.5$。取样本含量小者的秩和为统计量 T 值，本例为 $T=154.5$。

（3）确定 P 值，做出推论 $n_1=10$，$n_2-n_1=3$，查 T 界值表（附表 13），得双侧检验区间界值为（88～152），T 不在界值内，则 $P<0.05$。因此，按 $\alpha=0.05$ 检验水准，拒绝 H_0，接受 H_1，两组蛋白尿含量变化的差异有统计学意义，即该中药对糖尿病早期微血管病变患者有效。

2. 等级资料（或频数表资料）的两样本比较

【例 11-3】 多发性硬化（MS）是一种常见的以中枢神经系统炎性脱髓鞘为主的自身免疫性疾病，目前西医尚无理想的治疗方法，某中医院对 128 例患者采用随机化分组，试验组应用中药治疗，对照组采用对症治疗，其结果见表 11-4，问中药是否有缓解患者临床表现的作用？

表 11-4 中医药治疗 MS 的疗效

疗效 (1)	患者人数			秩次范围 (5)	平均秩次 (6)	秩和	
	试验组 (2)	对照组 (3)	合计 (4)			试验组 (7)=(2)(6)	对照组 (8)=(3)(6)
显效	39	22	61	1～61	31	1209	682
好转	17	21	38	62～99	80.5	1368.5	1690.5
无效	12	17	29	100～128	114	1368	1938
						$T_1=3945.5$	$T_2=4310.5$
合计	68	60	128			$\overline{T}_1=58.02$	$\overline{T}_2=71.84$

（1）建立检验假设，确定检验水准

H_0：两组总体中位数相等

H_1：两组总体中位数不相等

$\alpha = 0.05$

（2）计算检验统计量　本例为等级资料，先计算两组合计的各等级人数，见表 11-4 第（4）栏；确定各等级秩次范围，见第（5）栏；然后计算各等级平均秩次，如（1+61）/2 = 31，见第（6）栏；每组以各等级的平均秩次分别与其各等级例数相乘，再求和得到两组秩和 $T_1 = 3945.5$ 和 $T_2 = 4310.5$，见第（7）和（8）栏。

本例 $n_1 = 68$，$n_2 = 60$，超出了 T 界值表范围，采用 z 检验，由式 11-3、式 11-4 得

$$z = \frac{\mid 4310.5 - 60(128 + 1)/2 \mid - 0.5}{\sqrt{68 \times 60 \times (128 + 1)/12}} = 2.101$$

$$c = 1 - \frac{\sum (t_j^3 - t_j)}{N^3 - N} = 1 - \frac{(61^3 - 61) + (38^3 - 38) + (29^3 - 29)}{128^3 - 128} = 0.8540$$

$$z_c = z/\sqrt{c} = 2.101/\sqrt{0.8540} = 2.274$$

（3）确定 P 值，做出推论　本例 $z = 2.274 > 1.96$，$P < 0.05$，按 $\alpha = 0.05$ 水准，拒绝 H_0，接受 H_1，可认为该中药有缓解此病患者临床表现的作用。

三、完全随机设计多样本比较的秩和检验

完全随机设计多个样本比较的秩和检验是由 Kruskal 和 Wallis（1952）在 Wilcoxon 秩和检验的基础上扩展而来，又称 K-W 检验或 H 检验。其目的是推断多个样本的总体分布是否相同。

分析完全随机设计的多样本计量资料时，若多样本观察指标不满足正态性和方差齐性，不能进行方差分析，以及多样本观察指标为等级（有序分类）资料，宜采用 Kruskal-Wallis H 秩和检验。

Kruskal-Wallis H 秩和检验的原理与完全随机设计两样本比较的秩和检验相同。零假设为 H_0：各组总体分布相同，检验统计量公式为

$$H = \frac{12}{n(n + 1)} \sum \frac{R_i^2}{n_i} - 3(n + 1) \qquad (11 - 5)$$

式 11-5 中 n_i 为第 i 组的样本含量，R_i 为第 i 组的秩和，n 为 k 个样本的总观察例数。

当组数 $k = 3$，且每组例数 $n_i \leq 5$，可用查表法，查三样本秩和检验 H 界值表（附表 14）。若 $H \geq H_\alpha$，则 $P \leq \alpha$，拒绝 H_0；否则，不拒绝 H_0。

样本含量较大时，检验统计量 H 近似自由度 $\nu = k-1$ 的 χ^2 分布，因此可视为 χ^2 检验。当出现较多相同秩次时，检验统计量 H 需要校正，校正公式为：

$$H_c = H/c \qquad (11 - 6)$$

$$c = 1 - \sum (t_j^3 - t_j)/(n^3 - n) \qquad (11 - 7)$$

1. 多样本计量资料的秩和检验

【例 11-4】某医生在研究再生障碍性贫血时，测得不同程度再生障碍性贫血患者血清中可溶性 CD_8 抗原水平（U/mL），结果见表 11-5，问不同程度再生障碍性贫血患者血清中可溶性 CD_8 抗原水平有无差别？

表 11-5 不同程度再生障碍性贫血患者血清中可溶性 CD_8 抗原水平比较

编号	正常组		轻度组		重度组	
	抗原水平	秩次	抗原水平	秩次	抗原水平	秩次
1	42	1	208	9.5	462	16
2	51	2	225	11	531	18
3	72	3	275	12	553	20
4	98	4	330	14	590	22
5	141	5	462	16	596	23
6	141	6	462	16	743	26
7	158	7	538	19	743	27
8	182	8	555	21	796	28
9	208	9.5	612	24	981	29
10	320	13	662	25	>1000	30
合计	$n_1=10$	$R_1=58.5$	$n_2=10$	$R_2=167.5$	$n_3=10$	$R_3=239$

对于多组独立样本的计量数据，如果资料服从正态分布且方差相等，就可以用方差分析比较多组资料的均数。表 11-5 中重度组的数据为开口资料，应采用 Kruskal-Wallis H 秩和检验来分析多组独立样本是否来自同一总体。

（1）建立检验假设，确定检验水准

H_0：三组总体中位数相等

H_1：三组总体中位数不相等或不全相等

$\alpha=0.05$

（2）计算检验统计量 本例 $n_1=n_2=n_3=10$，$R_1=58.5$，$R_2=167.5$，$R_3=239$，则

$$\sum \frac{R_i^2}{n_i} = \frac{(58.5)^2+(167.5)^2+(239)^2}{10} = 8859.95$$

$$H = \frac{12}{n(n+1)}\sum\frac{R_i^2}{n_i} - 3(n+1) = \frac{12}{30\times(30+1)}\times 8859.95 - 3\times(30+1) = 21.322$$

（3）确定 P 值，做出推论 $\nu=3-1=2$，$\chi^2_{0.05/2}=5.99$，$H=21.322>5.99$，$P<0.05$，拒绝 H_0，接受 H_1，可认为不同程度再生障碍性贫血患者血清中可溶性 CD_8 抗原水平不全相同。

2. 多组等级资料比较的秩和检验

【例 11-5】探讨中药联合 NB-UVB 治疗寻常性银屑病的临床疗效。98 例患者分为 3 组，治疗组 35 例给予 NB-UVB 照射，同时中药浴疗；对照 1 组 33 例予 NB-UVB 照射，对照 2 组 30 例给予中药浴疗。结果见表 11-6，试比较三组疗效是否有差异？

表 11-6 三组治疗银屑病疗效比较

疗效 (1)	患者人数				秩次范围 (6)	平均秩次 (7)	秩和		
	治疗组 (2)	对照 1 组 (3)	对照 2 组 (4)	合计 (5)			治疗组 (8)=(2)(7)	对照 1 组 (9)=(3)(7)	对照 2 组 (10)=(4)(7)
治愈	18	8	5	31	1~31	16	288	128	80
显效	10	10	8	28	32~59	45.5	455	455	364
好转	6	9	11	26	60~85	72.5	435	652.5	797.5
无效	1	6	6	13	86~98	92	92	552	552
合计	35	33	30	98			$R_1=1270.0$	$R_2=1787.5$	$R_3=1793.5$
							$\bar{R}_1=36.29$	$\bar{R}_2=54.17$	$\bar{R}_3=59.78$

（1）建立检验假设，确定检验水准

H_0：三组总体中位数相等

H_1：三组总体中位数不相等或不全相等

$\alpha = 0.05$

（2）计算检验统计量　本例 $n_1 = 35$，$n_2 = 33$，$n_3 = 30$，$R_1 = 1270.0$，$R_2 = 1787.5$，$R_3 = 1793.5$，则

$$\sum \frac{R_i^2}{n_i} = \frac{(1270.0)^2}{35} + \frac{(1787.5)^2}{33} + \frac{(1793.5)^2}{30} = 250127.18$$

$$H = \frac{12}{n(n+1)} \sum \frac{R_i^2}{n_i} - 3(n+1) = \frac{12}{98(98+1)} \times 250127.18 - 3 \times (98+1) = 12.372$$

$$c = 1 - \frac{\sum (t_j^3 - t_j)}{n^3 - n} = 1 - \frac{(31^3 - 31) + (28^3 - 28) + (26^3 - 26) + (13^3 - 13)}{98^3 - 98} = 0.9241$$

$$H_c = H/c = 12.372/0.9241 = 13.388$$

（3）确定 P 值，做出推论　$\nu = 3-1 = 2$，$\chi^2_{0.05/2} = 5.99$，$Hc = 13.388 > 5.99$，$P < 0.05$，拒绝 H_0，接受 H_1，可认为三组疗效不同。

四、随机区组设计资料的秩和检验

随机区组设计连续型计量资料，若各实验组来自非正态总体，不宜做随机化区组设计方差分析，可采用 Friedman 秩和检验。该检验方法是由 M. Friedman 在符号检验的基础上提出来的，常称为 Friedman 检验，又称 M 检验，目的是推断各处理组样本分别代表的总体分布是否不同。

Friedman 秩和检验的基本思想是：各区组内的观察值按从小到大的顺序进行编秩，如果各处理的效应相同，各区组内秩 1，2，$\cdots$，k 应以相等的概率出现在各处理（列）中，各处理组的秩和应该大致相等，不太可能出现较大差别。如果按上述方法所得各处理样本秩和 R_1，R_2，$\cdots$，R_k 相差很大，便有理由认为各处理组的总体分布不同。

零假设为 H_0：各组总体分布相同，检验统计量公式为

$$M = \sum (R_j - \bar{R})^2 = \sum R_j^2 - \left(\sum R_j\right)^2/k \qquad j = 1, 2, \cdots, k \qquad (11-8)$$

式 11-8 中，R_j 为第 j 处理组的秩和，$\bar{R} = \sum R_j/k$；k 为处理组数。

查表法：当配伍组数 $b \leqslant 15$，处理组数 $k \leqslant 15$ 时，查配伍秩和检验 M 界值表（附表15）。若 $M \geqslant M_\alpha$，则 $P \leqslant \alpha$，拒绝 H_0；否则，不拒绝 H_0。

χ^2 分布近似法：当处理数 k 或区组数 b 较大时，可以采用近似 χ^2 分布法。

$$\chi_r^2 = \frac{12}{bk(k+1)} \sum_{j=1}^k R_j^2 - 3b(k+1) \qquad (11-9)$$

当各区组中相等数据的个数较多时，需进行校正。

$$\chi_c^2 = \chi^2/c, \qquad c = 1 - \frac{\sum (t_j^3 - t_j)}{bk(k^2-1)}$$

t_j 为第 j（$j = 1, 2, \cdots, k$）次所含相同秩次的个数。$c < 1$，故校正的 $\chi_c^2 > \chi_r^2$，对应的 P 值减小。

χ_c^2 在下列情况下意义较大：①相等数据（相同秩次）的个数在各区间中所占比重较大时；②所得 P 值在检验水准附近时。

也可以用 Friedman 秩和检验进行区组间差别的比较，与处理组间比较不同的是，编秩时按每一处理组内数据从小到大顺序进行。此时的区间变成了"处理组"，而处理组则变成了"区组"。

【例 11-6】收集 11 名患者对四家医院的就医环境、就诊的方便程度、医院特色、服务态度、服务质量等进行综合打分（百分制），结果见表 11-7，分析四家医院的综合评分情况是否存在显著差异。

表 11-7 10 名患者对四家医院的评分情况比较

| 区组 | 甲医院 | | 乙医院 | | 丙医院 | | 丁医院 | |
	分数	秩次	分数	秩次	分数	秩次	分数	秩次
1	82	1.5	85	3	94	4	82	1.5
2	72	1	76	4	74	3	73	2
3	83	2	84	3	88	4	75	1
4	92	1	98	4	94	2	95	3
5	62	1	72	4	65	2	71	3
6	78	3	81	4	76	2	73	1
7	91	1	94	3.5	94	3.5	93	2
8	91	2.5	92	4	88	1	91	2.5
9	82	1	85	4	83	2	84	3
10	74	1	77	4	75	2	76	3
11	76	2	79	4	75	1	78	3
合计		$R_1 = 17.0$		$R_2 = 41.5$		$R_3 = 26.5$		$R_4 = 25.0$

（1）建立检验假设，确定检验水准

H_0：四组总体中位数相等

H_1：四组总体中位数不相等或不全相等

$\alpha = 0.05$

（2）计算检验统计量

$$\sum R_i^2 = 17.0^2 + 41.5^2 + 26.5^2 + 25.0^2 = 3338.5$$

$$M = \sum R_i^2 - \left(\sum R_j \right)^2 / k = 3338.5 - (17.0 + 41.5 + 26.5 + 25.0)^2 / 4 = 313.5$$

（3）确定 P 值，做出推论 处理组数 $k=4$，配伍组数 $b=11$，查 M 界值表（附表 15）得 $M_{0.05} = 144$，$M = 313.5 > 144$，所以 $P < 0.05$。可认为四所医院的综合得分不全相同。

本资料采用 χ^2 分布近似法，SPSS 软件输出 $\chi^2 = 17.579$，$P = 0.01$。

五、两两比较的秩和检验

（一）多个独立样本两两比较的 Nemenyi 法检验

当经过多个独立样本比较的 Kruskal-Wallis H 检验拒绝 H_0，接受 H_1，认为多个总体分布位置不全相同时，若要进一步推断哪两两总体分布位置不同，可采用扩展 t 检验法（计算公式 11–10）、Nemenyi 法检验（计算公式 11–11）等。

$$t = \frac{|\bar{R}_i - \bar{R}_j|}{\sqrt{\dfrac{n(n+1)(n-1-H)}{12(n-k)}\left[\dfrac{1}{n_i} + \dfrac{1}{n_j}\right]}} \quad k\text{ 为处理组数} \quad\quad (11-10)$$

$$x^2 = \frac{(\bar{R}_i - \bar{R}_j)^2}{\dfrac{n(n+1)}{12}\left(\dfrac{1}{n_i} + \dfrac{1}{n_j}\right)c} \quad \nu = k-1 \quad\quad (11-11)$$

【例 11-7】采用 Nemenyi 法检验对例 11-5 中三种治疗方案做两两比较。

（1）建立检验假设，确定检验水准

H_0：任意两种治疗方案总体分布位置相同

H_1：任意两种治疗方案总体分布位置不相同

$\alpha = 0.05$

（2）计算检验统计量　由例 11-5 得 $c = 0.9241$，$\dfrac{n(n+1)}{12} = 808.5$，$\chi^2_{0.05/2,2} = 5.99$

两两比较的计算表见表 11-8，

表 11-8　三种治疗方案两两比较

比较组	$(\bar{R}_i - \bar{R}_j)^2$	$\left(\dfrac{1}{n_i} + \dfrac{1}{n_j}\right)$	x^2	P
治疗组与对照组 1 比较	$(36.14 - 54.02)^2 = 319.6944$	$\dfrac{1}{35} + \dfrac{1}{33} = 0.0589$	7.265	<0.05
治疗组与对照组 2 比较	$(36.14 - 59.65)^2 = 552.7201$	$\dfrac{1}{35} + \dfrac{1}{30} = 0.0619$	11.951	<0.05
对照组 1 与对照组 2 比较	$(54.02 - 59.65)^2 = 31.6969$	$\dfrac{1}{33} + \dfrac{1}{30} = 0.0636$	0.667	>0.05

（3）确定 P 值，做出推论　治疗组分别与对照组 1、对照组 2 比较，$P<0.05$，说明治疗组与对照组 1、对照组 2 均有差异；对照组 1 与对照组 2 比较，$P>0.05$，差异无统计学意义。

（二）随机区组设计的两样本两两比较的 q 检验

当经过随机区组设计的 Friedman 检验，拒绝 H_0，接受 H_1，认为多个总体分布位置不全相同时，若要进一步推断哪两两总体分布位置不同，可采用 q 检验。其计算公式为

$$q = \frac{|R_A - R_B|}{S_{R_A - R_B}}, \quad S_{R_A - R_B} = \sqrt{\frac{nk(k+1)}{12}} \quad\quad (11-12)$$

$R_A - R_B$ 为两比较组的秩次差，$S_{R_A - R_B}$ 为两比较组秩次差的标准误。

【例 11-8】对例 11-6 中四家医院的得分做两两比较。

（1）建立检验假设，确定检验水准

H_0：任意两家医院得分总体分布位置相同

H_1：任意两家医院得分总体分布位置不相同

检验水准 $\alpha = 0.05$

（2）计算检验统计量　各医院的秩和按小至大排列见表 11-9。

表 11-9 各医院的秩和按小至大排列

	1	2	3	4
秩和 R_i	13.5	28.5	29.5	38.5
医院	乙	丙	丁	甲

秩次差值的标准误为：$S_{R_A-R_B} = \sqrt{\dfrac{nk(k+1)}{12}} = \sqrt{\dfrac{11 \times 4(4+1)}{12}} = 4.282$

两两比较计算表见表 11-10，根据 $\nu = \infty$ 和组数 a 查 q 界值表，得 $q_{0.05}$ 和 $q_{0.01}$。

表 11-10 两两比较的 q 检验

比较组 (1)	两组秩次差 (2)	组数 a (3)	q=(2)/4.282 (4)	q 界值 (5)		P (6)
				0.05	0.01	
乙与甲	38.5-13.5=25	4	5.838	3.63	4.40	<0.01
乙与丁	29.5-13.5=16	3	3.737	3.31	4.12	0.01<P<0.05
乙与丙	28.5-13.5=15	2	3.503	2.77	3.64	0.01<P<0.05
丙与甲	38.5-28.5=10	3	2.335	3.31	4.12	>0.05
丙与丁	29.5-28.5=1	2	0.2335	2.77	3.64	>0.05
丁与甲	38.5-29.5=9	2	2.102	2.77	3.64	>0.05

（3）确定 P 值，做出推论 除乙医院与甲、丙、丁医院得分分布有差异外，甲、丙、丁医三家医院之间得分均无统计学差异。

注：SPSS 软件进行两两比较的秩和检验，可将原始资料建立相应方差分析设计类型的数据集，并将结果变量转换成秩次变量，对秩次变量采用相应设计的方差分析与 SNK 检验。具体实现步骤见本章统计电脑实验实验 11-7 至实验 11-9。

第三节 Ridit 分析

等级资料的处理除可采用秩和检验外，还可应用 Ridit 分析（Ridit analysis）。应用 Ridit 分析要求样本含量较大（经验为各组 $n \geq 50$）。

Ridit 分析（Relative to an identified distribution unit，Ridit）即参照单位分析，适用于等级资料分析，它不仅能说明各等级构成或各对比率是否相同，而且能说明对比各组的优劣。其独特之处在于将等级资料（有序分类数据），经过特定的变换转化为计量型数据，然后按正态分布的理论来做统计推断。

一、Ridit 分析的原理与步骤

（一）原理

Ridit 分析是将原来离散型等级资料转换为连续型计量资料，从而求出标准误和估计总体值的置信区间，用 t 检验或 z 检验对之进行统计分析。

（二）步骤

Ridit 分析首先选用一个标准组，用标准组资料计算各等级的 Ridit 值（即参照单位，称其为 Ridit 评分，其实质为标准组各等级中点以前的频数占总频数的比重），用参照单位计算各对比组的平均 Ridit 值，然后再进行推断。

1. 参照组的选取

（1）两组比较的参照组。当两组中有一组例数明显多于另一组，或者该组为通常选用的传统方法，则选该组作为参照组；当两组的例数没有明显区别，也不存在传统参照之分时，可把两组的对应等级例数进行合计后构成参照组。

（2）多组比较的参照组。如果存在某一组的例数特别多于其他组，可将该组选为参照组，否则宜采用各等级下各组例数的合计作为参照组。

（3）采用国际或国家或行业通用标准组为参照组。

2. 计算 Ridit 值　计算参照组各等级的 Ridit 值。

3. 利用参照组计算各组的平均 Ridit 值　如果等级是由劣到优的顺序排列，则平均 Ridit 值越大越好；否则越小越好。

4. 置信区间判断法　当等级数较大时，我们可利用均匀分布标准差 $S_d = 1/\sqrt{12}$ 构造各组粗略置信区间。当等级数较少时，我们宜用样本标准差 S_i 替代 $S_d = 1/\sqrt{12}$ 构造各组精确置信区间。如果 Ridit 值是按照标准组计算的，标准组的平均 Ridit 值为 0.5，如果第 i 组平均 Ridit 值的置信区间含有 0.5，说明该组与标准组无显著差异；否则有显著差异。如果 Ridit 值是按照合计组计算的，可以通过两组置信区间有无重叠进行差异比较，如果有较多重叠，说明两组间等级无显著差异；如果无重叠说明有差异；如果两组间重叠较少宜采用统计检验法进行精确比较。

5. 统计量检验法

（1）z-检验法　样本组与标准组比较，如果是采用合计组计算的 Ridit 值，且两组平均 Ridit 值的置信区间有较少重叠，不能简单地用置信区间作比较，可采取近似 z-检验法。

（2）t-检验　可根据两组的平均 Ridit 值和均匀分布的标准差 $S_d = 1/\sqrt{12}$（等级数 $k \geq 4$）构造粗略 t-检验法。

（3）χ^2-检验　要比较两组以上的等级资料的分布间有无差别，可进行多样本的 Ridit 分析，可采用 $\chi^2 = 12 \sum n_i (R_i - 0.5)^2$ 检验，如果统计量 χ^2 大于临界值 $\chi^2_{(\alpha,组数-1)}$，则在检验水准 α 下认为各组间等级分布存在显著差异，否则无显著差异。

二、Ridit 分析的应用

（一）样本与总体的比较

【例 11-9】某医院常规治疗慢性鼻窦炎患者 2315 人，现用鼻渊舒口服液治疗该病患者 114 人，疗效见表 11-11，问两疗法的疗效有无差别？

表 11-11　两种治疗慢性鼻窦炎的疗效比较

疗效	无效	有效	显效	控制	合计
常规疗法组	534	1313	450	18	2315
鼻渊舒口服液组	10	60	26	18	114

（1）建立检验假设，确定检验水准

H_0：两疗法疗效相同

H_1：两疗法疗效不同

$\alpha = 0.05$

（2）计算检验统计量 标准组各等级的 R 值的计算见表11–12。

表11–12 标准组各等级 R 值计算表

疗效等级 (1)	人数 f (2)	1/2 f (2)/2 (3)	(2) 累计 下移一行 (4)	(3)+(4) (5)	R 值 (5)/N (6)	fR (7)	fR^2 (8)
无效	534	267.0	0	267.0	0.115	61.410	7.062
有效	1313	656.5	534	1190.5	0.514	674.882	346.889
显效	450	225	1847	2072.0	0.895	402.750	360.461
控制	18	9	2297	2306.0	0.996	17.928	17.856
合计	2315					1156.97	732.268

标准组平均秩次 $\bar{R} = \dfrac{\sum fR}{f} = \dfrac{1156.97}{2315} = 0.5$

标准组方差 $S_R^2 = \dfrac{\sum fR^2 - (\sum fR)^2/N}{N-1} = \dfrac{732.268 - (1156.97)^2/2315}{2315-1} = 0.0665$

标准组标准差 $S_R = 0.2580$

则，对比组平均秩次

$$\bar{R}_{样本} = (10 \times 0.115 + 60 \times 0.514 + 26 \times 0.895 + 18 \times 0.996)/114 = 0.642$$

$$z = \dfrac{\bar{R}_{样本} - 0.5}{S_R/\sqrt{n}} = \dfrac{0.642 - 0.5}{0.258/\sqrt{114}} = 5.868$$

（3）确定 P 值，做出推论 本例 $z=5.868>1.96$，$P<0.05$，按 $\alpha=0.05$ 水准，拒绝 H_0，接受 H_1，结合本例，疗效越好的等级 R 值越高，可认为鼻渊舒疗效优于常规疗法。

除上述 z 检验外，还可以采用可信区间重叠法计算对比组总体 $\bar{R}$ 值95%的可信区间：$\bar{R}\pm 1.96S_R$。当等级数 k 增加时，R 的方差 S_R^2 最大值趋近1/12，若以2取代1.96，1/12取代 S_R^2，那么可信区间可近似表示为：$\bar{R}\pm(1/\sqrt{3n})$。本例95%可信区间：$0.642\pm(1/\sqrt{3\times114}) = (0.588, 0.696)$。

以标准组作总体，若上述95%可信区间不包括总体均数（$\bar{R}=0.5$），则 $P<0.05$。本例的可信区间为 $0.588\sim0.696$，不包括0.5，则 $P<0.05$，结论同上。

（二）成组设计的两样本比较

【例11–10】对例11–3资料采用 Ridit 分析进行检验。

（1）建立检验假设，确定检验水准

H_0：两疗法疗效相同

H_1：两疗法疗效不同

$\alpha = 0.05$

（2）计算检验统计量 以两组合计作为标准组，计算 $\bar{R}$，见表11–13

标准组平均秩次　　　　　$\bar{R} = \dfrac{\sum fR}{f} = \dfrac{63.991}{128} = 0.5$

标准组方差　　　　　$S_R^2 = \dfrac{\sum fR^2 - (\sum fR)^2 / N}{N - 1} = \dfrac{41.115 - (63.991)^2 / 128}{128 - 1} = 0.0718$

表 11-13　标准组各等级 R 值计算表

疗效等级 (1)	人数 f (2)	1/2 f (2)/2 (3)	(2) 累计 下移一行 (4)	(3)+(4) (5)	R 值 (5)/N (6)	fR (7)	fR² (8)
显效	61	30.5	0	30.5	0.238	14.518	3.455
好转	38	19	61	80	0.625	23.750	14.844
无效	29	14.5	99	113.5	0.887	25.723	22.816
合计	128					63.991	41.115

标准组标准差　　　　　$S_R = 0.238$

试验组　　$\bar{R}_{试验} = (39 \times 0.238 + 17 \times 0.625 + 12 \times 0.887)/68 = 0.449$

对照组　　$\bar{R}_{对照} = (22 \times 0.238 + 21 \times 0.625 + 17 \times 0.887)/60 = 0.557$

$$z = \dfrac{\bar{R}_{试验} - \bar{R}_{对照}}{\sqrt{S_R^2 \left(\dfrac{1}{n_{试验}} + \dfrac{1}{n_{对照}} \right)}} = \dfrac{0.449 - 0.557}{\sqrt{0.0718 \left(\dfrac{1}{68} + \dfrac{1}{60} \right)}} = 2.276$$

试验组　　$S_{试验}^2 = \dfrac{\sum fR^2 - \dfrac{(\sum fR)^2}{n}}{n - 1} = \dfrac{18.29 - \dfrac{(30.55)^2}{68}}{68 - 1} = 0.068$

对照组　　$S_{对照}^2 = \dfrac{\sum fR^2 - \dfrac{(\sum fR)^2}{n}}{n - 1} = \dfrac{22.82 - \dfrac{(33.44)^2}{60}}{60 - 1} = 0.071$

试验组与对照组总体 $\bar{R}$ 95% 的可信区间分别为：

$$0.449 \pm (1.96 \times \sqrt{0.068/68}) = (0.387, 0.511)$$

$$0.557 \pm (1.96 \times \sqrt{0.071/60}) = (0.490, 0.624)$$

（3）确定 P 值，做出推论　本例 $z = 2.276 > 1.96$，$P < 0.05$，按 $\alpha = 0.05$ 水准，拒绝 H_0，接受 H_1，结合本例，疗效越好的等级 R 值越低，可认为试验组的疗效优于对照组。检验结果与秩和检验结果相同。试验组与对照组 95% 的可信区间有少部分重叠，此时采用 z 检验比用可信区间检验效能高。

（三）成组设计的多样本比较

【例11-11】针灸、VK_3 眼药水对近视眼患者做治疗，同时用生理盐水作安慰剂，对三组疗效进行观察，结果见表11-14，试分析针灸、VK_3 眼药水对近视眼患者的疗效是否有差别？

表 11-14 三组疗效比较

分组	退步	不变	进步	恢复	合计
针灸组	8	93	11	4	116
眼药水组	20	60	10	5	95
生理盐水组	24	41	33	1	99
合计	52	194	54	10	310

（1）建立检验假设，确定检验水准

H_0：三组疗法疗效相同

H_1：三组疗法疗效不同或不全相同

$\alpha = 0.05$

（2）计算检验统计量

以三组合计作为标准组，计算 $\bar{R}$，见表 11-15

表 11-15 标准组各等级 R 值计算表

疗效等级 (1)	人数 f (2)	1/2 f (2)/2 (3)	(2) 累计 下移一行 (4)	(3)+(4) (5)	R 值 (5)/N (6)	fR (7)	fR^2 (8)
退步	52	26	0	26	0.084	4.363	0.367
不变	194	97	52	149	0.481	93.314	44.884
进步	54	27	246	273	0.881	47.574	41.913
恢复	10	5	300	305	0.984	9.84	9.683
合计	310					155.091	96.847

标准组平均秩次
$$\bar{R} = \frac{\sum fR}{f} = \frac{155.091}{310} = 0.5$$

标准组方差
$$S_R^2 = \frac{\sum fR^2 - \left(\sum fR\right)^2 / N}{N-1} = \frac{96.847 - (155.091)^2/310}{310-1} = 0.0623$$

标准组标准差
$$S_R = 0.25$$

针灸组、眼药水组与生理盐水组的 $\bar{R}$ 分别为：

$$\bar{R}_{针灸} = (8 \times 0.084 + 93 \times 0.481 + 11 \times 0.881 + 4 \times 0.984)/116 = 0.509$$

$$\bar{R}_{眼药水} = (20 \times 0.084 + 60 \times 0.481 + 10 \times 0.881 + 5 \times 0.984)/95 = 0.466$$

$$\bar{R}_{生理盐水} = (24 \times 0.084 + 41 \times 0.481 + 33 \times 0.881 + 1 \times 0.984)/99 = 0.523$$

针灸组、眼药水组与生理盐水组总体 $\bar{R}$ 95% 的可信区间分别为：

$$0.509 \pm (1/\sqrt{3 \times 116}) = (0.455, 0.563)$$

$$0.466 \pm (1/\sqrt{3 \times 95}) = (0.407, 0.525)$$

$$0.523 \pm (1/\sqrt{3 \times 99}) = (0.465, 0.581)$$

$$\chi^2 = 12 \sum n_i (R_i - 0.5)^2$$

$$= 12 \times (116(0.509 - 0.5)^2 + 95 \times (0.466 - 0.5)^2 + 99 \times (0.523 - 0.5)^2) = 2.06$$

（3）确定 P 值，做出推论　$\nu=$ 数组 $-1=3-1=2$，$\chi^2_{(0.05/2,2)}=5.99$，$\chi^2=2.06<5.99$，$P>0.05$，不拒绝 H_0，差异无统计学意义，还不能认为三组治疗近视眼的疗效有差别。三组疗效总体 $\bar{R}$ 95% 可信区间有重叠，则 $P>0.05$，不拒绝 H_0，结论相同。

表 11-16　Ridit 分析与秩和检验的应用的比较

比较项目	Ridit 分析	秩和检验
适用资料	等级资料	等级资料、计量资料
适用条件	样本较大（经验为各组 $n\geqslant50$）	样本含量足够大
适用设计	成组设计的两样本或多样本之间的比较，特别适合于样本与已知总体的等级资料比较的分析	既可用于成组设计（两组或多组）之间的比较，也可用于配对设计的等级资料的分析
应用关键	Ridit 评分	编秩次，当相同秩次较多时，需要进行校正
多重比较	计算并比较各组 95% 的可信区间，简单方便	方法较多，复杂
统计软件	SPSS、SAS 等常用软件无对应的模块	SPSS、SAS 等常用软件有相应的模块（但多重比较无）

非参数检验的统计电脑实验

【实验11-1】对例 11-1 资料进行配对设计的 Wilcoxon 符号秩和检验。

1. 数据文件　如图 11-1 录入数据，分别以"仪器一""仪器二"为变量名，建立 2 列 12 行的数据集 E1101. sav。

	仪器一	仪器二
1	75.80	72.40
2	91.50	87.40
⋮	⋮	⋮
11	51.70	50.40
12	145.80	154.50

图 11-1　数据集 E1101. sav

2. 操作步骤

（1）求差值，对差值进行正态性检验　$W=0.807$，$P=0.011$，说明差值 d 不服从正态分布，故采用配对设计的 Wilcoxon 符号秩和检验。

（2）配对设计的 Wilcoxon 符号秩和检验　分析（Analyze）→非参数检验（Nonparametric tests）→2 相关样本（2 Related Samples）→将"仪器一""仪器二"分别移入"检验对子（Test Pair(s)）"框中，"检验类型（Test type）"中选中 Wilcoxon→OK。

3. 主要结果　负秩次（negative ranks）和为 30，正秩次（positive ranks）和为 36，$P=0.79$，结论同正文。

【实验11-2】对例 11-2 资料进行成组设计两样本比较的 Wilcoxon 秩和检验。

	尿蛋白改变	组别
1	22.00	1
2	25.00	1
⋮	⋮	⋮
22	122.00	2
23	124.00	2

图 11-2　数据集 E1102. sav

1. 数据文件　如图 11-2 录入数据，分别以"组别""尿蛋白改变量"为变量名，建立 2 列 23 行的数据集 E1102. sav。

2. 操作步骤

（1）正态性检验　试验组 $W=0.822$，$P=0.027$，对照组 $W=0.813$，$P=0.010$，说明试验组与对照组数据均不服从正态分布，故采用 Wilcoxon Mann-Whitney U 秩和检验。

（2）两独立样本 Wilcoxon 秩和检验　分析（Analyze）→非参数检验（Nonparametric tests）→2 独立样本（2 Independent Samples）→将"尿蛋白

改变量"移入"检验变量（Test Variable list）"框中，"组别"移入"分组变量（Grouping Variable）"框中，在"分组 1 （Group1）"框中输入"1"，"分组 2 （Group2）"框中输入"2"→Continue→"检验类型（Test type）"中选中 Mann–Whitney U→OK。

3. 主要结果 试验组秩和为 154.5，对照组秩和为 121.5，$P=0.032$，结论同正文。

【实验 11–3】对例 11–3 资料进行成组设计两样本等级资料的 Wilcoxon 检验。

1. 数据文件 如图 11–3 录入数据，分别以"组别""疗效""人数"为变量名，建立 3 列 6 行的数据集 E1103.sav。

	组别	疗效	人数
1	1	1	39
2	1	2	17
3	1	3	12
4	2	1	22
5	2	2	21
6	2	3	17

图 11–3 数据集 E1103.sav

2. 操作步骤

（1）对变量"人数"加权。

（2）两独立样本 Wilcoxon 秩和检验。分析（Analyze）→非参数检验（Nonparametric tests）→2 独立样本（2 Independent Samples）→将"疗效"移入"检验变量（Test Variable list）"框中，"组别"移入"分组变量（Grouping Variable）"框中，在"分组 1 （Group1）"框中输入"1"，"分组 2 （Group2）"框中输入"2"→Continue→"检验类型（Test type）"中选中 Mann–Whitney U→OK。

3. 主要结果 试验组秩和为 3945.5，对照组秩和为 4310，$P=0.023$，结论同正文。

【实验 11–4】对例 11–4 进行独立设计的多样本资料的 Kruskal–Wallis H 检验。

1. 数据文件 如图 11–4 录入数据，分别以"抗原水平""组别"为变量名，建立 2 列 30 行的数据集 E1104.sav。

	抗原水平	组别
1	42	1
2	51	1
⋮	⋮	⋮
29	981	3
30	1000	3

图 11–4 数据集 E1104.sav

2. 操作步骤

（1）数据特点分析 该资料为开口资料，三组方差齐性检验结果为 $F=4.348$，$P=0.023$，说明三组方差不齐，故采用 Kruskal–Wallis H 检验。

（2）多个独立样本 Kruskal–Wallis H 秩和检验 分析（Analyze）→非参数检验（Nonparametric tests）→K 个独立样本（K Independent Samples）→将"抗原水平"移入"检验变量（Test Variable list）"框中，"组别"移入"分组变量（Grouping Variable）"框中，在"最小（Minimum）"框中输入"1"，"最大（Maximum）"框中输入"3"→Continue→"检验类型（Test type）"中选中 Kruskal–Wallis H→OK。

3. 主要结果 三组的平均秩次依次为 5.85、16.75、23.90，卡方值为 21.355（由于计算过程小数点保留位数不同，正文为 21.322），$P=0.000$，结论同正文。

【实验 11–5】对例 11–5 资料进行独立设计多样本等级资料的 Kruskal–Wallis H 检验。

1. 数据文件 如图 11–5 录入数据，分别以"组别""疗效""人数"为变量名，建立 3 列 12 行的数据集 E1105.sav。

	组别	疗效	人数
1	1	1	18
2	1	2	10
⋮	⋮	⋮	⋮
11	3	3	11
12	3	4	6

图 11–5 数据集 E1105.sav

2. 操作步骤

（1）对变量"人数"加权。

（2）独立样本 Kruskal–Wallis H 秩和检验。分析（Analyze）→非参数检验（Nonparametric tests）→K 独立样本（K Independent Samples）→将"疗效"移入"检验变量（Test Variable list）"框中，"组别"移入"分组变量（Grouping Variable）"框中，在"最小（Minimum）"框中输入

NOTE

"1"，"最大（Maximum）"框中输入"3"→Continue→"检验类型（Test type）"中选中 Kruskal-Wallis H→OK。

3. 主要结果 治疗组平均秩次为 36.29，对照组 1 的平均秩次为 54.17，对照组 2 的平均秩次为 59.78，三组比较 $\chi^2 = 13.388$，$P = 0.01$，结论同正文。

【实验 11-6】对例 6 资料进行随机区组设计的 Friedman M 检验

	甲	乙	丙	丁	区组
1	82	85	94	82	1
2	72	76	74	73	2
⋮	⋮	⋮	⋮	⋮	⋮
10	74	77	75	76	10
11	76	79	75	78	11

图 11-6　数据集 E1106. sav

1. 数据文件 如图 11-6 录入数据，分别以"甲""乙""丙""丁"为变量名，建立 4 列 11 行的数据集 E1106. sav。

2. 操作步骤

（1）数据特点分析　百分制评分数据不适合用参数检验方法，四组数据方差齐性检验结果为 $F = 2.313$，$P = 0.034$，四组数据方差不齐，故采用 Friedman M 检验。

（2）随机区组设计的 Friedman M 秩和检验　分析（Analyze）→非参数检验（Nonparametric tests）→K 个相关样本（K Related Samples）→将"甲""乙""丙""丁"移入"检验变量（Test Variable list）"框中，"检验类型（Test type）"中选中 Friedman→OK。

3. 主要结果 甲医院平均秩次 1.55，乙医院平均秩次 3.77，丙医院平均秩次 2.41，丁医院平均秩次 2.77，四组比较 $\chi^2 = 17.579$，$P = 0.001$，结论同正文。

【实验 11-7】对例 11-4 资料进行两两比较。

1. 打开数据集 E1104. sav

2. 操作步骤

（1）将原始数据转化为秩次　转换（Transform）→个案排秩（Rank Case），将变量"抗原水平"放入"变量（Variable）"框中→OK，运行后产生新的变量"R 抗原"。

（2）新变量"R 抗原"采用单因素方差分析的方法进行两两比较　操作见单因素方差分析章节。

3. 主要结果 $F = 37.711$，$P = 0.000$，采用两两比较 SNK 检验，三组均有差异（$P < 0.05$）。结果见表 11-17。

表 11-17　Rank of 抗原水平两两比较

	组别	N	alpha=0.05 的子集		
			1	2	3
Student-Newman-Keuls[a]	1.00	10	5. 85000		
	2.00	10		16. 75000	
	3.00	10			23. 90000
	显著性		1. 000	1. 000	1. 000

【实验 11-8】对例 11-5 等级资料进行两两比较

1. 打开数据集 E1105. sav

2. 操作步骤

（1）对变量"人数"加权。

（2）将原始数据转化为秩次。转换（Transform）→个案排秩（Rank Case），将变量"疗效"放入"变量（Variable）"框中→OK，运行后产生新的变量"R疗效"。

（3）新变量"R疗效"采用单因素方差分析的方法进行两两比较。操作见单因素方差分析章节。

3. 主要结果　$F = 7.606$，$P = 0.000$，采用两两比较SNK，检验，结果见表11-18，治疗组与对照组1和对照组2比较，均有统计学意义（$P < 0.05$），对照组1与对照组2比较无统计学差异。

表 11-18　Rank of 疗效两两比较

Student-Newman-Keuls

组别	N	alpha=0.05 的子集	
		1	2
1.00	35	36.28571	
2.00	33		54.16667
3.00	30		59.78333
显著性		1.000	.379

【实验11-9】 对例11-6资料进行两两比较。

1. 数据文件　如图11-7录入数据，按随机区组设计的SPSS数据文件格式，分别以"得分""区组""组别"为变量名，建立数据集E1106-1.sav。

	得分	区组	组别
1	82	1	1
2	85	1	2
⋮	⋮	⋮	⋮
43	75	11	3
44	78	11	4

图 11-7　数据集 E1106-1.sav

2. 操作步骤

（1）对每一区组数据进行秩转换。数据（Data）→拆分文件（Split file）按组织输出→将"区组"放入"分组方式"框中→OK，转换（Transform）→个案排秩（Rank Case），将变量"得分"放入"变量（Variable）"框中，将"区组"放入"排序标准"→OK，运行后产生新的变量"R得分"。

（2）去除拆分。数据（Data）→拆分文件（Split file）→选择"分析所有个案，不创建组"→OK。

（3）对秩变量采用随机区组设计的方差分析，SPSS操作步骤同随机区组设计的方差分析。

3. 主要结果　组别 $F = 11.4$，$P = 0.000$，除乙医院的得分与各组医院有差异外，其他各医院相互间无差异。结果见表11-19。

表 11-19　Rank of 得分 by 区组

Student-Newman-Keuls

组别	N	子集	
		1	2
1.00	11	1.54545	
4.00	11	2.27273	
3.00	11	2.409090	
2.00	11		3.77273
Sig.		.084	1.000

【实验 11-10】对例 11-9 资料进行 Ridit 分析

1. 数据文件　把标准组数据录入 SPSS 数据，见图 11-8。

2. 操作步骤

（1）计算标准组各等级（疗效）的 Ridit 值。首先把标准组人数加权处理：数 Data→Weight Cases→Weight Cases by（标准组人数）。Transform→Rank Case→variable：（疗效）→秩的类型（Rank Types）→比例估计（Proportion estimate）→比例估计公式（Proportion estimation Formula）→Rankit→Continue→OK。即可求得标准组各等级（疗效）的 Ridit 值［图 11-8，第三列（P 疗效）］。

	疗效	标准人数	P疗效	鼻渊舒
1	0	534.00	.1153	10.00
2	1	1313.00	.5143	60.00
3	2	450.00	.8950	26.00
4	3	18.00	.9961	18.00

图 11-8　例 11-9 样本与总体比较的 Ridit 分析

（2）计算对比组 $\bar{R}_i$ 值。输入对比组（即鼻渊舒组）人数结果见图 11-8 第四列。对鼻渊舒组人数加权处理：Data→Weight Cases→Weight Cases by（鼻渊舒组人数）。求 $\bar{R}_i$ 值：Analyze→报告（reports）→个案汇总（Case Summaries）→Variables：P 疗效→statistics→cell statistics：均值（mean）→Continue→OK。求出 $\bar{R}_1 = 0.6422$。

（3）计算对比组总体平均 Ridit 值的 95% 可信区间近似公式：$\bar{R}_i \pm 1/\sqrt{3n}$，即 $0.6422 \pm 1/\sqrt{3 \times 114} = 0.588 \sim 0.696$。

3. 主要结果　鼻渊舒组平均 Ridit 值 95% CI 未包含 0.5，说明对比组与标准组的疗效有差异，结论同正文。

【实验 11-11】对例 11-10 资料进行 Ridit 分析。

1. 数据文件　把两组合计作为标准组录入 SPSS 数据，见图 11-9。

2. 操作步骤

（1）计算合计各等级（疗效）的 Ridit 值　首先把合计人数加权处理：Data→Weight Cases→Weight Cases by（合计人数）。Transform→Rank Case→variable：（疗效）→Rank Types→Proportion estimate→Proportion estimation Formula→Rankit→Continue→OK。即可求得合计各等级（疗效）的 Ridit 值［图 11-9　第三列（P 疗效）］。

	疗效	标准组	P疗效
1	0	61	.2383
2	1	38	.6250
3	2	29	.8867
4	0	61	.2383
5	1	38	.6250
6	2	29	.8867

图 11-9　例 11-10 标准组各等级 Ridit 值

（2）计算两组 $\bar{R}_i$ 值及合并方差　数据录入见图 11-10 第四列。分别对各组人数加权处理：Data→Weight Cases→Weight Cases by（对比组）。两组 $\bar{R}_i$ 值 $z(t)$ 检验：Analyze→Compare means→2 independent Saples T Test→Test Variable：P 疗效→Grouping Variable：组别→Group 1：1→Group 2：2→Continue→OK。

	疗效	标准组	P疗效	对比组	组别
1	0	61	.2383	39	1
2	1	38	.6250	17	1
3	2	29	.8867	12	1
4	0	61	.2383	22	2
5	1	38	.6250	21	2
6	2	29	.8867	17	2

图 11-10　例 11-10 两样本比较的 Ridit 分析

3. 主要结果　试验组 $\bar{R}_1 = 0.449$，对照组 $\bar{R}_2 = 0.557$，$z = 2.315$，$P = 0.022$，结论同正文。

【实验 11-12】对例 11-11 资料进行 Radit 分析。

1. 数据文件　将三组数据值合并作为标准组，并将数据录入，见图 11-11 前两列。

2. 操作步骤

（1）计算合计各等级（疗效）的 Ridit 值　首先把合计人数加权处理：Data→Weight Cases→Weight Cases by（合计人数）。Transform→Rank Case→variable：（疗效）→Rank Types→Proportion estimate→Proportion estimation Formula→Rankit→Continue→OK。即可求得合计各等级（疗效）的 Ridit 值［图 11-11 第三列（P 疗效）］。

（2）计算三组 $\bar{R}_i$ 值及合并方差，并进行统计学两两检验数据录入见图 11-12。对各组人数加权处理：Data→Weight Cases→Weight Cases by（对比组）。计算三组 $\bar{R}_i$ 值：Analysis→Reports→Case summaries→Variables（P 疗效）→Grouping Variable〔s〕（组别）→Statistics…Cell→Statistics（Mean）→Continue→OK。统计学两两检验：Analysis→Compare Means→One-Way ANOVA→Dependent List（P 疗效）→Factor（组别）→PostHoc→LSD→SNK→Continue→OK。

	疗效	标准组	P疗效
1	0	52	.0839
2	1	194	.4806
3	2	54	.8806
4	3	10	.9839
5	0	52	.0839
6	1	194	.4806
7	2	54	.8806
8	3	10	.9839
9	0	52	.0839
10	1	194	.4806
11	2	54	.8806
12	3	10	.9839

图 11-11　例 11-11 标准组各等级 Ridit 值

	疗效	标准组	P疗效	对比组	组别
1	0	52	.0839	8	1
2	1	194	.4806	93	1
3	2	54	.8806	11	1
4	3	10	.9839	4	1
5	0	52	.0839	20	2
6	1	194	.4806	60	2
7	2	54	.8806	10	2
8	3	10	.9839	5	2
9	0	52	.0839	24	3
10	1	194	.4806	41	3
11	2	54	.8806	33	3
12	3	10	.9839	1	3

图 11-12　例 11-11 多组样本比较的 Ridit 分析

3. 主要结果　各组平均 Ridit 值，分别为 $\bar{R}_1=0.509$，$\bar{R}_2=0.466$，$\bar{R}_3=0.523$，总的 $\bar{R}=0.500$。三组间方差分析（$F=1.385$，$P=0.252$），可以认为三种药物治疗单纯性气管炎疗效无差别。

学习小结

1. 学习内容

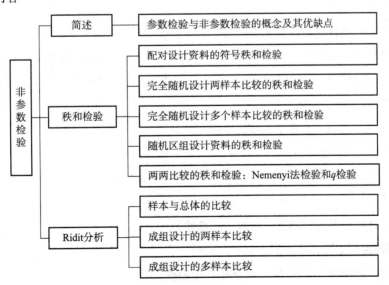

2. 学习方法　明确参数检验与非参数检验的区别关键在于总体分布已知还是未知。秩和检验的关键是编秩次，Ridit 分析关键是 Ridit 评分（确定标准组，求标准组各等级 Ridit 值），两种方法均属于非参数检验，均适合等级资料的统计分析。

练习题

一、最佳选择题

1. 配对比较秩和检验的基本思想是：若检验假设成立，则对样本来说（　　　）
    A. 正秩和与负秩和的绝对值不会相差很大
    B. 正秩和与负秩和的绝对值相等
    C. 正秩和与负秩和的绝对值相差很大
    D. 不能得出结论
    E. 以上都不对

2. 设配对资料的变量值为 X_1 和 X_2，则配对资料的秩和检验是（　　　）
    A. 把 X_1 和 X_2 的差数从小到大排序
    B. 分别按 X_1 和 X_2 从小到大排序
    C. 把 X_1 和 X_2 综合从小到大排序
    D. 把 X_1 和 X_2 的和数从小到大排序
    E. 把 X_1 和 X_2 的差数的绝对值从小到大排序

3. 下列哪项不是非参数统计的优点（　　　）
    A. 不受总体分布的限制
    B. 适用于等级资料
    C. 适用于未知分布型资料
    D. 适用于正态分布资料
    E. 适用于分布呈明显偏态的资料

4. 等级资料的比较宜采用（　　　）
    A. 秩和检验
    B. F 检验
    C. t 检验
    D. χ^2 检验
    E. u 检验

5. 在进行成组设计两样本秩和检验时，以下检验假设哪种是正确的（　　　）
    A. 两样本均数相同
    B. 两样本的中位数相同
    C. 两样本对应的总体均数相同
    D. 两样本对应的总体分布相同
    E. 两样本对应的总体均数不同

6. 以下检验方法中，不属于非参数检验方法的是（　　　）
    A. Friedman 检验
    B. 符号检验
    C. Kruskal–Wallis 检验
    D. Wilcoxon 检验
    E. t 检验

7. 成组设计两样本比较的秩和检验中，描述不正确的是（　　　）
    A. 将两组数据统一由小到大编秩
    B. 遇有相同数据，若在同一组，按顺序编秩
    C. 遇有相同数据，若不在同一组，按顺序编秩
    D. 遇有相同数据，若不在同一组，取其平均值
    E. 遇有相同数据，若在同一组，取平均秩次

8. 成组设计的两样本比较作秩和检验时，统一编秩若遇数据相同，但分别位于两组，则应（　　）

  A. 依顺序编秩

  B. 弃去不计并从样本含量 n 中减去相同值的个数

  C. 取其平均秩次

  D. 将原数据合并作为新数据编秩次

  E. 以上都不对

9. 成组设计的两样本比较的秩和检验所要求的条件是（　　）

  A. 两总体都必须是正态分布   B. 两总体方差相等

  C. 两样本容量一定要大   D. 以上都不要求

  E. 以上均要求

10. 当总体分布类型不清楚时，可采用对总体中位数的检验，可以采用（　　）

  A. t 检验   B. 秩和检验

  C. z 检验   D. χ^2 检验

  E. 方差分析

11. 成组设计的三个样本比较的秩和检验，样本容量均为 10，确定 P 值，应查（　　）

  A. χ^2 界值表   B. H 界值表

  C. T 界值表   D. M 界值表

  E. 以上均不可

12. 两小样本比较的假设检验，首先应考虑（　　）

  A. 用 t 检验   B. 用秩和检验

  C. t 检验和秩和检验均可   D. 资料符合 t 检验还是秩和检验的条件

  E. 以上均对

二、简答题

1. 参数检验和非参数检验的区别何在，各有何优缺点？

2. 你学过哪些设计的秩和检验，各有什么用途？

3. 秩和检验与 Ridit 分析有区别吗？

三、应用题

1. 在对两种软件的计算速度的研究中，对 11 个问题用着两种软件进行计算，实验结果（单位：秒，CPU 时间）如下，问是否有足够的证据表明第二个软件比第一个软件更省 CPU 时间。

表 11-20　计算 CPU 时间比较

问题编号	软件一	软件二	问题编号	软件一	软件二
1	0.98	0.95	3	0.78	0.60
2	2.15	2.00	4	0.46	0.71
5	1.72	1.30	9	1.59	1.39
6	1.21	0.95	10	1.62	1.51
7	0.72	0.88	11	1.45	0.71
8	2.13	2.24			

2. 将22例血友病病人随机分成2组，A组12例，B组10例。A组采用A厂家生产的冻干人凝血酶原复合物，B组采用B厂家生产的冻干人凝血酶原复合物，分别于给药前和给药后1小时后测量他们的凝血因子Ⅱ效价并计算差值（单位:%），比较不同厂家生产的冻干人凝血酶原复合物对血友病病人的凝血因子Ⅱ效价的增加是否相同？

表11-21　不同厂家生产的冻干人凝血酶原复合物对血友病病人的凝血因子Ⅱ效价比较

分组	1	2	3	4	5	6	7	8	9
A 厂	13.8	14.10	23.00	30.10	36.50	50.70	57.40	62.00	67.00
	78.80	102.30	104.90						
B 厂	12.80	81.00	85.70	3.6	12.50	19.70	24.90	30.30	76.00
	84.80								

3. 某医师检测三种卵巢功能异常患者血清促黄体素的含量（U/L）资料见下表。问三种患者血清中促黄酮素的含量（U/L）是否有差别？

表11-22　三种患者血清中促黄酮素的含量（U/L）的比较

分组	1	2	3	4	5	6	7	8
卵巢发育不良	3.38	33.60	35.12	35.76	38.31	40.50	42.50	>50
丘脑性闭经	1.67	1.74	3.32	4.59	6.71	9.45	10.21	10.51
垂体性闭经	1.90	2.10	2.75	4.59	5.98	9.45	10.86	11.14

4. 观察某药不同剂量对肝功能的影响，将同种属的28只大白鼠按窝别、性别、体重配为7个配伍组，每个区组的4只大白鼠随机分入不同的4种剂量组，在用药后一周测定各血清中指标DT值的变化，结果见表11-23，问此药不同剂量对血清中指标DT值的影响有无不同？

表11-23　不同剂量的某药对血清中指标DT值的影响比较

分组	1	2	3	4	5	6	7
剂量0	63	79	45	45	51	72	64
剂量1	190	238	300	140	175	300	207
剂量2	138	220	92	213	150	163	185
剂量3	54	144	83	100	36	90	87

5. 某医生欲比较中西医疗法与西医疗法治疗急性肾盂肾炎的临床疗效，将患者随机分为两组，分别给予两种疗法治疗，疗效结果见下表，问两种疗法疗效有否差别？

表11-24　中西医疗法与西医疗法治疗急性肾盂肾炎的临床疗效比较

分组	治愈	显效	好转	无效	合计
中西医疗法	36	18	34	4	92
西医疗法	18	12	30	8	68
合计	54	30	64	12	160

6. 应用复方枇杷止咳冲剂治疗慢性老年支气管炎，其对照组为常规西药治疗，结果如下，试比较复方枇杷疗效。

表 11-25　复方枇杷止咳冲剂治疗慢性老年支气管炎的疗效

分组	治愈	显效	好转	无效	合计
治疗组（中医）	68	26	15	3	112
对照组（西医）	737	388	25	5	1155
合计	805	414	40	8	1267

7. 某医院在进行黄连、黄柏双黄气雾剂治疗急性呼吸道感染的课题研究中，对三种不同剂型的双黄制剂的疗效进行了比较，其结果如下，试比较三种不同剂型的疗效。

表 11-26　黄连、黄柏双黄制剂治疗急性呼吸道感染的疗效比较

分组	治愈	显效	好转	无效	合计
气雾剂	202	147	37	10	404
注射剂	96	72	17	5	190
口服液	44	28	9	4	85
合计	342	247	63	19	679

（孔丽娅　王世钦）

第十二章　圆分布资料的分析

圆分布（circular distribution）资料是指有周期性规律的资料，为时间医学所常见。圆分布资料虽然多为计量资料，但统计分析方法与一般计量资料的不同，有针对其特点的圆分布统计分析方法。

第一节　圆分布资料类型及其特点

一、常见圆分布资料类型

1. 昼时性资料　如早晨、中午、黄昏、夜半时，人体的阳气存在着生、长、收、藏的规律，人体经脉气血运行随时辰的改变而盛衰涨落，子午流注的节律随时辰变化，卫气运行的"似日钟"，病情随之有慧、安、加、甚的变化；原始资料限于一天24小时，可以分析其发生是否有集中一天的某一时刻的倾向。由于生物节律的存在，给药时间不同，相同剂量药物的作用强度可能有很大的差异。例如，同剂量洋地黄，夜间给药比白天给药敏感性高约40倍；糖尿病人凌晨4时左右对胰岛素最敏感；缺血性中风患者平均发病的高峰时点为8点21分，95%的该病患者发病时间段为0点25分至16点17分等。

2. 角度资料　如心电图、脑电图、脑阻抗血流图、脉搏图和同位素肾图等方位角；又如，类风湿指关节炎的最大伸直角度、儿童脊椎左右弯曲角度等原始数据为角度，全部读数不超过360°，即在一个圆周的范围之内。

3. 季节性资料　如生物活动的季节性、中草药采集时期对有效成分的影响、人体的阴阳随季节变化呈规律性的消长、某些温病发生流行的时间集中于某一节气或时期。如苯丙胺的LD_{50}，一月份明显小于七月份；环磷酰胺与氮芥的致畸作用在春夏季较高，冬季最低；消炎痛的抗炎作用在二月份表现为上午8点作用较强，下午8点作用较弱，但在六月份用药，昼夜节律就变得不明显了。

4. 方向性资料　如与环境卫生有关的风向变化对健康的影响等。

5. 按规定时间测定的计量数据　例如为研究血压在一年12个月内有无周期性季节波动规律，有一年12个月每月测一次血压的一批正常人测定值，把每个人的12个数据中取一个最高血压的时间，就成了圆周上的"位置"数据。

6. 其他资料　在圆形的器官或组织上发生异常或病变的资料，如眼角膜上溃疡瘢痕、乳房上的肿块、肛门上痔疮的位置等可在圆周标出其位置也属于圆分布资料。

二、圆分布资料的特点

1. 周而复始　可化成角度，即圆心角，360°即0°。

2. 无大小之分　不能说350°大于10°，不能说90°的方向大于60°方向，也不宜说2点钟大于1点钟。

3. 无真正的零点　起始点及递增方向是人为设定的，习惯上把正北方向定为"0"，正午夜定为0时0分，元旦零时定为0°，心电图是以右侧正东为0°，下方正南为90°，顺时针递增；又如对流行期跨年度的发病资料作时间分析，则宜以发病开始上升月份或其前一月的1日0时为0角度进行跨年度的分析，算出发病高峰时点和95%的流行期更符合实际。

4. 无变异系数　角度的平均数与标准差之间不存在变异系数关系，如5°±10°与80°±10°所表达的变异程度是相同的。

第二节　圆分布资料的统计描述

圆分布资料的特点决定了其统计描述有别于一般计量资料。例如，有5个病人入睡时间记录分别为：22、23、0、1、2点钟。其平均数与中位数都应该在0点钟。用一般计量资料的统计方法，得均数为（22+23+0+1+2）÷5＝9.6，即9点36分；中位数为数列0、1、2、22、23的中间一个数，即2点钟。这两个结果显然都是不合理的。圆分布资料需采用圆形分布统计方法，此系列分析方法不仅可避免这种不合理，并且还可检验各数据在一个周期内是均匀分布还是有集中倾向。

最常见的圆形分布是 Von Mises 分布，它是呈单峰的圆形分布，相当于正态分布。本章所介绍的圆形分布统计方法适用于 Von Mises 分布。

一、时间、位置与角度的转换

在进行圆分布资料分析时，除了原始资料本身为角度外，其余的数据（如时间）一般需要先转换为角度。反过来，其分析的结果又需转换为原始资料属性的指标。转换的方法，需要根据具体问题确定一个圆周分割的尺度。

（一）角度与弧度的换算

一个圆心角，用角度表示为360度（360°），用弧度（rad）表示为 2π，角度与弧度的换算关系为 $360°=2\pi$，$180°=\pi$，取 $\pi=3.1415926$ 时：

$$1° = \frac{\pi}{180°} \approx 0.0175\text{rad} \tag{12-1}$$

$$1\text{rad} = \frac{180°}{\pi} \approx 57.2959° \tag{12-2}$$

（二）时间（月、日、时、分）与角度的换算

1. 以1年为1周期，1年以365天计算，把月化为天数，再除以365乘上360，天数就可转换为角度。反过来，将角度转换为天数后依次减去每月天数，即得某月某日时间。

例如：5 月 1 日转换为角度：

$$5 月 1 日 = 31 + 28 + 31 + 30 + 1 = 121(d) \quad \frac{121}{365} \times 360 = 119.34°$$

反之，角度转换为天数：

$$\frac{119.34}{360} \times 365d = 121d \quad 121 - 31 - 28 - 31 - 30 = 1，得 5 月 1 日。$$

2. 以 1 日为 1 周期，1 日 24 小时，则时、分与角度的转换关系为：

$$1h = \frac{360°}{24} = 15° \quad 1min = \frac{360°}{60 \times 24} = 0.25°$$

例如：18 点 52 分转换成角度为：

$$18：52 = \frac{18}{24} \times 360° + \frac{52}{60 \times 24} \times 360° = 283°$$

反之，角度转换成时间为：

$$283° = \frac{283}{360} \times 24h = 18.867h = 18h + 0.867 \times 60min = 18：52$$

3. 圆周的位置以钟点表示时，一个圆周 360°，分为 12 小时，则

$$1h = \frac{360°}{12} = 30° \quad 1min = \frac{360°}{60 \times 12} = 0.5°$$

例如：一病人外痔位置在 2 点 37 分处转换成角度为：

$$2：37 = \frac{2}{12} \times 360° + \frac{37}{60 \times 12} \times 360° = 78.5°$$

反之，角度转换成钟点位置为：

$$78.5° = \frac{78.5}{360} \times 12h = 2.617h = 2h + 0.617 \times 60min = 2：37$$

二、圆分布资料的统计描述

圆分布资料的统计描述指标常有平均角、极距和角标准差等。计算这些指标时，一般是先把一个周期性数据变成角度值或弧度值（统计软件一般采用弧度），再利用正弦值、余弦值进一步而求得。

1. 平均角（角均数） 一组圆分布资料，先化成角度，如果有集中倾向性，可用平均角 （mean angle）或称角均数来描述，n 个以角度表示的数据 α_i（$i = 1，2，3，\cdots，n$），其平均角记为 $\bar{\alpha}$。求平均角 $\bar{\alpha}$ 的步骤及公式如下：

（1）以 α_i（$i = 1，2，\cdots，n$）求 $\sum x$，$\sum y$；$x_i = \cos\alpha_i$，$y_i = \sin\alpha_i$

原始资料：
$$\sum x = \sum \cos\alpha, \quad \sum y = \sum \sin\alpha \tag{12-3}$$

频数表资料：
$$\sum x = \sum f\cos\alpha, \quad \sum y = \sum f\sin\alpha, \quad n = \sum f \tag{12-4}$$

（2）求平均角 $\bar{\alpha}$

$$当 \sum x > 0，\sum y > 0 时，\bar{\alpha} = \tan^{-1}\left(\sum y \Big/ \sum x\right) \tag{12-5}$$

$$当 \sum x > 0，\sum y < 0 时，\bar{\alpha} = 360° + \tan^{-1}\left(\sum y \Big/ \sum x\right) \tag{12-6}$$

$$当 \sum x < 0 时，\bar{\alpha} = 180° + \tan^{-1}\left(\sum y \Big/ \sum x\right) \tag{12-7}$$

$$当 \sum x = 0 \text{ 时,} \begin{cases} \sum y > 0 \text{ 时,} & \bar{\alpha} = 90° \\ \sum y < 0 \text{ 时,} & \bar{\alpha} = 270° \\ \sum y = 0 \text{ 时,} & \bar{\alpha} \text{ 不确定} \end{cases} \qquad (12-8)$$

2. 极距（polar distance）　又称平均向量长度，表示圆分布资料的集中性量度，总体极距记为 ρ，样本极距记为 r。r 是 ρ 的估计值，计算公式为：

$$r = \left(\sum x \right) \Big/ \left(n\cos\bar{\alpha} \right), \text{ 即 } r = \sqrt{ \left(\sum x \right)^2 + \left(\sum y \right)^2 } \Big/ n \qquad (12-9)$$

大样本时（频数资料），由式 12-9 求得的极距 r 偏低，宜求校正极距 r_c：

$$r_c = C \times r \qquad (12-10)$$

式中 C 是极距校正因子，分组数为 k 的校正因子 C 的值可由表 12-1 查得。

表 12-1　圆形分布极距分组校正因子 C 值表

组数 k	校正因子 C	组数 k	校正因子 C	组数 k	校正因子 C	组数 k	校正因子 C
4	1.1107	9	1.0206	18	1.0051	36	1.0013
5	1.0690	10	1.0166	20	1.0041	40	1.0010
6	1.0472	12	1.0115	24	1.0029	45	1.0008
8	1.0262	15	1.0073	30	1.0018	50	1.0005

$r \geqslant 0$ 或 $r_c \leqslant 1$，没有单位。若 r 或 $r_c = 1$，表示全部数据都集中在同一方向。r 愈小，表示样本的观察点在圆周上愈分散，$r = 0$ 时，表示没有一个集中方向，即平均角是不明确的。因此，极距 r 间接地是一个变异的度量，也是描述离散程度的一种统计指标。

3. 角标准差（angular standard deviation）　表示圆形分布资料的离散性量度。又称平均角离差（mean angular deviation）、角离差（angular deviation）或圆标准差（circular standard deviation），记为 s，公式为：

$$s = \sqrt{-2\ln r}\,(\text{弧度}) = \sqrt{-2\ln r} \times (180/\pi)° \qquad (12-11)$$

大样本频数表资料时，用校正值 r_c 求角标准差 s：

$$s = \sqrt{-2\ln r_c}\,(\text{弧度}) = \sqrt{-2\ln r_c} \times (180/\pi)° \qquad (12-12)$$

样本观察值在圆周上分布愈集中，样本统计量 r（或 r_c）值愈大，s 值愈小，用样本平均角估计总体平均角 μ_α 愈可靠；反之，样本观察值在圆周上分布愈分散，r（或 r_c）值愈小，s 值愈大，用样本平均角估计总体平均角 μ_α 愈差。当一组数据中所有 α_i（$i = 1, 2, \cdots, n$）都等于同一数值，则这组数据无变异，$s = 0$，而 $r = 1$；如 α_i 均匀地分布在圆周上，则 $r = 0$，s 因平均角不存在而无法计算，但当 r 趋向于 0 时，s 趋向于无穷大。r 值的范围在 $0 \sim 1$ 之间，s 值的范围在 $0 \sim \infty$ 之间。

第三节　圆分布资料的统计推断

圆分布资料的统计推断也包括参数估计和假设检验。

NOTE

一、参数估计

1. 均匀性检验   由样本资料算得的平均角 $\bar{\alpha}$ 是否有意义，要作均匀性检验（test of uniformity），H_0：$\rho = 0$，即不存在平均角，无集中趋势，为均匀分布；H_1：$\rho \neq 0$，即存在平均角，有集中趋势，不是均匀分布。

这里介绍吴敏毓、孙瑞元提出的 $r_{0.05}$ 界值的计算公式：

$$r_{0.05} = \sqrt{3/(n + 0.28)} \qquad (12 - 13)$$

若极距 $r \geq r_{0.05}$ 界值，则 $P \leq 0.05$，按 0.05 水准可认为平均角有统计学意义，有集中趋势；反之，若 $r < r_{0.05}$ 界值，则 $P > 0.05$，按 0.05 水准可认为平均角无统计意义，没有集中趋势。

【例 12-1】某地某天 20 名足月妊娠妇女的分娩时间资料见表 12-2 第①栏。求其平均分娩时间及标准差，并检验其分娩时间是否有集中趋势。

表 12-2   20 名足月妊娠妇女的分娩时间

分娩时间 ①	角度 α° ②	$y = \sin\alpha$ ③	$x = \cos\alpha$ ④
3：50	57.5	0.84339	0.53730
23：00	345	0.25882	0.96593
1：40	25	0.42262	0.90613
2：45	41.25	0.65935	0.75184
2：40	40	0.64279	0.76604
5：40	85	0.99619	0.08716
3：00	45	0.70711	0.70711
4：20	65	0.90613	0.42262
5：00	75	0.96593	0.25882
5：50	87.5	0.99905	0.04362
4：15	63.75	0.89687	0.44229
9：25	141.25	0.62592	-0.77988
6：50	102.5	0.97630	-0.21644
3：00	45	0.70711	0.70711
3：30	52.5	0.29335	0.60876
1：30	22.5	0.38268	0.92388
20：20	305	-0.81915	0.57358
19：30	292.5	-0.92388	0.38268
3：15	48.75	0.75184	0.65935
1：00	15	0.25882	0.96593
合计	-	10.53378	9.71401

本例原始数据为昼时性资料。为求平均数和标准差，应先将时间转换成角度，求出平均角、角标准差，然后再转换成时间。

按式 12-1 将时间换成角度，结果见表 12-2 第②栏。计算每一角度的正弦值、余弦值，并分别求和，见表 12-2 的第③、④栏的合计：$n = 20$，$\sum x = \sum \cos\alpha = 9.71401$，$\sum y = \sum \sin\alpha = $

10.53378。因 $\sum x > 0$，按式12-5：

$$\bar{\alpha} = \tan^{-1}(10.53378/9.71401) = 47.30°$$

转换为时间：47.32°/15° = 3.155 小时 = 3 时 + 0.155×60 分 = 3 点 09 分

按式12-9：

$$r = 9.71401/(20 \times \cos 47.32°) = 0.7165$$

$$或\ r = \sqrt{9.71401^2 + 10.53378^2}/20 = 0.7165$$

按式 12 - 11： $s = \sqrt{-2\ln 0.7165} \times (180/\pi)° = 46.79°$

变换成时间： 46.79°/15° = 3.12 小时 = 3 时 + 0.12 × 60 分 = 3 时 07 分。

检验其分娩时间的集中性：

H_0：$\rho = 0$，即平均角无统计学意义，其分娩时间无集中趋势；

H_1：$\rho \neq 0$，即平均角有统计学意义，其分娩时间有集中趋势。$\alpha = 0.05$

按式12-13：$r_{0.05} = \sqrt{3/(20+0.28)} = 0.3846$

因 $r = 0.7165 > r_{0.05}$，$P < 0.05$，按 $\alpha = 0.05$ 水准拒绝 H_0，接受 H_1，平均角有统计学意义。虽然一天 24 小时中都有足月妊娠妇女分娩，但有 3 点 09 分分娩的高峰趋势，标准差为 3 小时零 7 分。

【例12-2】某地流行脑脊髓炎发病资料如表 12-3 第①、⑥栏。用该资料检验该流行脑脊髓炎发病是否有集中时间，并求角标准差。

本例为季节资料，以频数表形式给出，可采用各发病时间组段（本例为月）的组中值来估计观测对象的发病时间。以元旦零时为起点，求各月份的组中值：1 月份有 31 天，月中点距 0 为 15.5；2 月份有 28 天，月中点距 0 为 31+14 = 45 天；余类推，见表 12-3 第②栏。将月中值折算成角度，见表 12-3 第③栏：1 月月中为 15.5×0.9863° = 15.29，2 月中点为 45×0.9863° = 44.38°，余类推。求出每个角度的正弦、余弦值，见表 12-3 第④、⑤栏；计算 $f\cos\alpha$、$f\sin\alpha$，由合计得出 $\sum x = \sum f\cos\alpha = 2.8203$，$\sum y = \sum f\sin\alpha = 476.6229$，$n = \sum f = 738$，见表 12-3 第⑥、⑦、⑧栏。

表 12-3 某地流行性脑脊髓膜炎发病的频数分布

①月份	②各月中点	③角度 α_i	④ $\sin\alpha_i$	⑤ $\cos\alpha_i$	⑥发病数 f_i	⑦ $f_i\sin\alpha_i$	⑦ $f_i\cos\alpha_i$
1	15.5	15.29	0.2637	0.9646	33	8.7008	31.8323
2	45	44.38	0.6995	0.7147	92	64.3502	65.756
3	74.5	73.48	0.9587	0.2844	237	227.216	67.3935
4	105	103.56	0.9721	-0.2345	148	143.8708	-34.7044
5	135.5	133.64	0.7236	-0.6902	101	73.0836	-69.7073
6	166	163.73	0.2802	-0.9599	41	11.4882	-39.3572
7	196.5	193.81	-0.2387	-0.9711	16	-3.8187	-15.5376
8	227.5	224.38	-0.6995	-0.7147	30	-20.9836	-21.4403
9	258	254.47	-0.9635	-0.2678	8	-7.7078	-2.1426
10	288.5	284.55	-0.9679	0.2512	12	-11.6153	3.0142
11	319	314.63	-0.7117	0.7025	6	-4.27	4.2151
12	349.5	355.71	-0.2637	0.9646	14	-3.6914	13.5046
合计	—	—	—	—	738	476.6229	2.8203

求 $\bar{\alpha}$：因为 $\sum x > 0$，按式 12-5：$\bar{\alpha} = \tan^{-1}(476.6229/2.8203) = 89.66$。

换算成日期：$89.66 \times 365/360 = 90.919$（天）

90.919 天 $- 31$ 天（一月份）$- 28$ 天（二月份）$- 31$ 天（三月份）$= 0.91$ 天（四月一日）

按式 $12-9$ 求极距 r：$\qquad r = \sqrt{2.8203^2 + 476.6229^2}/738 = 0.6458$

查圆形分布极距分组校正因子 C 值表（表 12-1），组数 $k = 12$ 时，校正因子 $C = 1.0115$，按式 12-10 计算校正极距：$r_C = C \times r = 1.0115 \times 0.6458 = 0.6533$。

按式 $12-12$ 求角标准差：$\qquad s = \sqrt{-2\ln 0.6533} \times 180°/\pi = 52.8717°$

换算成时间：$52.8717 \times 365/360 = 54$（天）

同例 12-1 方法检验其发病时间的集中性，得 $P < 0.05$，按 $\alpha = 0.05$ 水准认为该流行脑脊髓炎发病时间有集中在四月一日附近的趋势。

2. 正态性检验　圆分布资料正规的正态性检验计算颇繁。实际工作中一般不做这项检验，这里仅介绍简便但较粗糙的判断法。

记平均角 $\bar{\alpha}$ 上下两侧的数据个数之差为 D_1，若 $D_1 \geq 2\sqrt{n}$ 表示对称性上有偏度，肯定不符合正态。若 $D_1 < 2\sqrt{n}$，则不能肯定对称性上有偏性。

判断峰度偏差的范围为：

$$(\bar{\alpha} - 0.645s, \ \bar{\alpha} + 0.645s)，缩写为 \bar{\alpha} \pm 0.645s \qquad (12-14)$$

记此范围之内、外的数据个数之差为 D_2。若 $D_2 \geq 2\sqrt{n}$，表示有峰度偏性，肯定不符合正态。若 $D_2 < 2\sqrt{n}$，则不能肯定峰度有偏性。

【例 12-3】 例 12-1 表 12-2 资料，平均角 $\bar{\alpha} = 47.32°$，大于 $47.32°$ 的数据有 13 个，小于 $47.32°$ 的数据有 7 个，平均角上下两侧的数据个数之差 $D_1 = 13 - 7 = 6$，$2 \times \sqrt{n} = 2 \times \sqrt{20} = 8.9$，$D_1 < 2\sqrt{n}$，不能肯定其对称性上有偏性。

又 $\bar{\alpha} \pm 0.645s = 47.32° \pm 0.645 \times 46.79° = 17.14° \sim 77.50°$，在此范围之内、外的数据分别有 12、8 个，$D_2 = 12 - 8 = 4 < 2\sqrt{n}$，峰度上也不能肯定其有偏性。

该资料对称性上和峰度都不能肯定有偏性，故基本上可以按正态分布处理。

3. 平均角的置信区间　圆分布资料有集中趋势且符合正态性时，总体平均角 μ_α 的 95% 与 99% 置信区间计算公式分别为：

$$(\bar{\alpha} - \delta_{0.05}, \ \bar{\alpha} + \delta_{0.05})，缩写为 \bar{\alpha} \pm \delta_{0.05} \qquad (12-15)$$

$$(\bar{\alpha} - \delta_{0.01}, \ \bar{\alpha} + \delta_{0.01})，缩写为 \bar{\alpha} \pm \delta_{0.01} \qquad (12-16)$$

式中 $\delta_{0.05}$，$\delta_{0.01}$ 可以 n 和 r 值查平均角置信区间的 δ_α（度）表（附表 16）得出。

【例 12-4】 例 12-1 的 $n = 20$，$r = 0.71645$，$\bar{\alpha} = 47.32°$，求总体平均角 μ_α 的 95% 置信区间。

查附表 16 得 $n = 20$ 时，$r = 0.70$ 所对应的 $\delta_{0.05} = 23°$；$r = 0.75$ 所对应的 $\delta_{0.05} = 20°$。用内插法求得 $n = 20$，$r = 0.71645$ 时，

$\delta_{0.05} = 23° + (0.71645 - 0.70)(20° - 23°)/(0.75 - 0.70) = 22°$

按式 12-15 求总体平均角 μ_α 的 95% 置信区间：

$\bar{\alpha} \pm \delta_{0.05} = 47.32° \pm 22° = 25.32° \sim 69.32°$，转化成时间为 1 点 41 分 ~ 4 点 37 分。

二、假设检验

1. 两平均角的比较　有参数法（Watson-William 检验）和非参数法（Watson's U^2 检验）：

（1）**参数法**　适用于有集中趋势的资料，H_0 为 $\mu_1 = \mu_2$，可用两样本平均角比较的 Watson-William t 检验（$r \geqslant 0.7$ 时效果较好），t 检验统计量为：

$$t = \sqrt{K(N-2)(R_1 + R_2 - R)/(N - R_1 - R_2)} \qquad \nu = n_1 + n_2 - 2 \qquad (12-17)$$

式中为 K 校正因子，可查附表 17 得出；R_i 为第 i 个样本的综合极距，R 为合并资料计算的综合极距。用 $r_合$、N 表示合并资料计算的极距、样本例数。R_i、R 的计算公式为：

$$R_i = n_i \times r_i; \qquad R = N \times r_合 \qquad (12-18)$$

若 $P \leqslant \alpha$，则按 α 水准拒绝 H_0，认为圆形分布集中趋势不同；否则，不能拒绝 H_0，不能认为集中趋势不同。

【**例 12-5**】某医师在其医院 A、B 两个病区各随机抽取 8 位病人，观察他们日常的入睡时间资料如下，试分析两病区病人平均入睡时间是否相同？

A 病区：20：50，22：00，21：30，20：30，21：50，21：15，22：10，22：00

B 病区：21：30，21：00，21：50，22：00，22：30，22：20，22：50，23：00

假设 H_0：两病区病人平均入睡时间相同

　　　H_1：两病区病人平均入睡时间不同

　　　$\alpha = 0.05$

基本计算同例 12-1，但需按式 12-6 计算 $\bar{\alpha}$，结果如下：

A 病区：$n_A = 8$，$\bar{\alpha}_A = 320.78°$，$t_A = 21：23$，$r_A = 0.9880$，$s_A = 8.9030°$

B 病区：$n_B = 8$，$\bar{\alpha}_B = 331.87°$，$t_B = 22：07$，$r_B = 0.9866$，$s_B = 9.4092°$

均匀性检验同例 12-1，结果为两病区都是 $P<0.05$，存在集中趋势。

正态性检验同例 12-3，结果为偏度和峰度都不能肯定有偏性，满足正态性。

$r_{合并} = 0.9827$，查圆形分布校正因子 K 值表（附表 17）并用插入法得：$K = 1.0129$

$$N = 16, \qquad R = 16 \times 0.9827 = 15.7232$$

$$R_1 = 8 \times 0.9880 = 7.9040, \qquad R_2 = 8 \times 0.9866 = 7.8928$$

按式 12-17 得：

$$t = \sqrt{\frac{1.0129 \times (16-2) \times (7.9040 + 7.8928 - 15.7232)}{16 - 7.9040 - 7.8928}} = 2.2663$$

$$\nu = n_1 + n_2 - 2 = 8 + 8 - 2 = 14$$

查 t 界值表（附表 2）得 $t_{0.05/2,14} = 2.14$，$t > t_{0.05/2,14}$，$P<0.05$，按 $\alpha = 0.05$ 检验水准，拒绝 H_0，接受 H_1，可认为 B 病区病人平均入睡时间较 A 病区为晚。

（2）**非参数法**　常用 Watson's U^2 检验法，该法对均匀性和 $r_合$ 均无要求，故不必作平均角的均匀性检验及求合并 r 值。下面以例 12-5 数据为例，介绍此法。

假设 H_0：两总体分布相同

　　　H_1：两总体分布不同

　　　$\alpha = 0.05$

两个样本共 $n_1 + n_2$ 个数据，先将时间化成角度，统一按角度值大小，由小到大从上向下排列，但仍分两组，各自编序号 i 与 j （$i=1$，2，…，n_1；$j=1$，2，…，n_2）。排列方法见表 12-4 的第①、②、④、⑤列。本例 A、B 两病室，各有 14 个可标 i 或 j 的格子，A 病室有 8 格分别填写了 $i=1$，2，…，8，有 6 个空格；B 病室有 8 格分别填写了 $j=1$，2，…，8，有 6 个空格。

表 12-4　两样本比较的 U^2 检验

A 病区组			B 病区组			d 与 d^2	
①角度	②i	③i/n_i	④角度	⑤j	⑥j/n_j	⑦$d=i/n_i-j/n_j$	⑧d^2
307.50	1	0.1250			0	0.1250	0.0156
312.50	2	0.2500			0	0.2500	0.0625
312.50	3	0.3750			0	0.3750	0.1406
		0.3750	315.00	1	0.1250	0.2500	0.0625
318.75	4	0.5000			0.1250	0.3750	0.1406
322.50	5	0.6250	322.50	2	0.2500	0.3750	0.1406
		0.6250	327.50	3	0.3750	0.2500	0.0625
330.00	6	0.7500			0.3750	0.3750	0.1406
330.00	7	0.8750	330.00	4	0.5000	0.3750	0.1406
332.50	8	1			0.5000	0.5000	0.2500
		1	335.00	5	0.6250	0.3750	0.1406
		1	337.50	6	0.7500	0.2500	0.0625
		1	342.50	7	0.8750	0.1250	0.0156
		1	345.00	8	1.0000	0.0000	0.0000
合计	—	—				4.0000	1.3750

两病室分别计算 i/n_1 及 j/n_j，见表 12-4 第③、⑥两列，空格也要计算 i/n_1 和 j/n_j。其决定方法为：①i 或 j 等于 1 以前的各空格，以 0 代之。例如表中第⑥列 1~3 行；②如 i 或 j 等于 1 之后有空格，这些空格对应的 i/n_1 或 j/n_j 等于前面非空格对应的 i/n_1 或 j/n_j 的值，如 A 病区组 $i=4$ 之前，$i=3$ 与 $i=4$ 之间有一空格，它的 i/n_1 为 $i=3$ 对应的 $i/n_1=3/8=0.3750$；$i=8$ 后空格对应的 $i/n_1=8/8=1$。B 病室 j/n_j 的空格也是如此计算。

计算各行的 d 值，$d=i/n_1-j/n_2$，见表 12-4 第⑦列；第⑧列为 d^2。

按式 12-19 计算检验统计量 U^2：

$$U^2 = n_1 n_2 \left[\sum d^2 - \left(\sum d \right)^2/N \right] \Big/ N^2，\quad 式中 N = n_1 + n_2 \qquad (12-19)$$

本例　$U^2 = 8 \times 8 \times [1.3750 - 4.0000^2/16]/16^2 = 0.0938$

以 n_1 和 n_2 查附表 18，Watson's U^2 检验界值表，界值 $U_{0.05(8,8)}^2 = 0.1838$，$U^2 < U_{0.05(8,8)}^2$，$P > 0.05$，按 $\alpha=0.05$ 检验水准，不拒绝 H_0，还不能认为两病区病人平均入睡时间不同。可见 Watson's U^2 检验（非参数法）的灵敏度低于 Watson-William 检验（参数检验法）。

2. 多平均角的比较　$K \geq 3k$ 即多组样本均数比较，在各平均角有意义、满足正态性，$r_合 > 0.45$ 时，参数检验常用 Watson-William 方法，检验统计量为：

$$F = K(N-k)\left(\sum_{i=1}^{k} R_i - R\right) \Big/ \left[(k-1)\left(N-\sum_{i=1}^{k} R_i\right)\right]，\quad \nu_1 = k-1，\quad \nu_2 = N-k \qquad (12-20)$$

式中 k 为样本数，$N = \sum n_i$，K 为校正因子，可查 Watson-William 检验用校正因子 K 值表（附表 17）得到；其余意义同前。

式 12-20 也可用于两组圆分布资料比较，$k=2$ 时 $r \geqslant 0.7$ 效果较好。

【例 12-6】三组病人心向量的最大向量角资料（A 组 $n_1=7$，B 组 $n_2=8$，C 组 $n_3=6$）如下，比较三组平均角是否相同？

A 组　　30°　　53°45′　　330°　　21°15′　　86°15′　　67°3′　　55°

B 组　　56°15′　　65°　　28°45′　　357°3′　　67°3′　　86°15′　　77°3′

C 组　　330°　　345°　　0°　　15°　　30°　　20°

H_0：三组病人的平均角相同

H_1：三组病人的平均角不同

$\alpha = 0.05$

同例 12-1 方法，计算得：$r_A = 0.8278$；$r_B = 0.8965$；$r_C = 0.9356$

集中性检验结果三组都 $P<0.05$，存在集中趋势。

同例 12-3 方法，分别作正态性检验，结果三组都可以认为大致符合正态。

综合极距：　　　　　　$R_A = n_A \times r_A = 7 \times 0.8278 = 5.7946$

类似得　　　　　　　　$R_B = 7.1718$，　　$R_B = 5.6171$

　　　　　　$\sum R_i = 18.5837$，　　$R = N \times r_合 = 21 \times 0.8234 = 17.2859$

$$r_合 = \sqrt{\left(\sum x\right)_合^2 + \left(\sum y\right)_合^2} \Big/ N = \sqrt{10.02495^2 + 10.10484^2} \Big/ 21 = 0.8234 > 0.45$$

适用 Watson-William 方法。据 $r_合$ 查 Watson-William 检验圆形分布校正因子 K 值表（附表 17）得：

　　　　　　$r = 0.82$ 时，　$K = 1.1193$；　　$r = 0.83$ 时，　$K = 1.1136$

用插值法计算得 $r = 0.8234$ 时，$K = 1.117$。按式 12-20 得

$$F = 1.117 \times (21-3) \times (18.5837 - 17.2859) / [(3-1) \times (21-18.5837)] = 5.399$$

以自由度 $\nu_1 = 3-1 = 2$，$\nu_2 = 21-3 = 18$，查 F 界值表（附表 4），$F_{0.05(2,18)} = 3.49$，$P<0.05$，拒绝 H_0，可认为三组角均数之间有差异。

进一步用 Watson-William t 或 F 检验作两两比较，A 与 B 比较，$P>0.05$；A 与 C 组比较，$P>0.05$；B 组与 C 组比较，$P<0.01$；按 Bonferroni 法调整检验水准 $\alpha' = 0.05/3 = 0.0167$，做出推断结论：只有 B 组和 C 组角均数之间有差异，其余两组角均数之间差异无统计学意义。

第四节　圆分布资料的相关性分析

一、圆-圆相关

圆-圆相关（angular-angular correlation）是指成对的圆形分布变量与圆形分布变量之间的相关。收集 n 对样本圆分布资料（α_i, β_i），分析总体 α 与 β 之间是否有相关关系，其计算方法与平均角是否有统计学意义（有集中趋势，为非均匀分布）有关。当 α 与 β 都无集中趋势，呈均匀分布时，可用 H 检验法；如 α 与 β 中至少有一个有集中趋势，为非均匀分布（即 μ_α 与 μ_β 中至少有一个不为 0）时，用秩相关法。

1. H 检验法 H 检验法适用于呈均匀分布、无集中趋势的成对圆分布资料。

【例12-7】收集某县人民医院 2005 年 12 月～2006 年 5 月妇产科 38 名 20～38 岁正常分娩妇女破胎膜时间 T_1 和胎儿娩出时间 T_2 及产程 L（min）见表 12-5。分析破胎膜时间 T_1 和胎儿娩出时间 T_2 两个圆形分布变量的相关性。（产程 L 用于例12-9）

表 12-5　某医院 2005～2006 年 38 名正常分娩妇女破胎膜时间 T_1 和胎儿娩出时间 T_2 及产程 L

编号	T_1	T_2	L（min）	编号	T_1	T_2	L（min）	编号	T_1	T_2	L（min）
1	6：00	6：35	35.00	14	11：30	14：30	180.00	27	15：35	15：55	20.00
2	4：00	11：25	445.00	15	12：10	13：50	100.00	28	4：05	5：20	75.00
3	8：30	9：20	50.00	16	3：35	4：30	55.00	29	21：25	22：15	50.00
4	14：20	15：00	40.00	17	10：30	13：10	160.00	30	11：20	13：23	123.00
5	19：00	19：20	20.00	18	16：04	17：30	86.00	31	11：13	12：29	76.00
6	5：00	5：08	8.00	19	1：00	1：30	30.00	32	1：10	1：20	10.00
7	3：20	3：55	35.00	20	11：22	16：21	299.00	33	11：25	13：54	149.00
8	7：20	8：08	48.00	21	14：25	14：38	13.00	34	12：04	13：21	77.00
9	15：00	16：40	100.00	22	17：00	17：30	30.00	35	1：20	2：35	75.00
10	11：20	11：38	18.00	23	6：05	7：20	75.00	36	18：37	18：53	16.00
11	21：04	21：47	43.00	24	10：00	11：26	86.00	37	4：05	5：26	81.00
12	23：10	0：22	72.00	25	14：25	14：55	30.00	38	22：20	23：21	61.00
13	17：05	17：18	13.00	26	10：22	12：25	123.00				

H_0：昼时性变量 T_1、T_2 无相关关系

H_1：T_1、T_2 存在相关关系

$\alpha = 0.05$

将表 12-5 昼时性资料 T_1、T_2 按式 12-1 换成角度 α_i、β_i，见表 12-6②、③两列。

同例 12-1 方法进行均匀性检验，α 与 β 都无集中趋势。用 H 检验法进行圆-圆相关分析：

（1）计算各对 α_i、β_i 的差值 δ_i、和值 φ_i，见表 12-6 第④、⑤列。

（2）求 $\sin\delta_i$、$\cos\delta_i$、$\sin\varphi_i$、$\cos\varphi_i$，进而计算 $\sum \sin\delta_i$、$\sum \cos\delta_i$、$\sum \sin\varphi_i$、$\sum \cos\varphi_i$。见表 12-6 第⑥～⑨列。

（3）计算 r_+、r_-，得出 r。计算公式为：

表 12-6　圆-圆相关分析 H 检验法计算表

序号①	α_i（弧度）②	β_i（弧度）③	$\delta_i=\alpha_i-\beta_i$④	$\varphi_i=\alpha_i+\beta_i$⑤	$\sin\delta_i$⑥	$\cos\delta_i$⑦	$\sin\varphi_i$⑧	$\cos\varphi_i$⑨
1	1.57	1.72	-0.15	3.29	-0.1521	0.9884	-0.1521	-0.9884
2	1.05	2.99	-1.94	4.04	-0.9320	-0.3624	-0.7799	-0.6259
3	2.23	2.44	-0.22	4.67	-0.2164	0.9763	-0.9990	-0.0436
…	…	…	…	…	…	…	…	…
38	5.85	6.11	-0.27	11.96	-0.263	0.9648	-0.5700	0.8217
合计	—	—	—	—	-11.4395	33.9489	6.4659	3.3035

$$r_+ = \sqrt{\left(\sum \cos\delta_i\right)^2 + \left(\sum \sin\delta_i\right)^2} \Big/ n, \quad r_- = \sqrt{\left(\sum \cos\varphi_i\right)^2 + \left(\sum \sin\varphi_i\right)^2} \Big/ n \qquad (12-21)$$

$$r = \max(r_+, \ r_-) \qquad (12-22)$$

$r=r_+$，为正相关；$r=r_-$，为负相关；$r=r_+=r_-$，可看作正相关或负相关（一般是无相关）。

$$r_+ = \sqrt{33.9489^2 + (-11.4395)^2}/38 = 0.9427$$

$$r_- = \sqrt{3.3035^2 + 6.4659^2}/38 = 0.1911$$

$$r = \max(0.9427, \ 0.1911) = 0.9427 = r_+，为正相关。$$

（4）计算检验统计量 H 值，计算公式为：

$$H = r\sqrt{n} \qquad (12-23)$$

本例 $H = 0.9427 \times \sqrt{38} = 5.8112$

（5）查圆-圆相关 H 界值表（见表12-7），得出 H 界值，例如 $n=5$ 时，$H_{0.05} = 1.78$，$H_{0.01} = 2.10$。$n=10$ 时，$H_{0.05} = 1.85$，$H_{0.01} = 2.20$。

表12-7 圆-圆相关 H 界值表

n	P		
	0.1	**0.05**	**0.01**
5	1.62	1.78	2.10
10	1.67	1.85	2.20
20	1.70	1.89	2.25
50	1.71	1.91	2.28
∞	1.72	1.92	2.30

本例 $n=38$，表12-7 中未列出，可用插值法求出 $n=38$ 时 $H_{0.05} = 1.902$ 及 $H_{0.01} = 2.268$，也可据表12-7 估计出 $n=38$ 时 $H_{0.05}$ 在 1.89 与 1.91 之间，$H_{0.01}$ 在 2.25 与 2.28 之间。

（6）将检验统计量 H 值与 H 界值比较，得出 P 值。若 $H<H_{0.05}$，则 $P>0.05$，不能拒绝 H_0；若 $H \geqslant H_{0.05}$ 或 $H_{0.01}$，则 $P \leqslant 0.05$ 或 0.01，拒绝 H_0。本例 $H>H_{0.01}$，故 $P<0.01$，所以拒绝 H_0，可认为破胎膜时间 T_1 和胎儿娩出时间 T_2 存在正相关关系。

2. 秩相关检验法 当 n 对圆形分布资料中的 α 与 β 中至少有一个有集中趋势，为非均匀分布（即 μ_α 与 μ_β 中至少有一个不为0）时，H 检验不适用，此时，须用秩相关法。

【例12-8】 表12-8 第②、④列的6对 α 和 β 的角度资料，经检验 β 的 $r=0.95476$，$P<0.01$，平均角 $=57.28°$有统计学意义。分析 α 和 β 间是否存在相关性。

表12-8

编号 i ①	α_i ②	秩次 j ③	β_i ④	秩次 k ⑤	α_i' ⑥	β_i' ⑦	$\delta_i = \alpha_i' - \beta_i'$ ⑧	$\varphi_i = \alpha_i' + \beta_i'$ ⑨
1	82.6°	1	61.5°	6	60°	360°	−300°	420°
2	239.9°	3	86.6°	1	180°	60°	120°	240°
3	92.4°	2	29.7°	2	120°	120°	0°	240°
4	37.0°	6	44.5°	3	180°	180°	180°	540°
5	248.3°	4	60.1°	4	240°	240°	0°	480°
6	352.2°	5	61.0°	5	300°	300°	0°	600°

H_0：α 和 β 无相关关系

H_1：α 和 β 有相关关系

$\alpha = 0.05$

因 β 的平均角 $= 57.28°$

有统计学意义，为非均匀分布，宜用秩相关法：

（1）分别对 α_i 和 β_i 编秩，起点可任择，按顺时针起点→360°（0°）→稍小于起点顺序排列，编以秩次 $i = 1, 2, \cdots, n$（n 为对子数）。本例对 α_i 编秩：任取 82.6° 为起点，按 82.6°→360°（0°）→82.5°顺序排列，编秩次 j 见表 12-8 第③列。同样对 β_i 编秩：任取 86.6° 为起点，按 86.6°→360°（0°）→86.5°顺序排列，编秩次 k 见表 12-8 第⑤列。

（2）计算 E。用 E 和 α_i、β_i 的秩次、k_i 分别计算 α_i'、β_i'：

$$E = 360°/n, \quad \alpha_i' = j_i \times E, \quad \beta_i' = k_i \times E \tag{12-24}$$

本例 $E = 360°/6 = 60°$，按式 12-24 算得 α_i'、β_i' 列于表 12-8 第⑥，⑦列。例如：秩次 $j = 2$ 时，$\alpha_3' = 120°$；$k = 3$ 时，$\beta_i' = 180°$。

（3）分别求各对 $\alpha_i' - \beta_i'$ 之差 δ_i、$\alpha_i' + \beta_i'$ 之和 φ_i，本例见表 12-8 第⑧和⑨列。

（4）求 $\sin\delta_i$、$cod\delta_i$、$\sin\varphi_i$、$\cos\varphi_i$、$\sum\sin\delta_i$、$\sum\cos\delta_i$、$\sum\sin\varphi_i$、$\sum\cos\varphi_i$。

本例计算得到 $\sum\sin\delta_i = 1.7320$，$\sum\cos\delta_i = 2.0000$；$\sum\sin\varphi_i = -1.7321$，$\sum\cos\varphi_i = 2.0000$

（5）按式 12-21 计算 r_+、r_-，按式 12-22 得出 r：

$$本例 r_+ = \sqrt{2.0000^2 + 1.7320^2}/8 = 0.4410$$

$$r_- = \sqrt{2.0000^2 + (-1.7320)^2}/8 = 0.4410$$

$r = \max(0.4410, 0.4410) = 0.4410$，可看作正相关，也可看作负相关。

（6）按式 12-25 计算 P 值，做出统计学结论。

$$P = 1 - \{1 - \exp[(1-n)r^2]\}^2 \tag{12-25}$$

本例 $P = 1 - \{1 - \exp[(1-6) \times 0.4420^2]\}^2 = 0.6133 > 0.05$，不拒绝 H_0，故认为角度变量 α 和 β 无相关关系。

二、圆-线相关

圆-线相关（angular-linear correlation）是指成对的圆形分布变量与线性定量变量之间的相关。

【例 12-9】表 12-5 中 38 名分娩妇女破胎膜时间 T_1 和产程 L（min）现列于表 12-9 第①、②、⑥列，分析破胎膜时间 T_1（圆形分布变量）和产程 L（线性定量变量）有无相关关系。

表 12-9　例 12-9 计算 T_1 和 y 相关性的数据

编号 i ①	T1 ②	α（弧度）③	$\sin\alpha_i$ ④	$\cos\alpha_i$ ⑤	y（min）⑥
1	6：00	1.57	1.000	0.0000	35
2	4：00	1.05	0.860	0.5000	445
…		…	…	…	…
38	22：20	5.85	-0.4226	0.9063	61
合计	—	—	2.03	-6.68	3007

H_0：T_1 与 L 之间无相关关系

H_1：T_1 和 L 之间有相关关系

$\alpha = 0.05$

（1）先将圆分布时间变量 T_1 化成角度 α，见表 12-9 中第③列。

（2）求各 α 的 $\sin\alpha$、$\cos\alpha$，见表 12-9 中第④、⑤、⑥列。

（3）计算 y 与 $\cos\alpha$，y 与 $\sin\alpha$，$\sin\alpha$ 与 $\cos\alpha$ 的简单相关系数 r_{yc}、r_{ys}、r_{sc}。

本例为：$r_{yc} = -0.176$、$r_{ys} = 0.272$、$r_{sc} = 0.116$。

（4）用 r_{yc}、r_{ys}、r_{sc} 计算角度与线性量之间相关系数的平方 r^2

$$r^2 = (r_{yc}^2 + r_{ys}^2 - 2r_{yc}r_{sc}r_{sc})(1 - r_{sc}^2) \tag{12-26}$$

本例 $r^2 = [(-0.176)^2 + 0.272^2 - 2(-0.176) \times 0.272 \times 0.116] \times (1 - 0.116^2) = 0.1145$

（5）按式 12-27 计算检验统计量 χ^2，若 $\chi^2 \geq \chi_{0.05}^2$，则 $P \leq 0.05$，拒绝 H_0，按 $\alpha = 0.05$ 水准可认为存在圆-线相关关系；否则，不能认为有圆-线相关关系。

$$\chi^2 = nr^2, \quad 自由度 \nu = 2 \tag{12-27}$$

本例 $\chi^2 = 38 \times 0.1145 = 4.351$，$\nu = 2$ 查 χ^2 界值表（附表 11），单侧 $P > 0.05$，按 $\alpha = 0.05$ 水准，不拒绝 H_0，还不能认为破胎膜时刻与产程有圆-线相关关系。

圆分布资料的统计电脑实验

由于圆分布资料 SPSS 软件没有现成的菜单模块，所以本章例题的计算分析主要用 SPSS 中 Transform→Compute 的表达式计算或者计算器实现。

【实验 12-1】对例 12-1 圆形分布资料分析，求其平均分娩时间与标准差。

1. 数据文件　如图 12-1，点击数据窗左下角的 Variable view（变量窗），在其视窗中输入"分娩时间"为变量名，将"分娩时间"变量类型设定为 hh：mm 的日期格式，以分号分隔时、分录入数据，建立 1 列 20 行的数据集 E1201. sav。

2. 操作步骤

（1）将"分娩时间"由时分形式转化为"小时"时间，再转变为"角度"，再转变为"弧度 α"，计算"弧度 α"的余弦值"$\cos\alpha$"和正弦值"$\sin\alpha$"。由于 α 不易输入，这里用 a 代替 α，其转换表达式如下：

小时 = XDATE. HOUR（分娩时间）+ XDATE. MINUTE（分娩时间）/60；角度 a = 小时/24 * 360；弧度 a = 小时/24 * 2 * 3.1416；cosa = cos（弧度 a）；sina = sin（弧度 a）。

上述转换表达式在 Transform→Compute 途径中实现（所有转换式中等号左边为变量名键入在 Target variable 框中，等号右边为表达式键入在 Numeric expression 框中，分项执行）。

（2）计算余弦值"cosa"与正弦值"sina"的和。Analyze → Descriptive Statistics → Descriptives，"cosa""sina"→Variable(s) 框中→Options→勾选增加 Sum→Continue→OK。

（3）其余指标按正文的表达式，采用计算器或 SPSS 中的 Transform 操作过程实现。

	分娩时间
1	3:50
2	23:00
⋮	⋮
19	3:15
20	1:00

图 12-1　数据集 E1201. sav

NOTE

	月份	月中点	m
1	Jan	15.50	33.00
2	Feb	45.00	92.00
⋮	⋮	⋮	⋮
11	Nov	319.00	6.00
12	Dec	349.50	14.00

图 12-2　数据集
E1202. sav

3. 主要结果　见表 12-2 和正文。

【实验 12-2】对例 12-2 圆形分布资料分析，求其平均发病时间及标准差。

1. 数据文件　如图 12-2，以"月份""月中点""m"（发病数）为变量名，建立 3 列 12 行的数据集 E1202. sav。

2. 操作步骤

（1）将"月中点"转化为"弧度 a"，再计算"弧度 a"的余弦值"cosa"和正弦值"sina"。表达式如下：角度 a = 月中点 * 360/365，弧度 a = 角度 a/180 * 3.1416；cosa = cos（弧度 a）；sina = sin（弧度 a）。

（2）计算余弦值"cosa"和正弦值"sina"的和。首先加权频数"m"；Analyze→Descriptive Statistics→Descriptives，"cosa""sina"→Variable（s）框中→Options→勾选增加 Sum→Continue→OK。

（3）其余指标按照正文的表达式，用计算器或者通过 SPSS 中的 Transform→Compute 操作过程实现。

3. 主要结果　见表 12-3 和正文。

【实验 12-3】对例 12-6 资料进行两样本平均角的比较。

1. 数据文件　如图 12-3 前两列，以"入睡时间""组别"为变量名，建立 2 列 13 行的数据集 E1205. sav。

2. 分析操作步骤

（1）将"入睡时间"由时分形式转化为"小时"时间，再转变为"a"（角度），再转变为"弧度 a"，计算"弧度 a"的余弦值"cosa"和正弦值"sina"。其表达式和操作步骤类似实验 12-1。

（2）计算余弦值"cosa"和正弦值"sina"的和。Analyze→Compare means→Means→"cosa""sina"→Dependent List 框中，"组别"→Independent List，点击 Options，将 mean 从 statistics 框中移到 cell statistics 框中→Continue→OK。

（3）余者指标按照正文的表达式，用计算器或者通过 SPSS 中的 Transform→Compute 操作过程实现。注意按式 12-6 计算 $\bar{\alpha}$。

3. 主要结果

（1）"小时"时间、"a"（角度）、"弧度 a"、"弧度 a"的余弦值"cosa"和正弦值"sina"，结果见图 12-3。

（2）两组及合计组的余弦值"cosa"和正弦值"sina"的和分别为：A 病区组 4.53，-3.86；B 病区组 6.21，-3.13；合计组 10.74，-6.99。其他结果见正文。

注：本章其他例题的统计电脑实验可仿照上述步骤，按正文应用的统计方法计算相应的检验统计量进行统计分析。

	入睡时间	组别	a	弧度a	cosa	sina
1	20:30	1	307.5	5.37	.61	-.79
2	21:00	1	315.0	5.50	.71	-.71
3	21:15	1	318.8	5.56	.75	-.66
4	21:20	1	320.0	5.59	.77	-.64
5	21:45	1	326.3	5.69	.83	-.56
6	22:00	1	330.0	5.76	.87	-.50
7	21:30	2	322.5	5.63	.79	-.61
8	21:45	2	326.3	5.69	.83	-.56
9	22:05	2	331.3	5.78	.88	-.48
10	22:15	2	333.8	5.83	.90	-.44
11	22:20	2	335.0	5.85	.91	-.42
12	22:45	2	341.3	5.96	.95	-.32
13	22:50	2	342.5	5.98	.95	-.30

图 12-3　数据集
E1205. sav 及部分输出结果

学习小结

1. 学习内容

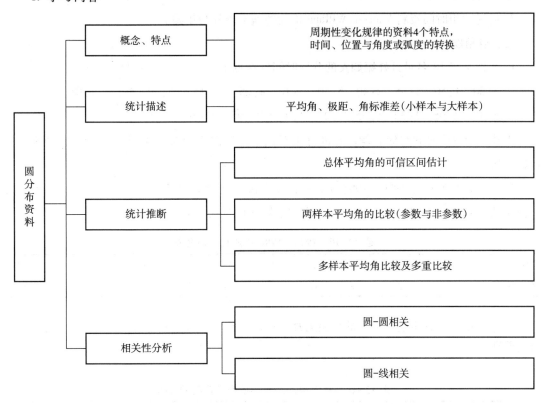

2. 学习方法　明确圆分布资料的特点，根据具体问题确定一个圆周分割的尺度进行资料的时间、位置与角度的相互转换。对比圆形分布统计分析方法与其他常规统计分析方法的异同，理解和掌握圆分布资料常用的统计分析方法。

练习题

一、最佳选择题

1. 下列哪种资料不具有圆形分布特征（　　　）

　　A. 人体昼夜之间激素水平的变化　　　　B. 人体的免疫功能随季节所发生的变化

　　C. 糖尿病患病率的年度变化　　　　　　D. 冠心病死亡的时辰高峰期

　　E. 体温的时间波动

2. 下列属于圆形分布法统计描述范畴的是（　　　）

　　A. 角标准差　　　　　　　　　　　　　B. 两个样本平均角的比较

　　C. 均匀性检验　　　　　　　　　　　　D. 正态性检验

　　E. 多样本平均角的比较

3. 下列属于圆形分布法统计推断范畴的是（　　　）

　　A. 极距　　　　　　　　　　　　　　　B. 均匀性检验

　　C. 平均角　　　　　　　　　　　　　　D. 角标准差

　　E. 算数均数

二、简答题

1. 举例说明医学上常见的圆分布资料的类别。

2. 简述圆分布资料的主要特点。

3. 简述两组时间资料 Watson–William 检验的基本条件与步骤。

三、应用题

1. 某地某天 18 名足月妊娠妇女的分娩时间资料见下:

3:30　1:50　2:35　2:40　5:30　3:10　4:25　　5:15　　5:50　4:20　9:05

6:10　3:05　3:30　1:35　3:15　1:10　19:05　20:30　23:05

求其平均分娩时间与标准差,并进行正态性、均匀性检验及总体平均分娩时间 95% 的可信区间估计。

2. 某市疾病监测点 1996～1998 年累计监测农村人口 380970 人,意外死亡 329 人,死亡月份分布见表 12-10,计算 3 年该市意外死亡的平均死亡时间及标准差。

表 12-10　1996～1998 年死亡人数分布

月份	1	2	3	4	5	6	7	8	9	10	11	12
死亡数	12	19	29	33	47	52	40	36	23	15	13	10

3. 某年抽样调查甲县与乙县的疟疾逐月发病数,资料如表 12-11,试比较两个县发病时间有无差别?

表 12-11　某年甲、乙两县疟疾发病时间比较

月份	1	2	3	4	5	6	7	8	9	10	11	12
月份组中值	0.5	1.5	2.5	3.5	4.5	5.5	6.5	7.5	8.5	9.5	10.5	11.5
甲县发病数	0	0	1	1	5	21	27	20	9	3	1	0
乙县发病数	0	0	0	1	3	8	11	16	6	6	0	0

(刘明芝　孔丽娅　史周华)

第十三章 实验研究统计设计

实验设计包括专业设计和统计设计，前者是根据专业知识确定实验对象、药品试剂、标本采集、检测方法、观察指标等；后者是依据统计学原理，确定样本容量、分组方法及设计方案等，以确保资料的可靠性和准确性。中医药在防治疾病中疗效受许多因素的影响，如疾病证候、中药成分变化、组方交互作用、剂量剂型等，因此，除了良好的专业设计外，严谨的统计设计也是中医药科学研究的关键环节。

第一节 常用实验设计类型

一、完全随机设计

1. 概念 完全随机化设计（completely randomized design）又称单因素设计或成组设计，该设计是在一个实验中只安排一个研究因素即处理因素，因素下可设两水平（两组）或多水平（多组），是将同质的受试对象随机分配到各处理组中进行实验观察或从不同总体中随机抽样进行比较研究。

本书中例7-4、例7-6、例7-7、例8-1、例10-1、例10-2、例10-3、例10-4、例10-5、例11-2、例11-3、例11-4、例11-5、例17-1等属于完全随机设计。

2. 随机化方法 将符合条件的同质实验对象按照设计的分组概率分配到各处理组中去，或从所研究的几个总体中，按所设计的样本含量随机抽取相应的样本。由于分组或抽样时未对实验对象进行任何控制，属完全随机的，完全随机设计由此得名。各处理组的分组概率可以相等也可以不等。在样本含量总数不变的情况下，各组样本含量相等时的设计，其统计分析效率较高。

应用实例见第二章例2-1，统计电脑实验见实验2-1。

3. 优缺点 优点是设计和实施比较简单，出现缺失值时仍可进行统计分析。缺点是只能安排一个因素，未对其他任何重要的非研究因素进行控制，将非研究因素对各组观察结果的影响和干预归于实验误差，在例数较少时往往不能保证组间的一致性，均衡可比性较差，其检验效率低于配对设计和随机区组设计。

4. 应用 主要适用于实验对象同质性较好的研究。对于小样本的非处理因素较多的实验研究，不宜采用此设计方法。在实验对象的变异较大情况下，可采用分层完全随机设计。

5. 统计分析方法 对于正态分布且方差齐的计量资料，常采用成组资料的 t 检验、单因素方差分析；对于非正态分布或方差不齐的资料，可进行数据变换，或采用两个独立样本比较的

NOTE

Wilcoxon 秩和检验、多个独立样本比较的 Kruskal Wallis H 检验；对于计数资料，可采用 χ^2 检验等。

二、配对设计

1. 概念　配对设计（matched-pairs design）又称成对设计，是将实验对象按某些特征或条件配成对子（非随机），再将每对中的两个实验对象随机分配到两个处理组中，给予不同的处理。配对设计应以非实验因素作为配对条件，如性别、年龄、体重等。配对设计包括前后配对设计、左右配对设计和异体配对设计。

前后配对设计：即自身对照研究（self controlled study），又称单组比较设计，是观察一定数量条件相同的研究对象，对处理因素前后反应指标变化进行统计分析；同一标本接受两种不同检测方法，也属于前后配对设计研究。

左右配对设计（left-right paired design）：指两种不同处理分别施加于同一个体左右两侧器官或组织的设计，处理组和对照组的左右分配可用简单随机方法决定。

异体配对设计（individual matched paired design）：是指将相同条件研究对象配对，再按随机方法将一个分配至实验组，另一个分配至对照组，检测结果以配对分析的统计方法加以处理。动物实验配对一般要求同种、同品系、同性别、同体重，甚至同窝；临床试验配对一般要求病种、病期、病情、病程、年龄与性别相同。采用异体配对设计，要求处理前两组比较 $P>0.05$。

本书中例 7-1、例 10-8、例 10-9、例 11-1 等属于配对设计。

2. 随机化方法　先将实验对象按某些特征或条件两两配对（非随机），再将每对中的两个实验对象进行对内编号，根据对子所对应的随机数进行随机分配。

应用实例见第二章例 2-2，统计电脑实验见实验 2-2，只需将区组数改为 2 即可。

3. 优缺点　配对设计是解决均衡性的理想方法，通过配对对影响实验的因素和实验条件加以控制。与完全随机设计相比，它具有同质均衡可比、样本含量较小、抽样误差减小、检验效能高等优点。缺点为配对设计实际两两同质配对不易做到，尤其是对人的试验。如果配对失败或欠佳，此时虽然配对设计和完全随机设计的标准误大小估计接近，但配对设计的自由度小于完全随机设计，故检验效能反而降低。

4. 应用　前后配对设计主要应用于急性或短期实验；左右配对设计主要适用于身体浅表部位实验，两侧病变程度应一致，且处理条件是局部性的，不能通过神经反射或体液途径引起全身反应。异体配对设计适用于同期平行观察研究。

5. 统计分析方法　对于计量资料，如果差值服从正态分布，采用配对 t 检验；如果差值不服从正态分布，可采用 Wilcoxon 符号秩和检验；对于计数资料，则采用 χ^2 检验和配对 χ^2 检验。

三、随机区组设计

1. 概念　随机区组设计（randomized block design）又称随机配伍设计，是配对设计的扩展，是指将条件相同的研究对象配成区组，再将每一区组的受试对象随机分配到各个处理组中。同一区组内要求各受试对象尽可能一致，不同区组间的受试对象允许存在差异，每一区组内受试对象的随机分组要独立进行，每种处理在一个区组内只能出现一次。

本书中例 8-2、例 11-6、例 17-2 等属于随机化区组设计。

2. 随机化方法 先将实验对象按某些特征或条件配伍（非随机），再将每个配伍组（区组）中的实验对象进行组内编号，根据每个区组所对应的随机数进行随机处理组分配。

应用实例见第二章例 2-2，统计电脑实验见实验 2-2。

3. 优缺点 优缺点同配对设计。注意：选择对实验结果影响较大的非处理因素形成区组；若实验日期对结果有影响，则应按实验日期形成区组；遵循"区组间差别越大越好，区组内差别越小越好"的原则；区组内若有一个对象的数据发生缺失，对资料分析的影响较大，所以尽可能使观察值不缺失，达到平衡完全随机区组设计。

4. 应用 该设计可用方差分析将区组变异从误差项分离出来，可同时分析处理因素和配伍因素有无作用，因此，它常用于无交互作用的两因素实验研究。

5. 统计分析方法 如果各组数据服从正态分布且方差齐，采用随机区组设计方差分析，以及 LSD、SNK 多重比较；如果各组数据不服从正态分布，则采用随机区组设计多个样本的秩和检验（Friedman M-test）。

四、拉丁方设计

1. 概念 拉丁方设计（latin square design）也称为正交拉丁方设计，是由 r 个拉丁方字母排列成的 $r×r$ 方阵，是一种三因素（处理因素、区组因素、顺序因素）设计。如实验的目的除比较不同处理的反应外，还需考察或将另外两个因素对实验的影响分离出来，应采用拉丁方设计。正确安排三个因素是拉丁方设计的首要环节，要求每件因素的水平数相等，一因素代表行，一因素代表列，一因素以拉丁字母代表处理，每个处理施于一个实验单位，每个处理在每行及每列各出现一次。最常用的有：3×3、4×4、5×5 等阶拉丁方。几种基本型拉丁方设计见表 13-1。

表 13-1 几种基本型拉丁设计

3×3
A B C
B C A
C A B

4×4
A B C D
B C D A
C D A B
D A B C

5×5
A B C D E
B C D E A
C D E A B
D E A B C
E A B C D

本书中例 8-6 等属于拉丁方设计。

2. 随机化方法 ①根据主要因素的水平数，确定基本型拉丁方，并使另外两个次要因素的水平数与之相等。②将基本型拉丁方随机化，包括行（区组）因素、列因素和处理因素分别随机化，按随机化后的拉丁方安排实验。③规定行、列、字母所代表的因素和水平，通常字母表示主要处理因素。

应用实例见第二章例 2-2，统计电脑实验见实验 2-2，只是较随机区组设计增加了一个列区组间因素，由于水平数较小，可在区组与处理因素随机化之后，用随机抽签的方法将列因素随机化。

3. 优缺点　拉丁方设计提高了实验效率，节省了大量观察对象，又能获得较多信息量。但由于节省了样本含量，使拉丁方设计对实验误差提供较小的自由度，削弱了实验的灵敏度。在 $r \geq 4$ 时，由于拉丁方设计可使误差大大缩小，足以补偿由减少自由度所引起的损失；当 $r<4$ 时，可重复几个拉丁方以提高实验的灵敏度。缺点是无法检验各因素是否有交互作用，而各因素之间若存在交互作用，则拉丁方的分析将归于无效；拉丁方设计的另一个缺点是要求各因素的水平数相等，使其实际应用受限。

4. 应用　凡是考虑三个因素，且其水平数相等，各因素间无交互作用，均可应用拉丁方设计。

5. 统计分析方法　采用三因素无重复实验的方差分析。

五、交叉设计

1. 概念　交叉设计（cross-over design），又称交叉配对设计，是指样本分配按完全随机设计或异体配对设计方式分为两组，两组分别前后交叉进行至少两个阶段的观察，即在前一处理作用完全消失后接受另一处理，最后对两种处理的效应进行比较分析。每个研究阶段后需安排足够长的洗脱期，以消除该阶段对后一研究阶段处理的延滞效应。常用的有 2×2（二处理二阶段）和 2×3（二处理三阶段）交叉设计，处理组分别按 AB 与 BA、ABA 与 BAB 的顺序进行实验。见表 13-2 和 13-3。

表 13-2　2×2 交叉设计

组别	时期	
	I	II
1	处理	对照
2	对照	处理

表 13-3　2×3 交叉设计

组别	I	II	III
1	处理	对照	处理
2	对照	处理	对照

若进行三种处理的比较，可采用三阶段交叉设计，即处理组分别按 ABC、BCA 和 CAB 的顺序进行实验；四种处理的比较，可采用四阶段交叉设计，即处理组分别按 ABCD、BCDA、CDAB 和 DABC 的顺序进行实验。图 13-1 为 2×2 交叉设计方案示意图。

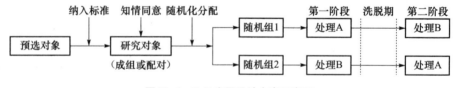

图 13-1　2×2 交叉设计方案示意图

本书例 8-7 属于交叉设计。

2. 随机化方法　同完全随机设计或配对设计，只是预先采用抓阄的随机化方法确定处理组别的实验（如用药）顺序。

3. 优缺点　由于处理是在同体上比较，从而避免了个体差异，节省样本用量，且可以把处理方法之间的差别与时间先后差别分开分析，提高了实验效率。但如果第一阶段实验对象的该病治愈或死亡，则第二阶段的处理将无法施加。如有患者退出试验，不仅造成数据的缺失，也增加了统计分析的困难。

4. 应用 交叉设计主要用于样本来源较少且研究对象状态比较恒定的情况，临床上适用于病情稳定的慢性病患者对症治疗效果观察；基础实验中适用于离体器官研究；不适于病程较短的急性病治疗效果的研究，也不适于病情不稳定或有自愈倾向的慢性疾病疗效的研究。

5. 注意事项 ①处理因素、阶段、个体间不存在交互作用：如果三者有交互作用，这些交互作用效应就会归入误差项中，使误差估计值增大，反而降低实验的精确性。②要注意实验是否有延滞作用：在交叉实验中，如果前一种处理有延滞作用，则观测值的线性模型条件就不成立。为解决这个问题，可设置适当的预试期和间歇期即洗脱期（>6~8个半衰期）。对于延滞作用不能消失的处理，不宜采用交叉设计。

6. 统计分析方法 采用三因素无重复实验的方差分析。

六、析因设计

1. 概念 析因设计（factorial design）指将两个或多个因素的各个水平进行排列组合，交叉分组进行实验，又称交叉组设计。在实验研究中，常会出现两因素或多因素不同水平间的协同作用或拮抗作用，即交互作用，交互作用的数量与级别随着因素数的增加而增高，两因素之间的交互作用为一级，三因素之间的交互作用为二级，依次类推。

析因设计对各种因素不同水平的全部组合进行实验，总的实验组数是各因素水平数的乘积。设有 m 个因素，每个因素有 L_1，L_2，$\cdots$，L_k 个水平，那么共有 $G = L_1 \times L_2 \times \cdots \times L_k$ 个处理组。例如有 A、B、C 三个因素，A 因素有两水平，B 因素有 3 水平，C 因素有 2 水平，则共有 $G = 2 \times 3 \times 2 = 12$ 个处理组，具体组合为 $A_1B_1C_1$、$A_1B_1C_2$、$A_1B_2C_1$、$A_1B_2C_2$、$A_1B_3C_1$、$A_1B_3C_2$、$A_2B_1C_1$、$A_2B_1C_2$、$A_2B_2C_1$、$A_2B_2C_2$、$A_2B_3C_1$、$A_2B_3C_2$。

确定了处理组数后，将实验对象分配到各组的方法可以采用完全随机设计、随机区组设计或拉丁方设计。注意：析因设计的基本要求，各组例数相等，每组例数必须 3 例以上。常用的设计模型为 2×2、2×2×2、3×2、2×2×3 等，3×2、2×2×3 为混合析因设计。

本书例 8-8 与例 8-9 等属于析因设计。

2. 随机化方法 同完全随机设计、随机区组设计或拉丁方设计。

3. 优缺点 优点：①该设计不仅能获取各因素内部不同水平间有无差别，还能分析因素间的交互效应，找出最佳组合，是一种全面实验的高效率设计。②可以节约样本量，与将两种药物分别进行随机对照实验相比，析因设计可以节约样本含量的 1/2，若用两种药物相互对比的设计，可节约样本量的 1/3。缺点：①当因素增加时，实验组数呈几何倍数增加，实验量大，可能负担不起。②部分交互效应，特别是高阶交互效应专业不能解释。

4. 应用 本设计适用于因素数与水平数不高，实验时需全部因素同时施加，因素对定量观测结果的影响地位是平等的，可以准确地估计各因素及其各级交互作用的效应大小，通过比较各种组合找出最佳组合的多因素分析。

5. 统计分析方法 析因设计资料的方差分析、析因设计资料的秩和检验。

七、正交设计

1. 概念 正交设计（orthogonal design）是利用规格化的表格（正交表和交互表）进行的

实验设计，是进行多因素多水平实验的效率较高的一种设计方法。正交设计亦称部分析因设计，它保留了析因设计整体考虑、综合比较的优点，避免了析因设计的全面实验、工作量大的弊病。

正交设计是根据正交性从全面实验中挑选出部分有代表性的点进行实验，这些有代表性的点实验具备了"均匀分散，齐整可比"的特点。以 3 因素 3 水平为例，其全面实验水平组合数为 $3^3 = 27$。若 27 个网格点都实验，就是全面实验，其实验方案如表 13-4 所示。正交设计就是从 3 个因素的选优区中挑选出有代表性的部分实验点（水平组合）来进行实验。可以用一个立方体表示（图 13-2），3 个因素各取 3 个水平，把立方体划分成 27 个格点，反映在图 13-2 上就是立方体内的 27 个 "."。

表 13-4　3 因素 3 水平全面实验方案

		C_1	C_2	C_3
	B_1	$A_1B_1C_1$	$A_1B_1C_2$	$A_1B_1C_3$
A_1	B_2	$A_1B_2C_1$	$A_1B_2C_2$	$A_1B_2C_3$
	B_3	$A_1B_3C_1$	$A_1B_3C_2$	$A_1B_3C_3$
	B_1	$A_2B_1C_1$	$A_2B_1C_2$	$A_2B_1C_3$
A_2	B_2	$A_2B_2C_1$	$A_2B_2C_2$	$A_2B_2C_3$
	B_3	$A_2B_3C_1$	$A_2B_3C_2$	$A_2B_3C_3$
	B_1	$A_3B_1C_1$	$A_3B_1C_2$	$A_3B_1C_3$
A_3	B_2	$A_3B_2C_1$	$A_3B_2C_2$	$A_3B_2C_3$
	B_3	$A_3B_3C_1$	$A_3B_3C_2$	$A_3B_3C_3$

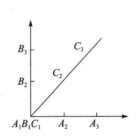 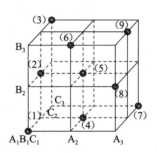

图 13-2　3 因素 3 水平实验的均衡分散立体图

图 13-2 中 3 个因素的选优区中标有实验号的九个 "⊙"，是利用正交表 $L_9(3^4)$ 从 27 个实验点中挑选出来的 9 个实验点。即：

（1）$A_1B_1C_1$　　　　（2）$A_2B_1C_2$　　　　（3）$A_3B_1C_3$

（4）$A_1B_2C_2$　　　　（5）$A_2B_2C_2$　　　　（6）$A_3B_2C_1$

（7）$A_1B_3C_3$　　　　（8）$A_2B_3C_1$　　　　（9）$A_3B_3C_2$

上述选择，保证了 A 因素的每个水平与 B 因素、C 因素的各个水平在实验中各搭配一次。对于 A、B、C 3 个因素来说，是在 27 个全面实验点中选择 9 个实验点，仅是全面实验的三分之一。从图 13-2 中可以看到，9 个实验点在选优区中分布是均衡的，在立方体的每个平面上，都恰是 3 个实验点；在立方体的每条线上也恰有一个实验点。9 个实验点均衡地分布于整个立方体内，有很强的代表性，能够比较全面地反映选优区内的基本情况。

2. 正交设计有严格的正交表和相对应的交互作用表 正交表是一整套规则的设计表格，用 $L_n(k^m)$ 表示，见表 13-5。L 为正交表（orthogonal layout）的代号；n 为实验的次数；m 为列数，表示最多允许安排的因素（含交互作用）的个数；k 表示各因素的水平数。如 $L_8(2^7)$：表示最多可安排 7 个 2 水平的因素，要做 8 次实验。

表 13-5 $L_8(2^7)$ 正交表

试验号	列号						
	1	**2**	**3**	**4**	**5**	**6**	**7**
1	1	1	1	1	1	1	1
2	1	1	1	2	2	2	2
3	1	2	2	1	1	2	2
4	1	2	2	2	2	1	1
5	2	1	2	1	2	1	2
6	2	1	2	2	1	2	1
7	2	2	1	1	2	2	1
8	2	2	1	2	1	1	2

任何一张正交表都有如下两个特性：①任一列中，各水平出现的次数相等。即在实验安排中，所挑选出来的水平组合是均匀分布的——均衡分散性。例如 $L_8(2^7)$ 中不同数字只有 1 和 2，它们各出现 4 次。②任两列中，同一横行所组成的数字对出现的次数相等。例如 $L_8(2^7)$ 中（1，1）、（1，2）、（2，1）、（2，2）各出现两次。即每个因素的一个水平与另一因素的各个水平互碰次数相等，表明任意两列各个数字之间的搭配是均匀的。

正交表中，任何一列各水平出现的次数都相等，说明各因素的水平整齐可比；任意两列各水平全面搭配且次数相等，说明各因素间水平搭配均衡分散。这两个特点，称为正交性。由于正交表的正交性，正交实验的实验点必然均衡地分布在全面实验点中，具有很强的代表性。即部分实验寻找的最优条件与全面实验所找的最优条件，应有一致的趋势。

每个正交表均有对应的交互作用表，如表 13-6。表中的数字为对应的交互作用的列号。设计时，如果 A 安排在列 1，B 安排在列 2，那么 A×B 安排位置就从表 13-6 中的行列号 1 向右看，列列号 2 向下看，它们的交叉点是 3，A×B 要安排在列 3。同理，B 安排在列 2，C 安排在列 4，B×C 就安排在列 6。A×C 安排在列 5。注意：主效应因素尽量不放在交互列。如 A、B 因素已放在列 1、列 2，则 C 因素就不能放在列 3，否则，易使可能存在的 A、B 因素的交互作用与 C 因素的实验效应（主效应）相互包容，产生效应混杂（confounding），无法分析 C 因素的主效应与 A、B 因素间可能存在的交互作用。

表 13-6 $L_8(2^7)$ 两列交互作用正交表

列号	列号					
	2	**3**	**4**	**5**	**6**	**7**
1	3	2	5	4	7	6
2		1	6	7	4	5
3			7	6	5	4
4				1	2	3
5					3	2
6						1

本书例 8–10、例 8–11 等属于正交设计。

3. 正交表的类型　正交实验搭配均衡、整齐可比，实验次数较少，且实验结果便于分析，是较理想的实验设计方法。常用的正交表已由数理统计工作者制定出来，供进行正交设计时选用。

（1）相同水平正交表　形式为 $L_n(k^m)$，自由度＝水平数–1。常用的此类有：

2 水平正交表：$L_4(2^3)$，$L_8(2^7)$，$L_{12}(2^{11})$，$L_{16}(2^{15})$，$L_{32}(2^{31})$，$L_{64}(2^{31})$

3 水平正交表：$L_9(3^4)$，$L_{18}(3^7)$，$L_{27}(3^{13})$，$L_{81}(3^{40})$

4 水平正交表：$L_{16}(4^5)$，$L_{32}(4^8)$，$L_{64}(4^{21})$

5 水平正交表：$L_{25}(5^6)$，$L_{32}(5^9)$

5 水平以上：用正交拉丁方

这一类正交表不仅可以考察各因素对实验指标的影响，还可以考察因素之间的交互作用对实验指标的影响。

（2）混合水平正交表　形式为 $L_n(k_1^m \times k_2^m)$，即各列的水平数不（全）等。

常用的此类有：$L_8(4 \times 2^4)$，$L_{12}(3 \times 2^4)$，$L_{12}(6 \times 2^2)$，$L_{16}(4^4 \times 2^3)$，$L_{16}(4 \times 12^{12})$，$L_{18}(2 \times 3^7)$，$L_{36}(2^3 \times 3^{13})$ 等。

4. 正交设计方法

（1）确定因素和水平　根据研究目的和专业知识，确定实验的因素个数，并明确主要因素，定出各因素适宜的水平，列出因素水平表。同时，也可根据以往经验，挑选和确定若干个对实验指标影响最大、有较大经济意义而又作用不够清楚的因素来研究。

（2）选用正交表　选用正交表的原则是既能安排下实验的全部研究因素及交互作用，又要使实验次数尽量地少。首先根据确定的因素个数及各因素的水平数，确定选用哪类正交表（相同水平或混合水平）。其次根据因素个数、可能存在的交互作用，确定选多少列即多大的正交表。

正交表的列数≥因素所占列数+交互作用所占列数+空列，正交表的总自由度≥因素自由度+交互作用自由度+误差自由度，以便估计实验误差；若各因素及交互作用的自由度之和等于所选正交表总自由度，可采用有重复正交实验来估计实验误差。若不能容纳所有的考察因素及交互作用，可改用自由度更大的正交表。若因素的水平数不等时，可以用混合水平正交表直接安排实验，也可以对水平数少的因素拟定水平，使各因素等水平，再按等水平安排实验。

（3）表头设计　表头设计是将因素及其交互作用在正交表的表头上进行有计划地合理安排，这是正交设计的关键。一个表头设计就是一个设计方案。表头设计的原则是：①在不考虑交互作用时，只需选择列数不少于考察因素个数的正交表，每个因素任意占用一列。一项实验，可以做出多种不同的表头设计，只要设计合理、实验误差不大，最终结论都是一致的。②在交互作用必须考虑时，因素不能任意安排，必须根据相应的交互作用表规定，把各因素及其交互作用放在规定的列上，每个因素占用 1 列，每个交互作用占用 $k-1$ 列。应先安排涉及交互作用多的因素，使不同的因素或交互作用不混杂在同一列。③无空列正交实验设计（即研究因素与所选正交表的列数相等）是选用较小的正交表，以减少实验次数，同时考虑尽可能安排最多的因素，以达到实验研究的目的。无空列正交实验应用前提是各因素间无交互作用或忽视其交互作用，且需每种搭配重复3~5次实验。④在多因素中凡已成定论者可固定化，而不列入观察的因素；需观察的因素应当精选，宜少勿多。精选因素应根据预试验或临床经验而定。⑤水平数与具体剂量根据实验目的，参照专业知识与预试验或实践经验而定。⑥能忽略的交互作用应尽量忽略。⑦因素与不可忽略的交互作用不能排在同一列，不混杂是表头设计的根本原则。否则，无法分析效应究竟由何引起。

5. 优缺点　优点：①与析因实验相比，可成倍地减少实验（试验）次数。②能在很多实验方案中挑选出代表性强的少数几个实验（试验）方案，并且通过这少数实验（试验）方案的实验结果的分析，推断出最优方案。③做进一步的分析，得到比实验结果本身给出的还要多的有关各因素的信息。缺点：①以牺牲分析各因素部分或大部分交互作用为代价。②无空白列正交设计的误差只有通过重复实验（试验）来求得。

6. 假设检验方法　数值资料采用正交设计资料的方差分析。对于分类资料的统计处理，原则上是首先将分类资料进行数据转换，而后再用方差分析法。一般说来，属于 Poisson 分布的数据，进行平方根转换；属于百分数的资料，可进行反正弦函数转换。

7. 应用　正交设计用于中药复方或联合用药寻找最佳组合的研究。该设计要求实验按正交表进行，研究对象分配以随机区组分配最为适宜；实验尽量平行进行；正交实验得到的诸因素最佳组合须以常规或经验组合为对照，进行再确认实验。特别注意实验值是否落在最佳组合指标值95%可信区间之内。如远离此区间，应查寻原因或重新实验。正交实验一般要有较充分的理由认为只有部分或少部分因素间有交互作用，否则，通过正交实验找出的各因素个水平的"最佳"组合不一定是真正的最佳组合。

8. 统计分析方法　正交设计资料的方差分析。

八、均匀设计

1. 概念　均匀设计（uniform design）是一种考虑实验点在实验范围内充分均匀分布的实验设计方法。它由方开泰教授和数学家王元在1978年共同提出。均匀设计的数学原理是数论中的一致分布理论，此方法借鉴了"近似分析中的数论方法"这一领域的研究成果，将数论和多元统计相结合，是属于伪蒙特卡罗方法的范畴。均匀设计的基本思路就是尽量使实验点充分均匀分散，使每个实验点具有更好代表性，但同时舍弃整齐可比的要求，并减少实验次数，通过多元统计方法来弥补这一缺陷，增加实验结论的可靠性。

本书例16-1等属于均匀设计。

均匀设计是通过一套精心设计的表来进行实验设计的。均匀设计表有一个代号 $U_n(q^s)$，其中 "U" 表示均匀设计，"n" 表示实验次数，"q" 表示每个因素的水平数，"s" 代表该表的列数。例如表13-7与表13-8：$U_7(7^4)$ 表示均匀设计，做7次实验，共有4个因素，每个因素有7个水平。

每个均匀设计表都附有一个使用表，它指示如何从均匀设计表中选用适当的列，以及由这些列所组成的实验方案的均匀度。如 $U_7(7^4)$ 的使用表，若有两个实验因素，应选用1、3两列来安排实验；若有三个实验因素，应选用1、2、3三列来安排实验；若有四个实验因素，应选用1、2、3、4四列来安排实验。最后一列 D 表示均匀度的偏差，偏差值越小，表示均匀分散性越好。另外，加 "＊" 的均匀设计比相应不加该标示的表示均匀度更好些。

NOTE

表 13-7 　$U_7(7^4)$ 均匀设计及其使用表

$U_7(7^4)$	1	2	3	4
1	1	2	3	6
2	2	4	6	5
3	3	6	2	4
4	4	1	5	3
5	5	3	1	2
6	6	5	4	1
7	7	7	7	7

$U_7(7^4)$ 的使用表

s	列号				D
2	1	3			0.2398
3	1	2	3		0.3721
4	1	2	3	4	0.4760

表 13-8 　$U_7^*(7^4)$ 均匀设计及其使用表

$U_7^*(7^4)$	1	2	3	4
1	1	3	5	7
2	2	6	2	6
3	3	1	7	5
4	4	4	4	4
5	5	7	1	3
6	6	2	6	2
7	7	5	3	1

$U_7^*(7^4)$ 的使用

s	列号			D
2	1	3		0.1582
3	2	3	4	0.2131

2. 优缺点　均匀设计的突出优点是使多因素多水平实验次数大为减少，即每个因素每个水平只作 1 次实验；均匀设计实验分析求得的回归方程便于分析各因素对实验结果的影响，可定量预知优化条件及优化结果的区间估计。缺点是设计和分析均较复杂，需有较好的前期工作基础和丰富的经验才能做好多因素多水平研究。

3. 应用　均匀设计适用于多因素且水平数 ≥5 的实验，但实验条件不易严格控制的情况，不宜使用均匀设计。对于以生物因素作为考察对象或（和）以生物反应作为实验指标时，每个实验方案应重复 3~5 次，取其平均值。

当所研究的因素和水平数目较多时，均匀设计实验法比其他实验设计方法所需的实验次数更少，但不可过分追求少的实验次数，因为实验结果的处理一般需要采用回归分析方法完成，过少的实验次数很可能导致无法建立有效的模型，也就不能对问题进行深入地分析和研究，最终使实验和研究停留在表面化的水平上（无法建立有效的模型，只能采用直接观察法选择最佳结果）。

4. 统计分析方法　均匀设计法的实验数据分析用回归分析方法，例如线性回归模型、二次回归模型、非线性回归模型，以及各种选择回归变点的方法，也可利用多元样条函数技术、小波理论、人工神经网络模型进行试验设计和数据分析。具体选择何种模型要根据实际实验的具体性质来确定。利用回归分析得出的模型，可进行影响因素的重要性分析及新条件实验的结果估算，预报和最优化。

九、重复测量设计

1. 概念　重复测量设计（repeated measures design）是指对同一研究对象接受某个或某些处理因素后，在不同时点或部位对某项或某些指标进行多次测量而得到的数据。重复测量设计的最基本方法是要设置一个处理因素和一个时间因素，处理因素可以施加干预措施并将研究对象进行随机化分组，时间因素的水平设置依据专业知识确定。为便于统计分析，要求每个研究对象的重复测量时间点必须相同，测量时间间隔可按等差或等比级数划分。

本书例 8-12 等属于重复测量设计。

2. 随机分组　根据处理因素与水平将 n 个研究对象随机分配到 $g(g \geq 2)$ 个处理组；每个研究对象按重复测量的水平变化固定顺序重复测量 $t(t \geq 2)$ 次。

3. 应用　该设计用于分析观察指标的规律，广泛应用于临床试验、药理学、毒理学效应指标的时序性与量效性变化趋势以及疾病的发展、转归、康复趋势等的研究。

4. 优缺点　优点：控制个体差异，减小样本含量。缺点：①顺序效应（sequential effect），即处理因素的排列先后可能会有不同的效应；②滞留效应（carry-over effect），即前面的处理效应可能会影响到后面处理的效应；③潜隐效应（latent effect），前面的处理效应有可能激活原本以前不活跃的效应；④学习效应（learning effect），由于逐步熟悉实验，研究对象的反应能力有可能逐步得到了提高；⑤同一个体在不同时间上的测量值之间存在相关关系，统计分析具有一定的复杂性。

5. 统计分析方法　重复测量数据在不同研究对象间是相互独立的，但同一研究对象不同时点的测量数据属于非独立数据（nonindependent data），即数据存在一定的相关性，而且越是相邻的时间点或部位，数据之间的相关性越大。常见的有自相关、等相关、相邻相关、非确定相关，其中以自相关和等相关最为多见。计量资料满足正态性和方差齐性及"球对称"假设，可用重复测量资料的方差分析、多元方差分析如 Hotelling T^2 检验、轮廓分析和拟合生长曲线模型、混合效应模型等。计数资料可采用时间趋势检验、混合效应模型等。

第二节　临床试验设计简述

临床试验（clinical trials）是指经精心设计的临床医学研究方法，常用于病因学研究、诊断性试验研究及评价药物、疗法、技术和预防性干预措施的效果。国际协调组织（international conference on harmonization，ICH）制定的《临床试验管理规范》（guideline for good clinical practice，1996）对临床试验的定义是：指在对人类对象进行的任何意在发现或证实一种试验用药品的临床、药理学和（或）其他药效学作用；和（或）确定一种试验用药品的任何不良反应；和（或）研究一种试验用药品的吸收、分布、代谢和排泄，以确定药物的安全性和（或）有效性的研究。临床试验的"干预"一般是指药物，也可以是手术、放疗、运用器械的诊断治疗手段、护理方法、宣教指导等。临床试验的核心是针对人体进行的一系列有计划试验，目的是探索或验证在相同条件下，对未来同类患者的一种合适有效的处理（干预）方法，保护人体摆脱疾病困扰，提高患者日常生活质量。临床试验的基本原理是根据客观条件，选择适当研究对象（病人或健康人），利用样本（现有参与试验、接受干预处理的患者）的数据，对总体（所有同类病情且接受同样处理的患者）的信息进行统计推断，权衡干预处理的有效性和安全性，对未来治疗提出指导性意见。中医药的临床试验是指在中医理论指导下，对中医临床诊断和治疗（包括中药、针灸、推拿手法等）加以验证，证明其有效性与安全性。传统的中医临床评价多依赖中医专家和医师在临证实践过程中对个案病例或系列病例的经验总结，其明显的不足在于偏倚难以控制，结果经不起重复；现阶段的中医药临床试验要求采用国际公认标准和严格的试验设计去衡量其疗效，以增强中医药临床研究的科学性、客观性和可靠性。

一、临床试验的基本特点

临床试验是面向人（病人或健康者）的诊疗研究，具有以下基本特点：

1. 研究对象具有复杂性 临床试验的对象主要是人，且多数是病人。人类生命活动的复杂性和疾病转归的复杂性对临床试验提出更高要求。基础医药研究的许多成果是在实验动物模型上完成并最终外推至人体进行验证的，由于实验动物与人类的不对等性，也增加了临床试验的复杂性。中医药的辨证论治、"同病异治"、"异病同治"与个体化用药、干预措施变异性大等问题，同样会增加临床试验中对研究对象证候特征和疾病预后特征认识的难度，使得研究对象具有更大的复杂性。

2. 测量指标的不稳定性 由于不同个体在生理、心理、社会和环境等诸多方面存在差异，且经常处于动态变化中，导致在临床试验中所测量的指标结果存在较大的差异，离散度大，影响或降低研究结果的准确性。研究对象的主观行为和性格、试验环境变化等因素均能造成测量结果的偏倚，采用随机化分组、设置对照组和安慰剂等措施是保证非处理因素分布均衡的重要手段。中医药的传统临床评价多以望、闻、问、切四诊合参的信息为主，对中医专家和临床医师的依赖性强，难以客观化和标准化，导致了中医药临床试验评价指标稳定性差、主观性较强。中医药的现代临床试验在检测指标选择上参考了现代医学诊断指标进行设计，如对中医脉象的"位、数、形、势"特征可基于脉搏压力图进行提取和分析，对中医证候特征则可依据临床大样本调查获得对应的现代医学指标。

3. 临床试验的特殊性 临床研究对象即人类的生命安全和健康是临床试验必须考虑的首要因素。任何施于病人的试验措施均不能对人体产生进一步的伤害或增加病人新的痛苦，更不能延误病人的治疗或加重病情。临床试验亦不能增加病人的额外经济负担。中医药临床试验还必须考虑到中医药治疗或干预过程中现代医学治疗措施的应用与其对中医药临床试验结果的可能影响，临床中西医结合治疗方案的广泛应用不可避免地会对中医药的临床疗效与安全评价造成一定的干扰。

鉴于临床试验具有一定的风险，因此各国都制定了标准化的临床试验管理规范（good clinical practice，GCP），目的在于保护患者，保证临床试验有效性、安全性、数据质量和科学性。临床医学研究涉及医学道德与伦理学问题，须遵循《赫尔辛基宣言》及其他相关法规和准则，并得到相关伦理委员会的批准。

二、临床试验设计的步骤

临床试验设计的步骤一般包括确定处理因素、选择研究对象、设置对照组、确定适合的设计类型、拟定效应指标和盲法设计等。

1. 确定处理因素 处理因素是指临床试验中拟对研究对象施加的某种干预措施，处理因素的确定因结合专业判断或以临床前研究结果为依据外推至人类研究。

2. 选择研究对象 研究对象的选择取决于研究目的，临床试验研究对象入选原则：①制定纳入标准，依据公认的诊断标准做出明确诊断定义，研究对象具有普遍代表性；②一般选择中青年、病程和病情适中的患者作为研究对象；③制定排除标准，伴有其他疾病且有可能因临床试验引发副作用或加重病情的患者不宜选为研究对象；④依从性；⑤确定样本含量。

3. 设置对照组　临床试验一般不设置无处理对照组（空白对照组），对某些难治性疾病病人以高死亡率作为对照，注意时间差的影响。

4. 确定适合的设计类型　根据研究目的、处理因素要求等选择随机对照设计、配对设计、交叉设计、析因设计等。

5. 拟定效应指标　应选择敏感度高、客观性强、特异度高的指标，以利于临床试验结果的科学评价。在拟定效应指标时，须同时制定临床试验的疗效评定标准、终止和停止试验标准。中医药临床试验在实际操作中主要沿用西医的诊疗标准体系来衡量其疗效和安全性，但中医临床是通过望、闻、问、切四诊收集资料进行辨证论治，而不是根据仪器检测指标进行辨证的，故在中医药临床试验中不能撇开"证候"作为疗效评价依据。对于以中医语言描述的证候体征如"面色淡白、倦怠乏力、舌淡、苔薄、脉滑数"等不能计量测定的效应指标，应尽量进行半定量的量表设计和分等级处理。临床证候计量主要采取主症加次症法、症状积分法、综合评分法等进行评分以实现中医证候指标量化。在中医药临床试验中，应采用"病证结合"或"以病统证"方法，选用精确效应指标和（或）联合使用半定量指标进行综合评价，不推荐仅以半定量指标作为唯一的试验结果评价依据。

6. 盲法试验　为消除临床试验中由研究对象（病人或健康人）或研究者等参与人员引起的各种偏倚，须采用盲法试验。盲法分为单盲、双盲、三盲设计法。单盲指研究对象不知道干预措施的性质，也不知道自己被分配在试验组还是对照组；双盲指研究对象与试验执行人员均不知道受试者的分组情况，只有主要负责人知道分组情况；三盲指研究对象、执行人员和资料分析评价人员都不知道受试者的分组情况。在药物临床试验时还应使用安慰剂，安慰剂指大小、形状、颜色、气味和包装与受试药物相同，本身无任何治疗作用，仅与受试药物作对照使用的剂型。安慰剂与双盲法配合使用，是控制"对照"作用的有效方法。

双盲双模拟（double dummy）是在临床试验中，当两种处理（如药物的剂型、给药方法等）不能做到相同时，使试验保持双盲的一种技术。即为试验药与对照药各制备一种安慰剂，试验药的安慰剂与试验药外观相同，对照药的安慰剂与对照药外观相同。试验组的受试者服用试验药加对照组的安慰剂；对照组的受试者则服用对照药加试验药的安慰剂。因此，从整个用药情况来看，每个受试者所服用的药物、服用方法、每日次数、每次片数都是相同的，这就保证了双盲法的实施。

开放性试验（open trial）即非盲试验，研究者和受试对象都知道采用何种处理。事实上，临床试验中有很多是无法设盲的，例如探讨针灸疗法的疗效，手术组与非手术组的比较，不同护理方法间的比较，外用药与口服药的比较等。临床试验的终点如果是明确的硬性指标，如存活或死亡，则无法盲法。中药临床试验，也可能因为药物制剂的颜色、气味等使盲法难以实施。

从偏倚来看，单盲较双盲偏倚大，非盲偏倚最大，因此，单盲或非盲试验也应尽可能按双盲试验来管理。同时，试验的实施者与试验效应的评价者最好不是同一人。

7. 多中心临床实验　新药临床试验现主要采用多中心临床试验（multi-centre clinical

trials）的方法，即由多个医疗中心参与的按同一个试验方案同时进行的随机对照临床试验。多中心临床试验的优势是收集病例多，试验规模大，完成临床试验时间短，能减少试验偏倚性，可信性高；但参与机构多、涉及的研究人员和设备较多，试验评价标准与质量控制难以统一、试验费用较高等已成为多中心临床试验须注意的主要问题。

一个好的临床试验有几个基本要求：①无偏性：在临床试验中采用盲法设计和随机化对照分组减少偏倚性；②无系统误差：在多中心临床试验中，各中心医疗设施、治疗护理措施、环境条件等的差异会导致系统误差的发生，在试验设计时应充分考虑避免系统误差，同时应用对照组和随机化分组；③增加精密度：一般认为增加病例数可提高试验精密度，但同时亦增加试验费用和试验周期，并涉及更多的医学伦理问题。

三、临床试验中常用的设计类型

1. 完全随机对照设计　完全随机对照设计（randomized controlled trial，RCT）要求按规定的诊断标准（或入选标准、排除标准）选择合格的研究对象，将研究对象按照随机化分组方法分为试验组和对照组。两组分别接受不同的处理措施，在一致的条件和环境里同步观察和检测试验效应指标变化，对试验结果进行科学评价。RCT适用于新疗法与标准疗法比较或新疗法与空白对照组比较的临床疗效试验。

2. 配对设计　配对设计（paired design）是指将试验对象按照某些特征或条件配成对，随机将其中之一分配到试验组，另一列入对照组。临床试验中常将性别相同，年龄、病情、生活条件、职业等因素相近的两个人配成对子，这种配对称为异源配对（hetero genetic matching，E 型设计）或异体配对，适用于急性或慢性疾病临床试验或长期观察。同一受试对象施以某种处理因素，观察处理前后某些生理、生化指标变化，或对同一受试对象分别施以两种处理因素，比较两种处理结果的优劣，这种配对称为同源配对（homogenetic matching），或同体配对。同源配对有 4 种类型：①同一受试对象处理前后数据比较（A 型设计），又称自身配对（self-matching），主要解决施加的处理因素（如药物或疗法）对受试者有无影响；②同一受试对象两个身体部位数据比较（B 型设计），主要是解决两种处理方法的结果有无差异；③同一受试对象、同一样品用两种方法或仪器检测结果（C 型设计）；④用同一方法或仪器检测同一受试对象不同标本的检测结果（D 型设计），C 型和 D 型设计主要解决同一指标在同一个体的不同标本间或不同指标在同一个体是否有依赖性或因果关系。同源配对设计主要用于急性或短期实验。

3. 交叉设计　交叉设计是指受试者经随机化过程进入不同试验序组，逐一接受试验治疗和对照治疗。交叉设计通常设立"洗脱期"，即指两个治疗阶段之间的间歇期，其目的是使前一个给药阶段中所使用的治疗作用不会带入下一个阶段。但交叉试验中，较多的洗脱期设置会延长实验周期，受试者可能无法坚持而退出，或因受试者状态发生根本变化（如治愈、死亡等）而造成试验中断。交叉设计要求临床试验中的各患者间变异大于同一名患者不同用药时期间的变异；疗效出现快而持续时间短暂，两期治疗之间有较长的间隔，足以消除第一期治疗的残余效应。交叉设计适用于：①可获得疗效和安全性的客观测量和可解释的数据；②半衰期较短的药物研究；③慢性疾病如高血压；④相对较短的治疗时间和可设立洗脱期；⑤有足够数量的受试者参与试验。但对于存在自愈倾向及病程较短的疾病不适用，如受试者存有药物后遗效应，亦不适用。

4. 析因设计　析因设计不仅可检验每个因素各水平之间是否有差异，而且可检验各因素之间是否有交互作用，同时还可以找到最佳组合。析因设计一般要求处理因素最好在 4 个以内，各因素包括的水平数不宜划分过细，否则使计算、分析太繁杂。在临床试验中，评价联合用药的效应时，应采用析因设计。

四、新药临床试验的分期

我国新药临床试验分为四期，即Ⅰ、Ⅱ、Ⅲ、Ⅳ期临床试验。

Ⅰ期临床试验（phase Ⅰ clinical trial）是在一个小组（10～30 例）病人身上进行临床药理学和人体安全性评价，观察人体对药物的耐受程度和药物代谢动力学，确定安全剂量范围，观察药物的副作用等，为制定给药方案提供依据。

Ⅱ期临床试验（phase Ⅱ clinical trial）应用 100～300 例病人作研究对象，以随机对照盲法试验设计评价药物的有效性、适应证和不良反应，推荐临床用药剂量，为进一步验证提供方案。

Ⅲ期临床试验（phase Ⅲ clinical trial）为多中心（>3）的随机对照试验，研究对象 1000～3000 例，进一步确定有效性、适应证、药物间的相互作用，监测副作用，对同标准疗法比较。

Ⅳ期临床试验（phase Ⅳ clinical trial）为新药被批准上市后开展的进一步研究，监测、观察不同人群用药效果、药物的新的适应证、药物间的相互配伍及疗效，并观察药物的远期或罕见的不良反应。

五、临床试验的统计分析数据集

1. 全分析集　全分析集（full analysis set，FAS）是指尽可能接近符合意向性治疗原则（intention to treat，ITT）的理想的受试者集，该数据集是由所有随机化的受试者中以最小的和合理的方法剔除后得出的。意向性治疗原则是指将所有随机化的受试病人作为所分到处理组的病人进行随访、评价和分析，而不管其是否依从计划的治疗过程。在选择全分析集进行统计分析时，对主要指标缺失值的估计，可以采用最接近的一次观察值进行结转。

2. 符合方案集　符合方案集（per-protocol set，PPS）是全分析集的一个子集，是指试验过程中按方案规定完成药物治疗、无重要方案偏离、完成所有评价内容的病例，也称有效病例、有效样本、可评价病例样本。这些受试者对方案具有较好的依从性（例如，至少接受 2/3以上疗程的治疗，用药量为规定的 80%～120%，主要观察指标不缺失，基本没有违背试验方案等）。不同临床试验中，依从性的要求不同。

3. 安全性评价集　安全性分析集（safety set，SS）是指所有随机化后至少接受一次治疗、有一次任何一个安全性评价指标记录的受试者组成的分析集。它主要用于药物的安全性评价。常用指标有生命体征、实验室检查、心电图检查和不良事件发生情况等。

实际工作中，评价药物有效性时，宜同时用全分析集和符合方案集进行统计分析。当两种数据集的分析结论一致时，可以增强试验结果的可信性，当不一致时，应以全分析集所得结论为主，并对其差异进行讨论和解释。

NOTE

六、临床试验疗效统计分析

临床试验一般需要进行基线资料均衡可比、疗效、安全性及成本效益等方面的评价分析，这里介绍疗效的统计分析。由于一般的统计分析方法不能准确区分两药疗效差异的方向性和体现差异大小所揭示的临床实际意义，所以，临床试验需要建立有别于一般的疗效统计分析方法：优效性、非劣效性与等效性分析。对优效性、非劣效性和等效性进行推断性分析的方法有假设检验和可信区间法。

（一）假设检验

1. 优效性试验（superiority trial）　目的是推断所研究的药物的反应优于对照药物（阳性物或安慰剂）的试验，包括试验药是否优于安慰剂、试验药是否优于阳性对照药或剂量间效应的比较。

优效性检验有两种不同的情形：一种是从统计学角度考虑的优效性，其假设检验为：H_0：A 药的疗效－B 药的疗效≤0；H_1：A 药的疗效－B 药的疗效>0。结论：若P>0.025，按单侧α=0.025 的检验水准不能拒绝H_0；若P≤0.025，则接受H_1，可下统计学意义上优效的结论。当优效性显示较弱时，可视为边缘优效性。另一种是从临床意义上拟定的高出一定量δ的优效性，其假设检验为：H_0：A 药的疗效－B 药的疗效≤δ；H_1：A 药的疗效－B 药的疗效>δ。结论：若P>0.025，按单侧α=0.025 的检验水准，不能拒绝H_0，即无法判断 A 药优于 B 药；若P≤0.025，则接受H_1，可以认为 A 药优于 B 药。

如果试验药显示出比安慰剂（对照）具有临床意义优效性，则可确认该试验药的有效性。

2. 非劣效性试验（non-inferiority trial）　目的是推断试验药的疗效在临床意义上非劣于对照药疗效的试验。如果研究允许 A 药疗效比 B 药疗效低一定范围，仍然认为两药疗效相当，即确定δ表示临床意义上判断疗效不差所允许的最大差值，则如果治疗差异>$-\delta$，便是试验药非劣效于对照药。常称δ为非劣效性试验的判断界值（margin）。

非劣效性试验的假设检验如下：H_0：A 药的疗效－B 药的疗效≤$-\delta$；H_1：A 药的疗效－B 药的疗效>$-\delta$。结论：若P>0.025，按单侧α=0.025 的检验水准不能拒绝H_0，即无法判断 A 药不差于 B 药；若P≤0.025，则接受H_1，可以认为 A 药不差于 B 药。非劣效性试验的假设检验为单侧检验，一般情况下其样本量是优效性试验的 4 倍以上。

3. 等效性试验（equivalence trial）　目的是推断试验药与阳性对照药在临床意义上疗效相当的试验。通常通过显示真正的差异在临床上可以接受的等效的上下界值之间来证实，该等效界限一般是有临床意义的具体数值，当难以确定时，也可以参照用平均数的 95% 到 105% 或平均数的 90% 到 110% 作为等效界限。

等效性试验的假设检验如下：H_0：A 药的疗效－B 药的疗效≤$-\delta$，或 A 药的疗效－B 药的疗效≥δ；H_1：$-\delta$<A 药的疗效－B 药的疗效<δ。结论：若P_1>0.025 或P_2>0.025，按2α=0.05 的检验水准不能拒绝H_0，即无法判断 A 药等效于 B 药；若P_1≤0.025 且P_2≤0.025，则接受H_1假设，可认为 A 药等效于 B 药。

等效性试验的假设检验需要在两个方向上同时进行两次单侧检验，它在建立检验假设、计算检验统计量以及估计样本含量等方面与传统的假设检验略有差别。传统假设检验的差别无统计学意义（P>α）与等效性检验的等效（P≤α）是两个不同的概念。传统假设检验的差别无统计学意义，不一定是等效的，这可能是因为样本例数少、误差大或参数本身相近以致检验效能太低。相反，传统假设检验差别有统计学意义（$P \leqslant \alpha$），也有可能是等效的。

（二）可信区间法

假定总的可信度取 $100(1-\alpha)\%$，CL 与 CU 分别表示可信区间的下限与上限。

1. 优效性试验 按单侧 $100(1-\alpha)\%$ 可信度，计算"A 药的疗效-B 药的疗效"可信区间，若（CL, ∞）不包括 0，或 $CL>0$，可下统计学优效性的结论；若（CL, ∞）完全超出（$-\infty$, δ）范围，或者 $CL>\delta$，可下临床优效性的结论。

2. 非劣效性试验 按单侧 $100(1-\alpha)\%$ 可信度，计算"A 药的疗效-B 药的疗效"可信区间，若（CL, ∞）完全在（$-\delta$, ∞）范围内，或者 $CL>\infty$，可下非劣效性的结论。

3. 等效性试验 按双侧 $100(1-\alpha)\%$ 可信度，计算"A 药的疗效-B 药的疗效"可信区间，若（CL, CU）完全在（$-\delta$, δ）范围内，或者 $-\delta<CL<CU<\delta$，可下等效性的结论。

（三）方法选择

在药物临床试验中，研究者应该根据研究目的，具体问题具体分析，选择合适的方法。例如，一个新研发的试验药通常具有某方面的优势，如给药方便、耐受性较好，毒性较低或价格便宜等，一般需要与安慰剂进行优效性试验以比较其真正的疗效和安全性，以判断其上市后的利益风险；如果当前已有曾经优效性试验证实的有效药物的话，还常常与其进行比较，并判定待验证药物的疗效至少不差于（非劣于）已有有效药物作为其上市的最低标准。等效性试验的应用多见于对同一活性成分的生物等效性以及血浆无法测定时的临床等效验证。非劣效性试验通常用于与已上市的有效药物或标准治疗方案进行比较以求能提供一个新的治疗选择，少数情况下当安慰剂对照不被允许或违反伦理时，用以间接证明试验药优于安慰剂。对于国内尚未上市的药品，无论是创新药还是仿制药，如选安慰剂为对照则应证实其优效性，如选国内已上市的同一治疗领域的药物作为阳性对照药，则应至少验证其具有非劣效性；与已上市药物相同活性成分的药品比较，应进行生物等效性或临床等效性验证。

第三节 样本含量的估计

样本含量（sample size），又称为样本容量，即在实验研究和流行病调查等研究中的受试对象数量。在医药科研工作中，由于受试对象（包括人或实验动物）的各项指标都存在变异性，从总体抽取样本时，必须保证足够大小的样本含量。样本含量过小，所得指标不稳定，检验的功效性低，难以获得正确的研究结果，结论缺乏充足的证据；样本含量过大，则会使研究条件难以控制，影响数据的质量，并造成人力、物力、实验经费和时间上的浪费，对于临床试验，简单的扩大样本量还可能涉及伦理学问题。因此，医药研究中，在保证研究结论具有一定可靠性（精度和检验功效）前提下，常需要在实验设计阶段就对受试样本含量做出人为估算。对于临床试验，考虑到研究对象"失访"（即随访丢失），可根据不同情况增加 10%～20% 的样本量作为临床试验合理的样本含量。

一、样本含量估计的影响因素

影响样本含量估计的因素有检验水准、检验效能、容许误差和总体变异度等。

1. 检验水准 α 或置信度 $1-\alpha$　α 为Ⅰ类错误（或假阳性）的概率，须区分单侧检验或双侧检验。α 越小，所需样本含量越大，相同 α 时，双侧检验比单侧检验所需样本含量大。如在研究中对控制Ⅰ类错误的要求高，即检验水准 α 取小值，则样本含量估计值会增大。一般取 $\alpha=0.01$ 或 0.05，即使试验有 99% 或 95% 的可信性对一个阳性结果下肯定结论。

2. 检验效能 $1-\beta$（又称把握度）　β 为Ⅱ类错误（或假阴性）的概率，一般只取单侧，$1-\beta$ 就是不犯第Ⅱ类错误的把握度（power）。相对而言，Ⅱ类错误的控制较Ⅰ类错误的控制要求低，一般取 $\beta=0.2$ 或 0.1，即取把握度 $1-\beta=80\%$ 或 90%（一般要求检验效能不低于 80%）。β 越小，检验效能 $1-\beta$ 越大，则样本含量估计值会增大。在参数估计的样本量估计中不涉及 β，在假设检验的样本量估计中涉及 β。

3. 容许误差 δ　δ 可以是绝对误差，也可以是相对误差。δ 是研究者要求或客观实际存在的样本统计量与总体参数间或样本统计量间的差值，容许误差值越小，所需样本含量越大。δ 值一般通过先验知识做出估计，所谓先验知识就是根据专业知识、文献资料或预实验结果获得的样本估计信息。

4. 总体变异度（总体标准差）σ 或总体概率 π　一般情况下，σ 越大或 π 越远离 0.5，所需样本量越大。总体标准差越大时，如果样本含量不足，可能导致研究结果稳定性不佳，甚至影响研究样本的代表性和结果外推。σ 值常根据预实验以及经验结果或统计理论进行估计。

二、常用实验研究的样本含量估计

（一）均数间差异性比较的样本含量估计

1. 完全随机设计样本均数与总体均数比较的样本含量估计　样本均数与总体均数的比较，在确定 α 和 β 后，令 $\delta=\mu-\mu_0$，σ 为实验结果的总体标准差，样本含量的计算公式为：

$$n = \{(z_\alpha + z_\beta)\sigma/\delta\}^2 \tag{13-1}$$

式中　α 有单双侧之分，β 只取单侧，z_α 和 z_β 为相应的正态分位数。

【例13-1】 某研究者报道，高血压患者舒张压的均数和标准差分别为 98.58mmHg 和 13.45mmHg。现某医师采用中西医结合治疗，期望疗效结果至少使舒张压平均下降 5mmHg，问至少需要观察多少病例？

本例：$\alpha=0.05$，$\beta=0.1$，$\sigma=13.45$，$\delta=5$。由标准正态分布表（附表1）查出双侧界值 $z_{0.05/2}=1.96$，单侧 $z_{0.10}=1.282$，代入式 13-1 得：

$$n = \{(1.96 + 1.282) \times 13.45/5\}^2 = 76.06 \approx 77(\text{例})$$

2. 完全随机设计两样本均数比较的样本含量估计　当要求两样本例数相等时，先要求出两个总体参数间的差值，即 $\delta=\mu_1-\mu_2$。若 μ_1 及 μ_2 未知时，可分别以 $\bar{X}_1$ 及 $\bar{X}_2$ 估计之；σ 未知时，可用样本合并标准差 s 估计；α、β 分别是对应于 α 和 β 的 z 值，或可由 t 界值表（附表2）自由度由 $\nu=\infty$ 查出，α 常取 0.05，z_α 有单双侧之分；β 常取 0.20 或 0.10，z_β 只取单侧值。可按下列公式估算每组需观察的例数 n。

$$n = 2 \times \{(z_\alpha + z_\beta) \times \sigma/\delta\}^2 \tag{13-2}$$

式中　δ 为两均数之差，σ 为总体标准差或其估计值。

【例13-2】 某医院欲研究中药复方治疗慢性病伴贫血患者的临床疗效，以血清转铁蛋白受体（stfr）作为疗效指标，中药复方可使患者血清转铁蛋白受体增加 24.4nmol/L，标准差为

6. 2nmol/L，西药可使患者血清转铁蛋白受体增加 20. 8nmol/L，标准差为 6. 5nmol/L，为了进一步观察该中药复方的疗效，问：需要观察多少病例数？

本例：取 $\alpha = 0.05$，$\beta = 0.1$，$1-\beta = 0.90$，双侧检验，$z_{\alpha/2} = 1.96$，$z_\beta = 1.282$，$\delta = 24.4 - 20.8 = 3.6$，取较大的标准差 $\sigma = 6.5$，代入式 13-2，得：

$$n = 2 \times \{(1.96 + 1.282) \times 6.5/3.6\}^2 = 68.53 \approx 69（例）$$

3. 配对设计和交叉设计计量变量资料的样本含量估计 配对设计包括异体配对、自身配对、自身前后配对及交叉设计的自身对照，均可按下列公式进行样本含量估计。

$$n = \{(z_\alpha + z_\beta) \times \sigma_d/\delta\}^2 \tag{13 - 3}$$

式中 δ、α、β 的涵义同前，σ_d 为每对差值的总体标准差或其估计值 s_d。

【例 13-3】某研究者欲了解中西医结合治疗糖尿病的降血糖效果，以年龄、性别、病情和病程作为配对条件，随机将各对子中一位患者接受中西医结合治疗，另一位患者则接受常规治疗，治疗时间为三个月，测得各对子空腹血糖平均差值为 1. 39mmol/L，标准差为 2. 0mmol/L，为了进一步观察中西医结合治疗的疗效，问每组需要观察多少对病例数？

本例：$\alpha = 0.05$，$\beta = 0.1$，$1-\beta = 0.90$，$z_{\alpha/2} = 1.96$，$z_\beta = 1.282$，$\delta = 1.39$，$\sigma_d = 2.0$，代入式 13-3 得：$n = \{(1.96 + 1.282) \times 2.0/1.39\}^2 = 21.76 \approx 22$（例）

4. 随机区组设计的样本含量估计

$$n = 2 \times (MS_e/d^2) \times (Q + z_\beta)^2 \tag{13 - 4}$$

式中 MS_e 为误差的均方，d 为总组间差值；一般取 $\alpha = 0.05$，Q 值查表 13-9。

表 13-9 随机区组设计样本含量估计的 Q 值表

组数	3	4	5	6	7	8	9	10
Q 值	3.4	3.8	4.0	4.2	4.4	4.5	4.6	4.7

【例 13-4】欲比较 4 种中药方降低血清谷丙转氨酶（ALT）的效果。由预试验得 $MS_e = 30$ $(U/L)^2$，预计 $d = 8U/L$，问每组需要观察多少病例？

本例：已知 $MS_e = 30(U/L)$，$d = 8U/L$，取 $\alpha = 0.05$，$\beta = 0.10$，$z_\beta = 1.282$，代入式 13-4，得：$n = 2 \times (30/8)^2 \times (3.8 + 1.282)^2 = 24.21 \approx 25$（例）

5. 完全随机设计多个样本均数比较的样本含量估计

$$n = \psi^2 \left(\sum_{i=1}^{k} \sigma_i^2/k \right) \bigg/ \left[\sum_{i=1}^{k} (\mu_i - \mu)^2/(k - 1) \right] \tag{13 - 5}$$

式中 n 为各组样本所需的例数，σ_i 为各总体的标准差，μ_i 为各总体均数，$\mu = \sum \mu_i \big/ k$，k 为所比较的样本组数，ψ 值是由 α、β、$\nu_1 = k-1$、$\nu_2 = \infty$ 查 ψ 值表（附表 19）得。

【例 13-5】某中医院应用中西医结合治疗肺气虚、脾气虚、肾气虚慢性阻塞性肺疾病（COPD）患者，并以单纯西药为对照组，观察中西医结合治疗 COPD 患者不同中医证型的肺功能改善效果，查阅相关资料，肺气虚的 FVC（L）为 2.44±0.32；脾气虚为 2.40±0.36；肾气虚为 2.31±0.29；对照组为 2.51±0.32。问该项临床研究估计每组需要观察多少病例数？

本例：取 $\alpha = 0.05$，$\beta = 0.1$，将各组的 μ_i 的估计值 2.44、2.40、2.31、2.51 和 σ_i 的估计值 0.32、0.36、0.29、0.32 代入式 13-5，计算 $\mu = \sum \mu_i \big/ k = (2.44 + 2.40 + 2.31 + 2.51/4) = 2.415$，$\alpha = 0.05$，$\beta = 0.1$，$\nu_1 = 4 - 1 = 3$，$\nu_2 = \infty$，查 ψ 值表（附表 19）得 $\psi = 2.17$，代入式

12-8 得

$$n = 2.17^2 \times \left\{ \frac{(0.32^2 + 0.36^2 + 0.29^2 + 0.32^2)/4}{[(2.44 - 2.415)^2 + (2.40 - 2.415)^2 + (2.31 - 2.415)^2 + (2.51 - 2.415)^2]/3} \right\}$$

$$= 70.72 \approx 71(例)$$

（二）率间差异性比较的样本含量估计

1. 完全随机设计样本率与总体率比较的样本含量估计　　样本率与总体率的比较：确定 α 和 β 后，π_0 为历史对照的总体率，π 为实验结果的总体率，$\pi_0 \neq \pi$，令 $\delta = \pi - \pi_0$，σ 为实验结果的总体标准差，样本含量（适用于大样本）的计算公式为：

$$n = \pi_0(1 - \pi_0)\{(z_\alpha + z_\beta)/\delta\}^2 \tag{13-6}$$

式中　α 有单双侧之分，β 只取单侧，z_α 和 z_β 为相应的正态分位数。

【例13-6】 已知中医药治疗艾滋病有效率达51%，某医院现用一种特色中药复方治疗，预计有效率为60%，规定 $\alpha = 0.05$（单侧检验），$\beta = 0.10$，求所需例数。

本例：$\pi_0 = 0.51$，$\pi = 0.60$，$\delta = 0.60 - 0.51 = 0.09$，单侧界值 $z_\alpha = 1.645$，单侧 $z_\beta = 1.282$，代入式13-6 得：

$$n = 0.51(1 - 0.51)\{(1.645 + 1.282)/0.09\}^2 = 264.21 \approx 265(例)$$

2. 完全随机设计两样本率比较的样本含量估计　　令 n 为每组所需例数，p_1、p_2 为对两总体率的估计值（用小数表示），p 为合并的率，当设两组例数相等时，$p = (p_1 + p_2)/2$。$\alpha = 0.05$，z_α 有单双侧之分；z_β 只取单侧值，则每组样本含量（适用于大样本）计算公式为

$$n = (z_\alpha + z_\beta)^2 2p(1 - p)/(p_1 - p_2)^2 \tag{13-7}$$

【例13-7】 某医院用中西药结合治疗和西药治疗两种方案治疗冠心病心绞痛患者，经初步观察，用中西药结合治疗有效率为94.8%，西药组有效率为88.0%。现拟进一步治疗，问每组需观察多少例，才可能在 $\alpha = 0.05$ 的水准上发现两种疗法有效率有差别？

本例：$p_1 = 0.948$，$p_2 = 0.880$，$p = (0.948 + 0.880)/2 = 0.914$，规定 $\alpha = 0.05$（单侧检验），$\beta = 0.10$，$z_\alpha = 1.645$，$z_\beta = 1.282$，代入式13-7 得：

$$n = (1.645 + 1.282)^2 \times 2 \times 0.914\{1 - 0.914\}/(0.948 - 0.880)^2 = 291.27 \approx 292(例)$$

3. 配对设计计数资料的样本含量估计　　配对计数资料的整理格式如表13-10。若采用配对 χ^2 检验进行分析，其样本含量的估计采用公式13-8。

表 13-10　配对计数资料的模式

A 法	B 法		合计
	+	−	
+	a	b	$a+b$
−	c	d	$c+d$
合计	$a+c$	$b+d$	$a+b+c+d$

$$n = \left\{ [z_\alpha\sqrt{2\pi_c} + z_\beta\sqrt{2\pi_{-+}\pi_{+-}/\pi_c}]/(\pi_{-+} - \pi_{+-}) \right\}^2 \tag{13-8}$$

式中：$\pi_{+-} = b/(a+b)$，$\pi_{-+} = c/(a+c)$，$\pi_c = (\pi_{+-} + \pi_{-+})/2$，$\alpha$ 有单双侧之分，β 只取单侧，z_α 和 z_β 为相应的正态分位数。

【例13-8】已知金黄色葡萄球菌接种于甲、乙两种培养基的结果如下：甲培养基阳性、乙培养基阴性的 $\pi_{+-}=0.05$，甲培养基阴性、乙培养基阳性的 $\pi_{-+}=0.25$，$\alpha=0.05$（双侧检验），$\beta=0.10$，现准备研究一种新的与该菌种相似的菌种，问需观察多少样本对子数？

本例：$\pi_{+-}=0.05$，$\pi_{-+}=0.25$，$\pi_c=(0.05+0.25)/2=0.15$，$z_{0.05/2}=1.96$，单侧 $z_{0.10}=1.282$，代入式13-8得：

$$n=\left\{\left[1.96\sqrt{2\times0.15}+1.282\sqrt{(2\times0.25\times0.05)/0.15}\,\right]/(0.25-0.05)\right\}^2$$

$$=63.75\approx64(例)$$

4. 完全随机设计多个率样本比较的样本含量估计　多个率样本比较样本含量估计有三角函数的弧度和角度两种方法计算。这里仅介绍三角函数的角度计算公式，其为

$$n=2\lambda/(2\sin^{-1}\sqrt{p_{\max}}-2\sin^{-1}\sqrt{p_{\min}})^2 \tag{13-9}$$

式中 n 为每个样本所需要观察的样本含量，$p_{\max}$ 和 $p_{\min}$ 分别为最大率和最小率，当仅已知最大率和最小率差值 p_d 时，$p_{\max}$ 可用 $0.5+p_d/2$ 估计，$p_{\min}$ 则用 $0.5-p_d/2$ 估计。λ 是以 α、β、自由度 $\nu=k-1$，查 λ 值表（附表20）而得，k 为组数。

【例13-9】某医院观察三种中药复方甲、乙、丙治疗某病的效果，初步观察结果甲复方有效率85.5%，乙复方80.5%，丙复方75.5%，问正式试验需要观察多少例患者？

本例：$p_{\max}=0.855$，$p_{\min}=0.755$，$\alpha=0.05$，$\beta=0.10$，$\nu=k-1=3-1$，查 λ 值表（附表20），$\lambda=12.65$，代入式13-9得：

$$n=2\times12.65/(2\sin^{-1}\sqrt{0.855}-2\sin^{-1}\sqrt{0.755})^2=391.18\approx392(例)$$

（三）优效性、等效性与非劣性临床试验的样本含量估计

1. 优效性临床试验的样本含量估计

（1）两样本率比较的样本含量估计　需要预先指定的参数为：试验组率 π_r；对照组率 π_c；优效性界值 Δ；第 I 类错误 α（常取单侧0.025）；第 II 类错误 β（常取单侧0.20）；试验组与对照组例数的比值 K。则对照组样本量为：

$$n_c=\frac{(Z_{1-\alpha}+Z_{1-\beta})^2}{(\pi_r-\pi_c-\Delta)^2}\left[\frac{\pi_r(1-\pi_r)}{K}+\pi_c(1-\pi_c)\right] \tag{13-10}$$

试验组样本量为：$n_r=Kn_c$。

【例13-10】已知某中成药的治愈率是60%，优化工艺后，该中成药以组分中药进入临床研究阶段，估计其治愈率可达到80%。研究者认为该药疗效至少要优于中成药15%才有临床意义。设定检验水准 $\alpha=0.05$、把握度 $1-\beta=0.20$，$\Delta=15\%$ 的等比例分配优劣性试验，问每组需要病例数多少？

本例，π_r 为 0.80（即80%），π_c 为 0.60（即60%），Δ 为15%，α 为 0.05，β 为 0.20，K 为1，查 Z 值表（附表1），得 $Z_{1-\alpha}$ 为1.64，$Z_{1-\beta}$ 为0.842，将上述数据代入公式13-10，即：

$$n=(1.64+0.842)^2/(0.80-0.60-0.15)^2\times[0.80\times(1-0.80)+0.60\times(1-0.60)]$$

$$=984.06$$

结果为每组约需要病例985人。

（2）两样本均数比较的样本含量估计　需要预先指定的参数为：试验组均数 μ_r；对照组均数 μ_c；优效性界值 Δ；标准差 σ（假设两组标准差相同）；第 I 类错误 α（常取单侧0.025）；

第Ⅱ类错误 β （常取单侧0.20）；试验组与对照组例数的比值 K。则对照组样本量为：

$$n_c = \frac{(Z_{1-\alpha} + Z_{1-\beta})^2 \sigma^2 \left(1 + \frac{1}{K}\right)}{(\mu_r - \mu_c - \Delta)^2} \tag{13-11}$$

试验组样本量为：$n_r = Kn_c$。

【例13-11】某试验用中药治疗糖尿病，已知空腹血糖水平为9.7mmol/L（标准差为0.7），安慰剂对照组空腹血糖水平为9.5mmol/L，期望能降低血糖水平至8.0mmol/L。设定检验水准 $\alpha = 0.025$，把握度 $1-\beta = 0.20$，$\Delta = 1.7$，$K = 2$，问每组需要病例数多少？

本例，μ_r 为8.0mmol/L，μ_c 为9.5mmol/L；Δ 为1.7，σ 为0.7，α 为0.025，β 为0.2，K 为2，查Z值表（附表1），得 $Z_{1-\alpha}$ 为1.96，$Z_{1-\beta}$ 为0.842，将上述数据代入公式13-11，即：

$$n = (1.96 + 0.842)^2 \times 0.7^2 \times (1 + 1/2)/(9.5 - 8.0 - 1.7)^2 \approx 144.27$$

结果为每组约需要病例145人。

2. 等效性临床试验的样本含量估计

（1）两样本率比较的样本含量估计　需要预先指定的参数为：试验组率 π_r；对照组率 π_c；等效性界值 Δ；第Ⅰ类错误 α （常取单侧0.025）；第Ⅱ类错误 β （常取单侧0.20）；试验组与对照组例数的比值 K。则对照组样本量为：

$$n_c = \frac{(Z_{1-\alpha/2} + Z_{1-\beta/2})^2}{(\Delta - |\pi_r - \pi_c|)^2} \left[\frac{\pi_r(1 - \pi_r)}{K} + \pi_c(1 - \pi_c)\right] \tag{13-12}$$

试验组样本量为：$n_r = Kn_c$。

【例13-12】某中成药制剂和对照药的治愈率均估计为60%，两药治愈率之差不超过10%即可认为等效，欲评价该中成药和对照药是否等效，设 $\alpha = 0.025$，把握度 $1-\beta = 0.8$，$\Delta = 10\%$，$K = 1$，问每组需要多少病例？

本例，π_r 与 π_c 均为0.6，Δ 为0.1，α 为0.025，β 为0.20，K 为1，查Z值表（附表1），得 $Z_{1-\alpha/2}$ 为2.24，$Z_{1-\beta/2}$ 为2.33，将上述数据代入公式13-12，即：

$$n = (2.24 + 2.33)^2 \times [0.6(1 - 0.6) + 0.6(1 - 0.6)]/(0.1 - |0.6 - 0.6|)^2 \approx 1002.48$$

结果为每组约需要病例1003人。

（2）两样本均数比较的样本含量估计　需要预先指定的参数为：试验组均数 μ_r；对照组均数 μ_c；等效性界值 Δ；标准差 σ （假设两组标准差相同）；第Ⅰ类错误 α （常取单侧0.025）；第Ⅱ类错误 β （常取单侧0.20）；试验组与对照组例数的比值 K。则对照组样本量为：

$$n_c = \frac{(Z_{1-\alpha/2} + Z_{1-\beta/2})^2 \sigma^2 \left(1 + \frac{1}{K}\right)}{(\Delta - |\mu_r - \mu_c|)^2} \tag{13-13}$$

试验组样本量为：$n_r = Kn_c$。

【例13-13】已知某中成药治疗糖尿病，优化工艺后，该中成药以组分中药进入临床研究阶段，为研究其疗效无变化，须进行等效性临床试验。估计两药的疗效指标空腹血糖水平值相差0.5mmol/L，两药的标准差为2.8mmol/L，研究者认为，两药的疗效相差不超过1mmol/L即可接受两药等效。设定检验水准 $\alpha = 0.025$，把握度 $1-\beta = 0.8$，$K = 1$，问每组需要病例数多少？

本例，$\mu_r - \mu_c$ 为0.5mmol/L，Δ 为1mmol/L，σ 为2.8mmol/L，α 为0.025，β 为0.2，K 为

1，查 Z 值表（附表1），得 $Z_{1-\alpha/2}$ 为 2.24，$Z_{1-\beta/2}$ 为 2.33，代入式 13-13 得：

$$n = (2.24 + 2.33)^2 \times 2.8^2 \times (1 + 1)/(1 - 0.5)^2 \approx 1309.90$$

结果为每组约需要病例 1310 人。

3. 非劣效性临床试验的样本含量估计

（1）两样本率比较的样本含量估计 需要预先指定的参数为：试验组率 π_r；对照组率 π_c；非劣效性界值 Δ；第 Ⅰ 类错误 α（常取单侧 0.025）；第 Ⅱ 类错误 β（常取单侧 0.20）；试验组与对照组例数的比值 K。则对照组样本量为：

$$n_c = \frac{(Z_{1-\alpha} + Z_{1-\beta})^2}{(\pi_r - \pi_c + \Delta)^2}\left[\frac{\pi_r(1 - \pi_r)}{K} + \pi_c(1 - \pi_c)\right] \tag{13 - 14}$$

试验组样本量为：$n_r = Kn_c$。

【例13-14】已知某对照药的治愈率是 80%，某中成药的治愈率为 75%。在随机对照临床试验中，如果中成药比对照药最多差 15% 即可被接受，设定检验水准 $\alpha = 0.025$，把握度 $1-\beta = 0.8$，$K = 1$，问每组需要多少病例数？

本例，μ_r 为 0.75，μ_c 为 0.8，Δ 为 0.15，α 为 0.025，β 为 0.2，K 为 1，$Z_{1-\alpha}$ 为 1.96，$Z_{1-\beta}$ 为 0.842，将上述数据代入式 13-14 得：

$$n = (1.96 + 0.842)^2 \times [0.75 \times (1 - 0.75)/1 + 0.8 \times (1 - 0.8)]/(0.75 - 0.8 + 0.15)^2$$
$$= 272.83$$

结果为每组约需要病例 273 人。

（2）两样本均数比较的样本含量估计 需要预先指定的参数为：试验组均数 μ_r；对照组均数 μ_c；非劣效性界值 Δ；标准差 σ（假设两组标准差相同）；第 Ⅰ 类错误 α（常取单侧 0.025）；第 Ⅱ 类错误 β（常取单侧 0.20）；试验组与对照组例数的比值 K。则对照组样本量为：

$$n_c = \frac{(Z_{1-\alpha} + Z_{1-\beta})^2 \sigma^2 \left(1 + \dfrac{1}{K}\right)}{(\mu_r - \mu_c + \Delta)^2} \tag{13 - 15}$$

试验组样本量为：$n_r = Kn_c$。

【例13-15】比较某中成药的降压效果与阳性对照药左旋氨氯地平的差异，拟开展一项随机对照非劣性临床试验。已知阳性对照药左旋氨氯地平与该中成药的降压水平差值为 -5mmHg，标准差为 2mmHg，设置非劣效性界值 $\Delta = 5.5\text{mmHg}$，检验水准 $\alpha = 0.025$，把握度 $1-\beta = 0.8$，$K = 1$。问每组需要多少病例数？

本例，$\mu_r - \mu_c$ 为 -5mmHg，Δ 为 5.5mmHg，σ 为 2mmHg，α 为 0.025，β 为 0.2，K 为 1，$Z_{1-\alpha}$ 为 1.96，$Z_{1-\beta}$ 为 0.842，将上述数据代入式 13-15 得：

$$n = (1.96 + 0.842)^2 \times 2^2 \times (1 + 1)/(-5 + 5.5)^2 \approx 251.24$$

结果为每组约需要病例 252 人。

（四）直线相关分析的样本含量估计

分析两个变量之间的直线相关关系时，则需要用如下公式估算用于相关分析的样本含量。式中：n 为相关分析的样本例数，ρ 为估计的总体相关系数，α 有单双侧之分，β 只取单侧，Z_α 和 Z_β 为相应的正态分位数。

$$n = 4\{(Z_\alpha + Z_\beta)/\ln[(1 + \rho)/(1 - \rho)]\}^2 + 3 \qquad (13 - 16)$$

【例13-16】为研究蛋白尿患儿24小时尿蛋白与晨尿的尿蛋白肌酐比值的直线相关关系，根据参考文献报道，总体相关系数 $\rho = 0.788$，问需随机抽取多少名患儿作相关分析？

已知 $\rho = 0.788$，$Z_{1-\alpha/2} = 1.96$，$\beta = 0.10$，$Z_{1-\beta} = 1.282$，代入式13-16得：

$$n = 4\{(1.96 + 1.282)/\ln[(1 + 0.788)/(1 - 0.788)]\}^2 + 3 = 12.25 \approx 13(例)$$

实验研究样本含量的统计电脑实验

样本量的估计，SPSS软件没有菜单实现模块，可用其编程或其 Transform 菜单项里的 Computer Variable 过程实现，或用 Excel 或计算机自带的计算器计算而得。这里采用 SPSS 软件编程实现样本量的估计。

【实验13-1】用编程方式对例13-1进行样本量估计。

输入数据在 data 编辑窗口输入任意一个数值，如输入6。

编辑程序File→New→Syntax，在弹出的 Syntax Editor 编辑框中输入以下程序：

```
COMPUTE n = ((1.96+1.282) * 13.45/5) ** 2.
EXECUTE.
```

输出结果　Run→All，在数据集里直接输出结果 $n = 76.06 \approx 77$。

用编程方式对例13-2至例13-16进行样本量估计，步骤同实验13-1，只需将 COMPUTE 的表达式作相应改变即可。下面给出各自的表达式：

例13-2：COMPUTE n = 2 * ((1.96+1.282) * 6.5/3.6) ** 2.

例13-3：COMPUTE n = ((1.96+1.282) * 2/1.39) ** 2.

例13-4：COMPUTE n = 2 * 30/8 ** 2 * (3.8+1.282) ** 2.

例13-5：COMPUTE n1 = (0.32 ** 2+0.36 ** 2+0.29 ** 2+0.32 ** 2)/4.

COMPUTE n2 = ((2.44-2.415) ** 2+(2.40-2.415) ** 2+(2.31-2.415) ** 2+
(2.51-2.415) ** 2)/3.

COMPUTE n = 2.17 ** 2 * (n1/n2).

例13-6：COMPUTE n = 0.51 * (1-0.51) * ((1.645+1.282)/0.09) ** 2.

例13-7：COMPUTE n = (1.645+1.282) ** 2 * 2 * 0.914 * (1-0.914)/(0.948-0.880) * * 2.

例13-8：COMPUTE n = ((1.96 * SQRT(2 * 0.15)+1.282 * SQRT(2 * 0.25 * 0.05/0.15))/
(0.25-0.05)) ** 2.

例13-9：COMPUTE n = 2 * 12.65/((2 * ARSIN(SQRT(0.855)) - 2 * ARSIN(SQRT(0.755))))) ** 2.

例13-10：COMPUTE n = (1.64+0.84) ** 2/(0.80-0.60-0.15) ** 2 * (0.8 * (1-0.8)+
0.6 * (1-0.6)).

例13-11：COMPUTE n = (1.96+0.842) ** 2 * 0.7 ** 2 * (1+1/2)/(9.5-8.0-1.7) ** 2.

例 13-12：COMPUTE n=(2.24+2.33)**2*(0.6*(1-0.6)+0.6*(1-0.6))/(0.1-ABS(0.6-0.6))**2.

例 13-13：COMPUTE n=(2.24+2.33)**2*2.8**2*(1+1)/(1-0.5)**2.

例 13-14：COMPUTE n=(1.96+0.842)**2*(0.75*(1-0.75)/1+0.8*(1-0.8))/(0.75-0.8+0.15)**2.

例 13-15：COMPUTE n=(1.96+0.842)**2*2**2*(1+1)/(-5+5.5)**2.

例 13-16：COMPUTE n=4*((1.96+1.282)/LN((1+0.788)/(1-0.788)))**2+3.

学习小结

1. 学习内容

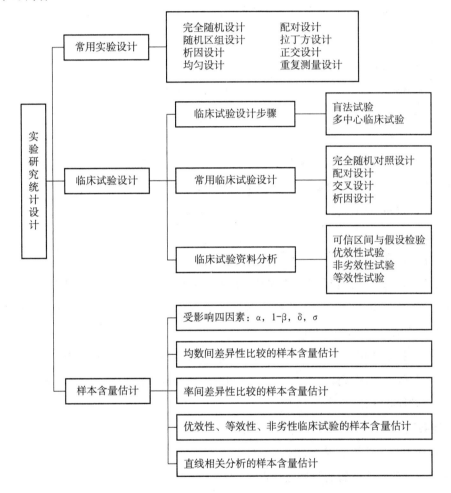

2. 学习方法　理解常用实验设计类型的特点和适用范围；临床试验有其特殊的要求；不同设计类型样本含量计算公式不同，实验设计时需做好样本含量的估算。

练习题

一、最佳选择题

1. 下列各种实验设计中，在相同条件下最节约样本含量的是（　　）

　　A. 配对设计　　　　　　　　　　　　　　B. 随机区组设计

  C. 交叉设计　　　　　　　　　　　　D. 拉丁方设计

  E. 完全随机设计

  2. 在某项临床试验中，为评价复方丹参片对心肌梗死的作用，试验组使用复方丹参片，对照组使用淀粉制作的片剂，这属于（　　　）

  A. 空白对照　　　　　　　　　　　　B. 标准对照

  C. 阳性对照　　　　　　　　　　　　D. 安慰剂对照

  E. 实验对照

  3. 为研究新药速效救心丸治疗心绞痛，在某医院选择 100 例心绞痛病人，随机分成试验组和对照组，对照组给予硝酸甘油，这种对照在临床试验设计中称为（　　　）

  A. 空白对照　　　　　　　　　　　　B. 标准对照

  C. 实验对照　　　　　　　　　　　　D. 安慰剂对照

  E. 阴性对照

  4. 以下不属于临床试验的基本要求的是（　　　）

  A. 无偏性　　　　　　　　　　　　　B. 无系统误差

  C. 增加试验的精密度　　　　　　　　D. 伦理问题

  E. 经费预算

  5. 某项药物临床试验，为研究某药物的降血糖作用，研究者分别检测了受试病人给药前后的空腹血糖水平，并进行数据统计与分析，这种临床试验采用的试验设计方法是（　　　）

  A. 完全随机对照设计　　　　　　　　B. 析因设计

  C. 配对设计　　　　　　　　　　　　D. 交叉设计

  E. 序贯设计

  6. 某临床试验，拟通过针刺人体列缺、尺泽、膻中、肺俞等穴位治疗哮喘，并与氨茶碱进行对照，预试验发现两种治疗方法的治愈率之差不超过 10%，应采用何种临床试验类型对针刺腧穴治疗哮喘的疗效进行评价（　　　）

  A. 优劣性临床试验　　　　　　　　　B. 等效性临床试验

  C. 非劣效性临床试验　　　　　　　　D. 差异性临床试验

  E. 比较性临床试验

二、简答题

1. 影响样本含量估算的因素有哪些？

2. 交叉设计的临床试验有哪些注意点？

3. 临床试验有哪些常见设计类型，其适用范围是什么？

三、应用题

1. 某临床试验拟评价柴胡注射液的解热作用，已知发热病人未经药物治疗时体温平均水平为 39.8℃（标准差为 0.6℃），安慰剂对照组病人平均体温为 39.2℃。设定检验水准 $\alpha = 0.025$，把握度 $1-\beta=0.8$，$\Delta=0.5$，$K=2$，请计算正式试验时各组需要多少个病例？

2. 某临床试验拟对三氧化二砷（中药砒霜主要成分）与多柔比星抗急性白血病的等效性进行研究，已有文献报道使用三氧化二砷的总缓解率为 83.3%，使用多柔比星的总缓解率为 78.2%，两药总缓解率之差不超过 10% 即可认为等效，设 $\alpha = 0.025$，把握度 $1-\beta=0.8$，$\Delta=$

10%，$K=1$，请选择最佳计算公式，并推算正式试验时每组需要多少病例？

3. 某临床试验拟对 A、B 两种中成药（注：生血宁片、归脾丸）制剂改善血液透析后患者贫血状态进行比较研究，已知两种中成药升高患者外周血血红蛋白水平差值为 1.23g/L，标准差为 3.37g/L，设置非劣效性界值 $\Delta=1.8g/L$，检验水准 $\alpha=0.025$，把握度 $1-\beta=0.8$，$K=1$。请选择合适的计算公式，并推算正式试验时每组需要多少病例？

（李志勇）

第十四章　观察性研究统计设计

医学研究中有相当一部分是观察性研究，可用于人群健康状况研究、中医证候规律分析、药物或其他疗法的疗效评价、病因或其他危险因素的研究、近期或远期预后研究、药物不良反应观察等。问卷调查是观察性研究资料收集的常用方法，调查问卷的质量对研究结果的真实性、可靠性具有决定性作用。样本含量的估计及资料的统计分析是观察性研究统计设计的重要内容。

第一节　观察性研究的概述

观察性研究（observational study）又称非实验性研究（non-experimental study），是指在自然状态下，通过观察或访问客观记录研究对象的特征，并对结果进行描述和对比分析的研究。

一、观察性研究的特点

观察性研究的研究者不能对研究对象人为设置处理因素，只能对研究因素和结果进行观察，客观地反映研究对象的实际状况。研究对象的特征或接受的处理因素及水平也不能随机分配，这是与实验性研究的根本区别。

由于观察性研究所固有的局限性，其研究结果并不能证实因果关系，仅能表示关联的强度。观察性研究的循证医学证据低于随机对照试验。随机对照研究具有良好的内部真实性，但其实施条件往往有较多的限制，与现实医疗环境有一定差异，相对而言，外部真实性较差。观察性研究由于研究时限制的条件较少，能反映整个疾病的规律性，其外部真实性较好。与随机对照试验相比，观察性研究更容易受到偏倚风险影响，故其内部真实性往往不足。

观察性研究可以看作是一种在自然环境下进行的临床试验，较少涉及医学伦理学问题，同时也解决了医疗实践中许多无法严格随机化的研究问题。越来越多研究者意识到，经过精心设计、严格实施、规范结果报告的观察性研究像实验性研究一样能够提供许多极为重要的信息。

二、观察性研究的类型

观察性研究可分为描述性研究和分析性研究两大类。

描述性研究（descriptive study）是指利用常规记录或通过专门调查获得的数据资料来描述疾病或健康状况及暴露因素在人群中的分布特征、发生和发展规律，为进一步研究提出假设和线索，主要包括横断面研究（cross-sectional study）、生态学研究（ecological study）、病例报告

（case report）及病例系列分析（case series analysis）等，其中横断面研究是最常用的方法。

分析性研究（analytical study）是一种纵向研究方法，通过设计对照组，分析结局与暴露因素之间的关系，探索或验证结局的影响因素，主要包括病例对照研究（case-control study）和队列研究（cohort study）等。

第二节　横断面研究设计

一、横断面研究的概念与类型

横断面研究也称为现况调查（prevalence survey），是通过完成特定时间研究人群疾病或健康状况及某些特征"快照"，从而描述疾病或健康状况的分布及观察研究因素与疾病间的关联。收集资料的时间一般不超过半个月或一个月，通常用患病率等统计指标来描述疾病或健康状态。

根据所涉及研究对象范围，横断面研究分为普查、典型调查和抽样调查。常用的随机抽样方法有单纯随机抽样、系统抽样、整群抽样、分层抽样和多阶段抽样等。详见第二章第三节。

二、横断面研究资料的分析

横断面研究统计分析的目的主要是探讨疾病或健康状态和研究因素在人群的分布及其之间的关联。若研究目的是疾病或健康状态和研究因素的分布，统计分析主要是估计抽样误差和总体参数的可信区间。若为疾病或健康状态的分布是否与研究因素间存在关联，常需进行不同组间总体均数或总体率的比较，根据资料不同，可采用方差分析、卡方检验、多元线性回归及logistic回归分析等方法。但横断面研究的研究对象不能进行随机化分组，在统计分析时可将观察对象按某种特征分组。下面主要介绍不同随机抽样方法抽样误差和总体参数可信区间的估计。

1. 单纯随机抽样调查资料的分析　在抽样调查中，无限总体和有限总体标准误的计算方法稍有不同，单纯随机抽样研究标准误及总体参数的可信区间估计方法见表14-1。

表14-1　单纯随机抽样标准误及总体参数可信区间估计计算公式

总体类型	标准误		可信区间	
	总体均数	总体率	总体均数	总体率
	$s_{\bar{x}} = \dfrac{s}{\sqrt{n}}$	$s_p = \sqrt{\dfrac{p(1-p)}{n}}$	$\bar{x} \pm t_{\alpha/2,\nu} s_{\bar{x}}$	$p \pm z_{\alpha/2} s_p$
	$s_{\bar{x}} = \sqrt{\dfrac{N-n}{N-1}} \dfrac{s}{\sqrt{n}}$	$s_p = \sqrt{\dfrac{N-n}{N-1}} \sqrt{\dfrac{p(1-p)}{n}}$		

表中 $\sqrt{\dfrac{N-n}{N-1}}$ 为有限总体的校正因子。当样本含量较大时，$t_{\alpha/2,\nu}$ 可用标准正态分布的临界值 $z_{\alpha/2}$ 代替。

【例14-1】为调查某大学学生的平均视力及近视眼的患病率，从12000名学生中调查100

人，结果发现，平均视力为 4.5，标准差为 0.8，近视眼患病率为 54%，估计该校大学生平均视力及近视眼患病率，计算如下：

例 14-1 为有限总体，据表 14-1 均数标准误为

$$s_{\bar{x}} = \sqrt{\frac{N-n}{N-1}} \frac{s}{\sqrt{n}} = \sqrt{\frac{12000-100}{12000-1}} \times \frac{0.8}{\sqrt{100}} \approx 0.080$$

由于 n 较大，可用 1.96 代替 t 值，总体均数 μ 的 95% 可信区间为

$$\bar{x} \pm 1.96 s_{\bar{x}} = 4.5 \pm 1.96 \times 0.08 \approx (4.343, 4.657)$$

近视眼患病率标准误为

$$s_p = \sqrt{\frac{N-n}{N-1}} \sqrt{\frac{p(1-p)}{n}} = \sqrt{\frac{12000-100}{12000-1}} \times \sqrt{\frac{0.54 \times (1-0.54)}{100}} \approx 0.050$$

总体率 π 的 95% 可信区间为

$$p \pm 1.96 s_p = 0.54 \pm 1.96 \times 0.050 \approx (0.442, 0.638)$$

由此可知，该大学学生的平均视力介于 4.343 和 4.657 之间，近视眼患病率介于 44.2% 和 63.8% 之间。

2. 其他随机抽样调查资料的分析　系统抽样研究资料的分析可参照单纯随机抽样。整群抽样和最优分配随机抽样研究抽样误差及参数的区间估计较为复杂，请参阅相关文献。按比例分层随机抽样调查资料样本统计量及标准误的计算与单纯随机抽样略有差异，可信区间的计算公式同单纯随机抽样。

按比例分层随机抽样资料样本统计量及标准误的计算公式分别为：

样本统计量：
$$\bar{x} = \sum_{h=1}^{H} \frac{n_h}{n} \bar{x}_h \tag{14-1}$$

$$p = \sum_{h=1}^{H} \frac{n_h p_h}{n} \tag{14-2}$$

标准误：
$$s_{\bar{x}} = \sqrt{\sum \left(\frac{n_h}{n} s_{\bar{x}_h} \right)^2} \tag{14-3}$$

$$s_p = \sqrt{\sum \left(\frac{n_h}{n} s_{p_h} \right)^2} \tag{14-4}$$

式中 h 代表层；n_h 代表样本第 h 层的观察单位数，n_i/n 为各层的抽样比例；$s_{\bar{x}_h}$ 和 s_{p_h} 分别为样本第 h 层均数和率的标准误。对于有限总体和无限总体样本第 h 层样本均数及率的标准误计算公式分别为：

无限总体：
$$s_{\bar{x}_h} = \sqrt{s_h^2 / n_h} \tag{14-5}$$

$$s_{p_h} = \sqrt{p_h(1-p_h)/n_h} \tag{14-6}$$

有限总体：
$$s_{\bar{x}_h} = \sqrt{\left(\frac{s_h^2}{n_h} \right) \left(\frac{N_h - n_h}{N_h - 1} \right)} \tag{14-7}$$

$$s_{p_h} = \sqrt{\left[\frac{p_h(1-p_h)}{n_h} \right] \left(\frac{N_h - n_h}{N_h - 1} \right)} \tag{14-8}$$

式中 S_h 为样本第 h 层的标准差，N_h 为总体第 h 层的观察单位数。

第三节　病例对照研究设计

一、病例对照研究概念

病例对照研究是以确诊的特定疾病的患者为病例，以不患有该病但具有可比性的个体为对照，通过实验室检查、调查询问或复查病史，搜集既往各种危险因素的暴露史，测量并比较病例组和对照组对各种因素的暴露比例，经统计学检验两组差别有统计学意义，可认为研究因素与疾病间存在统计学关联。在评估了各种偏倚对研究结果的影响之后，借助病因推断技术，从而达到探索和检验疾病病因假说的目的。病例对照研究的基本思路如图 14-1。

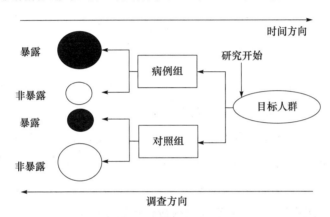

图 14-1　病例对照研究示意图

二、病例对照研究的特点、类型及应用

1. 病例对照研究特点　病例对照研究是一种回顾性研究（retrospective study），从果到因，根据研究对象是否患病分为病例组和对照组，并进行比较，可同时观察一种结局与多种因素间的关系，因此该方法适用于筛选疾病的多种危险因素。

2. 病例对照研究设计类型　按是否匹配分为成组设计和匹配设计。①成组病例对照研究是从病例和对照人群中分别选取一定量的研究对象，一般对照组样本含量应大于或等于病例组，此外无任何特殊规定和限制。与匹配设计相比简单易行，适用于大样本或病例较多的研究，在研究探索的初期阶段，可获得较多信息。②匹配病例对照研究，匹配（matching）又称为配比，即要求对照在某些因素或特征（称为匹配因素）上与病例保持一致，从而排除匹配因素对研究结果的影响。匹配又分为个体匹配和频数匹配。个体匹配（individual matching）即病例与对照以个体为单位进行匹配，为每个病例选择 1 ~ M 个对照。频数匹配（frequency matching）又称为成组匹配，即要求匹配因素的各取值在病例组和对照组所占比例相同。采用匹配设计时每个研究对象提供的信息量增加，控制了匹配因素对研究结果的影响，提高了统计学效率，结果容易解释。但匹配会增加选择对照的难度，把不必要的因素进行匹配，反而会降低研究效率。年龄、性别、文化程度和社会地位常作为匹配因素。若研究目的是广泛性探索疾病的危险因素，可采用成组设计或频数匹配方法；若目的是验证病因，或研究疾病是罕见病，对照容易获得，则常选个体匹配。病例对照研究是分析性研究重要的研究类型之一，近年来在传统研究设计的基础上，又出现病例对照研究的衍生类型，如巢式病例对照研究、病例对列研究、病例交叉研究、单纯病例研究等。

3. 研究的应用　可用于药物或其他疗法的疗效评价、病因或其他危险因素的研究（如天津地区中风病危险因素及证候调查研究）、药物不良反应观察（如甘露消毒丸与慢性肾小管间质肾病相关性的病例对照研究）和疾病的早期诊断（中风发病前症状的病例对照研究）等。

4. 研究对象来源　一是来源于医院住院、门诊的患者。以医院为基础的病例对照研究，研究对象诊断明确，合作好，资料易获取且完整准确；缺点是代表性不好，病例和对照都不能代表研究疾病的所有患者和非患者，易产生选择偏倚。一是来源于社区现况调查、社区疾病监测的病例。以社区为基础的病例对照研究则相反，样本代表性好，但实施难度大，资料不容易获取。

三、病例对照研究资料的分析

要对原始资料核查、校正、归档和录入，确保资料完整、真实，以便于统计分析。资料分析包括描述性分析、暴露效应估计和统计推断。

1. 描述性分析　首先要分别描述病例组和对照组研究对象的一般特征，如年龄、性别、文化程度、职业等变量；并检验两组间某些基本特征是否具有可比性，即进行均衡性检验，常采用 χ^2 检验、t 检验。若两组间有差别，则要考虑其对结论的影响及是否需校正等。

2. 频数匹配及成组病例对照研究资料的效应估计及统计推断　病例对照研究中表示暴露与疾病间联系强度的指标为比值比（odds ratio，简写 OR），又称为比数比、优势比。统计推断是对总体 OR 是否等于 1 进行假设检验，常采用 χ^2 检验。频数匹配及成组设计病例对照研究资料可整理成表 14-2 形式。

表14-2　成组病例对照研究资料整理表

暴露或特征	病例	对照	合计
有	a	b	$a+b$
无	c	d	$c+d$
合计	$a+c$	$b+d$	$a+b+c+d=N$

$$OR = \frac{病例组的暴露比值}{对照组的暴露比值} = \frac{a/c}{b/d} = \frac{ad}{bc} \tag{14-9}$$

OR 的可信区间估计的精确计算较复杂，常采用 Miettnen 法，在 χ^2 检验的基础上计算 OR 的可信区间，公式为

$$OR^{(1 \pm 1.96/\sqrt{\chi^2})} \tag{14-10}$$

【例14-2】 在食管癌与重度饮酒的病例对照研究中，规定每日饮酒量大于等于 80g 为暴露，80g 以下为非暴露，所获得的资料如表 14-3，对该资料做统计分析。

表 14-3 食管癌与重度饮酒病例对照研究资料整理表

每日饮酒量	食管癌	对照	合计
≥80g	202	218	420
<80g	158	1002	1160
合计	360	1220	1580

OR 的估计：

$$OR = \frac{ad}{bc} = 202 \times 1002/(218 \times 158) = 5.876$$

对总体 OR 是否等于 1 作假设检验：

$$\chi^2 = \frac{n(ad-bc)^2}{(a+b)(c+d)(a+c)(b+d)} = 208.305$$

自由度为 1，$P = 0.000 < 0.01$，可认为食管癌与重度饮酒有关联。

Miettinen 法，由式 14-10 得总体 OR 的 95% 可信区间：

$$OR^{(1 \pm 1.96/\sqrt{\chi^2})} = 5.876^{(1 \pm 1.96/\sqrt{208.305})} = (4.620, 7.474)$$

3. 分层四格表资料的统计分析 病例对照研究中对 OR 的估计易受到混杂因素的影响。对混杂因素的控制，可以在研究的设计阶段针对已明确的混杂因素采用限制、匹配和随机化（仅用于实验研究）的方法，使混杂因素的分布在病例组和对照组相同；对于难以均衡或潜在的混杂因素，也可以在资料分析阶段，通过分层分析或多因素分析模型来消除混杂因素的影响。Mantel 和 Haenszel 于 1959 年提出了四格表资料分层分析方法，分层校正 OR 值 95% 的可信区间可以用 Miettinen 法估计：

$$OR^{(1 \pm 1.96\sqrt{\chi^2_{MH}})} \tag{14-11}$$

Mantel 和 Haenszel 分析方法详见第十章第八节。

【例 14-3】 在例 14-2 中，年龄可能为混杂因素，现将资料按年龄分层后整理成表 14-4 形式，试对该资料作统计分析。

表 14-4 按年龄分层后食管癌与重度饮酒的病例对照研究资料整理表

每日饮酒量	<50 岁		≥50 岁	
	食管癌	对照	食管癌	对照
≥80g	17	43	185	175
<80g	23	317	135	685

在本研究中，两层的 OR 较接近，说明两层是同质（homogeneous）的（各层 OR 是否同质，可采用软件进行一致性检验），此时可进一步做合并估计。

小于 50 岁与大于等于 50 岁的例数分别为 400 与 1180，合并的 OR 为：

$$OR_{MH} = \frac{\sum\limits_{h=1}^{H} \frac{a_h d_h}{n_h}}{\sum\limits_{h=1}^{H} \frac{b_h c_h}{n_h}} = \frac{17 \times 317/400 + 185 \times 685/1180}{43 \times 23/400 + 175 \times 135/1180} = 5.373$$

合并 OR 稍小于不分层计算的 $OR = 5.876$，说明在研究食管癌与重度饮酒间的关系时年龄因素可能为混杂因素。

NOTE

对总体合并 OR 是否为 1 的假设检验：采用 SPSS 软件进行 Mantel 和 Haenszel 分析得出 $\chi^2_{MH} =$ 179.093，$P=0.000$，可认为按年龄分层后，食管癌与重度饮酒间有关联。

由式 14-11 得，合并总体 OR 的 95% 可信区间为 $OR^{(1\pm1.96/\sqrt{\chi^2_{MH}})} = (4.200, 6.873)$

4. 多暴露水平的剂量-反应关系统计分析　当暴露水平可分为 k 个等级时，可以分别估计每个剂量（零剂量或最低剂量为非暴露）的 OR，并进行区间估计和假设检验。若 OR 随剂量水平升高而增加（或减少），可进一步分析是否存在剂量-反应关系（dose-response relationship），即检验 OR 与剂量水平是否是线性相关，以增加因果关系推断的依据。这时零假设为不存在剂量-反应关系，对立假设为存在剂量-反应关系。

【例 14-4】 在例 14-2 中，若按照每日饮酒量将暴露水平分成四组，资料见表 14-5，试分析食管癌与每日饮酒量是否存在剂量-反应关系。

表 14-5　食管癌与每日饮酒量的关系表

每日饮酒量（g/d）X_k	0 ~ 0	40 ~ 1	80 ~ 2	120 ~ 3	合计
食管癌	50(c)	120(a_1)	90(a_2)	100(a_3)	360(n_1)
对照	610(b)	380(b_1)	140(b_2)	90(b_3)	1220(n_0)
合计	660(m_0)	500(m_1)	230(m_2)	190(m_3)	1580(n)

通过 SPSS 软件线性趋势检验（Linear-by-Linear Association）卡方值为 257.505，$\nu=1$，$P=0.000$，可认为食管癌与每日饮酒量间存在剂量-反应线性关系，随着每日饮酒量的增加，食管癌的发病危险性也在增加。

5. 配对设计资料的统计分析　在暴露因素为二分类时，个体匹配病例对照研究资料整理成表 14-6 的形式。

表 14-6　个体配对设计病例对照研究资料整理表

对照	病例		对子数
	有暴露史	无暴露史	
有暴露史	a	b	$a+b$
无暴露史	c	d	$c+d$
对子数	$a+c$	$b+d$	$a+b+c+d$

配对设计 OR 的计算公式为：

$$OR = c/b \qquad\qquad (14-12)$$

对总体 OR 是否等于 1 假设检验与配对设计 χ^2 检验相同。OR 的 95% 可信区间可用 Miettinen 法估计。对于 $1:M$（$M>1$）匹配设计病例对照研究资料整理、假设检验及 OR 的计算请查阅相关书籍。

第四节　队列研究设计

一、队列研究概念

队列（cohort）原意是指古罗马军团中的一个分队，流行病学家加以借用，表示有共同经历或有共同暴露特征的一群人。根据人群进出队列的时间不同，队列分为固定队列和动态队列。固定队列（fixed cohort）是指研究对象都在某一固定时间或一个短时期之内进入队列，随着研究进行直至观察期终止，无人无故退出，也没有新成员加入。动态队列（dynamic cohort）是指在队列确定后，不断有原队列成员退出和新成员加入。

队列研究又称为前瞻性研究（prospective study）、发生率研究（incidence study）、随访研究（follow-up study）等，是将特定的人群按其是否暴露于某因素或按不同暴露水平分为 n 个群组或队列，随访观察一定时间，检查、记录并比较两组或各组预期结局（发病、死亡或其他健康状况）发生率的差异，从而评价因素与结局有无关联及联系强度大小的一种观察性研究方法。队列研究的基本思路如图14-2。

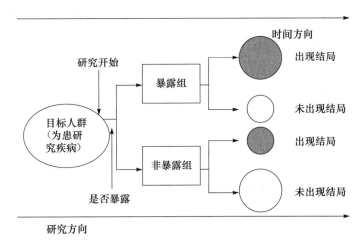

图14-2　队列研究示意图

二、设计类型及特点

根据研究开始时间、暴露发生时间及结局出现时间三者的关系，分为三种类型。

1. 前瞻性队列研究（prospective cohort study）　研究队列的确定及研究对象的分组是根据现在的暴露状况而定，结局需随访观察一段时间才能获得。优点为时间顺序增强了病因推断的可信度，直接获得暴露与结局是第一手资料，结果偏倚小；缺点是所需样本含量大，时间长，耗费大，影响研究的可行性。

2. 历史性队列研究（historical cohort study）　研究开始时研究者根据掌握的研究对象在过去某时刻暴露情况的历史资料分组，不需要随访，研究结局可从历史记录中获得。优点为时间顺序仍是从因到果，短期内完成资料的收集和分析，耗费小；缺点是历史资料积累未受研究者的控制，未必符合设计要求，故适用范围较窄。

3. 双向性队列研究（ambispective cohort study）　是根据历史资料确定暴露与否进行分组，需要随访，部分结局可能已出现。该研究具有上述两种方法的优点，同时在一定程度上弥补了彼此的不足。

三、研究对象的选择

队列研究对象分为暴露人群和对照人群。

1. 暴露人群的选择　暴露人群即暴露于研究因素的人群，一般分为3种类型：①一般自然暴露人群：当研究因素和疾病都是一般人群中常见的，特别是研究因素是生活习惯或环境因素时，可选择社区中暴露于研究因素的人作为暴露人群，该暴露人群代表性最好，得到的结果外推性好。选择时要考虑人口流动性小、暴露率高等因素。②职业人群：若研究某种可疑的职业因素与疾病或健康的关系，需选择相关职业人群作为暴露人群。③特殊暴露人群：有时是研究某些罕见暴露因素的唯一选择，如接受放射治疗的人群和原子弹爆炸的受害者。④有组织的人群：这部分人群易于组织，应答率较高，且易控制混杂因素，如医生、护士、教师和公务员等人群。对于职业暴露和某些特殊暴露因素，若人们认识其危害作用，大多会采取防护措施，常使用历史性队列研究。

2. 对照人群的选择　为了与暴露人群进行比较，分析暴露的作用，对照除不暴露于研究因素外，人群特征（包括年龄、性别、职业、文化程度等）和其他影响结局的各种因素都应尽可能地与暴露组相同，即具有可比性。对照组可提供所研究结局的基础发生率。选择对照常有下列几种形式：①内对照：当暴露因素在某人群分布不均匀时，可在该人群内部选择暴露于研究因素的作为暴露组，未暴露或暴露水平低的人群作为对照组，即为内对照。应尽量选用内对照，因为除暴露因素外，两组人群可比性好。②外对照：也称为特设对照。在暴露人群以外其他人群中选择对照，一般当暴露人群为职业人群或特殊暴露人群时，常需要在该人群之外去寻找对照。优点是随访观察时可免受暴露组的影响，缺点是需在另外一人群组织随访。③总人口对照：实际上没有设立与暴露组平行的对照组，利用暴露人群所在整个地区现有的发病或死亡统计资料，即以全人口率为对照，在比较时需进行率的标准化。优点是对照资料容易得到且较稳定，缺点是资料比较粗糙，有时会缺少要比较的项目。④多重对照：即用上述两种或多种以上的形式选择对照，以减少只用一种对照可能带来的偏倚，增强结论的可靠性。

四、队列研究的用途

队列研究（cohort study）是分析流行病学研究中的重要方法，它通过直接观察危险因素暴露状况不同的人群的结局来探讨危险因素与所观察结局的关系。其检验病因假设的效能优于病例对照研究。可用于检验病因假设，考核预防措施效果，研究疾病的自然史和新药上市后监测。

五、队列研究资料的分析

在核查和校正基础上，对数据进行描述性分析和均衡性检验，同时计算失访情况，以观察资料的可靠性，然后进行暴露效应估计和统计推断。

1. 人时计算　队列研究由于跨时间较长，研究对象又经常处于动态变化之中，个体被观察的时间可能很不一致，以人为单位计算率就不合理，较合理的方法是加入时间因素，以人时来计算研究对象的暴露经历。人时就是将观察对象和观察的时间结合起来，常用的人时单位是人年，如一个人观察3年，即为3个人年；2个人观察4年，即为8个人年。常用的人年计算方法有精确计算法、近似法和寿命表法，具体请参阅相关书籍。

2. 结局发生率的计算　根据资料不同，可分别计算累积发病率和发病密度。

（1）累积发病率（cumulative incidence，*CI*）　当样本含量大，观察期间内研究对象比较稳定，资料比较整齐，可以直接计算累积发病率，其数值范围为 0~1，需要说明累积时间的长度。

$$n\text{年某病累计发病率} = \frac{n\text{年内新发病例数}}{n\text{年内平均暴露人口数}} \times 1000\% \, (100000/10\,\text{万}) \qquad (14-13)$$

（2）发病密度（incidence density，*ID*） 人口波动较大，存在失访情况，样本含量小时，不宜计算累积发病率，此时需以观察的人时为分母计算发病率，用人时为单位计算出来的率带有瞬时频率性质称为发病密度，其值变化范围是 0~∞。

$$\text{发病密度} = \frac{\text{某人群在观察期内的发病数}}{\text{观察期内的观察对象人年数}} \times 100000/10\,\text{万} \qquad (14-14)$$

3. 暴露效应的估计 队列研究常通过比较暴露组和非暴露组结局的发生水平，分析其与暴露因素的关系。常用的指标有相对危险度 *RR*（relative risk）、归因危险度 *AR*（attributable risk）和标化比。

（1）相对危险度 是暴露组结局发生率与非暴露组发生率的比值，反映了暴露与结局间的关联强度。*RR* 越偏离 1 说明暴露因素与结局间的关联强度越强，*RR*>1，表示暴露因素与结局间有正关联，是致病的危险因素；*RR*<1，表示暴露因素与结局间有负关联，说明该因素为保护因素，*RR*=1，表示暴露因素与结局无联系。

$$\text{相对危险度 } RR = p_1/p_0 \qquad (14-15)$$

其中 p_1 和 p_0 分别为暴露组和非暴露组的发病率。

（2）归因危险度 亦称特异危险度和率差（rate difference，*RD*），是暴露组发生率与对照组发生率之差，它反映了危险特异地归因于暴露因素的程度。归因危险度的计算公式为：

$$AR = p_1 - p_0 = p_0(RR-1) \qquad (14-16)$$

（3）标化比 当研究对象数量较少，且结局事件的发生率很低，这时不宜计算率，而应以全人群结局发生率作为标准，计算出观察人群理论发生结局的人数，即预期人数，实际发生人数与理论人数之比即为标化比。最常用的指标为标化死亡比（standardized mortality ratio，*SMR*）。该指标的流行病学意义与 *RR* 类似，表示被研究人群结局发生的危险性是标准人群的多少倍。

4. 相对危险度的可信区间估计及假设检验 在队列研究中，根据资料不同，数据可分别整理成表 14-7 或表 14-8 的形式。

表 14-7 频数资料的队列研究数据整理表

随访人群	发病人数	未发病人数	合计
暴露组	a	b	$a+b=n_1$
非暴露组	c	d	$c+d=n_0$
合计	$a+c=m_1$	$b+d=m_0$	$a+b+c+d=n$

表 14-8 人时资料的队列研究数据整理表

随访人群	发病人数	观察人时数
暴露组	d_1	T_1
非暴露组	d_0	T_0
合计	D	T

对于表 14-7 的资料，总体 RR 是否等于 1 进行假设检验的公式为：

$$\chi^2_{MH} = \frac{(n-1)(ad-bc)^2}{(a+b)(c+d)(a+c)(b+d)} \qquad (14-17)$$

对于表 14-8 的资料，总体 RR 是否等于 1 进行假设检验的公式为：

$$\chi^2_{MH} = \frac{(d_1 T - T_1 D)^2}{T_1 D T_0} \qquad (14-18)$$

在 H_0 成立时，近似服从自由 χ^2_{MH} 度为 1 的 χ^2 分布。

根据检验统计量，利用 Miettinen 法估计 RR 和 AR 的 95% 可信区间计算分别为：

$$RR^{(1 \pm 1.96/\sqrt{\chi^2_{MH}})} \qquad (14-19)$$

$$AR(1 \pm 1.96/\sqrt{\chi^2_{MH}}) \qquad (14-20)$$

【例 14-5】 在一项探讨 EB 病毒与鼻咽癌关系的队列研究中，共调查 25～70 岁居民 30452 人，其中 EB 病毒抗体阳性 1937 人，阴性 28515 人。进行 12 年随访观察，数据见表 14-9。

表 14-9　EB 病毒与鼻咽癌关系的队列研究数据整理表

随访人群	发病人数	观察人年数	发病密度（1/10 万人年）
抗体阳性	38	13651	278.37
抗体阴性	36	291719	12.34
合计	74	305370	24.23

根据表 14-9 可分别计算 RR 和 AR。$RR = p_1/p_0 = 278.37/12.34 = 22.56$，$AR = 278.37 - 12.34 = 266.03$。

把表 14-9 的数据代入公式 14-18，总体是否等于 1 的检验统计量为：

$$\chi^2_{MH} = \frac{(d_1 T - T_1 D)^2}{T_1 D T_0} = \frac{(38 \times 305370 - 13651 \times 74)^2}{13651 \times 74 \times 291719} = 380.85$$

自由度为 1，$P < 0.01$，拒绝 H_0，可认为总体相对危险度 $RR \neq 1$。

把数据代入公式 14-19 和式 14-20，RR 和 AR 的 95% 可信区间分别为：

$$RR^{(1 \pm 1.96/\sqrt{\chi^2_{MH}})} = 22.56^{(1 \pm 1.96/\sqrt{380.85})} = (16.50, 30.85)$$

$$AR(1 \pm 1.96/\sqrt{\chi^2_{MH}}) = 266.03 \times (1 \pm 1.96/\sqrt{380.85}) = (239.31, 292.75)$$

5. Mantel-Haenszel 分层分析　在分析暴露因素与结局间的关系时，有时会受到混杂因素的影响。为控制混杂因素，可按混杂因素的水平对数据进行分层汇总。下面结合频数表资料和人时资料，分别介绍校正 RR 和 Manntel-Haenszel 分层 χ^2 检验的方法。

（1）**频数表资料的分层分析**　将数据按可能的混杂因素的 H 个水平分层，第 h 层四格表一般形式见表 14-10 所示。

表 14-10　频数表资料第 h 层四格表一般形式

暴露或特征	发病	未发病	合计
有	a_h	b_h	n_{1h}
无	c_h	d_h	n_{0h}
合计	m_{1h}	m_{0h}	n_h

分层校正 RR 的估计公式为：

$$RR_{MH} = \frac{\sum\limits_{h=1}^{H} \dfrac{a_h n_{0h}}{n_h}}{\sum\limits_{h=1}^{H} \dfrac{c_h n_{1h}}{n_h}} \qquad (14-21)$$

对总体 RR 是否等于 1 进行 Manntel-Haenszel 分层 χ^2 检验，分层校正 RR 的 95% 的可信区间可以用 Miettinen 法估计：

$$RR^{(1\pm1.96/\sqrt{\chi_{MH}^2})} \qquad (14-22)$$

（2）人时资料的分层分析　将数据按可能的混杂因素的 H 个水平分层，第 h 层四格表一般形式见表 14-11 所示。

表 14-11　人时资料第 h 层四格表一般形式

暴露或特征	发病	观察人时
有	a_h	T_{1h}
无	b_h	T_{0h}
合计	m_{1h}	T_h

分层校正 RR 的估计公式为：

$$RR_{MH} = \frac{\sum\limits_{h=1}^{H} \dfrac{a_h T_{0h}}{T_h}}{\sum\limits_{h=1}^{H} \dfrac{b_h T_{1h}}{T_h}} \qquad (14-23)$$

对总体 RR 是否等于 1 进行 Manntel-Haenszel 分层 χ^2 检验，分层校正 RR 的 95% 的可信区间同样可以采用公式 14-22 估计。

【例 14-6】在一项队列研究中，按年龄分层结果见表 14-12，试对数据做分层分析。

表 14-12　按年龄分层某因素与结局间关系的队列研究整理表

年龄分层（岁）	暴露	发病人数	观察人年数	发病密度（1/10 万人年）	RR
	有	70	4768	1468.12	
20 ~	无	62	87564	70.81	20.73
	合计	132	92332	142.96	
	有	18	8883	202.63	
50 ~ 70	无	20	204155	9.80	20.68
	合计	38	213038	17.84	
	有	88	13651	644.64	
未分层	无	82	291719	28.11	22.93
	合计	170	305370	55.67	

把数据代入公式 14-23，校正年龄因素后 RR 的估计值为：

$$RR_{MH} = \frac{\sum\limits_{h=1}^{H} \dfrac{a_h T_{0h}}{T_h}}{\sum\limits_{h=1}^{H} \dfrac{b_h T_{1h}}{T_h}} = \frac{70 \times 87564/92332 + 18 \times 204155/213038}{62 \times 4768/92332 + 20 \times 8883/213038} = 20.72$$

从上表可以看出低年龄组发病率相对较高，分层后的 RR 小于分层前 22.56，年龄是潜在

NOTE

的混杂因素。通过 SPSS 软件 Manntel–Haenszel χ^2 检验得卡方值为 793.7，自由度为 1，$P = 0.000$，可认为经年龄校正的总体 RR 不等于 1。分层校正 RR 的 95% 可信区间为（16.78，25.59）。

6. 多个暴露水平的剂量–反应关系　当暴露水平可分为 k 个等级时，可以分别估计暴露水平与结局发生率间的剂量–反应关系，以便更好地揭示暴露与结局发生之间的关系。

【例14-7】一项研究工人砷暴露与呼吸系统肿瘤死亡间关系的队列研究，按砷暴露时间分成不同等级，数据见表 14–13，试分析呼吸系统肿瘤的死亡率是否随砷暴露年份的增加而增加。

表14-13　砷暴露与呼吸系统肿瘤死亡关系的队列研究数据整理表

砷暴露时间（年） X_k	0 ~ (0)	1 ~ (1)	5 ~ (2)	10 ~ (3)	合计
肿瘤死亡数	47(a_0)	20(a_1)	23(a_2)	38(a_3)	128(A)
观察人年数	56105(T_0)	8356(T_1)	8326(T_2)	11616(T_3)	84403(T)
RR	1	2.86	3.3	3.91	

进行暴露时间与肿瘤死亡率间是否存在线性趋势的 χ^2 检验统计量为：

$$\chi^2 = \frac{(T^3 - T)\left(\sum_{k=0}^{k}(X_k a_k) - \dfrac{A}{T}\sum_{k=0}^{k}(X_k T_k)\right)^2}{A(T - A)\left[T\sum_{k=0}^{k} T_k X_k^2 - \left(\sum_{k=0}^{k} T_k X_k\right)^2\right]} \tag{14 - 24}$$

式中　k 为暴露水平数；X_k 为每个暴露等级的赋值。无效假设 H_0 为事件发生率与剂量间不存在线性趋势。在 H_0 成立时，χ^2 统计量近似服从自由度为 1 的 χ^2 分布。

把例 14-5 数据代入公式 14-34 得

$$\chi^2 = \frac{(84403^3 - 84403) \times \left[(0 \times 47 + \cdots + 3 \times 38) - 128/84403 \times (0 \times 56105 + \cdots + 3 \times 11616)\right]^2}{128 \times (84403 - 128) \times \left[84403(56105 \times 0^2 + \cdots + 11616 \times 3^2) - (56105 \times 0 + \cdots + 11616 \times 3)^2\right]}$$

$$= 50.67$$

自由度为 1，$P<0.01$，可认为砷暴露年限与呼吸系统肿瘤死亡率间存在剂量-反映关系。

7. 多因素分析　在队列研究中，当影响结局发生的因素较多，且在不同组间影响因素不均衡时，有时难以进行有效的分层分析，可通过拟合 logistic 回归模型或 Cox 回归模型进行多因素统计分析。

第五节　调查问卷设计

一、调查问卷概述

（一）调查问卷的概念

调查问卷，又称问卷、调查表（questionnaire），是研究人员根据调查目的和要求，按照一定的理论假设设计出来的，由一系列问题、调查项目、备选答案及说明所组成的，向被调查者收集资料的一种工具和载体。问卷在收集资料的方法上具有明显的简易性、可变通性及低成本性，观察性研究常用调查问卷收集资料。

调查问卷具备以下主要功能：①把研究目标转化为特定的问题；②将问题和回答范围标准化，减少误差；③通过措辞、问题流程和卷面形象来获取应答者的合作，促使、激励和鼓励调查对象在访谈中认真投入、合作并完成访谈；④为调研活动的永久记录；⑤有利于数据分析。

（二）　调查问卷的类型

根据问卷的形式、填写和发放方式不同，问卷有以下几种分类方法。

1. 根据形式分类　①单一表：是每一调查单位填写一份调查表，这种表可容纳较多的调查项目。如果调查项目较多，一份单一表可以由几张表组成。如居民膳食状况调查（基本信息、行为习惯、营养状况、膳食结构等）。便于整理，不易出差错。②一览表：是将许多调查单位（如一户、一班级、一村）同时登记在一个表上，用于调查项目较少的调查。如一个班级早餐情况调查。

2. 根据调查中问卷的填写方式不同分类　①自填式问卷：是指由调查者发给（或邮寄）被调查者，被调查者根据实际情况自己填写的问卷。②代填式问卷：是指调查者按照事先设计好的问卷或调查提纲向被调查者提问，由调查者根据被调查者的回答填写的问卷。

3. 根据问卷发放方式分类　①送发式问卷：由调查者将调查问卷送发给选定的被调查者，待被调查者填答完毕之后再统一收回；②邮寄式问卷：通过邮局将事先设计好的问卷邮寄给选定的被调查者，被调查者按规定的要求填写后回寄给调查者；③人员访问式问卷：由调查者按照事先设计好的调查提纲或调查问卷对被调查者提问，然后再由调查者根据被调查者的口头回答如实填写问卷；④电话访问式问卷：通过电话来对被调查者进行访问调查的问卷类型；⑤网上访问式问卷：在互联网上制作，并通过互联网来进行调查的问卷类型。

二、调查问卷的基本结构

调查问卷一般包括名称、封面信、指导语、主体问题、答案、编码、核查项目等内容。

（一）　问卷名称

问卷名称是调查内容的概括表述，应简明扼要，易于引起受访者的兴趣。通常应包括时间、区域、范围、内容等要素。一般位于眉头部分或第一页。

（二）　封面信

封面信是一封致被调查者的短信，向被调查者介绍和说明调查者的身份、调查内容、调查目的和意义等，以争取被调查者配合。要求语言简明、中肯，篇幅宜小不宜大，一般两三百字。信的内容应包括：对被调查者的问候语、主持调查机构、调查员身份、调查的大致内容、调查目的、被调查者意见的重要性、调查对象的选取方法和个人资料保密原则、访问所需时间等。在结尾处，对其合作与帮助表示感谢。

（三）　指导语

指导语，也称填表说明，是用来指导被调查者填答问题的各种解释和说明。目的是让被调查者了解调查的目的、要求、答题方法、反馈方式等。有些问卷中，指导语很少，只在说明信末附上一两句话，没有专门的"填表说明"。有的问卷则有专门的指导语，集中在说明信之后，并有"填表说明"标题。有的问卷，其指导语分散在某些较复杂的问题前或问题后，用括号括起来，对这一类问题作专业的指导说明。

（四）主体问题及答案

这是问卷的主题，也是问卷设计的主要内容。问卷中的问题从内容上可分为三类：①有关行为或事实的问题；②有关态度、意见、看法方面的问题；③有关被调查者个人背景资料的问题。从形式上又可分为开放式问题、封闭式问题和量表应答式问题。开放式问题，也称自由问答题，只提问题或要求，不给具体答案，要求被调查者根据自身实际情况自由作答。在开放式问题中，被调查者的观点不受限制，便于深入了解被调查者的建设性意见、态度、需求问题等。开放式问题能为研究者提供大量、丰富的信息。对开放式问题的回答所进行的分析有时候能够作为解释封闭式问题的工具。但开放式问题难于编码和统计，对调查员和被调查者要求较高，易存在调查员间误差。封闭式问题是在提出问题的同时给定备选答案，要求被调查者根据实际情况做出选择，或者给定"事实性"空格，要求如实填写。封闭式问题容易回答、省时，且便于统计分析。量表应答式问题是以量表形式设置的问题。

问题的设计应注意以下方面：①问题应与调查研究的目的或主题有关。②避免双重提问。在一个问题中不应包含两个或两个以上的提问，使被调查者容易做出回答。如"你抽烟喝酒吗？"这种提问会让只抽烟或只喝酒的人不易回答。③要通俗易懂，能被接受和理解，不使用专业术语。④避免诱导或强制性问题。⑤所有需要在调查中了解的信息都能在调查表中反映出来。在封闭性问题中，给出的答案应包括所有的可能回答，应适当提供"不知道"的答案。⑥敏感性问题的处理宜慎重。敏感问题的设计，可以使用对象转移法或假定法。对象转移法是把直接提问改为对他人的评价。如"您对大学生在校期间结婚如何看？"这个提问可以改为："对大学生在校期间结婚，有的人认为不好，有的人认为无所谓。您同意哪种看法？"假定法是以假设方式提问。如"大学生在校期间结婚"这个提问可以改为："假如大学生可以结婚，您愿意在校期间结婚吗？"⑦问题的排列要按一定的逻辑顺序。提问要符合人们的思维方式，一般问题在前，特殊问题在后；有关行为或事实的问题在前，有关态度、意见、看法方面的问题在后；易答题在前，难答题在后；敏感问题一般放在最后。⑧要尽可能采用统一的标准，以便和别的研究进行比较。⑨问卷不宜过长，问题不能过多，一般控制在20分钟左右能完成调查。

调查表多采用封闭式问题。封闭式问题答案设计的基本格式包括：①填空式：常用于一些事实性能定量的问题，如"您通常一周有＿＿＿＿＿＿天吃早饭？"。②二项选择式：只设两个选项，如"是"与"否"；"有"与"没有"等。如"您是否参加商业医疗保险？是、否"。③多项选择式：可以从多个备选答案中选择一个或几个。由于答案不一定能列出所有可能，通常在最后设"其他"选项。如"您在选择医疗机构时，主要考虑？距离、价格、医疗水平、其他（请注明）＿＿＿＿＿＿"。④排序式：在多项选择式的基础上，要求被调查者对询问的问题答案，按自己认为的重要程度和喜欢程度排序。如"请将影响您选择食物的因素按照影响力大小从1（影响最大）到5（影响最小）排列：卫生、营养、价格、口味、颜色"。⑤尺度式：答案是用1-5或1-7形式表示，将被调查者的反应显示在一个评价量尺上，被调查者通常选择一个最能表述自己实际情况的数字。如"您对吸烟能引起肺癌的说法。1表示很不同意、2表示不同意、3表示不能决定、4表示同意、5表示很同意"。

（五）编码

为了方便对调查结果的统计分析，在调查问卷中要给所有问题和答案确定一个代码。这个代码通常就是问题和答案的顺序代码。代码可以是数字或字母，也可以是数字和字母的组合。二分类名义变量如男和女，编码可为 1 和 2；多分类无序名义变量（如某病的证 1、证 2、证 3……）以及多类有序变量（等级变量），编码可为 1、2、3……K；连续型变量（计量资料）填写实际观测值。在印制问卷时，每个问题后面应有整齐的所需数量的小方格，以便对问题进行编码。

（六）　核查项目

为了便于问卷的核查，在问卷中还应包含一些核查项目，如问卷编号、地区编号、调查员签名、复核人签名、调查日期、调查开始和结束时间等。

三、调查问卷编制的基本步骤

（一）　明确研究目的

在问卷编制之前，首先要明确研究目的，将研究目的分解为一系列可测量的指标，并用具体的问题对每一类指标做具体表述。

（二）　建立问题库

问题的来源主要有两个途径：一是头脑风暴法，适用于首次涉及的测量领域或对已有的问卷进行修改。由调查相关人员组成研究小组，各成员按研究目的和内容提出各种可能相关的问题。二是借用已有的同类问卷的条目，形成调查项目池。

（三）　设计问卷初稿

从问题库中筛选合适的条目，并将问题的表述标准化、规范化，然后按逻辑顺序合理编排组合成结构完整的初始问卷。

（四）　初稿的检验和修改

检验的方法有两种，一种为客观检验法，选择一个小样本，将问卷初稿进行一次试调查，以发现问卷中的问题，可通过筛选问卷题项、调整问卷架构等方法对问卷进行修改。另一种为主观评价法，让该研究领域的专家阅读和分析问卷初稿，依据其意见进行修改。在具体工作中可以先用主观评价法，进行一次修改；再用客观检查法。

（五）　信度与效度的检验

在修改完善的基础上，进行小范围的预调查，对问卷的信度、效度和可接受性等特征进行评价，评价方法见本章第六节。

四、量表的应用

量表（scale）又称测量工具（instrument），是由若干问题或自我评分指标组成的标准化测定表格，用于测量研究对象的某种状态、行为或态度。在医学实践中，有些疾病或健康状态（如疼痛、失眠、心理压抑、认知障碍、生存质量、生活自理能力等）是无法精确测量的，只能对通过测量这些状态的某些表征或通过研究对象的自我主观感受来间接地测评，此时量表就成为最常用的和可行的工具。目前，量表测评在心理学和精神病学、治疗性研究和预后研究、疾病与健康统计、护理学、卫生管理学中均有广泛的应用。

（一）　量表与问卷的区别

1. 量表的编制需要理论的依据，问卷则只要符合主题即可　量表的编制都是根据学者所提的理论来决定其编制的架构，确定测评的维度，并对每一维度加一明确界定。在编制问卷时，只要研究者先将所要研究的主题厘清，并将所要了解的问题罗列出来，然后依序编排即可。量表还涉及信度和效度的问题，需要经过长期检验，并得到广泛认可才能正式使用。具体某个研究中采用的调查问卷可能包含一个或若干个量表，也可能包括其他方面研究者所关心的问题。

2. 量表的各问题间是相关的，而问卷可以是独立的　问卷可以包含完全不同的独立的内容，用于评价不同的指标。如问卷可以询问调查对象的吸烟史、生育史、体育锻炼情况和饮食嗜好，这些内容可能是完全独立互不相关的，用于评价研究人群的不同特征。量表用于描述研究对象的一个特征，虽然量表用多个条目（问题）从各个方面来描述该特征，但各条目一般都是相关联的。例如评价医院医疗服务满意度的量表，可以包含对医院诊疗程序安排、医生诊疗的水平和态度、护士服务和态度、诊疗收费等各方面的问题，但这些问题都是围绕着一个核心，就是医院医疗服务提供的质量，因此各指标都是相关联的。

3. 量表和问卷在计分上存在差异　量表是以分量表为计分单位，研究者需要将分量表中每一题的分数相加，所得的分数属于连续性数值变量。问卷是以每题的选项来计次，所得的结果是各个选项的频数，属于分类变量。因此在统计分析上也存在差异。

（二）量表的适用范围

量表主要适用于以下三个方面：①无法直接测量的指标：如临床医学研究中常见的病痛评价指标，包括疼痛、失眠、疲乏、活动能力障碍、残疾等，如近几十年来发展的评价健康水平的生存质量（quality of life）。②抽象的概念和态度：如社会医学中常常涉及的指标，包括幸福感、满意度、社会交流能力等。③复杂的行为或神经心理状态：如心理学研究中的儿童多动症、认知障碍、阅读障碍、运动协调性低下、情绪抑郁、焦虑症等。

（三）量表评价的优缺点

量表测评具有客观性强，可比性好，程序标准化，易于操作的优点。但量表受研究对象个体差异影响大，量表制定要求高，如果量表设计有缺陷，可能导致结果偏倚。

第六节　调查问卷的质量评价

调查问卷是中医药研究中常采用的一种数据采集方法，如中医药对患者生存质量影响的评价（生存质量的评定量表）、中医药治疗病证疗效指标的评价（疗效评价量表）、证候的指标变化评定（证候量表）以及测量人们的意见、态度、看法等。调查问卷的质量对调查结果的真实性、可靠性具有决定性作用。因此在形成正式问卷之前，需对问卷进行试测，并根据试测结果对其信度、效度和可接受性等方面进行质量评价。

一、信度

信度（reliability）指调查问卷测量结果的可靠性、一致性（equivalence/consistency）和稳定性（stability）。信度指标多以相关系数表示，信度系数越大，表明测量的可信程度越大。信度只受随机误差的影响。随机误差越大，信度越低。每个测试的实得分数（X）总是由真实分数（T）和误差（E）两部分构成，表达式为：$X=T+E$。在测量理论中，信度被定义为：一组测量分数的真分数方差与总方差（实得分数的方差）的比率，用公式表示为：

$$r_{xx} = \frac{S_T^2}{S_X^2} = 1 - \frac{S_E^2}{S_X^2} \qquad (14-25)$$

式中 r_{xx} 为信度系数，S_T^2 为测试真分数的方差，S_X^2 为测试实得分数的方差，S_E^2 为测量误差的方差。

信度系数大致可分为三类：稳定系数（跨时间的一致性）、等值系数（跨形式的一致性）和内在一致性系数（跨项目的一致性）。实际应用中，重测信度属于稳定系数（coefficient of stability）；复本信度属于等值系数（coefficient of equivalence）。分半信度（split-half reliability）和克伦巴赫 α 系数（Cronbach's coefficient alpha）用于评价内部一致性（internal consistency 或 homogeneity）。

（一）信度指标

1. 重测信度（test-retest reliability） 又称稳定信度（stability reliability），是检查不同时间使用同一测量手段所得结果的一致性，即用同样的问卷对同一组被调查者在尽可能相同的情况下间隔一定时间重复测试，计算两次测试结果的积矩相关系数或秩相关系数，又称为稳定系数，评价调查表稳定信度的高低。

重测信度特别适用于事实性的问卷，如性别、出生年月、兴趣、爱好、习惯等；也可用于不易受环境影响的态度、意见式问卷。由于重测信度需要对同一样本施测两次，而被调查者容易受到各种事件、活动和他人的影响，间隔时间长短也有一定限制，因此在实施中有一定困难。一般两次测量间隔 9~24 小时或数天（在四周之内）。

2. 复本信度法（equivalent-form method） 复本即是原本的复制品。复本信度法是指用两个不同形式的等价问卷（原本和复本），对同一组被调查者一次填答原本和复本两份问卷，计算原本和复本间的相关系数（又称复本系数）。复本信度要求两个复本除表述方式不同外，在内容、格式、难度和对应题项的提问方式等方面要完全一致。而在实际调查中，很难使调查问卷达到上述要求，因此这种方法较少被采用。

3. 分半信度法（split half method） 通常是在无副本且不准备重测的情况下，采用分半信度来计算信度系数。分半信度是将一套测量题分为相等两部分，检查两部分所得结果的一致性。即将调查项目按随机分半法、前后分半法或奇偶项分半法分为两部分（通常要求这两份问卷的问题数目相等，内容、难易度尽可能一致），分别记分，计算出两部分的测量结果之间的相关系数，再据此估计整个问卷的信度。这种方法不适用于事实式问卷（如年龄与性别无法相比），常用于态度、意见式问卷的信度分析。

进行分半信度分析时，如果调查表中含有反意题项，应先将反意题项的得分作逆向处理，以保证各题项得分方向的一致性，然后将全部题项按奇偶或前后分为尽可能相等的两半，计算二者的相关系数（r_{hh}），最后用斯皮尔曼-布朗（Spearman-Brown）公式来计算整个调查表的信度：

$$r_{hh} = \frac{2r_{hh}}{1+r_{hh}} \qquad (14-26)$$

4. 克伦巴赫 α 信度系数法 克伦巴赫 α 信度系数（Cronbach α 信度系数）是目前最常用

的信度系数，统计上用 Cronbach α 指标来检验同一维度的一组题目是否测量同一特质，它无需对调查项目分为两部分，而是以项目间的联系程度对信度进行估计。α 信度系数用于评价调查表的内部一致性，即同质性信度。其公式为：

$$\alpha = \frac{K}{K-1}\left(1 - \frac{\sum S_i^2}{S_X^2}\right) \tag{14-27}$$

其中，K 为调查表中题项的总数，S_i^2 为第 i 个题项得分的题内方差，S_X^2 为全部题项得分的方差。从公式中可以看出，α 系数评价的是调查表中各题项得分间的一致性，属于内在一致性系数。这种方法适用于态度、意见式问卷的信度分析。用 α 信度系数来表示信度的大小，其高低应根据研究目的而定。若调查表中项目足够多时，α 信度系数较小，则表示某项目与其他项目之间无关联性，可考虑将调查表中的该项目删除，以增加信度。

Streiner 和 Norman 建议，内部一致性系数大于 0.8，稳定系数大于 0.5 为可接受范围。实际应用时，调查问卷的信度系数最好在 0.80 以上，0.70 至 0.80 之间还算是可以接受的范围，若信度较低应考虑重新修订调查表或增删题项。

（二）影响信度的因素

1. 被调查对象的差异　在其他条件相同的情况下，样本差异愈大，其信度系数也愈大。因此不能认为一项调查在一个群体中有较高的信度，在另一群体中也有较高的信度，此时常需重新评估测量的信度。

2. 调查表的长度　如调查表长度在适当的限度内，且样本代表性好，则调查项目数愈多，其信度就愈高。

3. 间隔时间　以重测信度法或复本信度法求信度时，两次测验相隔时间愈短，其信度愈高。

在一项调查中，被调查对象、调查者、调查表及调查环境等方面均能引起随机误差，导致调查结果的不一致，从而降低测量的信度。可采用评分者间信度（inter-rater reliability）度量不同调查员间获得结果的一致性，采用评分者内信度（intra-rater reliability）度量同一调查员在不同环境（如不同时间、不同地点等）获得结果的一致性。

二、效度

效度（validity）即有效性，是指通过调查问卷所获得调查结果的准确程度，即调查问卷能否真正反映被调查者的实际情况。在设计问卷时，效度比信度更应该受到关注。因为一次无效的测量，信度再高也没有实际意义。效度分为内容效度、准则效度和结构效度。效度分析一般是使用经验判断和逻辑判断来考察：调查内容是否与其他人的经验观察结果相一致或公认的客观事实资料相一致；调查结构是否与公认的理论相一致；调查者的回答是否与他的真实情况相一致等。

（一）效度指标

1. 内容效度（content validity）　又称表面效度（face validity）或逻辑效度（logical validity），是指调查表设计的项目是否符合测量的内容或主题，系统地检查测量内容的适当性。评价内容效度常采用专家经验判断与统计分析相结合的方法。经验判断一般由研究者或专家评估所选题项是否"看上去"符合测量的目的和要求。统计分析主要采用单个题项得分与题项总分的相关性，根据相关系数是否有统计学意义，判断评价结果是否有效。若调查表中有反意题项，应将其逆向处理后再计算总分。一般情况下，内容效度通过专家评议打分（如 Delphi 法），如果专家意见的一致性比例高，说明内容效度较好。

2. 准则效度（criterion validity）　又称为效标效度（criterion validity），是指本调查表所得到的数据与专家经验辨证"金标准"、确定的某标准或校标调查表的变量（准则变量）的一致性。可以选择一种指标或测量工具作为准则（效标），分析问卷题项与准则间的联系，若两者有相关，或者问卷题项对准则的不同取值、特性表现出显著差异，则为有效的题项。根据时间跨度的不同，准则效度可分为平行效度（parallel validity）和预测效度（predictive validity）。

平行效度又称收敛效度（convergent validity）、同期效度（concurrent validity）或标准关联效度（criterion-related validity），是指用一个预选测量指标和一个已公认效度高的有效指标同时测量同一对象，计算两个指标之间的相关系数，如果相关系数大于 0.75，且有统计学意义，则认为预选测量指标与公认效度高的指标具有相似的平行效度。预测效度是指在一个时间点上的调查表测量结果是否与在后一个点上标准调查表结果有相关性。

评价准则效度的方法是相关分析或差异假设检验。在调查问卷的效度分析中，选择一个合适的准则往往十分困难，因此这种方法的应用受到一定限制。

3. 结构效度（construct validity）　也称为构念效度或建构效度，是指调查表的结构是否符合理论构想和框架，即调查表是否测量了所提出的理论构思。结构效度常采用因子分析（如主成分最大方差旋转法和 Promax 斜交旋转法）测量调查表或整个问卷的结构效度。因子分析的主要功能是从调查表全部变量（题项）中提取公因子，各公因子分别与某一群特定变量高度关联，这些公因子即代表了量表的基本架构。透过因子分析，从而考察问卷是否能够测量出研究者设计问卷时理论假设的架构。在因子分析的结果中，用于评价结构效度的主要指标有累积贡献率、共同度和因子负荷。累积贡献率反映公因子对调查表或问卷的累积有效程度，共同度反映由公因子解释原变量的有效程度，因子负荷反映原变量与某个公因子的相关程度。

（二）　影响效度的因素

1. 调查表的组成　调查表的封面信、指导语和问题的解答说明不明确，问题编制不符合研究目的或编排不合理，答案排列具有明显的规律性等，都会影响测量的效度。在适当的限度内，增加调查项目，能提高测验的效度。

2. 调查实施　在测量时不遵照实施程序，被调查者撒谎，调查环境太差等，都会影响测验的效度。

3. 被调查者反应　被调查者的兴趣、动机、情绪、态度和身心健康状况等，都会影响评量情境中的行为反应。

4. 样本性质　研究对象的代表性越好，评量工具（问卷）效度就越高。

5. 测验信度　若信度太低，则效度亦低。

三、信度和效度的关系

信度是效度的必要条件，而非充分条件。如果调查表的信度不足，由于测量的数据不准确，则不能有效地说明所研究的对象，其效度必然受到限制，即信度低效度一定低；如果调查表是完全可信的，由于可能存在的误差，效度可以达到完全有效，也可能达不到。效度是调查表的首要条件。如果一项健康状态的研究，测量结果竟是被调查者的逻辑能力，那么这种测量就完全没有效度。有信度不一定有效度，有效度则一定有信度。从理论的角度来看，调查表应具有足够的效度和信度；从实践的观点来看，调查表还应该具有实用性。实用性是指调查表的经济性、便利性和可解释性。

四、反应度

反应度（responsibility）是指调查表能测出不同对象、不同时间生存质量变化的敏感度。将被调查者按照某种属性（如年龄、病情程度、临床分期、功能分级等）分层，所得到的调查表数据，可以进行组内各层间或组间各层间比较，通过得分高低来区别不同属性被调查者间有无差异，即不仅区分比较组间不同人群的差异，而且还能区分组内不同人群的差异，据此判断调查表的反应度。

五、可接受性

可接受性是指被调查者对调查问卷的接受程度。主要取决于调查问卷的条目是否具有简单性；内容是否为被调查者所熟悉并且易于填写；调查所需时间是否较少等因素。可接受性可通过调查时间（5～30 分钟为宜）、应答率（应在 85% 以上）、问卷合格率（应在 90% 以上）等指标来体现。

【例 14-8】一项研究采用美国波士顿健康研究所研制的健康调查简表（the MOS item short from health survey，SF-36）预调查 40 名高血压患者，生理机能维度数据见 E1408. sav，试进行内部一致性分析。具体分析参见本章统计电脑实验。

第七节　观察性研究样本含量的估计

一、随机抽样调查的样本含量估计

随机抽样调查样本含量的估计主要依据三方面的信息：①总体中个体的变异情况：个体间变异程度小，样本含量也较少；反之，则需要较大的样本来代表总体。通常用变异系数 CV 来反映个体间变异。实际工作中总体的 CV 往往未知，可用预调查数据来估计。②调查结果精确性要求：用最大相对误差 ε 反映精度的要求，即测量值和真实值的差值与真实值的比值。精度要求高时，容许误差小，所需样本含量大。研究者可根据实际问题自行设定 ε。③置信程度：常用置信水平 $1-\alpha$ 反映置信程度。α 越小，置信程度要求越高，样本含量就越大。

（一）单纯随机抽样调查的样本含量估计

根据研究目的的不同，分为总体均数估计和总体率估计两种情况。

1. 总体均数估计的样本含量　当观察指标为数值变量时，样本含量估计的公式为：

$$n = \left(\frac{z_{\alpha/2} CV}{\varepsilon} \right)^2 \tag{14-28}$$

【例 14-9】在一项有关大学生视力的横断面研究中，现预调查 100 人，结果发现，平均视力为 4.5，标准差为 0.8，近视眼患病率为 54%，估计进行单纯随机抽样所需样本含量。

预调查知视力均数为 4.5，标准差为 0.8，若要求最大相对误差为 2%，置信水平为 95%，则由公式 14-28 得

$$n = \left(\frac{z_{\alpha/2} CV}{\varepsilon} \right)^2 = \left(\frac{1.96 \times (0.8/4.5)}{0.02} \right)^2 \approx 304$$

因此若要调查学生平均视力，至少应调查 304 人。

2. 总体概率估计的样本含量 在对目标总体患病率估计时，样本含量估计的公式依据 p 是否接近 0 或 1，又分为两种情况：

当 p 在 0.2~0.8 之间时，利用公式 14-29 估计样本含量。

$$n = \frac{z_\alpha^2 (1 - p)}{\varepsilon^2 p} \tag{14 - 29}$$

当 p 小于 0.2 或大于 0.8 时，利用公式 14-30 估计样本含量。

$$n = \left(\frac{57.3 z_{\alpha/2}}{\arcsin \left[\varepsilon p / \sqrt{p(1 - p)} \right]} \right)^2 \tag{14 - 30}$$

【例14-10】对于例 14-9 若采用近视眼患病率计算样本含量，预调查得 $p = 54\%$，相对误差 ε 为 10%，置信水平为 95%，则由公式 14-29 得

$$n = \frac{z_\alpha^2 (1 - p)}{\varepsilon^2 p} = \frac{1.96^2 \times (1 - 0.54)}{0.1^2 \times 0.54} \approx 327$$

若调查学生近视眼患病率，至少应调查 327 人。

对于例 14-9 拟通过一项研究达到两项目的，调查的最小样本含量应取 max（304，327），即应该调查 327 名大学生。

（二） 其他随机抽样方法的样本含量估计

随机抽样方法不同，样本含量的估计公式也有差异。各种抽样方法的抽样误差规律是：整群抽样≥随机抽样≥系统抽样≥分层抽样。在调查结果精确性要求相同时，所用抽样方法的抽样误差越大，所需样本含量相对越多。利用单纯随机抽样方法估计的样本含量对整群抽样来说，一般偏少；而对于系统抽样和分层抽样来说已经足够。有时也可参照单纯随机抽样所估计的样本含量，对系统抽样和分层抽样所需样本含量做出粗略估计；由于抽样误差较大，一般建议整群抽样的样本含量比单纯随机抽样增加 50%。对于系统抽样，当抽样间隔不同时，抽样误差也不同，尚无统一的方法估计样本含量。整群抽样和分层抽样样本含量的估计有专用公式，可参见有关统计书。

另外在有些研究中，有时需要对同一观察对象调查多项指标，而样本含量的估计公式是针对单一调查指标而言的，这就需要对各项指标分别估计样本含量后再加以综合判定。在经费预算许可范围内，可采用最大样本含量为共同的样本含量；若部分指标所需样本含量过大，可适当降低精确性要求或放弃次要指标，以减少样本含量。

二、病例对照研究的样本含量估计

病例对照研究样本含量的影响因素包括：研究因素在对照组中的暴露率 p_0，预期的研究因素与病例间联系强度 RR 或 OR，确定的小概率标准 α 及检验把握度（$1-\beta$）。

（一） 成组设计病例对照研究样本含量估计

设病例数：对照数 $=1:c$，则病例组的样本含量（注：当 c 为 1 时，为病例数和对照数相等）计算公式为：

$$n = (1 + 1/c)\bar{p}\bar{q}(z_\alpha + z_\beta)^2/(p_1 - p_0)^2 \tag{14 - 31}$$

式中 p_1 为研究因素在病例组中的暴露率，$p_1 = p_0 OR/[1+p_0(OR-1)]$，$\bar{p} = (p_1+cp_0)/(1+c)$，$\bar{q} = 1-\bar{p}$，$z_\alpha$ 和 z_β 为标准正态分布的分位数。

【例 14-11】在一项重度饮酒与食管癌的病例对照研究中，对照人群重度饮酒率为 10%，预计 $OR=5.0$，指定单侧 $\alpha=0.05$，$\beta=0.10$，按照对照组例数为病例组两倍的要求计算样本含量。

本例中 $p_0=0.10$，$OR=5.0$，$z_\alpha=1.645$，$z_\beta=1.282$，$c=2$，

$p_1 = p_0 OR/[1+p_0(OR-1)] = 0.10\times5.0/[1+0.10\times(5-1)] \approx 0.357$

$\bar{p} = (p_1+cp_0)/(1+c) = (0.357+2\times0.10)/(1+2) \approx 0.186$

$\bar{q} = 1-\bar{p} = 1-0.186 = 0.814$，则病例组的样本含量为：

$$n = (1 + 1/c)\bar{p}\bar{q}(z_\alpha + z_\beta)^2/(p_1 - p_0)^2$$
$$= (1 + 1/2) \times 0.186 \times 0.814 \times (1.645 + 1.282)^2/(0.357 - 0.10)^2 \approx 29$$

对照组样本含量为 $2\times29=58$（例）。

（二） 匹配设计病例对照研究样本含量估计

可分为 $1:1$ 配对设计和 $1:m$ 匹配设计两种。

1. $1:1$ 配对设计：需要总对子数的计算公式为：

$$M = [z_a/2 + z_\beta\sqrt{p(1 - p)}]^2/[(p - 1/2)^2(p_0q_1 + p_1q_0)] \tag{14 - 32}$$

式中 $p = OR/(1+OR) \approx RR/(1+RR)$，$p_1 = p_0 OR/[1+p_0(OR-1)]$，

$q_1 = 1-p_1$，$q_0 = 1-p_0$

【例 14-12】若例 14-11 改为 $1:1$ 的配对设计，$p = OR/(1+OR) = 5/(1+5) = 0.833$，$p_1 = p_0 OR/[1+p_0(OR-1)] = 0.10\times5/[1+0.10\times(5-1)] \approx 0.357$，$q_0 = 1-p_0 = 1-0.10 = 0.90$，$q_1 = 1-p_1 = 1-0.357 = 0.643$，病例组的样本含量为：

$$M = [z_a/2 + z_\beta\sqrt{p(1 - p)}]^2/[(p - 1/2)^2(p_0q_1 + p_1q_0)]$$
$$= [1.645 + 1.282 \times \sqrt{0.833 \times (1 - 0.833)}]^2/[(0.833 - 0.5)^2$$
$$\times (0.10 \times 0.643 + 0.357 \times 0.90)]$$
$$= 40$$

因此对照组样本含量也应为 40 例。

2. $1:m$ 配对设计：在总样本含量一定时，$1:1$ 配对设计的统计学效率最高。当病例来源有限时，为提高把握度，可采用 $1:m$ 匹配设计。病例组样本含量为 n，对照组为 $m\times n$。病例组样本含量计算公式为：

$$n = [z_a\sqrt{(1 + 1/m)\bar{p}(1 - \bar{p})} + z_\beta\sqrt{p_1q_1/m + p_0q_0}]^2/(p_1 - p_0)^2 \tag{14 - 33}$$

其中：$p_1 = p_0 OR/[1+p_0(OR-1)]$，$\bar{p} = (p_1+mp_0)/(1+m)$，$q_1 = 1-p_1$，$q_0 = 1-p_0$

【例 14-13】若例 14-11 改为 $1:2$ 的匹配设计，则

$p_1 = p_0 OR/[1+p_0(OR-1)] = 0.10\times5/[1+0.10\times(5-1)] \approx 0.357$，

$\bar{p} = (p_1 + mp_0)/(1+m) = (0.357 + 2 \times 0.10)/(1+2) \approx 0.186,$

$q_0 = 1 - p_0 = 1 - 0.10 = 0.90,\ q_1 = 1 - p_1 = 1 - 0.357 = 0.643,$ 病例组的样本含量为

$$n = [z_\alpha \sqrt{(1 + 1/m)\bar{p}(1 - \bar{p})} + z_\beta \sqrt{p_1 q_1/m + p_0 q_0}]^2/(p_1 - p_0)^2$$

$$= \frac{[1.645 \times \sqrt{(1 + 1/2) \times 0.186 \times (1 - 0.186)} + 1.282 \times \sqrt{0.357 \times 0.643/2 + 0.10 \times 0.90}]^2}{(0.357 - 0.10)^2}$$

$$\approx 28$$

因此对照组样本含量应为 56 例。

三、队列研究的样本含量估计

对于队列研究，研究目的不同，样本含量的估计公式也有差异。

（一）估计总体相对危险度

在已知暴露人群和非暴露人群研究结局的发生率分别为 p_1 和 p_0，要求相对误差为 ε，检验水准为 α，样本含量的计算公式为：

$$n = \frac{z_{\alpha/2}^2 \left(\dfrac{1 - p_0}{p_0} + \dfrac{1 - p_1}{p_1} \right)}{[\ln(1 - \varepsilon)]^2} \tag{14 - 34}$$

【例 14-14】在一项队列研究中，非暴露人群研究结局的发生率为 10%，相对危险度约为 $RR = 5.0$，置信度为 0.95，要求估计的相对误差为 10%，问所需要的样本含量。

本例中 $\alpha = 0.05$，$z_{\alpha/2} = 1.96$，$\varepsilon = 0.10$，$p_0 = 0.10$，$RR = 5$，$p_1 = RR p_0 = 5 \times 0.10 = 0.50$，代入公式 14-34

$$n = \frac{z_{\alpha/2}^2 \left(\dfrac{1 - p_0}{p_0} + \dfrac{1 - p_1}{p_1} \right)}{[\ln(1 - \varepsilon)]^2} = \frac{1.96^2 \times \left(\dfrac{1 - 0.10}{0.10} + \dfrac{1 - 0.50}{0.50} \right)}{[\ln(1 - 0.10)]^2} \approx 3460.6$$

暴露组和非暴露组各需要 3461 名研究对象。

（二）相对危险度的假设检验

若队列研究的目的是对总体相对危险度（relative risk，RR）是否等于 1 进行假设检验，已知小概率事件的标准为 α，检验效能为 $1-\beta$，暴露组和非暴露组结局的发生率分别为 p_1 和 p_0，各组占两组总样本含量的比例分别为 Q_1 和 Q_0，双侧检验样本含量估计公式为：

$$n = \left[\frac{z_{\alpha/2}\sqrt{p_c(1 - p_c)(Q_0^{-1} + Q_1^{-1})} + z_\beta \sqrt{p_0(1 - p_0)/Q_0 + p_1(1 - p_1)/Q_1}}{p_0 - p_1} \right]^2 \tag{14 - 35}$$

暴露组和非暴露组的样本含量分别为 $Q_1 n$ 和 $Q_0 n$。

【例 14-15】在一项队列研究中，非暴露人群研究结局的发生率为 30%，相对危险度约为 $RR = 0.5$，置信度为 0.95，检验效能为 90%，暴露组和非暴露组样本含量分别占总样本含量的比例 Q_1 为 0.4、Q_0 为 0.6，问对总体 RR 是否等于 1 作假设检验需要的样本含量？

本例中 $\alpha = 0.05$，因为是双侧检验，$z_{\alpha/2} = 1.96$，$z_\beta = 1.282$，$p_0 = 0.30$，$RR = 0.5$，$p_1 = RR p_0$ $= 0.5 \times 0.30 = 0.15$，$Q_0 = 0.6$，$Q_1 = 0.4$，$p_c = p_0 Q_0 + p_1 Q_1 = 0.30 \times 0.60 + 0.15 \times 0.40 = 0.24$，代入公式 14-35 得：

$$n$$

$$= \left[\frac{z_{\alpha/2}\sqrt{p_c(1-p_c)(Q_0^{-1}+Q_1^{-1})} + z_{\beta}\sqrt{p_0(1-p_0)/Q_0 + p_1(1-p_1)/Q_1}}{p_0 - p_1} \right]^2$$

$$= \left[\frac{1.96\sqrt{0.24\times(1-0.24)\times(1/0.4+1/0.6)} + 1.282\sqrt{0.30\times(1-0.30)/0.60 + 0.15\times(1-0.15)/0.4}}{0.30-0.15} \right]^2$$

$$\approx 338$$

因此暴露组和非暴露组的样本含量分别为 $0.4\times338\approx135$ 和 $0.6\times338\approx203$。

在队列研究中，非暴露组样本含量不应少于暴露组。对随访时间长的队列研究，有时会发生失访，样本含量通常要增加10%。

观察性研究样本含量及其资料分析的统计电脑实验

一、观察性研究资料的统计推断

【实验14-1】对例14-1资料进行总体均数 μ 与总体率 π 的95%可信区间估计。

1. 输入数据　在 Data 编辑窗口输入任意一个数值，如：输入1。

2. 编辑程序

（1）File→New→Syntax，在弹出的 Syntax Editor 编辑框中输入以下程序：

COMPUTE s=SQRT((12000-100)/(12000-1))*0.8/SQRT(100).

COMPUTE L=4.5-1.96*s.

COMPUTE U=4.5+1.96*s.

EXECUTE.

（2）输出结果 Run→All，在数据集里直接输出结果。

将程序语句改为下列内容即可进行该资料总体率 π 的95%可信区间估计。

COMPUTE s=SQRT((12000-100)/(12000-1))*SQRT(0.54*(1-0.54)/100).

COMPUTE L=0.54-1.96*s.

COMPUTE U=0.54+1.96*s.

EXECUTE.

【实验14-2】对例14-2资料进行效应估计及统计推断。

	组别	饮酒量	频数
1	1	1	202
2	1	2	158
3	2	1	218
4	2	2	1002

图14-3　数据集 E1402.sav

1. 数据文件　如图14-3录入数据，以"组别"（食管癌=1，对照=2）、"饮酒量"（≥80g=1，<80g=2）、"频数"为变量名，建立4行3列的数据集 E1402.sav。

2. 操作步骤

① 频数加权：Data→weight case→"频数"→weight case by。

② Analyze→Descriptive statistics→crosstabs→"组别"到

Rows，"饮酒量"到 Column→ Statistics，选中 Chi-Square、Risk→Continue→cells，选中Observed、选中 Expected、Row、Total→Continue→OK。

3. 主要结果 $\chi^2 = 208.305$，$\nu = 1$，$P = 0.000$，$OR = 5.876$，总体 OR 的 95% 可信区间为 (4.556，7.580)。

【实验 14-3】 对例 14-3 分层资料进行效应估计及统计推断。

1. 数据文件 如图 14-4 录入数据，以"年龄"（<50 岁 = 1，≥50 岁 = 2）、"组别"（食管癌 = 1，对照 = 2）、"饮酒量"（≥80g = 1，<80g = 2）、"频数"为变量名，"组别""饮酒量"和"频数"为变量名，建立 8 行 4 列的数据集 E1403. sav。

2. 操作步骤

① 频数加权：略。

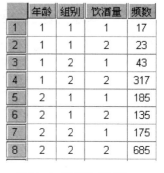

图 14-4　数据集 E1403. sav

② Analyze→Descriptive statistics→crosstabs→"组别"到 Rows，"饮酒量"到 Column，"年龄"到 layer 1 of 1→Statistics，选中 Cochran's and Mantel-Haensel statistics、Risk→Continue→cells，选中 Observed、选中 Expected→Continue→OK。

3. 主要结果 Cochran's $\chi^2 = 179.093$，$\nu = 1$，$P = 0.000$。OR 及其总体 95% 的可信区间（Mantel-Haenszel Common Odds Ratio Estimate）为 5.373 与（4.150，6.958）。

【实验 14-4】 对例 14-4 进行线性趋势检验。

1. 数据文件 如图 14-5 录入数据，以"组别"（食管癌 = 1，对照 = 2）、"饮酒量"和"频数"为变量名，建立 8 行 3 列的数据集 E1404. sav。

	组别	饮酒量	频数
1	1	0	46
2	1	1	112
3	1	2	96
4	1	3	106
5	2	0	617
6	2	1	385
7	2	2	133
8	2	3	85

图 14-5　数据集 E1404. sav

2. 操作步骤

① 加权频数：略。

② Analyze→Descriptive statistics→crosstabs→"组别"到 Rows，"饮酒量"到 Column→ Statistics，选中 Chi-Square→Continue→cells，选中 Observed，选中 Expected→ Continue→OK。

3. 主要结果 线性趋势检验（Linear-by-Linear Association）统计量 = 257.505，$\nu = 1$，$P = 0.000$。

【实验 14-5】 对例 14-5 资料进行效应估计及统计推断。

1. 数据文件 如图 14-6 录入数据，以"组别"（抗体阳性 = 1，抗体阴性 = 2）、"发病"和"频数"（频数分别为两组各组的发病人数及观察人年数-发病人数）为变量名，建立 4 行 3 列的数据集 E1405. sav。

	组别	发病	频数
1	1	1	38
2	1	2	13613
3	2	1	36
4	2	2	291683

图 14-6　数据集 E1405. sav

2. 操作步骤

① 加权频数：略。

② Analyze→Descriptive statistics→crosstabs→"组别"到 Rows，"发病"到 Column→Statistics，选中 Cochran's and Mantel-Haensel statistics、Risk→Continue→cells，选中 Observed，选中 Expected→

Continue→OK。

3. 主要结果 Cochran's $\chi^2 = 380.939$，$\nu = 1$，$P = 0.000$。OR 及其总体 95% 的可信区间（Mantel-Haenszel Common Odds Ratio Estimate）为 22.617 与（14.333，35.690）。

【**实验 14-6**】对例 14-6 分层资料进行效应估计及统计推断。

	年龄	组别	发病	频数
1	1	1	1	70
2	1	1	2	4698
3	1	2	1	62
4	1	2	2	87502
5	2	1	1	18
6	2	1	2	8865
7	2	2	1	20
8	2	2	2	204135

图 14-7 数据集 E1406.sav

1. 数据文件 如图 14-7 录入数据，以"年龄"（20 ~ = 1，50 ~ 70 = 2）、"组别"（暴露 = 1，非暴露 = 2）、"发病"和"频数"（频数分别为两组发病人数及观察人年-发病人数）为变量名，建立 8 行 4 列的数据集 E1406.sav。

2. 操作步骤

① 加权频数：略。

② Analyze→Descriptive statistics→crosstabs→"组别"到 Rows，"发病"到 Column，"年龄"到 layer 1 of 1→Statistics，选中 Cochran's and Mantel-Haensel statistics、Risk→Continue→cells，选中 Observed，选中 Expected→Continue→OK。

3. 主要结果 Cochran's $\chi^2 = 794.649$，$\nu = 1$，P = 0.000。OR 及其总体 95% 的可信区间（Mantel-Haenszel Common Odds Ratio Estimate）为 20.965 与（15.496，28.365）。

	组别	砷暴露时间	频数
1	1	0	47
2	1	1	20
3	1	2	23
4	1	3	38
5	2	0	56058
6	2	1	8303
7	2	2	8336
8	2	3	11578

图 14-8 数据集 E1407.sav

【**实验 14-7**】对例 14-7 进行线性趋势检验。

1. 数据文件 如图 14-8 录入数据，以"组别"（暴露 = 1，非暴露 = 2）、"砷暴露时间"和"频数"为变量名，建立 8 行 3 列的数据集 E1407.sav。

2. 操作步骤

① 加权频数：略。

② Analyze→Descriptive statistics→crosstabs→"组别"到 Rows，"砷暴露时间"到 Column→Statistics，选中 Chi-Square→Continue→cells，选中 Observed，选中 Expected→Continue→OK。

3. 主要结果 线性趋势检验（Linear-by-Linear Association）统计量 = 50.591，$\nu = 1$，$P = 0.000$。

二、问卷评价

【**实验 14-8**】对例 14-8 资料进行内部一致性分析。

（一）信度分析

1. 内部一致性信度分析

（1）操作步骤

① 计算克伦巴赫 α 信度系数：Analyze→Scale→Reliability Analysis，弹出 Reliability Analysis 主对话框，将变量"x1-x10"送入右边的 Items（项目）框内。在 Model 下拉菜单选择 Alpha，单击 Statistics 按钮，在弹出的 Reliability Analysis：Statistics 对话框中选中 Item（给出各变量的均数和标准差）、Scale（给出所有变量求和的均数和标准差）和 Scale if item deleted（给出当删除当前

问题后，问卷相应指标变化情况），单击 Continue→OK。

② 计算分半信度：分半信度计算只是在 Model 下拉菜单选择 Split-half，其他操作步骤与计算克伦巴赫 α 信度系数相同。

（2）主要结果：该维度的克伦巴赫 α 信度系数为 0.823。若 α 值低时，首先可以看 Alpha if Item Deleted。对于 x1 变量，若删掉该变量后，则此该维度的 α 值将由 0.823 降到 0.765。Corrected Item-Total Correlation 表示该变量与所有变量总分的相关系数，其值越高，表示该题和其他题目间的一致性越高。

计算分半信度时，将变量分为 x1-x5 和 x6-x10 两部分，两部分 α 信度系数分别为 0.792 和 0.660，两部分的相关系数为 0.584，斯皮尔曼-布朗信度系数为 0.737（分别为变量数相等和不等时的系数）。

2. 其他信度分析

对于重测信度或复本信度，需要将样本在二次（份）测验的分数（数值）数据合并到同一数据文件之后，利用 Correlate 之下的 Bivariate 求其相关系数，即为重测或复本信度；对于重测信度和复本信度样本的二次测验的分类数据，运用 descriptive Statistics 下的 Crosstabs 统计模块进行 Kappa 值一致性检验。

对评分者信度，在 Reliability Analysis：Statistics 对话框中的 ANOVA Table 单选框中实现。None 为不进行分析；F test 适用于数值变量资料，其等价于 GLM 过程中的重复测量方差分析；Friedman chi-square 适用于分值为非正态或等级资料，其等价于非参数分析中的 K Related Samples 过程，对于等级资料，还可以利用 K-Related Samples 过程的 Kendall 选项，求 Kendall 和谐系数；Cochran chi-square 适用于二分类或无效多分类变量。

（二）效度分析

SPSS 选择 Analyze→Correlate→Bivariate，做数值资料的平行效度分析；Analyze→Descriptive statistics→Crosstabs→√Kappa→Continue→OK 做分类资料的平行效度分析；由因子分析（Factor Analysis）做结构效度分析。

三、样本含量的估计

用编程方式进行样本含量估计，只需将 COMPUTE 的表达式作相应改变，加上执行语句 EXECUTE. 即可。下面给出各自的表达式：

（一）单纯随机抽样调查的样本含量估计

例 14-9：COMPUTE n = (1.96 * (0.8/4.5)/0.02) ** 2.

例 14-10：COMPUTE n = 1.96 ** 2 * (1-0.54)/(0.1 ** 2 * 0.54).

（二）病例对照研究的样本含量估计

例 14-11：COMPUTE n = (1+1/2) * 0.186 * 0.814 * (1.645+1.282) ** 2/(0.357-0.10) * * 2.

例 14-12：COMPUTE n = (1.645/2+1.282 * SQRT(0.833 * (1-0.833))) ** 2/((0.833-0.5) ** 2 * (0.10 * 0.643+0.357 * 0.90)).

例 14-13：COMPUTE n = (1.645 * SQRT((1+1/2) * 0.186 * (1-0.186))+1.282 * SQRT(0.357 * 0.643/2+0.10 * 0.90)) ** 2/(0.357-0.10) ** 2.

NOTE

（三）队列研究的样本含量估计

例 14-14：COMPUTE n = 1.96 ** 2 * ((1−0.10)/0.10+(1−0.50)/0.50)/(ln（1−0.10）)
　　　　　** 2.

例 14-15：COMPUTE n = ((1.96 * SQRT(0.24 * (1−0.24) * (1/0.4+1/0.6)))+1.282 * SQRT
　　　　　(0.30 * (1−0.30)/0.60+0.15 * (1−0.15)/0.40))/(0.30−0.15)) ** 2.

学习小结

1. 学习内容

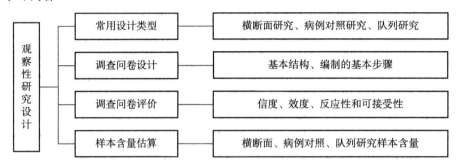

2. 学习方法　明确观察性研究与实验性研究的区别，研究目的、研究设计和资料来源、样本含量估计和统计分析方法等诸多方面二者均有所不同。调查问卷作为一种常用的资料收集方法，重点要注意主体问题的设计，从信度、效度、反应性和可接受性等方面评价调查问卷的质量。

练习题

一、最佳选择题

1. 以下抽样方法不属于随机抽样的是（　　　）

　　A. 配额抽样　　　　　　　　　B. 系统抽样

　　C. 整群抽样　　　　　　　　　D. 分层抽样

　　E. 多阶段抽样

2. 调查问卷设计是否合理，调查目的能否实现，关键在于（　　　）内容的设计水平和质量。

　　A. 封面信　　　　　　　　　　B. 指导语

　　C. 主体问题　　　　　　　　　D. 编码

　　E. 核查项目

3. 某调查问卷的问题："过去一周你单次超过 20 分钟的体育锻炼有_____次？"属于（　　）问题。

　　A. 公开式　　　　　　　　　　B. 开放式

　　C. 保守式　　　　　　　　　　D. 封闭式

　　E. 以上都不对

4. 以下哪些因素会导致信度被高估（　　　）

　　A. 题目难度过大　　　　　　　B. 被试的同质性高

C. 题目很多 　　　　　　　　D. 题目难度过小

E. 两次调查间隔时间过短

5. 效度是评价测量工具_____的重要指标（　　　）

A. 可信性 　　　　　　　　B. 优劣性

C. 适用性 　　　　　　　　D. 普遍性

E. 有效性

二、简答题

1. 调查问卷主体问题的设计应注意哪些方面？

2. 信度和效度的关系？

3. 随机抽样调查样本含量的估计主要依据哪几方面的信息？

（王成岗）

第十五章 诊断试验的评价

诊断试验（diagnostic test）是指临床上用于某种疾病诊断的方法。广义上讲，临床诊断试验不仅包括各种实验室检查、影像诊断和仪器诊断，也包括一些病史及临床检查提供的资料。随着科学技术的进步与发展，新的临床诊断试验层出不穷，但是，并不是所有的新的临床诊断试验均比常规方法或旧的方法好。新的临床诊断试验的性能如何，必须用合理的评价方法进行评价确定。

第一节 诊断试验常用评价指标

一、诊断试验研究的方法

1. 确定金标准 诊断试验的金标准（gold standard）是指当前临床医师公认的诊断疾病最准确、最可靠的方法。应用金标准可以正确区分"有病"或"无病"。拟评价的诊断试验对疾病的诊断价值，必须以金标准为依据。如果金标准选择不当，会造成对受试者诊断分类上的错误，使整个试验的评价失去准确性，因此金标准的选择至关重要。临床常用的金标准包括病理学检查（组织活检和尸体解剖）、特殊的影像学检查以及因缺乏特异度诊断方法而采用的医学权威机构颁布的或临床医学专家共同制定的公认的综合诊断标准，长期随访临床观察所得结论等。

2. 选择研究对象 诊断试验的研究对象，应当包括两组：一组是用金标准确诊"有病"的病例组，另一组是用金标准证实为"无病"的患者，称为对照组。所谓"无病"的患者，是指没有金标准诊断的目标疾病，而不是完全无病的正常人。

病例组应包括各型病例，如不同病情程度的、不同病程的、典型和不典型的、有和无并发症者等，以便使诊断试验的结果更具有临床使用价值。

对照组可选用金标准证实没有目标疾病的其他病例，特别是与该病容易混淆的病例，以期明确其鉴别诊断价值。完全健康的人群（正常人）一般不宜选作对照。

3. 估算样本含量 与研究样本含量有关的因素有：①待评价诊断试验的灵敏度；②待评价诊断试验的特异度；③检验水准 α；④容许误差 δ。α 越小，所需样本量越大，一般取 $\alpha = 0.05$。δ 越大，样本量越小，一般 δ 取 0.05 或 0.1。

样本含量估计公式为：

$$n_1 = \frac{z_\alpha^2 S_e (1 - S_e)}{\delta^2}$$

$$n_2 = \frac{z_\beta^2 S_p(1 - S_p)}{\delta^2} \qquad (15 - 1)$$

式中　n_1 为病例组样本含量，n_2 为对照组样本含量，S_e 为灵敏度，S_p 为特异度，δ 为容许误差。

4. 确定正常值　正常值的涵义应表达清晰，否则会直接影响正常值的数据。在正态分布时，正常值可用 $\overline{X} \pm 2S$ 表示。非正态分布时可用中位数或百分位数表示。绘制患病人群与未患人群诊断试验测定值的频数分布曲线时常有重叠。区别正常与异常的界限是否是最佳临界点，将对诊断试验的灵敏度和特异度产生显著影响。

5. 盲法比较诊断试验与金标准的结果　诊断试验的结果与金标准进行比较应实施独立的盲法评价，所谓"独立"指所有研究对象都要同时进行诊断试验和金标准方法的测定，不能根据诊断试验的结果有选择地进行金标准方法测定；所谓"盲法"指诊断试验和金标准方法结果的判断或解释不受彼此影响。目前大多数生化实验室都使用了自动化分析仪，其显示的数据可以认为是盲法试验的结果。

根据诊断试验的结果与金标准诊断建立一个四格表，可出现 4 种情况：①真阳性（True positive，TP）：指经试验而被正确分类的患者的数目。②假阳性（False positive，FP）：指经试验而被错误分类的非患者的数目。③真阴性（True negative，TN）：指经试验而被正确分类的非患者的数目。④假阴性（False negative，FN）：指经试验而被错误分类的患者的数目。见表 15-1。

表 15-1　诊断试验评价资料整理模式表

诊断试验	金标准		合计
	有病	无病	
阳性	真阳性（a）	假阳性（b）	$a+b$
阴性	假阴性（c）	真阴性（d）	$c+d$
合计	$a+c$	$b+d$	n

二、诊断试验的评价指标

1. 灵敏度（sensitive，Se）　又称真阳性率，是由金标准诊断为有病的病例中，经诊断试验检测为阳性例数的比例。即实际有病而被诊断试验正确地判断为有病的概率。反映了该试验正确检出病例的能力，该值越大越好。

$$灵敏度 = a/(a + c) \times 100\% \qquad (15 - 2)$$

漏诊率（omission diagnostic rate，β）　又称假阴性率（false negative rate，FNR），是实际患病但诊断试验结果为阴性的概率。与灵敏度为互补关系，灵敏度愈高，诊断为假阴性的概率愈小，即漏诊的可能性愈小，该值愈小愈好。

$$漏诊率 = c/(a + c) \times 100\% = 1 - Se \qquad (15 - 3)$$

2. 特异度（specificity，Sp）　又称真阴性率，是在金标准诊断为无病的病例中，经诊断试验检测为阴性例数的比例。即实际无病而被诊断试验正确地判断为无病的概率。反映了该试验正确排除病例的能力。

$$特异度 = d/(b + d) \times 100\% \qquad (15 - 4)$$

误诊率（mistake diagnostic rate，α） 又称假阳性率（false positive rate，FPR），是实际未患病而诊断试验结果阳性的概率。与特异度为互补关系，特异度越大，诊断假阳性的概率越小，即误诊的可能性越小，该值越小越好。

$$误诊率 = b/(b + d) \times 100\% = 1 - Sp \qquad (15 - 5)$$

灵敏度与特异度是诊断试验准确性的两个基本指标，都具有不受患病率影响的优点，其取值范围在（0，1）之间，两者的关系是一个增加则另一个减少。一般来说，疾病筛检对灵敏度要求较高，临床诊断对特异度要求较高。

3. 准确度（accuracy） 又称一致率，是指诊断试验中真阳性和真阴性之和占总受检人数的比例，即诊断试验的结果与金标准结果的符合程度。反映正确诊断病人与非病人的能力。准确度高，真实性好。

$$准确度 = (a + d)/n \times 100\% \qquad (15 - 6)$$

4. 约登指数（Youden index，YI） 又称正确诊断指数，为灵敏度和特异度之和减1，反映了诊断试验正确判断病人和非病人的总的能力，其综合了灵敏度、特异度的信息，当两者同等重要时，可使用这一指标。

$$约登指数 = （灵敏度 + 特异度） - 1 \qquad (15 - 7)$$

5. 似然比（likelihood ratio，LR） 是指诊断试验的某种结果（阳性或阴性）在病例组中出现的概率与对照组中出现的概率之比，即病例组出现该结果的概率是对照组的多少倍。似然比综合了灵敏度和特异度的信息，从而更全面地反映诊断试验的诊断价值。似然比包括阳性似然比和阴性似然比。

阳性似然比（positive likelihood ratio，$LR+$） 指诊断试验中，真阳性率与假阳性率的比值，反映诊断试验阳性时患病与不患病机会的比值，比值愈大则患病的概率愈大。$LR+>1$ 表明诊断试验有效，$LR+$值越大，该项试验方法证实阳性的能力越强。

$$LR+ = \frac{a/(a + c)}{b/(b + d)} = \frac{Se}{1 - Sp} \qquad (15 - 8)$$

阴性似然比（negative likelihood ratio，$LR-$） 指诊断试验中，假阴性率与真阴性率的比值，表明在诊断试验为阴性时，患病与不患病机会的比值。$LR-<1$ 表明诊断试验有效，$LR-$值越小，该项试验方法排除阳性的能力越好。

$$LR- = \frac{c/(a + c)}{d/(b + d)} = \frac{1 - Se}{Sp} \qquad (15 - 9)$$

6. 预测值（predictive value，PV） 预测值是反映应用新诊断试验的检测结果来估计受试者患病或不患病可能性大小的指标。根据诊断试验结果的阳性和阴性，将预测值分为阳性预测值和阴性预测值。

阳性预测值（positive predictive value，$PV+$） 是指在诊断试验中检测为阳性者，用金标准诊断为有病者所占的比例，即诊断试验结果为阳性者中真正有病的概率。对于一项诊断试验来说，$PV+$越大，表示诊断试验阳性者患病的几率越高。

$$PV+=a/(a+b)\times100\%\tag{15-10}$$

阴性预测值（negative predictive value，$PV-$）是指在诊断试验中检测为阴性者，用金标准诊断为无病者所占的比例，即诊断试验结果为阴性者中真正无病的概率。$PV-$越大，表示诊断试验阴性者未患病的几率越高。

$$PV-=d/(c+d)\times100\%\tag{15-11}$$

影响诊断试验预测值的因素主要有灵敏度、特异度和疾病的患病率。当患病率固定时，诊断试验的灵敏度越高，则阴性预测值越高；试验的特异度越高，则阳性预测值越高。当诊断试验的灵敏度和特异度确定后，阳性预测值和患病率成正比，阴性预测值和患病率成反比。一般说来，人群中某病的患病率越高，所诊断的病例数就越多，阳性预测值也就越高。

【例15-1】某医院研究者对贫血患者进行血清铁蛋白（ferritin）的测定，选定临界值为65ng/mL。当血清铁蛋白<65ng/mL，则诊断为缺铁性贫血（IDA），而≥65ng/mL则为非缺铁性贫血，共检查258例，结果如表15-2。试计算其灵敏度、特异度等相关评价指标。

表15-2　某医院258例贫血患者血清铁蛋白检查结果

血清铁蛋白	缺铁性贫血		合计
	是	否	
阳性（<65ng/mL）	73	27	100
阴性（≥65ng/mL）	8	150	158
合计	81	177	258

灵敏度=73/81=90.4%　　　　　　特异度=150/177=84.7%

漏诊率=8/81=9.6%　　　　　　　误诊率=27/177=15.3%

准确度=（73+150）/258=86.4%　　约登指数=90.4%+84.7%-1=75.1%

阳性似然比=（73/81）/（27/177）=5.91　　阴性似然比=（8/81）/（150/177）=0.12

阳性预测值=73/100=73.0%　　　　阴性预测值=150/158=94.9%

三、提高诊断试验效率的方法

1. 选择患病率高的人群应用诊断试验　预测值的大小受诊断试验的灵敏度、特异度及目标人群患病率的影响。当诊断试验确定后，其灵敏度和特异度是一定的，此时的预测值主要受患病率影响。如将诊断试验用于患病率很低的人群，则阳性预测值很低，但用于高危人群，则阳性预测值可显著提高。

2. 采用联合试验　为了提高诊断试验的灵敏度和特异度，除了探索新的试验方法之外，可以将现有的多种试验结合应用，称为联合试验或者复合试验（multiple tests）。如联合检测血清中甲胎蛋白（AFP）与影像学检查以诊断肝癌。联合试验可分为平行试验和序列试验两种方式。

（1）平行试验（parallel tests）　又称并联试验，是指同时做几种目的相同的诊断试验，只要有一种试验的结果为阳性即可认为试验阳性，只有全部试验结果均为阴性才认为试验为阴性。该法可以提高诊断试验的灵敏度，减少漏诊病例，但却使试验的特异度及阳性预测值降低，增加误诊风险。临床上一般是在缺乏灵敏度高的诊断试验，而漏诊会导致患者产生严重后果时应用平行试验，同时做好鉴别诊断，尽量减少病例的误诊。

（2）序列试验（serial tests） 又称串联试验，是指按顺序依次做多个诊断试验，只有当全部试验皆阳性才认为试验阳性，只要任何一项试验诊断结果为阴性就认为试验阴性。在临床上为了提高诊断试验的特异度来确诊病例，而实验室又没有一项特异度很高的实验，需要采用序列试验。通常先做较简单和安全的试验，当出现阳性时再做比较复杂或有一定危险性的试验。这样可以提高诊断试验的特异度和阳性预测值，但会降低试验的灵敏度和阴性预测值。

【例15-2】 AFP 联合超声检查诊断肝癌的结果如表15-3，试计算其灵敏度和特异度。

表15-3 应用 AFP 联合超声检查诊断肝癌的结果

试验结果		金标准		合计
AFP	超声	肝癌	非肝癌	
+	+	52	24	76
+	−	4	154	158
−	+	32	28	60
−	−	12	694	706
合计		100	900	1000

AFP 试验：灵敏度 =（52+4）/100×100% =56.0%　　特异度 =（28+694）/900×100% =80.2%

超声检查：灵敏度 =（52+32）/100×100% =84.0%　　特异度 =（154+694）/900×100% =94.2%

平行试验：灵敏度 =（52+4+32）/100×100% =88.0%　　特异度 =694/900×100% =77.1%

序列试验：灵敏度 =52/100×100% =52.0%　　特异度 =（154+28+694）/900×100% =97.3%

从以上结果可以看出，不同的联合试验方式其灵敏度和特异度的变化规律是不同的，根据不同的临床实际情况，合理地选用联合试验方式可以提高试验效率。

第二节　诊断试验的 ROC 分析

实际应用中，由于诊断试验的指标与所选择的诊断标准或阈值有关，评价结果可能出现不一致性的情况。如同一试验方法，采用不同的诊断阈值会有不同的灵敏度和特异度。为了全面准确地评价试验方法的诊断价值，可以采用 ROC 分析方法。

一、ROC 曲线

ROC 曲线即受试者工作特征曲线（receiver operator characteristic curve，ROC），它是以 $1-Sp$ 为横坐标、Se 为纵坐标依照连续变化的诊断阈值，由不同灵敏度和特异度画出的曲线。在诊断试验中，常用于临界点的正确选择，对临床实验室工作尤为重要。下面结合实例说明 ROC 曲线的计算方法及意义。

【例15-3】 糖尿病患者和非糖尿病患者各100例，检测糖化血红蛋白（HbAlc）含量，频数分布结果见表15-4的（1）~（5）列。试绘制其 ROC 曲线。

表 15-4 糖尿病患者和非糖尿病者 HbAlc 含量（%）频数分布
及选择不同诊断阈值的灵敏度和特异度值

| 组段 | 非糖尿病者 | | 糖尿病患者 | | 诊断阈值 | 灵敏度 | 特异度 |
| | 频数 | 累积频数 | 频数 | 累积频数 | c | S_e | S_p |
①	②	③	④	⑤	⑥	⑦	⑧
4.0 ~	20	20	1	1	4.0	1.00	0.00
5.2 ~	28	48	2	3	5.2	0.99	0.20
5.6 ~	27	75	3	6	5.6	0.97	0.48
6.0 ~	13	88	3	9	6.0	0.94	0.75
6.4 ~	6	94	7	16	6.4	0.91	0.88
6.8 ~	2	96	7	23	6.8	0.84	0.94
7.2 ~	2	98	16	39	7.2	0.77	0.96
7.6 ~	1	99	12	51	7.6	0.61	0.98
8.0 ~	1	100	10	61	8.0	0.49	0.99
8.4 ~	0	100	3	64	8.4	0.39	1.00
8.8 ~	0	100	4	68	8.8	0.36	1.00
9.2 ~	0	100	8	76	9.2	0.32	1.00
9.6 ~	0	100	5	81	9.6	0.24	1.00
10.0 ~ 12.6	0	100	19	100	10.0	0.19	1.00

为了完整评价 HbAlc 含量对糖尿病患者的诊断价值，应计算所有的灵敏度和特异度，对此可以取各组段的下限作为诊断阈值，即测量值小于诊断阈值判为正常、测量值大于或等于诊断阈值判为异常，连续改变诊断阈值计算出相应的灵敏度和特异度。如选择诊断阈值 $c = 5.2$，相应有 $Se = (100-1)/100 = 0.99$，$Sp = 20/100 = 0.20$；选择诊断阈值 $c = 5.6$，相应有 $Se = (100-3)/100 = 0.97$，$Sp = 48/100 = 0.48$；其余类推。所有计算结果见表 15-4 的⑦⑧列。若以 $1-Sp$ 为横坐标、Se 为纵坐标将算得的结果描点，相邻点之间用直线连接后便得到 ROC 曲线（图 15-1）。

结合表 15-4 可以看出，使用单一的灵敏度和特异度不能全面反映 HbAlc 对糖尿病诊断的准确性，用 ROC 曲线能较完整地描述 HbAlc

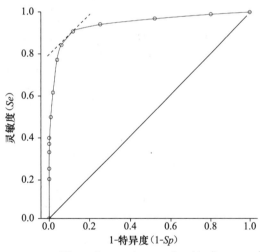

Diagonal segments are produced by ties.

图 15-1 糖尿病患者 HbAlc 诊断的 ROC 曲线

对糖尿病诊断的特性和价值。ROC 曲线越偏向左上方，曲线下的面积越大，诊断的准确性越高。诊断阈值的选取可根据实际情况权衡后在 ROC 曲线上任一点获得，它与诊断人群的患病率以及不同情况付出的代价有关，有时须严格控制漏诊，有时须严格控制误诊，要兼顾考虑灵敏度和特异度。如果两者同等重要，应选取斜率为 45°切点位置附近的诊断阈值，此时灵敏度和特异度均较好。从图 15-1 可以看出，切点位置在点（1，1）向左的第 5 点和第 6 点之间，即 HbAlc 的临床诊断阈值应在 6.4 ~ 6.8 之间选择。

二、ROC 曲线下面积

ROC 曲线下面积（area under curve, AUG）是综合评价诊断试验的准确性的重要指标，在循证医学、临床检验、统计模型好坏的判别等方面具有重要的应用价值。可以将它理解为在所有特异度下的平均灵敏度或者试验正确诊断的概率，其取值范围 $0 \leqslant AUG \leqslant 1$。在 $AUG > 0.5$ 的情况下，AUG 越接近 1 说明诊断的准确性越高；当 $AUG = 0.5$ 时说明诊断完全不起作用；$AUG < 0.5$ 不符合实际情况。一般认为，$0.5 < AUG \leqslant 0.7$ 表示诊断价值较低，$0.7 < AUG \leqslant 0.9$ 表示诊断价值中等，$AUG > 0.9$ 表示诊断价值较高。

ROC 曲线下面积的计算方法有多种，主要有双正态模型参数法、Hanley–McNeil 非参数法等，其计算比较复杂，一般需采用 SPSS 及 SAS 等统计分析软件来完成。

下面简单介绍较常用的双正态模型参数法的计算公式及计算过程。

记患病组总体均数为 μ_A、标准差为 σ_A；非患病组总体均数为 μ_N、标准差为 σ_N；假设患病组和非患病组的诊断变量 Y_A 和 Y_N 服从正态分布（$\mu_A > \mu_N$），n_A 和 n_N 为两组的检测例数，A 为 ROC 曲线下面积。计算参数如下。

$$a = \frac{\mu_A - \mu_N}{\sigma_A}, \qquad b = \frac{\sigma_N}{\sigma_A} \tag{15-12}$$

则 ROC 曲线方程为：

$$\begin{cases} S_p = \phi(u) \\ S_e = 1 - \phi(bu - a) \end{cases} \qquad -\infty < u < +\infty \tag{15-13}$$

由此可以得到 ROC 曲线下面积及标准误的计算公式

$$A = \phi\left[\frac{a}{\sqrt{1 + b^2}} \right] \tag{15-14}$$

$$SE(\hat{A}) = \sqrt{f^2 Var(\hat{a}) + g^2 Var(\hat{b}) + 2fg Cov(\hat{a}, \hat{b})} \tag{15-15}$$

其中　　　$$f = \frac{\exp(-a^2/(2 + 2b^2))}{\sqrt{2\pi(1 + b^2)}}, \qquad g = \frac{ab\exp(-a^2/(2 + 2b^2))}{\sqrt{2\pi(1 + b^2)^3}}$$

$$Var(\hat{a}) = \frac{n_A(a^2 + 2) + 2n_N b^2}{2n_A n_N}, \qquad Var(\hat{b}) = \frac{(n_A + n_N)b^2}{2n_A n_N}$$

$$Cov(\hat{a}, \hat{b}) = \frac{ab}{2n_N} \tag{15-16}$$

式中 $\pi = 3.14$，式 15–16 为参数 a、b 估计值的方差和协方差。如果实际情况为 $\mu_A < \mu_N$，即测量值较小为异常，需要将式 15–12 中的符号调换位置，或直接用 1 减去算出的面积即为所求的 ROC 曲线下面积。

在大样本情况下，ROC 曲线下面积 $1 - \alpha$ 可信区间可利用下式求得。

$$\hat{A} \pm z_{\alpha/2} SE(\hat{A}) \tag{15-17}$$

【例15-4】利用表 15-4 的数据计算 HbA1c 诊断糖尿病的 ROC 曲线下面积及其 95% 的可信区间。

由于 HbA1c 检测数据不服从正态分布，对数据作 $y = \lg(Y)$ 变换，得到各组的均数和标准差。非糖尿病组：$\bar{y}_N = 0.7486$，$s_N = 0.0586$　糖尿病组：$\bar{y}_A = 0.9125$，$s_A = 0.0857$

$$\hat{a} = \frac{\bar{y}_A - \bar{y}_N}{s_A} = \frac{0.9125 - 0.7486}{0.0857} = 1.9125$$

$$\hat{b} = \frac{s_N}{s_A} = \frac{0.0586}{0.0857} = 0.6838$$

$$A = \phi\left[\frac{\hat{a}}{\sqrt{1 + \hat{b}^2}}\right] = \phi\left[\frac{1.9125}{\sqrt{1 + 0.6838^2}}\right] = \phi(1.5787) = 0.943$$

$$\hat{f} = \frac{\exp(-\hat{a}^2/(2 + 2\hat{b}^2))}{\sqrt{2\pi(1 + \hat{b}^2)}} = \frac{\exp(-1.9125^2/(2 + 2 \times 0.6838^2))}{\sqrt{2 \times 3.14159(1 + 0.6838^2)}} = 0.0981$$

$$\hat{g} = \frac{\hat{a}\hat{b}\exp(-\hat{a}^2/(2 + 2\hat{b}^2))}{\sqrt{2\pi(1 + \hat{b}^2)^3}} = \frac{1.9125 \times 0.6838\exp(-1.9125^2/(2 + 2 \times 0.6838^2))}{\sqrt{2 \times 3.14159(1 + 0.6838^2)^3}}$$
$$= -0.0815$$

$$Var(\hat{a}) = \frac{n_A(\hat{a}^2 + 2) + 2n_N\hat{b}^2}{2n_A n_N} = \frac{100 \times (1.9125^2 + 2) + 2 \times 100 \times 0.6838^2}{2 \times 100 \times 100} = 0.031$$

$$Var(\hat{b}) = \frac{(n_A + n_N)\hat{b}^2}{2n_A n_N} = \frac{(100 + 100) \times 0.6838^2}{2 \times 100 \times 100} = 0.0047$$

$$Cov(\hat{a}, \hat{b}) = \frac{\hat{a}\hat{b}}{2n_N} = \frac{1.9125 \times 0.6838}{2 \times 100} = 0.0065$$

$$SE(\hat{A}) = \sqrt{f^2 Var(\hat{a}) + g^2 Var(\hat{b}) + 2fgCov(\hat{a}, \hat{b})}$$
$$= \sqrt{0.0981^2 \times 0.031 + 0.0815^2 \times 0.0047 + 2 \times 0.0981 \times (-0.0815) \times 0.0065}$$
$$= 0.015$$

ROC 曲线下面积的 95% 可信区间为

下限：$\hat{A} - z_{\alpha/2}SE(\hat{A}) = 0.943 - 1.96 \times 0.015 = 0.913$

上限：$\hat{A} + z_{\alpha/2}SE(\hat{A}) = 0.943 + 1.96 \times 0.015 = 0.972$

三、两样本 ROC 曲线下面积的比较

比较两种临床诊断试验方法的准确性可以对 ROC 曲线下面积做假设检验。假设两种诊断试验的 ROC 曲线下面积分别为 A_1 和 A_2，则检验假设为 H_0：$A_1 = A_2$，备择假设为 H_1：$A_1 \neq A_2$。根据诊断试验的不同设计类型分别采用不同的检验方法。

1. 成组比较　成组比较指在对两种诊断方法的准确度进行比较时，两条 ROC 曲线从不同观察对象身上获得，所用的两个样本是完全独立的。其计算公式为

$$Z = \frac{\hat{A}_1 - \hat{A}_2}{\sqrt{SE^2(\hat{A}_1) + SE^2(\hat{A}_2)}} \tag{15-18}$$

式中 $SE(\hat{A}_1)$ 和 $SE(\hat{A}_2)$ 为两样本 ROC 曲线下面积的标准误。在检验水准 α 下，若 $z \geq z_{\alpha/2}$，则可以认为两种诊断试验方法的准确度不同。

【例15-5】用两种诊断方法（test 1 和 test 2）对经金标准诊断的某疾病就诊者独立诊断各100 例。ROC 分析结果为：$\hat{A}_1 = 0.947$，$SE(\hat{A}_1) = 0.024$；$\hat{A}_2 = 0.679$，$SE(\hat{A}_2) = 0.053$。问这两种诊断试验方法的准确性是否有差异？

（1）建立假设，确定检验水准

H_0：$A_1 = A_2$　　　　H_1：$A_1 \neq A_2$　　　　$\alpha = 0.05$

（2）计算检验统计量

$$Z = \frac{\hat{A}_1 - \hat{A}_2}{\sqrt{SE^2(\hat{A}_1) + SE^2(\hat{A}_2)}} = \frac{0.947 - 0.679}{\sqrt{0.024^2 + 0.053^2}} = 4.605$$

（3）确定 P 值做出推断　$z > 1.96$，$P < 0.05$。结果表明，两种诊断试验方法的准确性差别有统计学意义，test 1 诊断试验优于 test 2。

2. 配对比较　配对比较指在对两种诊断试验方法进行比较时，两种诊断所用的为同一样本，每一观察对象同时进行两种方式的检测，然后对它们的诊断效果进行比较。其计算公式为：

$$Z = \frac{\hat{A}_1 - \hat{A}_2}{\sqrt{SE^2(\hat{A}_1) + SE^2(\hat{A}_2) - 2\mathrm{Cov}(\hat{A}_1, \hat{A}_2)}} \qquad (15-19)$$

$$\mathrm{Cov}(\hat{A}_1, \hat{A}_2) = \frac{S_{TA}^2}{\sqrt{n_A}} + \frac{S_{TN}^2}{\sqrt{n_N}}$$

$$S_{TA}^2 = \frac{1}{n_A - 1} \sum_{i=1}^{n_N} (V_{1i}^{(A)} - \hat{A}_1)(V_{2i}^{(A)} - \hat{A}_2)$$

$$S_{TN}^2 = \frac{1}{n_N - 1} \sum_{i=1}^{n_N} (V_{1i}^{(N)} - \hat{A}_1)(V_{2i}^{(N)} - \hat{A}_2)$$

$$V_{ki}^{(N)} = \frac{1}{n_N} \sum_{j=1}^{n_N} S(y_{Ai}, y_{Nj}) \qquad V_{ki}^{(A)} = \frac{1}{n_A} \sum_{j=1}^{n_A} S(y_{Aj}, y_{Ni}), \qquad k = 1, 2$$

式中 $\mathrm{Cov}(\hat{A}_1, \hat{A}_2)$ 为两样本面积估计的协方差，k 表示比较的两个组。由于 $\mathrm{Cov}(\hat{A}_1, \hat{A}_2)$ 的计算较为复杂，通常采用计算机程序实现。

【例15-6】为评价 CT 和 CT 增强对肝癌的诊断结果，共检查了 32 例患者，每例患者分别用两种方法检查，由医生盲法按 4 个等级诊断，最后经手术病理检查确诊其中有 16 例患有肝癌，结果见表 15-5。试比较两种诊断方法的准确性是否有差别？

表 15-5　两种 CT 诊断方式对疑似肝癌患者的检查结果（例）

病理诊断	CT	CT 增强				合计
		1	2	3	4	
肝癌患者	1	0	0	1	0	1
	2	0	0	0	2	2
	3	0	0	1	4	5
	4	0	1	0	7	8
	合计	0	1	2	13	16
非肝癌者	1	9	0	0	0	9
	2	3	1	0	0	4
	3	0	0	0	0	0
	4	2	0	0	1	3
	合计	14	1	0	1	16

由 SPSS 软件求得结果见表 15-6。

表 15-6　两种 CT 诊断方法 ROC 曲线面积估计值

诊断方式	$\hat{A}$	$SE(\hat{A})$	$SE^2(\hat{A})$	$Cov(\hat{A}_1, \hat{A}_2)$
CT 增强	0.96094	0.037304	0.0013916	0.0014221
CT	0.81055	0.080835	0.0065343	

$$Z = \frac{\hat{A}_1 - \hat{A}_2}{\sqrt{SE^2(\hat{A}_1) + SE^2(\hat{A}_2) - 2\mathrm{Cov}(\hat{A}_1, \hat{A}_2)}}$$

$$= \frac{0.96094 - 0.81055}{\sqrt{0.0013916 + 0.0065343 - 2 \times 0.0014221}}$$

$$= 2.110$$

$z>1.96$，$P<0.05$。结果表明，CT 增强诊断肝癌的效果优于普通 CT 诊断的效果。

最后需要说明的是，在实际应用中有时需要比较 ROC 曲线下部分面积，用于描述特殊情况下一种诊断方法的准确性。例如在影像诊断评价时，不希望被比较的两种诊断方法假阳性率超过 20%，即两试验的特异度不能低于 0.8，否则诊断将无实际意义，此时用假阳性率 0~0.2 的 ROC 曲线下部分面积对两种诊断的准确性进行比较，比用 ROC 曲线下全面积具有更高的灵敏性。

诊断试验评价的统计电脑实验

【实验 15-1】对例 15-3 的资料进行 ROC 分析评价 HbAlc 对糖尿病的诊断价值。

1. 数据文件　如图 15-2，以 HbAlc 和糖尿病（标签值 0＝非糖尿病者，1＝糖尿病患者）为变量名，建立 3 列 28 行的数据文件 E1503. sav。

	频数	组别	组段
1	20	0	1
2	28	0	2
⋮	⋮	⋮	⋮
27	5	1	13
28	19	1	14

图 15-2　数据集 E1503. sav

2. 操作步骤

（1）Data→Weight Cases，选中 Weight Cases by，"频数"→Frequency 框→OK。

（2）Analyze→ROC Curve，弹出 ROC Curve 对话框，将"组段"选入 Test Variable 框、"组别"选入 State Variable 框，在 Value of State Variable 框中键入 1（用 1 表示患者），Display 中 ROC Curve、With diagonal reference line、Standard error and confidence interval、Coordinate points of the ROC Curve 全部选用。→Options，弹出 ROC Curve：Options 对话框，系统默认即可。→Continue→OK。

3. 主要结果　ROC 曲线见正文图 15-1，ROC 曲线下面积见图 15-3，ROC 移动诊断界点见图 15-4。由图 15-3 可知，曲线下面积为 0.944，面积的标准误为 0.017，渐进 P 值＝0.000，95% 的置信区间为（0.911，0.977），故可认为 HbAlc 对糖尿病的诊断价值较高，HbAlc 越大诊断为糖尿病的可能性越大。

Area Under the Curve

Test Result Variable（s）：组段

Area	Std.Error[a]	Asymptotic Sig.[b]	Asymptotic 95% Confidence Interval	
			Lower Bound	Upper Bound
.944	.017	.000	.911	.977

图 15-3　实验 15-1 的 ROC 曲线下面积

Coordinates of the Curve

Test Result Variable（s）：组段

Positiveif GreaterThan orEqualTo[a]	Sensitivity	1-Specificity
.00	1.000	1.000
1.50	.990	.800
2.50	.970	.520
3.50	.940	.250
4.50	.910	.120
5.50	.840	.060
6.50	.770	.040
7.50	.610	.020
8.50	.490	.010
9.50	.390	.000
10.50	.360	.000
11.50	.320	.000
12.50	.240	.000
13.50	.190	.000
15.50	.000	.000

图 15-4　实验 15-1 的 ROC 移动诊断界点

【实验 15-2】对例 15-6 的资料进行 ROC 分析评价 CT 与 CT 增强对肝癌的诊断价值。

1. 数据文件　如图 15-5，以病理诊断（标签值 0 = 非肝癌，1 = 肝癌）、CT、CT 增强和频数为变量名，建立 4 列 32 行的数据文件 E1506. sav。

	病理诊断	CT	CT增强	频数
1	1	1	1	0
2	1	1	2	0
⋮	⋮	⋮	⋮	⋮
31	0	4	3	0
32	0	4	4	1

图 15-5　数据集

E1506. sav

2. 操作步骤

（1）Data→Weight Cases，选中 Weight Cases by，"频数"→Frequency 框→OK。

（2）Analyze→ROC Curve，弹出 ROC Curve 对话框，将 "CT" "CT 增强" 选入 Test Variable 框，"病理诊断" 选入 State Variable 框，在 Value of State Variable 框中键入 1，Display 中 ROC Curve、With diagonal reference line、Standard error and confidence interval、Coordinate points of the ROC Curve 全部选用→OK。

3. 主要结果　ROC 曲线见图 15-6，ROC 曲线下面积见图 15-7，ROC 移动诊断界点见图 15-8。由图 15-7 可知，CT 和 CT 增强曲线下面积分别为 0.811、0.961，面积的标准误分别为 0.083、0.040，渐进 P 值分别为 0.003、0.000，95% 的置信区间分别为（0.649，0.972）、（0.883，1.000），故可认为 CT 和 CT 增强对肝癌的诊断价值均较高。进一步可以进行两样本 ROC 曲线下面积比较的 z 检验。

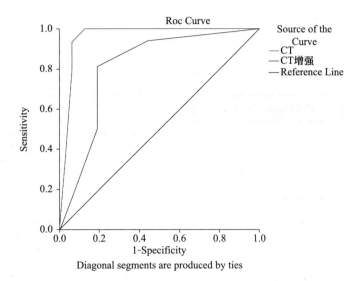

图 15-6　实验 15-2 的 CT 和 CT 增强 ROC 曲线

Area Under the Curve

Test Result Variable（s）	Area	Std. Error[a]	Asymptotic Sig[b].	Asymptotic 95% Confidence Interval	
				Lower Bound	Upper Bound
CT	.811	.083	.003	.649	.972
CT增强	.961	.040	.000	.883	1.000

The test result variable（s）：CT，CT增强 has at least one tie between the positive actual state group and the negative actual state group. Statistics may be biased.

a. Under the nonparametric assumption

b. Null hypothesis: true area = 0.5

图 15-7　实验 15-2 的 CT 和 CT 增强 ROC 曲线下面积

Coordinates of the Curve

TestResultVariable（s）	Positiveif GreaterThan orEqualTo[a]	Sensitivity	1-Specificity
CT	.00	1.000	1.000
	1.50	.938	.438
	2.50	.813	.188
	3.50	.500	.188
	5.00	.000	.000
CT增强	.00	1.000	1.000
	1.50	1.000	0125
	2.50	.938	.063
	3.50	.813	.063
	5.00	.000	.000

图 15-8　实验 15-2 的 CT 和 CT 增强 ROC 曲线移动诊断界点

学习小结

1. 学习内容

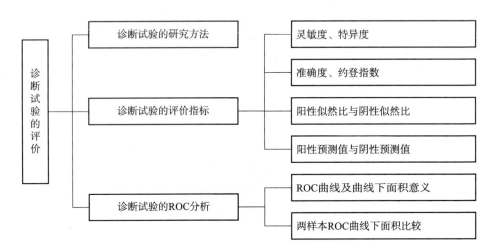

2. 学习方法　掌握诊断试验基本概念、评价指标，熟悉诊断试验研究方法及 ROC 分析。ROC 分析适于定量和等级资料的评价，其曲线图形描述诊断效果及灵敏度与特异度之间的变化关系，曲线下面积为在所有特异度下的平均灵敏度或者试验正确诊断的概率。

练习题

一、最佳选择题

1. 甲项诊断试验的特异度为 95%，而乙项试验的特异度为 75%，用两种方法同时用于某人群中某病的筛检时（　　）

　　A. 甲试验阳性预测值高于乙试验　　B. 乙试验阳性预测值高于甲试验

　　C. 两个试验阳性预测值相同　　　　D. 甲试验假阳性率高于乙试验

　　E. 以上都不对

2. 用一种敏感度很高的试验，筛检一患病率很低的人群时将出现（　　）

　　A. 大量的假阳性病人　　　　B. 少量的假阳性病人

　　C. 大量的可疑病人　　　　　D. 少量的假阴性病人

　　E. 大量的假阴性病人

3. 一个确实无病的人被某试验判断为有病，这种情况称作（　　）

　　A. 阳性　　　　　　B. 真阴性

　　C. 假阳性　　　　　D. 假阴性

　　E. 可疑有病

4. 用巴氏涂片法检查宫颈癌，在查出阳性者当中有 85% 的人真正患有宫颈癌此种情况用流行病学术语表述为（　　）

　　A. 灵敏度为 85%　　　　　B. 特异度 85%

　　C. 阳性预测值 85%　　　　D. 阴性预测值为 85%

　　E. 误诊率或漏诊率为 15%

5. 提高阳性预测值的途径是（　　　）

    A. 提高患病率　　　　　　　　　　B. 降低患病率

    C. 提高特异度　　　　　　　　　　D. 降低特异度

    E. 以上都不对

6. 串联试验提高了（　　　）

    A. 阳性预测值　　　　　　　　　　B. 阴性预测值

    C. 特异度　　　　　　　　　　　　D. 敏感度

    E. 以上都不对

7. 对漏诊后果严重的疾病，要求筛检试验（　　　）

    A. 灵敏度高　　　　　　　　　　　B. 灵敏度低

    C. 特异度高　　　　　　　　　　　D. 特异度低

    E. 符合率高

8. 如果某项检验指标表达水平高时为与疾病有联系，若将诊断标准定在该指标表达水平低时则很可能会导致（　　　）

    A. 灵敏度和特异度都增加　　　　　B. 灵敏度和特异度都减小

    C. 灵敏度减小而特异度增加　　　　D. 特异度减小而灵敏度增加

    E. 灵敏度增加，特异度则根据具体情况增加或减小

9. 当一种试验的灵敏度和特异度不变时，则（　　　）

    A. 人群中患病率越高，试验的阴性预测值越高

    B. 人群中患病率越低，试验的灵敏度越高

    C. 人群中患病率越高，试验的阳性预测值越高

    D. 人群中患病率越低，试验的阳性预测值越高

    E. 以上都不对

10. 并联试验可提高（　　　）

    A. 灵敏度　　　　　　　　　　　　B. 特异度

    C. 阳性预测值　　　　　　　　　　D. 灵敏度和阴性预测值

    E. 假阴性率

二、简答题

1. 诊断试验中有哪些重要的评价指标，不同指标之间有何关系？

2. 请思考阳性预测值和阴性预测值在临床实践中的意义。

3. 提高诊断试验效率的方法有哪些？请举例说明。

4. 何谓 ROC 曲线，它有什么用途？

三、应用题

1. 采用逆行膀胱给药造影方法诊断盆腔及膀胱病变，选择有病理诊断的正常和异常患者 80 例，由具有临床经验的医生阅读 CT 片，诊断分为 1＝绝对正常、2＝大致正常、3＝可疑、4＝大致异常、5＝绝对异常五个等级，数据见表 15-7。

表 15-7 逆行膀胱给药造影法诊断盆腔及膀胱病变情况

分组	例数	诊断结果				
		1	2	3	4	5
异常	108	0	4	8	36	60
正常	53	32	18	2	1	0

（1）以可疑作为是否异常的诊断阈值，分别计算灵敏度、特异度、漏诊率、误诊率、阳性预测值、阴性预测值。

（2）如果以可疑作为是否异常的诊断阈值，假定采用 CT 诊断患者的盆腔及盆腔病变的比率约为 12%，如果某一检测患者诊断为阳性，真正异常的可能性有多大？

2. 据研究，胃组织切片用 AgNOR 染色后核仁组织的颗粒数目与癌前病变有一定的联系。选癌变病人和未癌变异型增生的患者各 10 名的早期组织切片染色，数据见表 15-8。试用 ROC 分析方法评价其诊断价值，并画出 ROC 曲线。

表 15-8 癌变与未癌变患者核仁组织数据

D+	660	297	509	534	339	435	401	556	521	595
D-	259	228	487	250	275	324	246	231	289	243

3. 在一项糖尿病与视网膜病变的研究中，对 372 名糖尿病患者的早餐血糖和是否并发视网膜病变进行了检测，并将血糖分为 5 个水平，结果见表 15-9。问早餐血糖含量对区分视网膜病变是否具有临床价值？并画出 ROC 曲线。

表 15-9 视网膜病变的早餐血糖含量

分组	例数	诊断结果				
		1	2	3	4	5
D+	187	80	26	14	47	30
D-	185	5	6	7	47	120

4. 对例 15-6 的 CT 增强和普通 CT 两组诊断肝癌的数据分别画出 ROC 曲线，并采用成组比较的方法进行统计检验，然后与配对比较的结果进行比较，结果说明了什么？

（闫国立）

第十六章　均匀设计与二次回归组合设计资料的分析

均匀设计和二次回归组合设计都是医药学实验中常用的实验设计方法，两者共同之处是均采用多元回归分析的方法进行资料分析，其中可利用多元线性或非线性回归方程分析各因素和交互作用的统计学意义，并可对最优水平和最优指标值进行预测，较适合预实验后在较优水平附近进行第二轮实验时采用。其中均匀设计，适合水平较多，实验次数较少的实验；二次回归组合设计，适合实验次数较多，精度要求较高的实验。

第一节　均匀设计资料的分析

均匀设计（Uniform Design）是考虑实验点在实验范围内均匀散布的一种实验设计方法，它由我国方开泰教授和数学家王元在 1978 年共同提出，与正交设计相似，也是通过一套精心设计的表格来进行实验设计的，它对于多因素多水平实验具有减少实验次数，缩短实验周期的优点。由于不具有正交表的"整齐可比"性，均匀分析结果不能采用一般的方差分析方法，而通常要用多元回归分析的方法。

当各因素 X_1，X_2，$\cdots$，X_p 与指标值 Y 是非线性关系时，或存在因素间的交互作用时，可采用多项式回归的方法，比如存在二次关系时，常用多元二次回归方程：

$$\hat{y} = b_0 + \sum_{i=i}^{p} b_i x_i + \sum_{\substack{i=1 \\ j<i}}^{T} b_{ij} x_i x_j + \sum_{i=1}^{p} b_{ii} x_i^2, \qquad T = C_p^2$$

其中 $x_i x_j$ 项反映了因素 X_i 和 X_j 之间的交互效应，x_i^2 项反映因素 X_i 二次项的影响。由于 $x_i x_j$ 会分别与 x_i 和 x_j 有相当高的相关关系，为防止产生"共线性"问题，一般需要首先将自变量中心化，即令 $z_i = x_i - \bar{x}_i$，$z_j = x_j - \bar{x}_j$，模型变为：

$$\hat{y} = b_0' + \sum_{i=1}^{p} b_i' z_i + \sum_{\substack{i=1 \\ j<i}}^{T} b_{ij}' z_i z_j + \sum_{i=1}^{p} b_{ii}' z_i^2$$

若变量替换 $w_k = z_i z_j (i = 1, 2, \cdots, p, j \leqslant i, k = 1, 2, \cdots, T+p)$，则可化成多元线性回归方程

$$\hat{y} = b_0'' + \sum_{i=1}^{p} b_i'' z_i + \sum_{k=1}^{T+p} b_k'' w_k, \qquad T = C_p^2$$

进一步可用其他回归选择变量的方法（如前进回归法、后退回归法、逐步回归法、最优回归子集法等）判断回归方程、因素、交互作用和二次项的显著性，并对最优水平和最优值进行

NOTE

预测。

【例 16-1】 在某药物的合成工艺中，为了提高产量，实验者通过预实验初步确定 3 个因素：原料配比（x_1），某有机物的吡啶量（x_2）和反应时间（x_3），且确定了 7 个水平：

原料配比（%）：1.0，1.4，1.8，2.2，2.6，3.0，3.4

吡啶量（mL）：10，13，16，19，22，25，28

反应时间（h）：0.5，1.0，1.5，2.0，2.5，3.0，3.5

试利用均匀表 $U_7(7^3)$ 安排实验并进行统计分析。

1. 选择均匀表 $U_7(7^3)$，由于均匀表表头设计时不需考虑交互作用，所以只需要将 3 个因素分别放在该表的三列皆可，并将表的 7 个水平翻译成该列因素的实际值，实验方案见表 16-1。实验时应随机决定 7 次实验的实验顺序，以减少实验环境缓慢变化带来的干扰。实验指标值为收率 y（%），收率越高表示产量越高。

表 16-1　$U_7(7^3)$ 均匀表实验方案和收率

No	原料配比 x_1	吡啶量 x_2	反应时间 x_3	收率 y
1	1(1.0)	5(22)	4(2.0)	0.6146
2	2(1.4)	2(13)	2(1.0)	0.3506
3	3(1.8)	7(28)	6(3.0)	0.7537
4	4(2.2)	3(16)	7(3.5)	0.8195
5	5(2.6)	6(25)	1(0.5)	0.0970
6	6(3.0)	1(10)	5(2.5)	0.7114
7	7(3.4)	4(19)	3(1.5)	0.4186

注：括号内为实际水平值。

2. 将自变量中心化，本例 $\bar{x}_1 = 2.2$，$\bar{x}_2 = 19$，$\bar{x}_3 = 2.0$，首先建立线性模型：

$$\hat{y} = b_0 + b_1(x_1 - 2.2) + b_2(x_2 - 19) + b_3(x_3 - 2.0)$$

用逐步回归法筛选变量，求得回归方程为：

$$\hat{y} = 0.5379 + 0.233(x_3 - 2.0)$$

对回归方程进行检验 $F = 77.809$，$P = 0.0003 < 0.05$，以 $\alpha = 0.05$ 检验水准，回归方程有统计学意义。相应的决定系数 $R^2 = 0.94$，调整后的 $R^2 = 0.928$，均较高。但实际这个模型并不理想，因为另两个因素未能出现在模型中，与实验者的经验不符。

3. 考虑二次非线性回归模型

$$\hat{y} = b_0 + b_1(x_1 - 2.2) + b_2(x_2 - 19) + b_3(x_3 - 2.0) + b_{11}(x_1 - 2.2)^2$$
$$+ b_{12}(x_1 - 2.2)(x_2 - 19) + b_{13}(x_1 - 2.2)(x_3 - 2.0) + b_{22}(x_2 - 19)^2$$
$$+ b_{23}(x_2 - 19)(x_3 - 2.0) + b_{33}(x_3 - 2.0)^2$$

利用逐步回归法进行变量筛选，得本例中的非线性回归方程：

$$\hat{y} = 0.595 + 0.232(x_3 - 2.0) - 0.054(x_3 - 2.0)^2 + 0.0547(x_1 - 2.2)(x_3 - 2.0)$$

方程检验结果 $F = 595.722$，$P = 0.0001 < 0.05$，以 $\alpha = 0.05$ 检验水准，回归方程有统计学意义。相应的 $R^2 = 0.9983$，调整后的 $R^2 = 0.9966$，均较高。三项 $(x_3 - 2.0)$，$(x_3 - 2.0)^2$，$(x_1 -$

2.2) $(x_3-2.0)$ 的检验 P 值分别为 0.001、0.004 和 0.0197，均有统计学意义。通过残差分析和有关的点图（如残差-预报值图，残差正态点图等），未发现异常，该非线性模型可以被接受。虽然在模型中，因素 x_2 没有出现，可能是实验次数太少的原因，或者实验者对 x_2 所取的水平不适当，导致这个变量在该实验区域内对收率的影响不显著。

为了寻找最佳的工艺条件，对模型在实验范围 $1.0 \leqslant x_1 \leqslant 3.4$，$0.5 \leqslant x_3 \leqslant 3.5$ 内求最值和最值点，利用高等数学中求最值的知识可知 $\hat{y}$ 的最大值在边界上，当 $x_1=3.4$，$x_3=3.5$ 时，$\hat{y}_{\max}=91.87\%$ 为最大值。由于在已做过的 7 次实验中，没有这种水平组合，所以做追加实验，该项目实验者在 $x_1=3.4$，$x_3=3.5$，$x_2=19$（x_2 的中间水平）追加了 3 次实验，相应的收率分别是 91.05%、92.11%、91.53%，其均值 91.56% 与预报值 91.87% 相距很近，故模型比较符合实际情况。

需要注意的是，由于最佳水平组合是两个最高的水平，所以在追加实验时，若实验条件允许，应在最佳水平附近，再进行一轮均匀实验。

第二节　二次回归组合设计资料的分析

二次回归组合设计是利用组合设计编制实验方案，寻求二次回归方程的一种非线性回归设计方法，包括二次回归正交组合设计、二次正交旋转组合设计、二次通用旋转组合设计等。一般其回归模型与均匀设计模型类似，常采用二次非线性回归模型：

$$\hat{y} = b_0 + \sum_{j=1}^{p} b_j x_j + \sum_{h<j} b_{hj} x_h x_j + \sum_{j=1}^{p} b_{jj} x_j^2, \quad j=1,\ 2,\ \cdots,\ N$$

其中 p 表示有 p 个因素，N 表示实验的次数，主要由三类不同的实验点组成。

$$N = m_c + m_r + m_0$$

$m_c=2^p$ 为各因素皆取二水平（+1，-1）的全面实验点；$m_r=2p$ 为分布在 p 坐标轴上的星号点，它们与中心点的距离 r 称为星号臂，即臂长。m_0 为各因素均取零水平的实验点数，即中心点数。当臂长 r 取不同值时或 m_c、m_r、m_0 之间存在某些关系时，可满足组合设计上的旋转性、正交性、通用性的要求。如可证明当 $m_c=r^4$，$m_0=\dfrac{N}{(2+r^2)^2}\left[m_c+4(1+m_c^{1/2})\right]-m_c-2p$ 时，该设计具有旋转性和通用性，此时各点的方差 $D(\hat{y})$ 均相等且在 $0<r<1$ 内基本保持一常数，由于这种设计方差仅与 r 有关，而与方向无关，有助于扫除某些预测和寻优过程中的误差，使人们可以直接比较各点预测值的好坏，为进一步寻优和预测创造良好的条件。组合设计除可对方程本身进行显著性检验外，还可通过对重复零点进行失拟检验，判断是否还有不可忽视的其他影响因素未包括到方程中，若存在这样的因素，则称方程失拟。而能够实现组合设计和统计分析的软件很多，本章是通过 Design-Expert7.0 软件完成的。

【例16-2】利用超声法联合表面活性剂提取蛇床子中蛇床子素，在预实验基础上按二次通用旋转组合设计法设计实验，因素水平如表 16-2 所示，并用变量 y 表示考察指标蛇床子素提取率（%），试利用通用旋转组合设计分析 y 的最大值。

NOTE

表 16-2　因素水平表（$r=1.682$）

因　素	-1	0	+1	$-r(-1.682)$	$+r(+1.682)$
x_1（表面活性剂量，mg）	25	30	35	21.6	38.4
x_2（超声提取时间，min）	60	90	120	40	140
x_3（超声波功率，W）	300	360	420	260	460

1. 当 $p=3$ 时，可证明 $r=1.682$，$m_0=6$ 为通用旋转组合设计，通过 Design-Expert7.0 软件进行实验设计，设计方案和结果如表 16-3 所示。

表 16-3　二次通用旋转组合设计和实验结果

实验号	x_1	x_2	x_3	y
1	25	60	300	61.5
2	35	60	300	69.1
3	25	120	300	62.5
4	35	120	300	69.8
5	25	60	420	58.7
6	35	60	420	64.7
7	25	120	420	60.8
8	35	120	420	67.2
9	21.6	90	360	57.2
10	38.4	90	360	67.3
11	30	40	360	63.9
12	30	140	360	64.4
13	30	90	260	67.1
14	30	90	460	63.7
15	30	90	360	65.5
16	30	90	360	65.1
17	30	90	360	64.9
18	30	90	360	66.1
19	30	90	360	65.2
20	30	90	360	65.8

2. 利用多元回归分析方法中的逐步回归法进行变量筛选，其中各因素 x_1、x_2、x_3，交叉项 x_1x_2、x_1x_3、x_2x_3，二次项 x_1^2、x_2^2、x_3^2 对应 P 值中，若 $P \leq \alpha$，说明该项对 y 有影响，$P > \alpha$ 的项对 y 的影响不显著，这时可将该项剔除，重新计算。将不显著的项剔除后，得到通用旋转组合设计回归方程的方差分析表如表 16-4 所示。

表 16-4　二次通用旋转组合设计二次回归方程回归系数检验结果

因素	平方和	自由度	F 值	P 值	显著性
x_1	143.61	1	325.83	<0.00001	**
x_2	3.73	1	8.47	0.0114	*
x_3	21.71	1	49.25	<0.00001	**
x_1^2	15.73	1	35.7	<0.00001	**

因素	平方和	自由度	F 值	P 值	显著性
x_2^2	1.97	1	4.47	0.0529	*
回归方程	185.89	5	84.35	<0.00001	**
残差	6.17	14			
失拟项	5.14	9	2.76	0.1379	不显著
纯误差	1.03	5			

注：本例取 $\alpha=0.10$，*P<0.10，**P<0.01。

对方程进行失拟检验，方程失拟项 $F_{ij}=\dfrac{MS_{失拟}}{MS_{纯误差}}$，其值越小越好，对应 P 值越大越好，如 $P>$ 0.05，说明所得模型与实际拟合的过程中非正常误差所占比例很小，该回归模型与所选项关系较好，否则可能有的因素没有考察到，如 x_1^3 项等。本例 $F_{lf}=\dfrac{5.14/9}{1.03/5}=2.76$，$P=0.1379>0.05$，说明该方程不失拟。

本例建立二次通用旋转组合回归方程为：

$$\hat{y}=11.28491+3.14383x_1+0.09102x_2-0.02101x_3-0.04159x_1^2-0.00041x_2^2$$

回归方程决定系数 $R^2=0.9679>0.9$，$F=84.35$，$P<0.01$，有统计学意义，说明方程很显著。失拟检验 $F=2.76$，$P=0.1379>0.05$，说明方程拟合好，适用二次模型拟合。

3. 最优值预测并验证。进一步可利用 Design-Expert7.0 软件求得当 $x_1=37.8$（mg），$x_2=110$（min），$x_3=260$（W）时，蛇床子素提取率最高，最优预测值为70.3%，最优值95%的置信区间为（68.46%，72.14%）。

分别按照此工艺条件，制备3批样品，与利用正交实验结果进行比较，成组比较，经检验 $t=7.242$，$P=0.002<0.01$，有统计学意义，即二次通用旋转组合设计的提取结果好于正交实验的提取结果。实验结果如表 16-5 所示。

表 16-5 二次通用旋转设计与正交设计最优条件下结果比较

实验方法	第一次	第二次	第三次	平均提取率
正交实验	66.85%	67.33%	67.64%	67.27%±0.40%
二次通用旋转	70.22%	69.35%	70.18%	69.92%±0.49%

均匀设计与二次回归组合设计的统计电脑实验

一、利用 SPSS 实现均匀设计分析

【实验16-1】对例 16-1 资料数据进行均匀实验统计分析。

1. 数据文件 如图 16-1 录入数据，以 y、x1、x2、x3 为变量名，建立 7 行 4 列的数据集 E1601.sav。

2. 操作步骤

（1）用 Explore 过程进行正态性检验　Analyze→Descriptive Statistics →Explore，弹出"Explore"主对话框，将变量"y"送入右边的"Dependent（因变量）"框内。单击"Plots"按钮，在弹出的"Plots"对话框中选中"Normality plots with test"，单击"Continue"按钮，回到主对话框中单击"OK"按钮。结果为检验统计量 Shapiro-Wilk = 0.929，$P=0.539>0.05$，可以认为数据来自正态分布总体，考虑用多元回归方法建立模型。

	y	x1	x2	x3
1	.6146	1.0	22	2.0
2	.3506	1.4	13	1.0
3	.7537	1.8	28	3.0
4	.8195	2.2	16	3.5
5	.0970	2.6	15	.5
6	.7114	3.0	10	2.5
7	.4186	3.4	19	1.5

图 16-1　数据集 E1601. sav

（2）自变量中心化　Analyze→Descriptive Statistics→Descriptives 求出变量 x1、x2、x3 的平均值，分别为 2.2、19 和 2.0。

Transform→Compute Variable，弹出"Compute Variable"主对话框，在"Target Variable"框中键入新变量名称（如 z1），在"Numeric Expression"框中键入：$x1-2.2$（也可通过点击"x1"和"减号"按钮选择）。此时将在数据窗口中生成变量 z1，类似方法生成变量 z2，z3，z11，z12，z13，z22，z23，z33，其中 $z2=x2-19$，$z3=x3-2.0$，$z11=z1*z1$，$z12=z1*z2$，$z13=z1*z3$，$z22=z2*z2$，$z23=z2*z3$，$z33=z3*z3$。如图 16-2 所示，数据集保存为 E1602. sav。

	y	x1	x2	x3	z1	z2	z3	z11	z22	z33	z12	z13	z23
1	.6146	1.0	22	2.0	-1.20	3.00	.00	1.44	9.00	.00	-3.60	.00	.00
2	.3506	1.4	13	1.0	-.80	-6.00	-1.00	.64	36.00	1.00	4.80	.80	6.00
3	.7537	1.8	28	3.0	-.40	9.00	1.00	.16	81.00	1.00	-3.60	-.40	9.00
4	.8195	2.2	16	3.5	.00	-3.00	1.50	.00	9.00	2.25	.00	.00	-4.50
5	.0970	2.6	15	.5	.40	-4.00	-1.50	.16	16.00	2.25	-1.60	-.60	6.00
6	.7114	3.0	10	2.5	.80	-9.00	.50	.64	81.00	.25	-7.20	.40	-4.50
7	.4186	3.4	19	1.5	1.20	.00	-.50	1.44	.00	.25	.00	-.60	.00

图 16-2　数据集 E1602. sav

（3）建立线性模型　Analyze→Regression→Linear，弹出"Linear Regression"主对话框，将变量 y 送入右边的"Dependent（因变量）"框内，变量 z1、z2、z3 选入"Independent（自变量）"框内，在"Method"下拉框中选择"stepwise（逐步回归法）"，点击"OK"按钮输出结果。

主要结果：在 output 结果输出窗口中，从 Coefficients 表中，可见非标准化回归方程为 $\hat{y} = 0.5379+0.233z_3$，即 $\hat{y}=0.5379+0.233(x_3-2)$。其余同正文。

（4）建立非线性模型　Analyze→Regression→Linear，弹出 Linear Regression 主对话框，将变量 y 送入右边的"Dependent（因变量）"框内，变量 z1、z2、z3、z11、z12、z13、z22、z23、z33 选入"Independent（自变量）"框内，在"Method"下拉框中选择"stepwise（逐步回归法）"，点击"OK"按钮输出结果。

3. 主要结果　见正文。

二、利用 Design-Expert 实现组合设计分析

由于 SPSS 软件无法直接给出各组合设计的设计表，也不能进行失拟检验，所以这里选用专门的组合设计软件 Design-Expert 进行统计分析。

【实验16-2】 对例16-2资料数据进行二次通用旋转组合设计分析

1. 数据文件 运行 Design-Expert7.0 软件，点击左上角 File→New Design→选择 Response Surface（响应面设计）→Central Composite（中心组合设计），本例是3个因素，在"Numeric Factors"中选择3个因素，下面表格中"Name"定义因素名，"Units"定义单位，"-1"和"+1"键入3个因素在相应水平实际值，具体见图16-3所示。点击"Continue"按钮继续。

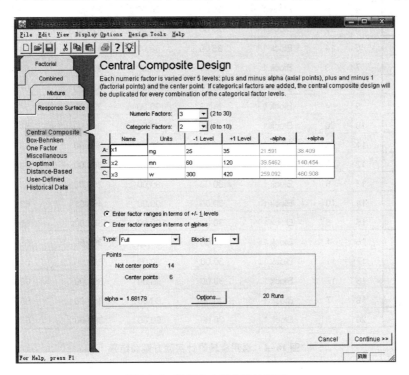

图16-3 选择中心组合设计界面

在随即出现的视窗 Central Composite Design 中的 Name 框内键入 y，unit 框内输入%，点击"Continue"按钮→将鼠标移到菜单 Std 栏出，点击右键，选 Sort by Standard Order→将反应变量 y 的结果一一对应输入到"Respone 1 y"列中。

各实验点应随机进行，目的是减少实验环境缓慢变化带来的干扰，设计结果如图16-4所示。

2. 操作步骤与主要结果

（1）建立通用旋转模型并检验 在界面左侧栏中选中"Analysis"下的"y(Analyzed)"，右侧出现图16-5。

点击"Fit Summary（摘要）"，可以根据本页内容选择相应模型，由"Sequential Model Sum of Squares［Type］"下的方差分析表，可见选择"Quadratic vs 2FI（二次非线性）"被"Suggested（建议）"，此时 $F=13.31$，$P=0.0008<0.05$，方程有统计学意义，且从"Lack of Fit Tests（失拟检验）"下列表，可知 $F=3.10$，$P=0.1198$，"Quadratic"也不失拟，所以本例选择二次非线性模型。

点击图16-5中的"ANOVA（方差分析）"按钮，在下方列表中，可见 AB、BC、AC、C^2 几项对应的 P 值均大于0.10，说明这几项均不显著。点击图16-5中的"Model（模型）"按钮，将 AB、BC、AC、C^2 几项对应 M 双击取消，即模型仅保留 A、B、C、A^2、B^2 五项。

	Std	Run	Block	Factor 1 A:X1 mg	Factor 2 B:X2 mn	Factor 3 C:X3 w	Response 1 y %
1		5	Block 1	25.00	60.00	300.00	61.5
	2	16	Block 1	35.00	60.00	300.00	69.1
	3	2	Block 1	25.00	120.00	300.00	62.5
	4	15	Block 1	35.00	120.00	300.00	69.8
	5	12	Block 1	25.00	60.00	420.00	58.7
	6	14	Block 1	35.00	60.00	420.00	64.7
	7	9	Block 1	25.00	120.00	420.00	60.8
	8	18	Block 1	35.00	120.00	420.00	67.2
	9	4	Block 1	21.59	90.00	360.00	57.2
	10	20	Block 1	38.41	90.00	360.00	67.3
	11	13	Block 1	30.00	39.55	360.00	63.9
	12	19	Block 1	30.00	140.45	360.00	64.4
	13	6	Block 1	30.00	90.00	259.09	67.1
	14	10	Block 1	30.00	90.00	460.91	63.7
	15	8	Block 1	30.00	90.00	360.00	65.5
	16	1	Block 1	30.00	90.00	360.00	65.1
	17	11	Block 1	30.00	90.00	360.00	64.9
	18	17	Block 1	30.00	90.00	360.00	66.1
	19	7	Block 1	30.00	90.00	360.00	65.2
	20	3	Block 1	30.00	90.00	360.00	65.8

图 16-4　通用旋转设计实验方案和结果

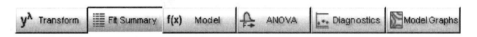

图 16-5　二次通用旋转组合模型和检验结果

再重新点击"ANOVA（方差分析）"按钮，列表中是只保留 A、B、C、A^2、B^2 五项的模型检验结果。

主要结果：x_1、x_2、x_3、x_1^2、x_2^2 五项对应的 P 值均小于 0.10，说明这些项均对于 y 值有影响，而"Model"检验，$P<0.0001$，说明该模型有统计学意义。"Lack of Fit（失拟检验）"，$F=2.76$，$P=0.1379>0.05$，说明该方程不失拟。

从"Final Equation in Terms of Actual Factors"中可知本例二次通用旋转组合回归方程为：

$$\hat{y} = 11.28491 + 3.14383x_1 + 0.09102x_2 - 0.02101x_3 - 0.04159x_1^2 - 0.00041x_2^2$$

（2）预测最优值　在界面左侧栏中选中"Optimization（优化）"下的"Numerical（数值）"，选择"Criteria"，定义 x1，x2，x3，y 的取值范围，如图 16-6 所示。

分别定义 x1、x2、x3 的"lower"和"upper"为 $-r$ 和 $+r$ 对应的实际值（见表 16-2），y 的"Goal"改为："maximize"，Upper 改为 100。点击图 16-6 中的 Solutions 按钮，可知当 x1=37.8（mg），x2=110（min），x3=260（W）时，蛇床子素提取率最高，最优预测值为 70.3%，点击右栏中的 Point Prediction，显示预测值 95% 的置信区间为（68.46%，72.15%）。

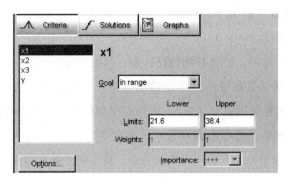

图 16-6 定义各变量范围

（3）逐步回归分析 操作步骤如下：在界面左侧栏中选中"Analysis"下的"y（Analyzed）"，在随即出现的右侧视窗中点击"Process order"选项的下拉三角标志，选其中的"Quactratic"，点击"Seleetion"选项的下拉三角标志，选其中的"Stepwise"，再点该窗口上方的"ANOVA"按钮。结果同（1）。

学习小结

1. 学习内容

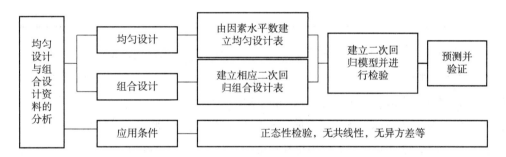

2. 学习方法 均匀设计和二次回归组合设计分析适于预实验后在较优水平附近进行第二轮实验时采用。明确这两种设计的应用条件，针对实际问题进行预测和验证，通过统计软件实现其统计分析。

练习题

一、简答题

1. 均匀设计和组合回归设计的基本思想是什么？它们与正交设计有何区别与联系？

2. 均匀设计和组合回归设计分析时需注意哪些应用条件和问题？

3. 进行多轮实验的意义是什么？一般是如何安排实验的？

4. 去中心化在均匀试验中有何重要意义？

5. 失拟检验在组合设计中是如何实现的？有何作用？

二、应用题

1. 苯达唑透皮吸收制剂配方的优化，根据文献及预先实验结果，确定下列因素及考察范围

A. DMSO 的用量（mL）2.0 ~ 4.5

B. 聚乙二醇酯的用量（g）0.1～0.6

C. 聚山梨酯80的用量（滴）3～8

将各因素等分为6个水平，试选择均匀设计表，列出实验方案。

2. 在淀粉接枝丙烯酸制备高吸水性树脂的实验中，为了提高树脂吸盐水的能力，考察了丙烯酸用量 x_1（mL），引发剂用量 x_2（%），丙烯酸中和度 x_3（%）和甲醛用量 x_4（mL）四个因素，每个因素取9个水平，根据因素和水平，选取均匀设计表 $U_9(9^5)$，由其使用表知：选1、2、3、5列，以吸盐水倍率 y（%）为结果指标，其实验方案和结果列于表16-6。

表 16-6 $U_9(9^5)$ 实验方案和结果

试验序号	x_1	x_2	x_3	x_4	y
1	1(12.0)	2(0.4)	4(64.5)	8(1.25)	34
2	2(14.5)	4(0.6)	8(86.5)	7(1.10)	42
3	3(17.0)	6(0.8)	3(59.0)	6(0.95)	40
4	4(19.5)	8(1.0)	7(81.0)	5(0.80)	45
5	5(22.0)	1(0.3)	2(53.5)	4(0.65)	55
6	6(24.5)	3(0.5)	6(75.5)	3(0.50)	59
7	7(27.0)	5(0.7)	1(48.0)	2(0.35)	60
8	8(29.5)	7(0.9)	5(70.0)	1(0.20)	61
9	9(32.0)	9(1.0)	9(92.0)	9(1.40)	63

试分别利用多元线性回归方法和多元二次非线性回归方法求最优模型。

3. 为研究某种药物的活性，经初步实验确定了3个主要因素，分别为加热时间 x_1（min），加热温度 x_2（℃），催化剂比例 x_3（%），各因素的水平和编码如表16-7所示，先以该药物的活性转化率 y（%）为指标，利用二次通用旋转组合设计进行实验，实验结果如表16-8所示，试利用 Design-Expert7.0 软件建立通用旋转模型，并分析各因素的最优水平和 y 的最优值。

表 16-7 各因素水平及编码

编码	x_1	x_2	x_3
0	45	85	2.5
−1	50	90	3
−1.682	53.41	93.41	3.34

表 16-8 二次通用旋转组合设计方案和结果

试验号	x_1	x_2	x_3	y
1	40	80	2	74
2	50	80	2	51
3	40	90	2	88
4	50	90	2	70
5	40	80	3	71
6	50	80	3	90
7	40	90	3	66
8	50	90	3	97
9	45	85	2.5	81

续表

试验号	x_1	x_2	x_3	y
10	45	85	2.5	75
11	45	85	2.5	76
12	45	85	2.5	83
13	36.59	85	2.5	76
14	53.41	85	2.5	79
15	45	76.59	2.5	85
16	45	93.41	2.5	97
17	45	85	1.66	55
18	45	85	3.34	81
19	45	85	2.5	80
20	45	85	2.5	91

（谢国梁）

第十七章　协方差分析

方差分析是多组计量资料均数比较时最常用的假设检验方法。方差分析时要求各比较组除了接受的处理因素不同外，其他对观察变量 Y 有影响的主要因素应相似，即通过控制使主要的非处理因素在各处理组之间分布均衡。而实际工作中，有些非处理因素难以控制，或者因设计上的疏忽、实验条件的限制等造成某个（或某些）非处理因素在各处理组间分布不均衡。如在观察几种饲料增重效果的动物实验中，各组动物的初始体重对喂养一段时间后动物的增重有相当程度的影响，是一个重要的非处理因素。如果不考虑各组动物初始体重的差异，直接用方差分析比较不同饲料喂养组动物的增重效果是否相同，显然是不恰当的。若要扣除或均衡初始体重对饲料增重效果的影响，可考虑采用协方差分析进行处理。

第一节　协方差分析概述

协方差分析（analysis of covariance，ANCOVA）是将线性回归分析和方差分析结合应用的一种统计方法，用来消除非处理因素（计量变量 X，在协方差分析中称作协变量，covariate）对效应指标的影响。其基本思想是在进行两组或多组均数比较之前，先建立观察变量 Y（应变量）随协变量 X 变化的线性回归关系，并利用这种关系求得在假定 X 相等且等于 $\overline{X}$（协变量各组观察值总均数）时各组 Y 的修正均数（adjusted mean）；然后，用方差分析比较各组修正均数间的差别。其实质就是从 Y 总离均差平方和中扣除协变量 X 对应变量 Y 的回归平方和，对残差平方和作进一步分解后再进行方差分析，以便更好地评价处理因素的效应。按照设计类型分，协方差分析有多种类型，如完全随机设计、随机区组设计、析因设计等资料的协方差分析；按照协变量的个数分，又有一元协方差分析和多元协方差分析。不同类型的协方差分析方法略有不同，而其解决问题的基本思想是一样的。

本章介绍两种常见的一元协方差分析，即完全随机设计资料的协方差分析和随机区组设计资料的协方差分析。进行协方差分析时应满足如下条件：①各样本来自方差齐同的正态总体；②各组应变量 Y 与协变量 X 间存在相同的线性关系，即总体回归系数相等，但不等于 0。所以，进行协方差分析前，应注意考察资料的正态性和方差齐性，以及应变量 Y 与协变量 X 间的线性关系。

第二节 协方差分析的应用

一、完全随机设计资料的协方差分析

结合例题说明完全随机设计资料协方差分析的一般步骤及算法。

【例17-1】为比较甲、乙、丙三种饲料的增重效果，某研究者将24只月龄相似的同种系雄性大鼠随机分为三组，喂养前称量每只鼠的初始体重（X），喂养一段时间后称量每只鼠的增重（Y），结果见表17-1。试分析三种饲料对大鼠的增重效果是否相同？

表 17-1　三种饲料喂养大鼠的初始体重与增重（单位：g）

区组	甲饲料		乙饲料		丙饲料	
	Y	X	Y	X	Y	X
1	55	163	62	168	67	172
2	57	170	63	178	54	161
3	54	162	55	173	55	160
4	52	159	64	176	49	157
5	56	171	57	159	56	165
6	52	158	67	180	53	160
7	53	160	63	175	55	163
8	53	161	68	182	57	171
均数	54	163	62	174	56	164

该例中，饲料是可以人为控制的处理因素，有三个水平；实验的观察指标是大鼠的增重，称为应变量；每组大鼠初始体重 X 的数值不相同，大鼠初始体重是难以控制的计量变量，为协变量。由表17-1可见，饲料喂养前三组大鼠的初始体重均值不同，乙饲料组最高；经单因素方差分析，$P<0.01$，进一步采用 SNK-q 进行均数间的两两比较，乙饲料组高于其他两组（$P<0.05$）。而三组大鼠的增重中，乙饲料组的最高；提示大鼠喂养一段时间后的增重除与喂养的饲料有关外，还可能与其初始体重有关。要扣除或均衡初始体重对大鼠增重的影响，可考虑采用完全随机设计资料的协方差分析。具体步骤如下：

1. 正态性和方差齐性检验

（1）正态性检验　采用 Shapiro-Wilk 法，通过 SPSS 软件检验甲、乙、丙三个饲料组的大鼠增重是否满足正态性；结果各组的 P 值均大于0.05，可认为资料满足正态性。

（2）方差齐性检验　采用 Levene 法，通过 SPSS 软件检验甲、乙、丙三个饲料组的大鼠增重是否满足方差齐性；结果 $P=0.374>0.05$，可认为资料满足方差齐性。

2. 线性趋势判断与总体斜率检验

（1）线性趋势判断　采用 SPSS 软件制作散点图，观察各组的线性趋势，结果见图17-1。可见三组中初始体重与增重均有明显的直线趋势，且三组中直线趋势的斜率相近。

NOTE

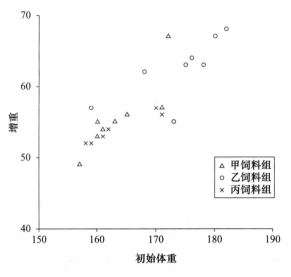

图 17-1   散点图

（2）总体斜率检验 采用 SPSS 软件，通过分析处理因素饲料与协变量初始体重间是否存在交互作用，判断各组的总体斜率是否相同。结果，$F = 1.881$，$P = 0.181 > 0.05$，尚不能认为它们之间存在交互作用，即可认为各组的总体斜率相等。

3. 比较修正均数

（1）建立假设，确定检验水准

H_0：各总体增重的修正均数相等

H_1：各总体增重的修正均数不等或不全相等

$\alpha = 0.05$

（2）计算检验统计量

① 计算校正数、离均差平方和、积和及自由度

校正数的计算公式：

$$C_1 = \left(\sum X \right)^2 / N \tag{17-1}$$

$$C_2 = \left(\sum Y \right)^2 / N \tag{17-2}$$

$$C_3 = \left(\sum X \cdot \sum Y \right) / N \tag{17-3}$$

总离均差平方和自由度的计算公式：

$$l_{xx} = \sum X^2 - C_1 \tag{17-4}$$

$$l_{yy} = \sum Y^2 - C_2 \tag{17-5}$$

$$l_{xy} = \sum XY - C_3 \tag{17-6}$$

$$\nu = N - 1 \tag{17-7}$$

组间离均差平方和自由度的计算公式：

$$l_{xx} = \sum \left[\left(\sum X_j \right)^2 / n_j \right] - C_1 \tag{17-8}$$

$$l_{yy} = \sum \left[\left(\sum Y_j \right)^2 / n_j \right] - C_2 \tag{17-9}$$

$$l_{xy} = \sum \left[\left(\sum X_j \cdot \sum Y_j \right) / n_j \right] - C_3 \tag{17-10}$$

$$\nu = k - 1 \quad (k \text{ 为组数}) \tag{17-11}$$

组内离均差平方和自由度的计算：

总的 l_{xx}、l_{yy}、l_{xy} 及 ν 减去组间相应的各值，得到组内的 l_{xx}、l_{yy}、l_{xy} 及 ν。

② 计算回归估计误差平方和及自由度

总的及组内平方和计算公式：

$$\sum (Y - \hat{Y})^2 = l_{yy} - l_{xy}^2 / l_{xx} \tag{17-12}$$

修正均数的平方和为总的平方和减去组内平方和的差。

总的自由度

$$\nu = N - 2 \tag{17-13}$$

修正均数的自由度同式 17-11。

组内自由度

$$\nu = (N - 2) - (k - 1) = N - k - 1 \tag{17-14}$$

③ 计算检验统计量

$$F = MS_{修正均数} / MS_{组内} \tag{17-15}$$

具体计算结果见表 17-2。

表 17-2　例 17-1 的协方差分析

变异来源	ν	离均差平方和及积和			ν	估计误差		F
		l_{xx}	l_{yy}	l_{xy}		$\sum (Y - \hat{Y})^2$	MS	
总变异	23	1351.33	661.63	822.50	22	161.00		
组间变异	2	596.58	312.25	426.88				
组内变异	21	754.75	349.38	395.63	20	142.00	7.10	
修正均数					2	19.01	9.50	1.34

（3）确定 P 值，做出统计推断　$\nu_1 = 2$，$\nu_2 = 20$，查 F 界值表（附表 4），得 $P > 0.05$（SPSS 输出 $P = 0.285$）。

按 $\alpha = 0.05$ 检验水准，不拒绝 H_0，差别无统计学意义，尚不能认为在扣除初始体重的影响后，三组大鼠的总体增重效果不同。

4. 修正均数间的多重比较　若结果为 $P \leqslant \alpha$，说明各总体修正均数间总的来说有差别；若希望知道哪些组间的差异有统计学意义，还需进一步作多重比较。具体步骤如下：

（1）计算公共回归系数 b_c

$$b_c = 组内 l_{xy} / 组内 l_{xx} \tag{17-16}$$

对于例 17-1，$b_c = 395.63/754.75 = 0.52$

（2）计算各组修正均数 $\overline{Y}_j^*$　以公共回归系数 b_c 建立的各组回归方程可表达成如下形式：

$$\hat{Y}_j^* = a_j + b_c X$$

取 $X = \overline{X}$，则

$$\overline{Y}_j^* = a_j + b_c \overline{X} \tag{17-17}$$

协方差分析是在假定 X 相等且等于 $\overline{X}$ 时求得各组 Y 的修正均数，再用方差分析比较各组修正均数间的差别，可理解为均衡协变量对应变量作用一致时，比较各组常数项 a_j 的差别，即去掉协变量对应变量的作用，比较各组处理因素效应的差别。

数理统计证明，每组协变量与应变量均数对应的点 $(\overline{X}_j, \overline{Y}_j)$ 总在以公共回归系数 b_c 建立的各组回归直线上，即 $\overline{Y}_j = a_j + b_c \overline{X}_j$，将 $a_j = \overline{Y}_j - b_c \overline{X}_j$ 代入式 17-17 得各组修正均数 $\overline{Y}_j^*$ 的计算公式如下：

$$\overline{Y}_j^* = \overline{Y}_j - b_c(\overline{X}_j - \overline{X}) \qquad (17-18)$$

对于例 17-1：

甲饲料组 $\overline{Y}_甲^* = 54 - 0.52 \times (163 - 166.8) = 55.98$

乙饲料组 $\overline{Y}_乙^* = 62 - 0.52 \times (174 - 166.8) = 58.26$

丙饲料组 $\overline{Y}_丙^* = 56 - 0.52 \times (164 - 166.8) = 57.46$

（3）计算检验统计量 q

$$q = \frac{|\overline{Y}_1^* - \overline{Y}_2^*|}{\sqrt{\dfrac{S_{y \cdot x}^2}{n_0}\left(1 + \dfrac{\text{组间}\ l_{xx}}{(a-1)\ \text{组内}\ l_{xx}}\right)}} \qquad (17-19)$$

式中，$\overline{Y}_1^*$ 与 $\overline{Y}_2^*$ 为多重比较中任两个比较组的修正均数，分母为其差值的标准误。$S_{y \cdot x}^2$ 为组内估计误差的均方，n_0 为每组的平均例数，a 为将修正均数按大小顺序排列后，两比较组间所包含的组数。

注意，如果没有考虑到初始体重对大鼠增重的影响，则例 17-1 就是一个完全随机设计资料的方差分析问题，方差分析 $F = 8.30$，$P = 0.002$。可见，此结果与协方差分析的结果完全相反。

二、随机区组设计资料的协方差分析

结合例题说明随机区组设计资料协方差分析的一般步骤及算法。

【例 17-2】为比较甲、乙、丙三种饲料的增重效果，某研究者先将 30 只同种系雄性大鼠按初始体重相近的原则分成 10 个区组，然后将每个区组中的 3 只大鼠随机分入甲、乙、丙三个饲料组。各组的进食量（X）与所增体重（Y）的测定结果见表 17-3，试分析扣除进食量因素的影响后，三种饲料对大鼠的增重效果是否相同？

表 17-3 三组大鼠的进食量与增重（单位：g）

区组	甲饲料		乙饲料		丙饲料	
	X	Y	X	Y	X	Y
1	255	38	286	57	268	40
2	306	45	401	83	326	47
3	222	31	321	60	241	38
4	257	40	290	56	201	28

续表

区组	甲饲料		乙饲料		丙饲料	
	X	Y	X	Y	X	Y
5	268	41	271	46	276	46
6	271	45	369	71	301	45
7	342	52	308	62	288	44
8	196	28	272	55	212	30
9	261	44	395	81	232	33
10	258	39	349	72	223	32
均数	264	40	326	64	257	38

该例属随机区组设计资料的一元协方差分析问题。其中饲料和区组是可人为控制的因素，分别有 3 个和 10 个水平；应变量为大鼠的增重 Y，协变量为大鼠的进食量 X。由表 17-4 可知，三组大鼠的增重以乙饲料组最高，同时乙饲料组大鼠的进食量均数也最高；提示大鼠的增重可能会受到进食量的影响。要扣除或均衡进食量对大鼠增重的影响，可考虑采用随机区组设计资料的协方差分析。具体步骤如下：

1. 正态性和方差齐性检验 采用的方法同例 17-1，结果提示大鼠增重资料满足正态性和方差齐性。

2. 线性趋势判断与总体斜率检验

（1）线性趋势判断 由 SPSS 软件制作的散点图（详图略）可知，三组中大鼠进食量与增重均有明显的直线趋势，且三组中直线趋势的斜率相近。

（2）总体斜率检验 采用 SPSS 软件，分析处理因素饲料与协变量进食量间的交互作用；结果，$F = 2.003$，$P = 0.169 > 0.05$，可认为各组的总体斜率相等。

3. 比较修正均数

（1）建立假设，确定检验水准

H_0：各总体增重的修正均数相等

H_1：各总体增重的修正均数不等或不全相等

$\alpha = 0.05$

（2）计算检验统计量 先按式 17-1 至式 17-11 计算校正数，总的、饲料间、区组间和误差的离均差平方和、积和及自由度；然后，按加法原则计算出"饲料+误差"的离均差平方和、积和及自由度；结果见表 17-4 左侧部分。再按式 17-12 计算估计误差平方和、自由度及均方，按式 17-15 计算检验统计量 F 值；结果见表 17-4 右侧部分。

（3）确定 P 值，做出统计推断 $\nu_1 = 2$，$\nu_2 = 17$，查 F 界值表（附表 4），得 $P < 0.01$（SPSS 输出 $P = 0.000185$）。

按 $\alpha = 0.05$ 检验水准，拒绝 H_0，接受 H_1，差别有统计学意义，可认为在扣除进食量的影响后，三组大鼠的总体增重效果不同或不全相同。

NOTE

表 17-4　例 17-2 的协方差分析表

变异来源	V	离均差平方和及积和			V	估计误差		F
		l_{xx}	l_{yy}	l_{xy}		$\sum(Y-\hat{Y})^2$	MS	
总变异	29	81032.80	6384.97	21181.20				
饲料间	2	29271.20	4186.67	11068.00				
区组间	9	32602.80	1139.63	6006.87				
误差	18	19158.80	1058.67	4106.33	17	178.55	10.50	
饲料+误差	20	48430.00	5245.33	15174.33	19	490.83		
修正均数					2	312.28	156.14	14.87

4. 修正均数间的多重比较　因结果 $P<0.05$，提示各总体修正均数间总的来说有差别；而要知道哪些组间的差异有统计学意义，需进一步作多重比较。具体步骤如下。

（1）按式 17-16 计算公共回归系数 b_c

$$b_c = 4106.33/19158.80 = 0.21$$

（2）按式 17-18 计算各组修正均数 $\overline{Y}_j^*$

$$甲饲料组\quad \overline{Y}_甲^* = 40.3 - 0.21 \times (263.6 - 282.2) = 44.21$$

$$乙饲料组\quad \overline{Y}_乙^* = 64.3 - 0.21 \times (326.2 - 282.2) = 55.06$$

$$丙饲料组\quad \overline{Y}_丙^* = 38.3 - 0.21 \times (256.8 - 282.2) = 43.63$$

（3）按式 17-19 计算检验统计量 q。对甲、乙、丙三个修正均数间作两两比较的结果显示，甲、丙饲料组间差异无统计学意义（$P>0.05$），但都低于乙饲料组（$P<0.01$）；可认为在扣除进食量的影响后，乙饲料喂养的平均增重高于甲、丙饲料组。

三、协变量几点说明

1. 协变量均数间差别不大的资料，比较适宜进行协方差分析。若各组间的协变量差别较大，则会降低协方差分析的检验效能。

2. 协变量与应变量有关。如例 17-1 中，协变量"初始体重"与应变量"增重"有关，即大鼠的初始体重对大鼠饲养一段时间后的体重增加有影响；协方差分析的目的就是扣除协变量对应变量的影响，如果协变量与应变量无关，也就失去了采用协方差分析的意义。

3. 协变量与处理因素无关。如例 17-1 中，协变量"初始体重"与处理因素"饲料种类"没有关系。若该例中的处理因素改为"大鼠月龄"，则不宜采用协方差分析进行处理，因为大鼠的"初始体重"显然与其"月龄"有关。

4. 如果有多个协变量，它们之间应该彼此无关，即各协变量的取值应互不影响，各协变量之间不存在交互作用。

协方差分析的统计电脑实验

【**实验 17-1**】对例 17-1 资料数据进行协方差分析。

1. 数据文件　如图 17-2 录入数据，以"饲料"（1＝甲饲料组、2＝乙饲料组、3＝丙饲料组）、"初始体重"、"增重"为变量名，建立 3 列 24 行的数据集 E1701. sav。

	饲料	初始体重	增重
1	1	163.0	55.0
2	1	170.0	57.0
⋮	⋮	⋮	⋮
23	3	163.0	55.0
24	3	171.0	57.0

图 17-2　数据集 E1701. sav

2. 操作步骤

（1）用 Explore 过程进行正态性检验　Analyze → Descriptive Statistics→Explore，弹出 Explore 主对话框，将变量"增量"送入右边的 Dependent 框内，变量"饲料"送入右边的 Factor List 框内。单击 Plots 按钮，在弹出的 Plots 对话框中选中 Normality plots with test，单击 Continue；单击 OK。

（2）用 Levene 法进行方差齐性检验　Analyze→Compare means→One-Way ANOVA，弹出 One-Way ANOVA 主对话框，将变量"增量"送入右边的 Dependent 框内，将变量"饲料"送入右边的 Factor 框内。单击 Options 按钮，在弹出的 Options 对话框中选中 Homogeneity of variance test，单击 Continue；单击 OK。

（3）用散点图观察线性趋势　Graphs→Scatter，弹出 Scatterplot 对话框，单击 Simple 类型，单击 Define，在弹出的 Simple Scatterplot 对话框中，将变量"增重"送入右边的 Y Axis 框内，将变量"初始体重"送入右边的 X Axis 框内，将变量"饲料"送入右边的 Set Markers by 框内，单击 OK。

（4）用交互作用判断总体斜率是否相同　Analyze→General Linear Model→Univariate，弹出 Univariate 主对话框，将变量"增量"送入右边的 Dependent 框内，将变量"饲料"送入右边的 Fixed Factor 框内，将变量"初始体重"送入右边的 Covariate 框内。单击 Model 按钮，在弹出的 Model 对话框中选中 Custom，将 Factors 框内的变量"饲料"和"初始体重"以及"饲料＊初始体重"导入右边的 Model 框内，单击 Continue；单击 OK。

（5）修正均数的比较　Analyze→General Linear Model→Univariate，弹出 Univariate 主对话框，将变量"增量"送入右边的 Dependent 框内，将变量"饲料"送入右边的 Fixed Factor 框内，将变量"初始体重"送入右边的 Covariate 框内。单击 Model 按钮，在弹出的 Model 对话框中选中 Custom，将 Factors 框内的变量"饲料"和"初始体重"导入右边的 Model 框内，单击 Continue；单击 Options 按钮，弹出的 Options 对话框，将变量"饲料"送入右边的 Display Means for 对话框中，并选中 Compare main effects，单击 Display 下面的 Descritive Statistics 选项，单击 Continue，单击 OK。

3. 主要结果

（1）正态性检验结果　Shapiro-Wilk W 统计量分别为：甲饲料组：$W=0.919$，$P=0.424$；乙饲料组：$W=0.926$，$P=0.478$；丙饲料组：$W=0.843$，$P=0.081$；P 值均大于 0.05，可以认为三组数据总体均服从正态分布。

（2）方差齐性检验结果　Levene 统计量为 1.030，$P=0.374$；P 值均大于 0.05，可以认为三组的总体方差齐。

（3）线性趋势观察结果　见图 17-1，提示存在线性趋势。

（4）总体斜率检验结果　在"Tests of Between-Subjects Effects"表中可见，"饲料 ∗ 初始体重"对应的 $F=1.881$，$P=0.181>0.05$，可以认为三组的总体斜率相同。

（5）修正均数比较结果　在"Descriptive Statistics"表中给出每组大鼠的增重原始均数，在"Estimates"表中给出每组大鼠的增重修正均数，该修正均数与正文中的略有差异，是由于计算过程小数点的保留位数不同所致。在"Tests of Between-Subjects Effects"表中可见，变量"饲料"对应的 $F=1.339$，$P=0.285>0.05$；而变量"初始体重"对应的 $F=29.209$，$P=0.000<0.001$。可认为初始体重对大鼠的增效有影响；扣除初始体重的影响，尚不能认为三组饲料对大鼠的增重效果不同。

【实验 17-2】对例 17-2 资料数据进行协方差分析。

1. 数据文件　如图 17-3 录入数据，以"饲料"（1＝甲饲料组、2＝乙饲料组、3＝丙饲料组）、"区组"、"进食量"、"增重"为变量名，建立 4 列 30 行的数据集 E1702.sav。

2. 操作步骤

（1）正态性检验、方差齐性检验以及线性趋势观察步骤同实验 17-1。

	饲料	区组	进食量	增重
1	1	1	255.0	38.0
2	1	2	306.0	45.0
⋮	⋮	⋮	⋮	⋮
29	3	9	232.0	33.0
30	3	10	223.0	32.0

图 17-3　数据集 E1702.sav

（2）总体斜率是否相同的判断　步骤似实验 17-1。调用 Univariate，弹出 Univariate 主对话框，将变量"增重"送入 Dependent 框内，将变量"饲料"和"区组"送入 Fixed Factor 框内，将变量"进食量"送入 Covariate 框内。单击 Model 按钮，在弹出的 Model 对话框中选中 Custom，将 Factors 框内的变量"饲料""区组"和"进食量"以及"饲料 ∗ 进食量"导入 Model 框内，单击 Continue；单击 OK。

（3）修正均数的比较　步骤似实验 17-1。调用 Univariate，弹出 Univariate 主对话框，将变量"增重"送入 Dependent 框内，将变量"饲料"和"区组"送入 Fixed Factor 框内，将变量"进食量"送入 Covariate 框内。单击 Model 按钮，在弹出的 Model 对话框中选中 Custom，将 Factors 框内的变量"饲料""区组"和"进食量"导入 Model 框内，单击 Continue；单击 Options 按钮，弹出的 Options 对话框，将变量"饲料"和"区组"送入右边的 Display Means for 对话框中，并选中 Compare main effects，单击 Display 下面的 Descritive Statistics 选项，单击 Continue，单击 OK。

3. 主要结果

（1）正态性检验结果　W 统计量分别为：甲饲料组：$W=0.958$，$P=0.758$；乙饲料组：$W=0.943$，$P=0.584$；丙饲料组：$W=0.907$，$P=0.260$；P 值均大于 0.05，可以认为三组数据总体均服从正态分布。

（2）方差齐性检验结果　Levene 统计量为 3.098，$P=0.061$；P 值均大于 0.05，可以认为三组的总体方差齐。

（3）线性趋势观察结果　提示存在线性趋势（详图略）。

（4）总体斜率检验结果　在"Tests of Between-Subjects Effects"表中可见，"饲料 ∗ 进食

量"对应的 $F = 2.003$，$P = 0.169 > 0.05$，可以认为三组的总体斜率相同。

（5）修正均数比较结果　在"Descriptive Statistics"表中给出每组大鼠的增重原始均数，在"Estimates"表中给出每组大鼠的增重修正均数，该修正均数与正文中的略有差异，是由于计算过程小数点的保留位数不同所致。在"Tests of Between-Subjects Effects"表中可见，变量"饲料"对应的 $F = 14.866$，$P = 0.000 < 0.001$；变量"进食量"对应的 $F = 83.797$，$P = 0.000 < 0.001$。可认为进食量对大鼠的增效有影响；扣除进食量的影响后，也认为三组饲料对大鼠的增重效果不同。在"Pairwise Comparisons"表中可见，乙饲料组与甲、丙饲料组比，差异都有高度统计学意义（$P = 0.000 < 0.001$）；而甲、丙两饲料组间差异无统计学意义（$P = 0.714 > 0.05$）。

学习小结

1. 学习内容

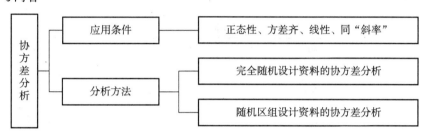

2. 学习方法　实验误差可通过设计控制与统计控制，协方差分析是一种统计控制，其实质是在假定 X 相等且等于 $\bar{X}$ 时求得各组 Y 的修正均数，再用方差分析比较各组修正均数间的差别，等价于均衡协变量对应变量作用一致时，比较各组直线回归常数项的差别，即扣掉协变量对应变量的作用，比较各组处理因素效应的差别。明确设计类型和资料满足的条件，采用适宜的协方差分析进行统计处理。

练习题

一、最佳选择题

1. 在协方差分析中，协变量的类型通常为（　　）

　　A. 计数变量　　　　　　　　　　B. 等级变量

　　C. 计量变量　　　　　　　　　　D. 定性变量

　　E. 名义变量

2. 下列关于协方差分析的说法，不正确的是（　　）

　　A. 各处理组的应变量资料均应满足正态性

　　B. 各处理组的应变量资料应满足方差齐性

　　C. 各处理组应变量与协变量均应呈直线关系，且总体斜率相等

　　D. 协变量与处理因素应有关

　　E. 各处理组的协变量均数间差别不应太大

3. 为比较甲、乙、丙三种消毒剂的消毒效果，有研究者将 36 块待消毒污染物样品随机分为 3 组，并于消毒前后分别测量了污染物样品含有的细菌量。请问此时应首先考虑采用下列哪

种方法进行统计处理（　　　）

　　A. 完全随机设计资料的方差分析　　B. 随机区组设计资料的方差分析

　　C. 随机区组设计资料的协方差分析　　D. 重复测量设计资料的方差分析

　　E. 完全随机设计资料的协方差分析

二、简答题

1. 协方差分析与方差分析有何区别与联系？

2. 协方差分析的应用条件是什么？

三、应用题

1. 为比较甲、乙两种教学法对医学统计学的教学效果，某研究者从某高校同年级同专业学生中随机抽取 25 位学生并随机分为两组。实验前对每位学生的学习能力（X）进行测试，实验一学期后测量每位同学的医学统计学考试成绩（Y），见表 17-5。问两种教学方法对医学统计学的教学效果是否相同？

表 17-5　两组学生的学习能力与考试成绩（单位：分）

甲法	X	35	26	40	46	38	55	50	80	65	70	90	85	
	Y	45	40	45	55	40	70	65	75	70	85	85	90	
乙法	X	46	38	55	70	90	85	50	75	65	30	25	40	60
	Y	60	50	70	85	95	95	65	90	80	45	38	55	80

2. 为比较成年男性不同体质指数下血清胆固醇的含量是否不同，同时考虑到年龄对血清胆固醇含量也会有一定程度的影响；有研究者从某医院的体检中心随机抽取 30 名成年男性，先按职业相同的原则进行配伍，然后记录了他们的年龄和血清胆固醇含量，整理后的资料见表 17-6。请尝试进行协方差分析。

表 17-6　不同体质指数下成年男性的年龄（岁）与血清胆固醇含量（mmol/L）

| 区组 | 正常 | | 超重 | | 肥胖 | |
	年龄	胆固醇	年龄	胆固醇	年龄	胆固醇
1	32.0	4.8	28.0	6.0	30.0	6.6
2	37.0	5.0	35.0	6.1	36.0	6.7
3	40.0	4.7	39.0	6.0	39.0	7.1
4	41.0	5.1	40.0	6.3	42.0	7.0
5	43.0	5.0	43.0	6.5	44.0	7.2
6	46.0	5.4	45.0	6.4	47.0	7.5
7	49.0	5.2	47.0	6.6	51.0	7.2
8	52.0	5.5	52.0	6.9	53.0	8.0
9	55.0	5.0	57.0	6.7	57.0	7.9
10	59.0	5.6	59.0	7.0	58.0	7.5

（朱继民）

第十八章 多重线性回归

在医药研究中，应变量的变化往往受到多个因素的影响，此时就需要用多重线性回归（Multiple Linear Regression），多重线性回归是直线回归的扩展。例如，人的体重与身高、胸围有关；人的心率与年龄、体重、肺活量有关。因此，采用两个或多个影响因素作为自变量（X_i）来解释应变量（Y）的变化，建立最优组合模型来预测或估计因变量，比只用一个自变量进行预测或估计更有效，更符合实际。

第一节 概 述

一、多重线性回归模型

（一）一般模型

假设对 n 个同质研究对象分别测定了 m 个自变量 X_1，X_2，$\cdots$，X_m，一个应变量 Y，数据格式如表 18-1 所示。

表 18-1 多重线性回归数据格式

序号	X_1	X_2	$\cdots$	X_m	Y
1	X_{11}	X_{12}	$\cdots$	X_{1m}	Y_1
2	X_{21}	X_{22}	$\cdots$	X_{2m}	Y_2
$\vdots$	$\vdots$	$\vdots$	$\vdots$	$\vdots$	$\vdots$
n	X_{n1}	X_{n2}	$\cdots$	X_{nm}	Y_n

应变量 Y 与自变量 X_1，X_2，$\cdots$，X_m 间的多重线性回归模型为：

$$Y = \beta_0 + \beta_1 X_1 + \beta_2 X_2 + \cdots + \beta_m X_m + \varepsilon \tag{18-1}$$

在式 18-1 中，应变量 Y 表示为自变量 X_1，X_2，$\cdots$，X_m 的线性函数。β_0 为常数项，β_1，β_2，$\cdots$，β_m 称为偏回归系数（Partial regression coefficient）。偏回归系数 $\beta_j(j=1, 2, \cdots, m)$ 表示在其他自变量不变的情况下，X_j 增加或减少一个单位时，应变量 Y 的平均变化量。ε 则是除去 m 个自变量对 Y 的线性影响后的随机误差，也称为残差，$\varepsilon \sim N(0, \sigma^2)$。

一般 β_0，β_1，$\cdots$，β_m 是未知的，可以根据样本的资料拟合理论回归方程的估计值，样本的回归方程一般形式为：

$$\hat{Y} = b_0 + b_1 X_1 + b_2 X_2 + \cdots + b_m X_m \tag{18-2}$$

（二）应用条件

多重线性回归模型的应用条件同直线回归，即线性（linearity）、独立性（indepen-dency）、

NOTE

正态性和方差齐性（normal distribution and equal variance）等条件，简记 LINE。还要注意 m 个自变量间不能存在多重共线性。

（三） 多重线性回归分析的步骤

1. 估计参数，建立多重线性回归模型。

根据样本提供的数据资料，采用最小二乘法原理求得多重线性回归模型参数 β_0，β_1，β_2，$\cdots$，β_m 的估计值，即求得 b_0，b_1，b_2，$\cdots$，b_m，从而得到 $\hat{Y}=b_0+b_1X_1+b_2X_2+\cdots+b_mX_m$ 多重线性回归模型。

2. 对整个模型进行假设检验，模型有统计学意义的前提下，再对各偏回归系数进行假设检验。对求得的多重线性回归方程及各自变量进行假设检验，检验自变量 X_1，X_2，$\cdots$，X_m 与应变量 Y 之间是否存在线性关系。

3. 计算相应指标，评价回归模型的拟合效果。

4. 残差分析。

5. 自变量的选择。

6. 回归诊断与评价。

二、多重线性回归模型的建立

（一） 模型的参数估计

与前面直线回归分析类似，多重线性回归方程中参数的估计方法也采用最小二乘法原理，使得求出的回归方程能使估计值 $\hat{Y}$ 和实际观察值 Y 的残差平方和 $Q=\sum(Y-\hat{Y})^2$ 为最小，即 $\sum(Y-\hat{Y})^2=\sum[Y-(b_0+b_1X_1+b_2X_2+\cdots+b_mX_m)]^2=Q(b_0,\ b_1,\ \cdots,\ b_m)$ 取最小，用微积分知识对 b_0，b_1，b_2，$\cdots$，b_m 求偏导数，得到下列方程组：

$$\begin{cases} l_{11}b_1+l_{12}b_2+\cdots+l_{1m}b_m=l_{1Y} \\ l_{21}b_1+l_{22}b_2+\cdots+l_{2m}b_m=l_{2Y} \\ \qquad\qquad\cdots\cdots \\ l_{m1}b_1+l_{m2}b_2+\cdots+l_{mm}b_m=l_{mY} \end{cases} \qquad (18-3)$$

$$b_0=\bar{Y}-(b_1\bar{X}_1+b_2\bar{X}_2+\cdots+b_m\bar{X}_m) \qquad (18-4)$$

式 18-3 中的 l_{ij} 与 l_{jY} 按下式求得：

$$l_{ij}=\sum(X_i-\bar{X}_i)(X_j-\bar{X}_j)=\sum X_iX_j-\left(\sum X_i\right)\left(\sum X_j\right)/n \quad i,\ j=1,\ 2,\ \cdots,\ m$$
$$(18-5)$$

$$l_{jY}=\sum(X_j-\bar{X}_j)(Y-\bar{Y})=\sum X_jY-\left(\sum X_j\right)\left(\sum Y\right)/n \quad j=1,\ 2,\ \cdots,\ m \quad (18-6)$$

l_{ij} 是一个自变量的离均差平方和（$i=j$）或两个自变量的离均差积和（$i\neq j$），l_{jY} 是自变量 X_j 和因变量 Y 的离均差积和。

由式 18-3 与式 18-4 两式求得 b_0，b_1，b_2，$\cdots$，b_m，得到应变量 Y 与自变量 X_1，X_2，$\cdots$，X_m 数量关系的表达式：$\hat{Y}=b_0+b_1X_1+b_2X_2+\cdots+b_mX_m$。方程的求解过程复杂，可借助 SPSS 等统计软件来完成。

【**例18-1**】某研究者探索老年男性冠心病患者中血清总胆固醇（Y）与低密度脂蛋白（X_1）、高密度脂蛋白（X_2）、甘油三酯（X_3）、体质指数（X_4）间的线性关系，为冠心病的诊断与治疗提供更有意义的预测指标。测量了 50 名老年男性冠心病患者的血清总胆固醇、低密度脂蛋白、高密度脂蛋白、甘油三酯和体质指数，资料如表 18-2 所示，试对血清总胆固醇与低密度脂蛋白、高密度脂蛋白、甘油三酯、体质指数建立多重线性回归模型。

表 18-2　50 名老年男性冠心病患者血清学指标及体质指数的测量结果

序号 id	低密度脂蛋白 （mmol/L） X_1	高密度脂蛋白 （mmol/L） X_2	甘油三酯 （mmol/L） X_3	体质指数 （kg/m²） X_4	总胆固醇 （mmol/L） Y
1	1.25	1.62	1.47	21.80	3.48
2	2.26	1.21	1.39	22.20	3.44
3	2.83	1.64	1.56	22.80	4.87
4	3.22	1.10	1.59	21.80	4.61
5	3.52	1.71	2.25	28.10	5.45
6	1.83	1.92	1.47	29.60	3.97
7	2.44	1.25	1.43	20.30	3.83
8	3.82	2.10	1.87	23.70	6.25
9	2.45	1.63	1.33	26.00	4.18
10	3.36	1.92	1.67	33.40	5.73
11	2.94	1.84	0.74	20.70	4.31
12	3.10	1.45	1.34	21.60	4.82
13	3.85	1.44	1.76	26.50	6.03
14	2.26	1.53	1.02	25.50	3.88
15	3.57	1.59	1.66	27.10	5.28
16	2.81	1.52	1.54	25.00	4.56
17	3.51	1.18	2.15	27.20	5.22
18	2.19	1.41	1.68	25.10	4.27
19	2.55	1.24	1.89	25.00	4.47
20	1.42	1.75	1.70	24.20	3.52
21	3.64	1.99	2.15	28.20	5.42
22	2.88	1.32	1.45	21.60	4.25
23	2.85	1.27	1.63	28.00	4.16
24	2.88	1.15	1.64	30.70	4.33
25	3.17	1.38	1.29	26.40	4.61
26	3.87	2.16	2.63	24.90	6.15
27	2.65	2.14	0.72	20.10	4.84
28	4.18	1.90	1.66	28.60	6.49
29	3.49	1.27	1.67	26.00	5.52
30	3.16	1.83	1.50	34.20	5.16
31	2.85	2.30	1.78	20.00	5.57
32	2.94	1.52	1.69	26.40	4.51

NOTE

序号 id	低密度脂蛋白 (mmol/L)	高密度脂蛋白 (mmol/L)	甘油三酯 (mmol/L)	体质指数 (kg/m²)	总胆固醇 (mmol/L)
	X_1	X_2	X_3	X_4	Y
33	3.42	2.25	1.38	19.40	5.67
34	3.28	1.71	1.30	26.10	5.14
35	3.16	1.45	1.74	23.70	4.69
36	2.86	1.42	1.67	28.60	4.21
37	3.15	1.58	1.31	27.60	4.63
38	3.39	1.52	1.35	26.20	5.19
39	3.11	1.25	1.70	30.80	4.58
40	1.78	2.27	0.70	24.00	4.01
41	2.93	1.83	1.36	26.00	3.99
42	1.84	2.38	1.52	25.40	4.45
43	4.39	1.68	1.83	25.10	6.17
44	3.37	1.46	2.25	26.10	5.72
45	1.71	2.25	0.73	16.80	3.88
46	3.25	1.38	2.34	30.10	5.16
47	2.80	1.57	2.11	27.10	4.92
48	2.14	2.04	1.39	28.90	4.31
49	2.33	2.02	0.91	20.20	4.63
50	2.65	1.09	1.94	28.10	4.46

求多重线性回归方程　按式 18-5 和式 18-6 计算各变量的离均差矩阵：

$$
l_{ij} = \begin{bmatrix}
 & X_1 & X_2 & X_3 & X_4 & Y \\
X_1 & 1.1614 & 1.7784 & 2.9445 & 91.1968 & 4.5340 \\
X_2 & 1.7784 & 4.1293 & 6.1941 & 187.9016 & 8.5157 \\
X_3 & 2.9445 & 6.1941 & 14.2625 & 317.9348 & 14.7192 \\
X_4 & 91.1968 & 187.9016 & 317.9348 & 16440.3200 & 451.4464 \\
Y & 4.5340 & 8.5157 & 14.7192 & 451.4464 & 21.2443
\end{bmatrix}
$$

由离均差矩阵按式 18-3 得正规方程组为：

$$
\begin{cases}
1.1614b_1 + 1.7784b_2 + 2.9445b_3 + 91.1968b_4 = 4.5340 \\
1.7784b_1 + 4.1293b_2 + 6.1941b_3 + 187.9016b_4 = 8.5157 \\
2.9445b_1 + 6.1941b_2 + 14.2625b_3 + 317.9348b_4 = 14.7192 \\
91.1968b_1 + 187.9016b_2 + 317.9348b_3 + 16440.3200b_4 = 451.4464
\end{cases}
$$

解正规方程组得：$b_1 = 0.9006$，$b_2 = 0.8142$，$b_3 = 0.4008$，$b_4 = 0.0047$

按式 8-4 求得常数项：$b_0 = 0.3084$

得多重线性回归方程为：$\hat{Y} = 0.3084 + 0.9006X_1 + 0.8142X_2 + 0.4008X_3 + 0.0047X_4$

（二）多重线性回归模型及偏回归系数的假设检验

多重线性回归方程建立后，需对其进行假设检验。一是检验自变量 X_1，X_2，$\cdots$，X_m 作为

一个整体与应变量 Y 间有无线性关系;二是检验每个自变量对应变量的线性影响。

1. 对多重线性回归方程的假设检验 方差分析法是将回归方程中所有自变量 X_1,X_2,$\cdots$,X_m 作为一个整体来检验它们与应变量 Y 之间是否有线性关系,并对回归方程的预测或解释能力做出综合评价。其基本思想与直线回归分析类似,也是将 Y 的变异即总的离差平方和分解成回归和残差平方和。其一般步骤为:

假设 H_0:$\beta_1 = \beta_2 = \cdots = \beta_m = 0$

         H_1:$\beta_j(j=1,2,\cdots,m)$ 不全为 0

         $\alpha = 0.05$

计算检验统计量 F 将应变量 Y 的总变异分解为两部分,即:

$$SS_{总} = l_{YY} = \sum (Y_i - \overline{Y})^2 = \sum [(Y_i - \hat{Y}_i) + (\hat{Y}_i - \overline{Y})]^2$$

$$= \sum (Y_i - \hat{Y}_i)^2 + \sum (\hat{Y}_i - \overline{Y})^2$$

其中,$\sum (\hat{Y}_i - \overline{Y})^2$ 为回归平方和,$\sum (Y - \hat{Y}_i)^2$ 为残差平方和,也称剩余平方和。

$$SS_{总} = SS_{回归} + SS_{残差} \tag{18-7}$$

$$并有 \nu_{总} = n-1, \quad \nu_{回归} = m, \quad \nu_{残差} = n-m-1$$

$$SS_{回归} = \sum (\hat{Y}_i - \overline{Y})^2 = b_1 l_{1y} + b_2 l_{2y} + \cdots + b_m l_{my} = \sum b_j l_{jy} \tag{18-8}$$

$$SS_{残差} = \sum (Y_i - \hat{Y}_i)^2 = SS_{总} - SS_{回归} \tag{18-9}$$

$$F = \frac{MS_{回}}{MS_{残}} = \frac{SS_{回归}/\nu_{回归}}{SS_{残差}/\nu_{残差}} = \frac{SS_{回归}/m}{SS_{残差}/(n-m-1)} \tag{18-10}$$

根据 F 分布,由检验统计量 F 与自由度确定 P 值,见表 18-3,得到相应的统计结论。

表 18-3   多重线性回归方差分析表

变异来源	SS	自由度	MS	F	P
回归	$SS_{回归}$	m	$SS_{回归}/m$	$MS_{回归}/MS_{残差}$	
残差	$SS_{残差}$	$n-m-1$	$SS_{残差}/(n-m-1)$		
总变异	$SS_{总}$	$n-1$			

如果 $F \geqslant F_{\alpha,(m,n-m-1)}$,则在 α 检验水准上,拒绝 H_0,接受 H_1,可认为应变量 Y 与 m 个自变量 X_1,X_2,$\cdots$,X_m 之间存在线性回归关系。

按式 13-8 和 13-9 求得例题 18-1 各部分的变异:

$$SS_{总} = l_{YY} = 28.4309; \quad SS_{回归} = 25.1427; \quad SS_{残差} = 3.2882$$

上述结果列于表 18-4。

表 18-4   多重线性回归方差分析表

变异来源	SS	自由度	MS	F	P
回归	25.1427	4	6.2856	86.02	<0.0001
残差	3.2882	45	0.0731	—	—
总变异	28.4309	49	—	—	—

因此,按照 $\alpha = 0.05$ 的检验水准,拒绝 H_0,接受 H_1,可认为拟合的多重线性回归方程有

NOTE

统计学意义，表明老年男性冠心病患者中血清总胆固醇（Y）与低密度脂蛋白（X_1）、高密度脂蛋白（X_2）、甘油三酯（X_3）、体质指数（X_4）间有线性回归关系。

2. 对偏回归系数的假设检验 多重线性回归模型成立只能认为总的来说应变量与自变量间存在线性关系，但是，在中医药研究中，研究者往往更加关心对各自变量的解释。因此，需对每一个自变量的偏回归系数进行假设检验，并衡量每一个自变量对 Y 的作用大小，为此可用 t 检验。

偏回归系数的 t 检验是在回归方程具有统计学意义的情况下，检验某个总体偏回归系数是否等于零的假设，以判断对应的自变量对回归是否有贡献。

假设 $\qquad\qquad H_0: \beta_i = 0, \qquad H_1: \beta_i \neq 0 \quad \alpha = 0.05$

检验统计量 $\qquad\qquad t = \dfrac{b_i}{S_{b_i}} \quad \nu = n - m - 1 \qquad\qquad (18-11)$

其中 b_i 为偏回归系数的估计值；S_{b_i} 为 b_i 的标准误，因计算复杂，用统计软件实现。

例题 18-1 由统计软件可以算得

$$b_1 = 0.9006; \qquad b_2 = 0.8142; \qquad b_3 = 0.4008; \qquad b_4 = 0.0047$$

$$s_{b_1} = 0.0642, \qquad s_{b_2} = 0.1142, \qquad s_{b_3} = 0.1150, \qquad s_{b_4} = 0.0120$$

$$t_1 = \frac{0.9006}{0.0642} = 14.0387 \qquad\qquad t_2 = \frac{0.8142}{0.1142} = 7.1328$$

$$t_3 = \frac{0.4008}{0.1150} = 3.4862 \qquad\qquad t_4 = \frac{0.0047}{0.0120} = 0.3934$$

查 t 界值表（附表 2）得 $t_{0.05/2,45} = 2.015$，t_1、t_2、t_3 均大于 2.015，P 值均小于 0.05，可认为 b_1、b_2、b_3 均有统计学意义，$t_4 < 2.015$，$P > 0.05$，b_4 无统计学意义。

3. 标准偏回归系数 在回归模型中，由于各自变量的测量单位不尽相同，所以不能根据各偏回归系数 b_j 的大小比较各自变量对于因变量作用的大小。欲比较各自变量对于因变量作用的大小，应消除自变量测量单位的影响，为此，应对各数据进行标准化，求得的回归方程为标准化回归方程，其相应的回归系数即标准偏回归系数。数据标准化，可将原始数据减去相应变量的均数后再除以该变量的标准差，即：

$$X'_j = \frac{X_j - \overline{X_j}}{S_j} \qquad\qquad (18-12)$$

然后用标准化的数据重新建立回归方程得到标准回归方程，其偏回归系数称为标准化偏回归系数（Standardized partial regression coefficient）（注：标准回归方程的常数项为 0）。通常在偏回归系数有统计学意义的前提下，标准化偏回归系数的绝对值越大说明相应自变量对因变量的影响作用越大，因此，标准化偏回归系数绝对值的大小可直接进行比较，以衡量自变量对应变量的作用大小。

标准化回归系数和回归系数的关系：

$$b'_i = b_i \sqrt{\frac{l_{ii}}{l_{YY}}} = b_i \frac{S_j}{S_Y} \qquad\qquad (18-13)$$

对于例题 18-1 数据，由统计软件得标准偏回归系数如下：

$b'_1 = 0.8116$，$b'_2 = 0.3790$，$b'_3 = 0.2181$，$b'_4 = -0.0225$

结果显示，对总胆固醇（Y）的影响由大到小依次为低密度脂蛋白、高密度脂蛋白和甘油三酯。

（三） 计算相应指标，评价回归模型的拟合效果

评价多重线性回归模型效果的优劣是回归分析的重要内容之一。常用的评价指标有：复相关系数、决定系数、校正决定系数、剩余标准差等。

1. 复相关系数 R　复相关系数（Multiple correlation coefficient，R）用来度量应变量（Y）与多个自变量（X_i）间的线性回归关系的密切程度，即观察值 Y 与估计值 $\hat{Y}$ 之间的相关程度。

复相关系数的计算公式为：

$$R = \frac{\sum (Y - \bar{Y})(\hat{Y} - \bar{Y})}{\sqrt{\sum (Y - \bar{Y})^2 \sum (\hat{Y} - \bar{Y})^2}} = \sqrt{R^2} = \sqrt{\frac{SS_{回}}{SS_{总}}} \qquad (18 - 14)$$

复相关系数 R 的取值范围在 0 与 1 之间，R 值越接近 1，说明变量之间的线性回归关系程度越密切；R 值越接近 0，说明变量之间的线性回归关系程度越弱。在进行多个变量回归分析时，偏回归系数有两个或两个以上，其符号有正有负，不能按正负来区别，而复相关系数只取正值。注意：用复相关系数 R 来评价多重线性回归模型优劣存在不足，因为即使在模型中增加了没有统计学意义自变量，R 值仍然会增大。

例题 18-1 的复相关系数 R 为 0.940。

2. 决定系数 R^2　决定系数 R^2（coefficient of determination）等于复相关系数的平方。R^2 表示在 Y 的总离均差平方和中由自变量 X_1，X_2，$\cdots$，X_m 能够解释的百分比，即决定系数的大小反映了各自变量（X_i）对应变量（Y）回归贡献大小。其计算公式为：

$$R^2 = \frac{SS_{回}}{SS_{总}} = 1 - \frac{SS_{残}}{SS_{总}} \qquad (18 - 15)$$

R^2 无单位，其取值范围为 $[0, 1]$，当 R^2 越接近 1 时，说明回归平方和（$SS_{回}$）在总平方和（$SS_{总}$）中所占的比重越大，剩余平方和（$SS_{残}$）所占比例越小，回归效果越好。决定系数 R^2 与复相关系数 R 一样，即使在模型中增加了没有统计学意义的自变量，其值随着自变量个数的增加而不断增加。因此，它只能用来评价自变量个数相同的回归方程的回归效果。

例 18-1 的决定系数 R^2 为 0.884。

3. 校正决定系数 R_{adj}^2　校正的决定系数 R_{adj}^2（adjusted determination coefficient）可以消除自变量个数的影响，当模型中增加的自变量没有统计学意义时，R_{adj}^2 会减小。其公式为：

$$R_{adj}^2 = 1 - (1 - R^2)\frac{n - 1}{n - p - 1} = 1 - \frac{MS_{残}}{MS_{总}} \qquad (18 - 16)$$

式中 n 为拟合多重线性回归模型时的样本量，p 为方程中自变量的个数。一般情况下，R_{adj}^2 越大，说明模型拟合得越好。但当 p/n 很小时，如小于 0.05 时，校正作用趋于消失。

例题 18-1 的校正的决定系数 R_{adj}^2 为 0.874。

在实际应用中，R^2、R_{adj}^2 的大小还取决于自变量的取值范围。当自变量的取值范围很窄时，所建模型的 R^2 会偏大，但此时并不代表模型的拟合效果一定好。当自变量的取值范围很宽时，也可获得较大的 R_{adj}^2，但由于误差均方偏大使可信区间很宽，从而使模型失去实际应用价值。

4. 剩余标准差   剩余标准差（standard deviation of residual）用 $s_{Y \cdot X}$ 表示，等于误差均方 $MS_{残差}$ 的算术平方根（残差的标准差），即扣除 m 个自变量的影响后，应变量 Y 仍然存在的变异，即不能由 m 个自变量的变化解释的 Y 的变异，其大小反映模型预测应变量的精度。

$$s_{Y \cdot X} = \sqrt{MS_{残}} = \sqrt{\frac{SS_{残}}{n - p - 1}} \tag{18 - 17}$$

式中 n 为拟合多重线性回归模型时的样本量，p 为方程中自变量的个数。剩余标准差 $s_{Y \cdot X}$ 越小，说明建立的回归模型效果越好。剩余标准差 $s_{Y \cdot X}$ 除了与残差平方和有关外，还与自由度有关，因此，$s_{Y \cdot X}$ 与 R^2 对回归效果优劣的评价结果有时不一致。通常研究者希望用尽可能少的自变量来最大限度地解释应变量的变异，从这个意义上来说，用剩余标准差作为评价回归效果比决定系数要更好一些。此外，剩余标准差与校正决定系数相类似，当模型中增加无统计学意义的自变量时，剩余标准差反而会增大。

例 18-1 的剩余标准差 $s_{Y \cdot X}$ 为 0.2073。

（四） 残差分析

残差 $e_i = Y_i - \hat{Y}_i$，标准化残差 $e_i' = \dfrac{e_i}{\sqrt{MS_{残差}}}$。通常以标准化残差为纵坐标，以 $\hat{Y}_i$ 为横坐标作残差图进行分析。残差分析可以用于评价回归模型和验证资料是否满足多重线性回归条件等。

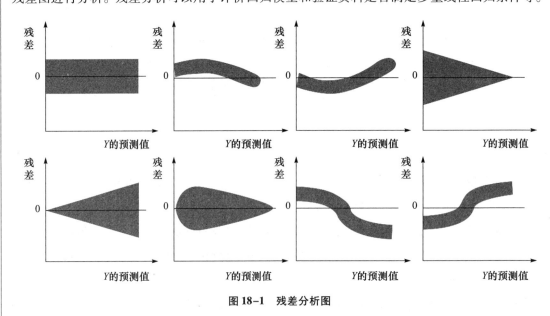

图 18-1   残差分析图

从上到下从左到右依次编号为①～⑧：①散点均匀分布在以 0 为中心，与横轴平行的带状区域内，可以认为基本满足线性和方差齐性的假定条件；②、③散点呈现曲线趋势，提示资料不满足线性的假设；④、⑤、⑥散点随预测值的变化而变化，提示资料不满足方差齐性的假定；⑦、⑧散点随预测值的变化而变化且呈曲线趋势，提示资料不满足方差齐性的假定。

资料不满足其条件时，常用的处理方法有：修改模型或者采用曲线拟合；变量变换，常用的变量变换有对数变换、平方根变换、倒数变换等。变量变换对自变量或（和）应变量均适宜；如果方差不齐，可采用加权最小二乘法估计偏回归系数。

（五） 自变量的选择

多重线性回归方程中的变量通常是由研究者根据研究目的人为确定的，其中有些自变量可能对应变量无影响或者影响不大，若把它们都引入到回归方程中，会降低模型的精度。在回归分析中，把对应变量影响不大或可有可无的自变量排除在方程之外，确保回归方程包含所有对应变量有较大影响的自变量，从而使回归模型达到最佳，这一统计过程称为自变量的选择。选择自变量的准则和方法目前有许多种，而且不同的准则会产生不同的方法，还会产生不同的"最优"回归模型。而回归模型的选择在根本上依赖于所研究问题本身的专业知识。不同的选择自变量方法的基本思路都是：尽可能将回归效果显著的自变量引入回归方程，作用不显著的自变量则排除在外。

1. 全局择优法 对于有 m 个自变量的回归问题，求出所有的 $2^m - 1$ 个回归模型。当 $m = 2$，可拟合 3 个回归方程；当 $m = 10$ 时，可拟合 1023 个回归方程。根据某种自变量选择准则（criterion），从中找到"最优"回归模型，从而得到"最优子集回归方程"。

全局择优法计算量较大，一般以 $m \leq 10$ 为宜。其优点是用于估计与预测的效果最好；其局限性是当 $m > 10$，不能保证回归方程内的各自变量都有统计学意义。

（1）校正决定系数 R_c^2 选择法（考虑了自变量的个数） 校正的决定系数 R_c^2（Adjusted determination coefficient）越大，回归方程"越优"。

（2）C_p 准则选择法 C_p 准则 C 即 criterion，P 为所选模型中变量的个数；C_p 接近（$P+1$）模型为最优。C_p 统计量由 C. L. Mallows 于 1964 年提出，用于估计应进入回归模型的自变量的个数。其公式为：

$$C_p = \frac{(SS_{残差})_p}{(MS_{残差})_m} - n + 2(p + 1) \qquad (18 - 18)$$

式中 $(MS_{残差})_m$ 为全模型的剩余均方；$(SS_{残差})_p$ 为筛选变量后所拟合模型的剩余平方和；n 为拟合多重线性回归模型时的样本量，p 为筛选变量后所拟合模型中自变量的个数；当模型中存在常数项时，$i = 1$；当方程中不存在常数项时，$i = 0$。Mallows 建议选择 C_p 统计量最小并且较接近（$P+1$）时的模型最佳。

（3）AIC（Akaik's Information Criterion）准则 其计算公式：

$$AIC = n \ln \frac{(SS_{残差})_p}{n} + 2(p + i) \qquad (18 - 19)$$

其中 $(SS_{残差})_p$ 为筛选变量后所拟合模型的剩余平方和；n 为拟合多重线性回归模型时的样本量，P 为筛选变量后所拟合模型中自变量的个数；当模型中存在常数项时，$i = 1$；当方程中不存在常数项时，$i = 0$。AIC 越小越好。

例题 18-1 数据资料用全局择优法进行自变量的选择。现有 4 个自变量，可拟合 15 个回归模型。将 15 个回归模型的 R_c^2、C_p 和 AIC 值按照 R_c^2 的大小顺序在表 18-5 中列出。由这三种方法选择自变量组合的优劣顺序基本是一致的，最优自变量组合为 X_1、X_2、X_3，即老年男性冠心病患者血清总胆固醇（Y）与低密度脂蛋白（X_1）、高密度脂蛋白（X_2）和甘油三酯（X_3）建立的多重线性回归模型最优。

表 18-5　例题 18-1 的所有回归模型的 R_c^2、C_p 和 AIC 值

模型中的自变量	R_c^2	C_p	AIC	模型中的自变量	R_c^2	C_p	AIC
X_1, X_2, X_3	0.876	3.15	-127.91	X_2, X_3	0.349	199.03	-45.76
X_1, X_2, X_3, X_4	0.874	5.00	-126.08	X_2, X_3, X_4	0.337	200.09	-43.95
X_1, X_2	0.845	13.75	-117.61	X_3	0.225	249.38	-38.00
X_1, X_2, X_4	0.844	15.15	-116.13	X_3, X_4	0.209	251.38	-36.00
X_1, X_3, X_4	0.738	53.88	90.26	X_2, X_4	0.086	297.25	-28.79
X_1, X_3	0.738	53.82	-91.26	X_2	0.029	323.91	-26.75
X_1	0.734	55.36	-91.48	X_4	0.025	325.71	-26.51
X_1, X_4	0.729	56.96	-89.68	—		—	

2. 逐步选择法　全局择优法得到的回归模型用于估计和预测的效果最好，但是，当自变量个数较多时，采用全局择优法不仅计算量很大，而且不能保证回归模型中的各自变量都有统计学意义。逐步选择法可以克服全局择优法的不足，根据选入自变量的顺序不同分为前进回归法（forward selection）、后退回归法（backward elimination）和逐步回归法（stepwise regression）。它们的共同特点是每一步只引入或剔除一个自变量 X_i，决定其取舍的原则是对偏回归平方和的 F 检验（$H_0: \beta_i = 0$，$H_1: \beta_i \neq 0$）。

$$F = \frac{SS_{\text{回归}}^{(l)}(X_i)}{SS_{\text{残差}}^{(l)}/(n-p-1)} \tag{18-20}$$

其中 $SS_{\text{回归}}^{(l)}(X_i)$ 为第 l 步时 X_i 的偏回归平方和；$SS_{\text{残差}}^{(l)}$ 为第 l 步时模型残差平方和；n 为拟合多重线性回归模型时的样本量，p 为第 l 步时拟合模型中自变量的个数。根据给定的检验水准 α，如果是模型外的自变量，当 $F \geqslant F_{\alpha,(1,n-p-1)}$ 时，可决定引入该自变量；如果是模型内的自变量，当 $F < F_{\alpha,(1,n-p-1)}$ 时，可决定剔除该自变量。

（1）前进回归法　回归方程中的自变量从无到有一个个地引入回归方程。首先应变量 Y 对每一个自变量 X_i 作直线回归，对回归平方和最大的自变量作 F 检验，若有统计学意义，则把该自变量引入方程。在引入方程第一个自变量的基础上，计算其他自变量的偏回归平方和，从中选取偏回归平方和最大者作 F 检验，若有统计学意义则引入方程。重复上述过程，直到没有自变量可以引入为止。前进回归法的局限性是：随着后续变量的引入可能会导致先引入的自变量变得不重要。

（2）后退回归法　与前进回归法相反，后退回归法先将 m 个自变量全部放入回归方程，然后逐步剔除无统计学意义的自变量。剔除变量的方法是在方程中选一个偏回归平方和最小的变量，作 F 检验决定它是否剔除，若无统计学意义则将其剔除，然后对剩余的自变量建立新的回归方程。重复上述过程，直至方程中所有自变量都不能剔除为止。后退回归法的优点是考虑到了自变量的组合作用；其缺点是当自变量的数目较多或高度相关时，可能得不出正确结果。

（3）逐步回归法　逐步回归法（stepwise regression）是在前述两种方法的基础上，进行双向筛选的一种方法，即引入有统计学意义的变量（前进回归法），剔除无统计学意义变量（后退回归法）。

逐步回归法的基本思想：在 m 个自变量中依据各自变量对应变量作用的大小（即偏回归平方和的大小）和假设检验结果，由大到小逐一将有统计学意义的自变量引入模型，同时，当

新自变量引入模型后，应对模型中原有的自变量一一进行假设检验，并将退化为无统计学意义的自变量逐个剔除模型。重复此过程，直到既没有自变量需要引入方程，也没有自变量从方程中剔除为止，从而得到一个"最优"回归方程。引入变量的检验水准要小于或等于剔除变量的检验水准，即 $\alpha_{入} \leqslant \alpha_{出}$。

逐步回归法克服了前进回归法在后续变量引入模型后可能使已在方程中的变量变得不重要的缺点，同时避免了后退回归法剔除无统计学意义变量不能再引进回归方程的缺陷。

对于上述所有方法使用上的困难首先在于计算量较大，但可以用统计软件来完成。其次在于在进行假设检验时检验水平 α 的选择上，一般对于小样本可以把 α 定为 0.10 或 0.15，对于大样本可以把 α 定为 0.05。α 定得过小表示选取自变量的标准越严，被选入的自变量个数相对也较少；α 定得过大表示选取自变量的标准较宽，被选入的自变量个数也相对较多。由于不同的选择方法所得的回归方程不一定相同，也未必是最佳的。因此，可以尝试不同的方法，把得到的结果与专业知识结合从而选出"最优"的。在实际应用中，逐步回归法的应用较为广泛。

例题 18-1 逐步回归方法分析，$\alpha_{入} = 0.10$，$\alpha_{出} = 0.15$。逐步回归法可以利用 SPSS 等统计软件实现，本例的主要输出结果见表 18-6、表 18-7 和表 18-8。

表 18-6　例题 18-1 的逐步回归过程

步骤（l）	引入自变量	剔除自变量	自变量个数 p	R^2	$SS_{回归}^{(l)}(X_i)$	$SS_{残差}^{(l)}$	F	P
1	低密度脂蛋白（X_1）	—	1	0.739	21.025	7.406	136.26	<0.0001
2	高密度脂蛋白（X_2）	—	2	0.852	24.211	4.220	134.84	<0.0001
3	甘油三酯（X_3）	—	3	0.884	25.131	3.299	116.79	<0.0001

表 18-7　例题 18-1 逐步回归法的方差分析结果

变异来源	SS	自由度	MS	F	P
回归	25.1314	3	8.3771	116.7913	<0.0001
残差	3.2995	46	0.0717	—	—
总变异	28.4309	49	—	—	—

表 18-8　例题 18-1 逐步回归法的回归系数估计及假设检验结果

变　量	b	s_b	b'	t	p
常数项	0.2081	0.2908	—	0.7159	0.4777
低密度脂蛋白（X_1）	0.8982	0.0633	0.8094	14.1977	<0.0001
高密度脂蛋白（X_2）	0.8204	0.1120	0.3819	7.3247	<0.0001
甘油三酯（X_3）	0.3862	0.1078	0.2102	3.5819	0.0008

最后有 3 个自变量纳入多重线性回归模型中，"最优"回归模型为：

$$\hat{Y} = 0.2081 + 0.8982X_1 + 0.8204X_2 + 0.3862X_3$$

结果表明，血清总胆固醇（Y）与低密度脂蛋白（X_1）、高密度脂蛋白（X_2）、甘油三酯（X_3）有线性回归关系。由标准化回归系数 b' 得到，对血清总胆固醇影响由大到小依次为低密度脂蛋白、高密度脂蛋白、甘油三酯。

第二节　多重线性回归的应用及其注意事项

一、多重线性回归模型的应用

多重线性回归在实际中被广泛应用于医药领域中的数据分析，并且对它的研究和应用还在不断地深入和拓展，这里只介绍其较为普遍的应用。

1. 影响因素分析　通过自变量对应变量有无影响的分析，从而分析出影响因素及其重要程度。例如我们考察乙醇的浓度、浸泡的时间、溶媒用量、煎煮时间等因素对中药白术出膏量的影响程度；中药处方是由多味中药组成，研究每味中药的作用，即每味中药对疗效的影响；影响高血压的因素可能有年龄、超重或肥胖、家族史、工作紧张度等，在影响高血压的众多可疑因素中，需要研究哪些因素影响较大。这些都可以利用回归的方法进行分析。

2. 估计与预测　实际工作中某些指标是难以测定的，此时可通过建立这些指标与另一些容易测量指标的多重线性回归模型，用易测指标估计难测指标。对因变量 Y 估计或预测有如下两种情况：

（1）总体均数 $\mu_{Y \mid X_1, X_2, \cdots, X_m}$ 的点估计与可信区间估计　给定自变量 X_1，X_2，$\cdots$，X_m（假定回归方程包含 m 个自变量）的一组取值得 $\hat{Y}$，此时 $\hat{Y}$ 是总体均数 $\mu_{Y \mid X_1, X_2, \cdots, X_m}$ 的点估计值，相当于样本均数，用样本均数加减标准误的形式就可得到总体均数 $\mu_{Y \mid X_1, X_2, \cdots, X_m}$ 的（$1-\alpha$）可信区间估计：

$$(\hat{Y} - t_{\alpha/2,\ \nu} S_{\hat{y}},\ \hat{Y} + t_{\alpha/2,\ \nu} S_{\hat{y}}) \tag{18 - 21}$$

其中，$S_{\hat{y}}$ 为自变量的任意一组值所对应的 Y 的标准误。

（2）个体 Y 值的预测区间　用样本均数加减标准差的形式就可得到个体 Y 值的($1-\alpha$)预测区间：

$$(\hat{Y} - t_{\alpha/2,\ \nu} S_y,\ \hat{Y} + t_{\alpha/2,\ \nu} S_y) \tag{18 - 22}$$

其中，S_y 为自变量的任意一组值所对应的 Y 的标准差。

由于 $S_{\hat{y}}$ 和 S_y 计算都很复杂，所以总体均数 $\mu_{Y \mid X1, X2, \cdots, Xm}$ 的可信区间估计和个体 Y 值的预测区间均由 SPSS 软件相应选项实现。

预测应用：由自变量值推出因变量 Y 的值、容许区间和总体均数的可信区间。如：心脏表面积 $Y = b_0 + b_1 X_1 + b_2 X_2 + b_3 X_3$（$X_1 =$ 心脏脏横，$X_2 =$ 心脏脏纵，$X_3 =$ 心脏脏宽）；新生儿体重 $Y = b_0 + b_1 X_1 + b_2 X_2 + b_3 X_3 + b_4 X_4$（$X_1 =$ 胎儿孕龄，$X_2 =$ 胎儿头径，$X_3 =$ 胎儿胸径，$X_4 =$ 胎儿腹径）。

3. 统计控制　用建立的多重线性回归方程进行逆估计，即在应变量 Y 指定的值或范围内来控制自变量 X 的值。预测和控制要求回归方程具有很好的回归效果。如采用射频治疗仪治疗脑肿瘤：脑皮质毁损半径 $Y = b_0 + b_1 X_1 + b_2 X_2$（$X_1 =$ 射频温度，$X_2 =$ 照射时间），在脑皮质毁损半径 Y 指定的值或范围内来控制射频温度 X_1 与照射时间 X_2 的值。

二、多重线性回归模型应用的注意事项

1. 指标的数量化　多重线性回归分析一般要求应变量是连续型变量，自变量为连续型数值变量、有序分类变量或无序分类变量均可。在用回归分析时，如治疗方式和疾病的严重程度等多分类变量或有序变量是无法进行统计的。为了能将这类变量进行分析，必须进行数量化处理。哑变量就是把定性资料（如多分类变量和等级变量）数量化后转化为定量资料的一种方法。因为如果将分类指标直接量化，这时的数值是没有意义的，各类间不能说谁大谁小，所以不能直接量化。哑变量的引入，扩大了回归分析的应用范围，但是在建立回归方程时一定要把它们作为一个整体来考虑是否引入方程。

（1）连续型数值变量　数值 X。

（2）有序分类变量　1（轻）、2（中）与 3（重）。

（3）无序分类变量　化为 $n-1$ 个哑变量。

当自变量为二分类变量或多分类变量时，多分类变量定量化一般采用哑变量（dummy，又称指示变量）表示（即 0-1 法或二值化）。假定有 k 类，则 $k-1$ 个取值为 0 或 1 的哑变量（dummy variables）完整地标记出这些类别。

①性别：1 男；0 女	②组别	X_1	X_2	X_3	③血型：	X_1	X_2	X_3
	Ⅰ组	1	0	0	O 型	1	0	0
	Ⅱ组	0	1	0	A 型	0	1	0
	Ⅲ组	0	0	1	B 型	0	0	1
	Ⅳ组	0	0	0	AB 型	0	0	0
	以 Ⅳ 组作为基准				以 AB 型血作为基准			

2. 样本含量　对样本的要求可以是大样本，也可以是小样本。但对于小样本，当自变量 m 的个数较多时，参数估计值的标准误变得很大，从而 t 值变得很小，即整个模型的方差分析结果为 $p<\alpha$，但各自变量的偏回归系数的统计学检验结果却 $p>\alpha$；t 检验不准确，误将应保留在模型中的重要变量舍弃。使得专业上认为应该有意义的自变量检验结果却无统计学意义；自变量的偏回归系数取值大小甚至正负符号明显与客观实际不一致，难以解释；回归方程不稳定，增加或删除一个自变量或减少某几个观察值，自变量回归系数发生较大变化。总之样本含量小时，会影响回归效果。因此，有学者认为进行多重线性回归时，样本含量至少是自变量个数的 5～10 倍。

3. 逐步回归法的应用　对逐步回归得到的结果不要盲目地信任，一定要结合专业知识来确定。所谓的"最优"回归方程并不一定是最好的，没有选入方程的变量也未必没有专业意义。

4. 多重共线性　多重共线性（multicollinearity）是指一些自变量之间存在较强的线性相关关系。当变量间存在多重共线性时，导致计算得到的偏回归系数 β 无解或有无穷多个解，不仅影响回归方程的回归效果，还会影响回归方程的预测能力，以及难以用专业知识来解释。多重共线性是多重线性回归分析时的一个普遍问题，需要特别注意与防范。用于诊断多重共线性及共线性强弱判别的指标有：相关系数（Correlation）、容忍度（Tolerance）、方差膨胀因子（Variance Inflation，VIF）、特征根（Eigenvalue）、条件指数（Condition Index）、

方差比（Variance Ratio）和方差相关矩阵（Variance Matrix）。

多重共线性的识别：若两个自变量之间的相关系数接近 1，则可以认为自变量之间存在多重共线性；若决定系数 R^2 大于 0.8，但模型中全部或部分偏回归系数的检验无统计学意义，则可以认为模型存在多重共线性；如果两个自变量之间的相关系数小于 0.8，一般不会出现大问题。容忍度即以每个自变量 x_i 作为因变量对其他自变量回归时得到的余差比例，即容忍度等于 1 减去相关系数的平方，容忍度越接近于 0，则变量间有共线关系越有可能，一般要求容忍度必须大于 0.1；方差膨胀因子（VIF）是容忍度的倒数，其值越大，越有可能共线，当 VIF 大于 5 或 10 时，可认为有严重的多元共线性存在，一般要求 VIF 必须小于 10；若多个变量的特征根趋于 0，则可能存在共线性；条件指数若大于 30，则提示存在多重共线性；如两个或多个变量的方差比均大于 0.5，说明这几个自变量之间存在多重共线性。共线性分析可由 SPSS 软件相应选项实现。

多重共线性的处理：①筛选自变量：在自变量中剔除某个对应变量影响不大且造成共线性的自变量，重建回归方程。②采用逐步回归方法：逐步回归可以筛选存在多重共线性的自变量组合中对应变量变异解释较大的变量，而将解释较小的自变量排除在模型之外。但当共线性较为严重时，这种方法并不能完全解决重共线性问题。③主成分回归法：通过提取主成分（定义为新自变量）代替具有多重共线性的自变量，或将一组具有多重共线性的自变量合并成一个自变量等。该方法在提取主成分时会丢失一部分信息，几个自变量间的多重共线性越强，提取主成分时丢失信息越少。④岭回归：岭回归为有偏估计，但能有效地控制回归系数的标准误大小。⑤路径分析：如果对自变量间的联系比较清楚，则可考虑建立路径分析模型。当确定共线性中的哪一个变量被剔除时，可考察 VIF 值，剔除具有较大 VIF 值的变量；也应考虑专业人士保留哪些变量。

5. 自变量间的交互作用分析　是否考虑交互作用主要靠专业知识。为了检验两个自变量是否具有交互作用，普遍的做法是在方程中加入它们的乘积项。

当研究自变量间的交互作用时，可以通过设复合变量的方法来分析自变量间的交互作用并进行检验。以 3 个自变量为例，若要考虑 X_1、X_2 的交互作用对应变量的影响，则可设置一个新的变量 $X_4 = X_1 X_2$，然后进行回归分析，如果 X_4 的回归系数有统计学意义，则可认为 X_1、X_2 间存在交互作用。回归方程中是否考虑交互作用要结合专业知识来判断，如没有这方面的专业知识一般先按无交互作用的模型来进行回归，然后引入交互作用项，根据它是否有统计学意义来判断是否引入。同时注意，交互作用项有统计意义引入回归方程，又与自变量独立性相悖，需权衡利弊而定。

6. 异常点的识别与强影响点分析　在回归分析中，数据常包含着一些异常或极端的观测点，即这些观测点与其他数据远远分开，并产生较大的残差，严重地影响了回归方程的拟合效应，因此需要对异常观测点进行识别与研究，并决定保留还是剔除。异常观测点是指对既定模型偏离很大的观测点。判断异常观测点可采用标准化残差等方法进行，若某观测点的标准化残差的绝对值过大，则认为是异常观测点，标准化残差大于 3（$3-\sigma$ 原则）时几乎可以肯定该条观测为异常点。强影响点是指对统计量的取值有非常大的影响力或冲击力的点，判断强影响点与被估计的统计量有关，因此有多种方法，请参考有关书籍。异常点与强影响点分析可由 SPSS 软件相应选项实现。

处理方法：核对记录是否错误，如不能予以修正，则剔除该条记录；考虑拟合其他形式的模型；进行稳健估计，如加权最小二乘法；可考虑增加样本含量。

多重性线性回归的统计电脑实验

【实验18-1】对例18-1资料进行多重线性回归分析，并对 $X_1 = 4.30$、$X_2 = 2.30$、$X_3 = 2.50$、$X_4 = 32.00$ 进行预测估计。

1. 数据文件　如图18-1录入数据，以 LDL（低密度脂蛋白 X_1）、HDL（高密度脂蛋白 X_2）、TG（甘油三酯 X_3）、BMI（体质指数 X_4）、TC（总胆固醇 Y）为变量名，建立51行6列数据集 E1801.sav。

注意：把 x1=4.30、x2=2.30、x3=2.50、x4=32.00 亦输入进去，使其成为第51个观测，但其 y 值缺省。

	x1	x2	x3	x4	y
1	1.25	1.62	1.47	21.80	3.48
2	2.26	1.21	1.39	22.20	3.44
⋮	⋮	⋮	⋮	⋮	⋮
50	2.65	1.09	1.94	28.10	4.46
51	4.30	2.30	2.50	32.00	.

图 18-1　数据集 E1801. sav

2. 操作步骤　选择菜单 Analyze→Regression→Linear（线性回归），弹出 Linear Regression 主对话框，将因变量 y 送入 Dependent（因变量）框中，自变量 x1、x2、x3、x4 分别送入 Independent（s）（自变量）框中。单击 Statistics 按钮，选 Regression Coefficients 中的 Collinearity diagnostics 选项进行共线性分析，选 Residuals 中的 Casewise diagnostics 选项进行异常值诊断分析，单击 Continue 返回主对话框；再单击 Save 按钮，选 Residuals 中的 Studentized 选项进行强影响点分析；选 Predicted Values 中的 Unstandardized 和 Prediction Intervals 中的 Mean 与 Individual 进行预测估计，单击 Continue 返回主对话框。单击 OK。

3. 主要结果

（1）回归方程的方差分析　从方差分析表（ANOVA）知：$F = 86.023$，$P = 0.0001$，拟合的回归方程有统计学意义。

（2）回归方程的参数估计　β_0、β_1、β_2、β_3 的偏回归系数估计值为 $b_0 = 0.3084$、$b_1 = 0.9006$、$b_2 = 0.8142$、$b_3 = 0.4008$、$b_4 = 0.0047$，据此可以写出一般回归方程：

$$\hat{y} = 0.3084 + 0.9006x1 + 0.8142x2 + 0.4008x3 + 0.0047x4$$

由回归系数的 t 检验可知，变量 x1、x2、x3 的 $p < 0.05$，有统计学意义；变量 x4 的 $p > 0.05$，无统计学意义。标准偏回归系数的估计值为：

$b_1' = 0.8116$，$b_2' = 0.3790$，$b_3' = 0.2181$，$b_4' = 0.0225$。

因此，对总胆固醇（y）的影响由大到小依次为低密度脂蛋白、高密度脂蛋白和甘油三酯。

（3）共线性分析　从 Coefficients 表知：容忍度（Tolerance）均大于0，方差膨胀因子（VIF）不大，自变量间共线性不明显。

（4）异常点分析　从 Residuals statistics 表知：标准化残差（Std. Residual）绝对值中最大值是 $-3.217 < -3$ 且输出窗口（Output）中输出41为异常观测点。

（5）预测估计　原数据集增加了 PRE_ 1、LMCI_ 1、UMCI_ 1、LICI_ 1、UICI_ 1 五个变量，分别表示 y 的点估计值、因变量 y 总体均数的95%置信区间下限与上限、因变量 y 个体值

NOTE

的95%预测区间下限与上限。对 x1 = 4.30、x2 = 2.30、x3 = 2.50、x4 = 32.00 进行预测估计，y 的点估计值为 6.9047；因变量 y 总体均数的 95%置信区间为（6.6038，7.2056）；因变量 y 个体值的 95%预测区间为（6.2826，7.5267）。

【实验 18-2】 对例 18-1 资料进行逐步回归分析。

1. 数据文件 同实验 18-1，即数据集 E1801. sav。

2. 操作步骤 选择菜单 Analyze→Regression→Linear（线性回归），弹出 Linear Regression 主对话框，将因变量 Y 送入 Dependent（因变量）框中，自变量 x1、x2、x3、x4 均送入 Independent(s)（自变量）框中；在中间的 Method（方法）下拉列表框中选择 Stepwise（逐步回归法）。单击 Options 按钮，弹出 Options（选项）对话框，设置逐步回归选入和剔出自变量的检验水准值，可以设置概率值（键入的剔除自变量概率不得小于选入自变量概率）或 F 值（键入的剔除自变量 F 值不得大于选入自变量 F 值）。这里键入选入和剔出自变量的检验水准概率值分别为 0.10 与 0.15，单击 Continue，返回线性回归主对话框，单击 OK。

3. 主要结果 给出逐步回归各步计算结果的情况。本例逐步回归共进行了 3 步，第一步引入 x1，第 2 步引入 x2，第 3 步引入 x3，最后回归方程中含有 x1、x2、x3 三个变量。逐步回归第 3 步的决定系数（$R^2 = 0.884$）与校正决定系数（$R_{adj}^2 = 0.876$）；对回归方程的方差分析检验，$F = 116.791$，$P = 0.0001$，逐步回归方程有统计学意义；回归方程为：$\hat{y} = 0.2081 + 0.8982x1 + 0.8204x2 + 0.3862x3$。

学习小结

1. 学习内容

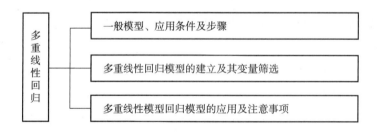

2. 学习方法 多重线性回归是直线回归的扩展，研究多个自变量与一个因变量的线性依存关系，仍采用最小二乘法原理进行参数估计，注意应用条件与共线性问题，样本含量要足够大，根据需要进行变量筛选，并结合专业知识求得最优回归模型。

练习题

一、最佳选择题

1. 在多重线性回归分析中，衡量自变量 X 对应变量 Y 的作用大小的指标为（　　　）

　　A. 偏回归系数　　　　　　　　　　B. 标准偏回归系数

　　C. 回归均方　　　　　　　　　　　D. 剩余均方

　　E. 回归系数平方和

2. 进行多重线性回归分析时的前提条件中不包括（　　　）

A. 应变量是服从正态分布的随机变量

B. 残差 e 服从均数为 0、方差为 σ^2 的正态分布

C. 自变量之间不存在多重共线性

D. 自变量均服从正态分布

E. 残差 e_i 之间与 P 个自变量之间相互独立

3. 多重线性回归分析中，自变量的逐步选择法有（　　）

A. 前进回归法　　　　　　　　B. 后退回归法

C. 逐步回归法　　　　　　　　D. A、B、C 均可以

E. 以上都不是

4. 说明因变量 Y 与自变量 X 线性相关关系密切程度的指标为（　　）

A. R　　　　　　　　　　　B. R^2

C. F　　　　　　　　　　　D. b_{ij}

E. β

5. 多重线性回归分析中，若对某个自变量的值都乘以一个相同的常数 k，则（　　）

A. 该偏回归系数不变　　　　　B. 该偏回归系数变为原来的 k 倍

C. 所有偏回归系数均不变　　　D. 所有偏回归系数均发生改变

E. 以上均不对

6. 逐步回归分析时，若增加自变量的个数，则（　　）

A. $SS_{回归}$ 和 $SS_{残差}$ 均增大　　　B. $SS_{回归}$ 和 $SS_{残差}$ 均减小

C. $SS_{回归}$ 减小，$SS_{残差}$ 增大　　　D. $SS_{回归}$ 增大，$SS_{残差}$ 减小

E. 以上均错误

7. 多重线性回归分析中若考虑各因素的交互作用，最好选用（　　）

A. 前进回归法　　　　　　　　B. 后退回归法

C. 逐步回归法　　　　　　　　D. 以上均可以

E. 以上均不可以

8. 多重线性回归分析中，能直接说明自变量解释因变量变异百分比的指标为（　　）

A. 偏回归系数　　　　　　　　B. 偏相关系数

C. 确定系数　　　　　　　　　D. 简单相关系数

E. 复相关系数

9. 多重线性回归分析中，共线性是指（　　）

A. Y 与各个自变量的回归系数相同　　B. Y 与各个自变量的截距都相同

C. Y 与各个自变量间的相关系数较大　D. Y 与各个自变量间偏回归系数较大

E. 自变量间有较高的相关性

10. 关于离群点错误的叙述是（　　）

A. 残差图可以考察离群点

B. 残差的绝对值大于 2 为离群点

C. 离群点应按照规则删除

D. 若系过失离群点，应删除后建立新方程

E. 若离群点确实存在，删除前后均应建立新方程

二、简答题

1. 多重线性回归模型的应用条件是什么？

2. 多重线性回归分析的用途有哪些？

3. 偏回归系数和标准化偏回归系数有什么不同？

4. 何为多重共线性？如何判断和处理多重共线性？

5. 如何判断、分析自变量间的交互作用？

6. 怎样评价多重线性回归方程的优劣性？

三、应用题

某研究者探索血清中低密度脂蛋白与载脂蛋白间的线性关系，为冠心病的诊断与治疗提供更有意义的预测指标。测量了 50 名老年男性冠心病患者的血清载脂蛋白 A（ApoA-Ⅰ）、载脂蛋白 B（apoB）、载脂蛋白 E、载脂蛋白 C（ApoCⅢ）和低密度脂蛋白的含量，资料见表 18-9，试建立低密度脂蛋白与载脂蛋白间的多重线性回归模型。

表 18-9　50 名老年男性冠心病患者血清中低密度脂蛋白及载脂蛋白的测量结果

序号 id	载脂蛋白 A-Ⅰ（g/L）	载脂蛋白 B（g/L）	载脂蛋白 E（mg/dL）	载脂蛋白 C（mg/L）	低密度脂蛋白（mmol/L）
	X_1	X_2	X_3	X_4	Y
1	0.83	0.75	4.48	102	1.77
2	1.12	1.58	4.70	151	3.10
3	1.27	1.30	4.74	153	3.18
4	0.87	1.04	3.62	128	2.02
5	1.23	1.72	5.10	136	3.50
6	1.22	1.19	4.58	139	3.16
7	1.02	0.90	3.80	133	2.20
8	1.12	0.99	4.05	114	2.55
9	1.20	1.11	3.90	143	2.57
10	1.25	1.53	5.25	148	3.42
11	1.14	1.09	4.36	164	3.14
12	0.92	0.98	4.58	142	2.36
13	1.09	1.20	4.45	154	2.85
14	1.12	1.25	3.98	146	2.95
15	1.24	1.17	4.30	128	2.76
16	1.18	1.24	4.46	122	3.32
17	1.18	1.08	4.10	154	2.57
18	1.06	1.08	4.45	141	2.77
19	0.86	0.66	3.30	118	1.35
20	1.04	1.05	4.68	141	2.31
21	0.79	0.48	3.15	90	1.15
22	1.16	1.26	4.20	116	2.74
23	1.06	1.07	4.45	140	2.34

续表

序号 id	载脂蛋白 A-I （g/L） X_1	载脂蛋白 B （g/L） X_2	载脂蛋白 E （mg/dL） X_3	载脂蛋白 C （mg/L） X_4	低密度脂蛋白 （mmol/L） Y
24	1.36	1.44	5.15	162	3.87
25	1.24	1.44	4.85	146	3.37
26	0.96	0.94	3.78	140	2.43
27	1.32	1.43	5.00	173	3.75
28	1.00	1.00	4.25	132	2.16
29	0.98	1.10	4.18	153	2.44
30	0.78	0.42	3.00	96	1.08
31	1.32	1.37	4.70	149	3.25
32	1.06	1.36	4.52	136	3.05
33	1.31	1.51	4.90	159	3.60
34	0.95	1.09	3.90	142	2.17
35	0.80	0.60	3.40	108	1.57
36	1.16	1.25	4.12	142	2.96
37	1.15	1.57	4.36	156	3.15
38	1.25	1.39	4.46	130	3.21
39	0.92	0.76	3.50	136	1.96
40	0.94	0.97	4.16	112	2.11
41	1.02	0.80	3.55	116	2.01
42	1.09	1.23	3.82	138	2.52
43	1.20	1.02	4.44	130	2.73
44	1.03	0.95	4.52	149	2.81
45	1.22	0.86	3.86	123	2.67
46	1.19	1.31	4.60	144	2.89
47	1.14	1.25	4.88	148	2.93
48	1.07	1.14	4.68	136	2.58
49	0.97	0.88	4.46	121	2.41
50	0.82	0.59	3.20	98	1.30

（黄品贤）

NOTE

第十九章　logistic 回归分析

直线回归、多重线性回归要求因变量是连续计量变量，自变量与因变量具有线性关系。在医药研究中，经常遇到因变量为分类计数变量（包括二分类、多分类有序和多分类无序计数变量），如发病与未发病，疗效评价分显效、好转、无效，中医证型为若干类等。由于分类资料的因变量不是连续型变量，因变量与自变量为非线性关系，所以分类资料不宜进行多重线性回归分析，需用 logistic 回归分析。

logistic 回归（logistic regression）分析是利用 logistic 回归模型研究分类因变量与自变量（影响因素）之间关系的一种非线性回归分析方法。logistic 回归模型是由德国数学家、生物学家 P. E. Verhust 于 1837 年研究人口发展特征建立起来的离散型概率模型，是一种适用于因变量为分类变量的回归分析，近年来已广泛应用于生物学、医药学、心理学、经济学、社会学等研究领域。

第一节　logistic 回归分析概述

一、logistic 回归的分类

按研究设计的不同，logistic 回归分为非条件 logistic 回归（用于成组设计）和条件 logistic 回归（用于配对或配伍设计），在此基础上结合因变量类型，logistic 回归分类如下：

$$logistic\ 回归\begin{cases} 非条件\ logistic\ 回归 \begin{cases} 二分类\ logistic\ 回归 \\ 多分类有序\ logistic\ 回归 \\ 多分类无序\ logistic\ 回归 \end{cases} \\ 条件\ logistic\ 回归 \begin{cases} 1:1\ 配对资料\ logistic\ 回归 \\ 1:m\ 配对资料\ logistic\ 回归 \\ m:n\ 配对资料\ logistic\ 回归 \end{cases} \end{cases}$$

二、logistic 回归模型

二分类随机事件是最基本的分类问题，多分类问题也可以转化为二分类问题来解决。设因变量 Y 为二分类变量，其类别编码分别用"0"和"1"来表示。

$$Y = \begin{cases} 1 & 出现阳性结果（治愈、发病等） \\ 0 & 出现阴性结果（未治愈、未发病等） \end{cases}$$

由于因变量 Y 受到 m 个自变量 X_1，X_2，$\cdots$，X_m 的影响，故后验概率 $\pi = \pi(Y=1 \mid X_1, X_2, \cdots, X_m)$ 表示在 m 个自变量作用下阳性结果发生的概率，简记为 π；阴性结果发生的概率则为 $1-\pi$。后

验概率 π 服从二项分布，是一种离散型分布，这与多重线性回归模型的因变量 Y 服从正态分布的连续性变量不同。

logistic 回归模型可表达为如下线性形式：

$$\ln\left(\frac{\pi}{1-\pi}\right) = \beta_0 + \beta_1 X_1 + \beta_2 X_2 + \cdots + \beta_m X_m + \varepsilon \tag{19-1}$$

其中，阳性率 π 的取值在 $[0，1]$ 范围内，β_0 为常数项，β_j 为偏回归系数，X_j 为自变量，$j=1，2，\cdots，m$，ε 为残差。

$\ln\left(\frac{\pi}{1-\pi}\right)$ 简记为 $\mathrm{logit}(\pi)$。logit 变换把在 $[0，1]$ 上取值的 π 变换到在 $(-\infty，+\infty)$ 上取值的 $\mathrm{logit}(\pi)$。当 π 趋向于 0 时，$\mathrm{logit}(\pi)$ 趋向于 $-\infty$；当 π 趋向于 1 时，$\mathrm{logit}(\pi)$ 趋向于 $+\infty$。$\mathrm{logit}(\pi)$ 值在 $(-\infty，+\infty)$ 间，对方程右边的 $X_1，X_2，\cdots，X_m$ 的取值没有任何限制。

用样本估计总体，则为：

$$\mathrm{logit}(P) = \ln\left(\frac{P}{1-P}\right) = b_0 + b_1 X_1 + b_2 X_2 + \cdots + b_m X_m \tag{19-2}$$

式中 P，b_0，b_1，$\cdots$，b_m 为参数 π，β_0，β_1，β_2，$\cdots$，β_m 的估计值。

如果把 $\mathrm{logit}(P)$ 看成因变量，那么 logistic 回归模型与多重线性回归模型在形式上是一致的，不同的是：①logistic 回归模型中因变量是分类变量，而不是连续变量，其误差（残差）的分布是二项分布，而不是正态分布，所有的分析均是建立在二项分布的基础上进行的。②logistic 回归系数的估计采用最大似然估计法而不是最小二乘法，系数及模型的检验采用 Ward 检验、似然比检验或记分检验而不是 t 检验和 F 检验。

式 19-2 可改写成以下几种等价的表达形式：

$$\frac{P}{1-P} = e^{b_0 + b_1 X_1 + b_2 X_2 + \cdots + b_m X_m} \tag{19-3}$$

$$P = \frac{e^{b + b_1 X_1 + b_2 X_2 + \cdots + b_m X_m}}{1 + e^{b_0 + b_1 X_1 + b_2 X_2 + \cdots + b_m X_m}} \text{ 或 } P = \frac{1}{1 + e^{-(b_0 + b_1 X_1 + b_2 X_2 + \cdots + b_m X_m)}} \tag{19-4}$$

$$1 - P = \frac{1}{1 + e^{b_0 + b_1 X_1 + b_2 X_2 + \cdots + b_m X_m}} \tag{19-5}$$

式 19-3 有助于对"比数比"概念的理解和把握。式 19-4 与式 19-5 分别是以阳性率与阴性率形式表达的 logistic 回归模型，可作为 logistic 回归的概率预测模型，用于对某种事件发生的概率进行预测和判别。式 19-4 能够较好地吻合生物体的剂量-反应曲线。

令 $Z = b_0 + b_1 X_1 + b_2 X_2 + \cdots + b_m X_m$ 则式 19-4 变为 $P = \frac{1}{1+e^{-Z}}$，Z 与 P 之间的 logistic 曲线如图 19-1 所示。

P 值的变化范围在 $0 \sim 1$ 之间，随 Z 值的增加或减少以点 $(0，0.5)$ 为中心呈对称 S 形变

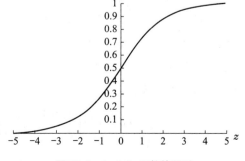

图 19-1 logistic 函数的图形

NOTE

化，与生物体的剂量-反应曲线相吻合。该曲线呈 S 型，亦称为生长曲线，反映生物的生长过程一般为发展初期生长速度较慢，发展时期速度较快，成熟时期速度由最快开始变慢进入饱和状态，诸多医药现象的发生与发展具有上述特征与规律。

三、logistic 回归模型的参数估计及其意义

（一）logistic 回归模型的参数估计

logistic 回归模型的参数估计采用最（极）大似然估计法（maximum likelihood estimate，MLE）。其基本思想：首先建立似然函数或对数似然函数，然后求似然函数或对数似然函数达到最大时参数的取值，即为参数的最（极）大似然估计值。

当各事件为独立发生时，n 个观察对象所构成的似然函数 $L(\theta)$ 是每一个观察对象的似然函数贡献量的乘积。即

$$L(\theta) = \prod_{i=1}^{n} \pi_i^{Y_i} (1 - \pi_i)^{1-Y_i} \qquad i = 1, 2, \cdots, n \qquad (19-6)$$

式中的 $\prod$ 为观察对象从 $i=1$ 到 n 的连乘积；Y_i 为因变量，其取值为 0 或 1；π_i 为预测概率，可由相应观察对象的自变量 X_{1i}, X_{2i}, $\cdots$, X_{mi} 及其相应参数 β_j $(j=0, 1, \cdots, m)$ 的估计值 b_j $(j=0, 1, \cdots, m)$ 通过式 19-4 求得。为得到 logistic 回归的参数估计值，需使似然函数最大化，然而，使该似然函数最大化的实际过程是比较困难的。考虑到对数似然函数（$\ln[L(\theta)]$）是似然函数（$L(\theta)$）的单调函数，使 $\ln[L(\theta)]$ 取得最大值的 θ 值同样可以使 $L(\theta)$ 取得最大值。通过分析 $\ln[L(\theta)]$，使似然函数中相乘各项转变为对数项的相加，于是使得数学运算变得较为容易。将似然函数（$L(\theta)$）两边取自然对数，得对数似然函数 $\ln[L(\theta)]$ 为：

$$\ln[L(\theta)] = \sum_{i=1}^{n} [Y_i \ln \pi_i + (1 - Y_i) \ln(1 - \pi_i)] \qquad (19-7)$$

式中的 $\sum_{i=1}^{n}$ 为 i 从 1 到 n 的连加。用 $\ln[L(\theta)]$ 取一阶导数求解参数。相对于参数 β_j，令 $\ln[L(\theta)]$ 的一阶导数为 0，即 $\dfrac{\partial \ln[L(\theta)]}{\partial \beta_j} = 0$，采用 Newton-Raphson 迭代算法解方程组，可得参数 β_j 的估计值 b_j 和 b_j 的渐进标准误 s_{b_j}。由于迭代计算复杂，SPSS 统计分析结果给出参数 β_j 的估计值 b_j，所以这里不详述。

（二）模型偏回归系数 β_j 的意义

logistic 回归分析中的偏回归系数 β_j 与流行病学中的两个重要指标 OR 和 RR 有紧密的联系。由式 19-1 logistic 回归模型看出，常数项 β_0 表示暴露剂量为 0 时的个体发病与不发病概率之比的自然对数；偏回归系数 β_j $(j=1, 2, \cdots, m)$ 表示在其他自变量不变的情况下，自变量 X_j 改变一个单位时引起的 $\text{logit}(P)$ 的改变量，它与用来衡量危险因素作用大小的"比数比"或称"优势比（odds ratio，OR）"存在对应关系。

假定在其他因素的水平相同时，某一暴露因素的两个水平 $X_j = c_1$ 与 $X_j = c_0$ 的发病情况，其优势比的自然对数为：

$$\ln OR_j = \ln\left[\frac{\pi_1/(1 - \pi_1)}{\pi_0/(1 - \pi_0)}\right] = \text{logit}(\pi_1) - \text{logit}(\pi_0) \qquad (19-8)$$

$$= \left(\beta_0 + \beta_j c_1 + \sum_{t \neq j}^{m} \beta_t X_t\right) - \left(\beta_0 + \beta_j c_0 + \sum_{t \neq j}^{m} \beta_t X_t\right)$$

$$= \beta_j (c_1 - c_0)$$

$$\text{即 } OR_j = e^{[\beta_j(c_1-c_0)]} \tag{19 - 9}$$

式 19-8 中的 π_1 和 π_0 分别表示在 X_j 取值为 c_1 及 c_0 时的发病率，OR_j 表示多变量调整后的优势比（adjusted odds ratio，OR_{adj}），即扣除了其他自变量的影响后危险因素的作用。当暴露因素 X_j 为二分类变量，暴露 c_1 编码"1"和非暴露 c_0 编码"0"时，则暴露组与非暴露组发病的优势比为 $OR_j = e^{\beta_j}$。比数比（或优势比）适用于病例-对照研究。

当 $\beta_j = 0$ 时，$OR_j = 1$，说明暴露因素 X_j 对疾病发生不起作用；当 $\beta_j > 0$ 时，$OR_j > 1$，说明暴露因素 X_j 是疾病发生的一个危险因素；当 $\beta_j < 0$ 时，$OR_j < 1$，说明暴露因素 X_j 是疾病转归的一个保护因素。各个暴露因素的 OR_j 计算与模型常数项 β_0 无关，因此，在危险因素分析时把 β_0 视为无效参数（常数）。

在发病率较低（小于 5% 或小于 1%）的情况下，由于 P 很小，优势比 OR 可近似估计相对危险度（relative risk，RR），相对危险度 $RR = P_1/P_0$，RR 适用于队列研究。

$$OR_j = \frac{P_1/(1 - P_1)}{P_0/(1 - P_0)} \approx \frac{P_1}{P_0} = RR \tag{19 - 10}$$

相对危险度 RR 表明暴露组发病率或死亡率是对照组发病率或死亡率的多少倍，说明暴露组发病或者死亡的危险性是非暴露组的倍数。RR 值越大，表明暴露的效应越大，暴露与结局的关联的强度越大。详见表 9-1。

表 19-1　OR 或 RR 值与联系强度

OR 或 RR 值		联系强度
0.9 ~ 1.0	1.0 ~ 1.1	说明暴露因素与疾病无关联
0.7 ~ 0.8	1.2 ~ 1.4	说明暴露因素与疾病有弱的关联
0.4 ~ 0.6	1.5 ~ 2.9	说明暴露因素与疾病有中的关联
0.1 ~ 0.3	3.0 ~ 9.9	说明暴露因素与疾病有强的关联
<0.1	>10	说明暴露因素与疾病关联很强

虽然 β_j 为 OR 或 RR 的自然对数值，但对同一资料分析时，由于对危险因素的赋值形式不同，可能使 β_j 的涵义、大小及符号发生变化。所以在解释结果时，一定要结合具体的自变量来分析，不能僵硬地套用 β_j 的涵义来解释。本章在实例中将予以分析和说明。

四、回归系数的假设检验

建立 logistic 回归模型后，需要检验模型中所有自变量从整体来看是否有统计学意义，以及对各偏回归系数是否为零的检验。通常可以选用下列三种假设检验之一来完成。

（一）似然比检验（likelihood ratio tests，LRTs）

其基本思想是通过比较包含与不包含某一个或几个待检验影响因素的两个模型的对数似然函数变化来进行检验，其统计量 $G = -\ln(L)$（又称 Deviance）。当样本含量较大时，G 近似服从自由度为待检验因素个数 $k-p-1$ 的 χ^2 分布。

$H_0: \beta = 0$；　　$H_1: \beta \neq 0$；　　$\alpha = 0.05$。

G 的计算公式为：

NOTE

$$G = -2\ln L_p - (-2\ln L_k) \approx \chi^2_{k-p-1} \tag{19-11}$$

其中 $\ln L_p$ 为未包含影响因素时的对数似然值，而 $\ln L_k$ 为包含影响因素时的对数似然值。

当 $P > \alpha$ 时，不拒绝 H_0。当 $P \leqslant \alpha$ 时，拒绝 H_0，接受 H_1，可认为整体影响因素对因变量有影响。

（二） 比分检验（score test）

用已知的未包含某个或几个待检验影响因素的模型为基础（模型中已有 p 个影响因素），保留模型中参数的估计值。假定新增待检验影响因素加入基础模型中，由此构成新模型（此时模型中影响因素增加至 k 个），且新模型中新增影响因素的回归系数值均为 0，计算似然函数的一阶偏导数（称为有效比分）和信息阵（二阶偏导数），将两者相乘，即得比分检验统计量 S。当样本量较大时，S 近似服从自由度为待检验因素个数 $k-p$ 的 χ^2 分布。

（三） Wald 检验 （Wald test）

Wald 检验即为广义的 t 检验，其检验统计量为 z：

$$z = \frac{b_j}{S_{b_j}} \text{ 或 } \chi^2 = \left(\frac{b_j}{S_{b_j}}\right)^2 \tag{19-12}$$

式中 z 为标准正态统计量，b_j 为总体偏回归系数 β_j 的估计值，S_{b_j} 为偏回归系数估计值 b_j 的标准误。

总体偏回归系数 β_j 的可信区间估计按如下公式进行：

β_j 的 95% 的可信区间为：　　$b_j - 1.96S_{b_j} \sim b_j + 1.96S_{b_j}$ $\tag{19-13}$

OR_j 的 95% 的可信区间为：　　$e^{b_j - 1.96S_{b_j}} \sim e^{b_j + 1.96S_{b_j}}$。 $\tag{19-14}$

上述三种方法中，一般认为，似然比检验最为可靠，它既适合单自变量的假设检验，也适合多自变量的同时检验。比分检验结果一般与似然比检验一致。在小样本时，比分检验统计量较似然比检验统计量更接近 χ^2 分布，应用它 I 型错误的概率要小些。Wald 检验未考虑各影响因素间的综合作用，比较适合单个自变量的检验。当影响因素间有共线性时，结果不如前两者可靠。不过，在大样本时，使用三者得到的结果是一致的。

五、标准偏回归系数

与多重线性回归类似，比较各自变量对事件发生概率的贡献大小，也需采用没有量纲的标准偏回归系数 b_i' 绝对值的大小来判断。logistic 回归的标准偏回归系数 b_i' 由下列公式计算：

$$b_i' = \frac{b_i s_i}{\pi / \sqrt{3}} \tag{19-15}$$

其中，b_i 为偏回归系数，s_i 为自变量的样本标准差，$\pi = 3.1416$。

SPSS 软件能给出偏回归系数及其变量的样本标准差，但不能直接输出标准偏回归系数，标准偏回归系数需按式 19-15 应用计算器或手工计算而得。对于自变量均为没有量纲的分类变量，不需求标准化偏回归系数 b_i'，可直接利用偏回归系数绝对值大小比较各自变量对事件发生概率的贡献。

六、logistic 回归模型的拟合优度检验

对所建立的 logistic 回归模型应进行拟合优度检验，是通过比较模型预测的与实际观测

的事件发生与不发生的频数有无差别来进行检验。拟合优度检验是 logistic 回归分析过程中不可缺少的一部分，如果模型拟合的效果好，说明所得出的结论更加符合事实；如果模型拟合得不好，预测值与实际值差别较大，说明得出的结论是不可靠的。

H_0：模型的拟合效果好，H_1：模型的拟合效果不好；检验水准 α 一般取 0.10 或 0.20。

如果模型预测值与实际观测值相近，检验统计量偏小，对应 P 值较大。当 $P > \alpha$ 时，不拒绝 H_0，可认为模型拟合效果好。评价拟合优度常用方法有似然比检验、Hosmer-Lemeshow 检验（H-L 检验）、偏差检验（Deviance）和 Pearson χ^2 检验，分别计算统计量 $-2\ln(L)$、χ^2_{HL}、χ^2_D 和 χ^2_p。统计量值越小，对应的概率越大，说明模型拟合得越好。

（一）似然比检验

如同偏回归系数的似然比检验原理一样，对于某特定回归方程，其 $-2\ln(L)$ 愈小，该回归方程的拟合效果愈好。SPSS 软件对 logistic 回归整体拟合优度检验时，以所得回归方程与仅含常数项的回归方程（参照）比较，判断拟合效果是否改善。如果要判断回归方程的拟合优度是否达到较好状态，常以所建立的回归方程为基础，再向方程中引入变量，如新的自变量、已知自变量的二次项或交互项，并用似然比检验判断拟合效果是否改善，如果没有进一步改善，则以此方程为最终结果。

（二）Hosmer-Lemeshowz （H-L 检验）

该方法根据模型预测概率的大小将所观测的样本 10 等分，然后根据每一组因变量实际观测值 A 与回归方程预测值 T 计算 Pearson χ^2 拟合统计量，$\chi^2 = \sum (A - T)^2 / T$，自由度为组数减 2（组数通常为 10 或略少些，应尽量保证每个组预测频数不小于 5，否则易犯 I 类错误）。当自变量增多且含有连续型变量时，用 H-L 检验的统计量服从 χ^2 分布。H-L 检验的原假设 H_0 是预测值和观测值之间差异无统计学意义，因此，当 $P > \alpha$ 时，说明模型拟合效果较好。

（三）偏差检验

全模型的对数似然函数记为 $\ln L^*$，待检模型的对数似然函数记为 $\ln L$，那么目标模型与全模型在拟合优度上的偏差（Deviance）可记为 D。

$$D = 2(\ln L^* - \ln L) \tag{19 - 16}$$

$$2\sum_{g=1}^{k} \left[r_g \ln\left(\frac{r_g}{n_g P_g}\right) + (n_g - r_g)\ln\left(\frac{n_g - r_g}{n_g - n_g P_g}\right) \right] \tag{19 - 17}$$

其中，n_R、r_R、$n_R - r_R$ 分别为各层的观察例数、阳性数和阴性数；g 为层数，P_g 表示现有样本内各层概率的估计值；L^* 表示拟合全部解释变量模型的似然值，L 为待检验模型的最大似然值。偏差概括了样本数据与 logistic 回归模型的拟合程度，偏差越小，模型拟合效果越好。

（四）Pearson χ^2 检验

Pearson χ^2 统计量（Pearson's chi-square statistics）是衡量模型偏离程度（discrepancy）的统计量之一，在一些场合可以作为偏差的替代选择。

$$\chi^2 = \sum_{g=1}^{k} \frac{(r_g - n_g P_g)^2}{n_g P_g (1 - P)} \tag{19 - 18}$$

公式中符号意义同前。

对于大样本资料，偏差检验和 Pearson χ^2 检验统计量的计算结果很接近，均近似服从自由

度为 $v=g-p-1$ 的 χ^2 分布（g 为层数，p 为模型中自变量的个数）。如果 $D \approx \chi^2 > \chi^2_{\alpha,v}$，则说明数据与模型拟合得不好。当分层很多时，会使一些层内观察个数过少，此时计算的统计量 χ^2 可能偏离 χ^2 分布，下结论时应慎重。通常将偏差与自由度 v 进行比较，如果 $D > v$，则提示拟合不够理想。

另外，评价 logistic 回归模型的拟合优度信息测量类的指标还有 AIC 准则（Akaile information criterion）和 SC 准则（Schwarz criterion）。

$$AIC = -2\ln L + (k+s)/n \tag{19-19}$$

$$SC = -2\ln L + (k+s)/\ln(n) \tag{19-20}$$

k 表示反因变量分类减 1；S 表示模型中的自变量个数；n 为样本量。在其他条件不变时，这 2 种指标越小表示模型越好。

七、logistic 回归模型的预测准确度

预测准确度（predicted percentage correct）可以间接判断模型的拟合程度。评价 Logistic 回归模型的预测准确度可采用广义决定系数（Generalized coefficient of determination），包括 Cox-Snell R^2 系数和 Nagelkerke R^2 系数。广义决定系数越大，说明变异中被模型解释的比例越大，模型预测的准确度越高。也可以用秩次相关指数预测概率与观测值之间的关联性分析，包括 Somers'D、Goodman-Kruskal Gamma、Kendall's tau-a 和 c 秩相关指标、预测准确率等，指标值高的模型有较高的预测能力。

八、logistic 回归的样本含量

logistic 回归分析的最大似然估计法必须建立在大样本的基础上才能保障参数估计的稳定性，如果样本量较少，标准误较大，使最大似然估计法获得的参数估计不稳定，或者使可能有专业意义的变量变得无统计学意义。一般认为 logistic 回归分析所需的样本量取决于进入模型的自变量个数、每个自变量所需的分层数、因变量水平数、检验水准等条件。

非条件 logistic 回归分析要求样本含量较大。经验认为，样本量应为自变量个数的15～20倍，总例数应在60例以上；logistic 回归分析还要求每一分类下必须有一定的观察例数，原则上要保证每个分析变量在分层后，每层内的频数数量不少于5例为宜，每个自变量至少包含10个阳性结果才能得到稳定结果。随着自变量个数的增加，自变量各个水平间交叉分类数成倍增加，要求样本量足够大，否则，不能保证参数估计的可靠性，或出现检验效能不足，OR 可信区间极宽等情况。当某变量的某一类例数特别少，如年龄别，<60 岁有 110 人，60 岁～有 130 人，70 岁～有 50 人，80 岁～有 3 人，可能会出现 OR 可信区间特别宽包括 1，而 $P \leqslant 0.05$，其解决的办法是合并例数少的类，如将 70 岁～和 80 岁～合并为一类。

条件 logistic 回归分析所需样本含量一般少于非条件 logistic 回归分析，原则上应多于50 对。

九、共线性和交互作用问题

共线性（multicollinearity）指多元回归模型中各自变量之中至少有两个完全或高度相关。

与多重线性回归一样，在拟合 logistic 回归模型后，应进一步检查自变量间是否存在共线性问题，即自变量间是否存在高度相关问题。SPSS 统计软件提供容忍度（tolerance）、方差膨胀因子 VIF（variance inflation factor）、条件指数（condition index）、特征根等来检查共线性问题。共线性的处理方法如下：

1. 删除不重要的自变量。自变量之间存在共线性，说明自变量所提供的信息是重叠的，可以删除不重要的自变量减少重复信息。从模型中删去自变量时应该注意：从专业角度确定为相对不重要，并从偏相关系数检验证实为共线性原因的那些变量中删除。如果删除不当，会产生模型设定误差，造成参数估计严重有偏的后果。

2. 改变解释变量的形式。改变解释变量的形式是解决多重共线性的一种简易方法，例如对于横截面数据采用相对数变量，对于时间序列数据采用增量型变量。

3. 逐步回归法。逐步回归是一种常用的消除共线性、选取"最优"回归方程的方法。

4. 主成分回归。先做主成分回归去除多重共线性的影响之后再做 logistic 回归。

多因素 logistic 回归模型对回归系数的解释都是指在其他所有自变量固定的情况下的优势比，当影响因素间存在交互作用时，logistic 回归模型的回归系数的解释变得更为复杂，应特别小心。解释模型中的每个回归系数必须考虑的四个特征：统计学意义、影响方向、影响强度、关系形式（线性还是非线性）。

十、异常值与强影响案例

异常值（outlier）是指样本中的个别值，其数值明显偏离它所属样本的其余观测值，也称离群值。在 logistic 回归中，如果一个观测的实际结果属于一种类型而其预测事件却在另一类型上有很高的发生概率，便认为是异常值。而强影响案例是指一个对于回归估计有重大影响的观测。SPSS 软件提供残差指标、杠杆度（Leverage）（LEV_ 1）、Cook 距离（COO_ 1）、DFBET 一套指标（DFB0_ 1、DFB1_ 1…）等选择项，作为异常值和强影响案例的识别诊断。残差指标有非标准化残差（RES_ 1）、logit 残差（LRE_ 1）、学生化残差（SRE_ 1）、标准化残差（ZRE_ 1）（又称 Pearson 残差）和 Deviance 残差（DEV_ 1），其中最常用的是标准化残差，其值一般不宜大于 1.96 或近似 2，最大不超过 2.58 或近似 3。SPSS 软件提供这些指标选项并在原始数据集中输出。

十一、筛选自变量与建立最佳的回归模型

在流行病学调查时，影响因素 X_i 通常为多分类变量，常用 1，2，…k 分别表示 k 个不同类别。进行 logistic 回归分析前需将多分类变量转换成 $k-1$ 个指示变量或哑变量（design/dummy variable），这样指示变量都是一个二分类变量，每一个指示变量均有一个回归系数，其解释同前。当影响因素 X_i 为等级变量时，如果每个等级的作用相同，可按计量资料处理，以最小或最大等级作参考组，并按照 0，1，2，…等级次序，此时 e^b 表示 X_i 增加一个等级时的优势比，e^{k*b} 表示 X_i 增加 k 个等级时的优势比；如果每个等级的作用不同，则可按多分类资料处理。影响因素 X_i 为连续性计量资料时，e^b 表示 X_i 增加一个计量单位时的优势比。通常将计量资料按照分析目的和专业要求变换为等级有序资料，此时 OR 的实际意义较大。当数值变量（或分组

NOTE

后的变量）与 logit(P) 不呈线性关系的特殊情况下，如研究年龄与冠心病的关系，从理论上讲，年轻时年龄增加 10 岁，与年老时年龄增加 10 岁，患病风险变化不同，即 OR 的意义不等同，此时应将数值变量分组转变为无序分类变量，引入哑变量进行分析。

与多重线性回归分析一样，logistic 回归分析也可对自变量进行筛选，只保留对回归方程具有统计学意义的自变量，可采用向前选择法、向后剔除法、逐步回归法及所有可能回归法等进行自变量筛选。在 logistic 回归中，筛选自变量仍以逐步回归法多见。

当采用统计学与专业知识结合筛选进入方程的自变量不满意时，可以考虑对 logistic 回归方程进行必要的修改，如方程中增加变量的二次项或相关自变量的交互项等，使拟合方程更加符合客观实际。

十二、logistic 回归的应用

logistic 回归是一种概率型模型，其应用条件：①因变量各观测值 $Y_i (i = 1, \cdots, n)$ 应相互独立，故不能用于研究传染性疾病。②各观察对象的观察时间长短应相同。③多个自变量的联合作用是相乘而不是相加。

logistic 回归主要应用于：①流行病学危险因素分析的病例对照研究、队列研究和横截面研究、临床疗效研究、卫生服务研究等；②各种调整非处理因素影响的临床试验数据分析；③分析药物或毒物的剂量反应关系；④非条件 logistic 回归还可用于对某种事件发生的概率进行预测和判别。通过建立 logistic 回归模型，预测在不同的自变量情况下发生某病或某种情况的概率有多大。

第二节　二分类资料的 logistic 回归

如果因变量 Y 是二分类变量，其取值只有两种：阳性（赋值为 1）和阴性（赋值为 0），这时要说明阳性发生的概率 $P(Y=1)$ 与自变量 X_i 间的关系，可进行因变量为二分类资料的 logistic 回归。二分类 logistic 回归的自变量可以是分类计数变量（包括二分类和多分类变量）和计量变量。二分类 logistic 回归采用 SPSS 统计软件的 Binary logistic 过程实现统计分析。

logistic 回归方程：

$$\text{logit}(p) = \ln\left(\frac{p}{1-p}\right) = b_0 + b_1 X_1 + b_2 X_2 + \cdots + b_m X_m \tag{19-21}$$

在建立 logistic 回归方程时需要对每个自变量对应的参数进行估计，计算其比数比。另外，自变量有统计学意义时，看哪个自变量影响作用更大些，同多重线性回归一样，也是比较其标准偏回归系数绝对值的大小。

【例 19-1】某医师为探索男性吸烟、饮酒与冠心病关系的病例对照研究，分别调查 285 例冠心病新发病例和 705 例健康人对照，结果如表 19-2，试对资料进行 logistic 回归分析。

表 19-2　吸烟、饮酒与冠心病的关系

序号（NO）	病例-对照（Y）	吸烟（X_1）	饮酒（X_2）	频数（f）
1	0	0	0	110
2	0	0	1	120
3	0	1	0	135
4	0	1	1	350
5	1	0	0	30
6	1	0	1	35
7	1	1	0	60
8	1	1	1	160

注：表中"0"表示对照、不吸烟、不饮酒；"1"表示病例、吸烟、饮酒。

应用 SPSS 软件默认的 Enter 法，即强迫法将所有的自变量同时进入模型，输出的主要结果见表 19-3。

表 19-3　例 19-1 进入方程中的自变量及其有关参数的估计与检验

选入变量	b	标准误 S_b	Wald χ^2	自由度 ν	P	OR	OR 可信区间
吸烟	0.465	0.165	7.951	1	0.005	1.593	1.152, 2.201
饮酒	0.040	0.153	0.067	1	0.795	1.040	0.771, 1.404
常数项	-1.285	0.162	62.663	1	0.000	0.277	—

可见，吸烟的回归系数为 0.465，Wald χ^2 为 7.951，$P=0.005$，有统计学意义。吸烟的 $OR=$ 1.593，说明男性吸烟者患冠心病是不吸烟者的 1.593 倍；饮酒的回归系数为 0.040，Wald χ^2 为 0.067，$P=0.795$，无统计学意义。其 logistic 回归方程为：

$$\text{logit}(p) = -1.285 + 0.465 \text{ 吸烟} + 0.040 \text{ 饮酒}$$

注意：在病例对照研究中，病例组与对照组的人数比例是人为规定的，不代表自然人群中真实的病人与正常人的构成分布，因此，根据病例对照研究资料建立的 logistic 回归方程，常数项意义不大，主要针对结果中自变量的回归系数及其相应的比数比 OR 值的意义作解释，不宜直接用于所研究事件发生概率的预测和判别。

【例 19-2】为探索男性高血脂的有关危险因素和保护因素，对 50 例高血脂患者和 50 例正常人进行病例对照研究，变量赋值与数据资料见表 19-4、表 19-5。试对该资料用 logistic 回归分析筛选因素。

表 19-4　男性高血脂的有关危险因素和保护因素与赋值

序号	有关危险因素	变量名	赋值说明
1	年龄	X_1	<40 岁 =1, 40 岁 ~ =2, 50 岁 ~ =3, 60 岁 ~ =4, 70 岁 ~ =5
2	吸烟	X_2	不吸 =0, 1~10 支 =1, 10~19 支 =2, 20 支 ~ =3
3	饮酒	X_3	不饮酒 =0, <3 斤/月 =1, 1 斤以上/周 =2, 半斤以上/每天 =3
4	食用肉类频率	X_4	1~2 天/周 =1, 3~5 天/周 =2, 每天 =3
5	食用蔬菜频率	X_5	1~2 天/周 =1, 3~5 天/周 =2, 每天 =3
6	BMI 指数	X_6	体重过低 =1, 体重正常 =2, 超重和肥胖 =3
7	高血脂	Y	高血脂患者 =1, 血脂正常人 =0

NOTE

表 19-5　男性高血脂危险因素成组病例对照研究的结果资料

NO	X_1	X_2	X_3	X_4	X_5	X_6	y	NO	X_1	X_2	X_3	X_4	X_5	X_6	y
1	4	0	1	3	2	1	0	42	1	0	3	3	1	1	0
2	3	0	0	1	2	2	0	43	1	1	1	2	1	1	0
3	3	0	2	2	2	1	0	44	1	0	1	2	1	1	0
4	4	1	2	3	3	1	0	45	1	0	0	2	2	1	0
5	4	0	0	1	3	3	0	46	1	1	3	1	1	1	0
6	3	3	0	3	3	1	0	47	1	3	1	2	3	2	0
7	3	1	3	3	3	1	0	48	1	0	2	1	2	1	0
8	3	2	1	1	3	1	0	49	1	0	0	1	3	1	0
9	3	0	1	2	3	1	0	50	1	0	0	2	1	1	0
10	5	0	2	3	2	1	0	51	3	3	1	3	3	1	1
11	5	3	2	1	2	1	0	52	5	0	0	2	1	2	1
12	1	0	0	2	2	2	0	53	2	3	2	3	2	1	1
13	3	2	3	2	1	1	0	54	4	3	3	3	1	1	1
14	2	0	0	3	3	1	0	55	4	2	0	3	3	2	1
15	2	0	3	1	3	2	0	56	4	2	0	2	1	1	1
16	3	3	2	3	3	1	0	57	3	3	2	2	2	3	1
17	3	0	0	1	2	1	0	58	4	0	0	3	3	1	1
18	2	0	1	1	2	1	0	59	4	0	0	3	0	2	1
19	2	3	3	3	1	1	0	60	4	3	1	3	1	1	1
20	3	1	1	1	2	1	0	61	5	2	0	3	3	1	1
21	3	1	3	3	2	1	0	62	4	0	0	3	3	1	1
22	3	3	0	3	1	1	0	63	5	2	1	5	1	1	1
23	2	1	2	1	2	1	0	64	5	0	0	3	1	2	1
24	2	0	0	1	2	1	0	65	4	3	2	3	2	1	1
25	1	0	1	1	2	1	0	66	5	0	0	3	1	1	1
26	2	2	2	1	2	1	0	67	5	3	2	3	1	1	1
27	2	2	3	3	1	1	0	68	4	0	0	3	3	1	1
28	2	3	1	3	2	1	0	69	4	0	3	3	1	1	1
29	2	0	0	3	3	1	0	70	4	3	2	3	3	2	1
30	2	1	0	2	3	2	0	71	1	0	0	2	2	1	1
31	1	2	3	3	1	1	0	72	2	2	1	2	2	1	1
32	2	0	1	2	2	1	0	73	2	0	0	3	2	3	1
33	3	0	0	2	3	1	0	74	5	3	1	3	1	1	1
34	3	0	1	2	3	1	0	75	5	0	0	3	3	2	1
35	2	2	2	2	1	3	0	76	5	2	1	4	1	1	1
36	1	3	2	2	3	1	0	77	5	1	0	3	1	3	1
37	2	2	3	3	1	2	0	78	4	0	0	3	2	1	1
38	2	0	0	2	3	1	0	79	3	2	1	3	1	1	1
39	1	0	0	2	2	1	0	80	5	0	0	3	2	3	1
40	1	0	1	2	3	2	0	81	4	1	3	3	1	1	1
41	1	0	0	1	3	1	0	82	3	3	2	3	1	1	1

续表

NO	X_1	X_2	X_3	X_4	X_5	X_6	y	NO	X_1	X_2	X_3	X_4	X_5	X_6	y
83	2	3	1	3	1	2	1	92	3	3	0	3	3	1	1
84	1	0	0	2	1	1	1	93	5	0	2	2	1	2	1
85	5	2	1	3	1	1	1	94	2	3	1	3	2	1	1
86	4	0	0	3	2	1	1	95	4	3	3	3	1	3	1
87	4	3	3	1	1	3	1	96	4	2	0	3	2	1	1
88	5	1	0	3	2	1	1	97	4	2	0	2	1	1	1
89	1	3	2	1	1	1	1	98	3	3	0	2	2	2	1
90	1	0	0	2	2	2	1	99	4	1	1	3	3	1	1
91	5	2	2	3	1	1	1	100	4	0	0	3	1	1	1

应用 SPSS 软件默认的 Enter 法，输出的主要结果见表 19-6。

表 19-6 例题 19-2 进入方程中的自变量及其参数的估计与检验

选入变量	b	标准误 S_b	Waldχ^2	ν	P	OR	95%C. I. for EXP（B）	
							Lower	Upper
X_1	0.898	0.249	12.983	1	0.000	2.455	1.506	4.001
X_2	0.604	0.261	5.371	1	0.020	1.830	1.098	3.050
X_3	−1.032	0.346	8.923	1	0.003	0.356	0.181	0.701
X_4	1.092	0.444	6.059	1	0.014	2.980	1.249	7.108
X_5	−1.135	0.435	6.796	1	0.009	0.322	0.137	0.755
X_6	0.705	0.471	2.240	1	0.135	2.025	0.804	5.101
常数项	−3.699	1.713	4.665	1	0.031	0.025	—	—

logistic 回归方程为：$logit(p) = -3.699 + 0.898X_1 + 0.604X_2 - 1.032X_3 + 1.092X_4 - 1.135X_5 + 0.705X_6$

偏回归系数有统计学意义的自变量为 X_1、X_2、X_3、X_4 和 X_5，其中 $OR>1$ 的自变量为 X_1、X_2 和 X_4，其 OR 值及其 95% 的可信区间分别为 2.455（1.506，4.001）、1.830（1.098，3.050）和 2.980（1.249，7.108），可认为年龄、吸烟和食用肉类频率与高血脂发生均有中等的关联，是男性高血脂发生的中等危险因素；$OR<1$ 的自变量为 X_3 和 X_5，OR 值及其 95% 的可信区间分别 0.356（0.181，0.701）、0.322（0.137，0.755），可认为少量饮酒和每天吃蔬菜是高血脂发生的中等保护因素。X_6 自变量对应的偏回归系数无统计学意义。因此，男性高血脂的危险因素为年龄、吸烟和食用肉类过多等，保护因素为少量饮酒和食用蔬菜等，与 BMI 指数关系不大。

值得注意的是：这里自变量 X_1（年龄）在收集资料时通常是连续性计量变量，在进行 logistic 回归分析时，需要结合专业知识，将其转化为几个有专业意义的区段引入方程，使其比数比才更有实际意义。

以上是将所有自变量采用 SPSS 统计软件系统默认的强迫法（Enter）进行 logistic 回归分析，结果显示整个回归方程成立，但个别偏回归系数没有统计学意义，为此采用逐步回归分析

NOTE

为宜。本例选用 Forward LR 逐步法，进入模型标准 $\alpha_\lambda = 0.05$，剔除模型标准 $\alpha_{出} = 0.10$。SPSS 输出结果给出逐步回归分析的每一步内容，最后汇总给出引入或未引入回归模型的自变量检验结果。下面给出 SPSS 软件 logistic 逐步回归汇总被引入方程变量对应的参数估计、标准误、Wald χ^2 检验和 OR 值及其总体 OR 的 95% 可信区间，见表 19-7。

表 19-7 例 19-2 的 Logistic 逐步回归汇总自变量及其参数的估计与检验

步骤与选入变量		b	标准误 S_b	Wald χ^2	ν	P	OR	95%C. I. for EXP（B）Lower	Upper
第一步	X_1	1.016	0.206	24.337	1	0.000	2.763	1.845	4.138
	常数项	-3.023	0.660	20.958	1	0.000	0.049	—	—
第二步	X_1	0.861	0.216	15.886	1	0.000	2.364	1.549	3.610
	X_4	0.894	0.348	6.591	1	0.010	2.445	1.236	4.840
	常数项	-4.732	1.023	21.396	1	0.000	0.009	—	—
第三步	X_1	0.883	0.224	15.509	1	0.000	2.418	1.558	3.753
	X_4	0.874	0.361	5.844	1	0.016	2.396	1.180	4.867
	X_5	-0.673	0.320	4.413	1	0.036	0.510	0.272	0.956
	常数项	-3.448	1.164	8.779	1	0.003	0.032	—	—
第四步	X_1	0.928	0.239	15.014	1	0.000	2.528	1.582	4.042
	X_3	-0.682	0.274	6.200	1	0.013	0.505	0.295	0.865
	X_4	0.978	0.380	6.614	1	0.010	2.659	1.262	5.602
	X_5	-1.060	0.393	7.282	1	0.007	0.346	0.160	0.748
	常数项	-2.280	1.255	3.302	1	0.069	0.102	—	—
第五步	X_1	0.935	0.247	14.303	1	0.000	2.547	1.569	4.135
	X_2	0.650	0.258	6.334	1	0.012	1.916	1.155	3.179
	X_3	-1.040	0.342	9.239	1	0.002	0.354	0.181	0.691
	X_4	0.870	0.397	4.809	1	0.028	2.388	1.097	5.198
	X_5	-1.162	0.429	7.323	1	0.007	0.313	0.135	0.726
	常数项	-2.286	1.323	2.985	1	0.084	0.102	—	—

可见，第一步引进 X_1，第二步引进 X_4，第三步引进 X_5，第四步引进 X_3，第五步引进 X_2，到第五步终止，X_6 被筛选掉，X_1、X_2、X_3、X_4 和 X_5 被引进 logistic 回归方程，它们各自的 OR 值及其 95% 的可信区间分别为 2.547（1.569，4.135）、1.916（1.155，3.179）、0.354（0.181，0.691）、2.388（1.097，5.198） 和 0.313（0.135，0.726）。偏回归系数的统计学结果与专业结论同强迫法；logistic 回归分析的结果。

logistic 逐步回归方程为：$\text{logit}(p) = 2.286 + 0.935X_1 + 0.650X_2 - 1.040X_3 + 0.870X_4 - 1.162X_5$

第三节 多分类资料的 logistic 回归

在医药研究中，常常遇到因变量为多分类变量（Polytomous Variable），也常常把计量变量转化为用于说明医药复杂系统数量关系的多分类变量，以揭示数据隐藏的分布特征、关联关系、动态演变、复杂结构等信息。多分类变量包括有序多分类变量（ordinal categorical variable）和无序多分类变量（unordered categorical variable），对此进行 logistic 回归称为多分类资料的 logistic 回归（multinomial logistic regression）。

一般来讲，有序分类的 logistic 回归可以采用比例优势模型（proportional odds model），又称累积比数 logit 模型（cumulative odds logit models）或有序 logit 模型（ordinal logit model）。无序分类的 logistic 回归采用多项 logit 模型（polynomial logit model）。这两种模型的分析目的是不同的。对于无序分类的 logit 模型，其分析结果是以其中一类作为参照，其余各类均与参照类比较。例如疗效以"无效"作为参照类，则采用多项 logit 模型的结果有两个：一是"有效"相对"无效"的结果；二是"显效"相对"无效"的结果。对于有序分类的 logistic 回归，则会体现出"累积"（cumulative）的涵义，与多项 logit 模型不同，一是"显效+有效"相对"无效"的结果，二是"显效"相对"有效+无效"的结果。累积比数模型的实际涵义体现的是一种累积疗效，即疗效是否有效这样的涵义。

累积比数 logit 模型和多项 logit 模型是最常用的多分类 logistic 回归，除这两种方法外，还有一些方法如相继比模型、相邻 logit 模型等。多类结果的 logit 分析一般来说比二分类的要稍微复杂一些，但基本思路都是一致的。多因素分析策略也都相似，但结果的解释则有所不同，需要结合实际给出合理的专业解释。

一、因变量为有序多分类资料的 logistic 回归

有序多分类资料（ordinal categorical variable）也称为等级资料（ranked data），如疗效评价分为显效、有效和无效；尿糖程度分为-、+、++、+++ 和 ++++ 等。这种资料的 logistic 回归分析，需拟合有序因变量 Y 水平数 $k-1$ 个比例优势模型（proportional odds model）。

该模型实际上是将有序因变量 Y 的 $k(1, 2, \cdots, j, \cdots, k)$ 个等级，人为地分成 $(1, 2, \cdots, j)$ 和 $(j+1, \cdots, k)$ 两类，在这两类基础上定义的 logit P 表示属于前 j 个等级的累积概率与后 k 个等级的累积概率的比数之对数。故该模型称为累积比数模型。对于 k 类有序反因变量，可产生 $k-1$ 个累积 logit 模型。每个累积 logit 模型均可看作一个一般的二分类 logit 模型，只不过是将 1 至 j 类合并为一类，而将 $j+1$ 至 k 类合并为另一类，实际上就是通过合并将原来的多个反应转变成为一般的二分类反应。

则累积比数 logit 模型可以表示为：

$$\ln\left(\frac{P(Y \le j)}{1 - P(Y \le j)}\right) = b_{0j} + b_1X_1 + b_2X_2 + \cdots + b_mX_m \qquad (19-22)$$

其中，$j=1, 2, \cdots, k$，b_0 为第 j 个回归的常数项，$b_1, b_2, \cdots, b_m$ 为自变量 $X_1, X_2, \cdots, X_m$ 的回归系数，可采用最大似然法求解，最大似然估计可用 Fisher-Scoring 方法或 Newton-Raphson 方法借助统计分析软件得到。

由于有序 logistic 回归假定自变量在 $k-1$ 个模型中对累计概率的优势比影响相同，所以 $k-1$ 个 logit 模型中各自变量的回归系数相同，即自变量与因变量的关系相同，只是常数项改变，这意味着有 $k-1$ 条平行直线，因而有序多分类资料的 logistic 回归模型要求进行数据的平行性检验。由于这种 logit 模型的构建是基于累加的概率，所以又被称为累加 logit 模型（cumulative logits model）。对此，采用 SPSS 软件的 Ordinal 过程实现统计分析。

NOTE

当 Y 取值分别为第 1，2，$\cdots$，k 个类别时，其对应的发生概率分别为 P_1，P_2，$\cdots$，P_k，且有 $P_1+P_2+\cdots+P_k=1$，则其对应的 $k-1$ 个模型分别为：

$$\ln\left(\frac{P_1}{1-P_1}\right) = \ln\left(\frac{P_1}{P_2+P_3+\cdots+P_k}\right) = -b_{01} + b_1X_1 + b_2X_2 + \cdots + b_mX_m \quad (19-23)$$

$$\ln\left(\frac{P_1+P_2}{1-(P_1+P_2)}\right) = \ln\left(\frac{P_1+P_2}{P_3+P_4+\cdots+P_k}\right) = -b_{02} + b_1X_1 + b_2X_2 + \cdots + b_mX_m$$

$$(19-24)$$

$$\cdots\cdots$$

$$\ln\left(\frac{P_1+P_2+\cdots+P_{k-1}}{1-(P_1+P_2+\cdots+P_{k-1})}\right) = \ln\left(\frac{P_1+P_2+\cdots+P_{k-1}}{P_k}\right)$$

$$= -b_{0k-1} + b_1X_1 + b_2X_2 + \cdots + b_mX_m$$

$$(19-25)$$

通过上式，可获得 Y 取值为 j 时的概率：

$$P_k = 1 - P_{k-1} = 1 - \frac{1}{1 + \exp[-(-b_{0k-1} + b_1X_1 + b_2X_2 + \cdots + b_mX_{m\,k})]} \quad (19-26)$$

注意：这里模型的右边常数项之前为负号而不是正号，是表示因变量低级别和高级别相比的情况，和其他模型常数项涵义正好相反，且有 $-b_{01}<-b_{02}<-b_{03}<\cdots<-b_{0k}$。

【例 19-3】某临床试验欲研究性别、疾病类型和两种治疗方法对支气管炎临床疗效的影响，疗效分为显效、有效和无效 3 个有序等级，数据资料见表 19-8。试作因变量为有序多分类资料的 logistic 回归。

表 19-8　性别、疾病类型和两种治疗方法对支气管炎疗效的影响研究

性别（X_1）	疾病类型（X_2）	治疗方法（X_3）	疗效（Y）			合计
			显效（$Y=2$）	有效（$Y=1$）	无效（$Y=0$）	
女性（$X_1=0$）	单纯性（$X_2=0$）	试验组（$X_3=1$）	7	19	4	30
		对照组（$X_3=0$）	4	17	9	30
	喘息性（$X_2=1$）	试验组（$X_3=1$）	6	13	11	30
		对照组（$X_3=0$）	4	16	10	30
男性（$X_1=1$）	单纯性（$X_2=0$）	试验组（$X_3=1$）	12	11	2	25
		对照组（$X_3=0$）	6	14	5	25
	喘息性（$X_2=1$）	试验组（$X_3=1$）	8	15	2	25
		对照组（$X_3=0$）	6	15	4	25

采用 SPSS 的 Ordinal 过程，并利用 Test of parallel Lines 选项进行平行性检验，输出：

（1）平行性检验结果　见表 19-9。$P=0.927$，说明各回归方程互相平行，即各回归方程自变量与因变量的关系相同。

表 19-9　平行性检验

Model	−2Log Likelihood	χ^2	自由度 ν	P
Null Hypothesis	57.942	—	—	—
General	57.479	0.462	3	0.927

（2）自变量对应的参数估计、标准误、Waldχ^2 检验、自由度、P 值和总体偏回归系数的 95% 可信区间　见表 19-10。

表 19-10　例 19-3 自变量的参数的估计与假设检验

选入变量	b	S_b	Waldχ^2	ν	P	95%可信区间 Lower	Upper
常数（$Y=0$）	−1.997	0.309	41.757	1	0.000	−2.603	−1.391
常数项（$Y=1$）	0.620	0.273	5.166	1	0.023	0.085	1.155
性别（$X_1=0$）	−0.894	0.270	10.937	1	0.001	−1.424	−0.364
疾病类型（$X_2=0$）	0.343	0.262	1.713	1	0.191	−0.171	0.857
治疗方法（$X_3=0$）	−0.588	0.265	4.949	1	0.026	−1.107	−0.070

可见，疾病类型的偏回归系数 b 无统计学意义，尚不能认为单纯性支气管炎与喘息型支气管炎临床疗效不同；性别和治疗方法的偏回归系数 b 有统计学意义，可认为女性和试验组的临床疗效好于男性和对照组。

两个 logit 模型为：

（1）$\mathrm{logit}(P_1) = \ln\left(\dfrac{P_1}{1-P_1}\right) = -1.997 + 0.894\,性别 - 0.343\,疾病类型 + 0.588\,治疗方法$

（2）$\mathrm{logit}(P_2) = \ln\left(\dfrac{P_2}{1-P_2}\right) = 0.620 + 0.894\,性别 - 0.343\,疾病类型 + 0.588\,治疗方法$

二、因变量为无序多分类资料的 logistic 回归

因变量的水平数 $k \geqslant 3$，且 k 个水平间不存在等级递增或递减关系的资料为无序多分类资料，对这种资料所进行的 logistic 回归是通过拟合一种叫作广义 logit 模型（Generalized logits model）来实现的。若因变量有 k 个无序分类，则将其一个分类设为对照，其他分类与之比较，拟合 $k-1$ 个广义 logit 模型。设有 m 个自变量，一个因变量 Y 且有 a、b、c 三个无序分类，以 a 为对照，可以得到如下三个 logit 模型：

b 与 a 比较：　　$\mathrm{logit}(P_{b/a}) = \ln\dfrac{P(Y=b\mid X)}{P(Y=c\mid X)}$

$$= b_{10} + b_{11}X_1 + \cdots + b_{1m}X_m \qquad (19-27)$$

c 与 a 比较：　　$\mathrm{logit}(P_{c/a}) = \ln\dfrac{P(Y=c\mid X)}{P(Y=a\mid X)}$

$$= b_{20} + b_{21}X_1 + \cdots + b_{2m}X_m \qquad (19-28)$$

将 $\mathrm{logit}(P_{b/a})$ 与 $\mathrm{logit}(P_{c/a})$ 相减即可得到 b 与 c 比较的 logit 模型。SPSS 软件通过 Multi-nomial Logistic 过程实现广义 logit 模型拟合与分析。

NOTE

【例19-4】为了研究性别（X_1）、B 型脑钠肽 BNP（X_2）、同型半胱氨酸 Hcy（X_3）在高血压病中医证型（Y）判断中的意义，共检测 129 例患者，检测结果见表 19-11。高血压病中医证型有：肝火亢盛（Y_1）、阴虚阳亢（Y_2）、痰湿壅盛（Y_3）和阴阳两虚（Y_4）。试作以肝火亢盛为对照进行 logistic 回归分析。

表 19-11　性别、BNP 和 Hcy 与高血压证型的关系

性别（X_1）	BNP（X_2）	Hcy（X_3）	中医证型（Y）				合计
			肝火亢盛（$Y=1$）	阴虚阳亢（$Y=2$）	痰湿壅盛（$Y=3$）	阴阳两虚（$Y=4$）	
女性（$X_1=0$）	<41（$X_2=0$）	<20（$X_3=0$）	26	84	20	6	136
		≥20（$X_3=1$）	4	6	4	3	17
	≥41（$X_2=1$）	<20（$X_3=0$）	3	26	13	1	43
		≥20（$X_3=1$）	0	4	1	0	5
男性（$X_1=1$）	<41（$X_2=0$）	<20（$X_3=0$）	37	44	21	5	107
		≥20（$X_3=1$）	10	20	9	1	41
	≥41（$X_2=1$）	<20（$X_3=0$）	6	12	12	3	33
		≥20（$X_3=1$）	4	8	9	2	23

SPSS 软件输出自变量对应的参数估计、标准误、Waldχ^2 检验、自由度和 OR 值及其总体 OR 的 95% 可信区间见表 19-12。

表 19-12　例 19-4 自变量的参数的估计与假设检验

中医证型	选入变量	b	S_b	Waldχ^2	ν	P	OR	总体 OR 的 95% 可信区间	
								Lower	Upper
阴虚阳亢 b	常数项	1.032	0.399	6.693	1	0.010	—	—	—
	[$X_1=0$]	0.949	0.269	12.444	1	0.000	2.583	1.525	4.376
	[$X_2=0$]	-0.692	0.346	3.987	1	0.046	0.501	0.254	0.987
	[$X_3=0$]	-0.133	0.333	0.158	1	0.691	0.876	0.456	1.683
痰湿壅盛 c	常数项	1.080	0.421	6.578	1	0.010	—	—	—
	[$X_1=0$]	0.368	0.321	1.316	1	0.251	1.445	0.770	2.711
	[$X_2=0$]	-1.338	0.372	12.919	1	0.000	0.262	0.127	0.544
	[$X_3=0$]	-0.314	0.377	0.691	1	0.406	0.731	0.349	1.531
阴阳两虚 d	常数项	-0.607	0.629	0.931	1	0.335	—	—	—
	[$X_1=0$]	0.602	0.509	1.400	1	0.237	1.826	0.673	4.951
	[$X_2=0$]	-0.847	0.572	2.194	1	0.139	0.428	0.140	1.315
	[$X_3=0$]	-0.571	0.574	0.987	1	0.320	0.565	0.183	1.742

本例可以拟合如下广义 logit 模型：

（1）$\text{logit}(P_{阴虚阳亢/肝火亢盛}) = 1.032 + 0.949X_1 - 0.692X_2 - 0.133X_3$

（2）$\text{logit}(P_{痰湿壅盛/肝火亢盛}) = 1.080 + 0.368X_1 - 1.338X_2 - 0.314X_3$

（3）$\text{logit}(P_{阴阳两虚/肝火亢盛}) = -0.607 + 0.602X_1 - 0.847X_2 - 0.571X_3$

将 $\text{logit}(P_{阴虚阳亢/肝火亢盛})$ 与 $\text{logit}(P_{痰湿壅盛/肝火亢盛})$ 相减即可得到 $\text{logit}(P_{阴虚阳亢/肝火亢盛})$ 模型。

以肝火亢盛作为参照时，模型（1）式结果：X_1 的回归系数为正值且有统计学意义，说明

与女性相比，男性阴虚阳亢者较少；X_2 的回归系数为负值且有统计学意义，说明与 $BNP<40$ 相比，$BNP \geqslant 40$ 以阴虚阳亢者较少。模型（2）式结果：X_2 的回归系数为负值且有统计学意义，说明与 $BNP<40$ 相比，$BNP \geqslant 40$ 以痰湿壅盛者较少。

如果以阴虚阳亢为对照进行 logistic 回归分析，可得到表 19-13 结果：

表 19-13 例 19-4 自变量的参数的估计与假设检验

中医证型	选入变量	b	S_b	Wald χ^2	ν	P	OR	总体 OR 的 95% 可信区间	
								Lower	Upper
肝火亢盛 a	常数项	−1.032	0.399	6.693	1	0.010	—	—	—
	$[X_1=0]$	−0.949	0.269	12.444	1	0.000	0.387	0.229	0.656
	$[X_2=0]$	0.692	0.346	3.987	1	0.046	1.997	1.013	3.938
	$[X_3=0]$	0.133	0.333	0.158	1	0.691	1.142	0.594	2.195
痰湿壅盛 c	常数项	0.048	0.321	0.023	1	0.880	—	—	—
	$[X_1=0]$	−0.581	0.269	4.672	1	0.031	0.560	0.331	0.947
	$[X_2=0]$	−0.646	0.275	5.528	1	0.019	0.524	0.306	0.898
	$[X_3=0]$	−0.181	0.318	0.323	1	0.570	0.835	0.447	1.557
阴阳两虚 d	常数项	−1.639	0.566	8.384	1	0.004	—	—	—
	$[X_1=0]$	−0.347	0.479	0.525	1	0.469	0.707	0.277	1.806
	$[X_2=0]$	−0.156	0.513	0.092	1	0.761	0.856	0.313	2.340
	$[X_3=0]$	−0.438	0.538	0.663	1	0.415	0.645	0.225	1.851

拟合如下广义 logit 模型：

（4）$\mathrm{logit}(P_{肝火亢盛/阴虚阳亢}) = -1.032-0.949X_1+0.692X_2+1.133X_3$

（5）$\mathrm{logit}(P_{痰湿壅盛/阴虚阳亢}) = 0.048-0.581X_1-0.646X_2-0.181X_3$

（6）$\mathrm{logit}(P_{阴阳两虚/阴虚阳亢}) = -1.639-0.347X_1-0.156X_2-0.438X_3$

以阴虚阳亢作为参照时，模型（4）式结果：X_1 的回归系数为负值且有统计学意义，说明与女性相比，男性肝火亢盛者较少；X_2 的回归系数为正值且有统计学意义，说明与 $BNP<40$ 相比，$BNP \geqslant 40$ 以肝火亢盛较少。模型（5）式结果：X_1、X_2 的回归系数均为负值且有统计学意义，说明与女性相比，男性肝火亢盛者较少，$BNP \geqslant 40$ 以痰湿壅盛者较少。

本例自变量 X_1 和 X_2 为升序的等级变量，它们各自对应的比数比均为各自后一个高等级较前一个低等级而言的。

第四节　条件 logistic 回归

条件 logistic 回归（conditional logistic regression）又称匹配 logistic 回归（fit logistic regression）适用于配对或配比研究资料。在流行病学的病例对照研究中，有时由于存在一种或多种混杂因素的影响而难以寻找某病的危险因素，为此需要采取匹配设计。将病例和对照按照年龄、性别、民族、籍贯等条件进行匹配，形成多个匹配组（每一匹配可视为一个层），以达到控制混杂因素和满足一定样本含量需求的目的。若匹配组中包含一个病例与一个对照，称为 1 : 1 匹配或配对；若匹配组中包含一个病例与 m 个对照，则称 1 : m 匹配；若匹配组中病例数与对照数的比例是不固定的，则称为 $n:m$ 匹配，$n:m$ 匹配设计增加了收集资料的灵活性。最常用的是每组中有一个病例和若干个对照，即 $1:m$ 配对研究（一般 $m \leqslant 4$）。由于匹配时，效应发生的概率 $P(Y=1 \mid$ 匹配中 1 人得病）是"病例和对照两者之一得病的条件下，病例得病的条件概率"，故称之为条件 logistic 回归。

设以 $1:m$ 匹配的病例对照为例建立条件 logistic 回归模型。有 n 个匹配组，每一组中有 1 个病例和 m 个对照，用 X_{itj} 表示第 i 组第 t 个观察对象的第 j 个研究因素的观察值。

假定每个协变量（自变量或研究因素）自身在不同匹配组中对因变量的作用相同。对 n 个匹配组的资料，按独立事件概率乘法原理可得模型的条件似然函数为：

$$L = \prod_{i=1}^{n} \frac{1}{1 + \sum_{t=1}^{m} \exp\left[\sum_{j=1}^{k} \beta_j (X_{itj} - X_{i0j})\right]} \tag{19-29}$$

其中 $t=1, 2, \cdots, m$ 表示对照，$t=0$ 表示病例，$j=1, 2, \cdots, k$ 表示协变量个数，各协变量的值为病例组和对照组相应的研究变量的差值。

条件 logistic 回归似然函数无常数项 β_0，其回归模型结果不能用作预测，只能作影响因素分析。因此，进行具体资料的条件 logistic 回归分析时，一般不需写出回归模型。条件 logistic 回归模型中参数的估计方法也是采用极大似然估计法，模型及参数的假设检验、OR 及其可信区间的计算均与非条件 logistic 回归相同。

SPSS 软件由 Analyze→Survival→Cox Regression（Cox 回归）过程实现条件 logistic 回归分析。$1:1$ 匹配的条件 logistic 回归分析还可以由 Analyze→Regression→Multinomial Logistic（多项 logistic）过程实现。

【例 19-5】为研究 50～60 岁女性冠心病与高血压家族史（X_1）、食用猪/牛/羊等肉类频率（X_2）、食用禽肉类的频率（X_3）、食用鱼和水产类的频率（X_4）、食用果蔬的频率（X_5）、食用奶制品的频率（X_6）的关系。某课题组采用 $1:2$ 匹配的病例对照研究，调查了52 名病人和 104 名对照者，资料如表 19-14 和表 19-15 所示。试用条件 logistic 回归对此资料进行分析。

表 19-14　50～60 岁女性冠心病有关危险因素和保护因素与赋值

序号	有关危险因素	变量名	赋值说明
1	高血压家族史	X_1	有=1，无=0
2	食用猪/牛/羊等肉类频率	X_2	每天=1，3～5 天/周=2，1～2 天/周=3，1～3 天/月=4，不吃=5
3	食用禽肉类的频率	X_3	每天=1，3～5 天/周=2，1～2 天/周=3，1～3 天/月=4，不吃=5
4	食用鱼和水产类的频率	X_4	每天=1，3～5 天/周=2，1～2 天/周=3，1～3 天/月=4，不吃=5
5	食用果蔬的频率	X_5	每天=1，3～5 天/周=2，1～2 天/周=3，1～3 天/月=4，不吃=5
6	食用奶制品的频率	X_6	每天=1，3～5 天/周=2，1～2 天/周=3，1～3 天/月=4，不吃=5
7	冠心病	Y	有=1，无=0

表 19-15 50~60 岁女性冠心病患者 1:2 匹配病例对照研究的结果资料

id	y	X_1	X_2	X_3	X_4	X_5	X_6	id	y	X_1	X_2	X_3	X_4	X_5	X_6
1	1	0	1	3	4	4	5	15	1	0	2	5	4	5	5
	0	1	3	3	3	1	3		0	0	4	4	3	3	4
	0	0	2	3	2	3	3		0	0	3	3	2	3	4
2	1	1	1	5	3	3	5	16	1	0	2	2	3	4	4
	0	1	2	2	2	2	3		0	0	3	3	3	1	1
	0	0	3	4	3	3	2		0	0	2	3	4	2	5
3	1	0	3	3	4	5	5	17	1	1	3	3	4	2	3
	0	1	3	3	3	4	3		0	0	2	3	3	1	1
	0	1	2	5	4	3	4		0	1	2	3	3	1	1
4	1	1	3	1	5	5	3	18	1	1	3	3	2	1	5
	0	1	3	4	3	1	1		0	0	3	4	5	2	1
	0	1	1	2	3	2	2		0	0	3	5	1	3	5
5	1	0	3	3	4	5	5	19	1	1	3	3	3	2	5
	0	1	3	5	3	4	1		0	0	4	3	2	1	3
	0	0	2	4	2	3	5		0	1	3	5	2	1	1
6	1	1	1	1	4	3	3	20	1	0	2	3	4	3	4
	0	1	3	3	4	1	1		0	0	1	4	3	2	1
	0	1	2	2	2	1	2		0	0	2	4	3	2	5
7	1	1	2	5	3	4	4	21	1	0	3	3	2	1	1
	0	0	4	4	2	4	5		0	0	2	2	2	3	1
	0	1	4	4	3	5	2		0	1	5	5	4	2	5
8	1	1	1	3	3	3	4	22	1	1	3	2	4	3	5
	0	1	3	3	1	2	3		0	0	4	5	1	3	5
	0	0	3	3	1	2	3		0	1	5	5	3	4	5
9	1	0	1	4	1	4	5	23	1	0	3	5	4	2	5
	0	0	2	3	3	5	5		0	0	4	5	2	3	4
	0	0	2	4	2	2	5		0	0	2	4	3	2	5
10	1	0	1	1	4	3	5	24	1	1	3	4	4	2	4
	0	0	3	3	1	2	3		0	0	3	4	4	2	4
	0	1	1	1	1	1	3		0	0	3	4	4	3	3
11	1	1	1	4	4	1	5	25	1	1	4	4	4	1	5
	0	1	1	4	3	2	5		0	0	1	1	2	3	2
	0	1	4	4	5	5	5		0	0	1	4	4	3	5
12	1	1	1	3	1	5	5	26	1	1	3	5	5	4	4
	0	0	2	5	2	4	5		0	0	2	3	2	3	3
	0	0	3	4	2	3	3		0	1	4	5	4	3	2
13	1	1	3	4	4	4	5	27	1	1	4	5	2	4	5
	0	0	1	4	2	3	3		0	0	3	4	3	1	5
	0	0	1	3	2	2	3		0	1	1	4	2	3	5
14	1	1	2	3	4	1	5	28	1	1	3	3	3	3	5
	0	0	3	4	3	1	5		0	1	3	5	5	3	1
	0	1	4	3	3	3	5		0	0	4	4	4	1	5

续表

id	y	X_1	X_2	X_3	X_4	X_5	X_6	id	y	X_1	X_2	X_3	X_4	X_5	X_6
29	1	1	1	1	4	4	5	41	1	1	3	3	3	4	5
	0	0	4	4	3	2	5		0	0	2	5	2	2	2
	0	0	5	5	4	4	5		0	0	3	4	1	3	5
30	1	1	2	4	3	5	5	42	1	0	3	4	1	2	2
	0	0	2	4	2	2	5		0	0	4	5	4	2	5
	0	0	1	4	2	1	5		0	0	4	5	3	3	3
31	1	1	3	3	3	3	3	43	1	1	3	5	4	4	3
	0	1	3	3	2	2	3		0	1	4	4	3	3	3
	0	0	4	4	2	1	1		0	0	3	5	3	1	4
32	1	1	2	2	5	4	2	44	1	1	3	4	4	3	5
	0	0	3	4	4	4	5		0	1	5	5	3	1	2
	0	1	1	5	3	3	5		0	0	5	5	4	3	3
33	1	1	2	3	3	3	1	45	1	1	2	5	4	4	4
	0	1	4	2	4	3	5		0	0	4	5	2	1	3
	0	0	4	5	3	1	5		0	1	3	3	3	1	2
34	1	1	2	3	2	1	5	46	1	1	2	4	3	4	4
	0	0	4	4	4	4	1		0	0	3	3	2	3	4
	0	1	3	3	3	1	5		0	0	4	4	4	3	3
35	1	0	2	3	4	4	5	47	1	0	2	3	3	2	4
	0	1	2	2	1	1	2		0	0	3	3	3	3	3
	0	1	4	1	2	2	4		0	1	3	4	3	3	2
36	1	0	3	3	4	4	4	48	1	1	2	4	4	5	2
	0	1	2	3	2	4	5		0	0	3	2	3	3	3
	0	0	3	4	3	1	3		0	1	5	4	3	3	5
37	1	1	3	3	5	4	5	49	1	0	1	1	2	4	5
	0	1	3	3	3	1	1		0	0	4	4	4	2	4
	0	1	3	3	3	3	4		0	1	2	4	3	1	4
38	1	1	3	3	3	2	5	50	1	1	2	4	3	4	5
	0	1	3	3	1	3	5		0	1	3	5	3	1	3
	0	0	3	4	3	3	5		0	1	2	5	3	2	4
39	1	0	3	5	4	5	4	51	1	0	2	4	4	4	4
	0	1	5	5	3	3	5		0	1	3	5	3	2	4
	0	0	3	5	1	4	5		0	0	3	3	5	3	3
40	1	0	1	2	2	4	4	52	1	1	1	5	4	4	4
	0	1	3	5	2	3	2		0	0	1	3	3	2	3
	0	1	3	3	3	2	5		0	1	4	5	3	3	2

采用强迫进入法，SPSS 软件的输出结果：自变量对应的参数估计、标准误、Wald χ^2 检验、自由度和 OR 值及其总体 OR 的 95% 可信区间见表 19-16。

表 19-16　例 19-5 自变量的参数的估计与假设检验

选入变量	b	S_b	Waldχ^2	ν	P	OR	总体 OR 的 95% 可信区间	
							Lower	Upper
X_1	1.231	0.614	4.016	1	0.045	3.425	1.027	11.415
X_2	-1.044	0.315	10.992	1	0.001	0.352	0.190	0.653
X_3	-0.343	0.302	1.288	1	0.256	0.710	0.393	1.283
X_4	0.777	0.296	6.879	1	0.009	2.174	1.217	3.884
X_5	0.623	0.269	5.353	1	0.021	1.864	1.100	3.158
X_6	0.417	0.210	3.930	1	0.047	1.518	1.005	2.293

50~60 岁女性冠心病有关危险因素：高血压家族史（X_1）的回归系数为正值且有统计学意义，说明有高血压家族史的人患冠心病的危险性较对照人群高 3.425 倍；食用猪/牛/羊等肉类频率（X_2）的回归系数为负值且有统计学意义，提示食用猪/牛/羊等肉类频率低有减少冠心病发生的保护性因素。食用鱼和水产类的频率（X_4）、食用果蔬的频率（X_5）、食用奶制品的频率（X_6）的回归系数为正值且有统计学意义，说明不吃或少吃鱼和水产类、果蔬类和奶制品有增加冠心病发生的风险。

若采用逐步回归进入法（$\alpha_{引入}=0.05$，$\alpha_{删除}=0.10$）SPSS 软件的输出结果：自变量对应的参数估计、标准误、Waldχ^2 检验、自由度和 OR 值及其总体 OR 的 95% 可信区间见表 19-17。

表 19-17　例 19-5 自变量的参数的估计与假设检验

选入变量	b	S_b	Waldχ^2	ν	P	OR	总体 OR 的 95% 可信区间	
							Lower	Upper
X_1	1.147	0.588	3.799	1	0.051	3.149	0.994	9.978
X_2	-1.121	0.310	13.055	1	0.000	0.326	0.177	0.599
X_4	0.754	0.288	6.860	1	0.009	2.126	1.209	3.739
X_5	0.718	0.256	7.864	1	0.005	2.050	1.241	3.385
X_6	0.397	0.197	4.045	1	0.044	1.487	1.010	2.188

50~60 岁女性冠心病有关危险因素和保护因素结果解释同上。

logistic 回归分析的统计电脑实验

【实验 19-1】 对例 19-1 资料进行 logistic 回归分析。

1. 数据文件 如图 19-2 录入数据。以 group 表示病例组和对照组，其中"对照"=0，"病例"=1；smoking 为吸烟变量，"不吸烟"=0，"吸烟"=1；drink 为饮酒变量，"不饮酒"=0，"饮酒"=1；fre 为频数变量。建立 8 行 4 列数据集 E1901.sav。

	group	smoking	drink	fre
1	0	0	0	110
2	0	0	1	120
⋮	⋮	⋮	⋮	⋮
7	1	1	0	60
8	1	1	1	160

图 19-2　数据集 E1901.sav

2. 操作步骤

（1）加权频数　详情略。

（2）logistic 回归分析　Analyze → Regression → Binary Logistic → 将因变量 group 移到 Dependent 框内→将自变量 smoking 和 drink 移到 Covariates 框内→点击 Options→选 CI for exp 95%→Continue→OK。

3. SPSS 输出结果及解释

（1）数据处理情况概述（Case Processing Summary）　包括纳入分析的观察例数有多少，缺失的观察例数有多少等，详情略。

（2）因变量赋值情况（Dependent Variable Encoding）　Binary Logistic 过程默认以因变量较大取值的概率 $P(Y=1)$ 建立模型，留意这一部分，搞清实际分析资料因变量的赋值情况，对分析结果的正确解释是很重要的。本例以 group = 1（即病例组）的事件概率建立模型。

（3）初步模型拟合（Block 0：Beginning Block）　给出不含任何自变量只有常数项的分析结果，包括 Classification Table 表给出模型不含任何自变量时，所有观察对象被预测为病例组，总的预测准确率为 71.5%；Variables in the Equation 表给出只有常数项的参数检验结果；Variables not in the Equation 表给出若将现有模型外的各个变量纳入模型，对整个模型的拟合优度改变是否有统计学意义，详情略。

（4）引入自变量后的模型分析结果　SPSS 提供了 7 种建立 logistic 回归模型的方法，可通过 Method = ×× 方式来选择，默认方法为 Enter 法，即强迫所有自变量同时进入模型，本例为 Enter 法（Block 1：Method = Enter）。

① 模型系数总检验（Omnibus Tests of Model Coefficients）：给出三个结果；Step 统计量为每一步与前一步相比的似然比检验结果；Block 统计量是指 block1 与 block0 相比的似然比检验结果；Model 统计量则是上一个模型与当前模型的似然比检验结果。本例由于选择了默认的 Enter 法，三个统计量及其假设检验结果是一样的。$\chi^2 = 8.928$，$P = 0.012$，表明自变量 smoking 和 drink 引入模型有统计学意义。若是两个或两个以上自变量引入模型，模型系数总检验得到 $P < \alpha$，拒绝 H_0，接受 $H_1 [H_0 : \beta_1 = \beta_2 = \cdots = \beta_k = 0, H_1 : \beta_i \neq 0 \ (j = 1, 2, \cdots, k)]$，表明至少有一个自变量的作用有统计学意义。

② 模型综合分析（Model Summary）：给出 -2 倍的似然对数值为 247.075，结合①中提及的似然比检验结果，可认为模型成立。

③ 分类表（Classification Table）：给出模型对因变量的分类预测情况。本例有 2 个自变量，Block 1 的预测准确率均为 71.5%。如果有多个自变量，预测准确率后步模型拟合的高于前步模型拟合的，说明新变量的引入对改善模型预测效果的确有作用。

④ 进入回归方程的变量分析结果（Variables in the Equation）：这是 logistic 回归分析结果最重要的一部分。包括最终引入模型的变量及常数项的系数值（B），标准误（S. E.），Wald 卡方值（Wald），自由度（df），P 值（Sig.），OR 值 [Exp(β)] 及总体 OR95% 的可信区间。见图 19-3。

注：本例为病例-对照研究，若是资料表格形式与之相似的队列研究，SPSS 建立数据集和处理方法同上，只是比数比的意义不同。当队列研究的事件发生的阳性率很低（接近于 0）时，可把比数比近似

看作相对危险度。

Variables in the Equation

		B	S.E.	Wald	df	Sig.	Exp(B)	95% C.I.for EXP(B)	
								Lower	Upper
Step 1[a]	smoking	.465	.165	7.951	1	.005	1.593	1.152	2.201
	drink	.040	.153	.067	1	.795	1.040	.771	1.404
	Constant	−1.285	.162	62.663	1	.000	.277		

a. Variable(s) entered on step 1: smoking, drink.

图 19-3 例 19-1 进入方程中的自变量及其有关参数的估计与检验

【实验 19-2】对例 19-2 资料进行 logistic 回归分析。

1. 数据文件 如图 19-4 录入数据，以 X1、X2、X3、X4、X5、X6、Y 为变量名，建立 100 行 7 列数据集 E1902. sav。

2. 操作步骤 Analyze→Regression→Binary Logistic→将因变量 Y 移到 Dependent 框内→将自变量 X1 至 X6 移到 Covariates 框内→OK。

图 19-4 数据集 E1902. sav

3. SPSS 主要输出结果 见正文。

（1）以 SPSS 软件默认的 Enter 法，即强迫所有的自变量同时进入模型的 logistic 回归分析输出结果，见图 19-5。

Variables in the Equation

		B	S.E.	Wald	df	Sig.	Exp(B)	95% C.I.for EXP(B)	
								Lower	Upper
Step 1[a]	x1	.898	.249	12.983	1	.000	2.455	1.506	4.001
	x2	.604	.261	5.371	1	.020	1.830	1.098	3.050
	x3	−1.032	.346	8.923	1	.003	.356	.181	.701
	x4	1.092	.444	6.059	1	.014	2.980	1.249	7.108
	x5	−1.135	.435	6.796	1	.009	.322	.137	.755
	x6	.705	.471	2.240	1	.135	2.025	.804	5.101
	Constant	−3.699	1.713	4.665	1	.031	.025		

a. Variable(s) entered on step 1: x1, x2, x3, x4, x5, x6.

图 19-5 例 19-2 进入方程中的自变量及其有关参数的估计与检验

（2）以 Forward Stepwise（Likelihood Ratio）法对变量进行逐步回归分析筛选，logistic 回归分析输出结果见图 19-6。

步骤：Analyze→Regression→Binary Logistic→将因变量 Y 移到 Dependent 框内→将自变量 X1 至 X6 移到 Covariates 框内，点击 Method 框右侧的下拉箭头，选 Forward：LR，余下步骤同上。注意：Options 选项中 SPSS 默认引入（Entry）和剔除（Removal）变量的检验水准分别为 0.05 和 0.10，如果需要变更时，可修改 Probability for Stepwise 下的 Entry 和 Removal 进行自行设置。

输出结果增加了逐步回归分析的内容，最后汇总给出引入或未引入回归模型的自变量检验

NOTE

结果。下面给出本例逐步回归被引入方程变量对应的参数估计、标准误、Wald χ^2 检验和 OR 值的 95% 可信区间，如图 19-6，其他详情略。

Variables in the Equation

		B	S.E.	Wald	df	Sig.	Exp（B）	95% C.I.for EXP（B） Lower	95% C.I.for EXP（B） Upper
Step 1[a]	x1	1.016	.206	24.337	1	.000	2.763	1.845	4.138
	Constant	-3.023	.660	20.958	1	.000	.049		
Step 2[b]	x1	.861	.216	15.886	1	.000	2.364	1.549	3.610
	x4	.894	.348	6.591	1	.010	2.445	1.236	4.840
	Constant	-4.732	1.023	21.396	1	.000	.009		
Step 3[c]	x1	.883	.224	15.509	1	.000	2.418	1.558	3.753
	x4	.874	.361	5.844	1	.016	2.396	1.180	4.867
	x5	-.673	.320	4.413	1	.036	.510	.272	.956
	Constant	-3.448	1.164	8.779	1	.003	.032		
Step 4[d]	x1	.928	.239	15.014	1	.000	2.528	1.582	4.042
	x3	-.682	.274	6.200	1	.013	.505	.295	.865
	x4	.978	.380	6.614	1	.010	2.659	1.262	5.602
	x5	-1.060	.393	7.282	1	.007	.346	.160	.748
	Constant	-2.280	1.255	3.302	1	.069	.102		
Step 5[e]	x1	.935	.247	14.303	1	.000	2.547	1.569	4.135
	x2	.650	.258	6.334	1	.012	1.916	1.155	3.179
	x3	-1.040	.342	9.239	1	.002	.354	.181	.691
	x4	.870	.397	4.809	1	.028	2.388	1.097	5.198
	x5	-1.162	.429	7.323	1	.007	.313	.135	.726
	Constant	-2.286	1.323	2.985	1	.084	.102		

a. Variable（s）entered on step 1: x1.
b. Variable（s）entered on step 2: x4.
c. Variable（s）entered on step 3: x5.
d. Variable（s）entered on step 4: x3.
e. Variable（s）entered on step 5: x2.

图 19-6　logistic 逐步回归分析结果

（3）SPSS 软件 Binary Logistic 视窗中，还提供了 Save 和 Options 选项。

点击 Save 选项，进入 Save 视窗，选择有关选项，SPSS 命名相因变量在数据集中输出。其中，Predicted Values 选项组内可以选择将预测结果保存到数据编辑窗口里：Probabilities 选项是对每一个观测保存事件发生的预测概率；Group membership 选项具有保存根据观测所指定的预测概率所确定的群体。Influence 选项组中可以选择保存观测点是否为异常值和强影响案例的统计量，有 Cook 距离、杠杆度（Leverage）和 Dfbeta（s）。Residuals 选项组提供 5 种残差指标的计算与输出。

本例 SPSS 给出第 22、33、71 与 89 观察值为异常值或强影响案例。

点击 Options 选项，进入 Options 视窗，选择 Hosmer-Lemeshow goodness-of-fit 选项，可进行 Hosmer-Lemeshow 拟合检验，该方法常用于自变量很多或自变量中包含连续型数值变量情形下的 logistic 回归模型拟合优度检验。CI for exp（B）选项会给出比数比的可信区间。

本例 SPSS 给出 Hosmer-Lemeshow 拟合检验，卡方值为 9.379，$P=0.311$，说明回归模型拟合效果良好。

logistic 回归模型的预测准确度方面，只有常数项时，预测准确率为 50.0%，全部变量引入后，预测准确率为 85.0%，提高了 35.0%。Cox-Snell R2 系数和 Nagelkerke R2 系数分别为 0.467 和 0.623。说明模型的预测能力良好。

如果希望得到间隔两个或两个以上年龄段之间的 OR 值，只要计算 $e^{b_i(c_i-c_o)}$。例如 60 岁 ~ 与 40 岁 ~ 之间的 OR 值 $e^{b_i(c_i-c_o)}=e^{0.898\times(4-2)}=6.03$，说明 60 岁 ~ 年龄组男性患高血脂是 40 岁 ~ 年龄组的 6.03 倍。OR 值可用计算机程序附件中的计算器取自然指数获得，或通过 SPSS 软件的 Transform→Compute… 过程来实现，赋值为 $OR=EXP(0.898*2)$。

注意：在建立 logistic 回归模型时，年龄以一岁为间隔的比数比 OR 实际意义不大，此时可考虑将数值变量年龄转变为间隔相同组距或等级有序分组，使得到的 OR 值赋予更具有专业意义的解释。当间隔相同年龄或按等级分组的 OR 值专业意义不完全一致时，需将数值变量年龄转变为无序多分类变量，然后构建相应的哑变量引入模型，得到对应的比数比是以某组别为基准的比数比，SPSS 默认的是基准组为最后一个组别，也可自己定制为第一个组别。

（4）自变量为无序多分类变量的 logistic 回归分析 SPSS 实现步骤如下：

logistic 回归分析：Analyze→Regression→Binary Logistic→将因变量 Y 移到 Dependent 框内→将自变量 X1 至 X6 移到 Covariates 框内→点击 Categorical→在随即出现的视窗里将 Covariates 框内的变量 X1 移到 Categorical 框内→选右下角的 First（默认 Last）→Change［随即 Categorical 框内的内容变为 X1（Indicator（first）］→Continue［在初始视窗的 Covariates 框内 X1 变量后面跟着一个（Cat）标识，表示 X1 变量是以第一区组为基准形成哑变量引入模型的］→OK。

【实验 19-3】对例 19-3 资料进行 logistic 回归分析。

1. 数据文件 如图 19-7 录入数据，以 gender（性别）、type（疾病类型）、method（治疗方法）、effect（疗效）和 fre（频数）为变量名，建立 24 行 6 列数据集 E1903.sav。

注意：这里 effect 变量的赋值：无效 = 0，有效 = 1，显效 = 2 顺序输入。

2. 操作步骤

（1）加权频数，详情略。

	gender	type	method	effect	fre
1	0	0	1	0	4
2	0	0	1	1	19
3	0	0	1	2	7
⋮	⋮	⋮	⋮	⋮	⋮
22	1	1	0	0	4
23	1	1	0	1	15
24	1	1	0	2	6

图 19-7 数据集 E1903.sav

（2）Analyze→Regression→Ordinal→在随即出现的视窗里将因变量 effect 移到 Dependent 框内→将自变量 gender、type、method 移到 Factor（s）框内→output→选 test of parallel lines→Continue→OK。

3. SPSS 主要输出结果 见正文。需说明的是：SPSS 输出的常数项按递增排列给出，由于模型的右边常数项之前为负号，所以按疗效递减顺序以 $b_0-b_1x_1-b_2x_2-\cdots-b_mx_m$ 模型形式写出回归方程。

		Estimate	Std. Error	Wald	df	Sig.	95% Confidence Interval	
							Lower Bound	Upper Bound
Threshold	[effect = 0]	−1.997	.309	41.757	1	.000	−2.603	−1.391
	[effect = 1]	.620	.273	5.166	1	.023	.085	1.155
Location	[gender=0]	−.894	.270	10.937	1	.001	−1.424	−.364
	[gender=1]	0ª	.	.	0	.	.	.
	[type=0]	.343	.262	1.713	1	.191	−.171	.857
	[type=1]	0ª	.	.	0	.	.	.
	[method=0]	−.588	.265	4.949	1	.026	−1.107	−.070
	[method=1]	0ª	.	.	0	.	.	.

Parameter Estimates

Link function: logit.

a. This parameter is set to zero because it is redundant.

图 19-8　例 19-3 进入方程中的自变量及其有关参数的估计与检验

Model	−2 Log Likelihood	Chi-Square	df	Sig.
Null Hypothesis	57.942			
General	57.479	.462	3	.927

Test of Parallel Linesª

The null hypothesis states that the location parameters（slope coefficients）are the same across response categories.

a. Link function: logit.

图 19-9　平行性检验结果

	X1	X2	X3	Y	F
1	0	0	0	1	26
2	0	0	0	2	84
⋮	⋮	⋮	⋮	⋮	⋮
31	1	1	1	3	9
32	1	1	1	4	2

图 19-10　数据集 E1904. sav

【实验 19-4】对例 19-4 资料进行 logistic 回归分析。

1. 数据文件　如图 19-10 录入数据，以 X1、X2、X3、Y、F 为变量名，建立 32 行 5 列数据集 E1904. sav。

2. 操作步骤

（1）加权频数，详情略。

（2）Analyze→Regression→Multinomial Logistic→在 Multinomial Logistic Regression 对话框中，将因变量 Y 移到 Dependent 框内，出现 Y（Last），Reference Category 的默认设置为 Last Category。

本例以肝火亢盛（Y1）为对照，因此将 Reference Category 设置改为 first Category【若以阴阳两虚（Y4）为对照，点击 Reference Category 选 Last category；若以阴虚阳亢（Y2）为对照，点击 Reference Category 选 Custom，并在 Value 对应的框内键入 2】→将自变量 X1、X2 和 X3 移到 Factor(s) 框内【这里 X1、X2 和 X3 是分类变量，若 X1、X2 和 X3 为数值变量，需移到 Covariate(s) 框内】，点击 Statistics→在随即出现的视窗里选 Goodness-of-fit 和 Cell probabilities 及 Classification table→Continue→OK。

3. 主要结果　见正文。

【实验 19-5】对例 19-5 资料进行 1∶2 匹配的条件 logistic 回归分析。

1. 数据文件　如图 19-11 录入数据，以 id（匹配编号）、Y（冠心病与否，1 = 病例，0 = 对照）、X 分别为高血压家族史（X1）、食用猪/牛/羊等肉类频率（X2）、食用禽肉类的频率

（X3）、食用鱼和水产类的频率（X4）、食用果蔬的频率（X5）、食用奶制品的频率（X6），变量赋值见正文表 19-16，建立 156 行 8 列数据集 E1905. sav。

2. 操作步骤

（1）产生一个虚拟的生存时间变量 time　1：2 匹配的条件 logistic 回归分析需要借助 SPSS 软件的 Cox Regression 过程实现，需要产生一个虚拟的生存时间变量 time。设病例组生存时间较对照组短，因此，将病例组的生存时间赋值为"1"，对照组的生存时间赋值为"2"。

	id	Y	X1	X2	X3	X4	X5	X6
1	1	1	0	1	3	4	4	5
2	1	0	1	3	3	3	1	3
3	1	0	0	2	3	2	3	3
⋮	⋮	⋮	⋮	⋮	⋮	⋮	⋮	⋮
154	52	1	1	1	5	4	4	4
155	52	0	0	1	3	3	2	3
156	52	0	1	4	5	3	3	2

图 19-11　数据集 E1905. sav

Transform→Computer Variable→在 Target Variable 下框内键入 time，在 Numeric Expression 下框内设置 2-y→OK；

（2）Cox Regression 过程分析　Analyze→Survival→Cox Regression→在随即出现的视窗里将变量 time 移到 Time 下框内；将 Y 移到 status 下框内，点击 Define Event，在 Single Value 对应框内键入 1；将自变量 X1 至 X6 移到 Covariate（s）框内，将 id 移到 Strata 下框内→Options→在随即出现的视窗里选 CI for exp（B）：95%→Continue→OK。

3. 主要结果　见正文。

学习小结

1. 学习内容

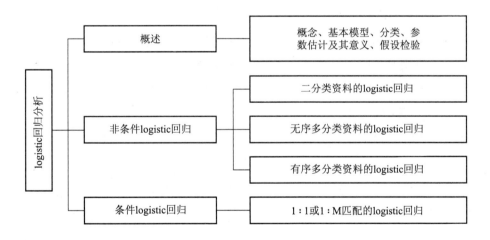

2. 学习方法　logistic 回归模型是一种非线性回归，参数估计采用极大似然估计方法，模型与偏回归系数的假设检验采用相应的 χ^2 检验；logistic 回归系数的涵义与流行病学的 OR（比数比）意义相关联；logistic 回归分析的因变量为计数变量，主要用途是筛选危险因素、统计控制混杂因素、预测与判别。学习时采用类比法，注意同多重线性回归分析相比较。

练习题

一、最佳选择题

1. 关于 logistic 回归下列说法错误的是（　　）

A. 逐步回归法得到的模型一定是最佳模型

B. 回归系数的估计常用最大似然法

C. 是概率型非线性回归

D. 常用于流行病学研究中危险因素的分析

E. 要求样本量足够大

2. 关于 logistic 回归的应用说法错误的是 （　　）

    A. 可用于流行病学研究中危险因素的分析

    B. 可用于控制混杂因素

    C. 可用于预测某事件发生的概率

    D. 可用于判别分析

    E. 可用于生存资料的分析

3. logistic 逐步回归分析时，若增大进入的 α 值，则进入方程的变量一般会（　　）

    A. 增多   B. 减少

    C. 不变   D. 可增多也可减少

    E. 以上都不对

4. 在流行病学研究中应用 logistic 回归分析时下列说法错误的是 （　　）

    A. 常数项 β_0 表示暴露剂量为 0 时个体发病与不发病概率之比的自然对数

    B. 回归系数 β_1 与衡量危险因素作用大小的 OR 值有一个对应的关系

    C. 若回归系数 $\beta_1<0$ 且有统计学意义，说明 X_1 可能是一个保护因素

    D. 若因变量的编码顺序相反，所有回归系数的绝对值不变，但正负符号相反

    E. 各自变量的相对重要性可直接通过各回归系数的大小来反映

5. logistic 回归分析中的回归系数与优势比 OR 值的关系为 （　　）

    A. 若 $\beta>0$ 则 $OR<1$ B. 若 $\beta>0$ 则 $OR<0$

    C. 若 $\beta<0$ 则 $OR<1$ D. 若 $\beta<0$ 则 $OR<0$

    E. 若 $\beta=0$ 则 $OR=0$

6. 在 logistic 回归分析中，当其他因素固定不变时，X_1 每改变一个数量单位时，OR 的改变量为 （　　）

    A. β_i B. e^{β_i}

    C. b_i D. L

    E. $L_n L$

7. 在 logistic 回归分析中，因变量 （y）的取值不可以的是 （　　）

    A. 二分类有序变量资料   B. 二分类无序变量资料

    C. 多分类有序变量资料   D. 多分类无序变量资料

    E. 连续型数值变量资料

8. logistic 回归分析适用于应变量为 （　　）

    A. 分类资料   B. 连续型的计量资料

    C. 正态分布资料   D. 一般资料

    E. 非连续型的计量资料

二、简答题

1. 简述 logistic 回归与多元线性回归的区别。

2. 简述 logistic 回归的适用范围及其应用时应注意的问题。

3. logistic 回归中用逐步回归法得到的回归方程是否最优？为什么？

4. 非条件 logistic 回归和条件 logistic 回归有何区别？

三、应用题

1. 某医生为了研究糖尿病肾病患者死亡的影响因素，现收集了某医院 2003～2008 年 66 例该病患者的临床资料，部分资料见下表，试分析性别、年龄、心衰、呼衰和感染对糖尿病肾病患者死亡的影响（性别：1 男，2 女；心衰：0 否，1 是；呼衰：0 否，1 是；感染：0 否，1 是；死亡：0 否，1 是）。

表 19-18　某医院 2003～2008 年 66 例糖尿病肾病患者死亡的影响因素调查资料

编号	性别	年龄	心衰	呼衰	感染	死亡	编号	性别	年龄	心衰	呼衰	感染	死亡
1	1	40	0	0	1	1	29	2	24	1	1	1	1
2	2	60	1	0	1	1	30	2	75	0	0	0	0
3	1	10	0	0	1	1	31	1	30	0	0	0	0
4	1	28	0	0	1	0	32	2	63	1	1	1	1
5	1	34	0	0	1	1	33	2	42	0	0	0	0
6	1	61	0	0	0	0	34	2	65	0	0	1	1
7	1	62	0	0	0	0	35	2	12	0	0	0	0
8	1	72	0	0	0	0	36	1	38	0	1	1	1
9	1	32	0	0	0	0	37	1	36	0	0	0	0
10	1	38	0	0	0	0	38	1	53	0	0	0	1
11	1	26	0	1	1	1	39	1	71	0	0	0	1
12	1	54	0	0	0	0	40	2	69	0	0	1	1
13	1	53	0	0	1	0	41	1	26	0	1	1	1
14	1	56	0	0	0	0	42	1	46	0	1	0	0
15	1	77	0	0	0	0	43	2	34	0	1	1	1
16	1	26	0	0	1	1	44	1	8	0	0	0	0
17	1	50	0	0	0	0	45	1	76	0	0	1	0
18	2	21	0	0	1	0	46	1	63	0	0	0	0
19	1	72	0	0	0	0	47	1	62	0	1	0	1
20	1	72	0	0	0	0	48	1	56	0	0	0	0
21	1	1	1	0	0	0	49	2	54	0	0	0	0
22	1	75	1	1	1	1	50	2	20	0	0	1	0
23	1	71	0	0	0	0	51	2	77	0	0	0	0
24	1	17	0	0	0	0	52	2	77	0	0	0	0
25	1	75	0	0	0	0	53	2	18	0	1	0	0
26	1	24	0	0	0	0	54	1	25	0	0	0	0
27	1	60	0	0	0	0	55	2	72	0	0	0	0
28	2	29	0	0	0	0	56	1	36	0	0	0	0

续表

编号	性别	年龄	心衰	呼衰	感染	死亡	编号	性别	年龄	心衰	呼衰	感染	死亡
57	1	18	1	1	1	1	62	2	32	0	0	1	0
58	2	30	0	0	0	0	63	1	56	0	0	0	0
59	2	40	0	0	1	0	64	1	68	0	0	0	1
60	1	30	0	0	0	0	65	1	27	0	0	0	0
61	1	55	0	0	0	0	66	1	18	0	0	0	0

2. 某研究人员欲研究糖尿病的危险因素，用 1：2 配对的病例-对照研究方法调查了 72 个研究对象的有关资料，其中部分调查结果见下表 11–19，其中的 num、i、y、x_1、x_2、x_3、x_4、x_5、x_6 分别代表编号、对子号、糖尿病（0 表示对照，1 表示病例）、性别（1 表示男，2 表示女）、年龄（1、2、3、4、5 分别表示 20 岁~、30 岁~、40 岁~、50 岁~、60 岁以上年龄组）、高血压（0 表示无，1 表示有）、吸烟（0 表示无，1 表示有）、饮酒（0 表示无，1 表示有）、糖尿病家族史（0 表示无，1 表示有），请对该资料进行条件 logistic 逐步回归分析。

表 19–19　糖尿病危险因素 1：2 配对病例-对照研究结果

num	i	y	x_1	x_2	x_3	x_4	x_5	x_6	num	i	y	x_1	x_2	x_3	x_4	x_5	x_6
1	1	1	1	3	1	2	1	0	26	9	0	1	1	1	2	1	0
2	1	0	1	1	1	2	1	1	27	9	0	1	1	1	2	1	0
3	1	0	1	1	1	2	1	1	28	10	1	1	3	1	1	3	0
4	2	1	1	4	1	2	1	0	29	10	0	1	1	1	2	1	0
5	2	0	1	5	1	2	1	0	30	10	0	1	2	1	2	1	0
6	2	0	1	4	1	2	1	0	31	11	1	1	1	1	2	1	1
7	3	1	1	4	1	2	1	0	32	11	0	1	1	1	2	3	0
8	3	0	1	1	1	2	1	0	33	11	0	1	1	1	2	3	0
9	3	0	1	1	1	2	1	0	34	12	1	1	4	1	1	1	1
10	4	1	1	3	1	2	1	0	35	12	0	1	1	1	2	1	0
11	4	0	1	1	1	2	1	0	36	12	0	1	1	1	2	3	0
12	4	0	1	2	1	2	1	0	37	13	1	1	4	1	2	1	0
13	5	1	2	4	1	2	1	0	38	13	0	1	2	1	2	3	0
14	5	0	1	2	1	2	1	0	39	13	0	1	3	1	2	1	0
15	5	0	1	1	1	2	1	0	40	14	1	1	2	1	2	1	0
16	6	1	1	4	1	2	3	1	41	14	0	1	2	1	2	1	0
17	6	0	1	2	1	2	3	0	42	14	0	1	1	1	2	3	0
18	6	0	2	1	1	2	1	0	43	15	1	1	5	1	2	1	0
19	7	1	2	1	1	2	1	0	44	15	0	1	2	1	2	1	0
20	7	0	1	1	1	2	3	0	45	15	0	1	2	1	2	1	1
21	7	0	1	1	1	2	1	0	46	16	1	1	1	1	2	1	0
22	8	1	1	4	1	2	1	1	47	16	0	1	2	1	2	1	0
23	8	0	1	1	1	2	1	0	48	16	0	1	1	1	2	3	0
24	8	0	1	1	1	2	1	0	49	17	1	1	2	1	2	1	0
25	9	1	1	2	1	2	1	1	50	17	0	1	2	1	2	1	0

续表

num	i	y	x_1	x_2	x_3	x_4	x_5	x_6	num	i	y	x_1	x_2	x_3	x_4	x_5	x_6
51	17	0	1	2	1	2	1	0	62	21	0	1	5	1	2	3	0
52	18	1	1	4	2	2	3	0	63	21	0	1	4	1	2	1	0
53	18	0	1	5	1	2	1	0	64	22	1	2	4	2	2	1	0
54	18	0	1	5	1	2	3	0	65	22	0	1	1	1	2	3	0
55	19	1	1	4	1	2	1	0	66	22	0	1	4	1	2	1	0
56	19	0	1	5	1	2	3	0	67	23	1	1	3	1	2	1	0
57	19	0	1	5	1	2	3	0	68	23	0	1	1	1	2	1	0
58	20	1	1	3	1	2	1	1	69	23	0	1	2	1	2	1	0
59	20	0	1	1	1	2	1	0	70	24	1	1	4	1	2	1	0
60	20	0	1	2	1	2	3	0	71	24	0	1	1	1	2	3	0
61	21	1	1	4	1	2	1	1	72	24	0	1	1	2	2	1	0

（黄品贤）

第二十章 生存分析

在临床试验研究特别是癌症等慢性疾病的研究中，常常要对研究对象进行随访，除了观察研究对象的结局（比如死亡、生存）外，还要考虑试验开始到产生结局的时间；即除了观察终点事件（terminal event）外，还要观察生存时间（或随访时间，survival time）。这种将终点事件出现与否和生存时间结合起来分析的一类统计分析方法称为生存分析（survival analysis）。

生存分析最早可以追溯到天文学家 Halley（1656—1742）提出的寿命表（life table），寿命表是当时进行人口统计分析的基本工具。现代的生存分析开始于 20 世纪 30 年代的工业科学时代，当时主要用作武器装备的可靠性研究，其方法都集中于参数模型。自 20 世纪 60 年代，医学研究中出现大量生存时间的资料，研究开始转向非参数方法。1965 年 Gehan 提出了广义的 Wilcoxon 法；1966 年 Mantel 提出了 Log-rank 检验法。20 世纪 60 年代后期到 70 年代，如何将协变量纳入到模型成为主要问题，1972 年英国伦敦大学的 Cox 提出了比例风险模型（Proportional Hazard Model），是一种半参数的方法。

生存分析广泛地应用于具有不完全数据的事件分析，如设备的失效、疾病的发生、患者康复或复发等，已经成为现代统计学的一个重要分支。

第一节 生存分析概述

一、生存分析的几个基本概念

1. 生存时间（survival time） 指两个事件之间的时间间隔，常用符号 t 表示。其广义定义为从规定的观察起点到某一特定终点事件出现的时间，其狭义定义为研究对象从发病到死亡所经历的时间。

计算生存时间要考虑时间度量、观察起点和终点事件。时间度量的单位可以是年、月、日、小时等。一般根据研究目的来确定观察起点和终点事件，随机对照试验的观察起点通常是随机化的时间，而观察性研究的观察起点一般是发病时间、第一次确诊时间等。终点事件包括某种疾病的发生、某种治疗的反应、疾病的复发或死亡等，如胃癌患者从药物化疗到死亡的时间、肾癌患者从随机化到完全缓解或部分缓解的时间、鼻咽癌患者从症状消失至首次复发的时间等。另外，生存时间还可以指工业研究中机器发生故障之前的正常运转时间，社会学研究中研究对象再上岗的待业时间等等。

2. 完全数据和删失数据 随访过程中，观察到了研究对象的终点事件，即知道从起始到终点事件发生所经历的时间，称为生存时间的完全数据（complete data）。由于某种原因未能观察到研究对象的终点事件，并不知道研究对象的确切生存时间，称为生存时间的删失数据（censored data），也称失访数据。

根据删失的时间点将删失分为右删失、左删失和期间删失。右删失是指未能观察到终点时间，左删失是指未能观察到起始时间，期间删失是指未能观察到起始时间和终点时间。一般在研究工作中右删失最常见，因此本章只考虑右删失。

产生删失数据的原因包括：①研究对象因没有继续就诊、拒绝访问或搬迁等失去联系，而造成的失访；②研究对象死于其他疾病而导致终止观察；③研究结束时，研究对象仍然存活，终点事件未发生。删失数据常在其右上角标记"+"，表示真实的生存时间未知，只知道比观察到的删失时间要长。本章假定删失的发生是随机的，即产生删失的原因与终点事件的发生无关。

3. 死亡概率和生存概率

（1）死亡概率（probability of death）　指某时段开始时存活的研究对象在该时段内死亡的可能性。年死亡概率表示年初尚存活的对象在今后1年内死亡的可能性，用q表示，$q=$某年内死亡人数/某年年初人口数。

（2）生存概率（probability of survival）　表示某时段开始时存活的对象，到该时段结束时仍存活的可能性。年生存概率表示年初尚存活的对象存活满一年的可能性，用p表示，$p=1-q$，$q=$某年活满一年人数/某年年初人口数。

4. 生存函数（survival function）　也称为累积生存率，简称为生存率（survival rate），指观察对象经历t时段后仍存活的可能性，用$S(t)$表示，$0 \leqslant S(t) \leqslant 1$。当$t=0$时，生存率的取值为1；随着时间的推移（$t$逐渐增大），生存率的取值逐渐减小。如果资料中不存在删失数据，生存率的公式可表示为：

$$S(t) = P(T \geqslant t) = \frac{t\text{时刻仍存活的例数}}{\text{观察总例数}} \qquad (20-1)$$

如果存在删失数据，须分时段计算生存率。假定观察对象在各个时段的生存事件独立，应用概率乘法定理将分时段的生存概率相乘得到生存率，即：

$$S(t) = p_1 \times p_2 \times \cdots \times p_i \times \cdots \times p_k = S(t_{k-1}) \times p_k \qquad (20-2)$$

式中$p_i(i=1, 2, \cdots, k)$为各时段的生存概率。

5. 风险函数（risk function）　t时刻存活的个体在t时刻的瞬时死亡率，用$h(t)$表示：

$$h(t) = \lim_{\Delta t \to 0} \frac{P(t \leqslant T < t + \Delta t \mid T > t)}{\Delta t} \qquad (20-3)$$

6. 中位生存时间（median survival time）　又称中位生存期，表示恰有50%的对象还存活的时间。中位生存期越长，表示疾病的预后越好；中位生存期越短，表示疾病的预后越差。

二、随访资料的收集

确定随访的初始时间。随访的初始时间一般定义为疾病的确诊时间、手术时间、开始治疗时间、出院时间等，如胃癌的初始时间可规定为胃癌的切除时间或对象的出院时间。

确定随访的结局、随访的终止时间及删失情况。随访的结局包括以下几种情况：①对象死于所研究的疾病，终止时间为其死亡时间；②对象死于其他与研究疾病无关的原因（如胃癌患者死于心肌梗死等），其终止时间为死亡时间，记录该对象为删失；③对象存活但中途失访，那么其最后一次访问时间为终止时间，记录该对象为删失；④随访截止，随访研究结束时观察对象仍存活，随访的终止时间为研究结束时间。

记录影响对象生存时间的其他因素，比如患者的年龄、病程、术前健康状况等，以便分析这些因素对生存时间的影响。

第二节　生存资料的统计描述

生存资料的描述包括了解生存时间的分布特点，估计生存率及中位生存时间，绘制生存曲线等。根据生存时间的长短，可以估计出各时点的生存率，并根据生存率来估计中位生存时间和绘制生存曲线。生存时间不服从正态分布，常常呈现指数分布、Weibull 分布、对数正态分布、对数 logistic 分布、Gamma 分布等，因此不能使用均数和标准差来进行描述。

一、生存率的估计

生存率的估计方法主要有 Kaplan-Meier 法和寿命表法。

1. Kaplan-Meier 法　又称乘积极限法（product-limit method），由 Kaplan 和 Meier 在 1958 年提出，是计算生存率最常用的方法。Kaplan-Meier 法假设每个对象的生存时间是独立的，求出各个时点的生存概率，然后根据概率乘法定理计算生存率。Kaplan-Meier 法适用于有精确生存时间的资料，大样本或小样本都可以。

【例20-1】10 例肾癌患者的生存时间（月）分别为 5，9^+，16，26，26^+，32，36，38，44，51^+，试估计该患者的生存率。

表 20-1　Kaplan-Meier 法估计生存率

序号	时间（月）	死亡数	删失数	期初人数	死亡概率	生存概率	生存率	标准误
i	t_i	d_i	c_i	n_i	q_i	p_i	$\hat{S}(t_i)$	$S_{\hat{S}(t_i)}$
(1)	(2)	(3)	(4)	(5)	(6)	(7)	(8)	(9)
1	5	1	0	10	0.100	0.900	0.900	0.095
2	9^+	0	1	9	0.000	1.000	0.900	0.095
3	16	1	0	8	0.125	0.875	0.788	0.134
4	26	1	0	7	0.143	0.857	0.675	0.155
5	26^+	0	1	6	0.000	1.000	0.675	0.155
6	32	1	0	5	0.200	0.800	0.540	0.173
7	36	1	0	4	0.250	0.750	0.405	0.175
8	38	1	0	3	0.333	0.667	0.270	0.160
9	44	1	0	2	0.500	0.500	0.135	0.125
10	51^+	0	1	1	0.000	1.000	0.135	0.125

计算步骤如下：

（1）将生存时间（t_i）由小到大顺序排列，对于非删失数与删失数相同者，删失数排在非删失数的后面，见表20-1第（2）栏的26和26⁺。

（2）列出时间区间 $[t_i, t_{i+1})$ 上的删失数 c_i 和死亡数 d_i，见第（3）、（4）栏。

（3）计算期初人数 n_i。计算时应减去小于 t_i 的死亡数和删失数，即 $n_i = n_{i-1} - d_{i-1} - c_{i-1}$，见表20-1第（5）栏。

（4）计算各时间区间的死亡概率 q_i 和生存概率 p_i，其中 $q_i = d_i/n_i$，$p_i = 1 - q_i$，见表20-1第（6）、（7）栏。

（5）计算生存率 $\hat{S}(t_i)$，见表20-1第（8）栏。结果显示肾癌患者的36月生存率为40.5%。

（6）计算生存率的标准误。Greenwood生存率标准误近似计算公式为：

$$S_{\hat{S}(t_i)} = \hat{S}(t_i) \sqrt{\sum \frac{d_i}{n_i(n_i - d_i)}} \qquad (20-4)$$

其中 $\sum$ 表示累加，把小于和等于 t 时刻的各种非截尾值 $\dfrac{d_i}{n_i(n_i - d_i)}$ 累加起来。

2. 寿命表法（life table method） 采用定群寿命表的原理，根据每个时段的死亡人数和存活人数，计算各个时段的死亡概率和生存概率，然后根据概率乘法定理，将各时段的生存概率相乘，计算生存率。寿命表法适用于分组的大样本生存资料。

【**例20-2**】收集155例胃癌患者随访资料，设定时段区间为6个月，整理结果见表20-2中（1）至（6）栏，计算各时段区间的生存率。

表20-2 寿命表法估计生存率

序号	随访时段	期初人数	删失数	有效人数	死亡数	死亡概率	生存概率	生存率	标准误
i	t_i	n_i'	c_i	n_i	d_i	q_i	p_i	$\hat{S}(t_i)$	$S_{\hat{S}(t_i)}$
(1)	(2)	(3)	(4)	(5)	(6)	(7)	(8)	(9)	(10)
1	0 ~	155	1	154.5	12	0.078	0.922	0.922	0.022
2	6 ~	142	0	142	15	0.106	0.894	0.825	0.031
3	12 ~	127	0	127	20	0.157	0.843	0.695	0.037
4	18 ~	107	0	107	12	0.112	0.888	0.617	0.039
5	24 ~	95	0	95	9	0.095	0.905	0.559	0.040
6	30 ~	86	0	86	4	0.047	0.953	0.533	0.040
7	36 ~	82	0	82	5	0.061	0.939	0.500	0.040
8	42 ~	77	0	77	3	0.039	0.961	0.481	0.040
9	48 ~	74	1	73.5	0	0.000	1.000	0.481	0.040
10	54 ~	73	1	72.5	2	0.028	0.972	0.467	0.040
11	60 ~	70	11	64.5	5	0.078	0.922	0.431	0.040
12	66 ~	54	12	48	3	0.063	0.938	0.404	0.041
13	72 ~	39	16	31	4	0.129	0.871	0.352	0.043
14	78 ~	19	13	12.5	1	0.080	0.920	0.324	0.048

（1）计算各随访时段的有效人数 n_i。观察每个随访时段的删失数 c_i；假定每个删失者平均观察了一半时间，则期初有效人数等于期初观察人数 n_i' 中减去 $c_i/2$，即 $n_i = n_i' - c_i/2$，见表20-2第（5）栏。

（2）计算随访时段的死亡概率 q_i 和生存概率 p_i。死亡概率 q_i 等于死亡数 d_i 除以有效人数，即 $q_i = d_i/n_i$。生存概率：$p_i = 1 - q_i$。见表 20-2 第（7）、（8）栏。

（3）计算生存率。按式 20-2 计算生存率，见表 20-2 第（9）栏。结果显示胃癌患者 1 年生存率为 82.5%，2 年生存率为 61.7%，等等。

（4）计算生存率的标准误。如表 20-2 资料中 $\hat{S}_{(t_3)}$ 的标准误按式 20-4 计算得：

$$S_{\hat{S}(t_3)} = 0.695 \times \sqrt{\frac{12}{154.5 \times (154.5 - 12)} + \frac{15}{142 \times (142 - 15)} + \frac{20}{127 \times (127 - 20)}}$$

$$= 0.037$$

二、生存曲线和中位生存期

以生存时间为横轴，生存率为纵轴，将各个时间点所对应的生存率连接在一起的曲线图称为生存曲线（survival curve）。生存曲线一般呈现折线形或阶梯形曲线，随着时间的延长，研究对象的生存率逐渐降低。生存曲线高表示高的生存率，曲线低表示低的生存率。曲线下降平缓表示较长的生存期，曲线下降陡峭表示较短的生存期。

例 20-1 的生存曲线见图 20-1，呈阶梯形曲线。图中可见曲线的下降陡峭，说明本病短时间内大量患者死亡，患者的生存期短。例 20-2 的生存曲线见图 20-2，呈折线形。可见该肿瘤患者确诊后 3 年内生存率下降较快，3 年后生存率下降较平缓。

生存曲线纵轴生存率为 50% 时所对应横轴生存时间即中位生存期。若各时间点生存率均大于 50%，则无法估计中位生存期。从图 20-2 中可以直观地看出胃癌患者的中位生存期大约为 36（月）。

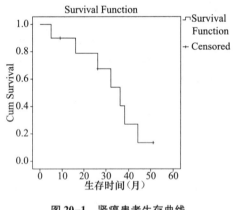

图 20-1　肾癌患者生存曲线

（Kaplan-Meier 法）

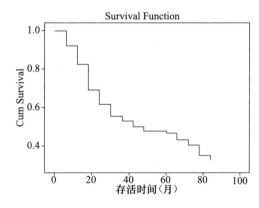

图 20-2　胃癌患者生存曲线

（寿命表法）

如果生存曲线中无法直接显示中位生存期，可以使用线性内插法进行估计，首先找到与生存率 50% 相邻的上下两个生存率及其生存时间，利用线性比例关系求解中位生存期。如图 20-1，已经 $\hat{S}(32) = 0.540$，$\hat{S}(36) = 0.405$。则其中位生存期为：

$$(32 - t) : (t - 36) = (0.540 - 0.5) : (0.5 - 0.405)$$

计算得到 $t = 33.2$（月），肾癌患者的中位生存期大约为 33.2（月）。

三、生存率的区间估计

样本资料计算出的生存率 $\hat{S}(t_i)$ 是总体生存率的点估计值,可据此计算总体生存率的区间估计。

Greenwood 生存率标准误近似计算为公式 20-4。大样本时,生存率近似服从正态分布,总体生存率的 $(1-\alpha)$ 置信区间为:

$$\hat{S}(t_i) \pm Z_{\alpha/2} \cdot S_{\hat{S}(t_i)} \qquad (20-5)$$

其中 $Z_{\alpha/2}$ 为标准正态分布对应于 α 的双侧临界值。当 $\alpha = 0.05$ 时,$Z_{0.05/2} = 1.96$。

例如表 20-2,随访时段为 "0 ~" 患者(第一行)的生存率为 0.922,$S_{\hat{S}(t_i)} = 0.922 \times \sqrt{\dfrac{12}{154.5 \times (154.5 - 12)}} = 0.022$,其总体生存率的 95% 置信区间为 $0.922 \pm 1.96 \times 0.022 = (0.879, 0.965)$。

第三节 生存分析的基本方法

生存分析的基本方法主要包括参数法、非参数法和半参数法。①参数法假定生存时间服从特定参数的分布,然后根据该分布对生存时间进行分析,常用的方法包括指数分布法、Weibull 分布法、对数正态回归分析法和对数 logistic 回归分析法等。参数法通过参数估计得到生存率的估计值。对于两组及以上的样本,可根据参数估计对其进行统计推断。②非参数法不对资料的分布形式作任何要求,它根据样本提供的顺序统计量对生存率进行估计,常用的方法有对数秩检验(log rank)、Breslow 检验和 Gehan 比分检验。非参数法不对资料具体的分布形式及参数进行推断,只是假定组别之间的总体生存时间分布相同。③半参数法兼有参数法和非参数法的特点,主要用于分析影响生存时间和生存率的因素,属于多因素分析方法,其典型方法是 Cox 模型分析法。

下面介绍几种常见的非参数检验方法。

一、log-rank 检验

log-rank 检验属于生存分析的最常用的方法之一,采用 χ^2 的基本思想:当无效假设成立的前提下(生存曲线相同),根据 t_i 时点的死亡率,计算出 t_i 时点上各组的理论死亡数;将所有时点各组的理论死亡数累加,便得到各组的理论死亡总数 T_g;将 T_g 和各组的实际死亡总数 A_g 作比较,就形成 log-rank 检验的统计量:

$$\chi^2 = \sum \frac{(A_g - T_g)^2}{T_g}, \quad \nu = 组数 - 1 \qquad (20-6)$$

log-rank 检验适合两组或多组样本生存时间的比较。

【例 20-3】将 20 例肺癌患者随机分为两组,分别接受中西医和单纯西医方法治疗,两组患者的生存月数如下,请比较两组的生存率是否有差别?中西医:16,22,29,38,44,47,

52^+, 63, 65^+, 70^+；单纯西医：8，12，15，19，20，24^+，33，35，42，50

由生存曲线图20-3可见，无论在哪个时间点，中西医结合治疗组的生存率均高于单纯西医治疗组，但是生存曲线差别有无统计学意义，仍需通过假设检验来回答。

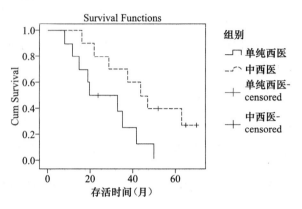

图20-3 两组患者的生存曲线

1. 建立假设、确定检验水准

$H_0: S_1(t) = S_2(t)$，即两总体的生存率相同

$H_1: S_1(t) \neq S_2(t)$，即两总体的生存率不相同

$\alpha = 0.05$

2. 计算统计量 χ^2 值

（1）将两组资料混合在一起，按生存时间（t_i）由小到大进行排序，见表20-3第（2）栏。用 n_{1i} 和 n_{2i} 分别表示两组观察的患者数，分别见第（3）栏和第（6）栏；$n_i = n_{1i} + n_{2i}$ 表示合并的患者总数，见第（9）栏。

表20-3 两组患者生存曲线比较的 log-rank 检验计算表

序号	时间（月）	单纯西医治疗组			中西医治疗组			合计	
i	t_i	n_{1i}	d_{1i}	T_{1i}	n_{2i}	d_{2i}	T_{2i}	n_i	d_i
(1)	(2)	(3)	(4)	(5)	(6)	(7)	(8)	(9)	(10)
1	8	10	1	0.5000	10	0	0.5000	20	1
2	12	9	1	0.4737	10	0	0.5263	19	1
3	15	8	1	0.4444	10	0	0.5556	18	1
4	16	7	0	0.4118	10	1	0.5882	17	1
5	19	7	1	0.4375	9	0	0.5625	16	1
…	…	…	…	…	…	…	…	…	…
合计	—		9	4.8577	—	7	11.1423	—	16

（2）列出各组的死亡数，分别用 d_{1i} 和 d_{2i} 表示，见表20-3第（4）和（7）栏。两组人群的合计死亡数用 d_i 表示，见第（10）栏。

（3）计算各组在时间 t_i 上的理论死亡数 T_{gi}，$T_{gi} = \dfrac{n_{gi} d_i}{n_i}$，分别用 T_{1i} 和 T_{2i} 表示，见表20-3第（5）和（8）栏。

各时间 t_i 上都对应一个四格表，以第一个时间8（月）为例，四格表如表20-4。中西医组

理论死亡数 $=10\times1/20=0.5$；单纯西医组理论死亡数 $=10\times1/20=0.5$。

表20-4 理论死亡数计算表（以第一个时间为例）

组别	死亡数	未死亡数	合计
单纯西医治疗组	1	9	10
中西医治疗组	0	10	10
合计	1	19	20

（4）计算各组的实际死亡数与理论死亡数。单纯西医组实际死亡数 $A_1=9$，理论死亡数 $T_1=4.8577$；中西医组 $A_2=7$，$T_2=11.1423$。

（5）计算 χ^2 统计量。

$$\chi^2 = \sum \frac{(A_g - T_g)^2}{T_g} = \frac{(9 - 4.8577)^2}{4.8577} + \frac{(7 - 11.1423)^2}{11.1423} = 5.07$$

3. 确定 P 值，做出推论 查 χ^2 界值表（附表11），$\chi^2_{0.05,1}=3.84$，$\nu=1$，$\chi^2 > \chi^2_{0.05,1}$，得 $P<0.05$，因此拒绝 H_0，接受 H_1，可认为两条生存曲线不同，中西医组患者的生存曲线高于单纯西医患者。

二、Breslow 检验

Breslow 检验，又称为 Wilcoxon 检验，其检验统计量为：

$$\chi^2 = \frac{\left[\sum w_i(d_{gi} - T_{gi})\right]^2}{V_g}, \qquad V_g = \sum w_i^2 \frac{n_{gi}}{n_i}\left(1 - \frac{n_{gi}}{n_i}\right)\left(\frac{n_i - d_i}{n_i - 1}\right)d_i \qquad (20-7)$$

其中，d_{gi} 和 T_{gi} 分别表示各组的实际死亡人数和理论死亡人数，w_i 为权重，Breslow 检验假设 $w_i=n_i$，而 log-rank 检验可看作 $w_i=1$。n_i 逐渐减小，因此 Breslow 检验造成组间死亡的近期差别更大的权重，即对近期差异敏感。而 log-rank 检验给组间死亡的远期差别更大的权重，即对远期差异敏感。

例 20-3 采用 Breslow 检验，得 $\chi^2=4.33$，$P<0.05$，结论和 log-rank 检验一样。

三、注意事项

1. log-rank 检验和 Breslow 检验适用于寿命表资料，也适合多组（$\geqslant3$ 组）的比较。

2. log-rank 检验和 Breslow 检验用于比较整条生存曲线。如果要比较某个时间点的生存率，可以采用对应时点的生存率，采用 Z 检验。比如 log-rank 检验，比较某时间点处的生存率，可按公式计算：$Z = \dfrac{\hat{S}_1(t) - \hat{S}_2(t)}{\sqrt{S^2_{\hat{S}_1(t)} + S^2_{\hat{S}_2(t)}}}$，其中 $\hat{S}_1(t)$、$\hat{S}_2(t)$ 分别表示时间点 t 两组对应的生存率；$S_{\hat{S}_1(t)}$ 和 $S_{\hat{S}_2(t)}$ 为其对应的标准误。

3. log-rank 检验和 Breslow 检验都属于单因素分析方法，需要满足一个条件即各混杂因素在组间是均衡的，否则应采用多因素的模型，如 Cox 比例风险回归模型。

第四节　Cox 比例风险回归模型

生存资料的多因素分析最常用的是 Cox 比例风险回归模型（Cox's proportional hazards

NOTE

regression model），简称 Cox 回归模型。该模型可以纳入多个影响因素，分析带有删失生存时间的资料，且不要求资料服从特定的分布类型。

一、Cox 回归模型

风险函数表示 t 时刻存活的个体在 t 时刻的瞬时死亡率，用 $h(t)$ 表示。$h(t) = \lim\limits_{\Delta t \to 0} \dfrac{P(t \leq T < t + \Delta t \mid T > t)}{\Delta t}$。当 $\Delta t = 1$ 时，$h(t) \approx P(t \leq T < t+1 \mid T \geq t)$，$h(t)$ 近似等于 t 时刻存活的个体在 t 时刻之后一个单位时段内的死亡概率。Cox 回归模型的表达式为：

$$h(t) = h_0(t) \exp(\beta_1 X_1 + \beta_2 X_2 + \cdots + \beta_p X_p) \tag{20-8}$$

$h_0(t)$ 为 $X_1 = X_2 = \cdots = X_p = 0$ 时的风险函数，称为基准风险函数（baseline hazard）；X_1、X_2、$\cdots$、X_p 为协变量，表示研究个体的基本特征，如人口学资料、临床及生化指标等；β_1、β_2、$\cdots$、β_p 为各协变量的系数。

风险函数 $h(t)$ 由两部分组成，第一部分为基准风险函数 $h_0(t)$，模型对其不作任何设定，这是非参数部分；第二个部分 $\exp(\beta_1 X_1 + \beta_2 X_2 + \cdots + \beta_p X_p)$，是参数部分，通过实际数据来估计；因此 Cox 模型是半参数模型（semi-parametric model）。

任意两个对象（i，j）的风险函数之比为风险比（hazard ratio，HR），表示为：

$$HR = \frac{h_i(t)}{h_j(t)} = \frac{h_0(t) \exp(\beta_1 X_{i1} + \beta_2 X_{i2} + \cdots + \beta_p X_{ip})}{h_0(t) \exp(\beta_1 X_{j1} + \beta_2 X_{j2} + \cdots + \beta_p X_{jp})}$$

$$= \exp\left[\beta_1(X_{i1} - X_{j1}) + \beta_2(X_{i2} - X_{j2}) + \cdots + \beta_p(X_{ip} - X_{jp})\right]$$

$$i, j = 1, 2, \cdots, n \tag{20-9}$$

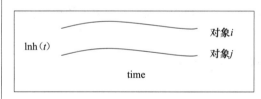

图 20-4　比例风险假定示意图

风险比与 $h_0(t)$ 无关，也与时间 t 无关，即模型中协变量的效应不随时间而改变，称为比例风险假定（assumption of proportional hazard），简称 PH 假定，因此 Cox 回归模型也叫作比例风险模型。比例风险假定表示两个对象风险函数的对数应严格平行，见图 20-4。

式 20-8 中，左边为风险比的自然对数，右边为协变量的变化量和回归系数的线性组合。$\beta_j(j = 1, 2, \cdots, p)$ 的实际意义：在其他协变量不变条件下，变量 X_j 每增加一个单位所引起的风险比的自然对数，即：

$$\ln HR_j = \beta_j \quad \text{或} \quad HR_j = \exp(\beta_j) \tag{20-10}$$

当 $\beta_j > 0$ 时，$HR_j > 1$，说明 X_j 增加时，风险函数增加，即 X_j 为危险因素；当 $\beta_j < 0$ 时，$HR_j < 1$，说明 X_j 增加时，风险函数下降，即 X_j 为保护因素；当 $\beta_j = 0$ 时，$HR_j = 1$，说明 X_j 增加时，风险函数不变，即 X_j 为无关因素。

二、Cox 回归的参数估计与假设检验

1. 最大似然比检验（Maximum likelihood ratio test）　回归系数 β_1，β_2，$\cdots$，β_p 可用极大似然估计方法得到，该方法的最大优点是不需确定基准风险函数 $h_0(t)$，其结果只与研究对象生存时间的差别有关，而和具体的生存时间数值无关。

最大似然函数估计得到的似然函数值为 $\ln(p)$；在模型中增加一个新的协变量，得到似然函数为 $\ln(p+1)$，新增协变量的统计量表示为：

$$\chi^2 = 2\left[\ln L(p+1) - \ln L(p)\right] \qquad (20-11)$$

它服从自由度为 1 的 χ^2 分布。

2. Wald 检验　用于检验协变量 X_j 是否对模型的贡献有统计学意义，对应的 Wald 检验统计量为：

$$\chi^2 = (b_j/S_{b_j})^2 \qquad (20-12)$$

服从自由度为 1 的 χ^2 分布。b_j 为回归系数 β_j 的估计值，S_{b_j} 是其对应的标准差。新增协变量的 HR 95% 置信区间估计公式为 $\exp(b_j \pm Z_{0.05/2}S_{b_j})$。

3. 计分检验（score test）　用于检验新变量（一个或多个）能否选入模型，也可用于检验变量间的交互作用能否对生存时间造成影响。由于计分检验比较复杂，在此没有给出计算公式。

三、变量筛选与用途

Cox 回归的变量筛选方法类似于多重线性回归和 logistic 回归，主要有前进回归法、后退回归法和逐步回归法，检验水准 α 可取 0.15 或 0.10（变量数较少或探索性研究）、0.05（变量数较多或证实性研究）等。首先对每个协变量进行 log-rank 检验或 Breslow 检验，纳入有统计学意义的因素，然后再进行逐步 Cox 回归。或者，先对每个协变量进行单因素的 Cox 回归分析，将有意义的协变量纳入，再开展多因素 Cox 回归分析。

Cox 回归的具体用途包括以下三个方面：

1. 影响因素分析　如果协变量的单位不一致，Cox 回归得到的回归系数没有办法直接比较，这时可以通过标准化回归系数比较各变量的作用大小。标准化回归系数绝对值较大的因素对生存时间的影响较大。标准化回归系数的公式为 $b_j' = b_j s_j$，$j = 1, 2 \cdots p$，其中 s_j 为协变量的标准差，p 为协变量的个数。

2. 校正混杂因素后的组间比较　引入 Cox 模型的协变量，具有统计学意义时，固定其他因素考察某一因素不同水平的差异，与不固定其他因素考察某一因素不同水平的差异是不一样的。前者校正了混杂因素的影响，分析得到的结果比较客观，因此更加可信。

3. 多因素生存预测　Cox 回归得到的回归模型，其中 $\exp(\beta_1 X_1 + \beta_2 X_2 + \cdots + \beta_p X_p)$ 为预后指数（prognostic index, PI）。预后指数越大，风险函数 $h(t)$ 越大，则预后越差；反之，则预后越好。可以按照预后分位数将研究对象分为若干组（如低危组、中危组、高危组等），用于考察预后指数范围不同时生存率的差异，有利于制定合理的个体化治疗方案，提高患者的生存率。

四、实例分析

【例 20-4】 某研究者为了探索影响胃癌患者生存时间的因素，对 36 例胃癌患者进行随访，数据如表 20-5，试使用 Cox 回归进行分析。

表 20-5　36 例胃癌患者的生存资料

id	生存时间（月）	结局	性别	年龄分段	分化程度	淋巴结转移	远处转移
1	1	0	1	0	0	1	1
2	3	1	0	1	0	0	1
3	7	0	1	0	0	1	1
4	7	0	0	0	0	1	1
5	8	0	0	0	0	1	1
6	12	0	0	0	0	1	1
7	12	0	0	1	0	1	1
8	14	0	0	0	0	1	0
9	14	0	1	0	0	0	1
10	14	0	0	1	0	1	1
11	14	1	1	1	0	1	0
12	16	0	0	1	1	0	0
13	17	0	0	0	0	1	1
14	17	0	0	0	0	1	0
15	21	0	0	1	0	1	0
16	24	0	1	0	0	1	0
17	26	0	0	0	1	1	0
18	29	0	0	1	0	1	0
19	33	0	0	0	0	1	0
20	33	0	0	0	0	0	0
21	37	0	1	0	0	0	0
22	58	0	0	0	0	1	0
23	60	0	0	0	0	1	0
24	61	1	0	1	0	1	0
25	65	1	0	0	0	0	0
26	65	1	0	0	1	0	0
27	65	1	0	1	1	1	0
28	66	1	0	0	1	0	0
29	71	1	1	0	0	1	0
30	71	0	0	0	0	0	1
31	72	1	1	1	0	1	0
32	74	1	0	1	0	0	0
33	78	1	0	0	1	1	1
34	81	1	0	0	0	0	0
35	84	1	1	1	0	0	1
36	85	1	0	1	1	0	0

注："结局"的 0、1 分别表示死亡和存活；"性别"的 0、1 分别表示男和女；"年龄分段"的 0、1 分别表示<60 岁、≥60 岁；"分化程度"的 0、1 分别表示低分化、高分化；"淋巴结转移"和"远处转移"的 0、1 分别表示无转移、有转移。

对表 20-5 数据采取逐步法筛选变量，结果见表 20-6。分化程度和远处转移为胃癌患者生存时间的影响因素。分化程度的回归系数 b 为负数，提示分化程度是胃癌患者死亡的保护因素，高分化患者（赋值为 1）的死亡风险是低分化患者（赋值为 0）的 0.204 倍。远处转移的回归系数 b 为正数，提示远处转移是胃癌患者死亡的危险因素，有远处转移患者（赋值为 1）的死亡风险是无远处转移患者（赋值为 0）的 2.615 倍。

表 20-6　胃癌患者多变量 Cox 回归分析结果

Variable	b	S_b	Wald χ^2	P	$\hat{RR}$	RR 95%
(1)	(2)	(3)	(4)	(5)	(6)	(7)
分化程度	-1.588	0.749	4.489	0.034	0.204	(0.047, 0.888)
远处转移	0.961	0.442	4.729	0.030	2.615	(1.100, 6.218)

风险函数的表达式为 $h(t) = h_0(t)\exp(-1.588 \times$ 分化程度 $+0.961 \times$ 远处转移$)$。其中 $\exp(-1.588 \times$ 分化程度 $+0.961 \times$ 远处转移$)$ 为预后指数。例如，1 号患者，分化程度 $=0$，远处转移 $=1$，其预后指数 $PI = -1.588 \times 0 + 0.961 \times 1 = 0.961$；8 号患者，分化程度 $=0$，远处转移 $=0$，其预后指数 $PI = -1.588 \times 0 + 0.961 \times 0 = 0$；其他类推。

五、Cox 回归 PH 假定的判别方法

Cox 模型的基本假定是比例风险假定（PH 假定）。只有满足该假定前提下，Cox 回归的分析预测才是可靠有效的。检验协变量是否满足 PH 假定，最简单的方法是按照分组绘制该变量的 Kaplan-Meier 生存曲线，若累积生存曲线明显交叉，提示不满足 PH 假定。也可以按照分组绘制该变量的对数累积生存曲线，曲线应大致平行或等距。如各协变量均满足或近似满足 PH 假定，可直接应用 Cox 模型。具体操作见实验 20-4。

图 20-5 分别为年龄、远处转移的累积生存曲线，图 20-6 分别为年龄、远处转移的对数累积生存曲线。由图可见，累积生存曲线和对数累积生存曲线均大致平行，基本满足 PH 假设。

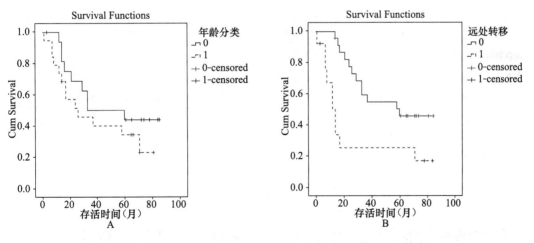

图 20-5　胃癌患者数据的累积生存曲线（A 年龄；B 是否远处转移）

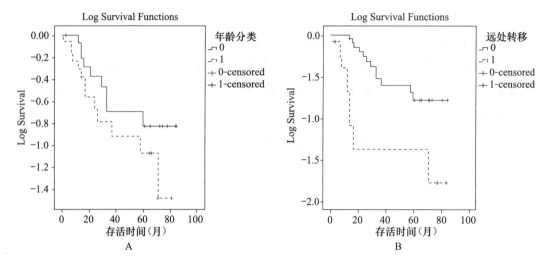

图 20-6　胃癌患者数据的对数累积生存曲线（A 年龄；B 是否远处转移）

六、Cox 回归与多重线性回归、logistic 回归的比较

Cox 回归与多重线性回归、logistic 回归都属于多元统计分析方法，均表现为多个协变量，一个应变量（多因一果）。这三种方法在模型构思、结构、表达形式等多方面均有相同点，但是也存在一些不同。具体见下表。

表 20-7　Cox 回归与多重线性回归、logistic 回归的比较

	多重线性回归	logistic 回归	Cox 回归
数据类型	Y：数值变量 X：数值、分类、等级变量	Y：分类变量 X：数值、分类、等级变量	Y：二分类变量+时间 X：数值、分类、等级变量
模型结构	注（1）	注（2）	注（3）
变量筛选	前进法、后退法、逐步法	前进法、后退法、逐步法	前进法、后退法、逐步法
参数估计	最小二乘法	最大似然法	最大似然法
参数检验	F 检验、t 检验	似然比检验、Wald 检验、score 检验	似然比检验、Wald 检验、score 检验
参数解释	回归系数 β	优势比 OR	风险比 HR
样本含量	最少为自变量个数的 10 倍	最少为自变量个数的 20 倍	非截尾例数最少为自变量个数的 10 倍
应用	因素分析、预测预报 Y	因素分析、预测、判别 $P(Y=1)$	因素分析、生存预测 $S(t)$

注：（1）$Y=\beta_0+\beta_1 X_1+\beta_2 X_2+\cdots+\beta_p X_p$
（2）$\mathrm{Logit}(p)=\ln(p/(1-p))=\beta_1 X_1+\beta_2 X_2+\cdots+\beta_p X_p$
（3）$h(t)=h_0(t)\exp(\beta_1 X_1+\beta_2 X_2+\cdots+\beta_p X_p)$

七、Cox 回归的注意事项

1. 设计阶段的注意事项　①收集资料时，要注意资料的代表性和可靠性，保证研究对象是总体的一个随机样本。②尽可能把一切可能的影响因素都纳入到模型中，主要的影响因素需要纳入，可能的影响因素也要纳入；否则会造成结果的偏差。③明确定义生存时间，需要考虑时间度量，明确定义观察起点和终点事件。观察性研究的观察起点可以是发病时间、第一次确诊时间等。终点事件包括某种疾病的发生、某种治疗的反应、疾病的复发或死亡等。④尽量避免研究对

象的失访，减少截尾数据，要增加随访的次数。过多的失访容易造成研究结果的偏倚。⑤Cox 回归模型，由于影响因素较多，需要考虑样本量。一般要求样本量是观察协变量的 10～20 倍。

2. 模型拟合时的注意问题 ①Cox 模型要求研究对象的风险函数与基础风险函数成比例，如果这一假设不成立，则不能使用 Cox 模型。Cox 模型还需要满足比例风险的假定，即要求病人死亡的风险及基础风险在所有生存时间点上保持一个恒定的比例。②Cox 模型作为一种多元统计分析的方法，不可避免会遇到多元共线性的问题。如果变量之间存在高度相关，就会影响 Cox 模型的参数估计，这时可以采用主成分分析法和聚类分析法消除多元共线性的影响。③筛选变量时，一般先采取单因素的方法，将有意义的协变量纳入，再开展多因素 Cox 模型。④Cox 模型的结果显示某协变量存在统计学意义时，说明该因素和生存时间可能是因果关系，也可能是伴随关系。

生存分析的统计电脑实验

【实验 20-1】 对例 20-1 资料使用 Kaplan-Meier 法计算生存率。

1. 数据文件 按照图 20-7 录入数据，建立变量：生存时间（月）和结局（0 为死亡，1 为生存）。

2. 操作步骤 Analyze→Survival→Kaplan-Meier，在"Kapl an-Meier"视窗中，将"生存时间（月）"选入 Time；将"结局"选入 Status→Define Event，在"Kaplan-Meier: Define Event for Status Variable"视窗中，在"Single value"中输入"0"→Continue→Options，在 Statistics 下选中 Survival tables、Mean and Median survival，在 Plot 下选中 Survival→Continue→OK。

	生存时间（月）	结局
1	5	0
2	9	1
⋮	⋮	⋮
9	44	0
10	51	1

图 20-7 数据集
E2001. sav

3. 主要结果

（1）生存分析表，见表 20-1。

（2）均数和中位生存时间及其 95% 置信区间。

（3）生存曲线图，见图 20-1。

注意：这里给出的中位生存时间为 36 个月，这与正文中 33.2 个月不同，是因为 SPSS 软件在用 Kaplan-Meier 时，遇到最后一个观察为删失值时，取中位生存时间所在区间的上限值，即下一生存时段的下限值。

【实验 20-2】 对例 20-2 资料绘制寿命表。

1. 数据文件 按照图 20-8 录入数据，建立变量：生存时间（月）和结局（0 为死亡，1 为生存）。

2. 操作步骤 Analyze→Survival→Life Tables，在"Life Tables"视窗中，将"生存时间（月）"→Time；在 Display Time Intervals 下的"0 through"右框中输入"84"，在"by"的右框中输入"6"，将"结局"→Status，点击 Define Event，在"Life Tables: Define Event for Status Variable"视窗中，在"Single value"中输入 0→Continue→点击 Options，在 Plot 下选中 Survival→Continue→OK。

	存活时间（月）	结局
1	63	1
2	64	1
⋮	⋮	⋮
154	84	1
155	33	0

图 20-8 数据集
E2002. sav

NOTE

	组别	生存时间 （月）	结局
1	1	8	0
2	1	12	0
⋮	⋮	⋮	⋮
19	2	65	1
20	2	70	1

图 20-9　数据集 E2003. sav

3. 主要结果　生存分析表和生存曲线图，分别见表 20-2 和图 20-2。

【实验 20-3】对例 20-3 进行 log-rank 检验和 Breslow 检验。

1. 数据文件　按照图 20-9 录入数据，建立变量：组别（1 中西医结合组、2 单纯西医组）、生存时间（月）和结局（0 为死亡，1 为生存）。

2. 操作步骤　Analyze→Survival→Kaplan-Meier，在"Kaplan-Meier"视窗中，将"生存时间（月）"选入到 Time；将"结局"选入到 Status→Define Event，在"Kaplan-Meier：Define Event for Status Variable"视窗中，在 Single value 中输入"0"→Continue，将"组别"变量选入 Factor→右上角的 Compare Factor→在"Kaplan-Meier：Compare Factor Levels"视窗中，选择 Test Statistics 的 Log rank 和 Breslow→Continue→Options，在 Plot 下选中 Survival→Continue→OK。

3. 主要结果

（1）生存分析表，见表 20-3。

（2）均数和中位生存时间及其 95% 置信区间。

（3）log-rank 检验和 Breslow 检验的结果。

（4）生存曲线图，见图 20-3。

【实验 20-4】对例 20-4 进行 Cox 回归。

	id	生存时间 （月）	结局	性别	年龄 分段	分化 程度	淋巴结 转移	远处 转移
1	1	1	0	1	0	0	1	1
2	2	3	1	0	1	0	0	1
⋮	⋮	⋮	⋮	⋮	⋮	⋮	⋮	⋮
35	35	84	1	1	1	0	0	1
36	36	85	1	0	1	1	0	0

图 20-10　数据集 E2004. sav

1. 数据文件　按照图 20-10 录入数据，建立变量：生存时间（月），结局（0 为死亡、1 为生存），性别（0 为男、1 为女）；年龄分段（0 为<60 岁、1 为≥60 岁），分化程度（0 为低分化、1 为高分化），淋巴结转移（0 为无转移、1 为有转移），远处转移（0 为无转移、1 为有转移）。

2. 操作步骤

（1）筛选变量 Analyze→Survival→Cox Regression，在"Cox Regression"视窗中，将"生存时间（月）"选入到 Time；将"结局"选入到 Status→Define Event，在"Kaplan-Meier：Define Event for Status Variable"视窗中，Single value 中输入"0"，→Continue，将"性别""年龄分段""分化程度""淋巴结转移"和"远处转移"变量选入"Covariates"→Method 下拉单，选择"Forward Conditional"→OK。

（2）PH 假设判断 Analyze→Survival→Kaplan-Meier，在"Kaplan-Meier"视窗中，将"生存时间（月）"选入到 Time；将"结局"选入到 Status→Define Event，在"Kaplan-Meier：Define Event for Status Variable"视窗中，在 Single value 中输入"0"→Continue，将"年龄分段"选入 Factor→Options，在 Plot 下选中"Survival"和"Log Survival"（对数累积生存曲线）→Continue→OK。

同理，将其他协变量替换"年龄分段"，对 PH 假设进行判断。

3. 主要结果　筛选变量后得到以下的结果。

表 20-8　**Variable in the Equation**

		B	SE	Wald	df	Sig.	Exp（B）	95% CI	
								Lower	Upper
Step 1	远处转移	1.129	0.436	6.690	1	0.010	3.092	1.315	7.275
Step 2	分化程度	-1.588	0.749	4.489	1	0.034	0.204	0.047	0.888
	远处转移	0.961	0.442	4.729	1	0.030	2.615	1.100	6.218

学习小结

1. 学习内容

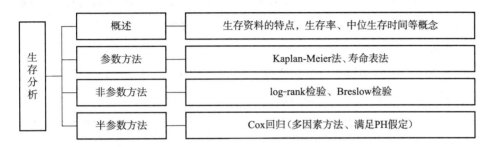

2. 学习方法　明确生存时间和结局相结合资料的特征，掌握生存分析的方法（参数方法、非参数方法和半参数方法）及其应用，熟悉 Cox 回归与多重线性回归、logistic 回归方法的区别与联系。

练习题

一、最佳选择题

1. 生存分析的因变量为（　　）

　　A. 生存时间　　　　　　　　　　　B. 结局变量

　　C. 生存时间与结局变量　　　　　　D. 删失值

　　E. 正态分布变量

2. 关于生存曲线，正确的描述是（　　）

　　A. 曲线平缓，表示预后较好

　　B. 生存曲线是一条下降的或上升的曲线

　　C. 纵坐标为生存概率

　　D. 横坐标中点为中位生存期

　　E. 寿命表法绘制的生存曲线呈阶梯型

3. Log-rank 检验与 Breslow 检验相比下列正确的是（　　）

　　A. Log-rank 检验对组间死亡近期差异敏感

　　B. Log-rank 检验对组间死亡远期差异敏感

　　C. Breslow 检验对组间死亡远期差异敏感

　　D. 两者对组间死亡远期差异同样敏感

　　E. 两者对组间死亡近期差异同样敏感

4. Cox 回归模型要求两个不同个体在不同时刻 t 的风险函数之比（　　）

NOTE

A. 随时间增加而增加

B. 不随时间改变

C. 随时间增加而减小

D. 开始随时间增加而增加，后来随时间增加而减小

E. 视具体情况而定

二、简答题

1. 生存分析常见的非参数检验方法有哪些？并简述其原理。

2. 多重线性回归、logistic 回归和 Cox 回归分析方法有哪些异同？

3. 放射治疗 200 例鼻咽癌患者，治疗后 1、3、5 年的死亡数分别为 3、16、30，随访过程无删失数据，试求治疗后 1、3、5 年的生存概率及逐年生存率。

三、应用题

某医师将 20 例肝癌患者随机分组，分别用 A、B 两种疗法进行治疗，得到下面的生存时间（月），试估计各组生存率，并比较两组的生存曲线是否有差别？

A 组	4	9	17	19+	25	25	33	35	38+	43
B 组	8	14	18	26	30+	43	45	51	55	64+

（陈新林）

第二十一章　聚类分析和判别分析

人们认识自然界很重要的一种方法是对事物进行分类，有了分类才有了科学，当观察指标较少时，主要靠经验和专业知识来进行分类，但当观察指标较多时，只凭经验和专业知识有时不能确切分类，于是数学与分类的方法逐渐被引进到分类学中。聚类分析是在事物分类面貌尚不明确，甚至总共几类也不确定的情况下讨论事物的分类问题，是"无师可循"的统计分类方法；判别分析是根据已知其类别的样品，总结类别的判断法，用以判断未知类别的新样品的类别，是"有法可依"的统计分类方法。

第一节　聚类分析

聚类分析是研究"物以类聚"的一种统计方法，也称集群分析、群分析、点群分析等。它是对一群尚不明确分类的样品，根据它们所表现的数量特征，按相似程度的大小加以归类的一种分析方法。

一、聚类统计量

聚类分析根据客观的需要分为两类：一种是对样品聚类，例如根据疾病的多种临床特点把它分为轻型、一般型和重型等，这是对病人的分类，也称为 Q 型聚类分析；另一种是对观察指标聚类，例如儿童发育研究，把观察指标可分为形态类指标和机能类指标，称为 R 型聚类分析。

在进行聚类分析时，样品间的相似度或变量之间的相似程度都需要有一个衡量指标。我们称这样的衡量指标为聚类统计量，常用的统计量有：

1. 距离系数（distance coefficient）　是将每一个样品看作 m 维空间的点，并在空间定义某种距离，距离较近的点归为同一类，距离较远的点应属于不同类，距离的定义方式有各种各样。最常见最直观的距离是：

绝对值距离：
$$d_{ij} = \sum_{l=1}^{m} |x_{il} - x_{jl}| \tag{21-1}$$

欧几里德距离：
$$d_{ij} = \sqrt{\sum_{l=1}^{m} (x_{il} - x_{jl})^2} \tag{21-2}$$

欧几里德平方距离：
$$di_j = \sum_{l=1}^{m} (x_{il} - x_{jl})^2 \tag{21-3}$$

距离系数的定义直观，容易理解和计算，在实际中应用很广。一般常用于样品的聚类，即 Q 型聚类。

距离系数的缺陷是只考虑了样品之间的距离，没有考虑指标之间的相似性。

2. 相似系数　用某种相似关系来描述样品之间的相关程度，相似关系越近的样品归为同一类，不相似的样品归为不同类。

常用的相似系数如下：

（1）夹角余弦　受空间解析几何中向量的启发，它的定义是：

$$C_{ij}(l) = \frac{\sum_{k=1}^{n} x_{ki} x_{kj}}{\sqrt{\left(\sum_{k=1}^{n} x_{ki}\right)^2 \left(\sum_{k=1}^{n} x_{kj}\right)^2}} \qquad (21-4)$$

$C_{ij}(l)$ 是向量 $(x_{1i}, x_{2i}, \cdots, x_{ni})$ 和 $(x_{1j}, x_{2j}, \cdots, x_{nj})$ 之间的夹角余弦，记为 $\cos\theta$。

（2）相关系数　是相关分析中经常使用的，实际是将数据标准化后的夹角余弦，定义是：

$$r_{ij} = \frac{\sum_{k=1}^{n} (x_{ki} - \bar{x}_i)(x_{kj} - \bar{x}_j)}{\sqrt{\left[\sum_{k=1}^{n} (x_{ki} - \bar{x}_i)^2\right]\left[\sum_{k=1}^{n} (x_{kj} - \bar{x}_j)^2\right]}} \qquad (21-5)$$

相似系数的取值为（-1，1），相似系数的绝对值越大，表明指标之间的关系越密切；值越小，表明指标之间的关系越疏远。在实际应用中，一般常用于指标的聚类，即 R 型聚类。

二、数据标准化

聚类统计量的取值大小与各观察指标的量纲有关，当各观察指标计量单位相差较大时，为消除计量单位对计算结果的影响，在进行聚类分析之前，一般要对数据进行标准化。常用的数据处理：

（1）中心变换

$$x'_{ij} = x_{ij} - \bar{x}_j, \qquad 其中 \ \bar{x}_j = \frac{1}{m}\sum_{i=1}^{m} x_{ij} \qquad (21-6)$$

（2）标准差标准化

$$x'_{ij} = \frac{x_{ij} - \bar{x}_j}{s_j}, \qquad 其中 \ \bar{x}_j = \frac{1}{m}\sum_{i=1}^{m} x_{ij}, \qquad s_j = \sqrt{\frac{\sum_{i=1}^{m} (x_{ij} - \bar{x}_j)^2}{m-1}} \qquad (21-7)$$

三、系统聚类

1. 基本思想　系统聚类法亦称为阶梯或层次聚类法（Hierarchical clustering），是聚类分析诸方法中最常用的一种，它既能用于样品聚类，也可用于指标聚类。

其基本思想是：开始将 n 个样品各自作为一类，并规定样品之间的距离（或相关系数）和类与类之间的距离，然后将距离（或相关系数）最近（或相关系数最大）的两类合并成一个新类，计算新类与其他类的距离；如此继续两个最近类的合并，直至所有的样品合并为一类为止，形成一个分类系统。将整个聚类过程做成聚类图，最后按聚类的实际情况选择适当的分类。

2. 归类规则

（1）若两个样品在已经形成的类中没有出现过，则成立一个新类。

（2）若两个样品有一个在已经形成的类中出现过，则另一个样品加入该类。

（3）若两个样品分别出现在已经形成的两类中，则把这两类合并为一个大类。

（4）所有的样品合并为一类，归类终止。

3. 类间距离　系统聚类过程中要计算类与类之间的距离，类间距离有多种不同的定义方法，类间距离定义不同可能产生不同的聚类结果。SPSS 提供了七种类间距离：

（1）组间距离法（Between-group linkage）　将类间距离定义为两类样本两两之间距离的平均值。

（2）组内距离法（Within-group linkage）　将两类合并后，所有样本之间的平均距离定义为类间距离。

（3）最短距离法（Nearest neighbor）　将类间距离定义为两类中距离最小的一对样本之间的距离。

（4）最长距离法（Furthest neighbor）　将类间距离定义为两类中距离最大的一对样本之间的距离。

（5）重心法（Centroid clustering）　将类间距离定义为两类重心之间的距离。

（6）中位数距离法（Median clustering）　将类间距离定义为两类变量中位数之间的距离。

（7）离差平方和法（Ward's method）　将类间距离定义为两类中所有样本的离均差平方和的和。

【**例 21-1**】某小学 10 名 9 岁男学生 6 个项目的智力测验得分如表 21-1 所示，试按学生和项目分别进行聚类分析。

表 21-1　某小学 10 名 9 岁男生六项智力测验的得分资料表

被测试者编号	常识 x_1	算术 x_2	理解 x_3	填图 x_4	积木 x_5	译码 x_6
1	14	13	28	14	22	39
2	10	14	15	14	34	35
3	11	12	19	13	24	39
4	7	7	7	9	20	23
5	13	12	24	12	26	38
6	19	14	22	16	23	37
7	20	16	26	21	38	69
8	9	10	14	9	31	46
9	9	8	15	13	14	46
10	9	9	12	10	23	46

本例用原始数据按系统聚类法，定义样品之间的距离为欧氏距离，类与类之间的距离为最短距离。

由于本例各指标的量纲一致，且数值之间的差别不是很大，可用未标准化的原始数据直接进行聚类。按式 21-2 欧氏距离公式计算，得初始距离矩阵 $D^{(0)}$ 列于表 21-2。

表 21-2　10 名 9 岁男生六项智力测验得分的初始距离矩阵

被测试者编号	1	2	3	4	5	6	7	8	9
2	18.60								
3	9.80	11.75							
4	28.48	22.07	21.75						
5	6.25	13.08	5.92	24.90					
6	8.43	16.09	9.54	25.92	8.37				
7	35.41	38.03	36.14	56.52	35.43	35.99			
8	19.62	13.15	12.12	26.68	14.76	19.34	31.98		
9	18.25	23.64	13.60	25.50	17.94	18.87	38.41	17.61	
10	19.05	17.12	11.00	23.92	15.68	18.49	35.23	8.37	10.00

按最短距离法，基于 $D^{(0)}$ 作第一次合并，并类距离为 5.92，所并旧类为 $G\{3\}$ 和 $G\{5\}$，合并为新类 $G\{3, 5\}$，得新距离矩阵 $D^{(1)}$ 如下：

	1	2	$G\{3, 5\}$	4	6	7	8	9
2	18.6							
$G\{3, 5\}$	6.25	11.75						
4	28.48	22.07	21.75					
6	8.43	16.09	8.37	25.92				
7	35.41	38.03	35.43	56.52	35.99			
8	19.62	13.15	12.12	26.68	19.34	31.98		
9	18.25	23.64	13.60	25.50	18.87	38.41	17.61	
10	19.05	17.12	11.00	23.92	18.49	35.23	8.37	10.00

基于 $D^{(1)}$ 作第二次合并，并类距离为 6.25，所并旧类为 $G\{1\}$ 和 $G\{3, 5\}$，合并为新类 $G\{1, 3, 5\}$，得新距离矩阵 $D^{(2)}$ 如下：

	$G\{1, 3, 5\}$	2	4	6	7	8	9
2	11.75						
4	21.75	22.07					
6	8.37	16.09	25.92				
7	35.41	38.03	56.52	35.99			
8	12.12	13.15	26.68	19.34	31.98		
9	13.60	23.64	25.50	18.87	38.41	17.61	
10	11.00	17.12	23.92	18.49	35.23	8.37	10.00

基于 $D^{(2)}$ 作第三次合并，并类距离为 8.37，所并旧类为 $G\{8\}$ 和 $G\{10\}$，合并为新类 $G\{8, 10\}$，还有旧类为 $G\{1, 3, 5\}$ 和 $G\{6\}$，合并为新类 $G\{1, 3, 5, 6\}$，得新距离矩阵 $D^{(3)}$ 如下：

	$G\{1, 3, 5, 6\}$	2	4	7	$G\{8, 10\}$
2	11.75				
4	21.75	22.07			
7	35.41	38.03	56.52		
$G\{8, 10\}$	11.00	13.15	23.92	31.98	
9	13.60	23.64	25.50	38.41	10.00

基于 $D^{(3)}$ 作第四次合并，并类距离为 10.00，所并旧类为 $G\{9\}$ 和 $G\{8, 10\}$，合并为新类 $G\{8, 9, 10\}$，得新距离矩阵 $D^{(4)}$ 如下：

	$G\{1, 3, 5, 6\}$	2	4	7
2	11.75			
4	21.75	22.07		
7	35.41	38.03	56.52	
$G\{8, 9, 10\}$	11.00	13.15	23.92	31.98

基于 $D^{(4)}$ 作第五次合并，并类距离为 11.00，所并旧类为 $G\{1, 3, 5, 6\}$ 和 $G\{8, 9, 10\}$，合并为新类 $G\{1, 3, 5, 6, 8, 9, 10\}$，得新距离矩阵 $D^{(5)}$ 如下

	$G\{1, 3, 5, 6, 8, 9, 10\}$	2	4
2	11.75		
4	21.75	22.07	
7	31.98	38.03	56.52

基于 $D^{(5)}$ 作第六次合并，并类距离为 11.75，所并旧类为 $G\{1, 3, 5, 6, 8, 9, 10\}$ 和 $G\{2\}$，合并为新类 $G\{1, 2, 3, 5, 6, 8, 9, 10\}$，得新距离矩阵 $D^{(6)}$ 如下：

	$G\{1, 2, 3, 5, 6, 8, 9, 10\}$	4
4	21.75	
7	31.98	56.52

基于 $D^{(6)}$ 作第七次合并，并类距离为 21.75，所并旧类为 $G\{1, 2, 3, 5, 6, 8, 9, 10\}$ 和 $G\{4\}$，合并为新类 $G\{1, 2, 3, 4, 5, 6, 8, 9, 10\}$，得新距离矩阵 $D^{(7)}$ 如下：

	$G\{1, 2, 3, 4, 5, 6, 8, 9, 10\}$
7	31.98

最终所有样品点在并类距离为 31.98 上合并为一大类。根据以上聚类过程可绘制聚类图如图 21-1。

从图 21-1 可以看出，以标尺值（将实际距离按比例调整到 0-25 的范围内）10 为界点，可将学生分为三类：7 号、4 号、其他号学生。再结合研究问题的实际情况，可把这 10 名 9 岁小学生分为三类：第一类为智力优异型（7 号），第二类为智力欠佳型（4 号），第三类为智力良好型（1、2、3、5、6、8、9、10 号）。

以上为本例资料采用系统聚类进行的样品聚类分析。若对本例资料采用系统聚类进行指标聚类，SPSS 的操作步骤两者基本一样，只需将选项"样品"改为"变量"即可，给出的指标聚类树状图见图 21-2，可见，以标尺值 5 为界点，变量可分为 3 类：译码为第一类，积木为第二类，常识、算数、理解和填图合为第三类。

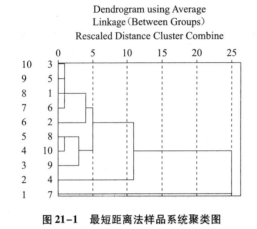

图 21-1 最短距离法样品系统聚类图

图 21-2 最短距离法指标系统聚类图

四、动态聚类法（k 均值聚类法）

动态聚类法又称快速聚类法，首先，按照一定的方法选取一批凝聚点，然后让样品向最近的凝聚点凝聚，形成初始分类。初始分类不一定合理，然后按最近距离原则修改不合理的分类，直到分类比较合理为止，从而形成一个最终的分类结果。其聚类分析思路见图 21-3。

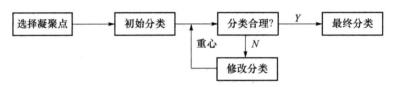

图 21-3 动态聚类逻辑框图

动态聚类的方法很多，常见的一种是 k 均值（k-means）聚类法，其 "k" 是指事先指定要分的类别个数，而 "均值" 是指聚类的重心。此法的聚类步骤如下：

1. 原始数据标准化处理 量纲不同的指标往往会影响分类效果，因而需对原始数据进行标准化转换。若各指标量纲一致时此步可省略。

2. 指定聚类数目 k 一般根据经验与实际情况给出聚类数目，聚类数目不宜太大或太小。

3. 确定 k 个初始凝聚点 凝聚点是指一批被当作待形成类的核心 "种子"，初始凝聚点的选择不同，最终分类结果也将有所不同。常用的初始凝聚点的确定方法有：

（1）经验选择法 根据以往经验选择有代表性的 k 个样品作为初始凝聚点。

（2）随机选择法 随机指定 k 个样品作为初始凝聚点。

（3）密度法 先计算样本两两间的距离，找出最大距离的样品，结合事先指定的类别数 k，选择几个较为合适的正数 d_1，d_2，$d_3 \cdots$（一般地，$d_2 = 2d_1$，$d_3 = 3d_1 \cdots$），分别以正数 $d \leqslant d_1$，$d_1 < d \leqslant d_2$，$d_2 < d \leqslant d_3 \cdots$ 为半径，以每个样品为中心，计算落在这个中心带内的样品数（不包括作为中心的样品），即得到这个样品的密度。如此计算出所有样品点的密度，之后，首先选择距离最大、密度大且分布较均匀的样品作为第一凝聚点，然后选出第一凝聚点以外的密度最大的样品点，若它与第一个凝聚点的距离大于 $2d_1$，则将其作为第二个凝聚点。这样，按密度大小依次考察，直至全部样品考察完毕为止，找到 k 个初始凝聚点。此方法中，d 要给得适当，太大了使凝聚点个数太少，太小了使凝聚点个数太多。

4. 初始分类 选择初始凝聚点后，每个样品按与其欧氏距离最近的凝聚点归类。

5. 修改分类 计算每一类的重心（各类中每个变量的均数），以该重心作为新的凝聚点，再计算每一个样品至新凝聚点的距离，并将它划入最近凝聚点所属的类别。当所计算的重心与原来的凝聚点相同时，则分类过程终止，否则将重复第5步的过程进行重新分类。

SPSS 统计软件进行动态分类，终止聚类的条件包括：①迭代次数达到事先指定的最大迭代次数（SPSS 隐含的迭代次数为 10 次）；②新确定的凝聚点与上一次迭代形成的凝聚点的最大偏移量小于指定的量（SPSS 隐含的该值为 0.02）。

【例 21-2】 从 21 个药厂抽了同类产品，每个产品测了两个指标 x_1 与 x_2，数据如表 21-3，试对各厂的质量情况进行分类。

表 21-3 不同药厂抽检同类产品的测定数据

指标	A1	A2	A3	A4	A5	A6	A7	A8	A9	A10
x_1	0	0	2	2	4	4	5	6	6	7
x_2	6	5	5	3	4	3	1	2	1	0
指标	A11	A12	A13	A14	A15	A16	A17	A18	A19	A20	A21
x_1	-4	-2	-3	-3	-5	1	0	0	-1	-1	-3
x_2	3	2	2	0	2	1	-1	-2	-1	-3	-5

本例将 21 个药厂分成三类比较符合实际情况，确定 $k=3$。计算每个样本之间的欧氏距离，以样本间欧氏距离 d 小于等于 $\sqrt{5}$，介于 $\sqrt{5}$ 与 $2\sqrt{5}$，大于 $2\sqrt{5}$ 计算密度数，各样本点密度如表 21-4。

表 21-4 样本点的密度计算值

样本	A1	A2	A3	A4	A5	A6	A7	A8	A9	A10
$d \leq \sqrt{5}$	2	2	4	4	3	4	4	4	3	3
$\sqrt{5} < d \leq 2\sqrt{5}$	3	7	2	7	6	5	3	2	3	1
$d > 2\sqrt{5}$	15	11	14	9	11	11	13	14	14	16
样本	A11	A12	A13	A14	A15	A16	A17	A18	A19	A20	A21
$d \leq \sqrt{5}$	3	3	4	3	2	2	4	3	4	3	0
$\sqrt{5} < d \leq 2\sqrt{5}$	2	4	6	2	11	4	4	4	4	3
$d > 2\sqrt{5}$	15	9	12	11	16	7	12	13	12	14	17

按密度法确定本例初始凝聚点为 A15（-5，2）、A21（-3，-5）、A10（7，0），计算各样本点与 A15、A21、A10 的欧氏距离，按照凝聚点的最短距离归类原则，得下列分类：

G1 = {A1，A2，A11，A12，A13，A14，A15}

G2 = {A17，A18，A19，A20，A21}

G3 = {A3，A4，A5，A6，A7，A8，A9，A10}

A16 与 A15、A10 的距离相等，与 A21 的距离较远。A16 只能选择 G1 或 G3 归类，不妨将 A16 放入 G1，得初始分类为：

G1 = {A1，A2，A11，A12，A13，A14，A15，A16}

G2 = {A17，A18，A19，A20，A21}

G3 = {A3，A4，A5，A6，A7，A8，A9，A10}

采用初始分类中各变量观察值的均数作为第一次修改分类的重心 z1（-2，2.63）、z2（-1，-2.4）和 z3（4.5，2.38），形成新的凝聚点，重新分类为：

G1 = {A1，A2，A11，A12，A13，A14，A15，A16}

G2 = {A17，A18，A19，A20，A21}

G3 = {A3，A4，A5，A6，A7，A8，A9，A10}

再计算第二次修改分类的重心 m1（-2，2.63）、m2（-1，-2.4）和 m3（4.5，2.38）与第一次修改分类的重心重合，归类结束。最终分类结果见图 21-4 与图 21-13。

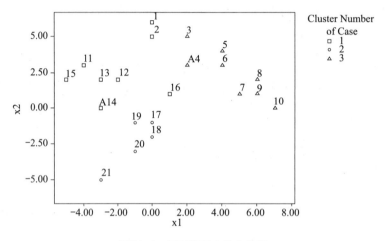

图 21-4　不同药厂产品分类图

动态聚类法的优缺点：由于事先指定了类别数，并且类别数远远小于样品数，聚类的速度明显快于系统聚类法。缺点是该方法的应用范围比较有限，只能对样品进行聚类而不能对变量聚类，要求研究者事先知道需要将样品分为多少类，所使用的变量必须是计量变量。

五、两步聚类

两步聚类是智能聚类方法的一种，它以样品作为聚类对象，聚类的变量可以同时接纳数值变量和分类变量，它是真正的在利用统计量作为距离指标进行聚类，同时又可以根据一定的统计标准来"自动地"建议甚至于确定最佳的类别数，结果的正确性更有保障。

两步聚类是分成两个步骤完成聚类的，第一个步骤是预聚类，首先对记录进行初步的归类（允许的最大类别数由使用者自己指定）；第二个步骤是正式聚类，在这个步骤中对第一步中完成的初步聚类按照一定的统计标准确定聚类的类别数量，然后进行再聚类并确定最终的聚类方案。通过两步聚类法可以了解每类样品的特征，为制定决策提供参考。

在两步聚类的每一个阶段中，都会计算反映现有分类是否适合现有数据的统计指标：AIC（Akaike's Information Criterion）和 BIC（Schwartz's Bayesian Criterion）准则，这两个指标越小，说明聚类效果越好，两步聚类算法会根据 AIC 和 BIC 的大小，以及类间最短距离的变化情况来确定最优的聚类类别数。

【例 21-3】表 21-5 是患有某疾病患者的病例数据，性别中 1、2 分别表示男、女，血压中 1、2、3 分别表示低、中、高，胆固醇浓度中 1、2 分别表示正常、高。试对病人的情况进行归类，并描述每类病人的特征。

表 21-5　20 例患者病例数据

编号	年龄	性别	血压	胆固醇浓度	血液中钠含量	血液中钾含量	编号	年龄	性别	血压	胆固醇浓度	血液中钠含量	血液中钾含量
1	32	2	3	1	0.643	0.025	11	43	1	1	1	0.526	0.027
2	23	1	1	2	0.559	0.077	12	60	1	2	2	0.777	0.051
3	43	1	3	2	0.656	0.047	13	41	1	1	2	0.767	0.069
4	69	1	1	1	0.849	0.074	14	49	2	2	2	0.790	0.049
5	16	2	3	1	0.834	0.054	15	22	2	2	2	0.677	0.079
6	50	2	2	2	0.828	0.065	16	61	2	2	2	0.559	0.031
7	74	2	1	2	0.793	0.038	17	28	2	2	2	0.564	0.072
8	43	1	1	2	0.627	0.041	18	47	1	1	2	0.597	0.069
9	34	2	3	1	0.668	0.035	19	47	1	1	2	0.739	0.056
10	47	2	1	2	0.896	0.076	20	23	2	3	2	0.793	0.031

图 21-5 是自动聚类表，图中最重要的指标是 BIC 值，即 Bayes 信息准则，其数值越小代表分类效果越好，BIC Change 列反映相邻两种结果的 BIC 值之差，可以看到 BIC 的值以聚为 2 类时最小，在聚到 4 类以后，BIC 的下降就不明显。综合观察，认为应聚为2～4类。

Auto-Clustering

Number of Clusters	Schwarz's Bayesian Criterion（BIC）	BIC Change[a]	Ratio of BIC Changes[b]	Ratio of Distance Measures[c]
1	161.635			
2	157.040	-4.594	1.000	1.245
3	159.237	2.197	-.478	2.156
4	176.320	17.083	-3.718	1.048
5	193.994	17.674	-3.847	1.250
6	214.123	20.129	-4.381	1.894
7	238.890	24.767	-5.391	1.037
8	263.844	24.954	-5.431	1.088
9	289.201	25.357	-5.519	1.030
10	314.693	25.492	-5.548	1.174
11	340.845	26.152	-5.692	1.302
12	367.881	27.036	-5.884	1.128
13	395.249	27.368	-5.957	1.408
14	423.367	28.118	-6.120	1.243
15	451.844	28.477	-6.198	1.509

图 21-5　自动聚类

图 21-6 是聚类分布表，SPSS 经过计算最终确认一个最佳类别数：2 类。然后描述每类的数值变量和分类变量的特征，见图 21-7、图 21-8、图 21-9、图 21-10。

Cluster Distribution

		N	% of Combined	% of Total
Cluster	1	11	55.0%	55.0%
	2	9	45.0%	45.0%
	Combined	20	100.0%	100.0%
Total		20		100.0%

图 21-6　聚类分布

性别

		男		女	
		Frequency	Percent	Frequency	Percent
Cluster	1	0	0.0%	11	100.0%
	2	9	100.0%	0	0.0%
	Combined	9	100.0%	11	100.0%

图 21-7　两类的性别分布

血压

		低		正常		高	
		Frequency	Percent	Frequency	Percent	Frequency	Percent
Cluster	1	3	30.0%	4	80.0%	4	80.0%
	2	7	70.0%	1	20.0%	1	20.0%
	Combined	10	100.0%	5	100.0%	5	100.0%

图 21-8　两类的血压分布

胆固醇

		正常		高	
		Frequency	Percent	Frequency	Percent
Cluster	1	3	60.0%	8	53.3%
	2	2	40.0%	7	46.7%
	Combined	5	100.0%	15	100.0%

图 21-9　两类的胆固醇分布

Centroids

		年龄		钠含量		钾含量	
		Mean	Std.Deviation	Mean	Std.Deviation	Mean	Std.Deviation
Cluster	1	39.64	18.051	.73136	.114242	.05045	.019892
	2	46.22	12.785	.67744	.110449	.05678	.016843
	Combined	42.60	15.863	.70710	.112973	.05330	.018388

图 21-10　两类的年龄、钠含量、钾含量的统计量

通过以上分析，两类病人的特征可以描述如下：

第一类：女性、年龄较小、钠含量较高、钾含量较低。胆固醇含量高者居多，血压无明显特征。

第二类：男性、年龄较大、钠含量较低、钾含量较高。胆固醇含量也以高者居多，血压以低血压者为主。

六、讨论

1. 聚类分析方法的选择　聚类分析是一种探索性的统计分析方法，针对不同的数据可能有不同的适合方法，所以很难判断哪一种方法的结果最好。但最重要的一个原则就是聚类结果的可解释性，即聚类结果区分度足够大，各个类别的特征能够为专业知识解释。SPSS 软件中聚类方法的选择可从以下几个方面考虑：

（1）**聚类类型**　如果是样品聚类，系统聚类、动态聚类、两步聚类方法都可以；如果是变量聚类，只能选择系统聚类法。

（2）样本含量 对于样品聚类：如果 $n<100$，三种方法都可以用，但优先考虑系统聚类法，因为软件提供的系统聚类法的距离计算方法、类间距离定义方法、数据标准化的方法最丰富，而且树状图直观形象，易于理解；如果 $n>1000$，那么应考虑快速聚类法或两步聚类法；样本量介于 100～1000 之间，理论上三种方法都可以，但结果的展示会比较困难，如树状图不能再直接观察。

（3）参与聚类的变量类型 如果都是计量变量，则三种方法都可以选择；如果包含计数变量，应该使用两步聚类法或将计数变量处理后视为计量变量再聚类。

（4）是否指定类别数量 两步聚类法按照一定的统计标准自动给出类别的数量，系统聚类法可以产生一定类别范围的聚类结果，而快速聚类法要求使用者必须事先给出聚类的类别数。

当然，统计软件并没有提供所有事物分类的解决方法，聚类分析的方法还有很多，如有序样品聚类、条件系统聚类法等，可以参考有关的多元统计书。

2. 聚类结果的检验 聚类分析的结果"有用性"可以通过专业知识判断；结果的可靠性、稳定性可以通过一定的比较得到感性认识。

（1）聚类分析的结果在各个类别中所包含的样本或指标数量应大致相当，除非针对特定的目的（如异常值发现），如果某一聚类结果过于集中在某一类，就有理由怀疑结果的"有用性"。

（2）可以对同一数据集使用不同的方法进行聚类，比较两个聚类结果。如果两个结果在类别数量、样品所属类别、类别特征等方面有很大差异，则有理由怀疑聚类结果的"稳定性"。这是目前较好的聚类结果验证方法之一。

（3）如果数据量比较大，可以把一个数据集按照一定比例（如 1:1）随机拆成两个，然后分别对两个数据集用同一方法进行聚类。如果两个结果在类别数量、类别特征等方面有很大差异，则有理由怀疑聚类结果的"可靠性"。

3. 聚类结果的解释和描述

（1）变量对于结果的重要性 在快速聚类中，以聚类结果为分组变量，对各变量进行单因素方差分析，以 F 值的大小说明变量的相对重要性；两步聚类法可参考之，如例 21-3 的结果，计量变量可以做方差分析，计数变量可以做 χ^2 检验。

（2）对于类别特征的描述 主要通过描述性统计量和各种统计图形来进行，但也可结合统计检验的结果。在样本量较大的情况下，如果某变量在各分类间差别没有统计学意义，那么可以考虑剔除该变量。

4. 变量的标准化和共线性问题

（1）参与聚类的变量之间差异比较大时，应先做标准化处理。标准化的方法除了前面讲到的标准正态变换外，还有很多，可以根据实际情况对原始数据进行相应变化。特别是当样品间的距离采用欧氏距离时，要求变量彼此独立且方差齐。利用 SPSS 进行快速聚类时，如果需要，应先对数据进行标准化。

（2）变量的共线性 在进行样品聚类时，如果两个强相关的变量同时进入聚类分析，就相当于他们所代表的这一因素的权重远远高于其他变量，从而造成聚类结果的区分度不强或者意义不大。除非这样的结果是我们所需要的，否则应先对变量进行预处理，通过变量聚类选择一个代表性最好的变量，或利用因子分析提取公因子，然后再进行聚类分析。

第二节 判别分析

判别分析（discriminant analysis）是判别个体所属类别的一种多元统计分析方法，它在医学领域有着广泛的应用。主要有疾病诊断、疾病预报和病因学分析等。例如，根据病人的各种症状判别病人患的是哪一种疾病；根据病人各种症状的严重程度预测病人的预后；根据心电图各种波形特点识别心脏病等。

在判别分析中，因判别准则的不同，又有不同的判别分析法。常用的有 Fisher 判别法、Bayes 判别法、似然判别法、二次型判别法、离散变量判别法和逐步判别分析等。本节主要介绍 Fisher 判别法和 Bayes 判别法。

一、判别分析的一般步骤

判别分析的步骤以诊断疾病为例说明如下：

1. 收集一批已确诊患有 G 类疾病的病人（或健康人与病人）的各种特征（与疾病诊断有关的症状、体征、化验结果以及年龄、性别等）资料为自变量（X_1，X_2，$\cdots$，X_m），以诊断结果为因变量（Y_1，Y_2，$\cdots$，Y_G）。

2. 按照某一判别准则 f，求得 G 个线性（或非线性）判别式（判别函数）。

3. 对判别式作回代考核，评价判别效果。并对判别函数进行可靠性检验。

4. 将待判别病人的各种特征值代入判别式，据计算所得的 $Y_k(k=1，2，\cdots，G)$ 值即可判断病人患何种疾病。

在聚类分析中，一般人们事先并不知道或一定要明确应该分成几类，完全根据数据来确定。而在判别分析中，至少有一个已经明确知道类别的"训练样本"，利用这个数据，就可以建立判别准则，并通过预测变量来为未知类别的观测值进行判别。

二、Fisher 判别分析法

Fisher 判别准则是寻找一组线性函数将多维变量投影到一维变量上，并要求该一维变量类间的变异尽可能地大，而类内的变异尽可能地小，即类间的方差与类内的方差之比达到最大。

下面以两类判别为例，说明 Fisher 判别法的原理。

1. 建立训练样本集 设有 A、B 两类分别含 n_1、n_2 个样品，各测得 m 个指标值，其观察值如表 21-6。

表 21-6 不同类别的训练集样本数据

A 类					B 类				
编号	X_1	X_2	$\cdots$	X_m	编号	X_1	X_2	$\cdots$	X_m
1	X_{11A}	X_{12A}	$\cdots$	X_{1mA}	1	X_{11B}	X_{12B}	$\cdots$	X_{1mB}
2	X_{21A}	X_{22A}	$\cdots$	X_{2mA}	2	X_{21B}	X_{22B}	$\cdots$	X_{2mB}
$\cdots$	$\cdots$	$\cdots$	$\cdots$	$\cdots$	$\cdots$	$\cdots$	$\cdots$	$\cdots$	$\cdots$
n_1	X_{n_11A}	X_{n_12A}	$\cdots$	X_{n_1mA}	n_2	X_{n_21B}	X_{n_22B}	$\cdots$	X_{n_2mB}
均值	$\bar{X}_{1A}$	$\bar{X}_{2A}$	$\cdots$	$\bar{X}_{mA}$	均值	$\bar{X}_{1B}$	$\bar{X}_{2B}$	$\cdots$	$\bar{X}_{mB}$

2. 建立一个判别函数

$$Y = C_1 X_1 + C_2 X_2 + \cdots + C_m X_m = C'X$$

其中，矩阵 $X = (X_1, X_2, \cdots X_m)$，$C' = (C_1, C_2, \cdots, C_m)'$。

决定参数 C_1，C_2，$\cdots C_m$ 的原则有两个，一为应使 A、B 两类的 Y 值有最大的差别，即应使 $\overline{Y}(A) - \overline{Y}(B)$ 达到最大，也即 $[\overline{Y}(A) - \overline{Y}(B)]^2$ 最大，另一原则为应使同类之间的差异尽可能小。

A 类中 Y 值间的差异可用 $\dfrac{1}{n_1} \sum\limits_{i=1}^{n_1} [y_i(A) - \bar{y}(A)]^2$ 来量度；

B 类中 Y 值间的差异可用 $\dfrac{1}{n_2} \sum\limits_{i=1}^{n_2} [y_i(B) - \bar{y}(B)]^2$ 来量度。

也即应使 $\dfrac{1}{n_1} \sum\limits_{i=1}^{n_1} [y_i(A) - \bar{y}(A)]^2 + \dfrac{1}{n_2} \sum\limits_{i=1}^{n_1} [y_i(B) - \bar{y}(B)]^2$ 最小，综合两个原则，C_1，C_2，$\cdots C_m$ 的选择，应使

$$I = \frac{[\overline{Y}(A) - \overline{Y}(B)]^2}{\dfrac{1}{n_1} \sum\limits_{i=1}^{n_1} [y_i(A) - \bar{y}(A)]^2 + \dfrac{1}{n_1} \sum\limits_{i=1}^{n_1} [y_i(A) - \bar{y}(A)]^2} \tag{21-8}$$

达最大。由于 I 是 Y 的函数，Y 又是 C_1，C_2，$\cdots$，C_m 的函数，I 的极大值可据多元函数求极值：

$$\begin{cases} \dfrac{\partial I}{\partial C_1} = 0 \\[2mm] \dfrac{\partial I}{\partial C_2} = 0 \\[2mm] \cdots \\[2mm] \dfrac{\partial I}{\partial C_m} = 0 \end{cases} \tag{21-9}$$

可求得 C_0，C_1，C_2，$\cdots$，C_m。

由此得到判别函数的具体表达式 $Y = C_0 + C_1 X_1 + C_2 X_2 + \cdots + C_m X_m$。

当已知的分类 G 超过两类时，判别函数的个数 k 可能不止一个（$k < G$），k 的取值决定于各个判别函数的累积判别贡献率的大小。

3. 检验判别函数的可靠性 Fisher 判别函数本身并没有确定分界点的规定，需根据实际情况选择判别分类规则。最简单的办法就是离哪个中心距离最近，就属于哪一类。检验判别函数的实际判别分类效果主要有 3 种：回代检验、交叉（刀切）检验（轮流拿出一个样品，剩下样品考核）和前瞻性考核（用一批已知和分类的新样品考核）。

回顾性考核的偏倚性较小，并不一定说明该判别规则效果很好。这就好比全部用做过的例题来考核学生，即使得满分也不见得该学生已很好地掌握了这门课程。刀切法考核结果并不能代替前瞻性考核的结果，但是，从总错误率来看，刀切法的估计值与前瞻性考核的估计值十分接近。实际上，可以证明，如果训练样本是总体中的一份随机大样本时，刀切法估计的总错误率是总体错误率的无偏估计。

4. 判别 最后利用 X_1，X_2，$\cdots$，X_m 提供的信息，根据判别函数 Y 值的大小来确定样品应

属于 A 类还是属于 B 类。

非标准化典则判别函数对观察对象进行两分类判别的规则：定义临界点为 Y_0

$$Y_0 = \frac{n_1 \overline{Y}^{(1)} + n_2 \overline{Y}^{(2)}}{n_1 + n_2} \qquad (21 - 10)$$

$\overline{Y}^{(1)}$ 与 $\overline{Y}^{(2)}$ 分别为第一类、第二类原始数据回代判别函数得分的均数，设 $\overline{Y}^{(1)} > \overline{Y}^{(2)}$，一个样品数据代入确定的判别函数求得的判别得分为 Y^*，若 $Y^* > Y_0$，该样品判为第一类，$Y^* < Y_0$，该样品判为第二类。

【例 21-4】为研究舒张压与血浆胆固醇对冠心病的作用，测定了 50～59 岁女工冠心病 15 例和正常人 16 例的舒张压（X_1）和血浆胆固醇（X_2），结果如表 21-7。

表 21-7　冠心病患者与正常人舒张压及血浆胆固醇数据

第 I 类（冠心病人）			第 II 类（正常人）		
n	舒张压（kPa）	血浆胆固醇（mmol/L）	n	舒张压（kPa）	血浆胆固醇（mmol/L）
1	9.86	5.18	1	10.66	2.07
2	13.33	3.73	2	12.53	4.45
3	14.66	3.89	3	13.33	3.06
4	9.33	7.1	4	9.33	3.94
5	12.8	5.49	5	10.66	4.45
6	10.66	4.09	6	10.66	4.92
7	10.66	4.45	7	9.33	3.68
8	13.33	3.63	8	10.66	2.77
9	13.33	5.96	9	10.66	3.21
10	14.66	5.7	10	10.66	5.02
11	12	6.19	11	10.4	3.94
12	14.66	4.01	12	9.33	4.92
13	13.33	4.01	13	10.66	2.69
14	12.8	3.63	14	10.66	2.43
15	13.33	5.96	15	11.2	3.42
			16	9.33	3.63

试用 Fisher 准则建立判别函数。对判别函数进行回代，列出判别效果。若有一位来医院就诊患者，经检查舒张压 = 14.78，血浆胆固醇 = 5.92，试判断该患者是否患有冠心病？

利用上述资料可制订出一个判别标准，以诊断一名新病人是否患有冠心病。用 SPSS 统计软件作判别分析，由表 21-7 资料得线性判别函数如下：

$$Y = -10.286 + 0.605X_1 + 0.774X_2$$

判别函数的假设检验统计量 Wilks' $\lambda = 0.456$，Chi-square 为 21.999，$P = 0.000 < 0.05$，故判别函数有统计学意义。

将训练集的各样品代入判别函数，求出相应 Y 值，进行回顾性检验。结果见表 21-8。

表 21-8 训练集样本回顾性检验

判别函数分类	原分类		合计
	冠心病人	正常人	
冠心病人	12	3	15
正常人	3	13	16

原冠心病类有 3 个样品（1，6，7）被判为正常类，故冠心病类误判为正常类的占 3/15 = 20%；原正常类有 3 个样品（2，3，10）误判为冠心病类，故正常类误判为冠心病类的占 3/16 = 18.8%。冠心病类判别正确率为 12/15 = 80%，正常类判别正确率为 13/16 = 81.3%，总正确率为 25/31 = 80.6%。

回顾性检验效果好，并不意味着前瞻性亦最佳。如果本例样本含量比较大时，采用刀切法或前瞻性考核更好。

本例，$Y_0 \approx 0$，将待判样本（$x_1 = 14.78$，$x_2 = 5.92$）代入上述判别函数，计算得 $Y^* = 3.23458 > 0$，故判之为第 1 类（冠心病患者）。

三、Bayes 判别分析法

Bayes 判别准则是以个体归属某类的概率（或某类的判别函数值）最大或错分总平均损失最小为标准。

1. 原理　假定由任一类误判为另一类的损失相同，这种划分法相当于求得某一样品属于每一类的概率（后验率）后，那个具有最大后验概率的类别，就是所判定的类别（因为此时错分的可能性最小）。

设 A_1，A_2，…，A_g 类中分别有 n_1，n_2，…，n_g 个样品，各样品有 m 个观测指标，需区分的类别为 g，共有 $n = n_1 + n_2 + \cdots + n_g$ 个样品，欲求判别函数

$$\begin{cases} y(A_1) = C_0(A_1) + C_1(A_1)X_1 + C_2(A_1)X_2 + \cdots + C_m(A_1)X_m \\ y(A_2) = C_0(A_2) + C_1(A_2)X_1 + C_2(A_2)X_2 + \cdots + C_m(A_2)X_m \\ \qquad\qquad \cdots\cdots \\ y(A_g) = C_0(A_g) + C_1(A_g)X_1 + C_2(A_g)X_2 + \cdots + C_m(A_g)X_m \end{cases} \quad (21-11)$$

使得该判别函数能根据指标 X_1，X_2，…，X_m 之值代入，即可求得 $Y(A_1)$、$Y(A_2)$、…、$Y(A_g)$。判别系数 C_0、C_1、…、C_m 通过协方差分析计算得到。

求得判别函数后，还须对它进行假设检验。此时的检验假设 H_0 为：各类来自同一总体，判别函数无意义。可用 F 检验。

2. 判别准则　建立的判别函数经 F 检验成立，且有实际意义，则可进行预测。

预测分类依据事后（后验）概率大小而定。事后概率计算公式为：

$$P(d_j \mid x) = \frac{P_i \mid S_j \mid^{-\frac{1}{2}} e^{-\frac{1}{2}d_j^2}}{\sum\limits_{j=1}^{k} P_i \mid S_j \mid^{-\frac{1}{2}} e^{-\frac{1}{2}d_j^2}} \quad (21-12)$$

式中 S_j 为第 j 组的协方差矩阵，P_j 为第 j 组的先验概率，而 $d_j^2 = (x-\overline{X}_j)'S_j^{-1}(x-\overline{x})$。SPSS 软件在 "save" 选项中设有样品归某一类以及归每一类的事后概率的选项，在数据窗口可以直接读取。

由于事后概率手工计算不大方便，以往采取对每一类建立一个判别函数式，然后按函数值

的大小作类别归类。即待判样品数据代入式 21-11，求判别函数得分，最大者设为 $Y(A_f)$，则判断该样品属于 A_f 类。

【例 21-5】医院工作效率和医疗质量的评定是医院管理的一个基本课题，常要寻求用少数几项指标对整个医院工作做出快速可靠的评定。某单位曾对工作质量好、中、差的三类医院的治愈率、病死率、治愈者平均住院天数、临床初步诊断符合率等 24 项指标作了调查，数据见表 21-9，现从中抽出质量优的（A 类）、差的（B 类）和工作质量中等（C 类）的医院共 30 个医院的三项指标：X_1 床位使用率，X_2 治愈率，X_3 诊断指数进行研究，欲由这三项指标建立判别函数 $Y = C_1X_1 + C_2X_2 + C_3X_3$，用以判别医院工作质量高低。

表 21-9　两类医院的原始观察值

编号	A 类 X_1	X_2	X_3	编号	B 类 X_1	X_2	X_3	编号	C 类 X_1	X_2	X_3
1	98.82	85.49	93.18	1	72.40	78.12	82.38	1	80.83	80.69	85.05
2	85.37	79.10	99.65	2	58.81	86.20	73.46	2	72.21	80.95	85.40
3	89.64	80.64	96.94	3	72.48	84.87	74.09	3	70.84	83.67	90.85
4	73.08	86.82	98.70	4	90.56	82.07	77.15	4	77.32	79.64	89.72
5	78.73	80.44	97.61	5	73.73	66.63	93.98	5	68.87	82.81	92.75
6	103.44	80.40	93.75	6	72.79	87.59	77.15	6	88.00	80.96	79.32
7	91.99	80.77	93.93	7	74.27	63.91	85.54	7	73.39	71.40	92.54
8	87.50	82.50	84.10	8	93.62	85.89	79.80	8	80.13	87.65	85.10
9	81.82	88.45	97.90	9	78.69	77.01	86.79	9	76.22	80.82	86.61
10	73.13	82.94	92.12					10	80.74	80.14	92.34
11	86.19	83.55	93.90								

本例先验概率设为样本构成比，Bayes 判别计算得判别函数为：

$$
\begin{cases}
y(A) = -770.775 + 1.985X_1 + 7.007X_2 + 8.317X_m \\
y(B) = -621.189 + 1.761X_1 + 6.400X_2 + 7.382X_m \\
y(C) = -685.101 + 1.812X_1 + 6.685X_2 + 7.823X_m
\end{cases}
$$

与前面完全一样，最后要进行回顾性（或刀切）考核，本例回顾性、刀切考核结果见如表 21-10、表 21-11，总正确率分别为 24/30 = 80.0%，23/30 = 76.7%。

表 21-10　训练集样本回顾性考核

判别函数分类	原分类 A	B	C
A	9	0	2
B	0	6	3
C	0	1	9

表 21-11　训练集样本刀切考核

判别函数分类	原分类 A	B	C
A	9	0	2
B	0	6	3
C	1	1	8

若另有一所医院，其三项指标的观测值分别为：$X_1 = 80.83$，$X_2 = 85.69$，$X_3 = 90.50$，F 检验，判别函数成立，利用上述判别函数，可对该样品预测。将该样品数据输入本例原始数据集最后一行，SPSS 判别分析在数据集中增加的变量 Dis-1、Dis1-2、Dis2-2、Dis3-2 给出 1、

0.68511、0.00326 和 0.31163 表示样品判为第一类，预测为第一、二、三类的概率分别为 68.511%、0.326% 和 31.163%。

或将该样品数据代入上述判别函数求判别函数得分，得 $Y(A) = 742.1954$（优），$Y(B) = 732.2243$（差），$Y(C) = 742.1821$（中），由于 $Y(A)$ 最大，故判定该所医院的工作质量为 A 类（即工作质量优）。

3. 假定条件　Bayes 判别法需要一些假定条件。

第一，要知道观察指标的分布类型，并且各类相应指标之间的方差相等。

第二，要知道每一类的个体在总体内的比例，即事前概率，这要据理论或经验确定。但在实际有时很难知道每一类在总体中的比例，而且这种比例往往随着具体情况而改变。例如痢疾这种病在人群中的发病率随季节有很大差异，不同医院收治的病情、病型也可能不同，因此有时很难确定一个事前概率。这时往往用某一类的例数在总例中所占的比例作为事先概率的估计值。

第三：还要考虑如果对样品发生错判所造成的损失大小。考虑错判所造成的损失时，就不能只根据后验概率的大小来作决策，还必须考虑所采取的决策是否使损失最小。通常把由错判所造成的损失视为相等，也就是说不考虑这一项，这实际上是有些欠妥的。

四、逐步判别分析法

与回归分析类似，判别函数中的判别变量并非越多越好，判别变量的特异性越强，判别能力越强，这样的变量当然越多越好；相反，若不重要的变量（特异性和判别能力不强）包括得多，不但增加了收集资料和处理数据的工作量，而且还可能削弱判别效果。因此，在建立分类函数时既不要遗漏有显著判别能力的变量，也不要引入不必要的、判别能力很弱的变量。逐步判别分析是达到上述目标的重要方法。

逐步判别分析是每一步选一个判别能力最大且显著的自变量进入判别函数，而且在每次选变量之前，先对已经进入判别函数的诸变量逐个检验其显著性；如果某个变量由于新变量的引入而变得"不重要"时，就剔除这个变量，直到不能剔除时，再考虑引入新变量，直至判别函数中包含的所有变量的判别能力都显著，而函数外的所有变量都不显著为止。

SPSS 判别分析中的选项"Use stepwise method"可进行逐步判别分析。

五、应用判别分析解决实际问题的一般步骤

1. 选取分析样品（参考组）。判别分析首先需要足够多的已知类别指标的原始资料。通常将已测得的原始资料称为参考组或训练样品。训练样品是判别分析的依据，其记录越完整，各指标的测定值越精确，原始样品越正确，以此建立的判别函数就越有效，用于判别新样品的判别函数就越可靠（任何数学方法都不能弥补不正确的原始资料的缺陷）。

2. 建立判别函数及判别分类。对所得的训练样品，用适当的方法求出判别函数，确定判别阈值，用以决定新样品的归属。

3. 判别效果的考核。判别函数求得后，必须对其判别效果进行考核，只有效果满意，才能实际用于判别分类。一般来说，判断错误率在10%或至多20%以下，判别函数才有价值。

4. 用判别函数指导判别新个体的分类。

5. 灵活应用逐步判别分析。逐步判别分析运用于定量或半定量资料，当有部分定性指标

时，数值化程度较好应用本法也可得到较满意效果。

6. 样本含量和自变量数。一般而言，样本含量 n 应为引入自变量个数 k 的 10～20 倍以上时，函数才比较稳定，至少也应当在 k 的 5 倍以上；而自变量个数 k 在 8～10 个之间时，函数的判别效果才比较理想。

7. 参数与非参数判别分析。

Fisher 判别法和 Bayes 判别法均属于参数判别分析，要求变量服从多元正态分布。对于指标变量为二分类变量或等级变量，易用 Logistic 回归方法进行非参数判别分析。具体可参阅其他多元统计分析书籍。

聚类分析和判别分析的统计电脑实验

在 SPSS 中菜单 Analyze→Classify（分类）下进行聚类分析和判别分析。

【实验 21-1】对例 21-1 资料进行聚类分析。

	code	x1	x2	x3	x4	x5	x6
1	1	14	13	28	14	22	39
2	2	10	14	15	14	34	35
⋮	⋮	⋮	⋮	⋮	⋮	⋮	⋮
9	9	9	8	15	13	14	46
10	10	9	9	12	10	23	46

图 21-11　数据集 E2101. sav

1. 数据文件　如图 21-11 录入数据，以 code（学生编号）、x1、x2、x3、x4、x5、x6 为变量名，建立 10 行 7 列的数据集 E2101. sav。

2. 操作步骤

（1）样品聚类　Analyze→Classify→Hierarchical luster，弹出 Hierarchical Cluster Analysis 主对话框，将变量 x1－x6 送入 Variables 框中，在 Cluster 中选 Cases（样品，系统默认）；单击 Statistics→选中 Agglomeration Schedule（聚类过程表）→单击 Continue，返回主对话框；单击 Plots→选中 Dendrogram（树状图）→在 Orientation 中选中 Horizontal→单击 Continue，返回主对话框；单击 Method→选择默认的 Cluster 的 Nearest neighbor 及 Measure 的 Euclidean distance→单击 Continue，返回主对话框；单击主对话框的 OK 按钮。

（2）变量聚类　步骤同样品聚类，不同的是在 Cluster 中选 Variables（变量）。

	药厂	x1	x2
1	A1	0	6
2	A2	0	5
⋮	⋮	⋮	⋮
20	A20	-1	-3
21	A21	-3	-5

图 21-12　数据集 E2102. sav

3. 主要结果　见图 21-1 样品聚类树状图、图 21-2 变量聚类树状图。

【实验 21-2】对例 21-2 资料进行聚类分析。

1. 数据文件　如图 21-12 录入数据，以药厂、x1、x2 为变量名，建立 21 行 3 列的数据集 E2102. sav。

2. 操作步骤　Analyze→Classify→K-Means Cluster，弹出 K-Means Cluster Analysis 主对话框，将变量 x1、x2 送入 Variables（聚类变量）框中，变量"药厂"送入 Label Cases by（个案标记依据）框中，在 Number of Clusters（聚类数）框中键入 3，选中 Method（聚类方法）下面的 Iterate and classify（迭代且聚类）。

单击 Options（选项）按钮，弹出 Options 对话框，可以指定显示初始类中心、方差分析表、每个观测的分类信息，还可以设置缺失值。本例选择 Initial cluster enters（显示初始类中心）、ANOVA table（方差分析表）、Cluster information for case（每个观测的分类信息）。

单击 Iterate（迭代）按钮，弹出 Iterate 对话框，可以指定 Maximum（最大迭代次数）、Convergence（收敛判别标准）、Use running means（使用流动中心），均依照默认设置。

单击 Save 按钮，弹出 Save 对话框，可以设置将每一观测的所属类别，选择 Cluster membership（所属类别）、Distance from cluster center（与类中心的距离存为新变量）。单击主对话框中 OK 按钮。

3. 主要结果 数据文件中新增的变量见图 21-13 至图 21-14。数据文件中新增变量"QCL_1"的数值是每个药厂所属的类别号，"QCL_2"的数值为距离值。图 21-13 给出全体样品聚类结果，图 21-14 给出三类各类例数，其他结果略。结论见正文。

【实验 21-3】 对例 21-3 资料进行聚类分析。

1. 数据文件 如图 21-15 录入数据，以"编号""年龄""性别""血压""胆固醇""钠含量""钾含量"为变量名，建立 20 行 7 列数据集 E2103. sav。

2. 操作步骤 Analyze→Classify→Two Step Cluster，弹出 Two Step Cluster Analysis 主对话框，将"性别""血压""胆固醇"送入 Categorical Variable（分类变量）框，将"年龄""钠含量""钾含量"送入 Continuous Variables（连续变量）框；单击 Options→选中 Use noise handing，其他默认设置，单击 Continue，返回主对话框；单击 Output→选中 Pivot tables→单击 Continue，返回主对话框；单击 OK。

3. 主要结果 同正文。

Cluster Member ship

Case Number	药厂	Cluster	Distance
1	A1	1	3.923
2	A2	1	3.105
3	A3	3	3.625
4	A4	3	2.577
5	A5	3	1.700
6	A6	3	.800
7	A7	3	1.463
8	A8	3	1.546
9	A9	3	2.035
10	A10	3	3.448
11	A11	1	2.035
12	A12	1	.625
13	A13	1	1.179
14	A14	1	2.809
15	A15	1	3.064
16	A16	1	3.412
17	A17	2	1.720
18	A18	2	1.077
19	A19	2	1.400
20	A20	2	.600
21	A21	2	3.280

图 21-13 全体样品聚类情况

Number of Cases in each Cluster

Cluster	1	8.000
	2	5.000
	3	8.000
Valid		21.000
Missing		.000

图 21-14 三类各类例数

	编号	年龄	性别	血压	胆固醇	钠含量	钾含量
1	1	32	2	3	1	.643	.025
2	2	23	1	1	2	.559	.077
⋮	⋮	⋮	⋮	⋮	⋮	⋮	⋮
19	19	47	1	1	2	.739	.056
20	20	23	2	2	2	.793	.031

图 21-15 数据集 E2103. sav

【实验 21-4】 对例 21-4 资料进行判别分析。

SPSS 中选择菜单 Analyze→Classify→Discriminant（判别分析）可以完成判别分析。需说明

NOTE

的是，Discriminant 过程以 Fisher 判别为默认输出结果，如果在 Statistics 对话框中指定 Fisher's 选项，则可以给出 Bayes 判别的结果。在 Discriminant Analysis（判别分析）主对话框选择 Use stepwise method 项，可进行逐步判别分析。

	x1	x2	y
1	9.86	5.18	1
2	13.33	3.73	1
⋮	⋮	⋮	⋮
31	9.33	3.63	2
32	14.78	5.92	.

图 21-16　数据集 E2104. sav

1. 数据文件　如图 21-16 录入数据，以 x1、x2、y 为变量名将表 21-6 和待判样本（x1 = 14. 78，x2 = 5. 92）数据输入建立 32 行 3 列数据集 E2104。

已知所属分组类型的样品在分组变量 y 上的编码以连续整数表示不同类型，未知所属分组类型的样品在分组变量 y 上的编码必须是已知分组类型编码数值以外的值或缺失值，本例是缺失值。

2. 操作步骤　Analyze→Classify→Discriminant，弹出 Discriminant Analysis 主对话框，将 *y* 送入 Grouping Variable（分类变量），单击 Define Range 按钮，在弹出的对话框中的 Minimum 框内键入 1，Maximum 框键入 2，单击 Continue 返回主对话框；将 x1、x2 送入 Independents（自变量）框中，选择 Enter independents together（自变量一起进入判别方程；系统默认）。

判别分析主对话框里有四个按钮：Statistics、Method、Classify 和 Save。

单击 Statistics（统计量）按钮，弹出 Statistics 对话框，选择 Means（均数）、Univarial ANOVA（单因素方差分析）、Unstandardized（非标准化函数系数）。

单击 Classify（分类）按钮，弹出 Classification 对话框，选择 Casewise result（判别所属类别）、Summany table（概述表）。

单击 Save（保存）按钮，在弹出的对话框中可以指定内容保存为新变量，本例选中 Predicted group membership（预测各观测所属类别）、Discriminant scores（判别分数）、Probabilities of group membership（各观测属于某一类的概率）。

选择 Enter independents together（自变量一起进入）时，Method（方法）按钮变灰。选择 Use stepwise method（使用逐步判别法）时，Method 按钮被激活。单击 Method 按钮，弹出图 Method 对话框，可以指定逐步判别的方法及判据。

全部设置完毕后，单击主对话框中 OK 按钮，完成判别分析。

3. 主要结果　数据文件中新增三个变量：各观测的判别分类（Dis_ 1）、判别分数（Dis1_ 1）、属于某一类的概率（Dis1_ 2、Dis2_ 2）。Group Statistics 表给出了原分类的均数、标准差等基本统计量。图 21-17 是原分类各指标间的方差分析和 λ 值，两自变量的 P 值分别为 0. 001 与 0. 003，可认为冠心病患者、正常者的判别函数中，舒张压和血痰胆固醇都有统计学意义。λ 值越接近 0，组间差异越显著；λ 值越接近 1，组间差异越不显著。

Tests of Equality of Group Means

	Wilks' Lambda	F	df1	df2	Sig.
x1	.668	14.381	1	29	.001
x2	.732	10.633	1	29	.003

图 21-17　原分类的方差分析和 λ 值

图 21-18 是判别函数的检验结果，本例为两分类判别，只建立了 1 个典则判别函数（如有 $g \geqslant 2$ 个类别，则典则判别建立 $g-1$ 个判别函数），Wilks' λ 值 $=0.456$，$\chi^2=21.999$，$P=0.000$，这个典则判别函数有统计学意义。

Wilks' Lambda

Test of Function（s）	Wilks' Lambda	Chi-square	df	Sig.
1	.456	21.999	2	.000

图 21-18　两分类典则判别函数检验输出结果

图 21-19 是标准化典则判别函数的系数，据此可以写出标准化典则判别函数式，但不便于使用。标准化典则判别函数是由标准化的自变量通过 Fisher 判别法得到的，所以要得到标准化的典则判别得分，代入该函数的自变量必须是经过标准化的，原变量值不能直接代入。

图 21-20 是非标准化典则判别函数的系数，据此可以得到非标准化的典则判别函数。$y=-10.286+0.605x_1+0.774x_2$

Standardized Canonical Discriminant Function Coefficients	
	Function
	1
$x1$	.867
$x2$	.796

图 21-19　标准化典则判别函数的系数

Canonical Discriminant Function Coefficients	
	Function
	1
x1	.605
x2	.774
(Constant)	−10.286
Unstan dardized coefficients	

图 21-20　非标准化典则判别函数的系数

非标准化的典则判别函数由于可以将实测的样品值直接代入求出判别得分，使用起来方便，所以常使用非标准化的典则判别函数进行判别。非标准化典则判别函数对观察对象进行两分类判别的规则是：y>0 判为 1 类，y<0 判为 2 类。对于待判样本（x1 = 14.78，x2 = 5.92）：

$$y = 0 - 10.286 + 0.605 \times 14.78 + 0.774 \times 5.92 = 3.23458 > 0$$

所以，判为 1 类（冠心病患者）。

最后还给出回顾性考核，结果同表 21-8。

【实验 21-5】对例 21-5 资料进行判别分析。

1. 数据文件　如图 21-21 录入数据，以 x1、x2、x3、y 为变量名将表 21-8 和待判样本（x1 = 80.83，x2 = 85.69，x3 = 90.50）数据输入建立 30 行 4 列数据集 E2105. sav。

2. 操作步骤　基本同实验 21-4，以下几点不同：将 y 送入 Grouping Variable（分类变量），单击 Define Range 按钮，在弹出的对话框中的 Minimum 框内键入 1，Maximum 框键入 3；单击 Statistics（统计量）按钮，勾选 Fisher's（Fisher 函数系数），单击 Continue；单击 Classification 对话框，勾选 Compute from group sizes（先验概率为样本构成比）和 Leave-one-out classification（刀切考核），单击

	x1	x2	x3	y
1	98.82	85.49	93.18	1
2	85.37	79.10	99.65	1
⋮	⋮	⋮	⋮	⋮
29	76.22	80.82	86.61	3
30	80.74	80.14	92.34	3

图 21-21　数据集 E2105. sav

Continue，返回主对话框；单击 OK。

3. 主要结果 Bayes 判别法有几个类别就有几个判别函数。本例有三类，给出三个判别函数。结果同正文。

学习小结

1. 学习内容

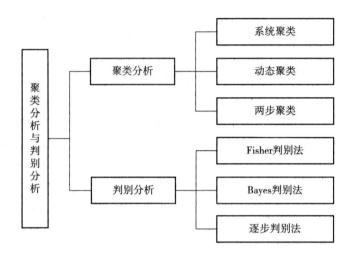

2. 学习方法 聚类分析和判别分析均为研究事物分类的统计学方法。聚类分析是"无师可循"的分类方法，是一种描述统计分析，可以对样本，也可以对指标进行分类；判别分析是"有法可依"的分类方法，是一种推断统计分析，只能对样本进行判别。判别效果的考核，前瞻性考核更为重要。

练习题

一、最佳选择题

1. 关于聚类分析，下列错误的是（ ）

　　A. 聚类分析常被分为 R 型聚类和 Q 型聚类

　　B. Q 型聚类的目的是找出样品间的差异

　　C. R 型聚类的目的是将指标降维从而选择有代表性的指标

　　D. 聚类分析的第一步是定义相似性系数

　　E. 相似性系数常用相关系数或距离来定量描述相似性

2. 关于系统聚类法，下列错误的是（ ）

　　A. 将相似的样品或变量归类

　　B. 样品间的距离越小，相似系数越大

　　C. 不同相似系数的定义不会改变聚类结果

　　D. 样品一旦归类后就不能进行调整

　　E. 待分类的样品较多时，计算速度缓慢

3. 聚类分析时，常用的相似性系数不包括（ ）

　　A. 简单相关系数　　　　　　　　　　　B. Spearman 秩相关系数

C. 偏相关系数　　　　　　　　　D. Minkowski 距离

E. 马氏距离

4. 关于聚类分析下述错误的是（　　　）

A. 常用于数据的探索性分析　　　B. 结果解释应结合专业知识

C. 使类间差异大，类内差异小　　D. 可尝试多种聚类方法分类

E. 可适用于缺失值较多的资料

5. 在聚类分析时需要注意的问题中哪项除外（　　　）

A. 只引入在不同类间有显著差异的变量

B. 尽量选用相同类型的变量

C. 变量的差异程度较大时需要进行标准化

D. 可以避免异常值的影响

E. 聚类的结果需要研究者的主观判断和后续的分析

6. 关于判别分析，下述错误的是（　　　）

A. 要求判别对象可分多少类是已知的

B. Fisher 判别法和 Bayes 判别法适用于计量资料

C. 最大似然判别法和 Bayes 公式判别法适用于计数资料

D. 判别指标减少时判别效能肯定降低

E. 判别分析要求样本量足够大

7. 关于 Fisher 判别下述错误的是（　　　）

A. 要求判别指标是数值变量　　　B. 是线性判别

C. 是以概率为依据的　　　　　　D. 可用于两类或多类判别

E. 交叉核实法估计的误判概率较为客观

二、简答题

1. 简述系统聚类的聚类过程。

2. 简述快速聚类（K 均值聚类）的聚类过程及其优缺点。

3. 聚类分析与判别分析有何区别与联系？

4. 简述 Fisher 判别法和 Bayes 判别法的判别准则。

三、应用题

1. 今有 12 个样品，每个样品观察 3 个指标，得观察值如下，试对样本进行系统聚类分析。

表 21-12　3 个指标的观察资料

样品号	X_1	X_2	X_3
1	5	7	10
2	7	1	5
3	3	2	14
4	6	5	2
5	6	6	9
6	7	7	7
7	8	1	4

样品号	X_1	X_2	X_3
8	20	7	9
9	19	8	12
10	7	4	4
11	4	5	12.5
12	6	5.5	7

2. 中药指纹图谱是中药质量控制引入的一个新的概念，很多资深学者就曾经指出中药指纹图谱的判断要"准确"而不是"精确"，希望能通过数学的方法来替代人们主要靠经验和专业知识来进行的传统分类工作。选用多元统计分析中的聚类分析对参麦注射液 HPLC 指纹图谱进行分类工作。通过试验共筛选出线性及重复性均符合标准的 6 个峰用来作为最后的分析用途。数据如下：

表 21-13　样品峰特征值

N.	X_1	X_2	X_3	X_4	X_5	X_6
1	0.87	1.44	1.55	1.53	1.85	1.47
2	0.64	1.38	1.25	1.29	1.95	1.41
3	0.63	1.4	1.24	1.31	1.97	1.42
4	0.58	1.32	1.18	1.26	1.72	1.44
5	0.57	1.34	1.18	1.28	1.73	1.39
6	1.7	1.41	1.84	1.65	1.66	1.16
7	1.71	1.41	1.74	1.64	1.65	1.14
8	1.34	1.53	1.66	1.49	2	1.47
9	1.34	1.58	1.69	1.49	2	1.56
10	1.31	1.08	1.21	1.21	1.44	0.89
11	1.31	1.08	1.21	1.21	1.44	0.89
12	2.72	1.03	1.51	1.32	0.91	0.79
13	0.94	1.86	1.77	1.96	2.79	1.71
14	1.5	1.76	1.84	1.89	2.17	1.35
15	1.49	1.76	1.85	1.91	2.17	1.34
16	1.1	1.7	1.52	1.61	2.34	1.1
17	3.05	1.9	2.24	2	2.27	1.43
18	4.74	0.75	1.56	0.83	0.28	0.62
19	5.53	0.69	2.01	0.99	0.24	0.64
20	5.91	0.71	2	0.97	0.21	0.63
21	4.16	0.81	2.22	1.38	0.59	0.82
22	7.17	0.97	2.41	1.34	0.44	0.86
23	6.53	1.18	2.47	1.52	0.69	1.03
24	1.29	1.3	1.5	1.22	1.24	1.44
25	1.2	1.22	1.85	1.28	1.27	1.48

试用系统聚类分析（用欧氏距离来判断）和动态聚类分析两种方法进行分类工作，并比

较两种分类的结果是否有差异?

3. 用 25 例正常人与 25 例冠心病人的资料进行判别分析。有关资料列于下表中。

表 21-14 冠心病人与正常人的生化指标资料

第 I 类(冠心病人)						第 II 类(正常人)					
例号	观察指标					例号	观察指标				
	年龄	收缩压	胆固醇	三酸甘油酯	血糖		年龄	收缩压	胆固醇	三酸甘油酯	血糖
1	61	170	198	88	93	1	63	100	154	44	83
2	66	130	233	200	100	2	55	130	195	124	100
3	64	190	205	50	102	3	64	104	216	100	110
4	73	140	186	133	106	4	59	120	176	50	108
5	59	140	294	250	110	5	40	120	128	67	100
6	66	140	225	144	92	6	59	150	229	175	85
7	55	144	181	44	96	7	56	100	134	100	85
8	47	120	167	142	87	8	53	138	206	40	86
9	83	170	158	133	85	9	57	100	181	50	97
10	81	124	188	100	91	10	45	110	186	67	79
11	73	180	223	150	90	11	60	120	154	100	95
12	76	170	198	163	99	12	60	150	167	89	88
13	66	178	223	83	98	13	70	132	191	344	118
14	67	166	109	56	96	14	59	120	187	140	87
15	70	166	218	89	96	15	72	120	186	150	88
16	70	100	259	83	104	16	58	150	155	89	72
17	75	176	233	167	90	17	58	130	124	78	75
18	71	120	179	100	168	18	41	120	217	344	111
19	75	130	174	67	157	19	47	90	184	74	90
20	66	176	191	80	88	20	62	146	134	56	85
21	61	156	178	200	97	21	69	150	211	100	93
22	72	170	160	100	88	22	45	96	131	78	108
23	63	140	198	78	100	23	61	130	163	67	94
24	73	150	212	122	190	24	53	100	183	50	94
25	58	150	132	150	95	25	80	170	165	67	104

试利用这一批资料制订出一个判别标准,以诊断一名新入院患者是否患有冠心病。

(何 雁)

NOTE

第二十二章　主成分分析与因子分析

研究中医药实际问题时，往往希望尽可能多地收集相关指标变量，以对事物做较为全面的刻画。不过，收集到的诸多变量之间通常都会存在或多或少的相关性。变量间信息的高度重叠和相关会给统计方法的应用带来许多障碍，也会增加分析过程中的计算量。为解决这些问题，最简单直接的做法就是削减变量个数，但这又会导致信息丢失和信息不全等问题。为此，人们希望探索出一条以最少的信息丢失为代价、将众多的观测变量浓缩为少数几个因素的解决途径，从而简化提炼问题，或发现事物的内在联系。主成分分析和因子分析是最为常用的数据简化方法，用于提取数据的主要信息即浓缩数据，或考察多个变量间的内在结构。

第一节　主成分分析

主成分分析（principal components analysis，简记 PCA）是在不丢掉原来主要信息的前提下，从多个变量（指标）之间的相互关系入手，利用降维的思想，将原来的多个（如 m 个）指标组合成少数几个（如 p 个，$p<m$）互不相关的综合指标的统计方法。主成分分析是由 Kail Pearson 于 1901 年提出，后来被 Hotelling 于 1933 年发展起来的数据简化降维方法。

一、主成分分析的直观解释

主成分分析的基本思想方法是降维，将若干个相关指标高度概括成一个或几个综合指标。比如大学一年级的课程有若干门，求得每个同学这些课程的平均成绩就是一种主成分，这种主成分是每门课程成绩（变量）的加权程度相同，因而是主成分分析的特例，如果每门课程成绩（变量）的加权程度不同，概括成一个或几个综合指标就是一般形式的主成分分析。

为了明确主成分分析的降维过程，现以两个变量的资料即二维数据进行直观解释。

在统计上，信息往往是指数据的变异。对两个相关变量所携带的信息进行浓缩处理即为二维数据降为一维数据。假定只有两个变量 x_1 和 x_2，从散点图可见两个变量间存在相关关系，这意味着两个变量包含的信息有重叠。如果把两个变量用一个变量来表示，同时又尽可能保留原来两个变量的信息，这就是降维的过程。从图 22-1 可以看出，两个变量的散点图的数据点形成一个有椭圆形轮廓的点阵，那么这个椭圆就有一个长轴和一个短轴。在长轴方向数据的变化大，在短轴方向数据的变化小。如果沿着长轴方向设定一个新的坐标系，则新产生的两个变量和原始变量间存在一定的数

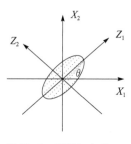

图 22-1　变量与主成分的关系

学换算关系，同时这两个新变量之间彼此不相关，而且长轴变量 z_1 携带了大部分的数据变化信息，短轴变量 z_2 只携带了一小部分的数据变化信息，此时只需要用长轴方向的变量就可以代表原来两个变量的信息。这样也就把原来的两个变量降维成一个变量。在极端的情况下，短轴如果退化成一点，那么长轴方向的变量就代表原来两个变量100%的信息，即原来的两个变量完全相关或完全重叠，用一个变量表达即可。当然，这种极端情况在实际问题研究中很少出现。通常长短轴包含的信息（变异）是不等的，长短轴相差越大，降维也就越合理。

多维变量的情形类似，只不过是一个高维椭球，无法直接地观察，但可以抽象地去想象。每个变量都有一个坐标轴，所以有几个变量就有几个主轴，首先把椭球的各个主轴找出来，再用代表大多数数据信息的最长的几个轴作为新变量，这样，降维过程也就基本完成了。注意，与二维情况类似，高维椭球的主轴也是相互垂直的。这些互相正交（垂直或独立）的新变量是原来变量的线性组合，叫作主成分。

主成分分析原来有多少个变量，就应形成多少个主成分。当然，选择越少的主成分，降维效果就越好。通常选取椭球的主轴总长度占所有主轴长度之和之比（即前几个主成分的累计解释变异的能力）达到80%及以上为好。

二、主成分的模型

设有 m 个指标 X_1，X_2，$\cdots$，X_m，欲寻找可以概括这 m 个指标主要信息的综合指标 Z_1，Z_2，$\cdots$，Z_m，从数学上讲，就是寻找一组常数 a_{i1}，a_{i2}，$\cdots$，a_{im}（$i=1$，2，$\cdots$，m），使这 m 个综合指标的线性组合：

$$\begin{cases} Z_1 = a_{11}X_1 + a_{12}X_2 + \cdots + a_{1m}X_m \\ Z_2 = a_{21}X_1 + a_{22}X_2 + \cdots + a_{2m}X_m \\ \quad\quad\quad\cdots\cdots \\ Z_m = a_{m1}X_1 + a_{m2}X_2 + \cdots + a_{mm}X_m \end{cases} \quad (22-1)$$

能够概括原指标 X_1，X_2，$\cdots$，X_m 的主要信息，且新指标 Z_1，Z_2，$\cdots$，Z_m 互不相关。求出的常数 a_{i1}，a_{i2}，$\cdots$，a_{im}（$i=1$，2，$\cdots$，m）必须满足：

1. 当 $i \neq j$ 时，Z_i 与 Z_j 的相关系数为0，即各综合指标之间互不相关。
2. $\mathrm{Var}(Z_1) \geqslant \mathrm{Var}(Z_2) \geqslant \cdots \geqslant \mathrm{Var}(Z_m)$，$\mathrm{Var}(Z_i)$ 表示 Z_i 的方差，$i=1$，2，$\cdots$，m。

Z_i（$i=1$，2，$\cdots$，m）称为原始指标 X_1，X_2，$\cdots$，X_m 的第 i 主成分。按各主成分所提供信息大小的顺序分别称 Z_1 为第一主成分，Z_2 为第二主成分，$\cdots$，Z_m 为第 m 主成分。从理论上讲，最多可求得 m 个主成分，这时，m 个主成分反映了 m 个原始指标所提供的全部信息。由于主成分分析的目的主要是用较少个数的综合指标来反映全部原始指标中的主要信息，因此在实际工作中，所确定的主成分个数总是小于原始指标的个数。

三、主成分的求法

假设收集到的原始数据共有 n 例，每例测得 m 个指标的数值，原始数据如表22-1所示。

表 22-1   主成分分析的原始数据表

样本号	观测指标				样本号	观测指标			
	X_1	X_2	$\cdots$	X_m		X_1	X_2	$\cdots$	X_m
1	X_{11}	X_{12}	$\cdots$	X_{1m}	$\cdots$	$\cdots$	$\cdots$	$\cdots$	$\cdots$
2	X_{21}	X_{22}	$\cdots$	X_{2m}	n	X_{n1}	X_{n2}	$\cdots$	X_{nm}

1. 按公式 22-2 对各原始指标数据进行标准化

$$X'_{ij} = \frac{X_{ij} - \overline{X}_j}{S_i}, \quad i = 1, 2, \cdots, n, \quad j = 1, 2, \cdots, m \qquad (22-2)$$

其中，$\overline{X}_j$ 是第 j 个指标数据的均值，S_j 是第 j 个指标数据的标准差。将原始指标标准化，然后用标准化的数据 X'_{ij} 来计算主成分。为了方便，仍然用 X_{ij} 表示标准化后的指标数据。X 为标准化后的数据矩阵，则

$$X = \begin{pmatrix} X_{11} & X_{12} & \cdots & X_{1m} \\ X_{21} & X_{22} & \cdots & X_{2m} \\ \cdots & \cdots & \cdots & \cdots \\ X_{n1} & X_{n2} & \cdots & X_{nm} \end{pmatrix}$$

2. 求出标准化指标变量之间的相关系数和 X 的相关矩阵 R。

$$R = \begin{pmatrix} r_{11} & r_{12} & \cdots & r_{1m} \\ r_{21} & r_{22} & \cdots & r_{2m} \\ \vdots & \vdots & \ddots & \vdots \\ r_{m1} & r_{m2} & \cdots & r_{mm} \end{pmatrix} = \begin{pmatrix} 1 & r_{12} & \cdots & r_{1m} \\ r_{21} & 1 & \cdots & r_{2m} \\ \vdots & \vdots & \ddots & \vdots \\ r_{m1} & r_{m2} & \cdots & 1 \end{pmatrix}$$

3. 求出相关矩阵 R 的特征值（eigenvalue）和特征值所对应的特征向量（eigenvector）。

$$|R - \lambda I| = 0$$

可求得 m 个非负特征值，将这些特征值按从大到小的顺序排列为

$$\lambda_1 \geq \lambda_2 \geq \cdots \geq \lambda_m \geq 0$$

再由

$$\begin{cases} (R - \lambda I) a_i = 0 \\ a'_i a_i = 1 \end{cases} \quad i = 1, 2, \cdots, m$$

解得每一个特征值 λ_i 对应的单位特征向量 $a_i = (a_{11}, a_{12}, \cdots, a_{im})'$，求得各主成分为：

$$Z_i = a_{i1} X_1 + a_{i2} X_2 + \cdots + a_{im} X_m \quad i = 1, 2, \cdots, m \qquad (22-3)$$

四、主成分的性质

1. 各主成分互不相关，即当 $i \neq j$ 时，Z_i 与 Z_j 的相关系数为 0。

2. $\mathrm{Var}(Z_i) = \lambda_1$，$i = 1, 2, \cdots, m$。

由于 $\lambda_1 \geq \lambda_2 \geq \cdots \geq \lambda_m \geq 0$，所以 $\mathrm{Var}(Z_1) \geq \mathrm{Var}(Z_2) \geq \cdots \geq \mathrm{Var}(Z_m)$。

3. 总方差保持不变。即各原始指标 X_1，X_2，$\cdots$，X_m 的方差和与各主成分 Z_1，Z_2，$\cdots$，Z_m 的方差和相等，即：

$$\sum_{i=1}^{m} \mathrm{Var}(X_i) = \sum_{i=1}^{m} \mathrm{Var}(Z_i)$$

原始指标的方差和为 m，将数据标准化后，结合性质 2 得各主成分的方差和为 $\sum\limits_{i=1}^{m}\lambda_i = m$。

4. 因子载荷。为了解各主成分与各原始指标之间的关系，在主成分的表达式 (22-1) 中，第 i 主成分 Z_i 的特征值的平方根 $\sqrt{\lambda_i}$ 与第 j 原始指标 X_j 的系数 a_{ij} 的乘积 $q_{ij} = \sqrt{\lambda_i}\,a_{ij}$ 为因子载荷 (factor loading)。由因子载荷所构成的矩阵

$$Q = (q_{ij})_{m \times m} = \begin{pmatrix} \sqrt{\lambda_1}\,a_{11} & \sqrt{\lambda_1}\,a_{12} & \cdots & \sqrt{\lambda_1}\,a_{1m} \\ \sqrt{\lambda_2}\,a_{21} & \sqrt{\lambda_2}\,a_{22} & \cdots & \sqrt{\lambda_2} \\ \cdots & \cdots & \cdots & \cdots \\ \sqrt{\lambda_m}\,a_{m1} & \sqrt{\lambda_m}\,a_{m2} & \cdots & \sqrt{\lambda_m}\,a_{mm} \end{pmatrix} \quad (22-4)$$

称为因子载荷阵。因子载荷 q_{ij} 就是第 i 主成分 Z_i 与第 j 原始指标 X_j 之间的相关系数，它反映了主成分 Z_i 与原始指标 X_j 之间联系的密切程度与作用的方向。

五、主成分个数的确定

1. 主成分的贡献率和累计贡献率 各指标所提供的信息量是用其方差来衡量的。由此可知，主成分分析是把 m 个原始指标 X_1，X_2，$\cdots$，X_m 的总方差分解为 m 个互不相关的综合指标 Z_1，Z_2，$\cdots$，Z_m 的方差之和，并使第一主成分的方差 λ_1 达到最大。$\lambda_1 \Big/ \sum\limits_{i=1}^{m}\lambda_i$ 表明了第一主成分 Z_1 的方差在全部方差中所占的比值，称为第一主成分的贡献率，这个值越大，表明指标 Z_1 综合原始指标 X_1，X_2，$\cdots$，X_m 的能力越强，也正是因为这一点，才将 Z_1 称为 X_1，X_2，$\cdots$，X_m 的第一主成分，也就是 X_1，X_2，$\cdots$，X_m 的最主要部分。这也就是为什么主成分是按特征值 λ_1，λ_2，$\cdots$，λ_m 的大小顺序排列的原因。一般地，称

$$\frac{\lambda_i}{\sum\limits_{i=1}^{m}\lambda_i} = \frac{\lambda_i}{m} \quad (i = 1, 2, \cdots, m) \quad (22-5)$$

为第 i 主成分的贡献率；而称

$$\sum_{i=1}^{p}\frac{\lambda_i}{m} = \frac{\sum\limits_{i=1}^{p}\lambda_i}{m} \quad (p \leqslant m) \quad (22-6)$$

为前 p 个主成分的累计贡献率。

2. 主成分个数的确定 通常只需要前几个主成分，一般说来，主成分的保留个数按以下原则来确定：

（1）以累积贡献率来确定 当前 p 个主成分的累计贡献率达到某一特定的值时（一般以大于等于 80% 为宜），则保留前 p 个主成分。

（2）以特征值大小来确定 即若主成分 Z_i 的特征值 $\lambda_i \geqslant 1$，则保留 Z_i，否则就去掉该主成分。

在实际工作中，究竟取前几个主成分，除了考虑以上两个原则之外，还要结合主成分的实际涵义而定。

六、主成分得分的计算

对于具有原始指标测定值 $(X_{i1}, X_{i2}, \cdots, X_{im})$ 的任一样品，可先用式 22-2 将原始数据

标准化，然后将标准化之后的数值代入各主成分的表达式 22-3 中，求出该样品的各主成分值，这样求得的主成分值称为该样品的主成分得分。可以用主成分得分代替原始变量，从而达到降维的效果。利用样品的主成分得分，可以对样品的特性进行推断和评价。

【例22-1】某医院测得20名肝病患者的4项肝功能指标，分别为转氨酶（X_1），肝大指数（X_2），硫酸锌浊度（X_3），甲胎球蛋白（X_4），数据见表22-2。试作主成分分析。

表 22-2　20 例肝病患者的 4 项肝功能指标的观测值

病例号	X_1	X_2	X_3	X_4	病例号	X_1	X_2	X_3	X_4
1	40	2.0	5	20	11	180	3.5	14	40
2	10	1.5	5	30	12	130	2.0	30	50
3	120	3.0	13	50	13	220	1.5	17	20
4	250	4.5	18	0	14	160	1.5	35	60
5	120	3.5	9	50	15	220	2.5	14	30
6	10	1.5	12	50	16	140	2.0	20	20
7	40	1.0	19	40	17	220	2.0	14	10
8	270	4.0	13	60	18	40	1.0	10	0
9	280	3.5	11	60	19	20	1.0	12	60
10	170	3.0	9	60	20	120	2.0	20	0

本例按主成分的求法得到的主要结果见表 22-3 和表 22-4。由表 22-3 可知，只有 2 个特征值大于 1，即 1.718 和 1.094，如果提取前两个主成分，累积贡献率只有 70.295%，偏小；如果提取前三个主成分，累积贡献率可达到 94.828%，即前三个主成分包含了原来 4 个指标的 94.828% 的信息，因此本题提取前三个主成分较为合理。

由表 22-4，根据主成分所对应的特征向量，可得前三个主成分为：

$$Z_1 = 0.700X_1 + 0.690X_2 + 0.088X_3 + 0.163X_4$$

$$Z_2 = 0.095X_1 - 0.284X_2 + 0.903X_3 + 0.305X_4 \tag{22-7}$$

$$Z_3 = -0.240X_1 + 0.059X_2 - 0.271X_3 + 0.931X_4$$

表 22-3　相关矩阵的特征值

	特征值	贡献率	累计贡献率
Z_1	1.718	42.956	42.956
Z_2	1.094	27.338	70.295
Z_3	0.981	24.534	94.828
Z_4	0.207	5.172	100.000

表 22-4　特征向量

	Z_1	Z_2	Z_3	Z_4
X_1	0.700	0.095	-0.240	-0.666
X_2	0.690	-0.284	0.059	0.664
X_3	0.088	0.903	-0.271	0.319
X_4	0.163	0.305	0.931	-0.121

其中 X_1、X_2、X_3、X_4 为标准化指标变量。

第一主成分 Z_1 主要反映了来自转氨酶（X_1）和肝大指数（X_2）的信息，第一主成分 Z_1 可作为急性肝炎的描述指标。第二主成分 Z_2 主要反映了来自硫酸锌浊度（X_3）的信息，第二主成分 Z_2 可作为慢性肝炎的描述指标。第三主成分 Z_3 主要反映了来自甲胎球蛋白（X_4）的信息，第三主成分 Z_3 可作为肝癌的描述指标。

计算出每名患者三个主成分的得分，可以进一步对患者的病情进行分析。主成分得分的计算见本章统计电脑实验。

对新就诊肝病患者，测得其转氨酶 $X_1 = 50$，肝大指数 $X_2 = 2$，硫酸锌浊度 $X_3 = 31$ 和甲胎球蛋白 $X_4 = 45$，试初步判断该患者的患病性质如何？

为方便起见，原资料 X_1、X_2、X_3、X_4 的均数与标准差分别为 138.000 与 88.888、2.325 与 1.055、15.000 与 7.420、35.500 与 21.879，按式 22-2 变量转换，使标准主成分指标还原为未标准化的指标，得原始指标（变量）表达的三个主成分 Z_1、Z_2、Z_3 为：

$$Z_1 = 0.008X_1 + 0.654X_2 + 0.012X_3 + 0.007X_4 - 3.050$$

$$Z_2 = 0.001X_1 - 0.269X_2 + 0.122X_3 + 0.014X_4 - 1.842 \qquad (22-8)$$

$$Z_3 = -0.003X_1 + 0.056X_2 - 0.037X_3 + 0.043X_4 - 1.465$$

将新就诊肝病患者指标数值代入式 22-8 得三个主成分得分分别为：$Z_1 = -0.655$，$Z_2 = 2.082$，$Z_3 = -0.436$。因第二主成分的得分最大，所以初步判断该患者为慢性肝炎状态。

七、主成分分析的主要应用

1. 对原始指标进行综合　主成分分析主要是在基本保留原始指标信息的前提下，以互不相关的综合指标来反映原始指标所提供的信息，而且综合指标的个数少于原始指标个数。

2. 探索多个原始指标对主成分的影响作用　求出主成分后，可以利用因子载荷阵的结构，进一步探索各主成分与多个原始指标之间的相互关系，弄清原始指标对各主成分的影响作用。

3. 主成分聚类与主成分回归　主成分分析形成的几个综合指标相互独立，克服了多变量多重共线性问题，满足多变量相互独立的样品聚类分析要求，可进行样品聚类分析与多变量回归分析等。

4. 对样品进行综合评价　求出前 p 个主成分 Z_1，Z_2，$\cdots$，Z_p 后，选择以每个主成分的贡献率 $c_i = \lambda_i / m$ 作为权数，构造综合评价函数 $F = c_1 Z_1 + c_2 Z_2 + \cdots + c_p Z_p$。对样品进行综合评价时，先计算出每一样品的各主成分得分，然后将其代入上式，即可求得每个样品的 F 值。一般说来，这个 F 值越大，则表明该样品的综合评价效果越好，当然这还要根据各主成分的专业意义而定。

第二节　因子分析

因子分析（factor analysis）是用来寻找那些隐藏在可测变量（指标）中，无法直接测量到的，却影响或支配着可测变量的公因子，并估计公因子对可测变量（指标）的影响程度以及公因子之间关联性的一种多元统计方法。例如，学生各门功课的考试成绩是可以直接测量的变量，各门成绩变量却受逻辑推理能力、计算能力、阅读理解能力、语言表达能力等公因子的支配，而这些公因子隐含在各门成绩变量的幕后不能直接测量，因此要用因子分析，寻找出这些支配各门成绩变量的公因子。因子分析也是一种将多变量化简的技术。

一、因子分析的数学模型

假设对 n 例样品观测了 m 个指标 X_1，X_2，$\cdots$，X_m，得观测数据如表 22-1 所示。因子分析的任务就是从观测数据出发，通过分析 X_1，X_2，$\cdots$，X_m 之间的相关性，找出起支配作用的公因子 F_1，F_2，$\cdots$，$F_q(q \leqslant m)$，使得这些公因子可以解释各指标之间的相关性。为此建立如公式 22-9 所示的模型（为方便计，假设各 X_i 为标准化数据）：

$$\begin{cases} X_1 = a_{11}F_1 + a_{12}F_2 + \cdots + a_{1q}F_q + e_1 \\ X_2 = a_{21}F_1 + a_{22}F_2 + \cdots + a_{2q}F_q + e_2 \\ \qquad\qquad\cdots\cdots \\ X_m = a_{m1}F_1 + a_{m2}F_2 + \cdots + a_{mq}F_q + e_m \end{cases} \qquad (22-9)$$

其中，F_1，F_2，$\cdots$，F_q 为各 X_i 的公因子或共性因子（common factor），各 e_i 只与相应的一个 X_i 有关，故称 e_i 为 X_i 的特殊因子或个性因子（specific factor），a_{ij} 是待估计的系数，称为因子载荷（factor loading）。这个模型要求满足：

1. 各 X_i 的均数为 0，方差为 1；各公因子 F_j 的均数为 0，方差为 1；各特殊因子 e_i 的均数为 0，方差为 σ_i^2。

2. 各公因子之间的相关系数为 0；各特殊因子之间的相关系数为 0；各公因子与各特殊因子之间的相关系数为 0。

二、因子模型的性质

1. 共同度 模型（式 22-9）中第 i 行的系数 a_{ij} 的平方和

$$h_i^2 = a_{i1}^2 + a_{i2}^2 + \cdots + a_{iq}^2, \qquad i = 1, 2, \cdots, m$$

h_i^2 描述了全体公因子对原始指标 X_i 的方差的贡献，反映了 X_i 的方差中被全体公因子解释的部分，所以 h_i^2 的大小反映了全体公因子对原始指标 X_i 的影响，称为"共同度"或"共性方差"（communality）。共同度 h_i^2 的取值范围：$0 \leqslant h_i^2 \leqslant 1$。当 $h_i^2 = 1$ 时，即 X_i 只由公因子的线性组合来表示，而与特殊因子无关；当 h_i^2 接近于 0 时，表明原始指标 X_1，X_2，$\cdots$，X_m 受公因子的影响不大，而主要是由特殊因子描述的。因此共同度 h_i^2 反映了原始指标 X_i 对所有公因子的依赖程度。

2. 因子贡献及因子贡献率 模型（公式 22-7）中第 j 列的系数 a_{ij} 的平方和

$$g_j^2 = a_{1j}^2 + a_{2j}^2 + \cdots + a_{mj}^2, \qquad j = 1, 2, \cdots, q$$

g_j^2 描述了第 j 个公因子 F_j 对所有原始指标的方差贡献之总和，反映了 F_j 对所有原始指标的影响，称 g_j^2 为公因子 F_j 对所有原始指标的因子贡献。g_j^2 的值越大，则 F_j 对原始指标的影响也越大。由于数据是标准化后的，所以全部原始指标的总方差为指标的个数 m，故 g_j^2/m 反映了公因子 F_j 对原始指标方差的贡献程度，称 g_j^2/m 为公因子 F_j 的因子贡献率。

3. 因子载荷与因子载荷矩阵 模型中公因子的系数 a_{ij} 等于 X_i 与 F_j 的相关系数。a_{ij} 反映了 X_i 与 F_j 之间的依赖程度，a_{ij} 的绝对值越大，依赖程度越高；另一方面，a_{ij} 作为模型中公因子的系数，它又体现了原始指标 X_i 的信息在公因子 F_j 上的反映，因此称 a_{ij} 为原始指标 X_i 在公因子 F_j 上的因子载荷，而称矩阵 $A = (a_{ij})_{m \times q}$ 为因子载荷矩阵。如果将因子载荷矩阵 A 的所有 g_j^2（$j = 1, 2, \cdots, q$）都计算出来，将其按大小排列，就可以依次提炼出最有影响力的公共因子。

三、因子载荷阵的求解及公因子数目的确定

因子载荷矩阵的求解方法很多，如主成分解、主因子解和极大似然估计法等。主成分解和主因子解涉及约相关矩阵、迭代运算等知识，极大似然估计法要求公共因子和特殊因子服从正态分布。另外，其计算过程都特别复杂。这里仅介绍用主成分分析法求解的一般步骤：

1. 对各原始指标数据进行标准化，得到标准化指标变量 X_1，X_2，$\cdots$，X_m。

2. 求出标准化指标变量之间的相关系数和相关矩阵 R。

3. 求出相关矩阵 R 的特征值并排序：$\lambda_1 \geqslant \lambda_2 \geqslant \cdots \geqslant \lambda_m$。

4. 求出和特征值所对应的单位特征向量 T_1，T_2，$\cdots$，T_m。

5. 求出因子载荷矩阵：$A = (\sqrt{\lambda_1} T_1, \ \sqrt{\lambda_2} T_2, \ \cdots, \ \sqrt{\lambda_m} T_m)$。

进行因子分析时总希望公因子的数目 q 远小于原始指标的个数 m，所有在实际应用中，仅提取前 q（$q<m$）个特征值和对应的特征向量，构成仅包含 q 个因子的因子载荷矩阵：

$$A = (\sqrt{\lambda_1} T_1, \ \sqrt{\lambda_2} T_2, \ \cdots, \ \sqrt{\lambda_q} T_q)$$

根据因子载荷矩阵 A 得出原始指标的标准化变量（为了方便，仍然用 X_1，X_2，$\cdots$，X_m 表示标准化后的指标变量）的公因子表达式：

$$
\begin{cases}
X_1 = a_{11}F_1 + a_{12}F_2 + \cdots + a_{1q}F_q \\
X_2 = a_{21}F_1 + a_{22}F_2 + \cdots + a_{2q}F_q \\
\qquad\qquad \cdots\cdots \\
X_m = a_{m1}F_1 + a_{m2}F_2 + \cdots + a_{mq}F_q
\end{cases}
\tag{22-10}
$$

公因子数目 q 的确定方法和主成分个数的确定方法相同，此处不再重复。不过利用碎石图（Scree plot，见图 22-2）来决定因子数是较为直观的一种方法。Scree 一词来自地质学，表示在岩层斜坡下方发现的小碎石，其地质学价值不高，可以忽略。以特征根从大到小的编号（主成分或公因子编号）为横轴，以特征根（主成分方差）为纵轴绘制的碎石图，由于第一个特征根最大，第二个特征根次之，之后的特征根递减，这样形成一个由"陡峭的山坡"向平缓的"山脚下碎石"转折，相对于"陡坡"，"碎石"是可以忽略的。因此，转折处即"山脚"下的特征根编号（公因子编号）前面的因子就是要提取的公因子（数目）。

四、因子旋转

因子分析的目的不仅是找出公因子，更重要的是要根据因子载荷的大小，对所提取的各个抽象因子的实际涵义进行合理的解释，给出专业的命名。然而在很多实际情况下，因子载荷较均匀，不容易直接看出潜在的因子对哪一个指标的影响最大，因而不容易赋予潜在因子一个合理的专业命名。在这种情况下，可以通过因子旋转来解决，即使用某种变换将初始潜在因子转换成一组新的潜在因子，使得新的潜在因子对每一个指标的因子载荷的绝对值向 1 和 0 两极分化，即使得不同指标对同一潜在因子的因子载荷的绝对值向 1 和 0 两极分化，这样就突出了每个潜在因子和其因子载荷较大的那些指标的联系，该潜在因子的涵义也就能通过这些因子载荷较大的指标做出合理的解释。

因子旋转方法有正交旋转和斜交旋转两类。正交旋转后所得的公因子保持互不相关，正交

旋转中又有方差最大旋转法（varimax）、四次方最大旋转法（quartimax）、均方最大旋转法（equamax）等。其中，方差最大旋转法最为常用。斜交旋转不能保证各公因子的互不相关，而且对因子载荷的解释要复杂得多，但在加大因子载荷平方的差别上，取得的效果一般要比正交旋转的效果好。

五、因子得分

因子得分（factor scores）是指每个样品在每个公因子上的取值。得到因子得分之后，就可以像主成分分析那样，用因子得分代替原始变量，从而达到降维的目的，这样，后续可以利用因子变量代替原来变量对样品进行分类或聚类，或对原始数据进行更深入的研究。计算因子得分，就是要建立如下的数学模型：

$$\begin{cases} F_1 = b_{11}X_1 + b_{12}X_2 + \cdots + b_{1m}X_m \\ F_2 = b_{21}X_1 + b_{22}X_2 + \cdots + b_{2m}X_m \\ \qquad \cdots\cdots \\ F_q = b_{q1}X_1 + b_{q2}X_2 + \cdots + b_{qm}X_m \end{cases} \qquad (22-11)$$

上式中系数 b_{ij} 构成的矩阵 $B = (b_{ij})_{q \times m}$ 称为因子得分阵，一般来说，因子得分阵不能直接计算，但可以用不同的方法进行估计，常用的方法是最小二乘参数估计的回归法。

【例22-2】表22-5中是24名女子七项全能运动员的比赛成绩，试进行因子分析。

本例 KMO（Kaiser-Meyer-Olkin，抽样充足性检验）统计量＝0.747；Bartlett 球形检验卡方统计量＝101.881，$P=0.000<0.01$，适于因子分析。因子分析主要计算结果见表22-6和表22-7，碎石图见图22-2。

表22-5　24名女运动员七项全能项目中各项成绩

运动员编号	1	2	3	4	5	6	7	8	9	10	11	12
百米栏 X_1	990	1005	916	978	928	963	935	954	1138	1011	1028	1037
跳高 X_2	1054	978	867	1054	941	903	903	941	1106	1067	953	991
铅球 X_3	839	726	686	689	666	641	685	632	928	905	948	779
二百米 X_4	866	931	932	869	859	914	803	831	1048	935	915	1025
跳远 X_5	975	969	908	890	868	871	807	874	1220	953	953	1062
标枪 X_6	716	631	709	574	617	614	663	650	777	962	795	587
八百米 X_7	748	794	859	772	804	799	734	610	875	731	910	979
运动员编号	13	14	15	16	17	18	19	20	21	22	23	24
百米栏 X_1	1111	1028	1056	1069	1172	1147	1094	1049	1034	1014	1068	1043
跳高 X_2	916	991	1029	953	1054	978	1016	903	978	1016	978	978
铅球 X_3	735	753	742	869	915	943	807	845	876	761	719	803
二百米 X_4	972	964	972	982	1123	1015	1069	987	988	919	1020	935
跳远 X_5	1036	994	887	880	1264	1076	1066	949	927	953	965	965
标枪 X_6	703	641	580	733	776	716	755	811	721	721	673	629
八百米 X_7	852	925	992	725	987	1022	1051	996	932	1027	928	912

表 22-6　相关矩阵的特征值			
因子	特征值	贡献率	累计贡献率
F_1	4.085	58.363	58.363
F_2	1.194	17.053	75.416
F_3	0.822	11.745	87.161
F_4	0.402	5.739	92.901
F_5	0.245	3.501	96.402
F_6	0.157	2.245	98.647
F_7	0.095	1.353	100.000

表 22-7　旋转后因子载荷矩阵			
	F_1	F_2	F_3
X_1	0.784	0.312	0.384
X_2	0.124	0.136	0.946
X_3	0.410	0.765	0.323
X_4	0.888	0.230	0.228
X_5	0.693	0.263	0.526
X_6	0.043	0.965	0.054
X_7	0.893	−0.010	−0.069

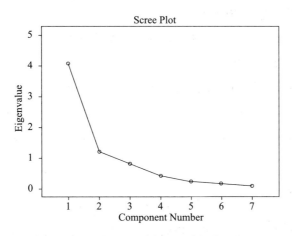

图 22-2　例 22-2 资料因子分析碎石图

由表 22-6 可知，只有 2 个特征值大于 1，即 4.085 和 1.194，如果提取前 2 个因子，对总方差的累积贡献率只有 75.416%，偏小；如果提取前 3 个因子，累积贡献率可达到 87.161%，满意。结合图 22-2 的碎石图，所以提取 3 个因子为宜。

表 22-7 是经方差最大正交旋转后的因子载荷矩阵，由表 22-7 得因子模型为：

$$X_1 = 0.784F_1 + 0.312F_2 + 0.384F_3$$

$$X_2 = 0.124F_1 + 0.136F_2 + 0.946F_3$$

$$X_3 = 0.410F_1 + 0.765F_2 + 0.323F_3$$

$$X_4 = 0.888F_1 + 0.230F_2 + 0.228F_3$$

$$X_5 = 0.693F_1 + 0.263F_2 + 0.526F_3$$

$$X_6 = 0.043F_1 + 0.965F_2 + 0.054F_3$$

$$X_7 = 0.893F_1 - 0.010F_2 - 0.069F_3$$

女子七项全能主要考核运动员的 3 种共性能力：F_1、F_2、F_3，其重要性依次为 $F_1 > F_2 > F_3$。由表 22-7 可知，F_1 中百米栏（X_1）、二百米（X_4）、跳远（X_5）、八百米（X_7）的载荷较高，可命名 F_1 为速度能力因子；F_2 中铅球（X_3）、标枪（X_6）的载荷较高，可命名 F_2 为投掷能力因子；F_3 中跳高（X_2）、跳远（X_5）的载荷较高，可命名 F_3 为弹跳能力因子。所以对女子七项全能运动员来讲，速度 F_1 是第一位的，余下依次是投掷 F_2 和弹跳 F_3。

计算出每名运动员三个因子的得分，可以进一步对运动员的各项能力进行分析。因子得分的计算与结果见本章统计电脑实验。

六、因子分析的主要应用

因子分析是主成分分析的推广，也是一种把多个变量化为少数几个综合变量的多变量分析方法，其目的是用有限个不可观测的隐变量来解释原始变量之间的相关关系。主要用于：

1. 寻找潜在变量或支配因子　因子分析就是要找出某个问题中可直接测量的具有一定相关性的诸指标，如何受少数几个在专业中有意义、又不可直接测量到且相对独立的因子支配的规律，从而可用各指标的测定来间接确定各因子的状态。

2. 分类或聚类　通过对变量间相关关系探测，将原始变量进行分类。即将相关性高的变量分为一组，用共性因子代替该组变量。

3. 评价量表的结构效度　因子分析可以根据数据内在逻辑性，把它归并成几个公因子，每个公因子分别代表空间的一个维度，如果经过正交或斜交旋转的话，各个维度之间可以认为是不相关的，这些公因子能够相对完整地刻画对象的体系维度，累计方差贡献率大于85%，就基本能够保证重要信息不丢失。

4. 克服多变量共线性　因子正交，相互独立，利用因子得分变量进行多变量的样品聚类与回归分析等。

七、因子分析的几点注意事项

1. 样本含量要足够大　对于因子分析而言，要求样本含量比较充足，否则结果不可靠。一般而言，要求样本含量是指标变量的 10~20 倍为宜。其次，除了比例关系外，样本总量也不能太少，理论上最好在100以上。有时，SPSS 软件的因子分析过程不运行，可能就是样本含量太小所致。

2. 因子分析的解不唯一　可以从两个方面来理解因子分析的解不唯一：①同一问题可以有不同的因子分析解，如主成分解、主因子解、极大似然解等。在处理实际问题时，可根据具体情况选择不同的方法来获得符合客观实际的解。②为得到更为满意的解，可以通过各种方法进行因子旋转以获得不同的解。选用何种方法进行因子旋转，亦需根据专业意义来确定。

3. 因子分析的适用性检验　适用性检验用于判断数据能否进行因子分析，常采用 KMO 统计量和 Bartlett 球形检验。KMO 统计量取值在 0~1 之间，可反映各指标间相关程度，KMO 统计量越接近1，变量间的相关性越强，因子分析的效果越好，通常将 KMO 统计量的大小按以下分段解释：0.9 以上，非常好；0.8 以上，好；0.7 以上，一般；0.6 以上，差；0.5 以上，很差；0.5 以下，不能接受。Bartlett 球形检验从检验整个相关矩阵出发，H_0：相关矩阵为单位矩阵。如果不能拒绝该假设，各变量独立，不宜做因子分析。

4. 因子分析与主成分分析的区别　两者之间的分析重点不一致。从数学模型上看，主成分分析的数学模型为主成分等于原始变量的线性组合，而因子分析的数学模型为原始变量等于公因子与特殊因子的线性组合。可见，两者的分析重点不一致，主成分分析重点在综合原始变量的信息，而因子分析侧重在解释原始变量之间的关系。此外，主成分分析中各主成分的得分是可以准确计算的，而因子分析中各公因子得分只能进行估计。因子旋转增强因子的解释能力，使公因子的涵义更清楚，所以寻找潜在变量便选因子分析。

前面介绍的因子分析称为探索性因子分析（exploratory factor analysis，EFA），之所以称"探索性"，是因为在对变量群进行分析之前，研究者并不知道它们潜在的因子结构，存在几个因子？各因子和哪几个变量有特定联系？一切都在探索之中，答案出现在探索之末。与探索性因子分析不同的另外一种因子分析方法是证实性因子分析（confirmatory factor analysis，CFA）。证实性因子分析和探索性因子分析的重要区别是：在探索性因子分析中，每个变量在所有的潜在因子上都有负荷，负荷的大小最后才知道；而在证实性因子分析中则不然，每个问题条目只在部分潜在因子上有负荷，在其他因子上的负荷事先就规定为零，所以证实性因子分析首先需要研究者根据已有的经验或其他相关信息判定公因子数目。限于篇幅，证实性因子分析这里不详述。

主成分分析与因子分析的统计电脑实验

主成分分析和因子分析是不同的两种手段，但分析过程极为相似，二者在 SPSS 中都是选择菜单 Analyze→Data Reduction→Factor 来完成。

【实验 22-1】 对例 22-1 资料进行主成分分析。

1. 数据文件 如图 22-3 所示，以 x1、x2、x3、x4 为变量名将表 22-2 中数据建立成 20 行 4 列的数据集 E2201. sav。

2. 操作步骤 Analyze→Dimension Reduction→Factor，弹出 Factor Analysis 主对话框，将 x1 至 x4 送入 Variables 框中，单击 Extraction 按钮，弹出 Extraction 对话框，在 Fixed number of factors 框中键入原始变量的数目：4，单击 Continue，返回主对话框；单击主对话框中 Scores 按钮，选中 Save as variables，不选中 Display factor score coefficient matrix，其他不变，Continue→OK。

	x1	x2	x3	x4
1	40	2	5	20
2	10	2	5	30
⋮	⋮	⋮	⋮	⋮
19	20	1	12	60
20	120	2	20	0

图 22-3 数据集 E2201. sav

3. 主要结果 见图 22-4 与图 22-5。

数据集中生成了 4 个新变量（FAC1_ 1 至 FAC1_ 4），是四个因子的得分变量。

Total Variance Explained

Component	Initial Eigenvalues			Extraction Sums of Squared Loadings		
	Total	% of Variance	Cumulative %	Total	% of Variance	Cumulative %
1	1.718	42.956	42.956	1.718	42.956	42.956
2	1.094	27.338	70.295	1.094	27.338	70.295
3	.981	24.534	94.828	.981	24.534	94.828
4	.207	5.172	100.000	.207	5.172	100.000

Extraction Method: Principal Component Analysis.

图 22-4 特征值与方差贡献图

Component Matrix[a]

	Component			
	1	2	3	4
x1	.918	.099	−.238	−.303
x2	.904	−.297	.058	.302
x3	.115	.945	−.268	.145
x4	.213	.319	.922	−.055

Extraction Method: Principal Component Analysis.

a.4 components extracted.

图 22-5 因子载荷矩阵图

4. 计算特征向量 在 SPSS 中不能直接进行主成分分析，而是通过因子分析来完成的，直接计算出如图 22-5 所示的因子载荷矩阵。根据公式 22-4 可知，只要将图 22-5 中因子载荷矩阵的第 i 列除以 $\sqrt{\lambda_i}$（$i=1$，2，3，4）就得到例题 22-1 中表 22-4 所示的特征向量。

5. 计算主成分得分 将 4 个新变量（FAC1_1、FAC1_2、FAC1_3、FAC1_4）分别乘以 $\sqrt{\lambda_i}$（$i=1$、2、3、4）就得到主成分得分。主成分得分具体赋值（计算式）为：Z01 = FAC1_1 * SQRT（1.718），Z02 = FAC2_1 * SQRT（1.094），Z03 = FAC3_1 * SQRT（0.981），Z04 = FAC4_1 * SQRT（0.207）。由 SPSS 的 Transform→Computer 过程实现。

【实验 22-2】 对例 22-2 资料进行因子分析。

1. 数据文件 如图 22-6 所示，以百米栏、跳高、铅球、二百米、跳远、标枪、八百米为变量名，将表 22-5 中数据建立成 24 行 7 列的数据集 E2202. sav。

	百米栏	跳高	铅球	二百米	跳远	标枪	八百米
1	990	1054	839	866	975	716	748
2	1005	978	726	931	969	631	794
⋮	⋮	⋮	⋮	⋮	⋮	⋮	⋮
23	1068	978	719	1020	965	673	928
24	1043	978	803	935	965	629	912

图 22-6 数据集 E2202. sav

2. 操作步骤 一般分两步进行：

（1）先进行一次预计算 Analyze→Dimension Reduction→Factor，弹出 Factor Analysis 主对话框，将百米栏、跳高、铅球、二百米、跳远、标枪、八百米送入 Variables 框中，单击 OK。主要输出结果见图 22-7。由图 22-7 确定本例须提取前 3 个因子，按提取 3 个因子再次进行正式的计算。

Total Variance Explained

Component	Initial Eigenvalues			Extraction Sums of Squared Loadings		
	Total	% of Variance	Cumulative %	Total	% of Variance	Cumulative %
1	4.085	58.363	58.363	4.085	58.363	58.363
2	1.194	17.053	75.416	1.194	17.053	75.416
3	.822	11.745	87.161			
4	.402	5.739	92.901			
5	.245	3.501	96.402			
6	.157	2.245	98.647			
7	.095	1.353	100.000			

Extraction Method: Principal Component Analysis.

图 22-7 特征值与方差贡献

（2）进行正式的计算 Analyze→Dimension Reduction→Factor，在弹出的 Factor Analysis 主对话框中将百米栏、跳高、铅球、二百米、跳远、标枪、八百米送入 Variables 框中，单击 Extraction 按钮，弹出 Extraction 对话框，选中 Scree plot，在 Fixed number of factors 框中键入 3，其他不变，单击 Continue，返回主对话框。

单击主对话框中 Descriptives 按钮，选中 KMO and Bartlett's test of sphericity，其他不变，单

击 Continue，返回主对话框；单击主对话框中 Rotation 按钮，选中 Varimax，其他不变，单击 Continue，返回主对话框；单击主对话框中 Scores 按钮，选中 Save as variables，选中 Display factor score coefficient matrix，其他不变，Continue→OK。

3. 主要输出结果　见图 22-8 至图 22-11 和数据文件中的新增变量，碎石图见正文图 22-2。

Component Matrix[a]

	Component		
	1	2	3
百米栏	.915	-.144	.012
跳高	.578	.241	.732
铅球	.814	.415	-.150
二百米	.887	-.304	-.113
跳远	.886	-.096	.177
标枪	.507	.729	-.383
八百米	.648	-.557	-.268

Extraction Method: Principal Component Analysis.
a.3 components extracted.

图 22-9　未经旋转的因子载荷矩阵

KMO and Bartlett's Test

Kaiser-Meyer-Olkin Measure of Sampling Adequacy.		.747
Bartlett's Test of Sphericity	Approx. Chi-Square	101.881
	df	21
	Sig.	.000

图 22-8　KMO 统计量和球形检验

Rotated Component Matrix[a]

	Component		
	1	2	3
百米栏	.784	.312	.384
跳高	.124	.136	.946
铅球	.410	.765	.323
二百米	.888	.230	.228
跳远	.693	.263	.526
标枪	.043	.965	.054
八百米	.893	-.010	-.069

Extraction Method: Principal Component Analysis.
Rotation Method: Varimax with Kaiser Normalization.
a.Rotation converged in 4 iterations.

图 22-10　旋转变换后的因子载荷矩阵

Component Score Coefficient Matrix

	Component		
	1	2	3
百米栏	.240	.006	.085
跳高	-.224	-.166	.881
铅球	-.012	.440	.007
二百米	.351	-.035	-.080
跳远	.163	-.054	.266
标枪	-.159	.731	-.214
八百米	.478	-.143	-.317

Extraction Method: Principal Component Analysis.
Rotation Method: Varimax with Kaiser Normalization.
Component Scores.

图 22-11　因子得分系数矩阵

数据集中生成了 3 个新变量（FAC1_1、FAC1_2、FAC1_3），是三个因子的得分。

学习小结

1. 学习内容

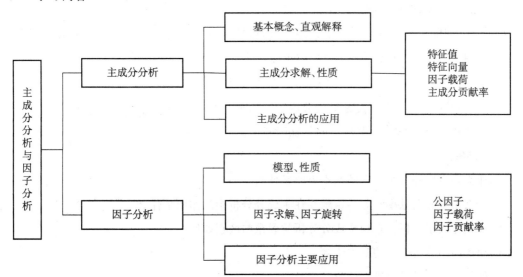

2. 学习方法　主成分分析和因子分析均是一种降维方法，寻找共性且能代表总体的因子或主成分。主成分分析将主成分表示为原观测变量的线性组合来解释原来变量尽可能多的信息即变异最大化，其主要目标是用较少的几个主成分来解释这组变量尽可能多的信息，即简化数据；而因子分析将原观测变量表示为新因子的线性组合，用少数几个因子来解释众多指标间彼此相关的原因即共同变异，其主要目标在于提取造成指标间共变的原因即提取公因子。掌握两种分析的概念和相关统计指标，明确两者的联系与区别，应用统计软件，结合专业，解决实际问题。

练习题

一、最佳选择题

1. 假如共有 m 个指标，理论上主成分分析个数最多为（　　）

　　A. 1 个　　　　　　　　　　　　B. 2~5 个

　　C. $m-1$ 个　　　　　　　　　　D. m 个

　　E. $m+1$ 个

2. 主成分分析确定主成分个数时，主成分的累及贡献率一般要求达到（　　）

　　A. 100%　　　　　　　　　　　　B. 90%

　　C. 85%　　　　　　　　　　　　 D. 80%

　　E. 70%

3. 因子分析中 a_{ij} 的统计意义是（　　）

　　A. 因子载荷　　　　　　　　　　B. 相关系数

　　C. 特征向量　　　　　　　　　　D. 因子得分

　　E. 权重

4. 关于因子分析下述错误的是（　　）

　　A. 各公因子的均数为 0　　　　　B. 各原始指标间的相关系数为 0

　　C. 各特殊因子间的相关系数为 0　D. 各公因子间的相关系数为 0

　　E. 各公因子与各特殊因子间的相关系数为 0

5. 关于共同度下述错误的是（　　）

　　A. 共同度 h_i^2 的大小反映全体公因子对原始指标 x_i 的影响

　　B. 共同度 h_i^2 的大小反映全体公因子综合原始指标的能力

　　C. 共同度 h_i^2 的大小反映原始指标 x_i 对所有公因子的依赖程度

　　D. 当共同度 $h_i^2=0$ 时表明 x_i 受公因子的影响不大

　　E. 当共同度 $h_i^2=1$ 时表明 x_i 与特殊因子无关

二、简答题

1. 什么是主成分分析？它的基本思路是什么？

2. 什么是方差贡献率？方差贡献率在主成分分析中的作用是什么？

3. 什么是因子分析？它与主成分分析的联系与区别如何？

4. 简述因子分析方法的基本步骤。

5. 如何利用因子得分进行评价？

三、应用题

1. 为比较不同产地土鳖虫质量的优劣，以土鳖虫的总灰分含量（X_1）、脂肪油量（X_2）、氨基酸量（X_3）为指标进行质量评估，总灰分含量（X_1）越低、脂肪油量（X_2）和氨基酸量（X_3）越高的土鳖虫质量越优。现测得 12 个产地土鳖虫的数据见表 22-8。试综合三个指标对 12 个产地土鳖虫的质量进行分析排序。

2. 某研究者调查了 18 名小学三年级学生的数学（X_1）、语文（X_2）、常识（X_3）、音乐（X_4）、美术（X_5）五个学科的成绩，并测试了智商（X_6），所得数据如表 22-9，试作主成分分析和因子分析。

表 22-8　12 个产地土鳖虫的数据

序号	产地	X_1	X_2	X_3	序号	产地	X_1	X_2	X_3
1	北京	11.39	8.39	29.28	7	长沙 1	16.37	1.78	21.42
2	烟台	11.13	3.49	26.97	8	西安	44.80	3.41	14.12
3	宜兴	9.64	13.70	38.07	9	安国	23.66	4.78	27.31
4	苏州	10.09	9.24	40.44	10	长沙 2	18.30	4.60	36.54
5	杭州	9.07	1.50	36.19	11	福州	5.66	4.86	34.40
6	郑州	39.74	4.00	26.21	12	广州	4.90	10.72	48.18

表 22-9　18 名小学生 6 项指标的观测值

编号	X_1	X_2	X_3	X_4	X_5	X_6	编号	X_1	X_2	X_3	X_4	X_5	X_6
1	92	77	80	95	99	126	10	70	73	70	87	84	100
2	97	75	77	80	95	125	11	78	69	75	73	89	97
3	95	80	70	78	89	120	12	78	72	71	68	75	96
4	75	75	73	88	98	110	13	75	64	63	76	73	92
5	92	68	72	79	88	113	14	84	66	77	55	65	76
6	90	85	80	70	78	103	15	70	64	51	60	67	88
7	72	93	75	77	80	100	16	58	72	75	62	52	75
8	88	70	76	72	81	102	17	82	73	40	50	48	61
9	64	70	69	85	93	105	18	45	65	42	47	43	60

（刘仁权）

第二十三章 典型相关分析

典型相关分析（canonical correlation analysis）是 Hotelling 于 1935 年提出的研究两组变量间线性相关关系的一种多元统计分析方法。

一元相关只能分析两个变量间的关系；多元相关可分析一个变量与一组变量间的关系。要从整体上分析两组变量间的相关性时，就需要用典型相关。例如体型 X 的指标 x_1，x_2，$\cdots$，x_p 与脉压 Y 的指标 y_1，y_2，$\cdots$，y_q 之间的关系研究；某一疾病的中医证候 X 的指标 x_1，x_2，$\cdots$，x_p 与药物 Y 的指标 y_1，y_2，$\cdots$，y_q 间的关系研究等等，当 $p=q=1$ 时，就是两个变量之间的简单相关问题；当 $p>1$，$q=1$ 时，采用多元相关可以分析一个变量与多个变量之间的关系；当 $p>1$，$q>1$ 时，采用典型相关分析可以求出反映两组变量之间最大相关程度的指标，从整体上把握两组变量之间的相互关系。

第一节 典型相关分析的基本思想

典型相关分析是采用简化结构的数学方法，分别在两组变量中提取有代表性的若干综合变量对来反映两组变量间的相关关系，这些综合变量是原变量中各变量的线性组合，称为典型变量（canonical variables），每个线性组合中的系数称为典型系数（canonical coefficients）。典型变量的作用是简明地抓住两组变量间的主要关系。两组变量的典型变量对的相关系数称为典型相关系数（canonical correlation coefficients），典型相关系数是定量描述两组变量线性相关程度的统计指标。

为叙述方便，记从同一资料提取到的第 i 对典型变量为 U_i 和 V_i，即 X 变量组的第 i 个典型变量为 U_i；Y 变量组的第 i 个典型变量为 V_i。

寻找第 1 对典型变量 U_1 和 V_1，关键是寻找适当的非零向量 $A_1=(a_{11}, a_{12}, \cdots, a_{1p})'$ 和 $B_1=(b_{11}, b_{12}, \cdots, b_{1q})'$（"'"表示转置，下同），要求非零向量 A_1 和 B_1 能使式 23-1 之间的相关系数 r_1 最大。r_1 称为第 1 典型相关系数。A_1 和 B_1 称为第 1 对典型系数。

$$U_1 = a_{11}x_1 + a_{12}x_2 + \cdots + a_{1p}x_p \text{ 与 } V_1 = b_{11}y_1 + b_{12}y_2 + \cdots + b_{1q}y_q \qquad (23-1)$$

寻找第 2 对典型变量 U_2 和 V_2，关键是寻找适当的非零向量 $A_2=(a_{21}, a_{22}, \cdots, a_{2p})'$ 和 $B_2=(b_{21}, b_{22}, \cdots, b_{2q})'$，使式 23-2 满足：①$U_2$ 与 U_1、V_1 不相关，彼此独立；V_2 与 U_1、V_1 不相关，彼此独立；即第 2 对典型变量不包含第 1 对典型变量的信息。②U_2 和 V_2 之间的相关系数 r_2 是除第 1 对典型变量 U_1 和 V_1 的线性组合以外，其他各种线性组合中相关系数最大者。③U_2 和 V_2 的方差均为 1。r_2 称为第 2 典型相关系数。

$$U_2 = a_{21}x_1 + a_{22}x_2 + \cdots + a_{2p}x_p \text{ 和 } V_2 = b_{21}y_1 + b_{22}y_2 + \cdots + b_{2q}y_q \qquad (23-2)$$

类似寻找第 3 对，第 4 对，…；最多找到第 $k=\min(p,q)$ 对典型变量 U_k 与 V_k，对应的典型相关系数 r_k 要求满足：①各典型变量不相关，彼此独立。②相关程度 $r_1 \geq r_2 \geq \cdots \geq r_k$。

典型相关分析的过程包括求典型变量，计算并检验典型相关系数，典型结构分析，冗余度分析，合理解释所保留的典型变量。

典型相关分析好坏的关键是求出典型变量对和典型相关系数后，保留具有统计学意义的典型相关系数所对应的典型变量，并给予合理的解释。

第二节　典型相关分析的步骤

一、典型变量与典型相关系数的计算

典型相关分析用于来自同一总体的两组变量：X 变量组 x_1，x_2，…，x_p 与 Y 变量组 y_1，y_2，…，y_q，各作 n 次观测的资料。

计算典型变量对及与之对应的典型相关系数之前，先要将原始数据标准化，使其成为均数为 0，方差为 1 的标准化变量，以消除各变量量纲不同的影响。

在相关矩阵基础上计算典型变量，得出的是均数为 0、方差为 1 的标准化典型变量。在原变量的方差-协方差矩阵基础上计算的典型变量，得出的是未标准化典型变量。因通常使用标准化典型变量，所以常将"标准化"三字省略。

用相关矩阵计算典型变量和典型相关系数的方法是，先用标准化后的变量（为叙述方便，我们仍用 X 与 Y 表示标准化变量）求出两组变量的相关矩阵 R_{XX}、R_{YY}、R_{XY}，再令行列式

$$\begin{vmatrix} -\lambda R_{XX} & R_{XY} \\ R_{YX} & -\lambda R_{YY} \end{vmatrix} = 0，$$

解出所有非零根 λ_i，$i=1,2,\cdots,k$（$k=p$ 与 q 中较小者，下同）。取最大的 λ_1，解矩阵方程

$$\begin{bmatrix} -\lambda_1 R_{XX} & R_{XY} \\ R_{YX} & -\lambda_1 R_{YY} \end{bmatrix} \begin{pmatrix} A_1 \\ B_1 \end{pmatrix} = \begin{pmatrix} 0 \\ 0 \end{pmatrix}$$

得非零特征向量 $A_1 = (a_{11}, a_{12}, \cdots, a_{1p})'$ 和 $B_1 = (b_{11}, b_{12}, \cdots, b_{1q})'$，即第 1 对典型系数，代入式 23-1，得到第 1 对典型变量 U_1、V_1。

重复上述过程，可以求出第 2，第 3，…，第 k 对典型变量。

第 i 对典型变量 U_i、V_i 之间的相关系数 r_i 称为第 i 典型相关系数，$r_i = \sqrt{\lambda_i}$，$i=1,2,\cdots$，k。其中 r_1 最大，称为第 1 典型相关系数。

在相关矩阵基础上计算的典型变量满足：①各典型变量 U_i 与 V_i 的均数都为 0，方差为 1。②各典型变量彼此独立。③相关程度 $r_1 \geq r_2 \geq \cdots \geq r_k$。

二、典型相关系数的假设检验

典型相关系数的假设检验方法是从第 1（$i=1$）个典型相关系数着手，逐一对其进行检验，H_0 为总体典型相关系数 $\rho_i = 0$，X 与 Y 不相关；H_1 为总体典型相关系数 $\rho_i \neq 0$，X 与 Y 相关。$i=$

NOTE

1，*2*，…，*k*。检验统计量的计算公式为：

$$Q_i = -[n - i - (p + q + 1)/2]\ln[(1 - r_1^2) \times (1 - r_2^2) \times \cdots \times (1 - r_k^2)] \quad (23-3)$$

当 X 与 Y 不相关时，检验统计量 Q_i 近似服从自由度为 $\nu = (p-i+1)(q-i+1)$ 的 χ^2 分布。若 $Q_i \geq$ 自由度为 $\nu = (p-i+1)(q-i+1)$ 的 χ^2 分布的 α 界值，$P \leq a$，按 α 水准拒绝 H_0，认为 r_i 有统计学意义，再检验 r_{i+1}。否则，$P > a$，不能拒绝 H_0，不必再检验 r_{i+1}，可认为 r_i 及以后的典型相关系数在 α 水准上均无统计学意义。由典型相关变量和典型相关系数的定义可知，典型相关变量对是按其反映两组原始变量间整体相关信息量的大小排序的，第一对典型相关变量应该反映两组原始指标之间的最大相关信息量。如果第 1 典型相关系数 r_1 无统计学意义，则表明两组原始指标之间不存在线性意义下的相关性，不能进行典型相关分析。

在实际应用中，究竟取几对典型变量，除了以典型相关系数有无统计学意义作为参考外，通常还要结合典型相关变量对的专业意义来考虑。

三、典型结构分析

典型结构（canonical structure）分析是用典型变量与原变量的相关系数构成的典型结构矩阵来反映典型变量与原变量的亲疏关系。

原变量与典型变量的相关系数反映了典型变量与原变量关系的密切程度，称为原变量在典型变量上的负荷，可分为两种：①原变量与自己的典型变量之相关系数，可为适当解释典型变量的意义提供依据。②原变量与对方的典型变量之相关系数，可为利用对方的典型变量来预测原变量（回归分析）提供依据。

四、冗余度分析

在典型相关分析中，如果两变量组中的变量个数相等，典型变量对的最大数目＝原变量中的变量的数目，变异不增不减。当两变量组中的变量个数 $p \neq q$ 时，典型变量对的最多数目少于原变量中的变量最大数目，变异将有所减少。如例 23-1，X 有 6 个变量，Y 有 5 个变量，$p = 6 > q = 5$，最多可提取 5 对典型变量，Y 变量组的典型变量可完全概括 Y 变量组的全部信息；X 变量组和 Y 变量组的典型变量都不能完全概括 X 变量组的全部信息。

为反映典型变量蕴含原变量的信息量，定义典型变量所解释信息的百分比为该典型变量的方差与相应原变量总方差之比。典型变量的冗余度分析（redundancy analysis）就是求原变量的变异可被自己的典型变量和对方的典型变量所解释的比例。

【例 23-1】记 $x_1 =$ 身高（cm），$x_2 =$ 坐高（cm），$x_3 =$ 体重（kg），$x_4 =$ 胸围（cm），$x_5 =$ 肩宽（cm），$x_6 =$ 盆骨宽（cm）；$y_1 =$ 脉搏（次/分），$y_2 =$ 收缩压（mmHg），$y_3 =$ 舒张压（变音）（mmHg），$y_4 =$ 舒张压（消音）（mmHg），$y_5 =$ 肺活量（mL）。用 1985 年中国 28 个城市 19 岁至 22 岁男生同类指标的平均值资料（见表 23-1），分析形态指标 X 的 6 个变量 x_1，x_2，…，x_6 与功能指标 Y 的 5 个变量 y_1，y_2，…，y_5 之间的相关性。

表 23-1 1985 年中国 28 个城市 19 ~ 22 岁男生形态指标与功能指标的平均值资料

城市编号	X						Y				
	x_1	x_2	x_3	x_4	x_5	x_6	y_1	y_2	y_3	y_4	y_5
1	173.28	93.62	60.10	86.72	38.97	27.51	75.30	117.40	74.60	61.80	4508.00
2	172.09	92.83	60.38	87.39	38.62	27.82	76.70	120.10	77.10	66.20	4469.00
3	171.46	92.73	59.74	85.59	38.83	27.46	75.80	121.80	75.20	65.40	4398.00
4	170.08	92.25	58.04	85.92	38.33	27.29	76.10	115.10	73.80	61.30	4068.00
5	170.61	92.36	59.67	87.46	38.38	27.14	72.90	119.40	77.50	67.10	4339.00
6	171.69	92.85	59.44	87.45	38.19	27.10	72.70	116.20	74.60	59.30	4393.00
7	171.46	92.93	58.70	87.06	38.58	27.36	76.50	117.90	75.00	68.30	4389.00
8	171.60	93.28	59.75	88.03	38.68	27.22	75.20	115.10	74.10	63.20	4306.00
9	171.60	92.26	60.50	87.63	38.79	26.63	74.70	117.40	78.30	68.30	4395.00
10	171.16	92.62	58.72	87.11	38.19	27.18	73.20	113.20	72.50	51.00	4462.00
11	170.04	92.17	56.95	88.08	38.24	27.65	77.80	116.90	76.90	65.60	4181.00
12	170.27	91.94	56.00	84.52	37.16	26.81	76.40	113.60	74.30	65.60	4232.00
13	170.61	92.50	57.34	85.61	38.52	27.36	76.40	116.70	74.30	61.20	4305.00
14	171.39	92.44	58.92	85.37	38.83	26.47	74.90	113.10	74.00	61.20	4276.00
15	171.83	92.79	56.85	85.35	38.58	27.03	78.70	112.40	72.90	61.40	4067.00
16	171.36	92.53	58.39	87.09	38.23	27.04	73.90	118.40	73.00	62.30	4421.00
17	171.24	92.61	57.69	83.98	39.04	27.07	75.70	116.30	73.00	51.80	4284.00
18	170.49	92.03	57.56	87.18	38.54	27.57	72.50	114.80	71.00	55.10	4289.00
19	169.43	91.67	55.22	83.87	38.41	26.60	76.70	117.50	72.70	51.50	4097.00
20	168.57	91.40	55.96	83.02	38.74	26.97	77.00	117.90	71.60	52.40	4063.00
21	170.43	92.38	57.87	84.87	38.78	27.37	76.00	116.90	72.30	58.00	4334.00
22	169.88	91.89	56.87	86.34	38.37	27.19	74.20	115.40	73.10	60.40	4301.00
23	167.94	90.91	55.97	86.77	38.17	27.16	76.20	110.90	68.50	56.80	4141.00
24	168.82	91.30	56.07	85.87	37.61	26.67	77.20	113.80	71.00	57.50	3905.00
25	168.02	91.26	55.28	85.63	39.66	28.07	74.50	117.20	74.00	63.80	3943.00
26	167.87	90.96	55.79	84.92	38.20	26.53	74.30	112.30	69.30	50.20	4195.00
27	168.15	91.50	54.56	84.81	38.44	27.38	77.50	117.40	75.30	63.60	4039.00
28	168.99	91.52	55.11	86.23	38.30	27.14	77.70	113.30	72.10	52.80	4238.00

　　本例形态指标 X 有 6 个变量,功能指标 Y 有 5 个变量,各作 28 次观测,$p=6$,$q=5$,样本含量 $n=28$。对 X 与 Y 作典型相关分析,因计算复杂,用统计软件完成。

　　SPSS 没有提供进行典型相关分析的单独菜单,但可通过编程实现其分析。

　　在输出结果中,首先是各变量组的简单相关系数,接着是典型相关系数。本例因 $\min\{p, q\}=5$,所以有 5 个典型相关系数:0.883、0.646、0.532、0.342、0.166,见图 23-1。典型相关系数的检验结果见图 23-2。第 1 典型相关系数的 Wilk's 统计量 $=0.079$,服从 χ^2 分布的 Q_i 统计量 $=53.334$,自由度 $=30$,$P=0.005$;第 2 典型相关系数 $P=0.367$,…。只有第 1 典型相关系数有统计学意义,其他均无统计学意义。据此可以认为第 1 对典型变量 U_1 与 V_1 已经把两组变量 X 与 Y 之间存在的全部相关信息进行分解并提取出来了。

NOTE

Test that remining correlations are zero:

	Canonical Correlations		Wilk's	Chi-SQ	DF	Sig.
1	.883	1	.079	53.334	30.000	.005
2	.646	2	.359	21.522	20.000	.367
3	.532	3	.616	10.181	12.000	.600
4	.342	4	.859	3.194	3.000	.784
5	.166	5	.972	.589	2.000	.745

图 23-1　典型相关系数　　　　　图 23-2　典型相关系数的检验

X 变量组的标准化典型系数矩阵见图 23-3。由此可写出 X 变量组的 5 个标准化典型变量：

$$U_1 = 0.529x_1 - 0.230x_2 + 0.602x_3 + 0.177x_4 - 0.132x_5 + 0.159x_6$$

$$U_2 = -0.887x_1 - 0.019x_2 + 1.389x_3 + 1.003x_4 - 0.018x_5 + 0.814x_6$$

U_3，U_4，U_5 的表达式类同，略。

Raw Canonical Coefficients for Set-1 给出了 X 变量组未标准化的典型系数矩阵，略。

Y 变量组的标准化典型系数矩阵见图 23-4。由此可写出 Y 变量组的标准化典型变量：

$$V_1 = -0.111y_1 - 0.136y_2 + 0.178y_3 + 0.355y_4 + 0.758y_5$$

$$V_2 = -0.094y_1 + 1.286y_2 - 0.457y_3 - 0.064y_4 - 0.263y_5$$

V_3，V_4，V_5 的表达式类同，略。

Standardized Canonical Coefficients for Set-1

	1	2	3	4	5
x1	.529	-.887	-.969	-.150	.682
x2	-.230	-.019	-.551	-.026	-1.436
x3	.602	1.389	.934	.367	1.337
x4	.177	-1.003	.612	-.086	-.922
x5	-.132	.018	.161	.763	-.941
x6	.159	.814	-.108	-.955	.369

图 23-3　X 变量组的标准化典型系数矩阵

Standardized Canonical Coefficients for Set-2

	1	2	3	4	5
y1	-.111	-.094	-1.042	-.473	.062
y2	-.136	1.286	-.046	-.122	.324
y3	.178	-.457	-.369	1.098	-1.338
y4	.355	-.064	.675	-1.314	.190
y5	.758	-.263	-.647	-.102	.707

图 23-4　Y 变量组的标准化典型系数矩阵

至此可写出第 1 对标准化典型变量为：

$$\begin{cases} U_1 = 0.529x_1 - 0.230x_2 + 0.602x_3 + 0.177x_4 - 0.132x_5 + 0.159x_6 \\ V_1 = -0.111y_1 - 0.136y_2 + 0.178y_3 + 0.355y_4 + 0.758y_5 \end{cases}$$

Raw Canonical Coefficients for Set-2 给出了 Y 变量组未标准化的典型系数，略。

Canonical Loadings for Set-1

	1	2	3	4	5
x1	.887	-.051	-.428	.145	-.067
x2	.840	.048	-.458	.057	-.220
x3	.956	.134	.044	.238	.035
x4	.713	-.301	.487	-.301	-.271
x5	.111	.595	-.007	.406	-.640
x6	.230	.561	.047	-.628	-.457

图 23-5　X 变量组与自己的
典型相关系数矩阵

X 变量组中各变量分别与自己 5 个典型变量的相关系数构成的矩阵见图 23-5。可见 X 变量组的第 1 典型变量 U_1 主要反映 x_1，x_2，x_3，x_4；第 2 典型变量 U_2 主要反映 x_5，x_6；第 3 典型变量 U_3 与 X 变量组中各变量的相关系数都小于 0.5；第 4 典型变量 U_4 主要反映 x_6；第 5 典型变量 U_5 主要反映 x_5。其中 X 变量组的变量 x_1，x_2，x_3，x_4 与第 1 典型变量 U_1 的相关系数最大，可认为它们与第 1 对典型变量的关系较密切。由这个矩阵可写出 X 变量组的各变量与自己 5 个典型变量的线性关系：

$$x_1 = 0.887U_1 - 0.051U_2 - 0.428U_3 + 0.145U_4 - 0.067U_5$$

$$x_2 = 0.840U_1 + 0.048U_2 - 0.458U_3 + 0.057U_4 - 0.220U_5$$

x_3，x_4，x_5 和 x_6 的表达式类同，略。

X 变量组中各变量分别与 Y 变量组 5 个典型变量的相关系数构成的典型结构矩阵，见图 23-6。可见 X 变量组中的变量 x_1，x_2，x_3，x_4 与 Y 变量组第 1 典型变量的相关系数较大，可认为 x_1，

x_2，x_3，x_4 与 Y 变量组第 1 典型变量的关系较密切。

Y 变量组各变量分别与自己 5 个典型变量相关系数构成的矩阵，见图 23-7。可见 Y 变量组的第 1 典型变量 V_1 主要反映 y_3、y_4、y_5；第 2 典型变量 V_2 主要反映 y_2；第 3 典型变量 V_3 主要反映 y_1（负相关）；第 4 典型变量 V_4 主要反映 y_1、y_4（负相关）；第 5 典型变量 V_5 主要反映 y_3、y_4（负相关）。

```
Cross Loadings for Set-1
           1        2        3        4        5
x1       .784    -.033    -.228     .050    -.011
x2       .742     .031    -.244     .019    -.037
x3       .845     .087     .024     .081     .006
x4       .630    -.194     .259    -.103    -.045
x5       .098     .384    -.004     .139    -.106
x6       .203     .362     .025    -.215    -.076
```

图 23-6　X 变量组与 Y 变量组的典型相关系数矩阵

```
Canonical Loadings for Set-2
           1        2        3        4        5
y1      -.431    -.052    -.694    -.509    -.266
y2      -.411     .872    -.123    -.028    -.232
y3       .642     .243    -.129    -.008    -.716
y4       .583     .138     .167    -.598    -.506
y5       .907     .028    -.171     .203     .325
```

图 23-7　Y 变量组与自己的典型相关系数矩阵

由这个矩阵可写出 Y 变量组中各变量分别与自己 5 个典型变量的线性关系：

$$y_1 = -0.431V_1 - 0.052V_2 - 0.694V_3 - 0.509V_4 - 0.266V_5$$

$$y_2 = -0.411V_1 + 0.872V_2 - 0.123V_3 - 0.028V_4 - 0.232V_5$$

y_3，y_4，y_5 的表达式类同，略。

Y 变量组中各变量分别与 X 变量组 5 个典型变量的相关系数构成的典型结构矩阵，见图 23-8。可见 Y 变量组的各变量与 X 变量组第 1 典型变量的相关系数较大，可认为 Y 变量组的变量与 X 变量组第 1 典型变量关系较密切。

```
Cross Loadings for Set-2
           1        2        3        4        5
y1      -.381    -.034    -.369    -.174    -.044
y2       .363     .563    -.066    -.010    -.039
y3       .567     .157    -.069    -.003    -.119
y4       .515     .089     .089    -.204    -.084
y5       .801     .018    -.091     .069     .054
```

图 23-8　Y 变量组与 X 变量组的典型相关系数矩阵

可认为典型变量 U_1 与 V_1 从整体上把握了两组变量 X 与 Y 之间的相关关系。

在 redundancy analysis（冗余度分析）中，X 变量组的变异可被自己的典型变量解释的比例，见图 23-9，第 1、2 典型变量 U_1、U_2 分别解释了总变异的 49.7%、13.0%，第 1 和第 2 典型变量共同解释了 6 个形态指标 x_1，x_2，…，x_6 变异的 62.7%。第 3、4、5 典型变量 U_3、U_4、U_5 分别解释了总变异的 10.6%、12.2%、12.4%。

```
Proportion of Variance of Set-1 Explained by Its Own Can.Var.
                Prop Var
CV1-1             .497
CV1-2             .130
CV1-3             .106
CV1-4             .122
CV1-5             .124
```

图 23-9　X 变量组变异可被自己的典型变量解释的比例

X 变量组的变异可被 Y 变量组典型变量解释的比例，见图 23-10。可见 Y 变量组 5 个典型变量仅蕴含 X 变量组信息的 48.9%，第 1 典型变量 V_1 解释了 X 变量组总变异的 38.8%，其余 4 个典型变量解释 X 变量组总变异的比例一共才 10.1%。

Y 变量组的变异可被自己典型变量解释的比例，见图 23-11。可见 Y 变量组 5 个典型变量概括了自己变量组的全部信息，第 1 典型变量 V_1 解释了总变异的 38.6%，第 2、3、4、5 典型变量解释总变异的比例分别为 16.8%、11.4%、13.2%、20.0%。

NOTE

Proportion of Variance of Set-1 Explained by Opposite Can.Var.
```
                Prop Var
CV2-1           .388
CV2-2           .054
CV2-3           .030
CV2-4           .014
CV2-5           .003
```

图 23-10 X 变量组变异可被 Y 变量组典型变量解释的比例

Proportion of Variance of Set-2 Explained by Its Own Can.Var.
```
                Prop Var
CV2-1           .386
CV2-2           .168
CV2-3           .114
CV2-4           .132
CV2-5           .200
```

图 23-11 Y 变量组变异可被自己的典型变量解释的比例

Y 变量组的变异可被 X 变量组典型变量解释的比例，见图 23-12。可见 X 变量组 5 个典型变量仅蕴含 Y 变量组信息的 42.4%，第 1 典型变量 U_1 解释了 Y 变量组 5 个功能指标信息的 30.1%，其余 4 个典型变量解释 Y 变量组总变异的比例一共才 12.3%。

Proportion of Variance of Set-2 Explained by Opposite Can.Var.
```
                Prop Var
CV1-1           .301
CV1-2           .070
CV1-3           .032
CV1-4           .015
CV1-5           .006
```

图 23-12 Y 变量组变异可被 X 变量组典型变量解释的比例

综合冗余度分析结果，本例只保留第一对典型变量。

由上面的输出结果可知，6 个形态指标与 5 个功能指标之间的相关，主要是 x_1 身高、x_3 体重、x_4 胸围、x_6 盆骨宽与 y_3 舒张压（变音）、y_4 舒张压（消音）、y_5 肺活量间线性正相关。

典型相关分析的统计电脑实验

SPSS 没有提供进行典型相关分析的单独菜单，但可通过 Syntax Editor（SPSS 程序编辑）窗，调用宏程序实现其分析。其宏程序是以 Syntax 命令直接编写的文件，名为 Canonical correlation. sps，放在 SPSS 的安装路径中，操作过程如下：

1. 数据文件 如图 23-13，以 x1（身高），x2（坐高），x3（体重），x4（胸围），x5（肩宽），x6（盆骨宽）；y1（脉搏），y2（收缩压），y3（舒张变音），y4（舒张消音），y5（肺活量）为变量名，建立 28 行 11 列数据文件 E2301. sav。

	x1	x2	x3	x4	x5	x6	y1	y2	y3	y4	y5
1	173.28	93.62	60.10	86.72	38.97	27.51	75.30	117.4	74.60	61.80	4508
2	172.09	92.83	60.38	87.39	38.62	27.82	76.70	120.1	77.10	66.20	4469
⋮	⋮	⋮	⋮	⋮	⋮	⋮	⋮	⋮	⋮	⋮	⋮
27	168.15	91.50	54.56	84.81	38.44	27.38	77.50	117.4	75.30	63.60	4039
28	168.99	91.52	55.11	86.23	38.30	27.14	77.70	113.3	72.10	52.80	4238

图 23-13 数据集 E2301. sav

2. 操作步骤

（1）正态性检验。11 个变量 Shapiro-Wilk 检验均有 $P>0.05$，均服从正态分布。

（2）在数据文件 E2301. sav 上，调用宏程序 Canonical correlation. sps　File→New→Syntax，进入 SPSS Syntax Editor（SPSS 程序编辑）窗，按照安装 SPSS 的路径，调用典型相关分析的宏程序。如果 SPSS 的安装路径为 C：\program files\spss，则在 SPSS Syntax Editor 窗中，输入使用 include 命令读入典型相关分析程序的语句及指定变量组的语句（每个语句后的圆点表示整个语句结束，不能省略）为：

include'c：\program files\spss\canonical correlation. sps'.

cancorr set1 = x1 x2 x3 x4 x5 x6/set2 = y1 y2 y3 y4 y5.

（3）执行程序。在 SPSS Syntax Editor（语句编辑窗）菜单栏，Run→All。

3. 主要结果　数据集给出 s1_ cv001，第一组的第一个典型变量；s2_ cv001，第二组的第一个典型变量；s1_ cv002，第一组的第二个典型变量；s2_ cv002，第二组的第二个典型变量；等等。其他结果与结论同正文。

学习小结

1. 学习内容

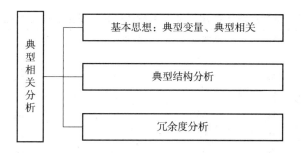

2. 学习方法　一元相关只能分析两个变量间的关系；多元相关可分析一个变量与一组变量间的关系；典型相关从整体上分析两组变量之间的相关性。理解典型相关分析的基本思想，确定典型相关分析的目标，检验典型相关分析的基本假设，估计典型模型，验证模型，解释典型变量，结合冗余度分析，得出组变量间线性关系。

练习题

一、最佳选择题

1. 研究来自同一总体的两组变量之间线性关系的一种多元统计分析方法是（　　）

　　A. 主成分分析　　　　　　　　　B. 因子分析

　　C. 聚类分析　　　　　　　　　　D. 判别分析

　　E. 典型相关分析

2. 在进行典型相关分析时，若 X 指标有 7 个变量，Y 指标有 8 个变量，最多可提取典型变量对为（　　）

　　A. 1　　　　　　　　　　　　　　B. 7

　　C. 8　　　　　　　　　　　　　　D. 15

E. 56

3. 典型相关分析中，求原变量的变异可被自己的典型变量和对方的典型变量所解释的比例为典型变量的（　　　）

A. 典型相关系数　　　　　　　　B. 典型结构分析

C. 冗余度分析　　　　　　　　　D. 样本量

E. 标准化系数

二、简答题

1. 典型相关分析的基本思想是什么？

2. 什么是典型相关变量对与典型相关系数？

3. 典型相关分析中的冗余度有什么作用？

4. 如果第一典型相关系数没有统计学意义，为什么可以认为两组指标之间互不相关，从而不宜进行典型相关分析？

三、应用题

以下是某健身俱乐部 20 位中年男性会员的资料，它包括一组生理变量（体重、腰围和脉搏速度）和一组运动变量（拉单杠成绩、仰卧起坐次数和跳高成绩）。试对这两组变量进行典型相关分析。

表 23-2　某健身俱乐部 20 位中年男性会员的生理变量和运动变量资料

编号	体重 X_1	腰围 X_2	脉搏速度 X_3	拉单杠成绩 Y_1	仰卧起坐次数 Y_2	跳高成绩 Y_3
1	191	36	50	5	162	60
2	189	37	52	2	110	60
3	193	38	58	12	101	101
4	162	35	62	12	37	37
5	189	35	46	13	58	58
6	182	36	56	4	42	42
7	211	38	56	8	38	38
8	167	34	60	6	40	40
9	176	31	74	15	40	40
10	154	33	56	17	250	250
11	169	34	50	17	38	38
12	166	33	52	13	115	115
13	154	34	64	14	105	105
14	247	46	50	1	50	50
15	193	36	46	6	31	31
16	202	37	62	12	120	120
17	176	37	54	4	25	25
18	157	32	52	11	80	80
19	156	33	54	15	73	73
20	138	33	68	2	43	43

第二十四章　时间序列分析

第一节　概　述

一、时间序列的涵义

在中医药研究领域经常遇到与时间有关联的数据。比如自动检测仪器的检测结果，病例随访资料，医院的年、季、月门诊人数及住院人数，疾病的发病率、病死率等。这种按照时间顺序记录的一组数据称为时间序列（time series）。

时间序列又称动态数列。假设 X_t 表示时间 t 时刻的观察值，则时间序列可表示为 $\{X_t, t = 0, 1, 2, \cdots\}$。如果时间 t 是年、季、月、周、日等一段时间，那么 X_t 反映了在这段时间内发展变化的总结果，称为时期数。如果 X_t 表明现象在 t 时刻达到的规模、水平和数量状态，称为时点数。

这两种时序主要区别在于可加性和与时间关系方面。时期序列中相邻观察值可以相加，相加后的结果有明确的意义，说明现象在更长时间段上发展变化的规模和水平，而时点序列中的观察值一般不能直接相加。时期序列中各观察值的大小与时间长短有关联，时间长观察值大，而时点序列的观察值与时间长短没有必然联系。

时间序列分析包括描述、解释、预测三方面。描述，通过记录表、图等手段了解时间序列，反映客观现象、发展变化的水平状态和快慢程度，初步判断存在的趋势、周期性，为进一步分析打下基础。解释，通过建立数学模型，揭示内在规律。预测，通过数学模型，展望它未来的变化情况。

二、时间序列因素

建立数学模型对时间序列进行解释和预测，首先要了解影响时间序列变异的因素。影响时间序列变异的因素有长期趋势（secular trend，T）、季节性变动（seasonal fluctuation，S）、周期性变动（cyclical movement，C）、不规则性变动（irregular fluctuations，I）等。

1. 长期趋势是指时间序列的长期、连续变动规律或方向，持续时间一般超过一年。
2. 季节性变动是指在客观现象受其他原因的影响，在一年内重复出现的周期性波动。

某医院 1998~2007 年各季度门诊人数见表 24−1，以横坐标为时间，纵坐标为门诊人数，画出如图 24−1 所示的线图。

NOTE

表 24-1 1998-2007 年某医院各季度门诊人数（人）

季度	1998	1999	2000	2001	2002	2003	2004	2005	2006	2007
一	2399	2667	2809	2877	3052	2924	2799	3067	3372	3895
二	1760	2131	2223	2325	2481	2618	3238	2590	2894	3282
三	1575	1996	2048	2175	2179	2135	2522	2478	2858	3338
四	2287	2490	2626	2842	2881	3653	2899	3076	3388	3780

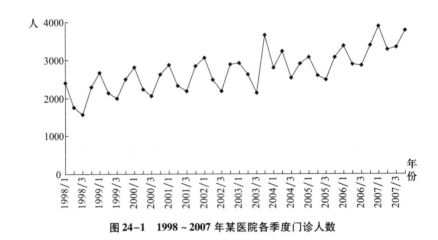

图 24-1 1998～2007 年某医院各季度门诊人数

从图 24-1 可以看出，1998～2007 年这 10 年中，该医院各季门诊人数明显存在着整体上升的线性长期趋势和春冬门诊人数较多，夏秋门诊人数较少的季节变动因素。

3. 周期性变动是指以几年为一个周期围绕长期趋势的一种波浪形或振荡式变动。

4. 不规则性变动是指不属于以上三种类型的、受偶然性因素影响而呈现出的某种随机波动。

传统时间序列分析就是把长期趋势（T）、季节变动（S）、周期性变动（C）、不规则性变动（I）从时间序列中分离出来，并用数学模型表达它们之间的关系。一般有加法模型、乘法模型。

加法模型的假设前提是时间序列各个因素相互独立的发挥作用，时间序列的加法模型表达式为：

$$Y_t = T_t + S_t + C_t + I_t \qquad (24-1)$$

乘法模型的假设前提是时间序列各个因素相互影响发挥作用，时间序列乘法模型表达式为：

$$Y_t = T_t \times S_t \times C_t \times I_t \qquad (24-2)$$

一般乘法模型的客观性和真实度要强一些，因而是常用的模型。

第二节 指数平滑法

时间序列分析的一个主要目的就是根据已有的历史数据对未来进行预测。对于一个具体的时间序列，包含的因素可能是单一的也可能是多因素的，因此预测的方法也有所不同。

预测方法选择的要素，首先取决于历史数据的变化模式，即时间序列所包含的因素；其次，取决于历史数据的多少；此外，还取决于所要求的预测期的长短。表 24-2 是时间序列的部分预测方法选择以及要求。

表 24-2 预测方法的选择

预测方法	适合的数据模式	对数据的要求	预测期
移动平均	平稳序列	数据个数与移动平均的步长相等	非常短
简单指数平滑	平稳序列	5 个以上	短期
Holt 指数平滑	线性趋势	5 个以上	短期至中期
一元线性回归	线性趋势	10 个以上	短期至中期
指数模型	非线性趋势	10 个以上	短期至中期
多项式模型	非线性趋势	10 个以上	短期至中期
Winter 指数平滑	趋势和季节因素	至少 4 个周期的季度或月份数据	短期至中期
含季节哑变量的多元回归	趋势和季节因素	至少 4 个周期的季度或月份数据	短期、中期、长期
分解预测	趋势、季节和周期因素	至少 4 个周期的季度或月份数据	短期、中期、长期
ARIMA 模型	平稳或可平稳化的序列	至少有 50 个	短期、中期、长期

下面主要介绍指数平滑法（exponential smoothing）。

指数平滑法是平滑法预测中常用的方法，时间序列中只含有随机成分用指数平滑法比较合适。最早是由 C. C. Holt 在 1958 年左右提出，后经过 Brown、Winter 等统计学家研究和发展。它是通过对时间序列进行平滑以消除其随机波动，既可用于短期预测，也可以用于对时间序列进行平滑以描述序列的线性和非线性趋势。

指数平滑法的数学模型为：

$$F_{t+1} = \alpha Y_t + (1 - \alpha) F_t \qquad (24-3)$$

式中 Y_t、F_t 分别是 t 时期实际值和预测值，$\alpha(0<\alpha<1)$ 为平滑系数。其意义是用 t 期实际值 Y_t 与 F_t 的加权平均值作为第 $t+1$ 期的预测值。它是个递推形式，开始计算时，还没有 1 期的预测值，通常可以用 Y_t 代替 F_t。

指数平滑法的预测就是把第 t 期的指数平滑值作为第 $t+1$ 期的预测值。

使用指数平滑法预测关键是确定一个合适的平滑系数 α，因为不同的 α 会对预测结果产生不同的影响。一般而言，选用 α 大小时应考虑两个因素，即随机波动性和预测误差性。当时间序列随机波动性较大时，宜选用较大的 α；相反比较平稳时，宜选用较小的 α。在实际应用时，还应考虑预测误差。衡量预测误差大小可以用均方误差，确定 α 时，可选择多个 α 进行预测，找出误差最小的作为最后的 α 值。

第三节 ARIMA 模型

对含有季节性变动因素的时间序列数据分析常用 ARIMA 模型。此模型也称为 Box-Jenkins 模型，或称为带差分的自回归移动平均模型。一般情况下先建立一个包含趋势成分的初步模型后，得到残差项，再使用 ARIMA 模型拟合。

一、ARIMA 模型的基本原理

对于一个非平稳的时间序列，首先通过差分后转化为平稳的时间序列，再使用处理平稳序列的 ARMA 模型。ARMA（Auto-Regressive and Moving Average Model）由自回归模型（简称 AR 模型）与滑动平均模型（简称 MA 模型）为基础"混合"构成。它的基本原理是将预测指标随时间推移而形成的数据序列看作一个随机序列，这组随机变量所具有的依存关系体现着原始数据在时间上的延续性。一方面，影响因素的影响，另一方面，又有自身变动规律，假定影响因素为 x_1，x_2，$\cdots$，x_k，由回归分析，

$$y = \beta_0 + \beta_1 x_1 + \beta_2 x_2 + \cdots + \beta_k x_k + e \qquad (24-4)$$

其中 y 是预测对象的观测值，e 为误差。作为预测对象 y_t 受到自身变化的影响，其规律可由下式体现，

$$y_t = \beta_0 + \beta_1 x_{t1} + \beta_2 x_{t2} + \cdots + \beta_p x_{tp} + e_t \qquad (24-5)$$

误差项在不同时期具有依存关系，由下式表示，

$$e_t = \alpha_0 + \alpha_1 e_{t1} + \alpha_2 e_{t2} + \cdots + \alpha_q e_{tq} + \mu_t \qquad (24-6)$$

由此，获得 ARMA 模型表达式：

$$y_t = \beta_0 + \beta_1 x_{t1} + \cdots + \beta_p x_{tp} + \alpha_0 + \alpha_1 e_{t1} + \cdots + \alpha_q e_{tq} + \mu_t \qquad (24-7)$$

二、ARMA 模型分类

1. 自回归模型（Auto-regressive，AR）　如果时间序列 y_t 满足

$$y_t = \varphi_1 x_{t1} + \varphi_2 x_{t2} + \cdots + \varphi_p x_{tp} + \varepsilon_t \qquad (24-8)$$

其中 ε_t 是独立同分布的随机变量序列，且满足：

$$E(\varepsilon_t) = 0, \quad Var(\varepsilon_t) > 0$$

则称 y_t 时间序列为服从 p 阶的自回归模型。记为 AR(p)。此模型体现了时间序列 y_t 的某个时刻 t 和它之前 p 个时刻间的相互联系。对于实际的时间序列，判断它是否与 AR 模型相似的通常办法是观察时间序列的自相关图和偏相关图。

AR 序列的自相关图和偏相关图具有的特点：自相关图单调或交替递减逐步趋近 0，偏相关图有明显的峰值。如果偏自相关图只有一个明显的峰值，即在 $p=1$ 后变得很小，没有其他特别模式，这种偏自相关图称为在 $p=0$ 后截尾，而自相关函数呈现出指数衰减或正弦衰减，有明显的拖尾现象，可判定为 AR（1）序列；如果偏自相关图有明显的两个峰值，$p=2$ 后截尾，而它的自相关函数呈现出指数衰减或正弦衰减出现拖尾，可判定为 AR（2）序列；依次类推，如果偏自相关图在 p 个值后截尾，自相关函数呈现指数衰减或正弦衰减出现拖尾，它就是一个 AR（p）序列。这时，就可以用 AR 模型进行预测。

2. 移动平均模型（MA：Moving-Average）　如果时间序列 y_t 满足

$$y_t = \varepsilon_t + \theta_1 \varepsilon_{t1} + \theta_2 \varepsilon_{t2} + \cdots + \theta_q \varepsilon_{tq} \qquad (24-9)$$

则称时间序列为 y_t 服从 q 阶移动平均模型，记为 MA（q）。

移动平均模型平稳条件：任何条件下都平稳。此模型意味着时间序列的任何一个观察值都是当前的和以前的 q 个随机误差的线性组合。对于实际的时间序列，判断它是否与 MA 模型相似的通常办法依然是观察时间序列的自相关图和偏相关图。

　　MA 序列的自相关图和偏相关图具有的特点：自相关图有明显的峰值，偏自相关图单调后交替递减逐步趋近 0，这与 AR 序列正好相反。如果自相关图只有一个明显的峰值，即在 $q = 1$ 后变得很小，没有其他特别的模式，这种自相关图称为 $q = 1$ 后截尾，而偏自相关函数呈现指数衰减或正弦衰减出现拖尾，可判定为 MA(1) 序列；如果自相关图有两个明显的峰值，即在 $q = 2$ 后截尾，而偏自相函数呈现出指数衰减或正弦衰减出现拖尾，可判定为 MA(2) 序列；依次类推，如果自相关图有 q 个峰值，在 q 个值后截尾，偏自相关函数呈现指数衰减或正弦衰减出现拖尾，它就是一个 MA(q) 序列。这时，就可以用 MA 模型进行预测。

　　3. 混合模型（ARMA）　如果时间序列 y_t 满足：

$$y_t = \varphi_1 x_{t|1} + \cdots + \varphi_p x_{t|p} + \varepsilon_t + \theta_1 \varepsilon_{t|1} + \cdots + \theta_q \varepsilon_{t|q} \qquad (24 - 10)$$

则称时间序列为 y_t 服从 (p, q) 阶自回归滑动平均混合模型。记为 ARMA(p, q)。识别一个 ARMA 模型，仍然可以通过自相关图和偏自相关图来分析。

　　ARMA(p, q) 的自相关图和偏相关图具有的特点：自相关图和偏自相关图都是逐渐趋于 0，图都呈现拖尾。但比较困难的是确定模型的阶数，往往需要一定的经验。通常，偏自相关函数中峰值的个数代表 AR 的阶数，而自相关函数中锋值的个数代表 MA 的阶数。在实际选择中，需要不断地去试，然后在模型估计出来后，再去检查当初的判断。也就是要不断地反馈、逐步完善。

　　而带差分的自回归移动平均模型记为 ARMA(p, d, q)，其中 p, d, q 是三个主要参数——自回归阶数（p）、差分阶数（d）、移动平均阶数（q）。

　　AR(p)、MA(q) 模型可以看成是 ARMA(p, q) 模型的特例，有 AR(p) = ARMA $p, 0$)，MA(q) = ARMA($0, q$)。

　　运用 ARMA 模型的前提条件是，建立模型的时间序列是由一个零均值的平稳随机过程产生的。即其过程的随机性质具有时间上的不变性，在图形上表现为所有样本点都在某一水平线上下随机的波动。因此差分是使序列平稳化的主要手段。

三、ARIMA(p, d, q) 模型识别的方法

　　1. ARIMA(p, d, q) 适用于不包括季节因素的非平稳时间序列分析

　　（1）序列平稳化　对原始非平稳时间序列通过差分法使之平稳。

　　（2）识别阶数　对原始（或差分）时间序列的偏自相关图和自相关图的截尾、拖尾情况识别模型的阶数。一般如果序列的自相关图和偏自相关图的前 p 个条和前 q 个条没有固定规律，其后都是逐渐趋于 0 而不是突然变为 0，都呈现拖尾，这时，模型为 ARMA(p, q)。而 d 的值是差分的阶数。

　　（3）模型诊断　通常考察残差序列的自相关图。如果模型正确，模型预测的残差应该是白噪声序列，残差序列的自相关图没有什么固定模式。另一种模型诊断方法利用 Box-Ljung 统计量（Box-Ljung Statistic）进行检验。其原假设是残差的自相关系数等于 0，即残差不存在自相关。Box-Ljung 统计量为：

$$Q_m = n \sum_{k=1}^{m} r_k^2 \qquad (24 - 11)$$

其中，Q_m 近似服从 χ^2 分布，自由度为 $m - p - q$；n 为时间序列观测值的个数；k 是检验的滞后

期；m 是检验的滞后期的个数；r_k 是残差的 k 个自相关系数。

2. ARIMA$(p, d, q)(P, D, Q)^S$ 应用于包括季节因素的非平稳时间序列分析

对于包含季节因素的非平稳的时间序列，要采用季节差分使其平稳化。如果季节差分后序列平稳，这时使用反映季节的 ARIMA$(p, d, q)(P, D, Q)^S$ 模型。其中 (p, d, q) 表示非季节部分；$(P, D, Q)^S$ 表示季节部分。S 为季节周期的长度。

（1）序列平稳化　经过 d 和 I 阶差分，使自相关函数在 k 增大时迅速衰减并趋于 0。

（2）识别模型的阶数　对于平稳的原始（或差分后）的偏自相关函数有 p 个显著不为 0 的峰值，也就是在 p 个值后截尾，它的自回归阶数为 p；如果自相关函数有 q 个显著不为 0 的峰值，也就是在 q 个值后截尾，它的移动平均阶数就是 q。同样，如果季节偏自相关函数有 P 个显著不为 0，季节自回归阶数为 P，季节自相关函数有 Q 个显著不为 0 的峰值，季节移动平均的阶数为 Q。

（3）模型诊断　通常是考察残差序列的自相关图，如果图没有固定模式，残差应该是白噪声序列，所选模型正确。

时间序列分析的统计电脑实验

【实验 24-1】某研究员收集了某医药商店 1998 至 2013 年销售额数据见表 24-3，试用指数平滑法分析这段时间内销售额的变化趋势。

表 24-3　1998～2007 年某医药商店销售额（万元）

年份	1998	1999	2000	2001	2002	2003	2004	2005	2006	2007
销售额	710	718	705	716	725	734	729	736	732	745

1. 数据文件　如图 24-2 录入数据，以"销售额"为变量名，建立 1 列 10 行的数据集 E2401. sav。

	销售额	YEAR_	DATE_
1	710	1998	1998
2	718	1999	1999
3	705	2000	2000
4	716	2001	2001
5	725	2002	2002
6	734	2003	2003
7	729	2004	2004
8	736	2005	2005
9	732	2006	2006
10	745	2007	2007

图 24-2　数据集 E2401. sav 及生成时间变量

Data→Define dates，然后在 Cases Are 下选择 Years，指定第一个观测值的时间 First Case Is：1998，点击 OK，SPSS 会在观测值序列之后加入时间变量。

2. 操作步骤　Analyze→Forecasting→Create models 进入主对话框，将销售额选入 Dependent Variables，在 Method 下选择 Expert Modeler，点击 Criteria，在 Model Type 下选择 All models，点击 Continue。点击 Save，在 Description 下选择需要预测的结果等。点击 Plots，选 Series 及其以下选项→OK。

3. 主要结果　见图 24-3、图 24-4。

图中 Y 轴表示销售额、X 轴为年份，可以看出该商店销售额不同年份有升又降，但总体是增加的变化趋势。

	销售额	YEAR_	DATE_	Predicted_销售额_Model_1	LCL_销售额_Model_1	UCL_销售额_Model_1	NResidual_销售额_Model_
1	710	1998	1998	708	694	721	2
2	718	1999	1999	711	698	725	7
3	705	2000	2000	715	702	729	-10
4	716	2001	2001	719	705	732	-3
5	725	2002	2002	723	709	736	2
6	734	2003	2003	726	713	740	8
7	729	2004	2004	730	717	744	-1
8	736	2005	2005	734	720	747	2
9	732	2006	2006	738	724	751	-6
10	745	2007	2007	741	728	755	4

图 24-3 数据集中显示的预测结果

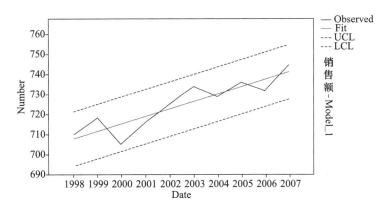

图 24-4 商店销售额的变化趋势

【实验24-2】我国2002～2007年各月的社会消费品零售总额资料见表24-4，应用SPSS做时间序列分析。

表 24-4 2002～2007年我国社会消费零售额（单位：亿元）

2002	3596.1	3324.4	3114.8	3052.2	3202.1	3158.8	3096.6	3143.7	3422.4	3661.9	3733.1	4404.4
2003	3907.4	3706.4	3494.8	3406.9	3463.3	3576.9	3562.1	3609.6	3971.8	4204.4	4202.7	4735.7
2004	4569.4	4211.4	4049.8	4001.8	4166.1	4250.7	4209.2	4262.7	4717.7	4983.2	4965.6	5562.5
2005	5300.9	5012.2	4799.1	4663.3	4899.2	4935.0	4934.9	5040.8	5495.2	5846.9	5909.0	6850.4
2006	6641.6	6001.9	5796.7	5774.6	6175.6	6057.8	6012.2	6077.4	6553.6	6997.7	6821.7	7499.2
2007	7488.3	7013.7	6685.8	6672.5	7157.5	7026.0	6998.2	7116.6	7668.4	8263.0	8104.7	9015.3

1. 数据文件 如图24-5录入数据，以"零售总额"为变量名，建立1列72行的数据集 E2402. sav。

Data→Define dates，然后在 Cases Are 下选择 Years，months，指定第一个观测值的时间 First Case Is：2002，点击 OK，SPSS 会在观测值序列之后加入时间变量。见图24-5。

	零售总额	YEAR_	MONTH_	DATE_
1	3596.10	2002	1	JAN 2002
2	3324.40	2002	2	FEB 2002
⋮	⋮	⋮	⋮	⋮
71	8104.70	2007	11	NOV 2007
72	9015.30	2007	12	DEC 2007

图 24-5 数据集 E2402 及生成时间变量

2. 操作步骤

（1）Analyze → Forecasting → Autocorrelations → 将零售总额移到 Variables 框内 → 勾选 Autocorrelations 和 Partial Autocorrelations（默认）→OK。得到零售总额自相关图 24-6 以及偏自相关图 24-7。

从零售总额的自相关图（ACF）24-6 看出，零售总额时序有明显的趋势特征。因此需要差分。

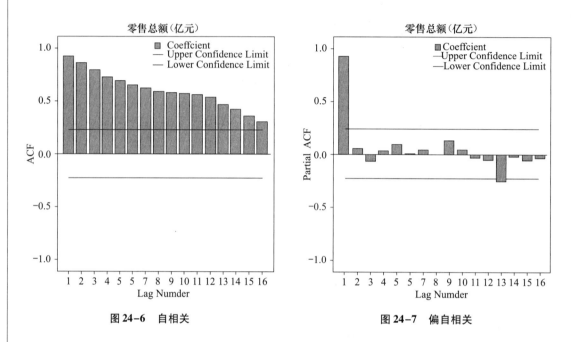

图 24-6　自相关　　　　　　　　　　　图 24-7　偏自相关

（2）重复（1）步骤，在 OK 之前勾选 Difference，默认设置为 1。得到零售总额一阶差分自相关图 24-8 以及偏自相关图 24-9。

从一阶差分的自相关（ACF）图 24-8 看出，趋势特征已经消除，时序平稳。ACF 图在 $k=12$ 处有明显的峰值，说明该时序存在季节成分。因此，需要进行季节差分。

（3）重复（2）步骤，在 OK 之前勾选 Seasonally difference，默认设置为 1。得到零售总额一阶季节差分自相关图 24-10 以及偏自相关图 24-11。

从一阶季节差分 ACF 图 24-10 看出经过移一阶季节差分时序平稳。

从一阶差分 ACF 图 24-8 和 PACF 图 24-9 看出，各有一个明显的峰值，由此可取 $p=1$，$q=1$，从一阶季节差分 AFC 图 24-10 有两个明显的峰值和 PACF 图 24-11 有一个明显的峰值，可取 ARIMA。最后确定预测模型为 ARIMA $(1, 1, 1)(1, 1, 2)^{12}$。

（4）Analyze → Forecasting → Create Models，在随即出现的视窗中，将零售总额选入 Dependent Variables，在 Method 选择 ARIMA。点击 Criteria，在 Model Orders - Structure 中的 Nonseasonal 下分别输入参数 p、d、q 的值，此例为 $p=1$，$d=1$，$q=1$。在 Seasonal 下输入参数 P、D、Q 的值，此例 $P=1$，$D=1$，$Q=2$ 点击 Continue 返回主对话框。点击 Save，在 Descripting 选择预测结果（全选）。点击 Plots，选 ACF 与 PACF。点击 Options，在 Forecast Period 下选择 First case after end of estimation period through a specified date，在 Date 框内输入要预测的时期，此例要预测 2008 年 1～12 月的值，在 Year 中输入 2008，在 Month 中输入 12。点击 OK。

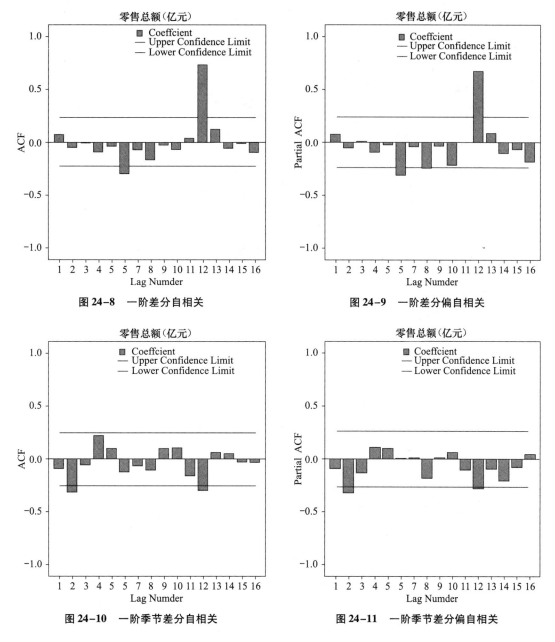

图 24-8　一阶差分自相关

图 24-9　一阶差分偏自相关

图 24-10　一阶季节差分自相关

图 24-11　一阶季节差分偏自相关

3. 主要结果　见表 24-5、图 24-12 与图 24-13。

表 24-5 给出 2008 年零售总额预测值；图 24-12 给出了各月的零售总额及其预测结果，从拟合程度看，效果好；图 24-13 是残差序列的 ACF 图和 PACF 图。显示没有固定模式，残差是白噪声序列，说明选择模型 $ARIMA(1, 1, 1)(1, 1, 2)^{12}$ 正确。

表 24-5　Forecast（预测）

Model		Jan 2008	Feb 2008	Mar 2008	Apr 2008	May 2008	Jun 2008
零售总额	Forecast	8950.0	8355.1	8080.6	8084.2	8616.8	8445.4
−Model_ 1	UCL	9158.1	8603.1	8344.0	8354.1	8889.6	8719.6
	LCL	8741.9	8107.0	7817.3	7814.3	8344.0	8171.1
Model		Jul 2008	Aug 2008	Sep 2008	Oct 2008	Nov 2008	Dec 2008
零售总额	Forecast	8421.5	8538.1	9076.1	9671.2	9492.5	10369.3
−Model_ 1	UCL	8696.5	8813.5	9351.7	9947.0	9768.5	10645.4
	UCL	8146.6	8262.7	8800.5	9395.4	9216.6	10093.3

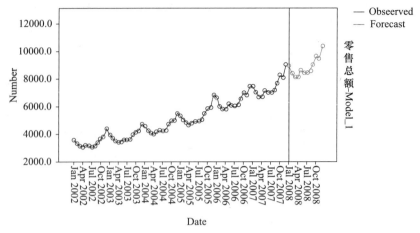

图 24-12　各月的零售总额及其预测结果

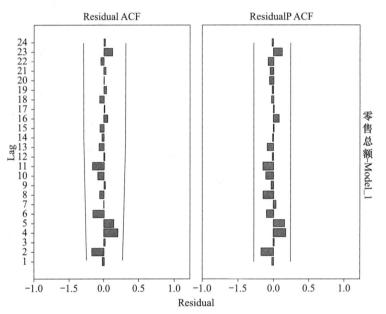

图 24-13　残差序列的 ACF 图

学习小结

1. 学习内容

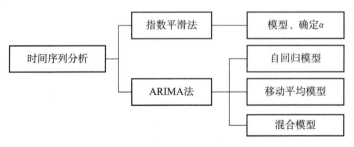

2. 学习方法　重点、难点是模型的识别、参数的确定。建立时序模型是一个复杂的过程，需要不断地反馈，逐步完善，直到模型反映出比较准确稳定的结果。正确解读 SPSS 软件输出的 ACF 图和 PACF 图，有助于得到比较合理的模型。

复习思考题

一、最佳选择题

1. 按时间序列中各种可能发生作用的因素进行分类，时间序列不包含（　　）

    A. 短期趋势   B. 长期趋势

    C. 季节变动   D. 循环变动

    E. 不规则变动

2. 下列时间序列中属于时点序列的为（　　）

    A. 某地区高校"十二五"期间招收学生人数

    B. 某地区高校"十二五"期间毕业学生人数

    C. 某地区"十二五"期间国内生产总值

    D. 某企业"十二五"期间年末利税额

    E. 某企业"十二五"期间年末固定资产净值

3. 在指数平滑法中，平滑系数 α（　　）

    A. 取值越大越好   B. 取值越小越好

    C. 取值范围在 0 到 1 之间   D. 取值范围在 −1 到 +1 之间

    E. 以上均不对

4. 不属于随机序列模型的是（　　）

    A. AR 模型   B. MA 模型

    C. ARMA 模型   D. ARIMA(p, d, q) 模型

    E. ARIMA(P, D, Q)^{S} 模型

二、简答题

1. 时间序列有哪些要素？

2. 解释指数平滑法的涵义。

3. 怎样用自相关（ACF）图和偏自相关（PACF）图来识别 ARIMA(p, d, q) 模型中的参数？

三、应用题

1. 根据表 24-6 中人均 GDP 数据，进行时序分析。

表 24-6　某省 1986～2000 人均 GDP（元）

年份	1986	1987	1988	1989	1990	1991	1992	1993	1994	1995	1996	1997	1998	1999	2000
GDP	956	1103	1355	1512	1634	1879	2287	2939	3923	4854	5576	6054	6307	6547	7078

2. 根据表 24-7 中某医院门诊数据，进行时序分析。

表 24-7　某医院 1998～2007 年各季门诊人数

年、季	1998	1999	2000	2001	2002	2003	2004	2005	2006	2007
1	2399	2667	2809	2877	3052	2924	2799	3067	3372	3895
2	1760	2131	2223	2325	2481	2618	3238	2590	2894	3282
3	1575	1996	2048	2175	2179	2135	2522	2478	2858	3338
4	2287	2490	2626	2842	2881	3653	2899	3076	3388	3780

第二十五章 Meta 分析

针对已有研究的分析进行综合是医药研究的一项重要工作。这种综合需要在已有研究系统评价的基础上，全面细致地收集原始研究中不同来源的数据，进行二次分析，其结论往往比独立研究更具有说服力。Meta 分析正是一种整合系列独立研究结果的统计学分析方法，它在生物医药领域具有广泛的应用。本章主要介绍 Meta 分析的基本原理和方法。

第一节 Meta 分析概述

一、Meta 分析定义

Meta 分析是一种通过特定的统计分析技术，对现有同类问题研究的结果进行合理地归纳和定量综合的方法。英国教育心理学家 Glass 于 1976 年提出 Meta 分析一词，最早用于教育学、心理学研究中同类问题不同研究结果的整合（integrating the finding）。针对文献信息进行综合的思想，实际上最早可以追溯到统计学家 Fisher 于 1920 年提出的"合并 P 值"的思想。Dickersim K 等人于 1992 年将 Meta 分析定义为：对具有共同研究目的的相互独立的多个研究结果进行定量合并分析，剖析各研究结果间差异的特征，综合评价各研究的结果。

Meta 分析在生物医药领域的广泛应用得益于 20 世纪循证医学的发展。1972 年 Archie Cochrane 首次提出来循证医学的思想并将系统评价的方法应用于产科领域，从而开创了 20 世纪临床医学领域内的一场翻天覆地的革命，1992 年 Sackett 等正式提出了循证医学这一全新的临床医学模式，强调临床医生应用当前可得的最佳研究证据进行临床决策，1993 年国际上成立了 Cochrane 协作网（Cochrane collaboration），广泛开展为循证医学的实践提供高质量的系统评价和 Meta 分析相关技术的研究，针对随机临床试验结果进行 Meta 分析的系统评价被认为是系统评价中最高级别的证据，这就大大促进了该方法的普及、发展和应用，与此同时，吸引众多统计学家来完善和发展本不成熟的 Meta 分析方法。因此，近年来，Meta 分析及相关统计学方法研究也成为生物统计学领域一个有影响力的活跃分支。

广义的 Meta 分析不仅仅应用于医药领域，还可以应用于各个学科，其统计方法也是复杂多样的，它是汇总多个同类研究结果，并对研究结果进行定量合并的分析研究过程，是一种定量的综合。Meta 分析不同于系统评价，后者是针对某一具体的临床医药问题，系统、全面地收集所有相关的研究结果，采用临床流行病学的原则和方法对文献进行严格评价和分析，筛选出符合质量标准的文献，再提取相关信息进行定性或定量综合，并加以说明，从而得出综合可靠的结论，用于临床循证决策；而 Meta 分析作为一种统计学方法，则用于系统评价的定量分析，但并不是所有的系统评价都能进行定量综合，也可能只能是定性的描述，系统评价可以是定量的，也可以是定性的，Meta 分析只是其中的方法之一，但是能够进行 Meta 分析的系统评价往往能提供更加丰富和明确的结论，因此，被循证医学确认为高质量的证据。

二、Meta 分析意义

为什么要进行同类研究文献的 Meta 分析？Meta 分析的优势主要在于如下几个方面：第一，增加统计功效。目前大量临床研究常常由于经费、技术条件的限制，纳入研究的样本例数过少，导致检验效能较低，利用 Meta 分析可以增加样本含量，在一定程度上减少随机抽样误差，提高检验效能，从而充分利用现有研究资源。第二，评估不同文献研究结果的异质性。在生物医药研究中，对同一问题的不同的研究结果之间通常存在不一致的地方，有的研究结果甚至截然相反，通过探讨这些不一致研究结果的形成原因，可以促进医药研究方法发展和估计可能存在的各种偏倚，对有争议甚至互相矛盾的研究结果进行合理定量综合，可以得出更为深刻和明确的结论。第三，增强结论的可靠性和针对性。高质量的 Meta 分析通过文献质量的严格评估，剔除低质量和可信度很低的研究，能最大限度减少各种偏倚，提高效应量估计的精度，同时针对特定背景进行适当的亚组分析，还能使研究结果更具有针对性，使结论适用特定的病人群体，指导个体治疗。第四，Meta 分析有时还能为新的临床研究指明方向。

三、Meta 分析基本步骤

开展 Meta 分析必须遵循一定的方法和步骤，否则 Meta 分析的结论同样是不可靠的，甚至会产生误导。Meta 分析的步骤如下：①提出问题，并撰写研究计划，Meta 分析的课题往往是来自医药研究中不确定或有争议的问题，如某个临床方案的收益和风险难以确定。问题确定好后，接着就是制订详细的研究计划，研究计划制订的详细方法可以参见 Cochrane 系统评价员手册。②检索所有相关的研究文献，包括公开发表和未公开发表的文献，需要建立一个全面检索策略，要尽可能查全查准，检索质量的高低，直接影响后期 Meta 分析的效度。③筛选符合要求的纳入文献，并进行文献质量的严格评价，文献的定量综合是有前提的，首先是符合研究目的的同类研究，其次，还要对文献的质量进行评价，纳入低质量的研究将会影响综合结论的真实性。④提取纳入文献的数据信息，需要研究者根据研究内容，设计文献数据信息采用调查表，通过调查表采用文献资料中的各种合并信息，如设计类型、是否采用盲法、样本大小、效应值等。⑤资料的统计学处理，包括描述各个研究结果的主要特征、绘制森林图、异质性检验和统计模型的选择等，最终获得合并效应量的估计和检验。⑥敏感性分析，用于评价 Meta 分析结果的真实性，如通过选择不同的模型或排除某项研究，来考察 Meta 分析结论的稳健性。⑦结论的分析与讨论。

第二节　Meta 分析的基本统计方法

Meta 分析不同于一般科研数据分析方法的地方在于，Meta 分析中几乎没有各个研究的原始数据，只有来自不同研究所报告的综合数据，从统计学上讲，就是对一系列相互独立的统计量进行分析，其统计建模和分析技术也很多，如多水平 Meta 模型和贝叶斯 Meta 分析等，下面主要介绍 Meta 分析的基本统计方法。

一、效应指标的选择和表达

效应指标也称为反应变量，尽管在生物医药研究中，不同的研究其效应指标的选择可能是多样的，但从统计学上讲，不外乎三种类型：分类指标、等级指标和定量指标。其中二分类指标和定量指标占研究中的大部分，且这两类反应变量类型的 Meta 分析有较为成熟的方法，下面主要介绍这两种效应变量类型的描述和表达。

（一）二分类变量资料

二分类变量资料主要采用相对危险度 RR、优势比 OR、危险度差值 RD 作为合并统计量，流行病学上定义相对危险度是指暴露组事件（这里的事件是有害的事件，如死亡）发生率比上非暴露组的发生率，当相对危险度大于 1 时，表示风险增加，相反，则风险降低，但当相对危险度等于 1 时，表示暴露与事件无关；OR 值的涵义与 RR 值相同，OR 更多用于病例对照研究中，当发病率很低时，OR 可代替 RR 值估计暴露与疾病的关联强度；危险度差值则是暴露组的事件发生率和非暴露组的发生率之差。在效应合并过程中，为了满足正态近似的条件，RR 值和 OR 值一般要取对数后进行效应合并。

在临床干预研究中，上述指标演化成如下常见的指标，按临床试验分组的事件发生率表示为：试验组事件发生率（experimental event rate，EER），对照组事件发生率（control event rate，CER），病例预期事件发生率（patient expected event rate，$PEER$），如果是试验组的有效率比上对照组的有效率则称为相对获益；绝对危险度降低率（absolute risk reduction，ARR）是指试验组的事件发生率与对照组的事件发生率的差（$ARR = CER - EER$）；相对危险度降低率是指 ARR 与 CER 比值的百分比；绝对危险度增高率（absolute risk increase，ARI）是指试验组和对照组发生药物不良反应或严重事件的发生率之差（$ARI = EER - CER$）；相对危险度增高率（relative risk increase，RRI）是指 ARI 与 EER 比值的百分比。临床研究还常用下面两个指标：预防一例不良事件发生，需要治疗总例数（number needed to treat，NNT）计算方法为 $NNT = 1/ARR$，该指标实际上就是危险度差值 RD 的倒数；发生一例负效应的治疗例数（number needed to harm，NNH）计算方法为 $NNH = 1/ARI$。

（二）定量变量资料

定量变量资料一般用算术均数和标准差表示，效应合并统计量主要有加权均数差（weighted mean difference，WMD）和标准化均数差（standardized mean difference，SMD），前者通过加权可消除多个研究间绝对值大小的影响，能真实地反映干预的效应值，后者则是用两均数的差值再除以合并标准差所得的值，在加权均数差的基础上，进一步消除了多个研究测量单位不同的影响，因此效应值的量纲不一样，宜选择 SMD 合并统计量。并不是所有的文献资料都能提供均数和标准差，有时要在报告统计量的基础上进行适当的转换。

二、异质性检验和模型的选择

Meta 分析是对同类研究文献的二次分析，这些个案研究往往在研究设计、研究对象、样本量、干预措施和效应指标的测量等方面不可避免地存在各种差异，这就导致了不同研究间存在变异，从统计学上解析，这种变异有两类，一类是表现为研究内的变异，即各研究的总体效应是相同，统计量的差别仅仅是由于抽样误差不同所导致，另一类变异则表现为研究间的异质，即各研究对象本质上来自不同的总体，其效应值的总值不同，即表现为研究的总体异质性。

异质性的识别或检验是进行 Meta 分析之前必须要考虑的问题，依据统计学原理，同质的资料才能合并，如果研究间存在异质性，不能简单地进行合并，要仔细考虑异质性大小，构建多水平模型最大限度地解释异质性的来源。异质性检验（heterogeneity test）一般采用 Q 统计量（Q Statistic），如果异质性检验不拒绝 H_0，则表示研究间具有同质性，可不考虑研究间的异质，Meta 分析可以采用固定效应模型（fixed effect model）；如果异质性检验拒绝 H_0，表明研究间存在异质，关于异质性的处理，有很多策略，当然最重要的是要分析产生异质性的原因，再考虑不同研究间能不能进行合并，具体措施有选择随机效应模型、亚组分析、Meta 回归和多水平模型等，若异质性过大，特别是在效应方向上极其不一致，有研究者主张不宜做 Meta 分析，只作一般的统计描述。表 25-1 简要地显示了两种类型数据的合并统计量、统计模型选择及其相应计算方法。

表 25-1　常用 Meta 分析方法一览表

资料类型	合并统计量	模型选择	计算方法
分类变量	*OR*	固定效应模型	Peto 法或 M-H 法
		随机效应模型 *	D-L 法
	RR 或 *RD*	固定效应模型	Mantel-Haenszel 法
		随机效应模型 *	D-L 法
数值变量	*WMD* 或 *SMD*	固定效应模型	倒方差法
		随机效应模型 *	D-L 法

注：在异质性分析和处理以后，若异质性检验仍出现 $* p \leq 0.05$ 才考虑使用。

三、合并效应量的估计与统计推断

效应量在合并时必须根据异质性检验，选择固定效应模型或随机效应模型。下面结合实例介绍固定效应模型中的通用方差法（General Variance-Based）、Mantel-Haenszel 法和 Peto 法，随机效应模型介绍 DerSimonian and Laird 法。

（一）固定效应模型

1. 通用方差法（Inverse Variance，IV）　该方法在固定效应模型的效应合并中具有广泛的应用，不仅适用于二分类变量资料，而且也适用连续性变量，其原理是以方差的倒数为权重，对各纳入研究的效应进行合并。下面分别介绍如下：

（1）二分类变量资料　该类型资料每一个研究都可以整理成一个四格表形式，因此其效应指标可以是优势比 *OR*、相对危险度 *RR* 或者危险度差值 *RD*。下面结合实例以 *RR* 为效应指标介绍其应用过程。

【例 25-1】表 25-2 显示了益气活血法治疗糖尿病周围神经病变 7 个研究的原始数据，试用 Meta 分析评价其治疗效果。

表 25-2 益气活血法治疗糖尿病周围神经病变的研究资料

研究编号	益气活血组			对照组		
	样本量（n_{Ti}）	无效（a_i）	有效（b_i）	样本量（n_{Ci}）	无效（c_i）	有效（d_i）
1	310	20	290	290	25	265
2	240	20	220	340	30	310
3	320	40	280	300	42	258
4	300	40	260	300	56	244
5	300	20	280	300	31	269
6	400	30	370	400	46	354
7	300	40	260	300	50	250

该例分析步骤如下：

① 异质性检验：目的是考察 7 个研究间是否具有同质性，为下一步模型选择做好准备。

H_0：7 个研究来自同一总体，即每个研究的总体效应水平相同。

H_1：7 个研究来自不同总体，即各个研究的总体效应水平不全相同。

根据表 25-2 数据，计算每个研究的 RR_i、$y_i = \ln(RR_i)$、y_i 的方差 ν_i、权重 w_i 及 $w_i y_i$、$w_i y_i^2$，第 i 个研究的相对危险为：

$$RR_i = \frac{a_i / n_{Ti}}{c_i / n_{Ci}} = \frac{a_i n_{Ci}}{c_i n_{Ti}} \tag{25-1}$$

$\lg(RR_i)$ 的方差和权重为：

$$Var[\ln(RR_i)] = \frac{1}{a_i} + \frac{1}{c_i} - \frac{1}{n_{Ti}} - \frac{1}{n_{Ci}} \tag{25-2}$$

$$w_i = \frac{1}{Var[\ln(RR_i)]} \tag{25-3}$$

根据以上公式，计算结果如表 25-3。

根据式 25-4 计算异质性检验 Q 统计量为：

表 25-3 益气活血法治疗糖尿病周围神经病变的研究资料 Meta 分析用表

研究编号	RR_i	y_i	v_i	w_i	$w_i y_i$	$w_i y_i^2$
1	0.748	-0.29	0.083	12.001	-3.478	1.008
2	0.944	-0.057	0.076	13.119	-0.75	0.043
3	0.893	-0.113	0.042	23.612	-2.676	0.303
4	0.714	-0.336	0.036	27.632	-9.297	3.128
5	0.645	-0.438	0.076	13.229	-5.798	2.541
6	0.652	-0.427	0.05	19.971	-8.537	3.649
7	0.800	-0.223	0.038	26.087	-5.821	1.299
合计				135.651	-36.357	11.971

$$Q = \sum w_i (y_i - \bar{y})^2 = \sum w_i y_i^2 - \frac{(\sum w_i y_i)^2}{\sum w_i} \tag{25-4}$$

Q 服从自由度为 $K-1$ 的 χ^2 分布，如果 Q 不大于设定的界值，则不拒绝 H_0，可以认为纳入的研究同质性较好；否则，不能认为研究间具有同质性。

本例 $Q=11.971-(-36.357)^2/135.651=2.227$

Q 统计量为 2.227，自由度为 $7-1=6$，$P=0.898>0.05$，不拒绝 H_0，即尚不能认为研究间存在异质性，可采用固定效应模型。

② 效应合并值的点估计为：

$$RR_{合并}=\exp\left(\frac{\sum w_i\ln(RR_i)}{\sum w_i}\right)=\exp\left(\frac{-36.357}{135.651}\right)=\exp(-0.26802)=0.76$$

③ 效应合并值的 95% CI 为：

$$\exp\left(\ln(RR_{合并})\pm\frac{1.96}{\sqrt{\sum w_i}}\right)=(\exp(-0.43630),\quad\exp(-0.09974))=(0.65,\ 0.91)$$

④ 效应合并值的假设检验

H_0：总体 $RR=1$；H_1：总体 $RR\neq1$；$\alpha=0.05$。

$$\chi^2=\frac{\left(\sum w_iy_i\right)^2}{\sum w_i},\qquad\text{自由度 }\nu=1\qquad\qquad(25-5)$$

本例 $\chi^2=(-36.357)^2/135.651=9.744$

$P=0.0018<0.05$，拒绝 H_0，接受 H_1，可知益气活血法治疗糖尿病周围神经病变有效，与可信区间的结果一致。这里 $\chi^2=z^2$，$z=\sqrt{\chi^2}=3.12$，z 服从标准正态分布，$P=0.002$。

本例的分析可在 Review Manager 5 中完成，具体分析结果见图 25-1、图 25-2。

	Study or Subgroup	Experimental		Control		Weight	Risk Ratio	Risk Ratio
		Ecents	Total	Ecents	Total		IV,Fixed,95%Cl	IV,Fixed,95%Cl
☑	01	20	310	25	290	8.8%	0.75[0.43,1.32]	
☑	02	20	240	30	340	9.7%	0.94[0.55,1.62]	
☑	03	40	320	42	300	17.4%	0.89[0.60,1.34]	
☑	04	40	300	56	300	20.4%	0.71[0.49,1.04]	
☑	05	20	300	31	300	9.8%	0.65[0.38,1.11]	
☑	06	30	400	46	400	14.7%	0.65[0.42,1.01]	
☑	07	40	300	50	300	19.2%	0.80[0.55,1.17]	
	Tltal(95%Cl)		2170		2230	100 0%	0.76[0.65,0.91]	
	Total events	210		280				
	Heterogeneity Chi²=2.23, df=6(P=0.90); I²=0%							
	Test for overall effect:Z=3.12 (P=0.002)							

图 25-1　Review Manager 5 中 Meta 分析结果

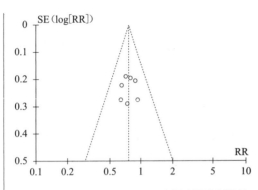

图 25-2 Review Manager 5 中漏斗图分析结果

（2）连续型变量资料 该类型资料的表达形式是用每个研究的均数和标准差表示，当每个研究的结果变量的量纲相同时，可直接采用加权均数差表示效应指标，当纳入研究的结果变量的量纲不同时，可采用标准化均数差为效应指标。下面结合实例说明该方法的应用过程。

【例 25-2】PPH 即吻合器痔环切术，适用于各类痔疮，尤其是重度内痔和部分直肠黏膜脱垂的病人。其原理是，保留肛垫，将部分内痔及痔上黏膜、黏膜下组织环行切除吻合的同时，进行瞬间吻合。既阻断了痔的血液供应，又将滑脱组织悬吊固定，将病理状态的肛管直肠恢复到正常的解剖状态。PPH 手术的主要优点是：痛苦少，出血少，恢复快，一般只需住院 1~3 天。有研究者搜集了 8 个研究，数据如表 25-4，试用 Meta 分析比较 PPH 新手术与传统手术（CNV）在病人住院天数方面有无差别。

该例分析步骤如下：

① 异质性检验：目的是考察 8 个研究间是否具有同质性，为下一步模型选择作准备。

H_0：8 个研究来自同一总体，即每个研究的总体效应水平相同。

H_1：8 个研究来自不同总体，即各个研究的总体效应水平不全相同。

表 25-4 PPH 和传统手术治疗痔疮患者后的住院天数的资料

研究编号 i	PPH 手术			传统手术		
	样本量（n_{1i}）	住院天数（$\bar{x}_{1i}$）	标准差（sd_{1i}）	样本量（n_{1i}）	住院天数（$\bar{x}_{2i}$）	标准差（sd_{2i}）
1	40	1.70	0.50	40	3.20	0.30
2	11	1.09	0.99	11	2.82	1.82
3	63	2.20	1.20	63	3.10	1.70
4	40	2.00	0.50	40	3.00	0.40
5	100	1.10	0.20	100	2.20	0.50
6	50	2.12	0.26	50	2.34	2.44
7	57	2.10	0.75	62	2.00	0.79
8	42	1.24	0.62	42	2.76	1.01

根据表 25-4 数据，计算每个研究的效应指标 y_i（即每个研究的 PPH 手术与传统手术的均数差）、y_i 的方差 s_i^2、权重 w_i 及 w_iy_i、$w_iy_i^2$，结果见表 25-5。

表 25-5 PPH 和传统手术治疗痔疮患者后的住院天数的 Meta 分析用表

研究编号	y_i	$s_{y_i}^2$	w_i	w_iy_i	$w_iy_i^2$
1	-1.50	0.0085	117.65	-176.47	264.71
2	-1.73	0.3902	2.56	-4.43	7.67
3	-0.90	0.0687	14.55	-13.09	11.79
4	-1.00	0.0103	97.56	-97.56	97.56
5	-1.10	0.0029	344.83	-379.31	417.24
6	-0.22	0.1204	8.30	-1.83	0.40
7	0.10	0.0200	49.94	4.99	0.50
8	-1.52	0.0334	29.90	-45.45	69.09
合计			665.30	-713.16	868.95

其中 y_i、s_i^2 计算如下：

$$y_i = \bar{x}_{1i} - \bar{x}_{2i} \qquad (25-6)$$

$$s_{y_i}^2 = s_i^2\left(\frac{1}{n_{1i}} + \frac{1}{n_{2i}}\right) \qquad (26-7)$$

$$w_i = \frac{1}{s_{y_i}^2} \qquad (25-8)$$

$$s_i^2 = \frac{(n_{1i}-1)s_{1i}^2 + (n_{2i}-1)s_{2i}^2}{n_{1i}+n_{2i}-2} \qquad (25-9)$$

计算异质性检验 Q 统计量

$$Q = \sum w_i(y_i - \bar{y})^2 = \sum w_i y_i^2 - \frac{\left(\sum w_i y_i\right)^2}{\sum w_i} = 868.95 - \frac{(-713.16)^2}{665.30} = 104.50$$

Q 服从自由度为 $K{-}1$ 的 χ^2 分布。本例 $\nu=7$，Q 统计量为 104.50，$P<0.001$，拒绝 H_0，即认为研究间存在异质性，这时实际上不能采用固定效应模型，需要考察异质性大小，或采用后面介绍的随机效应模型合并统计量。下面介绍的效应合并和检验仅仅是以此例为示例说明连续变量的通用方差法，即姑且认为它满足固定效应模型。

② 效应合并值的点估计

$$\hat{y}_{合并} = \frac{\sum w_i y_i}{\sum w_i} = \frac{-713.16}{665.30} = -1.07$$

③ 效应合并值的 95% CI 为：

$$\left(\hat{y}_{合并} \pm \frac{1.96}{\sqrt{\sum w_i}}\right) = \left(-1.07 - \frac{-1.96}{\sqrt{665.30}},\ -1.07 + \frac{-1.96}{\sqrt{665.30}}\right) = (-1.15,\ -0.99)$$

④ 效应合并值的假设检验

H_0：总体效应 $=0$；H_1：总体效应 $\neq 0$。$\alpha=0.05$

$$\chi^2 = \frac{\left(\sum w_i y_i\right)^2}{\sum w_i} = \frac{(-713.16)^2}{665.30} = 764.46$$

以上的 χ^2 值服从自由度为 1 的 χ^2 分布，$\chi^2=764.46$，$P<0.05$，拒绝 H_0，即认为 PPH 新手术与传统手术在病人住院天数方面的差别，PPH 手术住院天数短。

2. Peto 法　该方法是 Mental-Haenszel 法的改良，同样适用于固定效应模型，其效应指标为 Peto 优势比（Peto odds ratio）。

若一个 Meta 分析有 k 个研究，其数据结构如下：

表 25-6　二分类变量数据结构表

分组	事件发生	事件未发生	合计
实验组	a_i	b_i	n_{1i}
对照组	c_i	d_i	n_{2i}

对于 Peto 方法，每个研究效应指标 OR 值和标准误的计算公式如下：

$$OR_{Peto,\ i} = \exp\left(\frac{Z_i}{V_i}\right) \qquad (25-10)$$

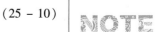

$$SE(\ln(OR_{Peto,\ i})) = \sqrt{\frac{1}{V_i}} \tag{25-11}$$

其中：$Z_i = a_i - E[a_i]$　　$E(a_i) = \dfrac{n_{1i}(a_i + c_i)}{N_i}$　　$V_i = \dfrac{n_{1i}n_{2i}(a_i + c_i)(b_i + d_i)}{N_i^2(N_i - 1)}$

效应合并值的点估计值和标准误用下面的公式：

$$OR_{Peto} = \exp\left(\frac{\sum V_i \ln(OR_{Peto,\ i})}{\sum V_i}\right) \tag{25-12}$$

$$SE\{\ln(OR_{Peto})\} = \frac{1}{\sqrt{\sum V_i}} \tag{25-13}$$

合并的 OR_{Peto} 的 95% 可信区间为：

$$\exp(OR_{Peto} \pm 1.96 SE(\ln(OR_{Peto}))) \tag{25-14}$$

异质性检验和异质性大小计算公式如下：

$$Q_{Peto} = \sum V_i((\ln OR_{Peto,\ i})^2 - (\ln OR_{Peto})^2) \tag{25-15}$$

$$I^2 = \max\left(100\% \times \frac{Q_{Peto} - (k-1)}{Q_{Peto}},\ 0\right) \tag{25-16}$$

合并效应的检验：

$$Z = \frac{\hat{\theta}}{SE(\hat{\theta})} \tag{25-17}$$

这里的 $\hat{\theta}$ 为合并效应 $\ln(OR_{Peto})$，分母为其标准误，Z 值为标准正态变量。

（二）　随机效应模型

随机效应模型的计算，目前普遍采用 D-L 法，该方法是由 DerSimonian 和 Laird 首先提出，既适用于分类变量，又适用于连续型变量。其核心思想主要是对权重 W_i 进行校正，是以研究内方差和研究间方差之和的倒数作为权重。

假设 k 个研究间存在异质性，设 θ_i 为每个研究的真正效应，则 θ_1、θ_2、$\cdots$、θ_k 为随机变量，它们服从总体均数为 θ，方差为 τ^2 的正态分布。

$$\theta_i \sim N(\theta,\ \tau^2)$$

τ^2 实际上就是研究间的方差，其矩估计为：

$$\hat{\tau}^2 = \max\left\{\frac{Q - (k-1)}{\sum w_i - (\sum w_i^2) / \sum w_i},\ 0\right\} \tag{25-18}$$

上式中 Q 为异质性检验统计量，则校正的权重计算公式为：

$$w' = \frac{1}{\sin\{\hat{\theta}_i\}^2 + \hat{\tau}^2} \tag{25-19}$$

合并效应量的估计值和标准误为：

$$\hat{\theta}_{DL} = \frac{\sum w'_i \hat{\theta}_i}{\sum w'_i} \tag{25-20}$$

$$SE\{\hat{\theta}_{DL}\} = \frac{1}{\sqrt{\sum w'_i}} \tag{25-21}$$

合并效应量的95%可信区间为：

$$\hat{\theta}_{DL} \pm \frac{1.96}{\sqrt{\sum w_i'}} \qquad (25-22)$$

【例25-3】采用随机效应模型对例25-2进行 Meta 分析。

本例在 Review Manager 5 中计算结果如图25-3、图25-4。

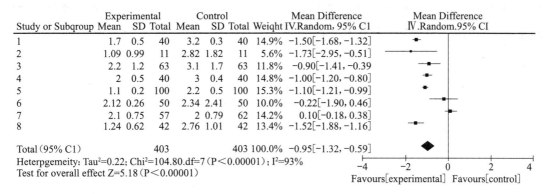

图25-3　Review Manager 5 中采用通用方差法 Meta 分析结果

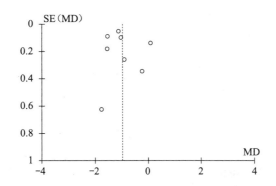

图25-4　Review Manager 5 中漏斗图分析结果

$\hat{\tau}^2 = 0.22$，$Q = 104.80$，$\nu = 7$，$P < 0.00001$，异质性所占的比例：$I^2 = 93\%$。

合并效应值 $\hat{\theta}_{DL} = -0.95$ 天，95% 可信区间为（-1.32，-0.59）；$Z = 5.18$，$P < 0.00001$。

四、亚组分析、漏斗图分析及敏感性分析

亚组分析（subgroup analysis）是根据各个研究的特征（如研究对象的特征、研究类型等），将研究分为不同的类，然后针对不同类的研究分别进行 Meta 分析，这时往往同一亚组内具有较好的同质性，因此亚组分析也是探讨异质性来源的方法之一，但根据 Cochrane 系统评价的要求，在系统评价的计划书中尽可能地对一些重要的亚组间差异进行叙述，并尽可能少地使用亚组分析（样本量不易满足），亚组分析不当也可导致偏倚。

漏斗图分析（funnel plots analysis）是用每个研究的效应量估计值为 x 轴，样本含量为 y 轴绘制的散点图。漏斗图是识别所纳入研究是否存在发表偏倚最为常用的方法，其前提假设是效应量估计值的精度随样本量的增加而增加。样本含量小的研究其效应量估计值分布在图的底部，范围较宽；样本含量大的研究其效应量估计值分布在图的顶部，范围较窄。如果纳入的研究不存在偏倚或偏倚较小时，图形呈现一个类似的倒置漏斗，如例25-1在 Review Manager 5 中

NOTE

的漏斗图（图25-2）；如果纳入的研究存在偏倚，会出现不对称的漏斗图，不对称越明显，偏倚程度越大，如例25-3在Review Manager 5中呈现出的漏斗图（图25-4）。

敏感性分析（sensitivity analysis）是根据各个研究的特征（如设计类型，随访情况等）重新考虑纳入Meta分析的研究个数，并比较前后两次Meta分析的结果变化情况，目的是考察Meta分析结果的稳定性和可靠性。如果敏感性分析对Meta分析或系统评价的结果没有本质性的改变，表明其分析结果的可靠性和稳定性较好；如果结论出现了逆转性变化，则其结论解释要慎重。敏感性分析在RevMan软件中可以较便利地实现。

五、Meta 回归分析

1. Meta 回归分析概念　一个高质量的Meta分析相当于开展了一个多中心的研究，理想状态下，各个中心研究之间具有很好的同质性，但事实上纳入Meta分析的各个研究由于研究者、研究对象、依从性、随访时间等因素的不同必然使其之间存在异质性。Meta回归分析的实质就是以研究水平上的协变量解释研究间差异提高估计精度的一种回归模型，即采用回归分析的方法，探讨某些实验或病例特征等协变量对Meta分析中合并效应的影响，以试图明确各研究间异质性的来源，探讨协变量对合并效应的影响。

2. Meta 回归分析应用示例　以国内外女性被动吸烟与肺癌的相关研究的数据文献为例，简要说明Meta回归分析。首先，将原始研究中的数据摘录整理，然后进行异质性检验（$Q=44$，$df=27$，$P=0.017$，$I^2=39.6\%$），提示存在中度异质，则开始Meta回归分析，从可能影响异质性的因素（研究时间、地区、样本量、病例对照比值）中筛选出可能的因素，结果显示样本含量为异质性的因素（$P=0.014$），地区为异质性的因素（$P=0.014$），其余因素导致异质性的可能性不大。

3. Meta 回归分析用途　Meta回归分析用途主要在于找出可以解释研究间异质性的一个或多个协变量（因素），在调整协变量影响（如进行亚组分析）后估计合并效应。

六、网络 Meta 分析

1. 网络 Meta 分析概念　对于某些疾病，可能存在多种不同的治疗措施。目前临床决策的最佳证据是RCT的系统综述或Meta分析，而系统综述或Meta分析往往关注的就是两种治疗措施的直接比较，例如一篇文献是A药与B药比较，一篇文章是A药和C药比较，缺少B药和C药比较的文章，此时需要间接比较B药和C药。网络Meta分析（Network Meta-Analysis）是进行间接比较的重要方法之一，它又称为"混合治疗比较"或贝叶斯网络Meta分析。

2. 网络 Meta 分析应用示例　以一项抗血小板预防短暂性脑出血发作或卒中后严重心血管事件的网络Meta分析的数据为例，该文中，共纳入25项试验，5种治疗方法，其中8项试验是安慰剂和ASA比较，3项是安慰剂、ASA、ASA+DP三者之间比较，2项是安慰剂和Thieno比较，1项是安慰剂和ASA+DP比较，4项是ASA和Thieno比较，3项是ASA和ASA+DP比较，2项是ASA和Thieno+ASA比较，2项是Thieno和Thieno+ASA比较。经过网络Meta分析后可以得到从未直接比较的两种治疗方法Thieno+ASA对ASA+DP的比数比及其总体95%可信区间为1.14（0.94，1.34）。

3. 网络 Meta 分析用途　网络Meta分析主要用途在于借助间接比较技术对处于同一个证

据体的所有干预措施同时进行综合评价并排序。

七、Meta 分析应用注意事项

Meta 分析在本质上是一种观察性研究，其研究文献中的数据已经形成，Meta 分析只能对已形成的研究结果进行统计合并，它不能排除原始研究中存在的偏倚，因此在效应合并和结果解释时要慎重，为了提高 Meta 分析结果的真实性，在进行 Meta 分析时需注意以下几个问题：

1. 全面、系统地收集与 Meta 分析课题相关的文献是完成一份高质量的 Meta 分析报告的基础。如果漏检了重要文献就可能直接影响分析结果的可靠性和真实性。因此，在制定检索策略时最好有专业信息检索人员参与。

2. 制定明确的文献纳入和排除标准，标准既不能过宽也不能过严，标准过严，可以保证各研究间较好的同质性，但可纳入分析的文献不多，这就限制了通过 Meta 分析来增加统计学功效的目的；标准过宽，又会出现合并的结果没有意义，会出现类似"合并苹果、橙和柠檬"现象。

3. 要对纳入研究的质量进行评价，低质量的研究纳入 Meta 分析，直接影响研究的真实性和可靠性。因此其结果解释要慎重，否则会导致误导，必要时要做敏感性分析。

4. 根据各研究间异质性程度，选择合适的统计分析模型，必要时要对异质性来源进行深入的分析。值得注意的是随机效应模型是针对异质性资料的统计处理方法，它不能代替导致异质性原因的分析。

Meta 分析的统计电脑实验

一、RevMan 软件介绍

1. RevMan 软件简介　Review Manager（RevMan）由北欧 Cochrane 中心制作和更新，软件包含 Meta 分析的各项功能，可对录入的数据进行 Meta 分析，并以森林图的形式展示合并效果。软件可呈现漏斗图以分析资料的偏倚，还可以较便利地对研究结果进行敏感性分析，评定结果的稳定性和可靠性。

2. RevMan 软件的安装与运行　下载地址 http://ims.cochrane.org/revman/download，点击链接下载 RevMan 5 软件至本地电脑，下载成功后双击软件按程序进行安装，如果要在桌面显示 RevMan 5 的快捷方式，可在安装过程中选择接受"Create a desktop icon"。安装完成可接受"Run Review Manager"马上运行程序，也可以每次双击桌面快捷方式运行程序。

二、例题电脑实验

【实验 25-1】对例 25-1 进行 Meta 分析。

（1）创建新的 Meta 分析　双击运行软件，初始主界面菜单栏"File"下点击"New"，出现欢迎界面，点击"Next"，"Type of review"默认"Intervention review"，点击"Next"输入题目，点击"Next"选择录入资料类型，点击"Finish"进入主界面（图 25-5）。

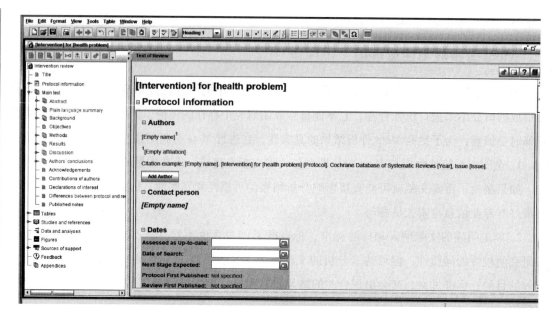

图 25-5　RevMan 5 的 Meta 分析主界面

（2）添加研究　点击大纲页面中"Study and references"旁的图标，点击"Rererence to study"图标，右键点击"Included studies"，选择"Add study"，录入纳入的研究，本例以数值标识 7 个研究，完成文献录入，点击"Finish"。

（3）添加比较组和结局　右键点击大纲页面中"Data and analysis"，选择"Add Comparision"，输入比较组名称，点击"Next"，选择"Add an outcome under the new comparision"，点击"Continue"，数据类型选择"Dichotomous"，点击"Next"默认两个比较组的名称，点击"Next"。选择统计方法为"Inverse Variance"，分析模型为"Fixed Effects"，效果测量为"Risk Ratio"，点击"Next"，"Next"，设置 Scale 为 10.00，点击"Next"，选择"Add study data for the new outcome"，点击"Continue"，弹出"New Study Data Wizard"对话框。

（4）录入数据　在"New Study Data Wizard"，使用"Ctrl"键协助选择纳入的研究，点击"Finish"。RevMan 将在内容版面打开一个新的表格，将例 25-1 两组中的无效例数及样本量输入表格。

（5）绘制森林图和漏斗图　分别点击工具栏中的森林图和漏斗图的标志，可以得到相应的图（见正文例题 Meta 分析结果）。

（6）敏感性分析　可以通过勾选各研究与否改变纳入 Meta 分析的研究个数，并比较 Meta 分析的结果变化情况，考察 Meta 分析结果的稳定性和可靠性（图 25-6）。

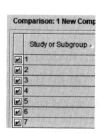

图 25-6 敏感分析

SPSS 还提供了 Peto、Mantel-Haenszed 等方法，可根据需要选用。

【实验 25-2】对例 25-2 进行 Meta 分析。

具体步骤详实验 25-1，不同处为（3）中数据类型为"Continuous"，选择统计方法为"Inverse Variance"，分析模型为"Random Effects"，效果测量为"Mean Difference"，设置 Scale 为 4.00；（4）中将例 25-2 两组中住院天数的均数及标准差录入表格，可得到例 25-2 的 RevMan 中的 Meta 分析结果。

学习小结

1. 学习内容

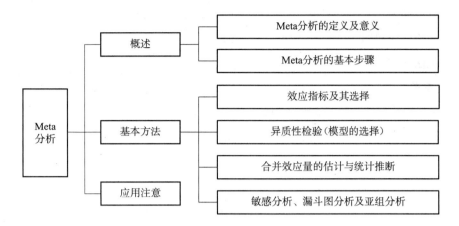

2. 学习方法 掌握 Meta 分析的概念、意义及基本步骤，明确不同类型资料的效应指标选择，异质性检验后决定模型选择（采用固定效应模型还是随机效应模型），也要注意漏斗图分析、敏感分析，需要时进行亚组分析。

练习题

一、最佳选择题

1. 关于 Meta 分析，以下（   ）说法不正确

A. Meta 分析本质上是一种观察性研究，因而可能存在各种偏倚

B. Meta 分析是采用定量的方法综合研究结果的一种系统评价

C. 采用随机效应模型能使 Meta 分析的结果更加可靠

D. Meta 分析时，如果研究间异质性很大，应认真考察异质性的来源，并考虑这些研究的可合并性

E. 亚组分析能使 Meta 分析的结果更有针对性

2. 对连续性变量资料的 Meta 分析，如果各纳入研究的测量单位不同，应采用（   ）作为效应合并指标

A. 标准化均数差　　　　　　　　B. 加权均数差

C. 均数差　　　　　　　　　　　D. 标准化 P 值

E. 危险度差值

3. 异质性检验采用的统计量是（   ）

A. F 统计量　　　　　　　　　　B. Q 统计量

C. t 统计量　　　　　　　　　　D. H 统计量

E. Z 统计量

4. Meta 分析中，如果异质性检验不拒绝 H_0，一般采用（   ）进行效应合并。

A. 随机效应模型　　　　　　　　B. 固定效应模型

C. 混合效应模型　　　　　　　　D. 回归模型

E. 贝叶斯模型

5. 在以试验组与对照组均数之差作为合并效应量的 Meta 分析中，合并效应量的 95% 置信区间下限如果大于零，则可认为（　　　）

A. 试验组效应高于对照组　　　　B. 对照组效应高于试验组

C. 两组效应相同　　　　　　　　D. 只能认为两组效应不同

E. 无法确定

二、简答题

1. Meta 分析的意义及基本步骤是什么？

2. 二分类变量资料及定量变量资料各自适用的效应指标有哪些？

3. 请阐述应用 Meta 分析的注意事项。

三、应用题

1. Fleiss JL 等搜集了关于阿司匹林预防心肌梗死的研究资料，7 个同类研究的数据如表 25-7，请用 Meta 分析的方法评价阿司匹林预防心肌梗死的有效性。

表 25-7　阿司匹林预防心肌梗死的研究资料

项目编号	阿司匹林组			安慰剂组		
	样本量（n_{Ti}）	死亡（a_i）	生存（b_i）	样本量（n_{Ci}）	死亡（c_i）	生存（d_i）
1	615	49	566	624	67	557
2	758	44	714	771	64	707
3	832	102	730	850	126	724
4	317	32	285	309	38	271
5	810	85	725	406	52	354
6	2267	246	2021	2257	219	2038
7	8587	1570	7017	8600	1720	6880

* 取自 Fleiss JL 等人资料。

2. 为研究某中药对正中神经传导速度的影响，研究者共搜集了 6 个同类研究。提取整理用药前后数据如表 25-8，试用 Meta 分析评价该中药对正中神经传导速度影响的有效率。

表 25-8　某中药对正中神经传导速度影响的研究资料

项目编号	中药组			对照组		
	样本量（n_{1i}）	Mean（x_{1i}）	$SD_{(y_{1i})}$	样本量（n_{2i}）	Mean（x_{2i}）	$SD_{(y_{2i})}$
1	31	−7.31	2.97	29	−5.97	3.21
2	24	−5.15	3.89	24	−3.00	3.95
3	32	−8.11	4.65	30	−1.54	4.42
4	30	−4.81	2.44	30	−1.09	2.28
5	25	−2.90	3.23	25	−3.00	3.04
6	40	−8.96	4.17	24	−0.76	4.30

（李国春）

第二十六章 模糊综合评判

在医药领域中，人们经常会遇到模糊概念（或现象）。例如，"老年患者"，"很痛"，"医疗技术中等"，其概念的外延都包含着一定的模糊性。随着科学技术的发展，对于这些模糊概念有关的实际问题往往都需要给出定量的分析，这时可以利用模糊数学（Fuzzy）来解决类似这样的问题。模糊综合评判，就是应用模糊集理论，根据多个评价因子不同程度的模糊性，权衡各种因素项目，评定某事件所属等级或类别进行决策的过程。

第一节 综合评判的正问题

在实际问题中，人们对受到各种不确定因素影响的对象，常常采用模糊技术做出预测、决策及评判，这一类的评判称为模糊综合评判的正问题。

一、单因素模糊评判

模糊综合评判首先要确定参评因素集 $X = (x_1, x_2, \cdots, x_m)$ 和评判集 $Y = (y_1, y_2, \cdots, y_n)$，然后根据贴近原则或最大隶属原则选择相应的评判方法。

1. 贴近原则评判

（1）贴近度（nearness） 是衡量模糊集之间接近程度的一种指标。计算方法有多种，如式26-4、式26-8。

（2）贴近原则（alternating near principle） 模糊集 X、Y 之间的贴近度越接近1，模糊集 X、Y 就越贴近。若贴近度（Y_j，X）为 n 个模糊集 Y_1，Y_2，$\cdots$，Y_n 与 X 贴近度中的最大者，则认为 Y_j 与 X 最贴近。

常用 Topsis 法对参评因素集 X 作贴近原则评判。首先，对高优（越大越好）、低优（越小越好）指标 y_j 相应的实际值 x_{ij} 分别进行归一化变换，即

$$\text{高优 } r_{ij} = x_{ij} \Big/ \sqrt{\sum_{i=1}^{m} x_{ij}^2}, \qquad \text{低优 } r_{ij} = \frac{1}{x_{ij}} \Big/ \sqrt{\sum_{i=1}^{m} \left(\frac{1}{x_{ij}}\right)^2} \tag{26-1}$$

得到归一化矩阵，即 X 到 Y 的模糊关系 $R_{ij} = (r_{ij})_{m \times n}$，接着以各参评因素相应的最大、最小元，构成最优、最劣向量，分别记为

$$R^+ = (r_{\max 1}, r_{\max 2}, \cdots, r_{\max m}), \qquad R^- = (r_{\min 1}, r_{\min 2}, \cdots, r_{\min m}) \tag{26-2}$$

第 j 个判别对象与最优、最劣向量的距离用 Euclidean（欧氏距离）分别定义为

$$d_j^+ = \sqrt{\sum_{i=1}^{m} (r_{\max j} - r_{ij})^2}, \qquad d_j^- = \sqrt{\sum_{i=1}^{m} (r_{\min j} - r_{ij})^2} \tag{26-3}$$

NOTE

第 j 个判别对象与最优向量的贴近度 C_j，用 Harming（海明距离）定义为

$$C_j = d_j^- / (d_j^- + d_j^+) \qquad (26-4)$$

由各贴近度 C_j 构成贴近集 C 以后，再根据贴近原则做出评判。

【例 26-1】某儿童医院 1994～1998 年 7 项指标的实际值如表 26-1 所示，试采用 Topsis 法判别该医院这 5 年的医疗质量。

表 26-1 某儿童医院 1994～1998 年 7 项指标的实际值

年份	出院人数	病床使用率	平均住院日	病死率	抢救成功	治愈好转率	院内感染率
1994	21584	76.7	7.3	1.01	78.3	97.5	2.0
1995	24372	86.3	7.4	0.80	91.1	98.0	2.0
1996	22041	81.8	7.3	0.62	91.1	97.3	3.2
1997	21115	84.5	6.9	0.60	90.2	97.7	2.9
1998	24633	90.3	6.9	0.25	95.5	97.9	3.6

确定参评因素集 X 和评判集 Y 分别为

$X =$（出院人数，位使用率，…，院内感染率）　$Y =$（1994 年，1995 年，…，1998 年）

平均住院日、病死率、院内感染率为低优指标，其余为高优指标，按式 26-1 进行归一化变换，如 $r_{12} = 76.7 / \sqrt{76.7^2 + 86.3^2 + 81.8^2 + 84.5^2 + 90.3^2} = 0.41$；余类同。

归一化变换后，得到 X 到 Y 的模糊关系 $R = (r_{ij})_{m \times n}$，即

$$R = \begin{pmatrix} 0.42 & 0.41 & 0.44 & 0.20 & 0.39 & 0.45 & 0.56 \\ 0.48 & 0.46 & 0.43 & 0.26 & 0.46 & 0.45 & 0.56 \\ 0.43 & 0.44 & 0.44 & 0.33 & 0.46 & 0.45 & 0.35 \\ 0.41 & 0.45 & 0.46 & 0.34 & 0.45 & 0.45 & 0.39 \\ 0.48 & 0.48 & 0.46 & 0.82 & 0.48 & 0.45 & 0.31 \end{pmatrix}$$

由各参评因素相应的最大、最小元，构成最优、最劣向量，分别记为

$$R^+ = (0.48, 0.48, 0.46, 0.82, 0.48, 0.45, 0.56)$$

$$R^- = (0.41, 0.41, 0.43, 0.20, 0.39, 0.45, 0.31)$$

计算各评判对象与最优、最劣向量的距离及与最优向量的贴近度，如 1994 年，按式 26-3：

$$d_j^+ = \sqrt{(0.48 - 0.42)^2 + \cdots + (0.56 - 0.56)^2} = 0.63$$

$$d_j^- = \sqrt{(0.41 - 0.42)^2 + \cdots + (0.31 - 0.56)^2} = 0.25$$

按式 26-4：$C_1 = 0.25 / (0.25 + 0.63) = 0.28$

由各贴近度 C_j 构成贴近集 $C = (0.28, 0.33, 0.22, 0.26, 0.72)$

根据贴近原则，该医院这 5 年的医疗质量以 1998 年为最好。

2. 最大隶属原则评判 最大隶属原则规定：若 $\mu_i(x)$ 为 x 分别隶属于 n 个模糊集 Y_1，Y_2，…，Y_n 的隶属度最大者，则将 x 归类于模糊集 Y_i。

常采用 Topsis 法用贴近原则对参评因素集 X 加权作综合评判。常用的加权方法有：

（1）综合评分法 是对各判别指标评分并确定参评因素集 X 上的权重分配集 W，以累计总分作为综合判别标准。

对各因素评分常用专家评分、离差、百分位数法。

专家评分是由专家确定各因素不同等级的分值，多用于分类资料。

离差法是以均数加减标准差方式划分等级并评分，多用于正态分布的定量资料。

百分位数法是以某些百分位数划分等级并评分，用于分布未知或偏态的定量资料。

（2）层次分析法　由美国 Satty 于 20 世纪 70 年代提出。该法把总判别目标分解为不同层次的判别目标，各层次用目标树图表示，按照目标树各层次对总判别目标作用价值的大小对比评分，以其几何平均作为权重并进行归一化，按各层次以权重的累乘得到组合权重。

（3）综合指数法　用实测值 x 与标准值 m 按高优、低优指标计算个体指数 y，即

$$高优\ y = x/m, \qquad 低优\ y = m/x \qquad (26-5)$$

根据实际问题，确定加权累加或加权连乘法计算 P：

$$P = \frac{1}{n}\sum_{i=1}^{m} y_i \ 或 \ P = \sum_{i=1}^{k}\prod_{j=1}^{l} y_{ij} \qquad (26-6)$$

式中 y 为个体指数，m 为指标数，n 为分组数，k 为指标类别数，l 为各类内的指标数。

累计总分常用和为 1 的权重分配集 W，与模糊关系 R 作"×+"型合成或"∧∨"型合成，归一化处理后，根据最大隶属原则对评判集 P 做出综合判别。

合成是模糊关系之间的运算，"×+"型合成为加权平均型，是用矩阵乘法进行运算，即将 W 的各行与 R 的各列对应元，先乘后加得出模糊关系矩阵，这一模型以权重大小使每个因素对综合评价均有所贡献，结果较为精确。"∧∨"型合成为主因素突出型，是将矩阵乘法中的"×"号换成取小符号"∧"，将矩阵乘法中的"+"号换成取大符号"∨"进行运算，即将 W 的各行与 R 的各列对应元，先取小后取大得出模糊关系矩阵，该模型实际上只考虑了最突出的因素，其他因素并不真正起作用，结果较为粗糙。

【例26-2】复方宫血灵治疗功能性子宫出血，病人自觉症状见表26-2，评判其疗效。

表26-2　复方宫血灵治疗功能性子宫出血（%）

自觉症状	消失	好转	无变化	合计	自觉症状	消失	好转	无变化	合计
腹痛	54.2	26.7	19.1	100	腰痛	51.3	28.7	20	100
腹胀	60.4	30.2	9.4	100	头晕乏力	79	17.5	3.5	100

（1）确定参评因素集 X 及评判集 Y　本例为：

$$X =（腹痛，腹胀，腰痛，头晕乏力），\quad Y =（消失，好转，无变化）$$

（2）确定参评因素集 X 到评判集 Y 的模糊关系　本例根据表26-2中疗效的百分率，得到 X 到 Y 的模糊关系矩阵 R 为：

$$R = \begin{pmatrix} 0.542 & 0.267 & 0.191 \\ 0.604 & 0.302 & 0.094 \\ 0.513 & 0.287 & 0.200 \\ 0.790 & 0.175 & 0.035 \end{pmatrix}$$

（3）给出参评因素的权重分配　本例综合权衡，对参评因素的重视程度分别为腹痛 20%，腹胀 20%，腰痛 25%，头晕乏力 35%，得到权重分配集 $W =（0.20，0.20，0.25，0.35）$。

用权重分配集 W 与模糊关系 R 作×+型合成：

$$W \circ R = (0.20, 0.20, 0.25, 0.35) \circ \begin{pmatrix} 0.542 & 0.267 & 0.191 \\ 0.604 & 0.302 & 0.094 \\ 0.513 & 0.287 & 0.200 \\ 0.790 & 0.175 & 0.035 \end{pmatrix} = (0.63, 0.25, 0.12)$$

根据最大隶属原则，复方宫血灵治疗功能性子宫出血，疗效为症状消失，消失程度63%。

若用权重关系 W 与模糊关系 R 作"∧∨"型合成，得到综合判别集：

$$W \circ R = (0.35, 0.25, 0.20)$$

因 $0.35 + 0.25 + 0.20 = 0.80$，作归一化处理，得到归一化的综合判别集：

$$W \circ R = (0.35/0.80, 0.25/0.80, 0.20/0.80) = (0.44, 0.31, 0.25)$$

根据最大隶属原则，复方宫血灵治疗功能性子宫出血，疗效为症状消失，消失程度44%。

【例26-3】对某企业生产的新型医疗床进行判别，参评因素集 X 及评判集 Y 分别为：$X=$（医护方便，病人舒适，价格），$Y=$（很喜欢，喜欢，不太喜欢，不喜欢）。根据医院判别的结果统计百分率，数据见表26-3。试评判医院使用的满意程度。

表式26-3　对某新型医疗床判别统计结果（%）

参评因素 X	评判选项 Y				合计
	很喜欢	喜欢	不太喜欢	不喜欢	
医护方便	70	20	10	0	100
病人舒适	30	60	5	5	100
价格	10	20	50	20	100

由表26-3得到 X 到 Y 的模糊关系 R 及 X 上的权重关系 W 分别为：

$$R = \begin{pmatrix} 0.7 & 0.2 & 0.1 & 0 \\ 0.3 & 0.6 & 0.05 & 0.05 \\ 0.1 & 0.2 & 0.5 & 0.2 \end{pmatrix}, \quad W = (0.35, 0.30, 0.35)$$

用权重 W 与模糊关系 R 作"×+"型合成 $W \circ R$，计算得到综合判别集：

$$W \circ R = (0.37, 0.32, 0.225, 0.085)$$

根据最大隶属原则，医院对该新型医疗床很喜欢，很喜欢程度为37%。

二、多因素模糊评判

许多现象是由多种模糊因素综合影响的结果，需要做多因素综合评判。但是多因素的模糊影响并非一视同仁，不同属性的因素应该有不同的权重。因此，多因素模糊综合评判，应该把不同属性的因素分为多个参评因素集 X_1，X_2，…，X_i。方法是：先对每个参评因素集 X_i 用"×+"或"∧∨"型合成作单因素模糊评判；归一化后，得到各单因素评判的结论；再用各单因素评判的结论构成新关系 S，确定参评因素集的权重关系 T，用权重关系 T 与新关系 S 作"×+"型或"∧∨"型合成，归一化后根据最大隶属原则对评判集做出综合评判。

【例26-4】某中医院用多相脂质体139注射液治疗肺癌，结果见表26-4。症状体征按属性可以分为症状和体征两类，试评判其疗效。

表 26-4　多相脂质体 139 注射液治疗肺癌的疗效（%）

症状体征	好转	不变	恶化	合计	症状体征	好转	不变	恶化	合计
咳嗽	59.8	29.9	10.3	100	食欲	70.5	20	9.5	100
咯血	58.2	38	3.8	100	体重变化	58.9	16.4	24.7	100
气急	67.1	22.9	10	100	生活状况	37.9	46.6	15.5	100
胸痛	61	29.3	9.7	100					

按属性确定参评因素集 X_1、X_2，评判集 Y 分别为：

$$X_1 = (咳嗽，咯血，气急，胸痛)，\quad X_2 = (食欲，体重变化，生活状况)$$

$$Y = (好转，不变，恶化)$$

根据疗效的百分率，确定 X_1、X_2 到 Y 的模糊关系 R_1、R_2 分别为

$$R_1 = \begin{pmatrix} 0.598 & 0.299 & 0.103 \\ 0.582 & 0.380 & 0.038 \\ 0.671 & 0.229 & 0.100 \\ 0.610 & 0.293 & 0.097 \end{pmatrix}, \quad R_2 = \begin{pmatrix} 0.705 & 0.200 & 0.095 \\ 0.589 & 0.164 & 0.247 \\ 0.379 & 0.466 & 0.155 \end{pmatrix}$$

综合权衡，确定参评因素集 X_1、X_2 上的权重关系 W_1、W_2 分别为

$$W_1 = (0.25，0.30，0.28，0.17)，\quad W_2 = (0.32，0.40，0.28)$$

用权重关系 W_1、W_2 分别与对应模糊关系 R_1、R_2 作"×+"型合成，计算得到

$$Z_1 = W_1 \circ R_1 = (0.62，0.30，0.08)，\quad Z_2 = W_2 \circ R_2 = (0.57，0.26，0.17)$$

用 Z_1，Z_2 构成 X 到 Y 的模糊关系矩阵 S：$S = \begin{pmatrix} Z_1 \\ Z_2 \end{pmatrix} = \begin{pmatrix} 0.62 & 0.30 & 0.08 \\ 0.57 & 0.26 & 0.17 \end{pmatrix}$

确定权重关系为 $T = (0.55，0.45)$，用权重关系 T 与模糊关系 S 作"×+"型合成计算，得到综合判别集：$T \circ S = (0.60，0.28，0.12)$。

根据最大隶属原则，多相脂质体 139 注射液治疗肺癌的疗效为好转，好转程度 60%。

若参评因素集不分为 X_1、X_2 两集，则确定参评因素集 X 为

$$X = (咳嗽，咯血，气急，胸痛，食欲，体重变化，生活状况)$$

综合权衡，确定权重分配集 $W = (0.138，0.165，0.154，0.094，0.144，0.180，0.126)$。

由疗效的百分率确定 X 到 Y 的模糊关系 R，用权重关系 W 与 R 作"×+"型合成，也得到综合判别集：$T \circ S = (0.60，0.28，0.12)$。

【例 26-5】 某大学管理学院对某教师讲课评分见表 26-5，请对该教师讲课进行评判。

表 26-5　某教师讲课评分（%）

X	优	良	一般	差	合计	X	优	良	一般	差	合计
清楚易懂	40	50	10	0	100	启发式	20	30	40	10	100
生动有趣	60	30	10	0	100	仪表端庄	20	30	30	20	100
板书整齐	10	20	60	10	100	着装整洁	70	30	0	0	100
少而精	10	30	40	20	100						

按属性确定参评因素教学集 X_1，教法集 X_2，面貌集 X_3 及评判集 Y 分别为：

$$X_1 = (\text{清晰易懂，生动有趣，板书整齐}) \quad X_2 = (\text{少而精，启发式})$$

$$X_3 = (\text{仪表端庄，着装整洁}) \quad Y = (\text{优，良，一般，差})$$

根据听课评分百分率，确定 X_1、X_2、X_3 到 Y 的模糊关系矩阵 R_1、R_2、R_3 分别为

$$R_1 = \begin{pmatrix} 0.4 & 0.5 & 0.1 & 0 \\ 0.6 & 0.3 & 0.1 & 0 \\ 0.1 & 0.2 & 0.6 & 0.1 \end{pmatrix} \quad R_2 = \begin{pmatrix} 0.1 & 0.3 & 0.4 & 0.2 \\ 0.2 & 0.3 & 0.4 & 0.1 \end{pmatrix}$$

$$R_3 = \begin{pmatrix} 0.2 & 0.3 & 0.3 & 0.2 \\ 0.7 & 0.3 & 0.0 & 0.0 \end{pmatrix}$$

综合权衡，确定参评因素集 X_1、X_2、X_3 上的权重关系 W_1、W_2、W_3 分别为

$$W_1 = (0.4, 0.3, 0.3) \quad W_2 = (0.4, 0.6) \quad W_3 = (0.45, 0.55)$$

用权重关系 W_1、W_2、W_3 分别与对应模糊关系 R_1、R_2、R_3 作"×+"型合成：

$$Z_1 = W_1 \circ R_1 = (0.37, 0.35, 0.25, 0.03)$$

$$Z_2 = W_2 \circ R_2 = (0.16, 0.30, 0.40, 0.14)$$

$$Z_3 = W_3 \circ R_3 = (0.48, 0.30, 0.13, 0.09)$$

用 Z_1、Z_2、Z_3 构成 X 到 Y 的模糊关系矩阵 S 并确定权重关系 T：

$$S = \begin{pmatrix} Z_1 \\ Z_2 \\ Z_3 \end{pmatrix} = \begin{pmatrix} 0.37 & 0.35 & 0.25 & 0.03 \\ 0.16 & 0.30 & 0.40 & 0.14 \\ 0.48 & 0.30 & 0.13 & 0.09 \end{pmatrix}, \quad T = (0.5, 0.3, 0.2)$$

用权重关系 T 与模糊关系矩阵 S 作"×+"型合成，得到综合判别集：

$$T \circ S = (0.33, 0.33, 0.27, 0.07)$$

因评判集中有两个元同为最大，模糊评判失效。若改用先取小后加的"∧+"型合成：

$$Z_1 = W_1 \circ R_1 = (0.8, 0.9, 0.5, 0.1)$$

$$Z_2 = W_2 \circ R_2 = (0.3, 0.6, 0.8, 0.3)$$

$$Z_3 = W_3 \circ R_3 = (0.75, 0.6, 0.3, 0.2)$$

用 Z_1、Z_2、Z_3 归一化后构成 X 到 Y 的模糊关系矩阵 $S = \begin{pmatrix} 0.35 & 0.39 & 0.22 & 0.04 \\ 0.15 & 0.30 & 0.40 & 0.15 \\ 0.41 & 0.32 & 0.16 & 0.11 \end{pmatrix}$

用 T 与 S 作先取小后加的"∧+"型合成，得到综合判别集：

$$T \circ S = (0.70, 0.89, 0.68, 0.30)，归一化得 (0.27, 0.35, 0.26, 0.12)$$

根据最大隶属原则，该教师的讲课效果评为良。

若改用 1.5 乘权重进行调整，得到

$$W_1 = (0.6, 0.45, 0.45) \quad W_2 = (0.6, 0.9)$$

$$W_3 = (0.675, 0.825) \quad T = (0.75, 0.45, 0.3)$$

用调整 W_1、W_2、W_3 与对应 R_1、R_2、R_3 作先取小后取大的"∧∨"型合成：

$$W_1 \circ R_1 = (0.45, 0.5, 0.45, 0.1) \quad W_2 \circ R_2 = (0.2, 0.3, 0.4, 0.2)$$

$$W_3 \circ R_3 = (0.7, 0.3, 0.3, 0.2)$$

用调整权重 T 与合成构成 S 作先取小后取大的"∧∨"型合成，得到综合判别集：$T \circ S =$

(0.45，0.5，0.45，0.2)，归一化得（0.28，0.31，0.28，0.13），根据最大隶属原则，该教师的讲课效果也评为良。

三、综合指数评判法

【例26-6】某儿重医院2001～2005年工作质量11项指标的标准值、实际值见表26-6，用综合指数法进行综合判别。

表26-6 某儿重医院2001～2005年11项指标的标准值、实际值

①质量组别	②指标代号	③指标名称	④标准值	⑤实际值				
				2001 年	2002 年	2003 年	2004 年	2005 年
1＝医疗质量	X_1	治疗有效率（%）	95	94.7	95.3	95.0	95.4	95.1
	X_2	病死率（%）	2	2.3	1.7	1.6	1.3	1.3
	X_3	抢救成功率（%）	84	88.1	89.5	87.8	90.8	88.4
2＝工作质量	X_4	院内感染率（%）	10	5.2	4.5	4.1	3.6	3.6
	X_5	手术愈合率（%）	95	97.6	98.8	98.0	97.1	98.3
	X_6	新生儿死亡率（%）	0.5	0.23	0.19	0.15	0.18	0.17
3＝动态指标	X_7	门诊量（人次/天）	741	606	727	776	778	814
	X_8	出院人数（人/年）	16452	15236	15201	16940	17101	17783
4＝病床使用	X_9	病床使用率（%）	85	89.8	86.6	90.1	82.8	82.1
	X_{10}	病床周转率（%）	17	30.6	30.1	33.5	32.3	33.2
	X_{11}	平均住院日（天）	20	10.6	10.3	9.7	9.1	8.1

指定 X_2、X_4、X_6、X_{11} 为低优指标，其他指标为高优指标。原指标采用式26-5指数化结果见表26-7。

按同类指标指数相乘，异类指标指数相加的原则，计算各年度工作指标的综合指数。本例用表26-7数据，按 $X_1 \times X_2 \times X_3$、$X_4 \times X_5 \times X_6$、$X_7 \times X_8$、$X_9 \times X_{10} \times X_{11}$ 得各年度医疗质量、工作质量、动态指标和病床使用指标的指数，将这4个指标的指数相加得各年度工作指标的综合指数，结果见表26-8。

表26-7 指数化处理后的指数值

X_1	X_2	X_3	X_4	X_5	X_6	X_7	X_8	X_9	X_{10}	X_{11}
0.9968	0.8696	1.04881	1.9231	1.0274	2.1739	0.8178	0.9261	1.0565	1.8000	1.8868
1.0032	1.1765	1.06548	2.2222	1.0400	2.6316	0.9811	0.924	1.0188	1.7706	1.9417
1.0000	1.2500	1.04524	2.4390	1.0316	3.3333	1.0472	1.0297	1.0600	1.9706	2.0619
1.0042	1.5385	1.08095	2.7778	1.0221	2.7778	1.0499	1.0394	0.9741	1.9000	2.1978
1.0011	1.5385	1.05238	2.7778	1.0347	2.9412	1.0985	1.0809	0.9659	1.9529	2.4691

表26-8 该院2001-2005年各年度工作指标的综合指数

年份	医疗质量	工作质量	动态指标	病床使用	综合指标	次序
2001	0.9091266	4.2951763	0.7573646	3.5881276	9.550	5
2002	1.2575485	6.0818592	0.9065364	3.5026079	11.749	4
2003	1.3065500	8.3868241	1.0783018	4.3069709	15.079	2
2004	1.6700263	7.8867003	1.0912661	4.0676663	14.716	3
2005	1.6208676	8.4535666	1.1873687	4.6574784	15.919	1

5年的综合指数基本呈上升趋势，可认为自2001年以后，该医院的工作状况较佳。

【例26-7】对医院各项工作进行连续性分解，建立如图26-1所示的四层目标树。最下面的层次的膳食优良率、护理优良率、医疗优良率、重症收容率、治疗有效率、病床使用率等6项指标的测量值为95.0、88.1、15.4、74.7、54.7、41.3，对该医院工作质量进行判别。

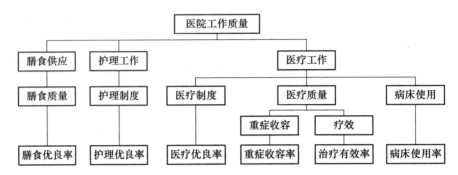

图26-1　例26-7 医院工作质量判别目标树图

第一层子目标，三个判别目标比较，医疗工作最重要、护理工作次之、膳食供应更次之。第二层子目标，医疗质量较医疗制度重要，病床使用介于两者之间。第三层子目标，疗效较重症收容高半个等级。按重要性确定两两比较评分标准，列出比分优选矩阵如表26-9。

表26-9　例26-7 各层子目标成对比较优选矩阵

第一层	膳食供应	护理工作	医疗工作	第二层	医疗制度	医疗质量	病床使用	第三层	重症	疗效
膳食供应	1/1	1/3	1/5	医疗制度	1/1	1/3	1/2	重症	1/1	1/2
护理工作	3/1	1/1	1/3	医疗质量	3/1	1/1	2/1	疗效	2/1	1/1
	5/1	3/1	1/1	病床使用	2/1	1/2	1/1			

计算每一层的每一行初始权重系数，根法公式为：

$$W_i' = \sqrt[n]{a_{i1} \times a_{i2} \times \cdots \times a_{in}} \quad (i = 1, 2, \cdots, n) \qquad (26-7)$$

归一化权重系数，公式为：

$$W_i = \frac{W_i'}{\sum\limits_{i=1}^{n} W_i'} \quad (i = 1, 2, \cdots, n) \qquad (26-8)$$

本例第1层子目标的膳食供应、护理工作和医疗工作三行初始权重系数分别为：

$$W_{(1)}' = \sqrt[3]{1 \times 1/3 \times 1/5} = 0.4055 \quad W_{(2)}' = \sqrt[3]{3 \times 1 \times 1/3} = 1 \quad W_{(3)}' = \sqrt[3]{5 \times 3 \times 1} = 2.4662$$

第1层子目标的归一权重分别为：

$$W_{(1)} = 0.4055/(0.4055 + 1 + 2.4662) = 0.1047$$

$$W_{(2)} = 1/(0.4055 + 1 + 2.4662) = 0.2583$$

$$W_{(3)} = 2.4662/(0.4055 + 1 + 2.4662) = 0.6370$$

类似得第2层、第3层子目标的归一权重分别为：

$$W_{(1)} = 0.1634 \quad W_{(2)} = 0.5396 \quad W_{(3)} = 0.2970;$$

$$W_{(1)} = 0.3333 \quad W_{(2)} = 0.6667$$

按照目标树，用归一权重相乘得到6项指标的组合权重，即

$$C_1 = 0.1047 \times 1 \times 1 = 0.1047 \quad C_2 = 0.2583 \times 1 \times 1 = 0.2583$$

$$C_3 = 0.6370 \times 0.1634 \times 1 = 0.1041 \qquad C_4 = 0.6370 \times 0.5396 \times 0.3333 \times 1 = 0.1146$$

$$C_5 = 0.6370 \times 0.5396 \times 0.6667 \times 1 = 0.2292 \qquad C_6 = 0.6370 \times 0.2970 \times 1 = 0.1892$$

6 项指标测量值的加权平均为医院工作质量的综合评分：

$$95.0 \times 0.1047 + 88.1 \times 0.2583 + 15.4 \times 0.1041 + 74.7 \times 0.1146$$

$$+ 54.7 \times 0.2292 + 41.3 \times 0.1892 = 63.2177$$

该医院工作质量判别为 63.2177 分。

第二节　综合评判的逆问题

设参评因素集 $X = (x_1, x_2, \cdots, x_m)$，评判集 $Y = (y_1, y_2, \cdots, y_n)$，$X$ 到 Y 的模糊关系 $R = (r_{ij})_{m \times n}$ 已经确定，已知评判 P，反过来选择参评因素集 X 上的最佳权重关系 W，称为综合评判的逆问题。

解决综合评判逆问题的思路是：首先，选择多个可能的权重关系集 $W_1, W_2, \cdots, W_i$，称为备择权重集；然后，用各备择权重集 W_i 分别与模糊关系 R 作合成运算，并归一化，得到备择评判 P_i：

$$P_i = W_i \circ R \qquad (26-9)$$

最后，各备择评判 P_i 与已知评判集 P 的贴近度用格贴近度（lattice nearness）：

$$(P_i, P) = [P_i \otimes P + (1 - P_i \odot P)]/2 \qquad (26-10)$$

式中 $P_i \odot P$ 称为点积（dot product），$P_i \otimes P$ 称为叉积（cross product），计算公式为：

$$P_i \odot P = \wedge (P_i \vee P), \qquad P_i \otimes P = \vee (P_i \wedge P) \qquad (26-11)$$

根据贴近原则，选择贴近度中的最大者，确定为参评因素集的最佳权重关系 W。

求解综合评判逆问题的关键是确定多个不同的备择权重集。一般资料，可以考虑用专家评分或百分率建立备择权重集。正态资料，还可以考虑用离差、样本均数或几何均数建立备择权重。分类资料，还可以考虑列联表卡方值、Ridit 值或条件概率值建立备择权重。

【例 26-8】某地 1996 年调查与高血压发病有明显关系的五种危险因素，13086 人的资料见表 26-10，进一步作高血压病因分析。

表 26-10　某地 1996 年调查 13086 人高血压发病资料

X	正常压例数	正常压%	临界压例数	临界压%	高血压例数	高血压%	例数合计
脑力劳动	11102	94.71	221	1.89	398	3.40	11721
体力劳动	1307	95.75	39	2.86	19	1.39	1365
吸烟	2955	93.57	74	2.34	129	4.08	3158
不吸烟	9454	95.23	186	1.87	288	2.90	9928
嗜酒	2873	93.31	88	2.86	118	3.83	3079
不嗜酒	9536	95.29	172	1.72	299	2.99	10007
咸食习惯	3907	93.85	96	2.31	160	3.84	4163
淡食	8502	95.28	164	1.84	257	2.88	8923
超体重	1282	96.17	10	0.75	41	3.08	1333
正常体重	11127	94.67	250	2.13	376	3.20	11753
类型合计	12409	94.83	260	1.99	417	3.19	13086

NOTE

由百分率确定参评因素集 X，评判集 Y，X 到 Y 的模糊关系 R，实际评判 P 为

$$X = (脑力劳动，吸烟，嗜酒，咸食，超体重)，\quad Y = (正常血压，临界血压，高血压)$$

$$R = \begin{pmatrix} 0.9471 & 0.0189 & 0.0340 \\ 0.9357 & 0.0234 & 0.0408 \\ 0.9331 & 0.0286 & 0.0383 \\ 0.9385 & 0.0231 & 0.0384 \\ 0.9617 & 0.0075 & 0.0308 \end{pmatrix}，\quad P = (0.9483，0.0199，0.0319)$$

分别用列联表 χ^2 值、Ridit 值、条件概率值、两位专家评分，计算参评因素集 X 的五个备择权重集 W_i（$i=1$，2，$\cdots$，5），用各备择权重集 W_i 分别与模糊关系 R 作 $\wedge\vee$ 型合成，得到备择评判集 P_i，计算各备择评判集 P_i 与已知评判 P 的贴近度，选出最佳者。

（1）求备择评判集　用 χ^2 值为备择权重：参评因素脑力劳动的行列表见表 26-11，按第十章式 10-8 计算 χ^2 值，得表 26-11 的 $\chi^2 = 21.3501$。

类似计算其他 4 个参评因素的 χ^2 值分别为 13.8917、21.6282、12.0077、11.7657。

表 26-11　脑力劳动 χ^2 值计算用的行列表

	正常压	临界压	高血压	行合计
脑力劳动	11102	221	398	11721
体力劳动	1307	39	19	1365
列合计	12409	260	417	13086

将 5 个 χ^2 值归一化得到备择权重集：$W_1 = (0.2647，0.1723，0.2682，0.1489，0.1459)$。

用 W_1 与 R 作 $\wedge\vee$ 型合成：$W_1 \circ R = (0.2682，0.0286，0.0408)$

归一化得到用 χ^2 值计算的备择评判集 $P_1 = (0.7944，0.0847，0.1209)$。用 Ridit 值为备择权重时，将脑力劳动、吸烟、嗜酒、咸食习惯、超体重数据合并成参照组，见表 26-10，按第十一章例 11-10 方式计算出参照组各等级的 R 值：

$$R_1 = 0.9483/2 = 0.4741，\quad R_2 = 0.9483 + 0.0199/2 = 0.9582，$$

$$R_3 = 1 - 0.0319/2 = 0.9841$$

分别计算各参评因素的 Ridit 值，如脑力劳动的 $\bar{R}_1$ 计算为：

$$\bar{R}_1 = (0.4741 \times 11102 + 0.9582 \times 221 + 0.9841 \times 398)/11721 = 0.5005$$

类似计算其他 4 个参评因素的 $\bar{R}$ 值分别为 0.5063、0.5075、0.5049、0.4934。

将 5 个参评因素的 $\bar{R}$ 归一化得到：

$$W_2 = (0.1992，0.2015，0.2020，0.2009，0.1964)$$

$$W_2 \circ R = (0.2020，0.0286，0.0408)$$

归一化得到用 $\bar{R}$ 值计算的备择评判集：$P_2 = (0.7443，0.1054，0.1503)$

用条件概率值为备择权重时，分别计算各参评因素在高血压条件下的概率，如脑力劳动与体力劳动构成互斥完备群，脑力劳动的比例 $P(x_1)$ 及脑力劳动患高血压概率 $P(y_3 \mid x_1)$ 为：

$$P(x_1) = 11721/13086，\quad P(y_3/x_1) = 398/11721$$

$P(x_1)P(y_3/x_1) = 398/13086$，同理，$P(\bar{x}_1)P(y_3/\bar{x}_1) = 19/13086$

$$P(x_1 \mid y_3) = \frac{398/13086}{398/13086 + 19/13086} = \frac{398}{398 + 19} = 0.9544$$

五个参评因素条件概率值 0.9544、0.3094、0.2830、0.3837、0.0983。归一化得到

$$W_3 = (0.4704,\ 0.1525,\ 0.1395,\ 0.1891,\ 0.0485)$$

$$W_3 \circ R = (0.4704,\ 0.0286,\ 0.0408)$$

归一化得到用条件概率值计算的备择评判集 $P_3 = (0.8714,\ 0.0530,\ 0.0756)$

以专家评分为备择权重：请两位专家评分：

$W_4 = (0.3,\ 0.3,\ 0.2,\ 0.2,\ 0.0)$, $\quad W_5 = (0.2,\ 0.3,\ 0.3,\ 0.15,\ 0.05)$,

$W_4R = (0.3,\ 0.0286,\ 0.0408)$, 归一化得 $P_4 = (0.8121,\ 0.0774,\ 0.1104)$

$W_5R = (0.3,\ 0.0286,\ 0.0408)$, 归一化得 $P_5 = (0.8121,\ 0.0774,\ 0.1104)$

（2）分别计算各备择评判 P_i 与已知评判 P 的贴近度

$$P_1 \odot P = (0.7944 \vee 0.9483) \wedge (0.0847 \vee 0.0199) \wedge (0.1209 \vee 0.0319) = 0.0847$$

$$P_1 \otimes P = (0.7944 \wedge 0.9483) \vee (0.0847 \wedge 0.0199) \vee (0.1209 \wedge 0.0319) = 0.7944$$

$$(P_1,\ P) = [0.7944 + (1 - 0.0847)]/2 = 0.8548$$

同理计算：$(P_2,\ P) = 0.8195$，$(P_3,\ P) = 0.9092$，$(P_4,\ P) = (P_5,\ P) = 0.8509$

（3）根据贴近原则、最大隶属原则选出最佳者 因 $(P_3,\ P) = 0.9092$ 为贴近度中的最大者，故参评因素集的最佳权重分配为 $W = W_3 = (0.4704,\ 0.1525,\ 0.1395,\ 0.1891,\ 0.0485)$。

根据最大隶属原则认为高血压的致病因子中，脑力劳动的作用最大，占 47.04%。

注：①模糊综合评判属于描述性统计分析，样本含量足够大时结论才比较稳定。②本章统计电脑实验省略。SPSS 软件尚没有菜单实现模块，可用其 Transform 菜单项里的 Computer Variable 过程或 Excel（其中 MMULT 引导的矩阵计算比较简捷）或计算机自带的计算器等计算而得。

学习小结

1. 学习内容

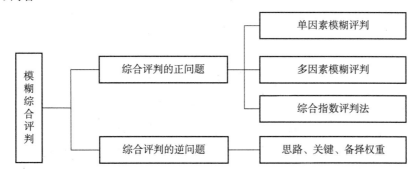

2. 学习方法 模糊综合评分是由多个指标构成一个复杂系统进行总评价，它不同于多个指标的简单相加和平均。明确评价目的，建立评价指标体系，估计指标权重，选择综合评价模型和完善综合评价模型模糊综合评判。常用 Topsis 法贴近原则对参评因素集 X 加权作综合评判。常用的加权方法有综合评分法、层次分析法、综合指数法等。

练习题

一、简答题

1. 简述单因素模糊综合评判的过程。

2. 简述多因素模糊综合评判的过程。

3. 简述综合评判逆问题的思路。

二、应用题

1. 某医院 2010～2013 年 7 项指标的值如表 26-12 所示，判别该医院这四年的医疗质量。

表 26-12　某医院 2004～2007 年 7 项指标值

年份	出院人数	病床使用率	平均住院日	病死率	抢救成功率	治愈好转率	院内感染率
2010	30234	78.2	7.2	1.03	77.9	98.3	2.1
2011	31029	80.3	7.3	0.67	79.2	97.9	2.3
2012	32022	83.4	6.9	0.46	80.3	98.8	3.2
2013	31982	82.2	7.2	0.36	83.1	99.1	3.6

2. 根据某地 303 例急性氨中毒临床症状资料，按医学指标进行诊断分级，用调查统计方法计算得到模糊关系及权重，见表 26-13 所示。试评判该地区急性氨中毒的症状水平。

表 26-13　急性氨中毒临床症状与诊断分级的模糊关系及权重

症状		诊断分级			
		刺激反应	轻度	中度	重度
第一类指标 0.15	羞明 0.3	0.46	0.34	0.09	0.11
	流泪 0.3	0.389	0.405	0.092	0.115
	视物模糊 0.4	0.434	0.358	0.057	0.151
第二类指标 0.2	咽干 0.2	0.135	0.5	0.24	0.125
	咽痛 0.3	0.34	0.315	0.173	0.173
	声音嘶哑 0.5	0.178	0.374	0.252	0.196
第三类指标 0.3	咳嗽 0.15	0.187	0.357	0.228	0.228
	咳痰 0.15	0.057	0.457	0.171	0.314
	血丝痰 0.3	0.000	0.192	0.346	0.462
	粉红色泡沫痰 0.4	0.000	0.000	0.139	0.861
第四类指标 0.25	胸闷 0.35	0.234	0.354	0.228	0.184
	胸痛 0.1	0.184	0.306	0.224	0.286
	心悸 0.2	0.125	0.5	0.156	0.219
	气短 0.35	0.2	0.382	0.224	0.194
第五类指标 0.1	头痛 0.3	0.309	0.382	0.195	0.114
	头晕 0.3	0.333	0.391	0.167	0.109
	恶心 0.2	0.264	0.391	0.161	0.184
	呕吐 0.2	0.243	0.419	0.149	0.189

（刘明芝　王世钦　胡灵芝）

第二十七章　大数据的统计分析方法简述

随着信息时代的到来，包括医疗卫生领域的各行各业的数据信息正呈现爆炸式增长态势。以云计算为基础的数据存储、分享和分析手段，能够更高效地分析处理海量复杂数据。2009年左右，"大数据"成为了互联网行业技术领域的流行词汇。2011年，麦肯锡、世界经济论坛等知名机构对这种数据驱动的创新进行了研究总结，随即在全世界兴起了一股大数据热潮。2013年是中国大数据起航年。大数据给人类带来的不仅是日益丰富的数据资源，堪比下一个社会发展阶段的石油和金矿，更深层的意义在于大数据正促使人们逐步改变原有的思维模式、商业模式、管理模式，甚至国家层面的发展战略模式。所有变革背后的技术根本是以数据处理和分析为重要核心的科学管理与决策。进行大数据的处理与分析，是当代统计领域迎来的新机遇与新挑战。

第一节　大数据的概念、来源与特征

一、大数据的概念

提到"大数据"，人们会将它与数量巨大、结构复杂、类型众多等属性相关联。那么何谓大数据？到目前为止，对此还没有一个公认统一的定义。维基百科中给出："大数据，或称巨量数据、海量数据、大资料，指的是所涉及的数据量规模巨大到无法通过人工在合理时间内达到截取、管理、处理并整理成为人类所能解读的信息。"高德纳于2012年对大数据的定义为："大数据是大量、高速和/或多变的信息资产，它需要新型的处理方式去促成更强的决策能力、洞察力与优化处理。"大数据"白皮书"中提到：对"大数据"的定义，取决于你是一位计算机科学家，还是一位金融分析师，抑或是一位为风险投资人推销一个概念的企业家。多数定义都反映了对在数量、速度与种类上持续扩大的数据集的不断增长的捕捉、聚合与处理数据的技术能力。换言之，现在数据可以更快获取，有着更大的广度和深度，并且包含了以前做不到的新的观测和度量类型。更确切地说，大数据集是"庞大的、多样化的、复杂的、纵深的和/或分布式的，它由各类仪器设备、传感器、网上交易、电子邮件、视频、点击流，以及现在与未来所有可以利用的其他数字化信号源产生"。大数据白皮书（2014年）从资源、技术、应用三个层次把握，给出了大数据的概念，即大数据是具有体量大、结构多样、时效强等特征的数据；处理大数据需采用新型计算架构和智能算法等新技术；大数据的应用强调以新的理念应用于辅助决策、发现新的知识，更强调在线闭环的业务流程优化。因此说，大数据不仅"大"，而且"新"，是新资源、新工具和新

NOTE

应用的综合体。

二、大数据的来源

互联网产业发展迅猛，产生的数据数量正处在持续快速增长之中，它的格式也越发多样，来源也越发广泛。随着智能手机、可穿戴智能设备等计算设备的发展，传感器技术、定位技术及其他观测技术的不断进步以及数据采集、存储与处理成本逐渐下降。人们的网络行为、真实位置、身体生理数据比以往任何时候都更易采集、记录。这意味着人们生活在一个数据几乎无处不在的世界中。采集与处理的数据量是巨大的。

大数据的部分数据来源：公众网络、社交媒体、移动应用程序、商业交易记录与公共记录中的个人数据而形成的商业数据库、医疗卫生记录中的医疗诊断信息及患者信息数据库、地理空间数据、各类调查等。更多具有上网功能的设备与传感器的出现扩大了从物理实体，包括通过传感器和射频识别（radio-frequency identification，RFID）芯片，采集数据的能力。而个人定位数据则来自 GPS 芯片、移动设备蜂窝信号基站的三角测量、无线网络映射等。不仅如此，数据采集与分析的执行速度越来越接近即时时间，这意味着对于一个人就其周边环境或生活所做的决定产生即时的影响而言，大数据分析有着越来越大的潜力。高速数据包括记录使用者在线与网页互动活动的点击流数据，即时追踪定位的移动设备获得的 GPS 数据，以及得到广泛分享的社交媒体数据。客户与公司希望通过分析这种数据使其即刻获益的要求越来越高。事实上，如果手机定位应用不能即时准确地确认手机位置，它根本就不会有什么用处，另外，在确保我们的汽车安全运行的计算机系统中，实时操作就显得尤为重要。

三、大数据的特征

传统的数据采集与分析模式已经难以应对大数据的分析任务，主要是因为大数据具有数量巨大、类别繁多且高速运行的特征，这三个特征被通俗地称为 3 个"V"，即：Volume（大量）、Variety（类别）、Velocity（速度）。具体地讲，大量是指数据量巨大，数据量正由太字节（TB-10^{12}B）向拍字节（PB-10^{15}B）、艾字节（EB-10^{18}B）、泽字节（ZB-10^{21}B）甚至尧字节（YB-10^{23}B）升级，主要体现在数据存储量和计算量上。类别是指大数据包含结构化、半结构化、非结构化的数据表、文本、图像、视频等信息，种类繁多。以及数据之间的交互模式也多种多样。速度指的是大数据的更新、增长、存储、传输等处理速度快。另外，在 3V 的基础上，业界人士又提出了一些新的特征，即第 4 个 V。关于第 4 个 V 的说法不一，其中互联网数据中心（Internet Data Center，IDC）认为大数据还应当具有价值性（Value），大数据包含的数据量巨大，其中大部分数据是没有价值的，可以说所有大数据的价值具有稀疏性的特点；国际商业机器公司（International Business Machines，IBM）则认为大数据还具有真实性（Veracity）特征，大数据中记录的事件内容是现实世界中真实发生的，研究大数据就是从庞大的数据中提取出能够解释和预测现实事件的过程，因此大数据具有真实性的特征。

第二节 大数据统计分析方法

随着大数据时代的来临，大数据统计分析也应运而生。随之而来的数据仓库、数据安全、数据分析、数据挖掘等等围绕大数据的商业价值的利用逐渐成为行业人士争相追捧的利润焦点。大数据统计分析方法包括大数据经典统计分析与现代统计方法。

一、大数据经典统计分析方法

在传统机器学习、数据挖掘任务中使用的很多经典方法同样适用于部分大数据的分析任务，包括很多经典的分类、聚类方法等。下文将简述一些经典的分类及聚类方法的核心思想。

（一）经典分类方法

1. 贝叶斯分类 贝叶斯分类是一类分类算法的总称，这类算法均以贝叶斯定理为基础，故统称为贝叶斯分类。贝叶斯定理是贝叶斯分类算法的基础。已知某条件概率，算得两个事件交换后的概率，即朴素贝叶斯分类，是一种十分简单的分类算法，是基于贝叶斯定理与特征条件独立假设的分类方法。对于给定的训练数据集，首先基于特征条件独立假设学习输入/输出的联合概率分布；然后基于此模型，对给定的输入 X，利用贝叶斯定理求出后验概率最大的输出 Y。通俗来说，就是对于给出的待分类项，求解在此项出现的条件下各个类别出现的概率，哪个最大，就认为此待分类项属于哪个类别。朴素贝叶斯分类一般可分为三个阶段：准备工作阶段，分类器训练阶段和应用阶段。

2. logistic 回归 logistic 回归是当前比较常用的机器学习方法。它是一种概率型非线性回归模型，是研究分类观察结果与某些影响因素之间关系的一种多变量分析方法。logistic 回归主要在流行病学中应用较多，比较常用的情形是探索某疾病的危险因素，根据危险因素预测某疾病发生的概率等。logistic 回归的因变量可以是二分类的，也可以是多分类的。对于二分类情形，分别用"0"和"1"表示两类，使用 Sigmoid 函数就可以将函数结果限定在（0，1）之间。若函数输出大于 0.5，则分类结果为"1"，否则分类结果为"0"。对于多分类情形，以 4 类（A，B，C，D）分类为例。算法过程如下：①对于 A，令所有结果为 A 的记录的输出值为 1，其余的为 0；②计算针对 A 的回归函数，其余类同；③得到 4 个回归函数，用于计算 4 类的 logistic 输出值；④对于一个新记录，如果需要预测它属于哪一类，则需要用 4 个回归函数都依次计算一遍，得到 4 个输出值；⑤取输出最大值对应的那个类，就是预测的类。

3. 决策树 决策树是以实例为基础的归纳学习算法。它从一组无次序、无规则的元组中推理出决策树表示形式的分类规则。机器学习中，决策树是一个预测模型；代表的是对象属性与属性值之间的一种映射关系。树中每个节点表示某个属性，而每个分叉路径则代表的某个可能的属性值，而每个叶结点则对应从根节点到叶节点所经历的路径所表示的对象的值。决策树仅有单一输出，若欲有复数输出，可以建立独立的决策树以处理不同输出。相比贝叶斯算法，决策树（Decision tree）的优势在于构造过程不需要任何领域知识或参数设置，因此在实际应用中，对于探测式的知识发现，决策树更加适用。ID3 和 C4. 5 是两种常用决策树学习算法。

4. K-最近邻 K-最近邻（K-Nearest Neighbor，KNN）分类算法，是一个理论上比较成熟

的方法，也是最简单的机器学习算法之一，是给定一个训练数据集，对新的输入实例，在训练数据集中找到与该实例最邻近的 K 个实例（也就是上面所说的 K 个邻居），这 K 个实例的多数属于某个类，就把该输入实例分类到这个类中。当无法判定当前待分类实例是从属于已知分类中的哪一类时，可以依据统计学的理论看它所处的位置特征，衡量它周围邻居的权重，而把它归为（或分配到）权重更大的那一类。这就是 K 近邻算法的核心思想。距离度量方法有欧氏距离，曼哈顿距离等，K 的选择也是一个实际问题。在实际应用中，K 值一般取一个比较小的数值，例如采用交叉验证法（简单来说，就是一部分样本做训练集，一部分做测试集）来选择最优的 K 值。

5. 人工神经网络　神经网络的研究始于 1943 年的 M–P 模型，主要是从人脑的生理结构出发来研究人类的智能行为，模拟人脑信息处理的能力。该种网络需要依靠系统的复杂程度，通过调整内部大量节点之间的连接关系，从而达到信息处理的目的。多层感知器是一种单向传播的多层前馈网络模型，由于其具有高度的非线性映射能力，是目前神经网络研究与应用中最基本的网络模型之一，BP（Back Propagation，反向传播）算法是多层前向神经网络中应用最重要的算法，因此，对 BP 算法的研究一直都是非常重要的课题。BP 神经网络采用有监督的学习方式进行训练和学习。其学习过程由信号的正向传播与误差的反向传播两个过程组成。正向传播时，输入样本从输入层传入，经隐层逐层处理后，传向输出层。若输出层的实际输出与期望输出不符，则转向误差的反向传播阶段。误差的反向传播则是沿着误差性能函数梯度的反方向修改权值的过程。

6. 支持向量机　支持向量机 SVM（Support Vector Machine）是由 Vapnik 领导的 AT&TBell 实验室研究小组在 1963 年提出的一种新的非常有潜力的分类技术。SVM 是一种基于统计学习理论的模式识别方法，主要应用于模式识别领域。由于当时这些研究尚不完善，在解决模式识别问题中往往趋于保守，且数学上比较艰涩，这些研究一直没有得到充分的重视。直到 20 世纪 90 年代，统计学习理论的实现和神经网络等较新兴的机器学习方法的研究遇到一些重要的困难，比如如何确定网络结构的问题、过学习与欠学习问题、局部极小点问题等，使得 SVM 迅速发展和完善，在解决小样本、非线性及高维模式识别问题中表现出许多特有的优势，很大程度上克服了"维数灾难"和"过学习"等问题，并能够推广应用到函数拟合等其他机器学习问题中，从此迅速地发展起来，在模式识别、回归分析、函数估计、时间序列预测等领域都取得了成功的应用，并广泛应用于文本识别、手写字体识别、人脸图像识别、基因分类及时间序列预测等。

支持向量机是建立在统计学习理论的 VC 维理论和结构风险最小原理基础上的，根据有限的样本信息在模型的复杂性（即对特定训练样本的学习精度）和学习能力（即无错误地识别任意样本的能力）之间寻求最佳折中，以期获得最好的推广能力（或称泛化能力）。

（二）　经典聚类方法

聚类（Clustering）的目标是在给定数据集样本点条件下，将数据集划分为若干组（Group），或者称为簇（Cluster），使得同一组内（类内）的样本彼此相似度高，不同组间（类间）的样本相似度低（或相异性大）。聚类分析是一种无监督的学习过程。一个典型的聚类过程主要包含数据预处理、特征表达、相似度计算、聚类以及聚类结果的有效性评估五个步骤。下面将简单介绍三种常用的聚类方法。

1. 基于划分的 K-means 聚类　K-means 是划分方法中较经典的聚类算法之一。由于该算法的效率高，所以在对大规模数据进行聚类时被广泛应用。目前，许多算法均围绕着该算法进行扩展和改进。假设数据集的样本为集合 D，每一个样本是一个 d 维的向量空间，那么它将把集合 D 聚类成 k 个类别。其中每一个样本都是精确地被划分在 k 个类别中的一个。K-means 算法的一个最基本参数是 k 的取值。k 的取值的设定一般都是按照我们对样本的认知即先验知识来作为判据，它是针对具体应用来估计聚类簇的个数。

K-means 算法并不适合于发现非凸面形状的聚类簇，或者大小差别很大的簇。而且，它对于"噪声"和离群点数据比较敏感，只需部分离群点就会对聚类中心产生极大的影响。K-means 也产生了很多变种。它们可能在初始 k 个聚类中心的选择、相似度量的计算和聚类平均值的策略上有所不同。

2. 基于密度的 DBSCAN 聚类　DBSCAN（Density-based Spatial Clustering of Applications with Noise）是一种基于高密度联通区域的空间聚类算法。该算法利用基于密度的聚类的概念，即要求聚类空间中的一定区域内所包含对象（点或其他空间对象）的数目不小于某一给定阈值。DBSCAN 算法的显著优点是聚类速度快且能够有效处理噪声点和发现任意形状的空间聚类。

DBSCAN 算法能够识别各种复杂形状的聚类，能有效排除噪声的干扰，并且聚类结果不受输入顺序的影响，但由于该算法需要用户确定输入参数，而现实的高维数据集中，往往很难准确确定聚类参数，细微的不同都可能造成差别很大的聚类结果，而且参数的选择也没有理论指导，只能靠经验来设定，因此它一般不适用于高维数据集。

3. 基于神经网络模型的 SOM 聚类　SOM（Self Organizing Map，自组织映射）神经网络是由芬兰神经网络专家 Kohonen 教授提出的，它实际是模仿人脑的工作过程，该算法假设在输入对象中存在一些拓扑结构或顺序，可以实现从输入空间（高维空间）到输出空间（低维空间，通常是 2 维）的降维映射，其映射具有拓扑特征保持性质，与实际的大脑处理有很强的理论联系。SOM 算法整个学习过程需较长的处理时间，所以它还需要进行多方面研究来使其适应于大规模数据的需求。而且研究者也发现，SOM 算法在输出节点较少的情况下其聚类的结果类似于 K-means 算法。

二、大数据现代统计分析方法

（一）新型分类方法

上一节介绍的技术中，所有样本都有且仅有一个类标，并且只需训练单个分类器，而且衡量指标也多为全局识别精度。但在很多大数据的实际应用中，并非所有分类问题都满足以上要求。例如有时可以同时训练多个分类器，那么如何利用多个分类器提升分类精度？面对大数据，如何设计分类器才可以充分学习到大数据中的规则？在本节，就以上问题的解决方案分别进行介绍。

1. 集成学习　集成学习是基于训练数据建立若干个有差异的个体学习器，然后将它们各自的预测结果进行整合以作为最终预测结果。相对于单个学习器，集成学习在大多数情况下可以显著提高学习系统的泛化能力，因此从上世纪 90 年代开始，对集成学习理论和算法的研究逐渐成为了机器学习领域的一个热点，研究人员众多，成果亦层出不穷。

由于集成学习是一个仍在迅速发展中的研究领域，关于"什么是集成学习"，机器学习界目前还没有最终达成共识。狭义上讲，集成学习是指利用多个同质的学习器来对同一个问题进行学习，集成在某输入样例下的输出由构成集成的各个体学习器在该样例下的输出共同决定。这里的"同质"是指所使用的学习器属于同一种类型，例如所有的学习器都是决策树，都是神经网络等。广义上讲，只要是使用多个学习器来解决问题，就是集成学习，即集成学习是指利用多个独立的学习器来进行学习，集成在某输入样例下的输出由构成集成的各个体学习器在该样例下的输出共同决定。目前的大部分研究主要集中基于训练数据处理的方法上，其中影响力最大、应用范围最广的是 Bagging 算法、Boosting 算法。

2. 不均衡学习　大数据分析中，很多时候会面对不均衡数据。不均衡数据，是指在一个数据集中，某一类的样本数量远远大于其他类的样本数量。其中，占样本多数的类成为多数类，而占样本少数的类成为少数类。在实际应用中，这种不均衡数据分类问题十分常见，如信用卡交易欺诈检测、网络入侵检测、医学疾病诊断及文本分类等。这类问题的共同特点是以少数类信息为关注的重点。不均衡学习的基本问题是不均衡数据造成多数标准学习算法性能降低。在大部分不均衡分类问题中，少数类是分类的重点。在这种情况下，正确识别出小类的样本比识别大类的样本更有价值。反过来说，错分小类的样本需要付出更大的代价。代价敏感学习赋予各个类别不同的错分代价，它能很好地解决不均衡分类问题。代价敏感神经网络也是不均衡学习中的一个热门方向。

3. 半监督学习　当分类方法是在已知类别标记的样本集的基础上进行时，属于监督学习。既利用已标记样本又利用未标记样本信息的学习方法一般来说主要分为两类，半监督学习和主动学习。这些学习方法致力于利用未标记样本来辅助对已标记样本的学习过程。其中半监督学习试图自行利用未标记样本，学习过程不需人工干预。半监督学习又分为两类，即归纳学习（Inductive Learning）与直推学习（Transductive learning）。

在主流的观点中，半监督学习的研究始于 B. Shahshahani 和 D. Landgrebe 产生式模型（Generative Model）的参数估计中的工作。经过多年发展，常用半监督方法可分为以下几类：产生式模型，自训练方法，基于多视图（multi-view）的方法，基于低密度划分的方法以及基于图（graph-based）的方法。

4. 多标记学习　单标记数据集中的每个实例都由描述其概念的一个标记标注，也就是说，人为假设真实世界的对象与其概念标记是一一对应的关系。传统的分类算法，比如支持向量机、kNN、决策树等，通过对这种仅有一个概念标记的单标记数据集进行学习，以尽可能正确地预测出训练集以外的实例的唯一概念标记。然而，真实世界的对象是极其复杂的，可能同时具有多个概念标记，比如一篇文章可以包含多个主题，一个蛋白质序列可能位于多个亚细胞位置，一段视频可能包含多个场景等等。实际上，这种情况在真实世界中比比皆是。相对于单标记数据集，多标记数据集由同时包含多个概念标记的样本组成。由于唯一概念标记假设，传统的分类算法不再能处理多标记数据集。因此，多标记学习方法应运而生。

多标记学习的早期研究主要专注于多标记文本分类问题。过去十几年，多标记学习吸引了大量机器学习以及相关领域研究人员的关注，广泛应用到各种问题中，比如媒体内容自动标注，包括图像、音频和视频，生物信息学，Web 挖掘，信息检索和标签推荐等，产生了大量的学习算法。

5. 深度学习 目前存在的机器学习算法大都是使用浅层的结构框架，如只有一层隐含层的神经网络、核回归、支持向量机等等。理论分析显示，从这样的框架下学习到的内部特征必然是简单的，并且无法从大量的感知数据中提取某些类型的复杂结构，同时训练这样的系统还需要大量的有标记的训练数据。相比之下，视觉皮层对物体的识别过程也含有许多层的非线性处理单元，但是需要的有标记的输入数据却是很少的。因此，为深度框架发展新的有效的学习算法构建模型就变得十分重要，同时该算法还能充分利用感知的无标记的输入数据。该思想就激发了机器学习的一个新的研究方向，即深度学习（Deep learning）。

最近，Hinton 等为深度生成模型提出一种可以快速训练的、非监督的学习算法，称为深度置信网络（Deep Belief Networks，DBNs）。该算法的一个主要特点是使用了逐层训练的贪婪算法来有效地学习一个深度的层次概率模型。现在对深度框架下的模型研究仍然处于初级阶段。目前的大部分理论研究主要关注于分析与应用，以及为深度分层生成模型探究新的学习算法。

（二） 流数据挖掘

流数据是一种大量的连续到达、时间有序、快速变化及潜在无限的数据。随着通信技术和硬件设备的不断发展，尤其是小型无线传感设备的广泛应用，数据采集变得越来越便捷和趋于自动化。新兴的应用领域，诸如实时监控系统、气象卫星遥感、网络通信量监测和电力供应网等等，每时每刻都在源源不断地产生大量的数据。如电信部门的记录数据、远程传感器传回的各种监测数据、气象海洋数据、股票市场的交易数据等等。传统的数据处理技术已不适合流数据的处理，由此产生一系列新的研究问题。

1. 流数据分类 在传统数据集上，由于只需要训练一次分类模型，训练数据集的问题很容易解决。但在流数据上，由于概念漂移的存在，某阶段的训练数据集只能反映当时的分类信息。因而必须有动态的训练数据集，使得能够及时地从训练集中发现概念漂移，并相应地调整分类模型。在现实应用中，典型做法是采用抽样方法不断地对流中的数据进行识别已得到它的真实类标签。把这些被标签的数据作为训练数据集来进行分类模型的不断调整。当前大部分流数据挖掘分类方法都假设数据是平稳分布的，但是现实世界中的数据通常都是在一个时间段内获取的。如果忽略潜在概念中可能的改变（也即概念漂移）将会降低分类模型的预测性能。处理概念漂移，最主要的便是要能够识别在哪个时间点训练样本集合跟已有概念产生了不一致。对于概念漂移，目前大部分分类学习方法都是以两种方式来处理：第一种是在训练样本集合里附加一个固定或者可调整大小的窗口，根据概念漂移的情形决定窗口的移动或扩展；第二种是依据分类所需的效果、样本存入时间的长度等考虑为数据加权，适时摒弃一些老的或不适合的数据，以处理概念漂移问题。常用的流数据分类方法有：VFDT 算法（Very Fast Decision Tree）、VFDTc 算法、连续区间剪枝（Numerial Interval Pruning，NIP）法等。

2. 流数据聚类 聚类分析是研究数据间逻辑上或物理上的相互关系的技术，它通过一定的规则将数据集划分为在性质上相似的数据点构成的若干个类。聚类分析的结果不仅可以揭示数据间的内在联系与区别，同时也为进一步的数据分析与知识发现提供了重要的依据，如数据间的关联规则、分类模式以及数据的变化趋势等。当聚类的对象是大量的、快速的、连续达到、无限的流数据时，我们无法直接采用传统的聚类算法。流数据是海量的和有序的，不可能保证存储整个数据集，因而聚类分析算法要对流数据进行概化或有选择的舍弃，有效地利用有限的空间和时间。另外，一个适合流数据的聚类分析算法应在规定的时间内，以较快的速度处理完数据，以跟上数据流的速度，并抓住流的特征。STREAM 算法，CluStream 算法是常用的流数据聚类方法。

3. 流数据频繁项挖掘　频繁项集挖掘作为数据挖掘方法中的主要组成部分，同时也是流数据研究的热点。在许多流数据应用中，如网络流量监控、Web 日志分析、传感器网络、电报电话呼叫纪录分析等，都希望能够从大量流数据中找出频率超出一定阈值的数据项。传统频繁模式挖掘无论在理论还是应用方面均得到了广泛的研究并取得了非常多的成果，出现了许多经典算法，但是这些算法难以增量式更新，不适合流数据挖掘。挖掘频繁模式是一系列连接操作的集合，在看到所有过去和将来的数据之前，任何项集的计算不可能完整地完成，使得在流数据环境中挖掘和更新频率模式变得困难。与对静态数据集的挖掘相比，流数据有更多信息要追踪和更复杂的情况要处理，频率项集会随时间而变化（或者说是时间敏感的），非频率项在后来可能成为频繁项而不容忽视，存储结构需要动态调整以反映频繁项集随时间进化的情况，对于流数据的频繁模式挖掘来说，面临着十分艰巨的任务。Lossy Counting 算法、FP-stream 算法、GroupTest 算法、FDPM 算法等是常见的流数据频繁项挖掘算法。

第三节　中医药大数据分析举例

随着人们生活水平和质量的不断提高，人们对自身健康状况的关注愈来愈密切。为了满足人类健康的需求，促进中医学信息化发展，医学工作者和数据分析专家不断努力，医学记录数据这一宝贵资源中总结和传承名医经验知识，发掘潜在的医学规律或知识。随着大数据时代的到来，人工智能技术发展迅速，它已被广泛应用于各个领域。在医学领域中，人工智能技术成为了医学工作者和数据分析专家的有力工具。医学数据分析就是运用数据分析的技术方法从医学数据中发掘隐含的医学知识或规律的过程，它是数据分析在医学领域的具体应用。目前，数字化医学诊断技术的发展以及医院信息化水平的提高，使得医学数据分析成为一个研究的热点课题。如使用支持向量机（SVM）学习器，得到了冠心病预测中的各症状所占权重。将症状频率分析技术用于冠心病诊断中，提高了学习建模结果的准确性。

中医数据多属于多标记数据，且维数一般很高。由于多标记学习技术的复杂性，目前针对多标记学习的特征选择方法的研究相对较少。现有的多标记学习技术大体可以分为转化问题和改写算法两大类。多标记学习技术的发展得益于多标记学习国际研讨会的成功举办。有文献报道，曾在冠心病数据集上对多标记学习器 MLKNN 和 KNN 做了对比研究。多标记集成特征选择方法 MEFS 和卷积式多标记特征选择方法 HOML 的提出，提高了冠心病多标记分类性能。也有文献首次使用一对数值分别描述两个特征之间的相对联系。通过对这一对数值的比较，发现很多特征之间，存在明显的单向联系，并通过中医理论证明了这些单向联系是真实存在的。本节我们选择介绍中医学数据分析中的一个典型案例——冠心病中医智能诊断。

近年来，机器学习技术在医学领域中的应用得到了很高的重视，并且在中医数据分析研究中取得了许多重大的成果。智能诊断技术的出现极大地提高了医学诊断的效率以及准确性和可靠性。冠心病是一种严重危害着人类健康的心血管疾病，及早诊断病情对于冠心病的治疗十分有利，所以提高冠心病诊断率对医生和患者来说意义重大。中医在诊断冠心病方面有着悠久的历史和成熟的经验，但是在冠心病的诊治过程中尚缺乏冠心病量化诊断的系统研究，尤其是冠心病问诊规范化的相关研究。目前有使用基于熵的复杂系统分划方法提取患者症状信息，来研究症状对证候贡献度的相关工作，也有采用多种不同的多元统计方法，比如应用判别分析和回归分析技术在血瘀证诊断和中风诊断等重大证候的诊断上进行较为深入的研究。虽然多元统计方法在解决中医定量辨证问题上有一定优势，但仍无法满足蕴涵高度复杂性的临床诊断数据的分析要求；另外，多元统计方法难以充分反映症状间相互作用的复杂关系，难以全面深入地刻画错综复杂的中医诊断规律。

随着数据挖掘技术在医学领域的广泛应用，数据分析研究人员将 K 近邻、神经网络、贝叶斯网络、结构方程、决策树、遗传算法等多种非线性学习技术应用于中医诊断规范化及客观化的研究中。但是，这些算法主要是解决单一证候诊断即单标记学习问题，而忽略了在中医的临床实践中，证候一般不会单一出现（往往是交织在一起）的现象。相关研究表明，冠心病证候以虚实夹杂为主，气虚血瘀+其他要素、气虚痰浊+其他要素、阳虚血瘀+其他要素、气滞血瘀+其他要素等 4 种是其证候的主要组合形式，这属于多标记学习的范畴。

对冠心病诊断中问诊信息的规范化及其诊断模型的设计研究，有助于冠心病中医问诊信息的规范化及客观化，可为冠心病证候量化诊断系统的建立提供方法学参考。同时，此类研究对推动冠心病中医基础与临床研究具有重要的意义。

以往，很少有研究将多标记特征选择技术应用于中医冠心病的建模中。目前，随着多标记学习技术的发展，已有相关工作将多标记学习应用到冠心病计算机辅助中医诊断中。卷积式特征选择技术 HOML 结合了全局优化能力较强的模拟退火算法和遗传算法及局部优化能力较强的贪婪算法的优点。使用 HOML 进行特征选择，并利用学习器的预测结果选择特征子集。在建模精度上，

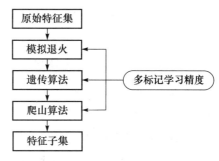

图 27-1　HOML 算法系统图

对于小样本问题较之其他标准的互信息特征选择方法有良好效果。HOML 算法系统如图 27-1 所示。

在进行中医冠心病数据分析前要对原始数据集进行预处理：把采集的中医冠心病数据集去除信息不完整及不符合西医冠心病诊断的量表，共采集有效样本 555 例。其中样本中男性 265 例（占 47.7%，平均年龄 65.15 ± 13.17），女性 290 例（占 52.3%，平均年龄 65.24 ± 13.82）。采集的问诊症状包括寒热、汗、头身胸腹、二便、饮食口味、睡眠、情绪、妇女等八个维度，共 125 个症状。辨证诊断的证型共有 15 个，本文采用了以下最常见的 6 个证型，包括 z1 心气虚（qi deficiency syndrome），z2 心阳虚（yang deficiency syndrome），z3 心阴虚（yin deficiency syndrome），z4 气滞（qi depression），z5 痰浊（intermingled phlegm syndrome），z6 血瘀（blood stasis syndrome）。多标记学习技术曾用于该数据，研究结果表明，在含有 52 个症状的数据集上得到的效果最好，在实验之前，手动去除 52 个症状中的"浮肿"等 3 个冗余特征，得到 49 个症状的数据集。最终得到一个样本数目为 555，特征数目为 49，标记数目为 6（z1

心气虚，z2 心阳虚，z3 心阴虚，z4 气滞，z5 痰浊，z6 血瘀）的中医冠心病数据集。样本的最少标记数为 0，最大标记数为 5，平均标记数为 2.58。中医冠心病数据集中的属性均为离散属性。

模型参数设置：HOML 采用多标记学习技术 ML-KNN、BP-MLL、Rank-SVM、MLNB-BASIC 等作为基分类器并在中医冠心病数据集上进行比较。与 HOML 相比较的算法有模拟退火算法（SA）、遗传算法（GA）、前向浮动搜索策略（SFFS）、后向浮动搜索策略（SFBS）、多标记依赖最大化特征降维方法（MDDM）、多标记嵌入式特征选择方法（MEFS）等。MDDM 目标维数 d，由 MDDM 中 thr=99% 确定。MDDM 的核函数设置为类标矩阵 Y 的内积。

多标记分类器参数设置如下：① ML-KNN 中的 k 设置为 10，平滑参数设为 1。②BP-MLL 中隐藏神经元的数目设置为 8。③Rank-SVM 为线性 SVM。④MLNB-BASIC 中平滑参数设置为 1。

实验采用十折交叉验证，每一折中，HOML 给模拟退火（SA）分配 5 个小时，遗传算法（GA）分配 3 个小时，爬山贪婪算法 2 个小时。模拟退火算法（SA）作为单独的优化技术与 HOML 相比较时，SA 所采用的变异概率和选择性接收策略与 HOML 的模拟退火阶段相同。遗传算法（GA）作为单独的优化技术与 HOML 相比较时，GA 所采用的选择算子，交叉概率和变异概率与 HOML 遗传算法优化阶段的相同。在 SA，GA 单独作为优化技术中每一折分配 10 个小时，对 SFFS、SFBS、MDDM、MEFS 每一折中也分配 10 个小时。在训练过程中，取训练数据的 2/3 作为训练集，1/3 作为验证集。最后，对特征选择/降维算法所得特征集在基学习器上的评测结果进行了配对 t 检验（Paired t test）来比较算法性能，显著度阈值设为 0.05。

特征选择方法准确度的比较结果：在对冠心病数据集进行预处理后，接着对其做了实验，四个分类器的原始结果以及经过特征选择/特征降维后的实验结果显示在表 27-1～表 27-5 中，其中 CRI 表示评价准则，FS 代表特征选择/特征降维算法，CRI 表示四个分类器（ML-KNN、BP-MLL、Rank-SVM、MLNB-BASIC）的原始结果，Average 为四个分类器在同一个条件下结果的平均值（↓表示越小越好，↑表示越大越好）。

表 27-1　HOML 与其他特征选择方法冠心病数据集上的准确度统计结果：Hamming Loss

CRI FS	Hamming Loss↓				
	ML-KNN	BP-MLL	Rank-SVM	MLNB-BASIC	Average
ORI	0.3148	0.3733	0.3809	0.3118	0.3452
SA	0.3000	0.3492	0.3370	0.2870	0.3183
GA	0.3051	0.3468	0.3235	0.3124	0.3220
SFFS	0.2897	0.3690	0.3421	0.2942	0.3237
SFBS	0.2876	0.3263	0.3845	0.3214	0.3300
MDDM	0.3009	0.3569	0.3012	0.2899	0.3122
MEFS	0.3006	0.3422	0.3265	0.2912	0.3151
HOML	0.1964	0.2577	0.2411	0.2246	0.2295

表 27-2　HOML 与其他特征选择方法冠心病数据集上的准确度统计结果：One-error

CRI / FS	One-error ↓				
	ML-KNN	BP-MLL	Rank-SVM	MLNB-BASIC	Average
ORI	0.2536	0.2620	0.3559	0.3028	0.2936
SA	0.2391	0.2603	0.2885	0.2681	0.2640
GA	0.2410	0.3003	0.3609	0.3083	0.3026
SFFS	0.2356	0.2182	0.3746	0.2693	0.2744
SFBS	0.2458	0.2285	0.3638	0.2145	0.2631
MDDM	0.2111	0.2678	0.2111	0.2412	0.2328
MEFS	0.2464	0.2774	0.2484	0.2492	0.2553
HOML	0.2143	0.1200	0.1455	0.1986	0.1696

表 27-3　HOML 与其他特征选择方法冠心病数据集上的准确度统计结果：Coverage

CRI / FS	Coverage ↓				
	ML-KNN	BP-MLL	Rank-SVM	MLNB-BASIC	Average
ORI	2.8491	3.1236	3.4000	3.6691	3.2604
SA	2.7669	2.8688	2.9745	2.6473	2.8143
GA	2.8284	2.9675	3.0902	2.9545	2.9601
SFFS	2.6334	3.9107	3.2929	2.8188	3.1639
SFBS	2.6537	2.9864	3.2105	3.1764	3.0067
MDDM	2.8556	3.0700	3.8667	3.3944	3.2967
MEFS	2.7190	2.9976	2.2863	2.4630	2.6164
HOML	2.3750	2.5214	2.5179	2.1421	2.3891

表 27-4　HOML 与其他特征选择方法冠心病数据集上的准确度统计结果：Ranking Loss

CRI / FS	Ranking Loss ↓				
	ML-KNN	BP-MLL	Rank-SVM	MLNB-BASIC	Average
ORI	0.2271	0.2728	0.3724	0.2209	0.2733
SA	0.2139	0.2365	0.2623	0.2072	0.2300
GA	0.2236	0.2627	0.3028	0.2399	0.2572
SFFS	0.1957	0.1786	0.3251	0.2294	0.2322
SFBS	0.1876	0.2402	0.3368	0.2018	0.2416
MDDM	0.2178	0.2566	0.2207	0.2124	0.2268
MEFS	0.2063	0.2397	0.3294	0.1875	0.2407
HOML	0.1193	0.1536	0.2672	0.1642	0.1760

表 27-5　HOML 与其他特征选择方法冠心病数据集上的准确度统计结果：Average precision

CRI / FS	Average precision ↑				
	ML-KNN	BP-MLL	Rank-SVM	MLNB-BASIC	Average
ORI	0.7754	0.7651	0.6985	0.5194	68.96%
SA	0.7940	0.7727	0.7583	0.7994	78.11%
GA	0.8055	0.7960	0.7289	0.7418	76.80%
SFFS	0.8027	0.7842	0.7254	0.7890	77.53%
SFBS	0.8146	0.7882	0.7235	0.7087	75.87%
MDDM	0.7856	0.7529	0.7842	0.7746	77.43%
MEFS	0.7933	0.7318	0.7456	0.8231	77.35%
HOML	0.8819	0.8533	0.8604	0.7443	83.50%

NOTE

从上述表中 hamming loss、one-error、coverage、ranking loss、average precision 五个评价指标数据可以看出，在 SA、GA、SFFS、SFBS、MDDM、MEFS、HOML 等特征选择/特征降维方法后，相对于原始分类结果，预测精度均有较大提高。通过比较可以看出，五个分类指标的最优值对应的特征选择方法均为 HOML。其 hamming loss 为 0.2295，比原始结果 0.3452 降低了 0.1157；one-error 为 0.1696，比原始结果 0.2936 降低了 0.1240；coverage 为 2.3891，比原始结果 3.2604 降低了 0.8713；ranking loss 为 0.1760，比原始结果 0.2733 降低了 0.0913；average precision 为 83.50%，比原始结果 68.96% 提高了 14.54%。

HOML 与 SA、GA、SFFS、SFBS、MDDM 和 MEFS 等 6 种方法相比均有一定提高，在四个评价指标 hamming loss、one-error、coverage、ranking loss 上明显低于已有的 6 种方法，在 average precision 则明显提高，分别比 SA 高 5.44%，比 SFFS 高 5.52%，比 SFBS 高 7.63%，比 MDDM 高 6.07%，比 MEFS 高 6.15%。

若不计平均值，五个分类指标的最优值对应的分类器如下：hamming loss 的最优值 0.1964，对应的分类器为 ML-KNN；one-error 的最优值 0.1200，对应的分类器为 BP-MLL；coverage 的最优值 2.1421，对应的分类器为 MLNB-BASIC；ranking loss 的最优值 0.1193，对应的分类器为 ML-KNN；average precision 的最优值 88.19%，对应的分类器为 ML-KNN。

为进一步分析实验结果，对中医冠心病数据集上各特征选择算法的平均特征数也进行统计，统计结果显示在表 27-6 中，FS 代表特征选择算法，NUM 代表特征选择之后保留的特征数目。

表 27-6　在中医冠心病数据集上特征选择算法保留的平均特征数

算法	SA	GA	SFFS	SFBS	MDDM	MEFS	HOML
特征数目	19	23	4	36	5	32	20

从上表中可以看出，中医冠心病数据集经过特征选择/特征降维之后，保留的平均特征数中，SFFS 的最少，SFBS 的最多。HOML 保留的特征相对较少，为 20 个，也说明 HOML 以较少的特征达到了较好的分类效果。

本章第二节提到：特征选择之后的结果，在医学上要具有可解释性，才能认为 HOML 方法的分析结果真实可信。下面进行分析冠心病数据集特征选择后的症状统计结果。对最优实验结果，ML-KNN-HOML 十折中每一折中的最优特征子集进行统计，特征在十折交叉验证中出现的频数、相应的症状等如表 27-7 所示，这里是十折交叉验证重复了 10 次的统计结果。

冠心病属中医心系疾病的范畴，中医学理论认为，心主血脉，心藏神。心病导致心主血脉的功能失常临床常见胸痛、胸闷、心悸、手足麻木等症状；心藏神的功能失常临床上表现为失眠、不易入睡、心烦、健忘等症状；心为君主之官，为阳中之太阳，故心病可导致阳气的功能下降，身体失于阳气的温煦，出现畏寒肢冷，不能温煦肾水，出现腰膝酸软，夜尿频多，阳气蒸腾作用下降，水湿停聚，出现身体浮肿，因阳气不足，夜晚阴气盛，发病于夜间为多见，遇阴雨天加重；心在液为汗，心功能失常可出现汗出的异常，在临床上常表现为自汗、盗汗；心肺同居上焦，心病多引起肺病，见咳嗽、咯痰等肺病的表现；心火引动肝火上炎，出现急躁易怒、口苦等症状；心脾为母子关系，心病日久可引起脾病，出现纳呆食少、胃脘胀满等脾胃病症状。

胸痛的发作持续时间、诱发（加重）因素、缓解因素又是判断冠心病病性的重要依据。从表27-7可见，由上症状都是冠心病辨证诊断较重要的症状信息，基本涵盖了冠心病的常见病理信息，是冠心病的最优症状特征子集。由此可以看出，症状特征选择和分类算法相结合，可以更好地精简症状信息，提高对冠心病症状的理解，也提高了冠心病诊断准确率

表 27-7　最优特征子集的特征频数分布表

序号	症状	频数	序号	症状	频数
1	x15 畏寒	88	26	y82 服药后缓解	50
2	x6 发作持续时间	78	27	x2 胸闷	48
3	x16 肢冷	72	28	y51 偶尔发作	48
4	x3 胸痛	70	29	x8 缓解因素	46
5	x45 不欲饮或少饮	70	30	y81 休息后缓解	46
6	x4 气短/气急/憋气	68	31	x10 乏力懒言	42
7	x28 咳嗽	68	32	y31 胸痛部位	40
8	y52 经常发作	68	33	x317 痛有定处	40
9	x13 健忘	64	34	x291 咯痰颜色	40
10	x40 腰膝酸软	64	35	x41 手足麻木	40
11	x73 失眠	64	36	x53 口苦	40
12	x20 自汗	62	37	y62 发作持续时间持久	40
13	x23 耳鸣	62	38	x48 喜热饮	38
14	x49 纳呆食少	62	39	x22 眩晕/头晕目眩	36
15	x21 盗汗	58	40	x311 虚里/心前区（胸痛部位）	34
16	x731 不易入睡	58	41	x294 咯痰难易	34
17	x11 心烦	56	42	x1 心悸/怔忡	32
18	x5 发作频率	56	43	x79 绝经	32
19	y32 疼痛性质	54	44	y72 活动后缓解	32
20	x72 夜尿频多	54	45	y73 情志不遂	30
21	x292 咯痰质地	52	46	y75 遇阴雨天加重	30
22	x44 咽干口渴	52	47	x62 便秘	28
23	y61 发作持续时间短	52	48	x32 胃脘胀满	20
24	x75 急躁易怒	50	49	x29 咯痰	14
25	x7 诱发（加重）因素				

为了进一步分析中医冠心病实验结果，在以 HOML-ML-KNN 选出来的最优特征子集上分析 6 个证候（z1 心气虚，z2 心阳虚，z3 心阴虚，z4 气滞，z5 痰浊，z6 血瘀）的预测精确度，在 HOML 特征选择之后，6 个证候的预测精度如图 27-2 所示，图的横坐标是所预测的证候标记，纵坐标为预测精度。

从图 27-2 中可以看出：在 6 个证候中，各证候的预测精度均有提升。z1 气虚证、z2 阳虚证、z3 阴虚证、z5 痰浊证、z6 血瘀证等有较大幅度提升（分别为 14%、9%、10%、8%、8%），z4 在特征选择前精度已很高，经过特征选择之后稍稍有提升（提高了 3%）。从各证候预测精度来看，HOML 对预测精度有了较大提升。

NOTE

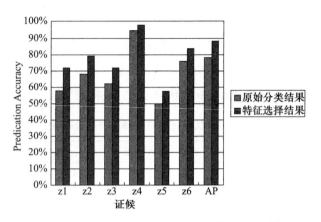

图 27-2　最优特征子集和原始数据集上个证候预测精度

学习小结

1. 学习内容

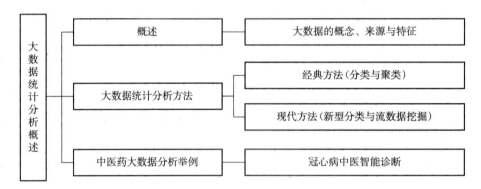

2. 学习方法：了解大数据的概念、来源、特征，理解大数据的统计分析方法是经典与现代方法的集成，且处于不断发展与完善之中。结合大数据分析应用案例，更好认识大数据分析是探索中医药"真实世界"的强有力技术手段。

练习题

1. 目前大数据是社会上热议的话题之一，请简述你对大数据概念的理解。

2. 根据你对大数据特征的理解，请列举至少一个身边的大数据案例。

3. 请结合大数据分析在医疗卫生领域的应用，谈谈你对大数据改变人类未来的理解。

4. 请查阅大数据分析的相关文献，了解新型大数据分析算法的思想（请以深度学习为例）。

5. 随着大数据分析处理技术的发展，很多互联网公司越来越注重对大数据的收集和应用。请简述你熟知的某互联网公司对大数据的存储、处理、分析过程中所涉及的相关技术。

（李国正　史周华）

第二十八章　统计方法选择与结果表达

统计学作为科学研究的基础，在医学研究中，具有举足轻重的作用。随着医学、统计学的发展，越来越多的研究人员认识到统计学的重要性，统计学方法在生物医学领域中的应用越来越广泛。但是，在生物医学学术论文中仍存在很多错误应用统计方法及表达不当的情况，对论文质量产生严重影响。因此，合理地选择统计学方法、正确地选用统计结果并将其在统计报告中完整、准确地表达出来，对研究的质量至关重要。

【例28-1】某临床试验研究六味地黄丸对老年性高血压患者肾保护作用。选择符合1999年WHO/ISH高血压病防治指南中1~2级高血压病标准的原发性老年高血压病患者140例，将患者按照入院先后顺序编号后，采用随机数字表法将140例患者随机分为试验组70例和对照组70例。试验组口服西拉普利，同时服用六味地黄丸，对照组单服西拉普利。临床试验共观察8周，治疗过程中每周常规监测血压，取平均值并记录以评估两组高血压治疗效果，同时在治疗前后分别检验患者BUN、Cr等肾功能指标。两组患者降压疗效结果见表28-1，两组患者治疗后肾功能指标见表28-2。统计方法：采用SPSS软件进行数据分析，计量资料进行正态性检验及方差齐性检验，满足条件以均数±标准差（$\bar{x}\pm s$）表示，组间比较采用两独立样本t检验；无序计数资料用率表示，组间比较采用χ^2检验，$P<0.05$为差异具有统计学意义。

表28-1　两组患者降压疗效比较

组别	有效	无效	有效率（%）
试验组	67	3	95.71*
对照组	61	9	87.14
合计	128	12	91.43

*注：两组有效率比较用χ^2检验，$\chi^2=3.281$，$P=0.070$，组间有效率差异无统计学意义。

表28-2　两组患者治疗后肾功能指标比较（$\bar{x}\pm s$）

组别	例数	BUN（mmol/L）	Cr（μmol/L）
试验组	70	5.21±0.68*	91.22±9.14*
对照组	70	8.19±0.65	117.42±8.97

*注：两组肾功能指标比较用两独立样本t检验，两组BUN比较，$t=26.506$，$P=0.000$，两组Cr比较，$t=17.117$，$P=0.000$，组间BUN及Cr的差异均有统计学意义。

例28-1可作为一个统计表达比较规范的样板，不过具体问题还需具体对待。

第一节　统计方法选择

医学研究中收集的统计资料丰富且错综复杂，若要做到合理选用统计分析方法并非易事。对同一资料，若选择不同的统计分析方法处理，有时其结论是截然相反的。因此，须结合专业问题和所要分析的具体内容加以综合考虑和仔细判断来选择统计方法，有时需对各种统计方法加以综合运用。

一、根据分析目的选择统计方法

从分析目的来看，主要可分为两类。一是比较，通过比较，回答测量指标的差别是否归因于处理因素或分组因素，可选择的方法主要为假设检验，如 t 检验、方差分析、χ^2 检验、秩和检验及 Ridit 分析等常用假设检验方法。例 28-1 的分析目的是比较疗效有无差别，故应选择假设检验方法进行分析。二是分析变量之间是否存在某种联系：①研究因素间的相关关系，即研究因素间的密切程度，如直线相关、多元线性相关、聚类分析、主成分分析、因子分析、典型相关分析等；②研究因素间的依存关系，即研究因变量对自变量的依存关系的一类方法，如直线回归、多重线性回归、logistic 回归、Cox 回归分析、判别分析等；③研究因素间的相关关系与依存关系兼而有之的方法，如线性结构方程模型等。

二、根据设计类型选择统计方法

从实验设计来看，比较常见的设计类型有完全随机设计以及配对或配伍设计等。对于完全随机设计的数据，可选择的方法有两独立样本 t 检验，单因素（完全随机设计）方差分析，四格表资料的 χ^2 检验，行×列表资料的 χ^2 检验，两样本 Wilcoxon 秩和检验或多样本 Kruskal - Wallis 秩和检验等；对于配对设计的数据，可选择的方法有配对 t 检验，配对卡方检验，配对（符号）秩和检验等；对于配伍设计的数据，可选择的方法有配伍组（随机区组）设计方差分析，配伍设计的秩和检验等。

三、根据资料类型选择统计方法

统计资料可分为计量资料和计数资料，不同资料类型的常用假设检验方法的选择见表 28-3。如例 28-1，计量资料为两组比较、正态分布且方差齐，选择两独立样本 t 检验；计数资料为两组无序分类资料的平行比较，满足 $n \geqslant 40$，$T \geqslant 5$ 的条件，选择普通 χ^2 检验。

表 28-3　不同资料类型常用假设检验方法的选择

计量资料	两组比较	两样本比较	样本与总体比较	单样本 t 检验（one sample t-test）
			非配对资料（平行比较） 正态分布，方差齐	两独立样本 t 检验（independent-samples t-test）
			偏态分布或方差不齐	两组资料的秩和检验（Wilcoxon rank-sum test）
				中位数检验（median test）
		配对资料	差值正态分布	配对 t 检验（paired t-test）
			差值偏态分布	符号秩和检验（sing rank-sum test）
	多组比较	完全随机设计	正态分布，方差齐	单因素方差分析（one-way ANOVA）
				SNK-q 检验（Student-Newman-Keuls test）
			偏态分布或方差不齐	H 检验（Kruskal-Wallis test）
				多个样本间两两比较的秩和检验
		配伍设计	正态分布，方差齐	双因素方差分析（two-way ANOVA）
			偏态分布或方差不齐	M 检验（Friedman's test）
		拉丁方设计		三因素方差分析（three-way ANOVA）
		正交设计		多因素方差分析（multiway ANOVA）

续表

计数资料	无序资料	两样本比较	非配对资料（平行比较）	若 $n \geq 40$，$T \geq 5$，普通 χ^2 检验
				若 $n \geq 40$，$1 \leq T < 5$，校正 χ^2 检验
				若 $n < 40$ 或 $T < 1$，fisher's 确切概率计算法
			配对资料	配对资料的 χ^2 检验（paired χ^2-test）
				差值的符号秩和检验（Wilcoxon 配对法）
		多组率比较		行×列表资料的 χ^2 检验
	有序资料	等级资料		H 检验（Kruskal-Wallis test）
				Ridit 分析（Ridit analysis）
		序列资料		升降趋势检验（Cox-Stuart test）
		角度、昼夜时间资料		圆形分布法（circular distribution）

　　应该注意的是，即使是同一设计、同一资料类型，也可能选择不同的统计方法进行数据分析。例如，偏态分布计量资料，既可直接选择非参数检验进行分析，也可以通过变量变换将偏态分布的计量资料转换为正态分布或近似正态分布进而选择参数检验（如 t 检验或方差分析）处理。另外，在一个医学研究中可能有多种分析目的或/和资料类型同时存在，研究者需通过专业问题与分析内容进行综合判断，准确选择统计分析方法。

第二节　统计结果的选用与结论表达

　　目前在医学期刊已发表的研究论著中，多数存在统计结果选用不当，结论表达不清、不当甚至误用等问题，不但对论文的科学性产生极大影响，还可能得出错误的专业结论。因此，正确地选用统计结果并将结论准确地表达出来，具有非常重要的意义。

一、统计结果的选用

　　在进行统计结果的选择时，通常选择最能说明问题的统计指标（统计量），常见的选择方法见表 28-4。如例 28-1 中，统计描述部分，计量资料服从正态分布，用均数±标准差（$\bar{x} \pm s$）表示，计数资料用率表示；统计推断部分，假设检验结果中给出了统计量 t 值和 χ^2 值，P 值则给出了较精确数值。

表 28-4　常见统计结果的选择

资料类型	统计描述	统计推断
计量资料	若资料服从正态分布或近似正态分布，用 n（例数）、均数±标准差（$\bar{x} \pm s$）表示	假设检验应给出检验统计量的实际值（如 t 值，F 值等）以及 P 值（提倡给出 P 值的精确数值）
	若资料不服从正态分布，用中位数（M）和四分位数间距（Q）或平均秩次表示	
计数资料	计数资料主要用相对数表示，常用统计指标有构成比和率。值得注意的是，若分母过小则不宜计算相对数，而应直接用绝对数进行描述；另外要避免将构成比误用为率来说明事物发生的强度	
等级资料	单向有序列联表应给出平均秩次	

二、统计表与统计图

当研究的统计指标比较多、需分组比较时，常常须借助统计图表。统计图表是研究结果表达的重要手段。

1. 统计表可将统计分析的事物或指标以表格的形式列出，以代替繁琐的文字描述。要规范合理应用统计"三线"表。

2. 统计图则是用点、线、面的位置、升降或大小来表达统计资料数量关系。与统计表相比，统计图更加形象直观，便于读者了解研究结果。常用统计图的适用情况见表28-5。

表28-5 常用统计图的适用条件

统计图类别		特点	适用条件
直条图		用相同宽度的直条长短表示相互独立的统计指标的数值大小和它们之间的对比关系	适用于比较相互独立的统计指标的数值大小
直方图		适用于表示数值变量的频数分布	描述数值变量的频数分布
构成图	圆图	以圆的总面积表示事物的全部，将其分割成若干扇面表示事物内部各构成部分所占的比重	描述分类变量各类别所占构成比
	百分比条图	以某一矩形总长度表示事物的全部，将其分割成不同长度的段表示各构成的比重，适合描述分类变量的各类别所占的构成比	描述分类变量各类别所占构成比，特别适合多个构成比的比较
线图		用线段的升降来表示数值的变化	描述某统计量随另一连续性数值变量变化而变化的趋势
箱式图		用5个统计量表示数据分布的主要特征	描述数据的分布特征

3. 统计数据的精确度。计量资料的统计指标（如均数、标准差、中位数、百分位数等）要保留的小数位数，应该与原始数据的小数位数相同。均数与标准差的位数，除取决于测量仪器的精密度外，还取决于样本内个体的变异。通常均数的有效位数不应比原始数据的有效位数多，但标准差或标准误必要时需多增加一个位数。

4. 假设检验结果的表达。统计结果应给出检验统计量的实际值，如 t 值、F 值、χ^2 值等。描述统计量，如均数、率、相关系数，无论检验结果是否有统计学意义均应列出，随着统计分析软件的普及应用，软件会自动给出 P 值大小，因此应尽量给出 P 值的精确数值，如例28-1中 SPSS 软件分析后列出的 t 值、χ^2 值和 P 值。当 $P=0.045$ 或 $P=0.055$ 时，与检验水准 0.05 并无太大差别，得出的结论也理应一致，不应有本质上的差别，要求作者具体问题具体分析。

5. 医学论文中计量单位。计量单位与单位符号的规范要求，参照 1997 年中华医学会编辑的《法定计量单位在医学上的应用》一书。主要要求为：①法定单位和词头的符号：不论拉丁字母或希腊字母，一律用正体，不附省略点，且无复数形式；②单位符号的字母：一般为小写体，若单位名称来源于人名，则符号的第一个字母用大写体；③单位符号中表示相除的斜线不能多于一条，后者采用负指数幂的形式表示；④论文应采用法定计量单位数值，首次采用的计量单位，应注明新旧单位的换算系数；⑤小数点前或后若超过 4 位数字时，实行三位分节法（用半个阿拉伯数字符的小间隔分开）。

第三节　统计报告书写

国际医学期刊编辑委员会（International Committee of Medical Journal Editors，ICMJE）在其发布的《向生物医学期刊投稿的统一要求》中，对稿件提出了统一的技术要求，制定了医学研究报告中统计学描述与书写准则。其目的是提高统计学应用质量、规范科研和科研报告程序，并有助于读者更好地对所阅读科研报告进行理解和判断。

1. 详细描述统计学方法，使有专业知识的读者能够通过原始数据检验所报告的结果。

研究者应该报告他们所用的是哪种（些）统计学方法，并说明选用该方法的依据。必须将研究设计中的优势和不足尽可能详细地告诉读者，从而使其对资料的可靠性有正确的理解。应详细说明正文和图表中的单位。若读者对该单位是清楚的，当其多次出现时，就没有必要再次注明，仔细选择测量单位常有助于生物学假设和统计学分析的阐明和统一。

2. 尽量定量描述结果，并给出测量误差的适当指标或不确定性（如可信区间）。避免仅依靠统计学假设检验，如仅有 P 值，不能代表重要的定量信息。

研究者必须选择一种报道其研究结果的方法。该方法是对实际的结果提供情报的最有效方法，如均数、标准差和可信区间。尽管一种显著性检验对其他资料或许有所帮助，但应该反对仅报告显著性检验而不用这些额外资料的倾向。报告精确的 P 值比"$P<0.05$"或"P 值无显著性"更有利于读者将自己选择的临界值与已得出 P 值相比较。另外，研究者还应详细说明为什么使用单侧检验或双侧检验。

3. 讨论实验对象的选择是否合适。应报告选择患者或其他研究单位的原因和方法，准确地逐项阐明全部的潜在性适宜对象或研究的范围。

研究报告中还应阐明研究范围和合格标准是在何时、怎样进行设计的。如范围和合格标准是否在研究开始之前就在书面草案中陈述，它们在研究过程中是否有所发展，某些合格标准是否是为了处理未预见到的某些问题而在最后加入的说明等。

4. 详述随机化方法。随机化的报告需要注意两方面的因素。首先，应简略地告诉读者该随机化是怎样进行的，如采用随机数字表或统计软件等。其次，随机化可应用于许多方面。例如，从较大的总体中随机选出一个样本，或对研究的患者可能随机分配进行治疗，或治疗的患者可能随机进行一种或多种试验等。因此，仅仅说该项研究是"随机化的"是不够的。详细报告随机化的细节是保证不发生模棱两可解释的前提条件。

5. 描述盲法观察的可靠性。"盲法"也称"蒙蔽"，是指使临床试验参与人员（包括医生、患者及资料收集和分析人员）对临床干预方案分配情况不了解，从而控制因知晓分配方案而可能对试验引入的偏倚。研究中由于有多种遮蔽的方法，研究报告必须阐明采取什么措施、对谁是隐蔽的。若仅说该研究是"盲法"或"双盲"而不加任何解释，则不能满足要求。

6. 报告治疗并发症、观察例数及观察中对象丢失的情况（如临床实验中退出观察的病例）。根据统计学原理，为了用样本的信息推断相应总体的统计学特征，必须保证从该总体中随机化抽取的研究单位有足够多的数量，即样本量应足够大。如果仅仅从少数或极有限的研究对象获取关于疾病病因、临床过程、诊治效能的信息，并据此做出推导结论，显然是片面、不完整的，有时甚至可能是错误的。为了使从研究样本获取的研究结论具有外推性，样本除了具有同质性、随机性和代表性之外，还必须有足够的样本量。研究结论只有在随机化分组和足够样本量基础之上，才能使非处理因素均衡一致，增强样本对总体的代表性，尽量减少抽样误差与偏倚，控制或识别机遇的影响。

因此，在实验设计时，必须确定在保证实验结果具有一定可靠性的前提下的最少样本例数，即样本量应减至满足统计分析需求的最低程度，统计学家称之为"精选小样本"原则。具体的实施方法是在研究设计阶段，预先根据研究目的和统计学要求，按适宜的估计样本量的方法计算出适宜的样本量。

7. 实验设计和统计学方法所参照的文献应尽可能引用标准著作（注明页码），而不是有关实验设计或方法的原始报告文献。

原始论文对方法学研究者有很大的价值，但自从第一次报告该方法后，常较少解释该方法及其内含或计算结果及其意义的次要部分。标准出版物，如教科书或综述文章，常给出清楚的说明，介绍该方法的前因后果，并给出有帮助的例子。除了使用教科书、综述文章或其他标准出版物的一般性建议外，使用原始的说明最有利于交流，并且是唯一可行的。

8. 详述所采用的计算机通用程序。应指明计算机程序及其操作方法，因为有时会发现这些程序有错误。读者也希望了解这些程序，以便于他们自己使用。相反，为特殊任务所编的程序不需要提供文件，因为读者已对在特定的或"保密的"程序中产生错误的可能性有所警惕，同时他们也不能在自己的工作中使用同样的程序。

9. 在方法部分对所用统计学方法进行综合描述，在结果部分总结数据时应详细说明分析资料所采用的统计学方法。

通常在论文的方法部分综合描述统计学方法，而非该统计学方法第一次出现时即描述它。在一篇文章中，各处应用的方法可能略有不同，一般根据资料和分析的早期步骤决定哪些结果应详细地报告，或在探查临界或意外的研究结果中应使用哪些方法。

10. 在结果部分，只在有利于论文的分析讨论和数据显示时使用图表。可用曲线图代替标目众多的表格，图表中数据不应重复。

11. 避免将统计学专业术语，如"随机（指随机化设计）""正常""显著""相关"和"样本"作非专业性使用。

在报告统计结果时要注意，常用的统计专业术语不能作为普通名词使用。如百分位数（percentile）、参数（parameter）、可信区间（confidence interval）、显著（significant）、相关（correlation）等，均要避免作非专业使用。

12. 应对统计学术语、缩写词和符号进行注解。应以国家标准 GB 3358—82《统计学名词及符号》为准，符号一律用斜体，大小写应写清楚。细节要求有：①样本的算术平均数用英文小写 $\bar{x}$ 表示，不用大写 $\bar{X}$；②标准差用英文小写 s，不用 SD 或 s_d；③标准误用英文小写 $s_{\bar{x}}$，不用 SE，也不用 SEM；④t 检验用英文小写 t；⑤F 检验用英文大写 F；⑥卡方检验用希腊语小写 χ^2；⑦样本的相关系数用英文小写 r；⑧自由度用希腊字母小写 ν；⑨样本含量用英文小写 n；⑩概率用英文斜体大写 P。

学习小结

1. 学习内容

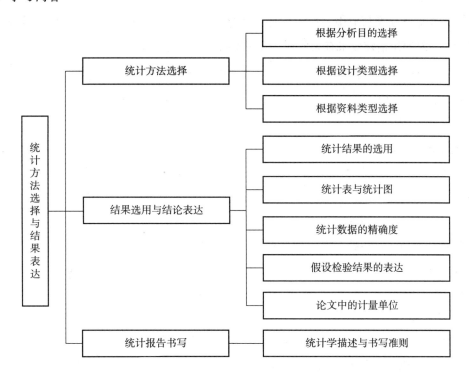

2. 学习方法　学习本章前要较好地掌握前面各章的内容，统计方法的选择需要明确各种统计方法的应用条件，选择合适的统计学分析方法；统计结果的选用、结论的表达及统计报告的书写需要树立表达清晰、书写规范、论述客观的意识。

练习题

一、最佳选择题

1. 对于两组资料的比较，方差分析与 t 检验的关系是（　　）

    A. t 检验结果更准确   B. 方差分析结果更准确

    C. t 检验对数据的要求更为严格   D. 近似等价

    E. 完全等价

2. 欲比较两组阳性反应率，在样本量非常小的情况下（如 $n_1<10$，$n_2<10$），应采用（　　）

    A. 四格表 χ^2 检验   B. 校正四格表 χ^2 检验

    C. Fisher 确切概率法   D. 配对 χ^2 检验

    E. 校正配对 χ^2 检验

3. 利用 χ^2 检验公式不适合解决的实际问题是（　　）

    A. 比较两种药物的有效率   B. 检验某种疾病与基因多态性的关系

    C. 两组有序试验结果的药物疗效   D. 药物三种不同剂量显效率有无差别

    E. 两组病情"轻""中""重"的构成比例

4. 多个计量资料的比较，当分布类型不清时，应选择的统计方法是（　　）

A. 方差分析

B. Wilcoxon t 检验

C. Kruskal–Wallis H 检验

D. u 检验

E. χ^2 检验

5. 在一项临床试验研究中，疗效分为"痊愈""显效""有效""无效"四个等级，现欲比较试验组与对照组治疗效果有无差别，宜采用的统计方法是（　　）

A. Wilcoxon 秩和检验

B. 2×4 列联表 χ^2 检验

C. 四格表 χ^2 检验

D. Fisher 确切概率法

E. 计算标准化率

6. 统计表的主要作用是（　　）

A. 便于形象描述和表达结果

B. 客观表达实验的原始数据

C. 减少论文篇幅

D. 容易进行统计描述和推断

E. 代替冗长的文字叙述和便于分析对比

7. 描述某疾病患者年龄（岁）的分布，应采用的统计图是（　　）

A. 线图

B. 条图

C. 百分条图

D. 直方图

E. 箱式图

8. 高血压临床试验分为试验组和对照组，分析考虑治疗 0 周、2 周、4 周、6 周、8 周血压的动态变化和改善情况，为了直观显示出两组血压平均变动情况，宜选用的统计图是（　　）

A. 半对数图

B. 线图

C. 条图

D. 直方图

E. 百分条图

9. 研究三种不同麻醉剂在麻醉后的镇痛效果，采用计量评分法，分数呈偏态分布，比较终点时分数的平均水平及个体的变异程度，应使用的图形是（　　）

A. 复式条图

B. 复式线图

C. 散点图

D. 直方图

E. 箱式图

10. 研究血清低密度脂蛋白 LDL 与载脂蛋白 B-100 的数量依存关系，应绘制的图形是（　　）

A. 直方图

B. 箱式图

C. 线图

D. 散点图

E. 条图

二、简答题

1. 如何正确选择统计学方法？

2. 统计结果的表达有哪些注意事项？

3. 统计表和统计图在表达资料中各有何特殊意义？

4. 统计报告书写的基本准则有哪些？

（步怀恩）

希腊字母表

希腊字母		英文拼音
大写	小写	
A	α	alpha
B	β	beta
Γ	γ	gamma
Δ	δ	delta
E	ε	epsilon
Z	ζ	zeta
H	η	eta
Θ	θ	theta
I	ι	iota
K	κ	kappa
Λ	λ	lambda
M	μ	mu
N	ν	nu
Ξ	ξ	xi
O	o	omicron
Π	π	pi
P	ρ	rho
Σ	σ	sigma
T	τ	tau
Υ	υ	upsilon
Φ	φ	phi
X	χ	chi
Ψ	ψ	psi
Ω	ω	omega

NOTE

常用的统计工具表

附表1　标准正态分布曲线下左侧尾部面积，$\Phi(-z)$ 值

z	0.00	0.01	0.02	0.03	0.04	0.05	0.06	0.07	0.08	0.09
-3.0	0.0013	0.0013	0.0013	0.0012	0.0012	0.0011	0.0011	0.0011	0.0010	0.0010
-2.9	0.0019	0.0018	0.0018	0.0017	0.0016	0.0016	0.0015	0.0015	0.0014	0.0014
-2.8	0.0026	0.0025	0.0024	0.0023	0.0023	0.0022	0.0021	0.0021	0.0020	0.0019
-2.7	0.0035	0.0034	0.0033	0.0032	0.0031	0.0030	0.0029	0.0028	0.0027	0.0026
-2.6	0.0047	0.0045	0.0044	0.0043	0.0041	0.0040	0.0039	0.0038	0.0037	0.0036
-2.5	0.0062	0.0060	0.0059	0.0057	0.0055	0.0054	0.0052	0.0051	0.0049	0.0048
-2.4	0.0082	0.0080	0.0078	0.0075	0.0073	0.0071	0.0069	0.0068	0.0066	0.0064
-2.3	0.0107	0.0104	0.0102	0.0099	0.0096	0.0094	0.0091	0.0089	0.0087	0.0084
-2.2	0.0139	0.0136	0.0132	0.0129	0.0125	0.0122	0.0119	0.0116	0.01139	0.0110
-2.1	0.0179	0.0174	0.0170	0.0166	0.0162	0.0158	0.0154	0.0150	0.0146	0.0143
-2.0	0.0228	0.0222	0.0217	0.0212	0.0207	0.0202	0.0197	0.0192	0.0188	0.0183
-1.9	0.0287	0.0281	0.0274	0.0268	0.0262	0.0256	0.0250	0.0244	0.0239	0.0233
-1.8	0.0359	0.0351	0.0344	0.0336	0.0329	0.0322	0.0314	0.0307	0.0301	0.0294
-1.7	0.0446	0.0436	0.0427	0.0418	0.0409	0.0401	0.0392	0.0384	0.0375	0.0367
-1.6	0.0548	0.0537	0.0526	0.0516	0.0505	0.0495	0.0485	0.0475	0.0465	0.0455
-1.5	0.0668	0.0655	0.0643	0.0630	0.0618	0.0606	0.0594	0.0582	0.0571	0.0559
-1.4	0.0808	0.0793	0.0778	0.0764	0.0749	0.0735	0.0721	0.0708	0.0694	0.0681
-1.3	0.0968	0.0951	0.0934	0.0918	0.0901	0.0885	0.0869	0.0853	0.0838	0.0823
-1.2	0.1151	0.1131	0.1112	0.1093	0.1075	0.1056	0.1038	0.1020	0.1003	0.0985
-1.1	0.1357	0.1335	0.1314	0.1292	0.1271	0.1251	0.1230	0.1210	0.1190	0.1170
-1.0	0.1587	0.1562	0.1539	0.1515	0.1492	0.1469	0.1446	0.1423	0.1401	0.1379
-0.9	0.1841	0.1814	0.1788	0.1762	0.1736	0.1711	0.1685	0.1660	0.1635	0.1611
-0.8	0.2119	0.2090	0.2061	0.2033	0.2005	0.1977	0.1949	0.1922	0.1894	0.1867
-0.7	0.2420	0.2389	0.2358	0.2327	0.2296	0.2266	0.2236	0.2206	0.2177	0.2148
-0.6	0.2743	0.2709	0.2676	0.2643	0.2611	0.2578	0.2546	0.2514	0.2483	0.2451
-0.5	0.3085	0.3050	0.3015	0.2981	0.2946	0.2912	0.2877	0.2843	0.2810	0.2776
-0.4	0.3446	0.3409	0.3372	0.3336	0.3300	0.3264	0.3228	0.3192	0.3156	0.3121
-0.3	0.3821	0.3783	0.3745	0.3707	0.3669	0.3632	0.3594	0.3557	0.3520	0.3483
-0.2	0.4207	0.4168	0.4129	0.4090	0.4052	0.4013	0.3974	0.3936	0.3897	0.3859
-0.1	0.4602	0.4562	0.4522	0.4483	0.4443	0.4404	0.4364	0.4325	0.4286	0.4247
-0.0	0.5000	0.4960	0.4920	0.4880	0.4840	0.4801	0.4761	0.4721	0.4681	0.4641

注：$\Phi(z) = 1 - \Phi(-z)$

附表 2　t 分布界值表（双侧尾部面积）

ν	$P(1)$: 0.25 $P(2)$: 0.50	0.20 0.40	0.10 0.20	0.05 0.10	0.025 0.05	0.01 0.02	0.005 0.010	0.0025 0.0050	0.001 0.002	0.0005 0.0001
1	1.000	1.376	3.078	6.314	12.706	31.821	63.657	127.321	318.309	636.619
2	0.816	1.061	1.886	2.920	4.303	6.965	9.925	14.089	22.327	31.599
3	0.765	0.978	1.638	2.353	3.182	4.540	5.841	7.453	10.215	12.924
4	0.741	0.941	1.533	2.132	2.776	3.747	4.604	5.597	7.173	8.610
5	0.727	0.920	1.476	2.015	2.570	3.365	4.032	4.773	5.893	6.868
6	0.718	0.906	1.440	1.943	2.447	3.143	3.707	4.317	5.208	5.959
7	0.711	0.896	1.415	1.895	2.365	2.998	3.499	4.029	4.785	5.408
8	0.706	0.889	1.397	1.859	2.306	2.896	3.355	3.833	4.501	5.041
9	0.703	0.883	1.383	1.833	2.262	2.821	3.250	3.690	4.297	4.781
10	0.700	0.879	1.372	1.812	2.228	2.764	3.169	3.581	4.144	4.587
11	0.697	0.876	1.363	1.796	2.201	2.718	3.106	3.496	4.025	4.437
12	0.695	0.873	1.356	1.782	2.179	2.681	3.055	3.428	3.930	4.318
13	0.694	0.870	1.350	1.771	2.160	2.650	3.012	3.372	3.852	4.221
14	0.692	0.868	1.345	1.761	2.145	2.624	2.977	3.326	3.787	4.140
15	0.691	0.866	1.341	1.753	2.131	2.602	2.947	3.286	3.733	4.073
16	0.690	0.865	1.337	1.746	2.120	2.583	2.921	3.252	3.686	4.015
17	0.689	0.863	1.333	1.740	2.110	2.567	2.898	3.222	3.646	3.965
18	0.688	0.862	1.330	1.734	2.101	2.552	2.878	3.197	3.610	3.922
19	0.688	0.861	1.328	1.729	2.093	2.539	2.861	3.174	3.579	3.883
20	0.687	0.860	1.325	1.725	2.086	2.528	2.845	3.153	3.552	3.849
21	0.686	0.859	1.323	1.721	2.080	2.518	2.831	3.135	3.527	3.819
22	0.686	0.858	1.321	1.717	2.074	2.508	2.819	3.119	3.505	3.792
23	0.685	0.858	1.319	1.714	2.069	2.500	2.807	3.104	3.485	3.768
24	0.685	0.857	1.318	1.711	2.064	2.492	2.797	3.091	3.467	3.745
25	0.684	0.856	1.316	1.708	2.060	2.485	2.787	3.078	3.450	3.725
26	0.684	0.856	1.315	1.706	2.056	2.479	2.779	3.067	3.435	3.707
27	0.684	0.855	1.314	1.703	2.052	2.473	2.771	3.056	3.421	3.690
28	0.683	0.855	1.313	1.701	2.048	2.467	2.763	3.047	3.408	3.674
29	0.683	0.854	1.311	1.699	2.045	2.462	2.756	3.038	3.396	3.659
30	0.683	0.854	1.310	1.697	2.042	2.457	2.750	3.030	3.385	3.646
31	0.683	0.853	1.309	1.696	2.040	2.453	2.744	3.022	3.375	3.633
32	0.682	0.853	1.309	1.694	2.037	2.449	2.738	3.015	3.365	3.622
33	0.682	0.853	1.308	1.692	2.035	2.445	2.733	3.008	3.356	3.611
34	0.682	0.852	1.307	1.691	2.032	2.441	2.728	3.002	3.348	3.601
35	0.682	0.852	1.306	1.690	2.030	2.438	2.724	2.996	3.340	3.591
36	0.681	0.852	1.306	1.688	2.028	2.434	2.719	2.990	3.332	3.582
37	0.681	0.851	1.305	1.687	2.026	2.431	2.715	2.985	3.325	3.574
38	0.681	0.851	1.304	1.686	2.024	2.429	2.712	2.980	3.319	3.565
39	0.681	0.851	1.304	1.685	2.023	2.426	2.708	2.976	3.313	3.558

NOTE

续表

ν	P(1)：0.25 P(2)：0.50	0.20 0.40	0.10 0.20	0.05 0.10	0.025 0.05	0.01 0.02	0.005 0.010	0.0025 0.0050	0.001 0.002	0.0005 0.0001
					概率，P					
40	0.681	0.851	1.303	1.684	2.021	2.423	2.704	2.971	3.307	3.551
50	0.679	0.849	1.299	1.676	2.009	2.403	2.678	2.937	3.261	3.496
60	0.679	0.848	1.296	1.671	2.000	2.390	2.660	2.915	3.232	3.460
70	0.678	0.847	1.294	1.667	1.994	2.381	2.648	2.899	3.211	3.435
80	0.678	0.846	1.292	1.664	1.990	2.374	2.639	2.887	3.195	3.416
90	0.677	0.846	1.291	1.662	1.987	2.368	2.632	2.878	3.183	3.402
100	0.677	0.845	1.290	1.660	1.984	2.364	2.626	2.871	3.174	3.390
200	0.676	0.843	1.286	1.653	1.972	2.345	2.601	2.839	3.131	3.340
∞	0.674	0.842	1.282	1.645	1.960	2.326	2.576	2.807	3.090	3.290

附表 3　F 分布界值表（方差齐性检验用，双侧界值）

$\alpha = 0.05$

ν_2	ν_1															
	1	2	3	4	5	6	7	8	9	10	12	15	20	30	60	∞
1	648	800	864	900	922	937	948	957	963	969	977	985	993	1001	1010	1018
2	38.51	39.00	39.17	39.25	39.30	39.33	39.36	39.37	39.39	39.40	39.41	39.43	39.45	39.46	39.48	39.50
3	17.44	16.04	15.44	15.10	14.88	14.73	14.62	14.54	14.47	14.42	14.34	14.25	14.17	14.08	13.99	13.90
4	12.22	10.65	9.98	9.60	9.36	9.20	9.07	8.98	8.90	8.84	8.75	8.66	8.56	8.46	8.36	8.26
5	10.01	8.43	7.76	7.39	7.15	6.98	6.85	6.76	6.68	6.62	6.52	6.43	6.33	6.23	6.12	6.02
6	8.81	7.26	6.60	6.23	5.99	5.82	5.70	5.60	5.52	5.46	5.37	5.27	5.17	5.07	4.96	4.85
7	8.07	6.54	5.89	5.52	5.29	5.12	4.99	4.90	4.82	4.76	4.67	4.57	4.47	4.36	4.25	4.14
8	7.57	6.06	5.42	5.05	4.82	4.65	4.53	4.43	4.36	4.30	4.20	4.10	4.00	3.89	3.78	3.67
9	7.21	5.71	5.08	4.72	4.48	4.32	4.20	4.10	4.03	3.96	3.87	3.77	3.67	3.56	3.45	3.33
10	6.94	5.46	4.83	4.47	4.24	4.07	3.95	3.85	3.78	3.72	3.62	3.52	3.42	3.31	3.20	3.08
11	6.72	5.26	4.63	4.28	4.04	3.88	3.76	3.66	3.59	3.53	3.43	3.33	3.23	3.12	3.00	2.88
12	6.55	5.10	4.47	4.12	3.89	3.73	3.61	3.51	3.44	3.37	3.28	3.1S	3.07	2.96	2.85	2.73
13	6.41	4.97	4.35	4.00	3.77	3.60	3.48	3.39	3.31	3.25	3.15	3.05	2.95	2.84	2.72	2.60
14	6.30	4.86	4.24	3.89	3.66	3.50	3.38	3.29	3.21	3.15	3.05	2.95	2.84	2.73	2.61	2.49
15	6.20	4.77	4.15	3.80	3.58	3.41	3.29	3.20	3.12	3.06	2.96	2.86	2.76	2.64	2.52	2.40
16	6.12	4.69	4.08	3.73	3.50	3.34	3.22	3.12	3.05	2.99	2.89	2.79	2.68	2.57	2.45	2.32
17	6.04	4.62	4.01	3.66	3.44	3.28	3.16	3.06	2.98	2.92	2.82	2.72	2.62	2.50	2.38	2.25
18	5.98	4.56	3.95	3.61	3.38	3.22	3.10	3.01	2.93	2.87	2.77	2.67	2.56	2.44	2.32	2.19
19	5.92	4.51	3.90	3.56	3.33	3.17	3.05	2.96	2.88	2.82	2.72	2.62	2.51	2.39	2.27	2.13
20	5.87	4.46	3.86	3.51	3.29	3.13	3.01	2.91	2.84	2.77	2.68	2.57	2.46	2.35	2.22	2.09
21	5.83	4.42	3.82	3.48	3.25	3.09	2.97	2.87	2.80	2.73	2.64	2.53	2.42	2.31	2.18	2.04
22	5.79	4.38	3.78	3.44	3.22	3.05	2.93	2.84	2.76	2.70	2.60	2.50	2.39	2.27	2.14	2.00
23	5.75	4.35	3.75	3.41	3.18	3.02	2.90	2.81	2.73	2.67	2.57	2.47	2.36	2.24	2.11	1.97
24	5.72	4.32	3.72	3.38	3.15	2.99	2.87	2.78	2.70	2.64	2.54	2.44	2.33	2.21	2.08	1.94

续表

ν_2	ν_1															
	1	2	3	4	5	6	7	8	9	10	12	15	20	30	60	∞
25	5.69	4.29	3.69	3.35	3.13	2.97	2.85	2.75	2.68	2.61	2.51	2.41	2.30	2.18	2.05	1.91
26	5.66	4.27	3.67	3.33	3.10	2.94	2.82	2.73	2.65	2.59	2.49	2.39	2.28	2.16	2.03	1.88
27	5.63	4.24	3.65	3.31	3.08	2.92	2.80	2.71	2.63	2.57	2.47	2.36	2.25	2.13	2.00	1.85
28	5.61	4.22	3.63	3.29	3.06	2.90	2.78	2.69	2.61	2.55	2.45	2.34	2.23	2.11	1.98	1.83
29	5.59	4.20	3.61	3.27	3.04	2.88	2.76	2.67	2.59	2.53	2.43	2.32	2.21	2.09	1.96	1.81
30	5.57	4.18	3.59	3.25	3.03	2.87	2.75	2.65	2.57	2.51	2.41	2.31	2.20	2.07	1.94	1.79
40	5.42	4.05	3.46	3.13	2.90	2.74	2.62	2.53	2.45	2.39	2.29	2.18	2.07	1.94	1.80	1.64
60	5.29	3.93	3.34	3.01	2.79	2.63	2.51	2.41	2.33	2.27	2.17	2.06	1.94	1.82	1.67	1.48
120	5.15	3.80	3.23	2.89	2.67	2.52	2.39	2.30	2.22	2.16	2.05	1.94	1.82	1.69	1.53	1.31
∞	5.02	3.69	3.12	2.79	2.57	2.41	2.29	2.19	2.11	2.05	1.94	1.83	1.71	1.57	1.39	1.00

附表4　F 界值表（方差分析用）
上行：$P=0.05$　下行：$P=0.01$

分母自由度 ν_2	分子自由度 ν_1											
	1	2	3	4	5	6	7	8	9	10	11	12
1	161	200	216	225	230	234	237	239	241	242	243	244
	4052	4999	5403	5625	5764	5859	5928	5981	6022	6056	6082	6106
2	18.51	19.00	19.16	19.25	19.30	19.33	19.36	19.37	19.38	19.39	19.40	19.41
	98.49	99.00	99.17	99.25	99.30	99.33	99.34	99.36	99.38	99.40	99.41	99.42
3	10.13	9.55	9.28	9.12	9.01	8.94	8.88	8.84	8.81	8.78	8.76	8.74
	34.12	30.82	29.46	28.71	28.24	27.91	27.67	27.49	27.34	27.23	27.13	27.05
4	7.71	6.94	6.59	6.39	6.26	6.16	6.09	6.04	6.00	5.96	5.93	5.91
	21.20	18.00	16.69	15.98	15.52	15.21	14.98	14.80	14.66	14.54	14.45	14.37
5	6.60	5.79	5.41	5.19	5.05	4.95	4.88	4.82	4.78	4.74	4.70	4.68
	16.26	13.27	12.06	11.39	10.97	10.67	10.45	10.27	10.15	10.05	9.96	9.89
6	5.99	5.14	4.76	4.53	4.39	4.28	4.21	4.15	4.10	4.06	4.03	4.00
	13.74	10.92	9.78	9.15	8.75	8.47	8.26	8.10	7.98	7.87	7.79	7.72
7	5.59	4.74	4.35	4.12	3.97	3.87	3.76	3.73	3.68	3.63	3.60	3.57
	12.25	9.55	8.45	7.85	7.46	7.19	7.00	6.84	6.71	6.62	6.54	6.47
8	5.32	4.46	4.07	3.84	3.69	3.58	3.50	3.44	3.39	3.34	3.31	3.28
	11.26	8.65	7.59	7.01	6.63	6.37	6.19	6.03	5.91	5.82	5.74	5.67
9	5.12	4.26	3.86	3.63	3.48	3.37	3.29	3.23	3.18	3.13	3.10	3.07
	10.56	8.02	6.99	6.42	6.06	5.80	5.62	5.47	5.35	5.26	5.18	5.11
10	4.96	4.10	3.71	3.48	3.33	3.22	3.14	3.97	3.02	2.97	2.94	2.91
	10.04	7.56	6.55	5.99	5.64	5.39	5.21	5.06	4.95	4.85	4.78	4.71
11	4.84	3.98	3.59	3.36	3.20	3.09	3.01	2.95	2.90	2.86	2.82	7.29
	9.65	7.20	6.22	5.67	5.32	5.07	4.88	4.74	4.63	4.54	4.46	4.40
12	4.75	3.88	3.49	3.26	3.11	3.00	2.92	2.85	2.80	2.76	2.72	2.69
	9.33	6.93	5.95	5.41	5.06	4.82	4.65	4.50	4.39	4.30	4.22	4.16
13	4.67	3.80	3.41	3.18	3.02	2.92	2.84	2.77	2.72	2.67	2.63	2.60
	9.07	6.70	5.74	5.20	4.86	4.62	4.44	4.30	4.19	4.10	4.02	3.96

NOTE

分母 自由度 ν_2	分子自由度 ν_1											
	1	**2**	**3**	**4**	**5**	**6**	**7**	**8**	**9**	**10**	**11**	**12**
14	4.60	3.74	3.34	3.11	2.96	2.85	2.77	2.70	2.65	2.60	2.56	2.53
	8.86	6.51	5.56	5.03	4.69	4.46	4.28	4.14	4.03	3.94	3.86	3.80
15	4.54	3.68	3.29	3.06	2.90	2.79	2.70	2.64	2.59	2.55	2.51	2.48
	8.68	6.36	5.42	4.89	4.56	4.32	4.14	4.00	3.89	3.80	3.73	3.67
16	4.49	3.63	3.24	3.01	2.85	2.74	2.66	2.59	2.54	2.49	2.45	2.42
	8.53	6.23	5.29	4.77	4.44	4.20	4.03	3.89	3.78	3.69	3.61	3.55
17	4.45	3.59	3.20	2.96	2.81	2.70	2.62	2.55	2.50	2.45	2.41	2.38
	8.40	6.11	5.18	4.67	4.34	4.10	3.93	3.79	3.68	3.59	3.52	3.45
18	4.42	3.55	3.16	2.93	2.77	2.66	2.58	2.51	2.46	2.41	2.37	2.34
	8.28	6.01	5.09	4.58	4.25	4.01	3.85	3.71	3.60	3.51	3.44	3.37
19	4.38	3.52	3.13	2.90	2.74	2.63	2.55	2.48	2.43	2.38	2.34	2.31
	8.18	5.93	5.01	4.50	4.17	3.94	3.77	3.63	3.52	3.43	3.36	3.30
20	4.35	3.49	3.10	2.87	2.71	2.60	2.52	2.45	2.40	2.35	2.31	2.28
	8.10	5.85	4.94	4.43	4.10	3.87	3.71	3.56	3.45	3.37	3.30	3.23
21	4.32	3.47	3.07	2.84	2.68	2.57	2.49	2.42	2.37	2.32	2.28	2.25
	8.02	5.78	4.87	4.37	4.04	3.81	3.65	3.51	3.40	3.31	3.24	3.17
22	4.30	3.44	3.05	2.82	2.66	2.55	2.47	2.40	2.35	2.30	2.26	2.23
	7.94	5.72	4.82	4.31	3.99	3.76	3.59	3.45	3.35	3.26	3.18	3.12
23	4.28	3.42	3.03	2.80	2.64	2.53	2.45	2.38	2.32	2.28	2.24	2.20
	7.88	5.66	4.76	4.26	3.94	3.71	3.54	3.41	3.30	3.21	3.14	3.07
24	4.26	3.40	3.01	2.78	2.62	2.51	2.43	2.36	2.30	2.26	2.22	2.18
	7.82	5.61	4.72	4.22	3.90	3.67	3.50	3.36	3.25	3.17	3.09	3.03
25	4.24	3.38	2.99	2.76	2.60	2.49	2.41	2.34	2.28	2.24	2.20	2.16
	7.77	5.57	4.68	4.18	3.86	3.63	3.46	3.32	3.21	3.13	3.05	2.99
26	4.22	3.37	2.98	2.74	2.59	2.47	2.39	2.32	2.27	2.22	2.18	2.15
	7.72	5.53	4.64	4.14	3.82	3.59	3.42	3.29	3.17	3.09	3.02	2.96
27	4.21	3.35	2.96	2.73	2.57	2.46	2.37	2.30	2.25	2.20	2.16	2.13
	7.68	5.49	4.60	4.11	3.79	3.56	3.39	3.26	3.14	3.06	2.98	2.93
28	4.20	3.34	2.95	2.71	2.56	2.44	2.36	2.29	2.24	2.19	2.15	2.12
	7.64	5.45	4.57	4.07	3.76	3.53	3.36	3.23	3.11	3.03	2.95	2.90
29	4.18	3.33	2.93	2.70	2.54	2.43	2.35	2.28	2.22	2.18	2.14	2.10
	7.60	5.42	4.54	4.04	3.73	3.50	3.33	3.20	3.08	3.00	2.92	2.87
30	4.17	3.32	2.92	2.69	2.53	2.42	2.34	2.27	2.21	2.16	2.12	2.09
	7.56	5.39	4.51	4.02	3.70	3.47	3.30	3.17	3.06	2.98	2.90	2.84
32	4.15	3.30	2.90	2.67	2.51	2.40	2.32	2.25	2.19	2.14	2.10	2.07
	7.50	5.34	4.46	3.97	3.66	3.42	3.25	3.12	3.01	2.94	2.86	2.80
34	4.13	3.28	2.88	2.65	2.49	2.38	2.30	2.23	2.17	2.12	2.08	2.05
	7.44	5.29	4.42	3.93	3.61	3.38	3.21	3.08	2.97	2.89	2.82	2.76
36	4.11	3.26	2.86	2.63	2.48	2.36	2.28	2.21	2.15	2.10	2.06	2.03
	7.39	5.25	4.38	3.89	3.58	3.35	3.18	3.04	2.94	2.86	2.78	2.72

续表

分母自由度 ν_2	分子自由度 ν_1											
	1	2	3	4	5	6	7	8	9	10	11	12
38	4.10	3.25	2.85	2.62	2.46	2.35	2.26	2.19	2.14	2.09	2.05	2.02
	7.35	5.21	4.34	3.86	3.54	3.32	3.15	3.02	2.91	2.82	2.75	2.69
40	4.08	3.23	2.84	2.61	2.45	2.34	2.25	2.18	2.12	2.07	2.04	2.00
	7.31	5.18	4.31	3.83	3.51	3.29	3.12	2.99	2.88	2.80	2.73	2.66
42	4.07	3.22	2.83	2.59	2.44	2.32	2.24	2.17	2.11	2.06	2.02	1.99
	7.27	5.15	4.29	3.80	3.49	3.26	3.10	2.96	2.86	2.77	2.70	2.64
44	4.06	3.21	2.82	2.58	2.43	2.31	2.23	2.16	2.10	2.05	2.01	1.98
	7.24	5.12	4.26	3.78	3.46	3.24	3.07	2.94	2.84	2.75	2.68	2.62
46	4.05	3.20	2.81	2.57	2.42	2.30	2.22	2.14	2.09	2.04	2.00	1.97
	7.21	5.10	4.24	3.76	3.44	3.22	3.05	2.92	2.82	2.73	2.66	2.60
48	4.04	3.19	2.80	2.56	2.41	2.30	2.21	2.14	2.08	2.03	1.99	1.96
	7.19	5.08	4.22	3.74	3.42	3.20	3.04	2.90	2.80	2.71	2.64	2.58
50	4.03	3.18	2.79	2.56	2.40	2.29	2.20	2.13	2.07	2.02	1.98	1.95
	7.17	5.06	4.20	3.72	3.41	3.18	3.02	2.88	2.78	2.70	2.62	2.56
60	4.00	3.15	2.76	2.52	2.37	2.25	2.17	2.10	2.04	1.99	1.95	1.92
	7.08	4.98	4.13	3.65	3.34	3.12	2.95	2.82	2.72	2.63	2.56	2.50
70	3.98	3.13	2.74	2.50	2.35	2.23	2.14	2.07	2.01	1.97	1.93	1.89
	7.01	4.92	4.08	3.60	3.29	3.07	2.91	2.77	2.67	2.59	2.51	2.45
80	3.96	3.11	2.72	2.48	2.33	2.21	2.12	2.05	1.99	1.95	1.91	1.88
	6.96	4.88	4.04	3.56	3.25	3.04	2.87	2.74	2.64	2.55	2.48	2.41
100	3.94	3.09	2.70	2.46	2.30	2.19	2.10	2.03	1.97	1.92	1.88	1.85
	6.90	4.82	3.98	3.51	3.20	2.99	2.82	2.69	2.59	2.51	2.43	2.36
125	3.92	3.07	2.68	2.44	2.29	2.17	2.08	2.01	1.95	1.90	1.86	1.83
	6.84	4.78	3.94	3.47	3.17	2.95	2.79	2.65	2.56	2.47	2.40	2.33
150	3.91	3.06	2.67	2.43	2.27	2.16	2.07	2.00	1.94	1.89	1.85	1.82
	6.81	4.75	3.91	3.44	3.14	2.92	2.76	2.62	2.53	2.44	2.37	2.30
200	3.89	3.04	2.65	2.41	2.26	2.14	2.05	1.98	1.92	1.87	1.83	1.80
	6.76	4.71	3.88	3.34	3.11	2.90	2.73	2.60	2.50	2.41	2.34	2.28
400	3.86	3.02	2.62	2.39	2.23	2.12	2.03	1.96	1.90	1.85	1.81	1.78
	6.70	4.66	3.83	3.36	3.06	2.85	2.69	2.55	2.46	2.37	2.29	2.23
1000	3.85	3.00	2.61	2.38	2.22	2.10	2.02	1.95	1.89	1.84	1.80	1.76
	6.66	4.62	3.80	3.34	3.04	2.82	2.66	2.53	2.43	2.34	2.26	2.20
∞	3.84	2.99	2.60	2.37	2.21	2.09	2.01	1.94	1.88	1.83	1.79	1.75
	6.64	4.60	3.78	3.32	3.02	2.80	2.64	2.51	2.41	2.32	2.24	2.18

附表5　q 界值表

上行：$P=0.05$　下行：$P=0.01$

ν	组数，a								
	2	3	4	5	6	7	8	9	10
5	3.64	4.60	5.22	5.67	6.03	6.33	6.58	6.80	6.99
	5.70	6.98	7.80	8.42	8.91	9.32	9.67	9.97	10.24
6	3.46	4.34	4.90	5.30	5.63	5.90	6.12	6.32	6.49
	5.24	6.33	7.03	5.56	7.97	8.32	8.61	8.87	9.10
7	3.34	4.16	4.68	5.06	5.36	5.61	5.82	6.00	6.16
	4.95	5.92	6.54	7.01	7.37	7.68	7.94	8.17	8.37

续表

ν	组数，a								
	2	3	4	5	6	7	8	9	10
8	3.26	4.04	4.53	4.89	5.17	5.40	5.60	5.77	5.92
	4.75	5.64	6.20	6.62	6.96	7.24	7.47	7.68	7.86
9	3.20	3.95	4.41	4.76	5.02	5.24	5.43	5.59	5.74
	4.60	5.43	5.96	6.35	6.66	6.91	7.13	7.33	7.49
10	3.15	3.88	4.33	4.65	4.91	5.12	5.30	5.46	5.60
	4.48	5.27	5.77	6.14	6.43	6.67	6.87	7.05	7.21
12	3.08	3.77	4.20	4.51	4.75	4.95	5.12	5.27	5.39
	4.32	5.05	5.50	5.84	6.10	6.32	6.51	6.67	6.81
14	3.03	3.70	4.11	4.41	4.64	4.83	4.99	5.13	5.25
	4.21	4.89	5.32	5.63	5.88	6.08	6.26	6.41	6.54
16	3.00	3.65	4.05	4.33	4.56	4.74	4.90	5.03	5.15
	4.13	4.79	5.19	5.49	5.72	5.92	6.08	6.22	6.35
18	2.97	3.61	4.00	4.28	4.49	4.67	4.82	4.96	5.07
	4.07	4.70	5.09	5.38	5.60	5.79	5.94	6.08	6.20
20	2.95	3.58	3.96	4.23	4.45	4.62	4.77	4.90	5.01
	4.02	4.64	5.02	5.29	5.51	5.69	5.84	5.97	6.09
30	2.89	3.49	3.85	4.10	4.30	4.46	4.60	4.72	4.82
	3.89	4.45	4.80	5.05	5.24	5.40	5.54	5.65	5.76
40	2.86	3.44	3.79	4.04	4.23	4.39	4.52	4.63	4.73
	3.82	4.37	4.70	4.93	5.11	5.26	5.39	5.50	5.60
60	2.83	3.40	3.74	3.98	4.16	4.31	4.44	4.55	4.65
	3.76	4.28	4.59	4.82	4.99	5.13	5.25	5.36	5.45
120	2.80	3.36	3.68	3.92	4.10	4.24	4.36	4.47	4.56
	3.70	4.20	4.50	4.71	4.87	5.01	5.12	5.21	5.30
∞	2.77	3.31	3.63	3.86	4.03	4.17	4.29	4.39	4.47
	3.64	4.12	4.40	4.60	4.76	4.88	4.99	5.08	5.16

附表 6   Dunnett–t 检验（双侧）q' 界值表

误差自由度（ν）	处理组数（不包括对照组）T								
	1	2	3	4	5	6	7	8	9
5	2.57	3.03	3.39	3.66	3.88	4.06	4.22	4.36	4.49
	4.03	4.63	5.09	5.44	5.73	5.97	6.18	6.36	6.53
6	2.45	2.86	3.18	3.41	3.60	3.75	3.88	4.00	4.11
	3.17	4.22	4.60	4.88	5.11	5.30	5.47	5.61	5.74
7	2.36	2.75	3.04	3.24	3.41	3.54	3.66	3.76	3.86
	3.50	3.95	4.28	4.52	4.71	4.87	5.01	5.13	5.24
8	2.31	2.67	2.94	3.13	3.28	3.40	3.51	3.60	3.68
	3.36	3.77	4.06	4.27	4.44	4.58	4.70	4.81	4.90
9	2.26	2.61	2.86	3.04	3.18	3.29	3.39	3.48	3.55
	3.25	3.63	3.90	4.09	4.24	4.37	4.48	4.57	4.65

续表

误差自由度（ν）	处理组数（不包括对照组）T								
	1	2	3	4	5	6	7	8	9
10	2.23	2.57	2.81	2.97	3.11	3.21	3.31	3.39	3.46
	3.17	3.53	3.78	3.95	4.10	4.21	4.31	4.40	4.47
11	2.20	2.53	2.76	2.92	3.05	3.15	3.24	3.31	3.38
	3.11	3.45	3.68	3.85	3.98	4.09	4.18	4.26	4.33
12	2.18	2.50	2.72	2.88	3.00	3.10	3.18	3.25	3.32
	3.05	3.39	3.61	3.76	3.89	3.99	4.08	4.15	4.22
13	2.16	2.48	2.69	2.84	2.96	3.06	3.14	3.21	3.27
	3.01	3.33	3.54	3.69	3.81	3.91	3.99	4.06	4.13
14	2.14	2.46	2.67	2.81	2.93	3.02	3.10	3.17	3.23
	2.98	3.29	3.49	3.64	3.75	3.84	3.92	3.99	4.05
15	2.13	2.44	2.64	2.79	2.90	2.99	3.07	3.13	3.19
	2.95	3.25	3.45	3.59	3.70	3.79	3.86	3.93	3.99
16	2.12	2.42	2.63	2.77	2.88	2.96	3.04	3.10	3.16
	2.92	3.22	3.41	3.55	3.65	3.74	3.82	3.88	3.93
17	2.11	2.41	2.61	2.75	2.85	2.94	3.01	3.08	3.13
	2.90	3.19	3.38	3.51	3.62	3.70	3.77	3.83	3.89
18	2.10	2.40	2.59	2.73	2.84	2.92	2.99	3.05	3.11
	2.88	3.17	3.35	3.48	3.58	3.67	3.74	3.80	3.85
19	2.09	2.39	2.58	2.72	2.82	2.90	2.97	3.04	3.09
	2.86	3.15	3.33	3.46	3.55	3.64	3.70	3.76	3.81
20	2.09	2.38	2.57	2.70	2.81	2.89	2.96	3.02	3.07
	2.85	3.13	3.31	3.43	3.53	3.61	3.67	3.73	3.78
24	2.06	2.35	2.53	2.66	2.76	2.84	2.91	2.96	3.01
	2.80	3.07	3.24	3.36	3.45	3.52	3.58	3.64	3.69
30	2.04	2.32	2.50	2.62	2.72	2.79	2.86	2.91	2.96
	2.75	3.01	3.17	3.28	3.37	3.44	3.50	3.55	3.59
40	2.02	2.29	2.47	2.58	2.67	2.75	2.81	2.86	2.90
	2.75	2.95	3.10	3.21	3.29	3.36	3.41	3.46	3.50
60	2.00	2.27	2.43	2.55	2.63	2.70	2.76	2.81	2.85
	2.66	2.90	3.04	3.14	3.22	3.28	3.33	3.38	3.42
120	1.98	2.24	2.40	2.51	2.59	2.66	2.71	2.76	2.80
	2.62	2.84	2.98	3.08	3.15	3.21	3.25	3.30	3.33
∞	1.96	2.21	3.37	2.47	2.55	2.62	2.67	2.71	2.75
	2.58	2.79	2.92	3.01	3.08	3.14	3.18	3.22	3.25

NOTE

附表7 r 界值表

ν	概率 P（上行为单侧，下行为双侧）								
	0.25 0.50	0.10 0.20	0.05 0.10	0.025 0.05	0.01 0.02	0.005 0.01	0.0025 0.005	0.001 0.002	0.000 0.001
1	0.707	0.951	0.988	0.997	1.000	1.000	1.000	1.000	1.000
2	0.500	0.800	0.900	0.950	0.980	0.990	0.995	0.998	0.999
3	0.404	0.687	0.805	0.878	0.934	0.959	0.974	0.986	0.991
4	0.347	0.608	0.729	0.811	0.882	0.917	0.942	0.963	0.974
5	0.309	0.551	0.669	0.755	0.833	0.875	0.906	0.935	0.951
6	0.281	0.507	0.621	0.707	0.789	0.834	0.870	0.905	0.925
7	0.260	0.472	0.582	0.666	0.750	0.798	0.836	0.875	0.898
8	0.242	0.443	0.549	0.632	0.715	0.765	0.805	0.847	0.872
9	0.228	0.419	0.521	0.602	0.685	0.735	0.776	0.820	0.847
10	0.216	0.398	0.497	0.576	0.658	0.708	0.750	0.795	0.823
11	0.206	0.380	0.476	0.553	0.634	0.684	0.726	0.772	0.801
12	0.197	0.365	0.457	0.532	0.612	0.661	0.703	0.750	0.780
13	0.189	0.351	0.441	0.514	0.592	0.641	0.683	0.730	0.760
14	0.182	0.338	0.426	0.497	0.574	0.623	0.664	0.711	0.742
15	0.176	0.327	0.412	0.482	0.558	0.606	0.647	0.694	0.725
16	0.170	0.317	0.400	0.468	0.542	0.590	0.631	0.678	0.708
17	0.165	0.308	0.389	0.456	0.529	0.575	0.616	0.662	0.693
18	0.160	0.299	0.378	0.444	0.515	0.561	0.602	0.648	0.679
19	0.156	0.291	0.369	0.433	0.503	0.549	0.589	0.635	0.665
20	0.152	0.284	0.360	0.423	0.492	0.537	0.576	0.622	0.652
21	0.148	0.277	0.352	0.413	0.482	0.526	0.565	0.610	0.640
22	0.145	0.271	0.344	0.404	0.472	0.515	0.554	0.599	0.629
23	0.141	0.265	0.337	0.396	0.462	0.505	0.543	0.588	0.618
24	0.138	0.260	0.330	0.388	0.453	0.496	0.534	0.578	0.607
25	0.136	0.255	0.323	0.381	0.445	0.487	0.524	0.568	0.597
26	0.133	0.250	0.317	0.374	0.437	0.479	0.515	0.559	0.588
27	0.131	0.245	0.311	0.367	0.430	0.471	0.507	0.550	0.579
28	0.128	0.241	0.306	0.361	0.423	0.463	0.499	0.541	0.570
29	0.126	0.237	0.301	0.355	0.416	0.456	0.491	0.533	0.562
30	0.124	0.233	0.296	0.349	0.409	0.449	0.484	0.526	0.554
31	0.122	0.229	0.291	0.344	0.403	0.442	0.477	0.518	0.546
32	0.120	0.225	0.287	0.339	0.397	0.436	0.470	0.511	0.539
33	0.118	0.222	0.283	0.334	0.392	0.430	0.464	0.504	0.532
34	0.116	0.219	0.279	0.329	0.386	0.424	0.458	0.498	0.525
35	0.115	0.216	0.275	0.325	0.381	0.418	0.452	0.492	0.519
36	0.113	0.213	0.271	0.320	0.376	0.413	0.446	0.486	0.513
37	0.111	0.210	0.267	0.316	0.371	0.408	0.441	0.480	0.507
38	0.110	0.207	0.264	0.312	0.367	0.403	0.435	0.474	0.501
39	0.108	0.204	0.261	0.308	0.362	0.398	0.430	0.469	0.495

续表

ν	概率 P（上行为单侧，下行为双侧）								
	0.25	0.10	0.05	0.025	0.01	0.005	0.0025	0.001	0.000
	0.50	0.20	0.10	0.05	0.02	0.01	0.005	0.002	0.001
40	0.107	0.202	0.257	0.304	0.358	0.393	0.425	0.463	0.490
41	0.106	0.199	0.254	0.301	0.354	0.389	0.420	0.458	0.484
42	0.104	0.197	0.251	0.297	0.250	0.384	0.416	0.453	0.479
43	0.103	0.195	0.248	0.294	0.346	0.380	0.411	0.449	0.474
44	0.102	0.192	0.246	0.291	0.342	0.376	0.407	0.444	0.469
45	0.101	0.190	0.243	0.288	0.338	0.372	0.403	0.439	0.465
46	0.100	0.188	0.240	0.285	0.335	0.368	0.399	0.435	0.460
47	0.099	0.186	0.238	0.282	0.331	0.365	0.395	0.421	0.456
48	0.098	0.184	0.235	0.279	0.328	0.361	0.391	0.427	0.451
49	0.097	0.182	0.233	0.276	0.325	0.358	0.387	0.423	0.447
50	0.096	0.181	0.231	0.273	0.322	0.354	0.384	0.419	0.443

附表 8　等级相关系数 r_s 界值表

n	概率 P（上行为单侧，下行为双侧）								
	0.25	0.10	0.05	0.025	0.01	0.005	0.0025	0.001	0.0005
	0.50	0.20	0.10	0.05	0.02	0.01	0.005	0.002	0.001
4	0.600	1.000	1.000	—	—	—	—	—	—
5	0.500	0.800	0.900	1.000	1.000	—	—	—	—
6	0.371	0.657	0.829	0.886	0.943	1.000	1.000	—	—
7	0.321	0.571	0.714	0.786	0.893	0.929	0.964	1.000	1.000
8	0.310	0.524	0.643	0.738	0.833	0.881	0.905	0.952	0.976
9	0.267	0.483	0.600	0.700	0.783	0.833	0.867	0.917	0.933
10	0.248	0.455	0.564	0.648	0.745	0.794	0.830	0.879	0.903
11	0.236	0.427	0.536	0.618	0.709	0.755	0.800	0.845	0.873
12	0.217	0.406	0.503	0.587	0.678	0.727	0.769	0.818	0.846
13	0.209	0.385	0.484	0.560	0.648	0.703	0.747	0.791	0.824
14	0.200	0.367	0.464	0.538	0.626	0.679	0.723	0.771	0.802
15	0.189	0.354	0.446	0.521	0.604	0.654	0.700	0.750	0.779
16	0.182	0.341	0.429	0.503	0.582	0.635	0.679	0.729	0.762
17	0.176	0.328	0.414	0.485	0.566	0.615	0.662	0.713	0.748
18	0.170	0.317	0.401	0.472	0.550	0.600	0.643	0.695	0.728
19	0.165	0.309	0.391	0.460	0.535	0.584	0.628	0.677	0.712
20	0.161	0.299	0.380	0.447	0.520	0.570	0.612	0.662	0.696
21	0.156	0.292	0.370	0.435	0.508	0.556	0.599	0.648	0.681
22	0.152	0.284	0.361	0.425	0.496	0.544	0.586	0.634	0.667
23	0.148	0.278	0.353	0.415	0.486	0.532	0.573	0.622	0.654
24	0.144	0.271	0.344	0.406	0.476	0.521	0.562	0.610	0.642
25	0.142	0.265	0.337	0.398	0.466	0.511	0.551	0.598	0.630
26	0.138	0.259	0.331	0.390	0.457	0.501	0.541	0.587	0.619

NOTE

续表

n	概率 P（上行为单侧，下行为双侧）								
	0.25	0.10	0.05	0.025	0.01	0.005	0.0025	0.001	0.0005
	0.50	0.20	0.10	0.05	0.02	0.01	0.005	0.002	0.001
27	0.136	0.255	0.324	0.382	0.448	0.491	0.531	0.577	0.608
28	0.133	0.250	0.317	0.375	0.440	0.483	0.522	0.567	0.598
29	0.130	0.245	0.312	0.368	0.433	0.475	0.513	0.558	0.589
30	0.128	0.240	0.306	0.362	0.425	0.467	0.504	0.549	0.580
31	0.126	0.236	0.301	0.356	0.418	0.459	0.496	0.541	0.571
32	0.124	0.232	0.296	0.350	0.412	0.452	0.489	0.533	0.563
33	0.121	0.229	0.291	0.345	0.405	0.446	0.482	0.525	0.554
34	0.120	0.225	0.287	0.340	0.399	0.439	0.475	0.517	0.547
35	0.118	0.222	0.283	0.335	0.394	0.433	0.468	0.510	0.539
36	0.116	0.219	0.279	0.330	0.388	0.427	0.462	0.504	0.533
37	0.114	0.216	0.275	0.325	0.383	0.421	0.456	0.497	0.526
38	0.113	0.212	0.271	0.321	0.378	0.415	0.450	0.491	0.519
39	0.111	0.210	0.267	0.317	0.373	0.410	0.444	0.485	0.513
40	0.110	0.207	0.264	0.313	0.368	0.405	0.439	0.479	0.507
41	0.108	0.204	0.261	0.309	0.364	0.400	0.433	0.473	0.501
42	0.107	0.202	0.257	0.305	0.359	0.395	0.428	0.468	0.495
43	0.105	0.199	0.254	0.301	0.355	0.391	0.423	0.463	0.490
44	0.104	0.197	0.251	0.298	0.351	0.386	0.419	0.458	0.484
45	0.103	0.194	0.248	0.294	0.347	0.382	0.414	0.453	0.479
46	0.102	0.192	0.246	0.291	0.343	0.378	0.410	0.448	0.474
47	0.101	0.190	0.243	0.288	0.340	0.374	0.405	0.443	0.469
48	0.100	0.188	0.240	0.285	0.336	0.370	0.401	0.439	0.465
49	0.098	0.186	0.238	0.282	0.333	0.366	0.397	0.434	0.460
50	0.097	0.184	0.235	0.279	0.329	0.363	0.393	0.430	0.456

附表 9　百分率的 95% 可信区间

阳性数 X	样本含量，n											
	10	15	20	25	30	40	50	60	70	80	90	100
0	0~31	0~22	0~17	0~14	0~12	0~9	0~7	0~6	0~6	0~5	0~4	0~4
1	0~45	0~32	0~25	0~20	0~12	0~13	0~11	0~9	0~8	0~7	0~6	0~5
2	3~56	2~41	1~32	1~26	1~22	1~17	1~14	1~11	0~10	1~9	0~8	0~7
3	7~65	4~48	3~38	3~31	2~27	2~21	2~17	1~14	1~12	1~11	1~10	1~8
4	12~74	8~55	6~44	5~36	4~31	3~24	2~19	2~16	2~14	2~13	1~11	1~10
5	19~81	12~62	9~49	7~41	6~35	4~27	3~22	3~18	3~16	2~14	2~13	2~11
6		16~68	12~54	9~45	8~39	6~30	5~24	4~20	3~18	3~16	3~14	2~12
7		21~73	15~59	12~49	10~42	8~33	6~26	5~23	4~20	4~17	1~15	3~14
8		27~79	19~64	15~54	12~46	9~35	7~29	6~25	5~21	5~19	4~17	4~15
9			23~69	18~58	15~49	11~38	9~31	7~26	6~23	5~20	5~18	4~16
10			27~73	21~61	17~53	13~41	10~34	8~29	7~25	6~22	6~20	5~18

阳性数 X	样本含量, n											
	10	15	20	25	30	40	50	60	70	80	90	100
11				24~65	20~56	15~44	11~36	10~30	8~26	7~23	6~21	6~19
12				28~69	23~59	17~47	13~38	11~32	9~28	8~25	7~22	6~20
13				31~72	26~63	19~49	15~41	12~34	10~30	9~26	8~23	7~21
14					28~66	21~52	16~43	13~36	11~31	10~27	9~25	8~22
15					31~69	23~54	18~45	15~38	13~33	11~29	10~26	9~23
16						25~57	20~47	16~40	14~34	12~30	11~27	10~24
17						27~59	21~49	18~41	15~36	13~32	12~28	10~25
18						29~62	23~51	19~43	16~37	14~33	12~30	11~27
19						32~64	25~53	20~45	17~39	15~34	13~31	12~28
20						34~66	26~55	22~47	18~41	16~36	14~32	13~29
21							28~57	23~49	20~42	17~37	15~33	13~30
22							30~59	25~50	21~43	18~39	16~35	14~31
23							32~61	26~52	22~45	19~40	17~36	15~32
24							34~63	28~53	23~46	20~41	18~37	16~33
25							36~65	29~55	25~48	21~43	19~38	17~34
26								31~57	26~49	23~44	20~39	18~35
27								32~58	27~51	24~45	21~40	19~37
28								34~60	29~52	25~46	22~42	20~38
29								35~62	30~54	26~48	23~43	20~39
30								37~63	31~55	27~49	24~44	21~40
31									33~57	28~5	25~45	22~41
32									34~58	29~51	26~46	23~42
33									35~59	31~53	27~47	24~43
34									36~61	32~54	28~48	25~44
35									38~62	33~55	29~50	26~45
36										34~56	30~51	27~46
37										35~58	31~52	28~47
38										36~59	32~53	29~48
39										37~60	33~54	29~49
40										39~61	34~55	30~50
41											35~56	31~51
42											36~57	32~52
43											37~59	33~53
44											38~60	34~54
45											39~61	35~55
46												36~56
47												37~57
48												38~58
49												39~59
50												40~60

NOTE

附表 10　Poisson 分布的置信区间

样本计数 X	95% 下限	95% 上限	99% 下限	99% 上限	样本计数 X	95% 下限	95% 上限	99% 下限	99% 上限
0	0.0	3.7	0.0	5.3	26	17.0	38.0	14.7	42.2
1	0.1	5.6	0.0	7.4	27	17.8	39.2	15.4	43.5
2	0.2	7.2	0.1	9.3	28	18.6	40.4	16.2	44.8
3	0.6	8.8	0.3	11.0	29	19.4	41.6	17.0	46.0
4	1.0	10.2	0.6	12.6	30	20.2	42.8	17.7	47.2
5	1.6	11.7	1.0	14.1	31	21.0	44.0	18.5	48.4
6	2.2	13.1	1.5	15.6	32	21.8	45.1	19.3	49.6
7	2.8	14.4	2.0	17.1	33	22.7	46.3	20.0	50.8
8	3.4	15.8	2.5	18.5	34	23.5	47.5	20.8	52.1
9	4.0	17.1	3.1	20.0	35	24.3	48.7	21.6	53.3
10	4.7	18.4	3.7	21.3	36	25.1	49.8	22.4	54.5
11	5.4	19.7	4.3	22.6	37	26.0	51.0	23.2	55.7
12	6.2	21.0	4.9	24.0	38	26.8	52.2	24.0	56.9
13	6.9	22.3	5.5	25.4	39	27.7	53.3	24.8	58.1
14	7.7	23.5	6.2	26.7	40	28.6	54.5	25.6	59.3
15	8.4	24.8	6.8	28.1	41	29.4	55.6	26.4	60.5
16	9.4	26.0	7.5	29.4	42	30.3	56.8	27.2	61.7
17	9.9	27.2	8.2	30.7	43	31.1	57.9	28.0	62.9
18	10.7	28.4	8.9	32.0	44	32.0	59.0	28.8	64.1
19	11.5	29.6	9.6	33.3	45	32.8	60.2	29.6	65.3
20	12.2	30.8	10.3	34.6	46	33.6	61.3	30.4	66.5
21	13.0	32.0	11.0	35.9	47	34.5	62.5	31.2	67.7
22	13.8	33.2	11.8	37.2	48	35.3	63.6	32.0	68.9
23	14.6	34.4	12.5	38.4	49	36.1	64.8	32.8	70.1
24	15.4	35.6	13.2	39.7	50	37.0	65.9	33.6	71.3
25	16.2	36.8	14.0	41.0					

附表 11　χ^2 分布界值表

ν	α（右侧尾部面积）												
	0.995	0.990	0.975	0.950	0.900	0.750	0.500	0.250	0.100	0.050	0.025	0.010	0.005
1					0.02	0.10	0.45	1.32	2.71	3.84	5.02	6.63	7.88
2	0.01	0.02	0.05	0.10	0.21	0.58	1.39	2.77	4.61	5.99	7.38	9.21	10.60
3	0.07	0.11	0.22	0.35	0.58	1.21	2.37	4.11	6.25	7.81	9.35	11.34	12.84
4	0.21	0.30	0.48	0.71	1.06	1.92	3.36	5.39	7.78	9.49	11.14	13.28	14.86
5	0.41	0.55	0.83	1.15	1.61	2.67	4.35	6.63	9.24	11.07	12.83	15.09	16.75
6	0.68	0.87	1.24	1.64	2.20	3.45	5.35	7.84	10.64	12.59	14.45	16.81	18.55
7	0.99	1.24	1.69	2.17	2.83	4.25	6.35	9.04	12.02	14.07	16.01	18.48	20.28
8	1.34	1.65	2.18	2.73	3.49	5.07	7.34	10.22	13.36	15.51	17.53	20.09	21.95

续表

ν	\multicolumn{13}{c}{α（右侧尾部面积）}
	0.995	0.990	0.975	0.950	0.900	0.750	0.500	0.250	0.100	0.050	0.025	0.010	0.005
9	1.73	2.09	2.70	3.33	4.17	5.90	8.34	11.39	14.68	16.92	19.02	21.67	23.59
10	2.16	2.56	3.25	3.94	4.87	6.74	9.34	12.55	15.99	18.31	20.48	23.21	25.19
11	2.60	3.05	3.82	4.57	5.58	7.58	10.34	13.70	17.28	19.68	21.92	24.72	26.76
12	3.07	3.57	4.40	5.23	6.30	8.44	11.34	14.85	18.55	21.03	23.34	26.22	28.30
13	3.57	4.11	5.01	5.89	7.04	9.30	12.34	15.98	19.81	22.36	24.74	27.69	29.82
14	4.07	4.66	5.63	6.57	7.79	10.17	13.34	17.12	21.06	23.68	26.12	29.14	31.32
15	4.60	5.23	6.26	7.26	8.55	11.04	14.34	18.25	22.31	25.00	27.49	30.58	32.80
16	5.14	5.81	6.91	7.96	9.31	11.91	15.34	19.37	23.54	26.30	28.85	32.00	34.27
17	5.70	6.41	7.56	8.67	10.09	12.79	16.34	20.49	24.77	27.59	30.19	33.41	35.72
18	6.26	7.01	8.23	9.39	10.86	13.68	17.34	21.60	25.99	28.87	31.53	34.81	37.16
19	6.84	7.63	8.91	10.12	11.65	14.56	18.34	22.72	27.20	30.14	32.85	36.19	38.58
20	7.43	8.26	9.59	10.85	12.44	15.45	19.34	23.83	28.41	31.41	34.17	37.57	40.00
21	8.03	8.90	10.28	11.59	13.24	16.34	20.34	24.93	29.62	32.67	35.48	38.93	41.40
22	8.64	9.54	10.98	12.34	14.04	17.24	21.34	26.04	30.81	33.92	36.78	40.29	42.80
23	9.26	10.20	11.69	13.09	14.85	18.14	22.34	27.14	32.01	35.17	38.08	41.64	44.18
24	9.89	10.86	12.40	13.85	15.66	19.04	23.34	28.24	33.20	36.42	39.36	42.98	45.56
25	10.52	11.52	13.12	14.61	16.47	19.94	24.34	29.34	34.38	37.65	40.65	44.31	46.93
26	11.16	12.20	13.84	15.38	17.29	20.84	25.34	30.43	35.56	38.89	41.92	45.64	48.29
27	11.81	12.88	14.57	16.15	18.11	21.75	26.34	31.53	36.74	40.11	43.19	46.96	49.64
28	12.46	13.56	15.31	16.93	18.94	22.66	27.34	32.62	37.92	41.34	44.46	48.28	50.99
29	13.12	14.26	16.05	17.71	19.77	23.57	28.34	33.71	39.09	42.56	45.72	49.59	52.34
30	13.79	14.95	16.79	18.49	20.60	24.48	29.34	34.80	40.26	43.77	46.98	50.89	53.67
40	20.71	22.16	24.43	26.51	29.05	33.66	39.34	45.62	51.81	55.76	59.34	63.69	66.77
50	27.99	29.71	32.36	34.76	37.69	42.94	49.33	56.33	63.17	67.50	71.42	76.15	79.49
60	35.53	37.48	40.48	43.19	46.46	52.29	59.33	66.98	74.40	79.08	83.30	88.38	91.95
70	43.28	45.44	48.76	51.74	55.33	61.70	69.33	77.58	85.53	90.53	95.02	100.43	104.21
80	51.17	53.54	57.15	60.39	64.28	71.14	79.33	88.13	96.58	101.88	106.63	112.33	116.32
90	59.20	61.75	65.65	69.13	73.29	80.62	89.33	98.65	107.57	113.15	118.14	124.12	128.30
100	67.33	70.06	74.22	77.93	82.36	90.13	99.33	109.14	118.50	124.34	129.56	135.81	140.17

附表 12　T 界值表（配对比较的符号秩和检验用）

n	$P(1)$: 0.05	0.025	0.01	0.005
	$P(2)$: 0.10	0.05	0.02	0.010
5	0 ~ 15	—	—	—
6	2 ~ 19	0 ~ 21	—	—
7	3 ~ 25	2 ~ 26	0 ~ 28	—
8	5 ~ 31	3 ~ 33	1 ~ 35	0 ~ 36
9	8 ~ 37	5 ~ 40	3 ~ 42	1 ~ 44
10	10 ~ 45	8 ~ 47	5 ~ 50	3 ~ 52
11	13 ~ 53	10 ~ 56	7 ~ 59	5 ~ 61

NOTE

续表

n	$P(1)$: 0.05 $P(2)$: 0.10	0.025 0.05	0.01 0.02	0.005 0.010
12	17 ~ 61	13 ~ 65	9 ~ 69	7 ~ 71
13	21 ~ 70	17 ~ 74	12 ~ 79	9 ~ 82
14	25 ~ 80	21 ~ 84	15 ~ 90	12 ~ 93
15	30 ~ 90	25 ~ 95	19 ~ 101	15 ~ 105
16	35 ~ 101	29 ~ 107	23 ~ 113	19 ~ 117
17	41 ~ 112	34 ~ 119	27 ~ 126	23 ~ 130
18	47 ~ 124	40 ~ 131	32 ~ 139	27 ~ 144
19	53 ~ 137	46 ~ 144	37 ~ 153	32 ~ 158
20	60 ~ 150	52 ~ 158	43 ~ 167	37 ~ 173
21	67 ~ 164	58 ~ 173	49 ~ 182	42 ~ 189
22	75 ~ 178	65 ~ 188	55 ~ 198	48 ~ 205
23	83 ~ 193	73 ~ 203	62 ~ 214	54 ~ 222
24	91 ~ 209	81 ~ 219	69 ~ 231	61 ~ 239
25	100 ~ 225	89 ~ 236	76 ~ 249	68 ~ 257
26	110 ~ 241	98 ~ 253	84 ~ 267	75 ~ 276
27	119 ~ 259	107 ~ 271	92 ~ 286	83 ~ 295
28	130 ~ 276	116 ~ 290	101 ~ 305	91 ~ 315
29	140 ~ 295	126 ~ 309	110 ~ 325	100 ~ 335
30	151 ~ 314	137 ~ 328	120 ~ 345	109 ~ 356
31	163 ~ 333	147 ~ 349	130 ~ 366	118 ~ 378
32	175 ~ 353	159 ~ 369	140 ~ 388	128 ~ 400
33	187 ~ 374	170 ~ 391	151 ~ 410	138 ~ 423
34	200 ~ 395	182 ~ 413	162 ~ 433	148 ~ 447
35	213 ~ 417	195 ~ 435	173 ~ 457	159 ~ 471
36	227 ~ 439	208 ~ 458	185 ~ 481	171 ~ 495
37	241 ~ 462	221 ~ 482	198 ~ 505	182 ~ 521
38	256 ~ 485	235 ~ 506	211 ~ 530	194 ~ 547
39	271 ~ 509	249 ~ 531	224 ~ 556	207 ~ 573
40	286 ~ 534	264 ~ 556	238 ~ 582	220 ~ 600
41	302 ~ 559	279 ~ 582	252 ~ 609	233 ~ 628
42	319 ~ 584	294 ~ 609	266 ~ 637	247 ~ 656
43	336 ~ 610	310 ~ 636	281 ~ 665	261 ~ 685
44	353 ~ 637	327 ~ 663	296 ~ 694	276 ~ 714
45	371 ~ 664	343 ~ 692	312 ~ 723	291 ~ 744
46	389 ~ 692	361 ~ 720	328 ~ 753	307 ~ 774
47	407 ~ 721	378 ~ 750	345 ~ 783	322 ~ 806
48	426 ~ 750	396 ~ 780	362 ~ 814	339 ~ 837
49	446 ~ 779	415 ~ 810	379 ~ 846	355 ~ 870
50	466 ~ 809	434 ~ 841	397 ~ 878	373 ~ 902

附表 13　T 界值表（两样本比较的秩和检验用）

	单侧	双侧
1 行	$P=0.05$	$P=0.10$
2 行	$P=0.025$	$P=0.05$
3 行	$P=0.01$	$P=0.02$
4 行	$P=0.005$	$P=0.01$

n_1（较小的 n）	\multicolumn{11}{c}{n_2-n_1}
	0	1	2	3	4	5	6	7	8	9	10
2				3—13	3—15	3—17	4—18	4—20	4—22	4—24	5—25
							3—19	3—21	3—23	3—25	4—26
3	6—15	6—18	7—20	8—22	8—25	9—27	10—29	10—32	11—34	11—37	12—39
			6—21	7—23	7—26	8—28	8—31	9—33	9—36	10—38	10—41
					6—27	6—30	7—32	7—35	7—38	8—40	8—43
							6—33	6—36	6—39	7—41	7—44
4	11—25	12—28	13—31	14—34	15—37	16—40	17—43	18—46	19—49	20—52	21—55
	10—26	11—29	12—32	13—35	14—38	14—42	15—45	16—48	17—51	18—54	19—57
		10—30	11—33	11—37	12—40	13—43	13—47	14—50	15—53	15—57	16—60
			10—34	10—38	11—41	11—45	12—48	12—52	13—55	13—59	14—62
5	19—36	20—40	21—44	23—47	24—51	26—54	27—58	28—62	30—65	31—69	33—72
	47—38	18—42	20—45	21—49	22—53	23—57	24—61	26—64	27—68	28—72	29—76
	16—39	17—43	18—47	19—51	20—55	21—59	22—63	23—67	24—71	25—75	26—79
	15—40	16—44	16—49	17—53	18—57	19—61	20—65	21—69	22—73	22—78	23—82
6	28—50	29—55	31—59	33—63	35—67	37—71	38—76	40—80	42—84	44—88	46—92
	26—52	27—57	29—61	31—65	32—70	34—74	35—79	37—83	38—88	40—92	42—96
	24—54	25—59	27—63	28—68	29—73	30—78	32—82	33—87	34—92	36—96	37—101
	23—55	24—60	25—65	26—70	27—75	28—80	30—84	31—89	32—94	33—99	34—104
7	39—66	41—71	43—76	45—81	47—86	49—91	52—95	54—100	56—105	58—110	61—114
	36—69	38—74	40—79	42—84	44—89	46—94	48—99	50—104	52—109	54—114	56—119
	34—71	35—77	37—82	39—87	40—93	42—98	44—103	45—109	47—114	49—119	51—124
	32—73	34—78	35—84	37—89	38—95	40—100	41—106	43—111	44—117	45—122	47—128
8	51—58	54—90	56—96	59—101	62—106	64—110	67—117	69—123	72—128	75—133	77—139
	49—87	51—93	53—99	55—105	58—110	60—116	62—122	65—127	67—133	70—138	72—144
	45—91	47—97	49—103	51—109	53—115	56—120	58—126	60—132	62—138	64—144	66—150
	43—93	45—99	47—105	49—111	51—117	53—123	54—130	56—136	58—142	60—148	62—154
9	66—105	69—111	72—117	75—123	78—129	81—135	84—141	87—147	90—152	93—159	96—165
	62—109	65—115	68—121	71—127	73—134	76—140	79—146	82—152	84—159	87—165	90—171
	59—112	61—119	63—126	66—132	68—139	71—145	73—152	76—158	78—165	81—171	83—178
	56—115	58—122	61—128	63—135	65—142	67—149	69—156	72—162	74—169	76—176	78—183
10	82—128	86—134	89—141	92—148	96—154	99—161	103—167	106—174	110—180	113—187	117—193
	78—132	81—139	84—146	88—152	91—149	94—166	97—173	100—180	103—187	107—193	110—200
	74—136	77—143	79—151	82—158	85—165	88—172	91—179	93—187	96—194	99—201	102—208
	71—139	73—147	76—154	79—161	81—169	84—176	86—184	89—191	92—198	94—206	97—213
11	100—153	104—160	108—167	112—174	116—181	120—188	123—196	127—203	131—210	135—217	139—224
	96—157	99—165	103—172	106—180	110—187	113—195	117—202	121—209	124—217	128—224	132—231
	91—162	94—170	97—178	100—186	103—194	107—201	110—209	113—217	116—225	119—233	123—240
	87—166	90—174	93—182	96—190	99—198	102—206	105—214	108—222	111—230	114—138	116—247

NOTE

续表

n_1（较小的n）	n_2-n_1										
	0	1	2	3	4	5	6	7	8	9	10
12	120—180	125—178	129—195	133—203	138—210	142—218	146—226	150—234	155—241	159—249	163—257
	115—185	119—193	123—201	127—209	131—217	135—225	139—233	143—241	147—249	151—257	155—265
	109—191	113—199	116—208	120—216	124—224	127—233	131—241	134—250	138—258	142—266	145—275
	105—195	109—203	112—212	115—221	119—229	122—238	125—247	129—255	132—264	135—273	158—282
13	142—209	147—217	152—225	156—234	161—242	166—250	171—258	175—267	180—275	185—283	189—292
	136—215	141—223	145—232	150—240	154—249	158—258	163—266	167—275	172—283	176—292	181—300
	130—221	134—230	138—239	142—248	146—257	150—266	154—275	158—284	162—293	166—302	170—311
	125—226	129—235	133—244	136—254	140—263	144—272	148—281	151—291	154—301	158—310	162—319
14	166—240	171—249	176—258	182—266	187—275	192—284	197—293	202—302	207—311	212—320	218—328
	160—246	164—256	169—265	174—274	179—283	183—293	188—302	193—311	198—320	203—329	208—338
	152—254	156—264	161—273	165—283	170—292	174—302	178—312	183—321	187—331	192—340	196—350
	147—259	151—269	155—279	159—289	163—299	168—308	172—318	175—329	179—339	183—349	187—359
15	192—273	197—283	203—292	208—302	214—311	220—320	225—330	231—339	236—349	242—358	248—367
	184—281	190—290	195—300	200—310	205—320	210—330	216—339	221—349	226—359	232—368	237—378
	176—289	181—299	186—309	190—320	195—330	200—340	205—350	210—360	214—371	219—381	224—391
	171—294	175—305	180—315	184—326	189—336	193—347	197—358	201—369	206—379	210—390	215—400
16	219—309	225—309	231—329	237—339	243—349	249—359	255—369	261—379	267—389	273—399	279—409
	211—317	217—327	222—338	228—348	234—358	240—368	245—379	251—389	257—399	262—410	268—420
	202—326	207—337	212—348	218—358	223—369	228—380	233—391	238—102	244—412	249—423	254—434
	196—332	201—343	206—354	210—366	215—377	220—388	224—400	229—411	234—422	239—433	244—444
17	249—346	255—357	262—367	268—378	274—389	281—399	287—410	294—420	300—431	307—441	313—452
	240—355	246—366	252—377	258—388	264—399	270—410	276—421	282—432	289—442	295—453	301—464
	230—365	235—377	241—388	246—400	252—411	258—422	263—434	269—445	275—456	280—468	286—479
	223—372	228—384	234—395	239—407	243—420	249—431	254—443	259—455	265—466	270—478	275—490
18	280—386	287—397	294—408	301—419	307—431	314—442	321—453	328—464	335—475	342—486	349—497
	270—396	277—407	283—419	290—430	296—442	303—453	309—465	316—476	322—488	329—499	335—551
	259—407	265—419	271—431	277—443	283—455	289—467	295—479	301—491	307—503	313—515	320—526
	252—414	258—426	263—439	268—452	274—464	279—477	285—489	291—501	297—513	302—526	308—538
19	313—428	320—440	328—451	335—462	342—475	350—486	357—498	364—510	372—521	379—533	386—545
	303—438	309—451	317—462	324—474	330—487	337—499	344—511	351—523	358—535	365—547	672—559
	291—450	297—463	303—476	310—488	316—501	323—513	329—526	336—538	342—551	349—563	355—576
	283—458	289—471	294—485	300—498	306—511	312—524	318—537	324—550	331—562	337—575	343—588
20	348—472	356—484	364—496	371—509	379—521	387—533	395—545	402—558	410—570	418—582	426—594
	337—483	344—496	352—508	359—521	366—534	374—546	381—559	388—572	196—584	403—597	411—609
	324—496	331—509	337—523	345—535	351—549	358—562	365—575	372—588	379—601	386—614	392—628
	315—505	321—519	327—533	334—546	340—560	347—573	353—587	360—600	366—614	373—627	379—641

附表 14　H 界值表（三组比较的秩和检验用）

n	n_1	n_2	n_3	$P=0.05$	$P=0.01$
7	3	2	2	4.71	—
	3	3	1	5.14	—

续表

n	n_1	n_2	n_3	$P=0.05$	$P=0.01$
8	3	3	2	5.36	—
	4	2	2	5.33	—
	4	3	1	5.20	—
	5	2	1	5.00	—
9	3	3	3	5.60	7.20
	4	3	2	5.44	6.30
	4	4	1	4.97	6.67
	5	2	2	5.16	6.53
	5	3	1	4.96	—
10	4	3	3	5.72	6.75
	4	4	2	5.45	7.04
	5	3	2	5.25	6.82
	5	4	1	4.99	6.95
11	4	4	3	5.60	7.14
	5	3	3	5.65	7.08
	5	4	2	5.27	7.12
	5	5	1	5.13	7.31
12	4	4	4	5.69	7.65
	5	4	3	5.63	7.44
	5	5	2	5.34	7.27
13	5	4	4	5.62	7.76
	5	5	3	5.71	7.54
14	5	5	4	5.64	7.79
15	5	5	5	5.78	7.98

表15　M 界值表（随机区组比较的秩和检验用）　（$P=0.05$）

区组数 (b)	处理组数 (k)													
	2	3	4	5	6	7	8	9	10	11	12	13	14	15
2	—	—	20	38	64	96	138	192	258	336	429	538	664	808
3	—	18	37	64	104	158	225	311	416	542	691	865	1063	1292
4	—	26	52	89	144	217	311	429	574	747	950	1189	1460	1770
5	—	32	65	113	183	277	396	547	731	950	1210	1512	1859	2254
6	18	42	76	137	222	336	482	664	887	1155	1469	1831	2253	2738
7	24.5	50	92	167	272	412	591	815	1086	1410	1791	2233	2740	3316
8	32	50	105	190	310	471	676	931	1241	1612	2047	2552	3131	3790
9	24.5	56	118	214	349	529	760	1047	1396	1813	2302	2871	3523	4264
10	32	62	131	238	388	588	845	1164	1551	2014	2558	3189	3914	4737
11	40.5	66	144	261	427	647	929	1280	1706	2216	2814	3508	4305	5211
12	32	72	157	285	465	706	1013	1396	1862	2417	3070	3827	4697	5685
13	40.5	78	170	309	504	764	1098	1512	2017	2618	3326	4146	5088	6159
14	50	84	183	333	543	823	1182	1629	2172	2820	3581	4465	5479	6632
15	40.5	90	196	356	582	882	1267	1745	2327	3021	3837	4784	5871	7106

NOTE

附表 16　平均角可信区间的 δ 值表（n 所对应的左列为 $\delta_{0.05}$，右列为 $\delta_{0.01}$）

r	8		10		12		14		16		18		20		30		50		100		200	
0.10																					90	
0.15																			65		41	60
0.20																	75		42	67	29	40
0.25																	49	90	32	46	21	30
0.30															58		38	58	27	38	18	24
0.35									90		67		60		43	67	31	44	22	31	15	21
0.40							69		59		54		49		37	56	28	39	19	27	13	18
0.45			78		61		54		48	90	44	72	41	63	32	47	24	34	17	22	12	16
0.50	86		60		52		47	74	42	64	39	59	37	53	28	40	22	30	14	21	11	14
0.55	63		51		45	70	40	60	37	53	34	49	33	46	26	35	20	27	13	19	10	13
0.60	52		44	72	40	58	36	52	33	47	31	43	29	40	23	31	17	24	11	17	9	12
0.65	46	59	39	53	35	50	31	44	28	40	27	38	26	36	20	28	16	22	10	14	8	11
0.70	41	62	36	51	31	44	28	39	26	36	24	33	23	31	18	24	14	19	9	13	7	9
0.75	36	54	31	44	27	39	24	34	22	32	21	29	20	28	16	22	12	17	8	12	6	8
0.80	32	48	28	39	24	34	22	30	20	28	19	26	18	24	14	19	11	14	7	10	6	7
0.85	29	41	24	34	21	29	18	26	17	24	16	22	14	20	12	16	9	12	5	9	4	6
0.90	24	36	20	29	17	24	14	21	14	20	12	18	12	17	9	13	7	10	4	8	3	5
0.95	16	28	13	20	11	17	9	15	8	13	8	12	7	11	7	8	4	6	2	4	2	3

附表 17　圆形分布校正因子 K 值表

r	K	r	K	r	K	r	K	r	K	r	K
0.00	∞	0.17	2.0869	0.34	1.5183	0.51	1.3148	0.68	1.1977	0.85	1.1019
0.01	19.7500	0.18	2.0246	0.35	1.5015	0.52	1.3065	0.69	1.1920	0.86	1.0959
0.02	10.3727	0.19	1.9688	0.36	1.4855	0.53	1.2984	0.70	1.1862	0.87	1.0898
0.03	7.2469	0.20	1.9185	0.37	1.4703	0.54	1.2905	0.71	1.1806	0.88	1.0835
0.04	5.6840	0.21	1.8729	0.38	1.4559	0.55	1.2829	0.72	1.1749	0.89	1.0772
0.05	4.7451	0.22	1.8313	0.39	1.4422	0.56	1.2754	0.73	1.1694	0.90	1.0707
0.06	4.1193	0.23	1.7933	0.40	1.4260	0.57	1.2682	0.74	1.1638	0.91	1.0641
0.07	3.6721	0.24	1.7583	0.41	1.4165	0.58	1.2611	0.75	1.1583	0.92	1.0573
0.08	3.3363	0.25	1.7261	0.42	1.4044	0.59	1.2542	0.76	1.1528	0.93	1.0505
0.09	3.0749	0.26	1.6962	0.43	1.3929	0.60	1.2474	0.77	1.1472	0.94	1.0436
0.10	2.8656	0.27	1.6685	0.44	1.3819	0.61	1.2408	0.78	1.1417	0.95	1.0365
0.11	2.6942	0.28	1.6427	0.45	1.3722	0.62	1.2343	0.79	1.1362	0.96	1.0294
0.12	2.5512	0.29	1.6186	0.46	1.3610	0.63	1.2280	0.80	1.1306	0.97	1.0222
0.13	2.4300	0.30	1.5960	0.47	1.3511	0.64	1.2217	0.81	1.1250	0.98	1.0149
0.14	2.3261	0.31	1.5742	0.48	1.3416	0.65	1.2156	0.82	1.1193	0.99	1.0075
0.15	2.2358	0.32	1.5542	0.49	1.3324	0.66	1.2096	0.83	1.1136	1.00	1.0000
0.16	2.1567	0.33	1.5360	0.50	1.3235	0.67	1.2036	0.84	1.1078		

附表 18　Watson' U^2 界值表

n_1	n_2	P 0.05	0.01	n_1	n_2	P 0.05	0.01	n_1	n_2	P 0.05	0.01	n_1	n_2	P 0.05	0.01
4	6	0.2167		5	10	0.1956	0.2889	6	14	0.1839	0.2506	8	8	0.1836	0.2500
4	8	0.2361		5	12	0.1836	0.2608	6	16	0.1823	0.2500	8	9	0.1863	0.2582
4	10	0.2018		5	14	0.1820	0.2571	6	17	0.1833	0.2472	8	11	0.1842	0.2524
4	12	0.2031	0.2604	5	16	0.1825	0.2552	7	7	0.1986	0.3036	8	13	0.1853	0.2531
4	13	0.1855	0.2647	5	17	0.1820	0.2472	7	9	0.1818	0.2552	8	15	0.1855	0.2507
4	15	0.1807	0.2719	6	6	0.2060		7	11	0.1839	0.2532	9	9	0.1867	0.2663
4	17	0.1839	0.2778	6	7	0.1941	0.2821	7	13	0.1842	0.2523	9	11	0.1845	0.2552
5	6	0.2424		6	8	0.1964	0.2976	7	15	0.1845	0.2503	9	12	0.1852	0.2540
5	8	0.2154		6	10	0.1896	0.2479	7	17	0.1827	0.2500	9	14	0.1843	0.2526
5	9	0.1909	0.2798	6	12	0.1829	0.2593	7	18	0.1841	0.2502	9	15	0.1850	0.2541

附表 19　Ψ 值表（多样本均数比较时所需样本含量的估计用）

$$\alpha=0.05,\ \beta=0.10$$

ν_2	ν_1 1	2	3	4	5	6	7	8	9	10	15	20	30	40	60	120	∞
2	6.80	6.71	6.68	6.67	6.66	6.65	6.65	6.65	6.64	6.64	6.64	6.63	6.63	6.63	6.63	6.63	6.62
3	5.01	4.63	4.47	4.39	4.34	4.30	4.27	4.25	4.23	4.22	4.18	4.16	4.14	4.13	4.12	4.11	4.09
4	4.40	3.90	3.69	3.58	3.50	3.45	3.41	3.38	3.36	3.34	3.28	3.25	3.22	3.20	3.19	3.17	3.15
5	4.09	3.54	3.30	3.17	3.08	3.02	2.97	2.94	2.91	2.89	2.81	2.78	2.74	2.72	2.70	2.68	2.66
6	3.91	3.32	3.07	2.92	2.83	2.76	2.71	2.67	2.64	2.61	2.53	2.49	2.44	2.41	2.40	2.37	2.35
7	3.80	3.18	2.91	2.76	2.66	2.58	2.53	2.49	2.45	2.42	2.33	2.29	2.24	2.21	2.19	2.16	2.18
8	3.71	3.08	2.81	2.64	2.51	2.46	2.40	2.35	2.32	2.29	2.19	2.14	2.09	2.06	2.03	2.00	1.97
9	3.65	3.01	2.72	2.56	2.44	2.36	2.30	2.26	2.22	2.19	2.09	2.03	1.97	1.94	1.91	1.88	1.85
10	3.60	2.95	2.66	2.49	2.37	2.29	2.23	2.18	2.14	2.11	2.00	1.94	1.88	1.85	1.82	1.78	1.75
11	3.57	2.91	2.61	2.44	2.32	2.23	2.17	2.12	2.08	2.04	1.93	1.87	1.81	1.78	1.74	1.70	1.67
12	3.54	2.87	2.57	2.39	2.27	2.19	2.12	2.07	2.02	1.99	1.88	1.81	1.75	1.71	1.68	1.64	1.60
13	3.51	2.84	2.54	2.36	2.23	2.15	2.08	2.02	1.98	1.95	1.83	1.76	1.69	1.66	1.62	1.58	1.54
14	3.49	2.81	2.51	2.33	2.20	2.11	2.04	1.99	1.94	1.91	1.79	1.72	1.65	1.61	1.57	1.53	1.49
15	3.47	2.79	2.48	2.30	2.17	2.08	2.01	1.96	1.91	1.87	1.75	1.68	1.61	1.57	1.53	1.49	1.44
16	3.46	2.77	2.46	2.28	2.15	2.06	1.99	1.93	1.88	1.85	1.72	1.65	1.58	1.54	1.49	1.45	1.40
17	3.44	2.76	2.44	2.26	2.13	2.04	1.96	1.91	1.86	1.82	1.69	1.62	1.55	1.50	1.46	1.41	1.36
18	3.43	2.74	2.43	2.24	2.11	2.02	1.94	1.89	1.84	1.80	1.67	1.60	1.52	1.48	1.43	1.38	1.33
19	3.42	2.73	2.41	2.22	2.09	2.00	1.93	1.87	1.82	1.78	1.65	1.58	1.49	1.45	1.40	1.35	1.30
20	3.41	2.72	2.40	2.21	2.08	1.98	1.91	1.85	1.80	1.76	1.63	1.55	1.47	1.43	1.38	1.33	1.27
21	3.40	2.71	2.39	2.20	2.07	1.97	1.90	1.84	1.79	1.75	1.61	1.54	1.45	1.41	1.36	1.30	1.25
22	3.39	2.70	2.38	2.19	2.05	1.96	1.88	1.82	1.77	1.73	1.60	1.52	1.43	1.39	1.34	1.28	1.22
23	3.39	2.69	2.37	2.18	2.04	1.95	1.87	1.81	1.76	1.72	1.58	1.50	1.42	1.37	1.32	1.26	1.20
24	3.38	2.68	2.36	2.17	2.03	1.94	1.86	1.80	1.75	1.71	1.57	1.49	1.40	1.35	1.30	1.24	1.18
25	3.37	2.68	2.35	2.16	2.02	1.93	1.85	1.79	1.74	1.70	1.56	1.48	1.39	1.34	1.28	1.23	1.16
26	3.37	2.67	2.35	2.15	2.02	1.92	1.84	1.78	1.73	1.69	1.54	1.46	1.37	1.32	1.27	1.21	1.15

NOTE

ν_2	ν_1																
	1	2	3	4	5	6	7	8	9	10	15	20	30	40	60	120	∞
27	3.36	2.66	2.34	2.14	2.01	1.91	1.83	1.77	1.72	1.68	1.53	1.45	1.36	1.31	1.26	1.20	1.13
28	3.36	2.66	2.33	2.14	2.00	1.90	1.82	1.76	1.71	1.67	1.52	1.44	1.35	1.30	1.24	1.18	1.11
29	3.36	2.65	2.33	2.13	1.99	1.89	1.82	1.75	1.70	1.66	1.51	1.43	1.34	1.29	1.23	1.17	1.10
30	3.35	2.65	2.32	2.12	1.99	1.89	1.81	1.75	1.70	1.65	1.51	1.42	1.33	1.28	1.22	1.16	1.08
35	3.34	2.63	2.30	2.10	1.96	1.86	1.78	1.72	1.66	1.62	1.47	1.38	1.29	1.23	1.17	1.10	1.02
40	3.32	2.61	2.28	2.08	1.94	1.84	1.76	1.70	1.64	1.60	1.44	1.36	1.25	1.20	1.13	1.06	0.98
50	3.31	2.59	2.26	2.06	1.92	1.81	1.73	1.67	1.61	1.56	1.41	1.31	1.21	1.15	1.08	1.00	0.90
60	3.30	2.58	2.25	2.04	1.90	1.79	1.71	1.64	1.59	1.54	1.38	1.29	1.18	1.11	1.04	0.95	0.85
80	3.28	2.56	2.23	2.02	1.88	1.77	1.69	1.62	1.56	1.51	1.35	1.25	1.14	1.07	0.99	0.90	0.77
120	3.27	2.55	2.21	2.00	1.86	1.75	1.66	1.59	1.54	1.49	1.32	1.22	1.09	1.02	0.94	0.83	0.68
∞	3.24	2.52	2.17	1.96	1.81	1.70	1.62	1.54	1.48	1.43	1.25	1.14	1.01	0.92	0.82	0.65	0.00

附表 20　λ 值表（多组样本率检验时所需样本含量的估计用）

$\alpha = 0.05$

ν	β								
	0.9	0.8	0.7	0.6	0.5	0.4	0.3	0.2	0.1
1	0.43	1.24	2.06	2.91	3.84	4.90	6.17	7.85	10.31
2	0.62	1.73	2.78	3.83	4.96	6.21	7.70	9.63	12.65
3	0.78	2.10	3.30	4.50	5.76	7.15	8.79	10.90	14.17
4	0.91	2.40	3.74	5.05	6.42	7.92	9.68	11.94	15.41
5	1.03	2.67	4.12	5.53	6.99	8.59	10.45	12.83	16.47
6	1.13	2.91	4.46	5.96	7.50	9.19	11.14	13.62	17.42
7	1.23	3.13	4.77	6.35	7.97	9.73	11.77	14.35	18.28
8	1.32	3.33	5.06	6.71	8.40	10.24	12.35	15.02	19.08
9	1.40	3.53	5.33	7.05	8.81	10.71	12.89	15.65	19.83
10	1.49	3.71	5.59	7.37	9.19	11.15	13.40	16.24	20.53
11	1.56	3.88	5.83	7.68	9.56	11.57	13.89	16.80	21.20
12	1.64	4.05	6.06	7.97	9.90	11.98	14.35	17.34	21.83
13	1.71	4.20	6.29	8.25	10.23	12.36	14.80	17.85	22.44
14	1.77	4.36	6.50	8.52	10.55	12.73	15.22	18.34	23.02
15	1.84	4.50	6.71	8.78	10.86	13.09	15.63	18.81	23.58
16	1.90	4.65	6.91	9.03	11.16	13.43	16.03	19.27	24.13
17	1.97	4.78	7.10	9.27	11.45	13.77	16.41	19.71	24.65
18	2.03	4.92	7.29	9.50	11.73	14.09	16.78	20.14	25.16
19	2.08	5.05	7.47	9.73	12.00	14.41	17.14	20.56	25.65
20	2.14	5.18	7.65	9.96	12.26	14.71	17.50	20.96	26.13
21	2.20	5.30	7.83	10.17	12.52	15.01	17.84	21.36	26.60
22	2.25	5.42	8.00	10.38	12.77	15.30	18.17	21.74	27.06
23	2.30	5.54	8.16	10.59	13.02	15.59	18.50	22.12	27.50
24	2.36	5.66	8.33	10.79	13.26	15.87	18.82	22.49	27.94

续表

ν	β								
	0.9	0.8	0.7	0.6	0.5	0.4	0.3	0.2	0.1
25	2.41	5.77	8.48	10.99	13.49	16.14	19.13	22.85	28.37
26	2.46	5.88	8.64	11.19	13.72	16.41	19.44	23.20	28.78
27	2.51	5.99	8.79	11.38	13.95	16.67	19.74	23.55	29.19
28	2.56	6.10	8.94	11.57	14.17	16.93	20.04	23.89	29.60
29	2.60	6.20	9.09	11.75	14.39	17.18	20.33	24.22	29.99
30	2.65	6.31	9.24	11.93	14.60	17.43	20.61	24.55	30.38
31	2.69	6.41	9.38	12.11	14.82	17.67	20.89	24.87	30.76
32	2.74	6.51	9.52	12.28	15.02	17.91	21.17	25.19	31.13
33	2.78	6.61	9.66	12.45	15.23	18.15	21.44	25.50	31.50
34	2.83	6.70	9.79	12.62	15.43	18.38	21.70	25.80	31.87
35	2.87	6.80	9.93	12.79	15.63	18.61	21.97	26.11	32.23
36	2.91	6.89	10.06	12.96	15.82	18.84	22.23	26.41	32.58
37	2.96	6.99	10.19	13.12	16.01	19.06	22.48	26.70	32.93
38	3.00	7.08	10.32	13.28	16.20	19.28	22.73	26.99	33.27
39	3.04	7.17	10.45	13.44	16.39	19.50	22.98	27.27	33.61
40	3.08	7.26	10.57	13.59	16.58	19.71	23.23	27.56	33.94
50	3.46	8.10	11.75	15.06	18.31	21.72	25.53	30.20	37.07
60	3.80	8.86	12.81	16.38	19.88	23.53	27.61	32.59	39.89
70	4.12	9.56	13.79	17.60	21.32	25.20	29.52	34.79	42.48
80	4.41	10.21	14.70	18.74	22.67	26.75	31.29	36.83	44.89
90	4.69	10.83	15.56	19.80	23.93	28.21	32.96	38.74	47.16
100	4.95	11.41	16.37	20.81	25.12	29.59	34.54	40.56	49.29
110	5.20	11.96	17.14	21.77	26.25	30.90	36.04	42.28	51.33
120	5.44	12.49	17.88	22.68	27.34	32.15	37.47	43.92	53.27

附表 21　随机数字表

	1 ~ 10					11 ~ 20					21 ~ 30					31 ~ 40					41 ~ 50				
1	22	17	68	65	81	68	95	23	92	35	87	02	22	57	51	61	09	43	95	06	58	24	82	03	47
2	19	36	27	59	46	13	79	93	37	55	39	77	32	77	09	85	52	05	30	62	47	83	51	62	74
3	16	77	23	02	77	09	61	87	25	21	28	06	24	25	93	16	71	13	59	78	23	05	47	47	25
4	78	43	76	71	61	20	44	90	32	64	97	67	63	99	61	46	38	03	93	22	69	81	21	99	21
5	03	28	28	26	08	73	37	32	04	05	69	30	16	09	05	88	69	58	28	99	35	07	44	75	47
6	93	22	53	64	39	07	10	63	76	35	87	03	04	79	88	08	13	13	85	51	55	34	57	72	69
7	78	76	58	54	74	92	38	70	96	92	52	06	79	79	45	82	63	18	27	44	69	66	92	19	09
8	23	68	35	26	00	99	53	93	61	28	52	70	05	48	34	56	65	05	61	86	90	92	10	70	80
9	15	39	25	70	99	93	86	52	77	65	15	33	59	05	28	22	87	26	07	47	86	96	98	29	06
10	58	71	96	30	24	18	46	23	34	27	85	13	99	24	44	49	18	09	79	49	74	16	32	23	02
11	57	35	27	33	72	24	53	63	94	09	41	10	76	47	91	44	04	95	49	66	39	60	04	59	81
12	48	50	86	54	48	22	06	34	72	52	82	21	15	65	20	33	29	94	71	11	15	91	29	12	03
13	61	96	48	95	03	07	16	39	33	66	98	56	10	56	79	77	21	30	27	12	90	49	22	23	62

NOTE

续表

	1 ~ 10	11 ~ 20	21 ~ 30	31 ~ 40	41 ~ 50
14	36 93 89 41 26	29 70 83 63 51	99 74 20 52 36	87 09 41 15 09	98 60 16 03 03
15	18 87 00 42 31	57 90 12 02 07	23 47 37 17 31	54 08 01 88 63	39 41 88 92 10
16	88 56 53 27 59	33 35 72 67 47	77 34 55 45 70	08 18 27 38 90	16 95 86 70 75
17	09 72 95 84 29	49 41 31 06 70	42 38 06 45 18	64 84 73 31 65	52 53 37 97 15
18	12 96 88 17 31	65 19 69 02 83	60 75 86 90 68	24 64 19 35 51	56 61 87 39 12
19	85 94 57 24 16	92 09 84 38 76	22 00 27 69 85	29 81 94 78 70	21 94 47 90 12
20	38 64 43 59 98	98 77 87 68 07	91 51 67 62 44	40 98 05 93 78	23 32 65 41 18
21	53 44 09 42 72	00 41 86 79 79	68 47 22 00 20	35 55 31 51 51	00 83 63 22 55
22	40 76 66 26 84	57 99 99 90 37	36 63 32 08 58	37 40 13 68 97	87 64 81 07 83
23	02 17 79 18 05	12 59 52 57 02	22 07 90 47 03	28 14 11 39 79	20 69 22 40 98
24	95 17 82 06 53	31 51 10 96 46	92 06 88 07 77	56 11 50 81 69	40 23 72 51 39
25	35 76 22 42 92	96 11 83 44 80	34 68 35 48 77	33 42 40 90 60	73 96 53 97 86
26	26 29 13 56 41	85 47 04 66 08	34 72 57 59 13	82 43 80 46 15	38 26 61 70 04
27	77 80 20 75 82	72 82 32 99 90	63 95 73 76 63	89 73 44 99 05	48 67 26 43 18
28	46 40 66 44 52	91 36 74 43 53	30 82 13 54 00	78 45 63 98 35	55 03 36 67 68
29	37 56 08 18 09	77 53 84 46 47	31 91 18 95 58	24 16 74 11 53	44 10 13 85 57
30	61 65 61 68 66	37 27 47 39 19	84 83 70 07 48	53 21 40 06 71	95 06 79 88 54
31	93 43 69 64 07	34 18 04 52 35	56 27 09 24 86	61 85 53 83 45	19 90 70 99 00
32	21 96 60 12 99	11 20 99 45 18	48 13 93 55 34	18 37 79 49 90	65 97 38 20 46
33	95 20 47 97 97	27 37 83 28 71	00 06 41 41 74	45 89 09 39 84	51 67 11 52 49
34	97 86 21 78 73	10 65 81 92 59	58 76 17 14 97	04 76 62 16 17	17 95 70 45 80
35	69 92 06 34 13	59 71 74 17 32	27 55 10 24 19	23 71 82 13 74	63 52 52 01 41
36	04 31 17 21 56	33 73 99 19 87	26 72 39 27 67	53 77 57 68 93	60 61 97 22 61
37	61 06 98 03 91	87 14 77 43 96	43 00 65 98 50	45 60 33 01 07	98 99 46 50 47
38	85 93 85 86 88	72 87 08 62 40	16 06 10 89 20	23 21 34 74 97	76 38 03 29 63
39	21 74 32 47 45	73 96 07 94 52	09 65 90 77 47	25 76 16 19 33	53 05 70 53 30
40	15 69 53 82 80	79 96 23 53 10	65 39 07 16 29	45 33 02 43 70	02 87 40 41 45
41	02 89 08 04 49	20 21 14 68 86	87 63 93 95 17	11 29 01 95 80	35 14 97 35 33
42	87 18 15 89 79	85 43 01 72 73	08 61 74 51 69	89 74 39 82 15	94 51 33 41 67
43	98 83 71 94 22	59 97 50 99 52	08 52 85 08 40	87 80 61 65 31	91 51 80 32 44
44	10 08 58 21 66	72 68 49 29 31	89 85 84 46 06	59 73 19 85 23	65 09 29 75 63
45	47 90 56 10 08	88 02 84 27 83	42 29 72 23 19	66 56 45 65 79	20 71 53 20 25
46	22 85 61 68 90	49 64 92 85 44	16 40 12 89 88	50 14 49 81 06	01 82 77 45 12
47	67 80 43 79 33	12 83 11 41 16	25 58 19 68 70	77 02 54 00 52	53 43 37 15 26
48	27 62 50 96 72	79 44 61 40 15	14 53 40 65 39	27 31 58 50 28	11 39 03 34 25
49	33 78 80 87 15	38 30 06 38 21	14 47 47 07 26	54 96 87 53 32	40 36 40 96 76
50	13 13 92 66 99	47 24 49 57 74	32 25 43 62 17	10 97 11 69 84	99 63 22 32 98

主要参考文献

1. 刘明芝，周仁郁. 中医药统计学与软件应用. 北京：中国中医药出版社，2006

2. 史周华，张雪飞. 中医药统计学. 北京：科学出版社，2009

3. 史周华. 医学统计学. 北京：人民卫生出版社，2012

4. 何雁. 中医药统计学. 北京：中国中医药出版社，2012

5. 申杰. 中医统计学. 第2版. 北京：科学出版社，2012

6. 刘仁权. SPSS统计软件. 北京：中国中医药出版社，2007

7. 李秀昌. 医药数理统计. 北京：人民卫生出版社，2012

8. 黄品贤. 中医统计学实习指导及SPSS15.0的应用. 北京：科学出版社，2009

9. 方积乾. 卫生统计学. 第7版. 北京：人民卫生出版社，2013

10. 方积乾. 生物医学研究的统计方法. 北京：高等教育出版社，2007

11. 孙振球. 医学统计学. 第3版. 北京：人民卫生出版社，2010

12. 金丕焕. 医学统计方法. 第3版. 上海：复旦大学出版社，2009

13. 胡良平. 医学统计实用手册. 北京：人民卫生出版社，2004

14. 马斌荣. 医学统计学. 第5版. 北京：人民卫生出版社，2008

15. 李晓松. 医学统计学. 第2版. 北京：人民卫生出版社，2008

16. 宇传华. SPSS与统计分析. 北京：电子工业出版社，2007

17. 袁卫，刘超. 统计学思想、方法与应用. 北京：中国人民大学出版社，2011

18. 方开泰. 正交与均匀试验设计. 北京：科学出版社，2001

19. 贾长恩. 医学科研思路方法与程序. 北京：人民卫生出版社，2009

20. 杨克虎，等. 循证医学. 第2版. 北京：人民卫生出版社，2013

21. 邓伟，贺佳. 临床试验设计与统计分析. 北京：人民卫生出版社，2012

22. 郑明华，等. Meta分析软件应用与实例解析. 北京：人民卫生出版社，2013

23. 吴圣贤，王成祥. 临床研究样本含量估算. 北京：人民卫生出版社，2008

24. 徐向宏，何明珠. 试验设计与Design-Expert、SPSS应用. 北京：科学出版社，2010

25. 刘建平. 中医药临床试验的方法学问题与挑战：循证医学的观点. 中西医结合学报，2006，4（1）：1-6

26. 谢国梁，王锐，杨靖，等. 二次通用旋转设计优化蛇床子素提取工艺的研究. 中医药信息，2014，31（3）：95-96

27. 邵欢，李国正，刘国萍，等. 多标记中医问诊数据的症状选择. 中国科学：信息科学，2011（11）：007

28. Douglas L. The Importance of 'Big Data'：A Definition. Gartner（June 2012），2012

29. You M，Li G Z. Medical Diagnosis by Using Machine Learning Techniques. Data Analytics for Traditional Chinese Medicine Research. Springer International Publishing，2014：39-79

NOTE